비커밍 어
서플 레오파드
Becoming a Supple Leopard

통증 치료, 부상 방지 및 선수의 운동 퍼포먼스를 최적화하는 궁극의 가이드

켈리 스타렛, 글렌 코르도자 지음
팀마루, 차민기 옮김

대성의학사

80페이지가 넘는 새로운 내용과 함께 한층 업그레이드된 책

퍼포먼스 향상, 선수 커리어 연장, 뻣뻣한 근육과 관절 통증 치료, 부상 방지와 재활치료, 이 모든 것을 코치, 의사, 카이로프랙터, 물리치료사, 안마사 없이도 할 수 있다. 『비커밍 어 서플 레오파드Becoming a Supple Leopard』에서는 MobilityWOD.com을 만든 켈리 스타렛 박사Kelly Starrett가 모빌리티와 인체의 유지 보수를 위한 자신의 혁신적인 프로그램을 공유하고, 자신의 동작을 조각조각 분석하는 방법을 알려줘서 더 건강하고 충실한 삶을 살 수 있도록 돕는다. 이 책은 《뉴욕 타임즈》와 《월 스트리트 저널》의 베스트셀러로 뽑혔던 책의 개정판으로 더 쉽게 이용할 수 있도록 내용이 수정되고 더해졌다.

인체의 움직임을 이끄는 법칙을 진정으로 이해하고 싶은가? 『비커밍 어 서플 레오파드』는 일상 생활과 스포츠 활동을 하는 동안 안전하고 효율적으로 움직일 수 있는 청사진을 제공한다. 체육관에서 스쿼트를 할 때나 마트에서 장바구니를 들 때처럼, 특정 움직임에 어떤 운동 원리를 대입할 수 있는지 알고 싶은가? 동작 하나 하나를 세밀하게 보여주는 수백 장의 사진들이 스쿼트, 데드리프트, 푸시업, 케틀벨 스윙, 클린, 스내치, 머슬업 같은 동작을 어떻게 하는지 보여줄 뿐만 아니라 그 동작과 연관된 흔한 실수들을 어떻게 고치는지 보여줄 것이다. 가동범위 제한으로 동작을 정확하게 해낼 수 없어 좌절했는가? 스타렛은 몸을 네 부분으로 나누어서 가동범위의 제한을 고치고 모빌리티를 회복하도록 도와주는 수백 가지의 모빌리티 테크닉들을 보여준다. 이 테크닉들을 어떻게 자신에게 맞는 맞춤 프로그램으로 만들어야 하는지 잘 모르겠는가? 개정판은 특정한 제한점, 질질 끌고 계속되는 부상, 좀처럼 고쳐지지 않는 운동 시의 오류들을 개선하기 위한 많은 처방을 소개하고 있다. 심지어 전신 모빌리티 점검을 위한 14일 과정을 제공한다.

운동은 우리를 인간답게 살도록 해주지만, 잘못된 움직임 패턴은 갑작스럽게 몸을 불편하게 만들 수도 있다. 운동능력을 방해하는 요소들은 노련한 선수들과 코치들에게도 보이지 않을 때가 많다. 『비커밍 어 서플 레오파드』는 안 보이던 것들을 보이게 해줄 것이다. 프로 선수이든, 주말에만 운동을 하는 주말 전사이든, 단순히 건강하고 신체적 제한 없이 살고 싶은 사람이든, 이 특별한 훈련 매뉴얼이 운동 잠재력을 활용하고 신체를 유지하는 방법을 알려줄 것이다.

* 이 책은 교육 목적을 위한 것입니다. 출판사와 저자는 이 책에서 제공된 정보로 인해 발생하는 어떠한 직간접적인 피해도 책임지지 않습니다. 안전하고 신중하게 동작을 수행하지 않으면, 당신과 다른 사람들에게 위험을 초래할 수 있습니다. 훈련을 시작하기 전에 반드시 전문 피트니스 강사와 상담하세요. 또한 이 책에서 소개한 테크닉은 강렬하고 격렬한 특성이 있으므로 훈련 전에 꼭 의사와 상담하세요.

CONTENTS

제2부 동작 카테고리

카테고리 1 동작

카테고리 2 동작

카테고리 3 동작

제3부 모빌리티 테크닉

모빌리티 대상 부위

신체 부위 지도

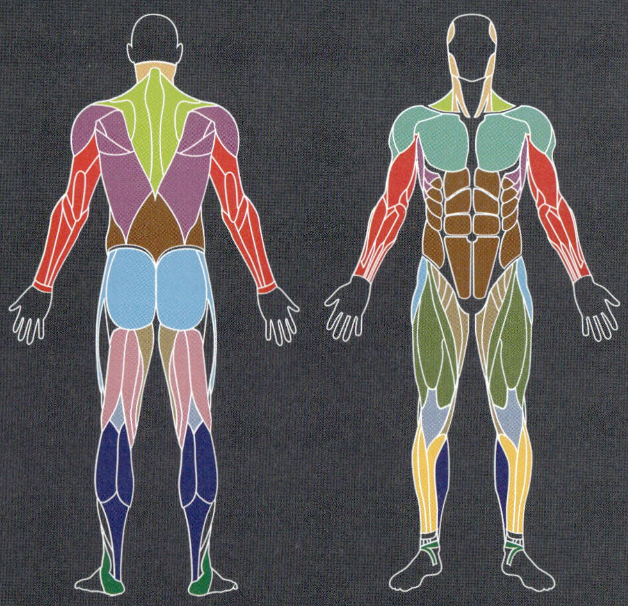

제4부 모빌리티 처방

역자의 글

역자는 아직 수많은 선배님들에 비하면 미천한 경험이지만 스포츠 클리닉을 포함한 병원의 외래 진료에서, 또 크로스핏 박스Crossfit Box에서 다양한 종류의 통증과 기능장애를 가진 사람들을 만나왔다. 이야기를 나누다 보면 농담처럼 스포츠와 관련된 통증이나 부상을 겪지 않는 사람은 스포츠 활동을 하지 않는 사람밖에 없다고 서로 간에 동의하곤 한다. 역자 또한 2012년 크로스핏을 시작하면서 다양한 신체적, 정신적 이득을 얻었으나 이와 함께 다양한 종류의 통증과 부상을 함께 겪어왔고 여전히 크로스핏 활동을 지속하며 회복하는 중이다.

스포츠 및 피트니스와 관련된 이러한 통증, 불편함, 부상, 기능장애 들은 열정적인 애호가들이나 선수들에게서 더욱 빈번히 나타나는 것 같다. 보기 좋은 몸을 만드는 것이 목적이든, 한 명의 인간으로서 더욱 강하고 튼튼해지는 것이 목적이든, 아니면 경쟁에서 이기는 것이 목적이든 운동 그 자체에 깊이 몰두하고 강한 동기를 갖고 있는 사람들은 운동 후 동반되는 불편감이나 통증들에 대해서 자연스럽게 치러야 할 값으로 생각하는 경향이 있는 것 같다. 하지만 우리가 질병 없이 건강하게 살기 위해 '약과 같은 운동Exercise is medicine'이라는 슬로건으로 모든 이들에게 운동을 권하면서도 그 스펙트럼의 연장선상에 더 핏fit해지고 강해지기 위해서 통증과 기능장애라는 것이 당연히 치러야 하는 값인지에 대해서는 의문이 든다.

『비커밍 어 서플 레오파드Becoming a Supple Leopard』는 바로 이러한 의문에 대한 답이자 가이드북이라고 할 수 있다. 이 책은 단순 근육통과는 달리 고강도의 운동 후 동반되는 예사롭지 않은 어깨의 통증이나 무릎 통증, 그리고 빈발하는 허리의 삐끗함이 상이군인의 몸에 남은 영광스러운 흉터 같은 훈장이 아니라 올바른 동작 원리에 입각하지 않아 발생하는 다양한 후행지표의 일종임을 인식케 한다. 저자인 켈리 스타렛 박사Dr. Kelly Starrett는 이 책을 통해 적절한 동작의 원리가 무엇인지, 또한 그러한 동작 원리를 어떻게 적용하면 좋은 지에 대해 지속적으로 다룰 뿐 아니라 사지의 자세와 동작에 따른 7가지 신체의 아키타입을 제시하고 이를 바탕으로 가장 기본이 되는 스트렝스&컨디셔닝 동작들의 바람직한 동작 순서 및 원칙을 제시함으로써 어떻게 움직여야 하는지, 또 지금 우리가 움직이는 방식이 무엇이 잘못되었고 왜 이런 사태가 벌어졌는지에 대해서 누구나 알 수 있는 지침을 제공한다. 또한 다양한 피트니스 및 스포츠 활동에 적응하고 반응하는 우리 몸의 유지와 보수를 위해 필요한 다양한 모빌리티 기법들을 소개하고 있다. 다시 표현하자면 우리 신체의 올바른 움직임에 대한 포괄적인 시스템을 만들어 이 시스템을 통해 동작의 기준을 만들어 평가하고 목표를 만들 뿐만 아니라, 이 시스템을 유지 관리할 수 있는 방법들을 제공하고 있는 것이다.

이와 같은 원칙들을 제시하는 것만으로도 이 책의 의의가 적지는 않을 것이다. 하지만 무엇보다 이 책을 기다렸을 분들에게 유익한 점은 바로 우리를 우리가 원하는 대로 움직이지 못하게 하는 운동제어 능력의 문제나 모빌리티의 제한을 해소할 수 있는 수많은 실제적인 기법들을 소개하고 있다는 것이다. 또한 지금 즉시 의료기관을 방문해야 한다는 강한 확신을 주지는 않을 정도의 애매한 불편감과 통증, 막상 의료기관을 방문해도 '통증이 없어질 때까지 쉬세요' 라는 말 이외에는 더 들을 것이 없었던 근육통이나 붓기, 뻣뻣한 관절들과 같은 다양한 불편함들을 비전문가라 하더라도 어느 정도 범위 안에서 스스로 접근하고 다룰 수 있는 방법들을 핸즈온 가이드Hands-on Guide 형태로 제시하고 있다.

무엇보다 이 책을 통해 기대하게 되는 것은 우리가 스포츠와 피트니스 활동을 통해 겪게 되는, 혹은 일상의 활동 중에 겪게 되는 다양한 불편감과 기능의 제한에 대해서 스스로 이해하고 탐구할 수 있는 지식의 토양이 되어줄 수 있으리라는 점이다. 이 책은 크로스핏 박스의 코치와 전문 피트니스 트레이너들을 위한 것이기도 하지만 모든 크로스피터, 웨이트 트레이닝 애호가를 포함한 모든 스포츠 및 피트니스 활동을 하고 있는 사람들, 더 나아가 스스로의 신체적 건강에 관심을 가지고 있는 모든 사람들을 위한 책이기도 하다. 본문에서 언급된 바와 같이 모두가 몸의 동작 원리에 대한 이해로 무장을 하고 서로가 서로의 움직임에 대한 감시자가 된다면 아마 우리는 그 어느 때보다, 그 누구보다도 촘촘한 선별검사의 혜택을 누릴 수 있을 것이다.

번역 과정 중 수차례 회의를 거쳐 용어를 통일하고자 노력하였다. 켈리 스타렛 박사의 위트 있는 조어를 반영하기 위해, 또 아직까지 국내에 정립되지 않은 용어의 무리한 번역으로 인한 혼동을 막기 위해 때때로 원어를 그대로 사용하였다. 어려운 번역 작업에 동참했던 팀마루의 번역자들인 김소희, 김석환, 남소영, 노주영, 데이빗 프리드먼, 양한주, 유성욱, 이고은, 정리나, 조성은, 차유진과 제3부를 번역하신 무브랩의 차민기 님, 위 모든 분들의 노고와 열정에 감사드린다. 또한 이런 좋은 책을 번역하고 감수할 수 있는 기회를 준 대성의학사의 관계자 여러분들과 이 책이 나오도록 많은 도움을 주신 리복 크로스핏 마루의 김경민 대표께 감사의 마음을 함께 전하고 싶다.

대표역자 오윤환

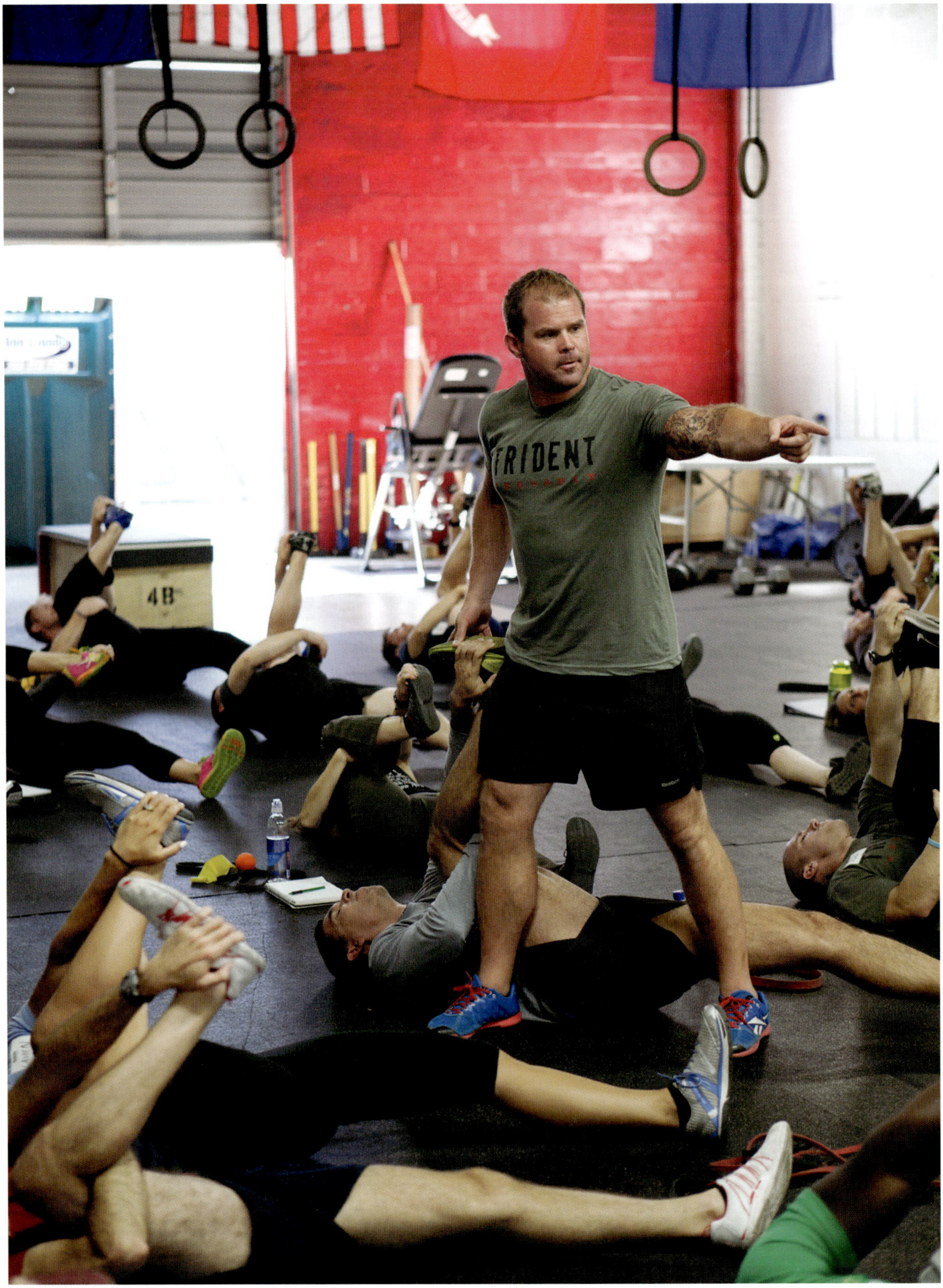
4B
TRIDENT

개정판 서문

필자가 2011년에 『비커밍 어 서플 레오파드Becoming a Supple Leopard』를 쓸 때 두 가지 목표가 있었다.

1. 신체 움직임을 위한 포괄적이고 제약이 없는 시스템을 만들어, 퍼포먼스를 저해하고 부상이나 통증을 야기하는 기능장애가 있는 동작 패턴을 예측하고 해결하는 방법을 가르친다.
2. 사람들에게 기초적이고 정기적으로 몸을 정비하는 데에 필요한 도구를 제공해서 부상과 통증을 예방하고, 치료하고, 해결할 뿐만 아니라 모빌리티(관절과 조직의 제한)를 향상시킬 수 있게 한다.

『비커밍 어 서플 레오파드(BASL)』는 2013년 4월에 출판되고 나서 처음 몇 달 사이에 십만 부가 넘게 팔리고 《월스트리트 저널》과 《뉴욕 타임스》에서 베스트셀러로 뽑히는 성공을 거두었다. 이 책의 아이디어들과 테크닉들은 The View와 60-Minute Sports에서도 방영되었으며 상상도 못할 만큼 많은 사람들에게 소개되었다. 이 책의 콘셉트, 동작, 모빌리티 테크닉은 특수부대와 프로 스포츠팀에서 최고 수준으로 테스트되었다. 이 시스템은 아이들과 주말에만 운동하는 사람에게도 효과적이다. 초등학교와 대학교부터 거대 기업인 구글까지, 이 독창적인 원칙들과 테크닉들은 나이, 신체 타입, 피트니스 수준에 관계없이 모두가 실행하기 쉽도록 단순한 형태로 세분화되었다.

기존의 책으로도 목표들을 달성하기는 했지만, 여러 환경에서 이 책의 아이디어를 따라 실습하고 시험하면서 필자의 시스템은 예상치 못한 방법들로 보강되었다. 개정판을 출판한 가장 큰 이유 중에 하나는 시스템이 그 전보다 훨씬 더 개선되고 효과적으로 진화되었다는 점이다. 이 변화들이 콘셉트와 테크닉들을 굉장히 쉽게 배우고, 이해하고, 실행할 수 있게 만들어서 시스템을 극적으로 향상시켰다.

사실, 필자는 선수들과 코치들을 염두에 두고 『BASL』을 썼으며, 퍼포먼스에 집중했었다. 기존의 책에도 통증 해결법과 부상 예방법이 포함되어 있었고, 만성 통증을 치료하고 완화하며 부상을 예방하는 도구들이 제공되었지만 초보자나 비전문가가 활용하기에는 쉽지 않았다. 하지만 이번에는 누구나 활용하기 쉬울 것이다. 책상에 일주일 내내 묶여 있다가 주말에만 운동하는 사람이든, 가장 강도 높은 훈련을 하는 선수이든 간에 기존의 방법들이 정제되고 향상되었기에 누구나 활용할 수 있다.

이 개정판을 출판하는 두 번째 이유는 바로 여러분, 독자들 때문이다. 아마존이나 다른 온라인 서점에 올라온 리뷰들은 필자에게 매우 귀중한 피드백이 되었다. 블로그와 소셜네트워크 페이지에 남긴 코멘트들과 질문들 또한 이 시스템이 진화하는 데 큰 역할을 했다. 피드백과 건설적인 비판은 『BASL』을 더 포괄적이고 상세한 매뉴얼로 바꾸는 데 크게 기여했기에, 이 자리를 빌려 감사를 표한다.

무엇이 바뀌었나?

전반적인 품질을 향상시켰으며 더 읽기 쉽고, 찾기 쉽도록 만들기 위해 많은 부분을 바꾸었다. 새롭게 추가된 내용과 함께 시작해보자.

이 개정판은 80페이지가 넘는 새로운 내용을 포함하고 있으며, 추가된 내용 중에는 50개에 가까운 새로운 모빌리티 테크닉도 있다. 93페이지에 소개한 4장 '신체 아키타입과 터널'은 가동범위와 동작의 질을 평가하는 방법에 관련된 새로운 장이다. 또한 자세의 제한이나 통증, 삐끗함을 다루는 데 도움이 될 수 있도록 모빌리티 처방을 다룬 완전히 새로운 부분도 추가했다(제4부, 444페이지 참고).

또 다른 눈에 띄지 않지만 중요한 추가 콘텐츠는 각 장 끝에 핵심 내용들을 요약한 '장 하이라이트' 부분이다. 또한 복잡하지만 가장 중요한 콘셉트들이나 테크닉을 명확하게 설명하기 위해서 삽화와 사진을 추가했다. 그리고 많은 독자들의 요구를 반영해서 중요한 근육, 관절, 신체 부분을 조명해주는 해부학 이미지들이 모빌리티 섹션에 더해졌다.

새로운 내용을 추가했을 뿐만 아니라, 기존의 텍스트와 이미지들을 향상하기 위한 변화를 주었다. 각 장을 다시 보고 헷갈리거나 오해할 수 있는 표현들을 명확하게 다듬었다. 특히, 3장 '토크의 법칙'과 항상 논란이 됐던 '쭉 뻗은 발 스탠스', 스쿼트할 때 "무릎을 바깥으로 밀어내라"라는 지시 등을 확실하게 정리했다.

마지막으로, 책 옆면에 컬러탭이 있어서 원하는 부분을 쉽게 찾을 수 있다. '이 책을 사용하기 위한 가이드A Guide to Using This Book' 섹션의 비중을 늘렸으므로 책을 읽을 때 로드맵으로 쓸 수 있다. 이전 판의 책을 읽었더라도 '이 책을 사용하기 위한 가이드'를 볼 것을 강력 추천한다(12~14페이지 참고).

원하는 내용을 쉽게 찾기 위해 만든 가장 중요한 변화는 부와 장의 정리다. 첫 번째 책에서는 장들을 차례대로 소개해서 원하는 내용을 찾기 어려웠다. 이 문제를 해결하기 위해서 모든 법칙과 이론들을 하나의 부분으로 묶고 동작과 모빌리티 테크닉을 두 부분으로 나누었다. 이렇게 하여 모든 핵심 법칙을 통합하고 시스템을 한 섹션으로 모아서 독자가 하고 싶거나 배우고 싶은 테크닉을 찾기가 쉬워졌다.

다음은 각 섹션에서 배울 수 있는 것들에 대한 요약이다.

- **제1부 원칙과 이론:** 이 부분은 이 책에서 가장 중요한 부분으로 시스템의 핵심을 포함하고 2부와 3부에 소개한 동작과 모빌리티 테크닉들, 4부에 나오는 모빌리티 처방을 위한 바탕이 된다. 최적의 인체 움직임을 위한 법칙인 척추역학, 단관절 법칙, 토크의 법칙을 배울 것이다. 이 장들을 일상생활과 스포츠 활동 중에 안전하고 효과적으로 몸을 움직일 수 있게 하는 견본으로 생각하면 된다. 게다가 움직임이 제한된 관절들과 조직들의 가동범위를 파악하고 회복하는 방법 또한 배울 것이며, 퍼포먼스를 저해하고 부상을 야기하는 잘못된 자세와 동작을 파악하고 해결하는 방법도 배울 것이다. 마지막으로, 기능적이고 전환 가능한 동작 패턴으로 운동 시의 동작을 발달시켜나가는 방법을 배우고 가동범위를 개선하고 부상이나 통증을 치료하는 모빌리티 테크닉들을 배울 것이다. 간단히 말해서, 1부는 시스템을 이해하고, 수행하고, 가르치기 위한 모든 정보를 포함하고 있다.
- **제2부 동작 카테고리:** 2부에서는 스쿼트, 푸시업, 클린처럼 1부에 소개한 원칙들을 시험하고, 훈련하고, 향상시키기 위해 사용되는 모든 동작을 포함한다.
- **제3부 모빌리티 테크닉:** 필자의 시스템을 구성하는 모든 모빌리티 훈련 혹은 모빌리티 테크닉들('mobs'로 알려진)은 여기에 포함되어 있다. 모빌리티 테크닉들은 통증을 다루고 자세를 개선시키는 도구다. 모빌리티 테크닉은 짧아지고 경직된 근육, 연부조직과 관절낭 제한, 운동제어 문제, 관절 가동범위 제한, 신경역학 문제들을 다루는 데 도움이 된다. 이 부분들을 쉽게 찾을 수 있도록 제3부는 신체의 부위에 따라 14개의 섹션으로 나누어져 있다. 예를 들어 area 1은 턱, 머리, 목 모빌리티 테크닉을 다루고, area 2는 윗등의 모빌리티 테크닉을 다룬다. 전체 분해도는 284페이지를 참고하면 된다.
- **제4부 모빌리티 처방:** 모빌리티 테크닉들을 잘 조합하고 자신만의 모빌리티 프로그램을 구성하기 위해, 여러 동작과 흔히 겪는 문제들을 위한 처방을 포함시켰다. 제4부에서는 특정 자세나 동작의 가동범위를 향상시킬 수 있는 처방을 찾을 수 있다. 작은 부상, 관절의 통증, 근육통을 치료하기 위한 처방도 있다. 게다가 모든 신체 부분을 치료하고 유지할 수 있는, 통합적인 모빌리티 견본을 소개했으며, 아울러 초급과 중급의 14일 프로그램 또한 소개하고 있다.

여기서부터 시작하자: 이 책을 사용하기 위한 가이드

시간을 최대한 활용하고 이 책에서 최대한 많이 배워가기 위해 알아야 할 것들이 있다.

먼저, 이 책을 읽는 방법이 몇 가지 있다. 하나는 그냥 쭉 읽는 것이다. 자신이 훌륭한 선수나 코치라면, 이 책 한 권을 모두 읽어서 자신의 시스템을 완전히 이해하고, 프로그램에 적용할 수 있다. 비록 모든 테크닉과 정보들을 바로 적용할 수 있는 건 아니지만, 책 전체를 읽으면 원칙들의 상호연관성과 원칙들이 일상, 스포츠, 전투, 놀이에 어떻게 적용되는지를 이해할 수 있다. 모든 콘셉트, 동작, 모빌리티 테크닉들이 다 연관되어 있기 때문에 이 책을 읽고 한참이 지나도 유용하게 써먹을 수 있을 것이다.

또한 이 책은 원하는 내용을 쉽게 찾을 수 있도록 디자인되었다. 혹시 개정 전의 책을 읽었거나, 무브먼트&모빌리티 코스를 참석했거나, MobilityWOD.com에서 모빌리티 프로젝트 블로그를 챙겨 보고 있다면, 이 책을 참고문헌으로 사용하라. 서문에서 설명했듯이, 이 책은 원하는 내용을 쉽게 찾을 수 있도록 개정되었다. 예를 들면, 목차에 있는 설명을 보고 필요한 장이 무엇인지 빨리 찾을 수 있다. 1부로 들어가기 전에 이 설명을 읽을 것을 강력 추천한다. 책의 구조를 더 잘 이해하고 각 장에서 무엇을 배울 수 있는지 예상하는 데 도움이 될 것이다.

그러나 무브먼트&모빌리티 시스템을 잘 알고 있다 하더라도 본격적으로 책을 읽기 전에 먼저 1부를 쭉 읽어보는 것이 좋다. 이유는 간단하다. 1부에 있는 장들은 시스템에 핵심이 되는 원리, 철학, 시스템의 적용법을 포괄하고 있다. 2부와 3부에 나오는 동작과 모빌리티 테크닉들을 실행하는 데에는 특정 지식이나 기본적인 스킬들이 필요하다. 만약 1부를 읽지 않고 여기저기를 건너 뛰어 읽는다면 시스템이 주는 이점을 온전하게 경험할 수 없다.

독자들 중에는 책 뒤쪽에 나오는 모빌리티 테크닉과 처방으로 바로 넘어가고 싶은 사람이 있을 것이다. 고쳐야 할 경직된 근육이나 아픈 관절이 있다면 그 쪽을 먼저 보는 것이 맞다. 예를 들어 요통으로 고통 받고 있다면, 책을 뒤로 넘겨서 470페이지에 나오는 요통 모빌리티 처방을 수행하고 난 뒤, 3부에 나오는 테크닉들을 이용해서 모빌리티에 힘쓸 수 있다. 하지만 명심해야 할 것은 문제의 원인이 되는 동작이나 자세를 고치지 않는다면 통증과 기능장애를 절대로 완전히 해결할 수 없다는 점이다. 병은 그대로 두면서 증상만 없애려는 것과 같다. 다시 강조하는데, 이것이 1부 전체, 특히 동작 원칙인 정중선 안정화와 정렬, 단관절 법칙, 토크의 법칙을 설명하는 세 장들을 반드시 읽어야 하는 이유다.

이 동작 원칙들을 모든 동작을 수행함에 있어서 안전하고, 안정적인 자세를 잡기 위한 절대적인 청사진으로 삼는다. 책에 소개된 순서대로 익힌다면, 척추를 어떻게 단단히 보강된 상태로 정렬해서 안정시키고, 부하를 견디면서 역동적인 동작을 하는 동안 척추를 중립으로 유지하는지, 그리고 최대치의 힘과 파워 스피드를 만들기 위해서 관절에서 안정성을 만드는 방법이 무엇인지 알 수 있게 될 것이다.

동작원리는 스포츠와 일상생활에 바로 적용이 가능하다. 동작원리들을 이해하고 나면, 어떤 상황에서든 자세와 동작을 의식할 수 있게 된다. 직장에서 책상 앞에 붙잡혀 있든, 아이를 들어올리든, 장바구니를 들든, 스포츠를 즐기고 있든 간에 이 장에 나오는 가이드라인을 따라야 할 필요가 있다.

중요한 것은, 동작원리에 숙달되기 위해서는 통제 가능한 안전한 환경에서 전환 가능한 최대범위의 스트렝스&컨디셔닝 동작을 사용해서 연습해야 한다는 것이다. 곧 얘기하겠지만, 이렇게 하면 모든 동작 단계에서 충분한 효율이 보장될 뿐만 아니라, 기능장애가 있는 동작 패턴과 모빌리티 제한을 알아내고 해결하기가 쉬워진다.

예를 들어 4장의 '신체 아키타입과 터널'에서는 고관절과 어깨관절을 위한 기초적인 아키타입상의 형태(동작 내에서의 세분화된 자세)를 익히게 될 것이다. 사람의 몸은 넓은 범위의 자세와 형태에 맞춰가지만, 고관절과 어깨관절, 더 나아가 무릎관절, 발목관절, 팔꿈치관절, 손목관절을 위한 기능적인 자세는 몇 가지 기본 형태로 분류될 수 있다. 예를 들면, 스쿼트는 고관절, 무릎관절, 발목관절에 대한 아키타입의 형태이다. 팔을 머리 위로 올리는 것(오버헤드 자세)은 어깨관절에 대한 아키타입의 형태이다. 그래서 몸을 안전하고 안정적인 자세로 정렬시키는 방법을 알려주는 동작원리를 배운다면 그 뒤에는 그 원리들을 신체의 아키타입에 적용할 수 있다. 이는 고관절과 어깨관절을 정렬하고 가동범위를 파악하는 견본을 제공하며, 어떤 자세와 신체 부위에 모빌리티 훈련이 필요한지 알려준다. 5장 '움직임의 분류체계'에서는 동작의 난이도와 복잡성에 따라 동작을 세 가지 카테고리로 분류한다. 여기서는 동작원리를 배우는 틀을 제시하고, 초보자를 발전시키고, 부상에서 회복시켜 다시 실력을 쌓는 과정을 도와준다.

즉, 4장의 '신체 아키타입과 터널'과 5장 '움직임의 분류체계'는 모빌리티의 제한점들을 정확하게 짚어내고 제한된 아키타입 자세들을 구별하는 법을 알려준다. 6장에서 전반적으로 보여주는 모빌리티 시스템들은 통증을 완화하고 치료하며 가동범위를 회복하는 모빌리티 테크닉을 제공함으로써 가동범위 문제를 고치는 바탕이 된다.

1부를 읽고 나면, 2부의 스트렝스&컨디셔닝 동작, 3부의 모빌리티 테크닉, 4부의 모빌리티 처방들을 수행하기 위해 필요한 바탕이 되는 지식을 가지게 된다. 달리 말하면, 일단 시스템에 대한 전반적인 이해를 하게 되면 동작, 아키타입 형태, 모빌리티 테크닉을 토대로 혹은 모빌리티 프로그램에 따라 책에서 원하는 정보를 찾아 볼 수 있다. 카테고리(난이도) 혹은 아키타입(형태/자세)에 따라 동작을 찾아 볼 수 있다는 것도 중요하다. 모빌리티 테크닉들은 신체 부위 혹은 영역area에 따라 제시되었다. 검색을 더 쉽게 하기 위해서 각 섹션의 첫 부분에 있는 설명을 읽어보자.

책에 소개한 정보와 테크닉의 양이 버거울 수도 있다. 소화해야 할 것이 많은 것이 사실이다. 하지만 이 개념들을 익히도록 훈련하고 테크닉들을 정확히 수행한다면 곧 긍정적인 변화를 경험할 수 있을 것이다. 통증과 부상이 훨씬 줄어들고, 훨씬 겉보기에 좋아지고, 기분도 좋아지고, 실력도 향상될 것이다. 하지만 이 성공을 오래 유지하려면 꾸준히 해야 한다. 15분 동안 모빌리티 훈련을 하고 스쿼트를 했는데 엉덩이가 발목까지 안 닿는다거나 동작원리를 실제 동작에 적용했는데 척추를 중립 자세로 단단히 보강할 수 없다고 해서 낙담해서는 안 된다. 하룻밤 사이에 동작이 엉망이 되지는 않으며, 하룻밤 사이에 동작이 좋아지지도 않는다. 손상에서 회복하고 운동신경로를 다시 연결하려면 시간과 연습, 많은 노력이 필요하다. 그러나 그럴 만한 가치가 있다. 결국에는 의식해서 바르게 움직이려고 하지 않아도 자동으로 몸이 바르게 움직일 것이다. 무엇을 혹은 어떻게 모빌리티해야 하는지 생각하지 않아도 자연스럽게 될 것이다.

그러나 순조로운 진행을 돕고 혹시 있을지 모를 좌절을 예방하기 위해서 중요한 포인트 두 개를 알려주겠다.

먼저, 조직들은 순종적인 개와 같다는 것을 기억하자. 시간을 들여 꾸준하게 훈련하면 말을 듣는다. 더 이상 발전이 없거나, 긍정적인 변화를 만들기 위해 애써야 한다면 그건 근육의 잘못이 아니다. 게으르고 반항적인 근육의 주인인 당신의 잘못이다. 필자는 여태까지 매일 15분씩 자기정비를 하면서 혁신적인 변화를 만들지 못한 사람을 만난 적이 없다. 고관절이형성증 같은 선천적인 기형으로 고통 받고 있더라도(이것은 전체 사람 중 1%의 부류에 해당된다.) 최상의 컨디션으로 만들 방법은 있다. 요점은 어떤 상황에서도 자신을 향상시키고 긍정적인 변화를 이끌어낼 수 있다는 것이다. 그저 꾸준히 하고 적절한 운동을 하면 된다. 하루에 10~15분씩 모빌리티 훈련을 해보자. 절대 하루도 쉬면 안 된다. 운동 후에 몸이 쑤시든, 차를 오래 타서 몸이 뻣뻣하든, 그저 모빌리티 회복을 하든 항상 수행해야 할 것이 있고 향상시켜야 할 자세가 있다.

둘째로 동작의 효율성을 저해하고 통증을 야기하는 생체역학적 실수를 고치기 위해서 바르게 움직이는 법을 배워야 한다. 그러기 위해서는 처음부터 시작해야 한다. 이것을 무시하고 동작을 행할 수 없다. 의식하지 않고 자연스럽게 바른 자세로 움직이기 시작하려면 많은 시간과 노력이 필요할 것이다. 동작을 정확하게 수행하는 것이 그렇지 않은 것보다 더 어렵다는 것을 아는 것도 중요하다. 바른 자세를 유지하기 위해 더 많은 근육계를 사용해야 하기 때문이다. 더 힘이 든다고 해서 나쁜 것은 아니다. 정해진 운동량을 채우는 데 급급하기보다는 자세의 질에 집중해야 한다. 기본기를 마스터하고 싶다면, 먼저 터를 닦아야 한다. 그러기 위해서 너무 조급하게 굴지 말고 차근차근 접근한다. 언제, 어느 때보다도 운동을 시작하기 좋은 날은 바로 지금이다. 어서 시작해보자. 몸이 우리에게 고마워할 때가 올 것이다.

모빌리티 프로젝트

2010년, 스쿼트 테크닉에서부터 요통을 치료하는 주제까지 아우르는 영상을 365일 매일 하나씩 찍겠다는 야심 찬 목표를 가지고 모빌리티 프로젝트를 시작했다. 모빌리티 프로젝트는 교육에 기초한 동작과 모빌리티에 대한 비디오 블로그(MobilityWOD.com)이다. MobilityWOD.com을 몰랐다면, 지금이라도 구독해서 전문적이고 도움을 얻을 수 있는 커뮤니티에 합류해보자. 이 책에서 배울 수 있는 내용들을 포함한 500개가 넘는(그리고 지금도 계속 늘어나고 있는) 무료 영상들이 있다. 이 영상들은 MobilityWOD.com이나 유튜브 채널www.youtube.com/user/sanfransiscocrossfit에서 볼 수 있다.

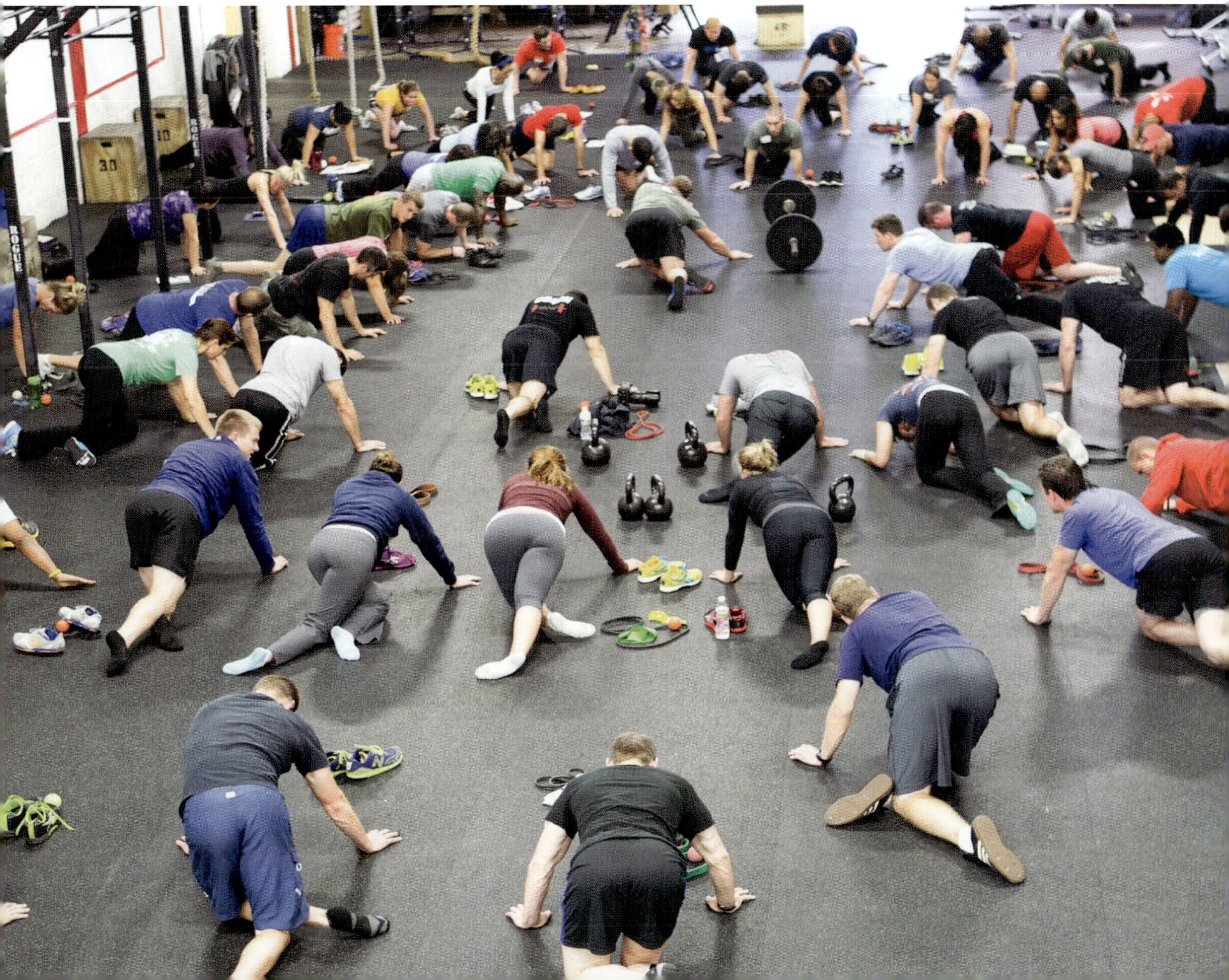

서문: 새로운 인간 운동능력의 시대

요즘 필자는 선수, 코치, 프로 스포츠팀, 크로스핏 박스들과 함께 일하기 위해 비행기 좌석에 쑤셔 넣어진 채 나라를 횡단하고 있다. 필연적으로 옆자리에 갇힌 불쌍한 영혼과 잡담을 나누게 된다. 이내 필자는 질문을 받게 된다.

"무슨 일 하세요?"

수십 개의 대답들이 머리를 스쳐 지나간다.

"최고의 선수들이 더 잘할 수 있도록 도와주는 일을 하고 있어요."

"저는 정부와 함께 우리 군대의 방어력과 전투력 회복을 향상시키는 일을 합니다."

"저는 선수, 코치들이 흔하고도 예방 가능한 토크, 힘, 일률, 출력량 손실을 이해하고 해결할 수 있게 도와주는 일을 합니다."

"저는 전 세계 움직임 기반의 경제를 최저 생계수준의 긴장을 수렵해서 찾는 방식에서 고효율의 토크 영농법으로 바꾸기 위해 힘쓰고 있습니다."

"저는 혁신적인 변화를 만들고 있습니다. 사람들이 더 통합적이고, 고통에서 자유롭고, 자아를 실현하는 삶을 살 수 있도록 힘쓰고 있습니다."

실은 이렇게 대답하지 않는다. 토크 영농법이라느니 자아실현 같은 것들처럼, 이 책에서 많은 시간을 할애해야 할 것들은 언급하지 않는다. 그냥 "저는 선생님이에요."라고 말한다.

이렇게 대납하년 대부분 사람들은 점점 싸분해하는 눈빛을 띠고 이윽고 대화는 중단된다. 그러나 잠시 후에 옆 사람은 동작과 퍼포먼스에 대한 필자의 집착의 깊이를 전혀 모른 채 다음과 같이 뻔한 질문을 할 만큼의 호기심을 보인다. "뭘 가르치세요?" 하지만 그는 이내 그 집착의 깊이를 깨닫게 될 것이다.

이 책이 가르치고자 하는 것, 그리고 이 책에서 배우게 될 것들은 매우 특별히 효과적인 동작과 모빌리티 시스템에 관한 것이다. 시스템을 배우고, 연습하고, 적용한다면 모든 상황에서 정확하게 움직이는 방법을 이해할 수 있게 된다. 동작과 모빌리티 시스템은 휴식 중에도, 부담이 큰 육체 활동을 할 때도, 가령 올림픽 경기나 격렬한 전투, 구조 활동 등을 할 때도 도움이 된다.

이 스트렝스&컨디셔닝 시스템은 본질적으로 진단 도구이기도 하다. 부상으로 이어지고 퍼포먼스를 망치는 전환이 가능한 흔한 동작과 자세에 관련된 실수를 예측하고, 식별, 해결할 수 있게 도와준다.

충분히 연습한다면, 스스로의 신체 잠재력을 최대한도로 발휘할 수 있는 수준까지 즉각적으로 스스로를 발달시킬 수 있다. 어느 때 무엇이든 할 수 있도록 만들어주는 운동제어 능력과 가동범위를 발달시킬 수 있을 것이다. 궁극적으로 유연한 표범(항상 행동을 할 수 있는 준비를 갖춘) 같은 인간이 될 수 있다. 필자의 시스템은 독자의 잠재력이 최대로 발현되는 것을 방해하는 신체적 한계들을 해결할 도구들을 제공한다.

책에서 알려주는 것이 새로운 것일까? 새로운 것이기도 하지만 아니기도 하다.

필자는 스스로를, 부상 없이 꾸준하게 신체 능력을 최대화시키기 위해 동작을 조직하고 최적화하는 것에 관심 있는 교사들의 긴 줄에서, 가장 뒤에 있는 사람이라고 생각한다.

확실히 인류는 이 주제에 대해서 오랜 세월 동안 탐구해왔다. 항상 인간이라는 경이로운 기계에 사용되는 소프트웨어를 만들어내는 영리하고 호기심 많은 사람들이 있었다. 필자는 동전에서 결가부좌 자세(척추에 좀 더 많은 안정성을 주는 자세)로 앉아 있는 한 남자가 그려진 천년된 그림을 본 적이 있다. 비교적 최근인 370년 전, 일본의 유명한 검객 미야모토 무사시는 복부를 단단하게 만들고 무릎과 발을 올바른 자세로 유지하는 것이 얼마나 중요한지에 대해 글을 썼다. "전투 자세를 일상의 자세로 만들어라." 이 말은 무사시의 유명한 저서 『오륜서』에서 발췌한 것으로, 묘하지만 완벽한 조언이다.

사실, 우리는 이미 몸을 위한 안전하고 안정적이고 부상을 예방할 수 있는 자세를 알고 있다. 절대 비밀스러운 것이 아니다. 인류는 늘 동작의 효율을 최적화할 수 있는 방법을 알려고 했다. 그래서 어떤 활동이든 상관없이 안전하고 효율적으로 움직이는 방법을 가르쳐주는 공통 시스템이 많은 것이다. 우리는 인간의 몸이 작동하는 방법에 대한 원칙, 이론, 과학, 기술과 표현들이 경이롭게 융합되는 혜택을 받고 있다.

시간이 흐르면서 물려받은 교훈과 시스템들을 잊지 않도록 주의해야 하지만, 특히 어떤 특정 요소들은 인간 신체적 퍼포먼스의 황금기를 열었다. 사람들이 항상 건강하고fit 짐승처럼 강인해왔던 것이 사실이지만, 요즘에는 특별한 육체적 성취가 이상하다기보다 오히려 일반적인 것이 되었다. 현대의 인간들이 신체적으로 더 진화한 것이 아님에도 불구하고 지금 이 순간도 불가능하던 것이 가능하다는 증명을 계속하고 있다. 무엇이 변화했는가? 무엇이 현대의 선수들을 육체적으로는 동등했던 전 세대 사람들과 다르게 만들었을까?

운동제어 능력
이상적인 생체역학 또는 동작의 실행이 의식적, 무의식적으로 표현되는 것. 운동선수가 동작을 수행하는 데 필요한 운동제어 능력이 없다면, 동작을 정확하게 수행해낼 수 있는 테크닉이 없다는 것이다.

가동범위
정해진 방향으로 관절이 움직일 수 있는 거리. 예를 들면, 오버헤드 가동범위를 잃었다면, 어깨관절이나 조직의 제한 때문에 팔을 이상적인 오버헤드 자세로 만들 수 없다.

신체적 퍼포먼스의 황금기

오늘날 삶을 흥분되게 만드는 것은 우리는 인간-퍼포먼스 시대의 한가운데에 있다는 것이다. 신체를 단련하는 방법이 소수에게만 한정된 것은 아니다. 필자가 보기에, 우리는 인간의 신체적 잠재력의 질과 재현 능력, 편재성에 있어서 비약적인 발전을 경험하고 있다. 황금률이 될 인간 잠재력에 대한 최고의 표현을 해보자면, 현 세대의 코치, 선수, 연구자들은 광속으로 점프를 해낸 것과 같은 성과를 이루었다.

즉, 말도 안 되는 성과를 이룬 것이다. 심지어 필자의 어머니조차도 글루텐-프리 음식만 드시고, 본인의 최근 데드리프트 개인 기록에 대해 아무렇지 않게 자랑하신다.

무슨 일이 벌어지고 있는 것일까? 우리가 살고 있는 시대는 무엇이 달라진 것일까?

다른 점은 우리가 다양한 요소들이 통합됨으로써 인간의 신체적 퍼포먼스에 새로운 황금기를 연 것을 목격했다는 점일 것이다. 이 황금기의 배경에는 네 가지 핵심 요소들이 있다.

유연한 표범은 무엇인가?

아마 제목을 보고 이런 의문이 들었을 것이다. “유연한 표범이 된다는 것은 무슨 말일까?” 아주 좋은 질문이다.

필자는 오랫동안 표범에 매혹되었다. 힘세고, 빠르고, 적응력도 강하고, 은밀하게 움직이는 멋진 짐승.

필자가 열네 살이었을 때, 아버지와 함께 멜 깁슨 주연의 영화 〈갈리폴리〉를 봤다. 영화는 1차 세계대전에 참전해서 터키로 간, 호주 육상선수들 두 명에 대한 얘기를 다루고 있었다. 영화 초반부, 주목 받는 신에 육상선수 아치가 삼촌 잭에게 훈련 받는 부분에서 인상적인 장면이 있었다.

잭: 네 다리는 무엇이냐?

아치: 스프링이요. 강철 스프링이죠.

잭: 그걸로 뭘 할 거지?

아치: 트랙에서 힘차게 달릴 거예요.

잭: 넌 얼마나 빨리 달릴 수 있지?

아치: 표범만큼 빨리 달릴 수 있습니다.

잭: 넌 얼마나 빨리 달릴 거지?

아치: 표범만큼 빨리 달릴 겁니다!

잭: 그렇다면 네가 그렇게 할 수 있는지 보자꾸나!

이유야 어찌됐든 ‘표범만큼 빠른’이라는 주문이 나의 뇌리에 박혔다. 그러나 미해군 특수부대 네이비실에 소속된 친구가 “켈리, 표범은 절대 스트레칭을 하지 않아.”라고 말한 후에는, 유연한 표범이 된다는 생각은 필자의 의식 속에서 표류하게 되었다.

인간과 달리, 표범은 움직이기 위해 준비할 필요가 없다. 웜업도 필요 없고, 폼 롤러 마사지도 필요 없고, 체온을 올릴 필요도 없다. 표범은 그냥 준비되어 있다. 표범은 어느 때라도 최대한으로 신체 능력을 발휘할 수 있다. 표범은 어떤 순간이 와도 최고의 힘으로 공격하고 방어할 수 있다.

우리와 표범이 동등한 신체적 요건을 가진 것은 아니다. 우리는 힘든 활동을 하기 위해 워밍업을 해야 하고 부상을 피하기 위해 정확하게 움직이는 방법을 배워야 한다. 그러나 이것이 우리가 가능한 최대한의 신체 능력을 얻기 위한 목표에 도달하기 위해 노력할 수 없다거나 어느 때라도 어떤 신체 동작이든 수행할 수 있도록 해주는 운동제어 능력과 가동범위를 획득할 수 없다는 뜻은 아니다. 표범은 유연해지려고 노력할 필요가 없다. 선천적으로 유연하다. 그러나 대다수 사람들의 몸은 끔찍하게 경직되어 있고, 주요 가동범위를 잃어서 표범처럼 유연하고 힘차게 움직일 수 없다.

유연한 표범처럼 되고 싶다면, 모든 상황에서 바르게 움직이는 방법을 알아야 한다. 또한 가동범위를 제한하는 나쁜 자세에 적응되어 짧아진 조직들을 다룰 도구가 필요하다. 필자가 이 책을 통해 전하고자 하는 것이 바로 이것과 관련된 내용이다.

첫째로, 인터넷과 현대 미디어의 등장은 다양한 아이디어를 전 세계적으로 공유 가능케 했다. 한정된 지역에서만 전해져오던 지식들이 더 쉽게 전달되고 확산되었다. 십 년 전, 역도 코치를 찾는 것은 블러드하운드[1] 수준의 투지와 운이 필요했다. 오늘날, 역도의 핵심 동작인 클린과 스내치는 널리 퍼진 훈련법이다.

둘째로, 현대 트레이닝 시대에 들어서야 처음으로 각각의 훈련법들과 인간의 움직임에 대한 이론들 사이에서 유래 없던 교류가 생겼다. 예를 들어 필자의 체육관, 샌프란시스코 크로스핏San Francisco CrossFit은 수많은 학제 간의 용광로다. 물리치료사는 프로 파워리프터들과 교류하고 올림픽 역도 메달리스트들은 체조 챔피언들과 함께 대화하며, 발레 무용수들은 엘리트 지구력 코치들과 함께 훈련한다. 이 현상이 위대한 시스템 이론가인 버크민스터 풀러의 상호 적응 개념에 상응하는 스트렝스&컨디셔닝의 결과물이다. 정확하게 조직화되고, 기능적으로 건강한 시스템들은 절대 배신하지 않는다. 각각의 시스템이 서로를 지지해준다.

우리는 모두 기본적인 디자인과 신체 구조를 공유한다. 사람의 어깨는 모두 같은 방식으로 움직인다. 체조에서 점프를 할 때의 안정된 어깨 자세는 벤치 프레스 할 때의 어깨 자세와 같다. 명상을 하면서 결가부좌 자세로 앉기 위해 어깨를 정렬하는 방법은 컴퓨터 작업을 할 때 취해야 하는 바른 어깨 자세와 같다. 같은 문제임에도 철저히 다른 각도와 접근법으로 해결되어왔다. 지금까지는 말이다.

셋째, 우리 몸에 대한 관심이 점점 커지고 있다. 아마 이 주제만으로 책 한 권을 쓸 수 있지만, 우리의 라이프스타일, 영양, 운동 습관을 측정하는 온라인과 모바일 기기들이 우리의 몸을 최고의 상태로 유지하는 책임을 개인에게 되돌렸다는 것에는 의심의 여지가 없다. 엘리트 선수들과 취미로 운동을 하는 선수들 모두 큰 노력과 비용을 들이지 않고 자신들이 가진 퍼포먼스와 생활사의 모든 면을 추적하고 측정할 수 있다. 오후에 마시는 커피가 수면의 질에 어떤 영향을 미치는지 알고 싶은가? 문제없다. 베이컨을 너무 많이 먹고 있는 건지 확인하기 위해 콜레스테롤 수치를 확인하고 싶은가? 문제없다(필자는 베이컨을 '지나치게 많이 먹는다'는 사실은 있을 수 없다고 확신하지만). 사람들이 혈액 성분을 검사하든, 하루에 얼마나 걷는지를 추적하든, 무릎 통증의 원인을 파악하려고 하든 간에, 사람들의 의식에는 명백한 변화가 생겼으며 이것이 자기 통제력을 키우는 결과를 낳았다. 식사, 수면, 그리고 올바르게 움직이는 것은 교묘한 술책도 유행도 아니다. 댐은 터졌으며, 개인의 생물학적 혁명도 시작되었다.

지금은 멋진 신세계다. 우리는 우리가 제대로 뛰지 못하고, 제대로 먹지 못하고, 제대로 잠들지 못하고, 제대로 훈련하지 못하는 원인을 알아내기 위해 수차례의 무릎 수술과 심장마비가 생기기만 기다리거나 수십 년을 참지 않아도 된다. 세계적으로 유명한 경영 컨설턴트이자 교육 전문가, 작가인 피터 드러커는 이렇게 말했다. "측정되는 것이 관리되는 것이다."

네 번째이자 이 황금기를 이끈 가장 중요한 기여 요소는 스트렝스&컨디셔닝의 진화다. 사람들은 오랫동안 무거운 중량을 들고, 신속하게 움직이고, 매우 열심히 일해왔다. 오늘날과 다른 점은 올바른 스트렝스&컨디셔닝 프로그램은 모든 인체 동작의 요소들을 포함한다는 것이다. 즉, 지적으로 구조화된 스트렝스&컨디셔닝 프로그램은 관절, 팔다리, 조직에 완전 가동범위와 가동범위들을 표현하기 위한 운동제어 능력, 그리고 실질적 신체 부하, 대사 요구량, 심폐 요구량, 스피드, 스트레스 조건에서 앞서 말한 완전한 가

1) 후각이 좋아 범죄자 추적과 미아, 실종된 등산객을 찾는 데 쓰이는 견종

동범위와 운동제어 능력을 발휘할 수 있는 능력을 만들어준다.

게다가, 코치들은 몸이 취할 수 있는 자세와 동작의 전체 범위가 포함된 파워리프팅, 역도, 체조 같은 기능적인 동작의 원리들을 하나의 트레이닝 경연장으로 결합해 넣고 있다. 이것은 체육관에서 수행되는 모든 동작이 스포츠와 일상생활에서도 적용할 수 있는 응용력을 가진다는 뜻이다. 신체에 관한 완벽한 패러다임과 여러 학문 분야 간의 교류를 공통된 동작 관련 언어를 사용하는 다양한 사람들과 연결 지으면 인간 동작에 있어 세계 역사상 가장 큰 스케일의 실험 모델을 갖게 되는 것이다

다음과 같은 관점에서 보자. 필자의 체육관 샌프란시스코 크로스핏 박스는 11년 전에 열었고, 개별적인 프로그램(파워리프팅, 역도, 체조, 달리기역학)이나 조합된 프로그램(크로스핏) 등 모든 기능적인 동작 훈련을 포함하는 훈련 세션을 거의 100,000번 실행했다. 이것이 만들어낼 수 있는 패턴 인식의 양만 해도 어마어마하다. 의사나 코치 한 명이 누적시키기에는 평생이 걸릴 수도 있다. 여기에 수천 개의 체육관들을 더하면 균형 잡힌 스트렝스&컨디셔닝 프로그램은 순식간에 타의 추종을 불허하는 테스트 능력을 가진, 세상에서 가장 강력한 진단 도구가 된다. 이 축적된 지혜가 필자의 시스템을 만들어낸 것이다. 체육관은 연구실이다.

우리는 인간 동작 및 퍼포먼스 관련 요인들을 없애고, 그것들을 실제 인간 동작으로 대체시킬 수 있다. 예를 들어 능동적 하지거상the active straight-leg raise 테스트를 해보자. 이 테스트는 물리치료사들이 햄스트링의 가동범위를 측정하기 위해 사용하는 일반적인 도구다. 등을 대서 눕고 고관절을 구부려서 다리를 들어올린다. 능동적 하지거상 테스트가 햄스트링의 가동범위를 조명하지만, 일상생활이나 스포츠에서 수행하는 동작 같지는 않다. 이것이 이 테스트를 인간의 동작에 대한 상관물로 만드는 점이다.

반면에, 데드리프트는 햄스트링의 가동범위를 테스트할 뿐 아니라, 일상생활의 동작이라는 맥락하에서 운동제어 능력을 강조한다. 달리 말하면, 굳이 능동적 하지거상 결과를 보여줄 필요가 없다. 그저 꼿꼿하게 정렬된 척추를 유지한 채로 바닥에서 물건을 주울 수 있다는 것을 보여주기만 해도 된다(즉, 데드리프트). 이것이 꼭 필요한 것만 남기는 방법이다.

이 방법이 생각의 측면에 있어 거대한 변화라는 것을 깨달아야 한다.

과거에는 선수들이 드러내는 나쁜 테크닉과 생체역학 사이의 미묘한 차이를 이해하는 것이 어려웠다. 어째서 중년 남성들은 길거리 농구를 하다가 그렇게 쉽게 아킬레스건이 찢어지는 것일까? 왜냐하면 중년 남성들이 농구를 하는 동안 바탕에 깔려 있는 그들의 형편없는 동작패턴들을 감지하는 것이 어렵기 때문이다. 그들이 굉장히 빠른 속도로 한 자세에서 다른 자세로 전환하고 형태를 바꾸기 때문이다(안주거리로 얘기하자면 농구는 중년 남성이 하기에 최고로 위험한 스포츠다).

이러한 부상들을 방지하기 위해서, 보이지 않는 것을 볼 수 있도록 해줄 도구가 필요하다. 전방십자인대파열, 추간판탈출증, 회전근개파열 같은 재앙이 발생하기 전에 연구실(=체육관)로 가서 기능적인 스트렝스&컨디셔닝 동작을 사용하는 동작패턴을 평가해 볼 필요가 있다. 게다가 문제가 운동제어 능력에 대한 것인지 모빌리티와 관련된 문제인지를 식별할 모델도 필요하다.

최적의 운동제어 능력(바로 2부에서 어떻게 하는지를 정확하게 보여줄 부분이다)을 가지고 완전범위를 활용한 기능적 동작의 혹독함에 자신을 지속적이고 체계적으로 노출시킴

으로써, 잘못된 테크닉, 비능률적 운동, 잘못 통합된 동작패턴들, 힘, 속도, 메타볼릭 컨디셔닝의 헛점, 그리고 모빌리티 제한들을 빠르게 확인할 수 있다.

무엇보다도 부상을 발견하고, 방지하기 위해 사용되는 도구는 퍼포먼스를 개선하기 위해 필요한 도구이기도 하다. 중년의 '내 아킬레스건을 찢어주세요' 증후군은 바른 자세로 관절을 안정화하는 방법을 이해하거나, 피스톨이나 오버헤드 스쿼트 같은 동작을 통해서 주기적으로 발목을 완전한 가동범위 동작에 노출시킨다면 발생 확률이 훨씬 낮아질 것이다.

그러나 훨씬 더 중요한 것들이 있다. 현대의 스트렝스&컨디셔닝 환경은 운동 퍼포먼스를 체계적으로 테스트하고 비효율적인 동작과 기능장애가 있는 동작을 진단하는 완벽한 방법일 뿐만 아니라, 인간 동작의 공식적이고 보편적인 언어를 만들었다. 요약하자면, 완전한 가동범위의 스트렝스&컨디셔닝 운동을 지배하는 원리를 이해하고, 이를 위험성이 낮은 환경(체육관 같은)에 응용할 수 있다면, 마찬가지로 일상, 스포츠, 춤, 싸움, 놀이의 활동과 자세에도 응용할 수 있다.

예를 들어, 만약 데드리프트나 클린을 하면서, 척추를 정렬하고, 고관절과 어깨관절을 올바르게 안정시키는 방법을 이해한다면, 바닥에서 물건을 줍는 동작을 위한 모델을 보유하고 있는 것이다. 풀업을 할 때(5장 참조), 척추를 보강해 중립 자세로 만들 수 있고(3장 참고) 바에서 토크를 만드는 방법을 이해하고 있다면, 나무를 탈 때에도 같은 원리를 적용할 수 있다. 이제 체육관에서 연습한 안전하고 안정적인 자세를 체육관 밖에서 수행하는 동작에 연결할 수 있다.

그리고 여기에 문제가 있다. 형식에 맞는 풀업을 하지 않고 오로지 나무만 탄다면 어깨와 몸통을 안정적으로 만들어서 안전하고 효율적인 자세를 취하고 있는지 확인하는 것은 불가능하다. 달리 말하자면, 나무 타기와 풀업에 같은 기초적인 동작원리들(자세한 내용을 알고자 하면 1부를 참고하라)이 쓰이지만, 체육관에서 풀업을 할 때보다 나무를 탈 때에 안전하고 안정된 자세로 움직이는지 여부를 확인하는 것이 훨씬 어렵다. 따라서 체육관은 나쁜 동작 습관들을 식별하고, 진단하고, 치료하는 연구실이자 학습을 가속하는 흔하고도 응용 가능한 개념들을 축적할 수 있으면서도 부상이 발생할 가능성이 적은 안전하고 통제된 환경이라고 할 수 있다.

무엇보다, 형식에 맞는 스트렝스&컨디셔닝 원리에 기반을 둔 공통된 동작 언어를 만든 덕분에 운동 기반의 학제간 토론과 협력이 부지불식 간에 폭발적으로 생겨나게 되었다. 우리는 "사람들은 체조 훈련을 해야 한다."는 생각에서 "물구나무 자세는 어깨관절의 안정화와 정렬법을 쉽게 가르쳐줄 뿐 아니라 저크 동작과 마무리 자세가 닮았고 동일한 방식으로 어깨를 활용하기 때문에 체조를 훈련해야 한다."는 지점까지 생각을 확장할 수 있다. '형식을 갖춘' 인간 동작의 보편성은 코치와 선수 둘 모두가 쉽게 이해할 수 있으며, 우리가 추구하는 퍼포먼스를 측정함으로써 자세의 질이 얼마나 변화했는지 추적하고 테스트하기에도 용이하다. 이것이 우리가 출력, 일률, 중량, 반복 수, 시간을 기록하는 바로 그 이유이다.

훌륭한 사람들은 어떻게, 그리고 왜 인간이 이런 방식으로 움직이고, 질병을 앓게 되었는지에 대한 이해를 돕는 시스템을 개발하는 데 평생을 바쳤다.

이 시스템이 효과가 있을까? 당연히 있다. 다양한 분야에서 다양하게 응용이 된다.

이 시스템을 버려야 할까? 그렇지 않다. 그러나 인간 동작의 낡은 모델과 인간의 신체적 가능성을 극대화하는 방법에 대한 현재의 이해 사이에는 상당한 단절이 있다. 이 단절을 메우려면, 모든 토대들에 적용될 모델이 필요하다. 즉, 가동범위를 개선하고 통증을 치료하기 위해 모든 상황에서 정확하게 움직이고, 일반적인 자세와 동작 실수들을 감지 · 교정하고, 몸을 정기적으로 유지하는 방법에 대한 이해를 위한 청사진이다. 이것이 동작과 모빌리티 시스템의 전제이다.

후행지표: 잘못 움직인다는 신호

말했듯이, 요가 같은 전통적인 시스템에서도 많은 것을 배울 수 있다. 몇몇 분야에서는 확실히 효과적이지만, 선수로서의 모든 면에 다 적용되는 것은 아니다. 분명 응용할 수 있는 분야는 있으나, 인간 동작의 전반적인 스펙트럼에 보편적으로 적용되지는 않는다. 우리가 필요로 하는 모델은 모든 상황에서 정확하게 움직이는 방법을 가르쳐줄 뿐만 아니라, 통증이나 부상이 발생하기 전에 잘못된 동작을 하는 바로 그 순간에 잘못을 알려줄 수 있어야 한다.

그러나 스스로에게 근골격과 관련된 몇 가지 문제가 생겼는지 어떻게 알 수 있을까? 좀 더 구체적으로 말해서, 몸이 최대치의 잠재력을 발휘하지 못하는 순간이 언제인지를 어떻게 알 수 있을까? 평범한 운동선수는 고통이나, 부종, 관절 가동범위의 손실, 힘의 감소, 감각저하와 저림을 그 신호로 사용한다. 자신과의 대화를 이런 식으로 시작해보자. "요즘 달릴 때, 무릎이 아프네. 무릎에 무슨 이상이 생긴 거지?" 전형적이지만 이 사고방식에는 많은 오류가 있다.

첫 번째 오류는 통증과 다른 부상 증상들은 후행지표라는 것이다. 예를 들어 붓는 것은 조직을 지나치게 사용했거나 나쁜 동작역학으로 인해 발생한 염좌를 의미할 수도 있다. 그러나 붓는다는 것은 사후의 징후다. 조직 손상은 이미 일어났다. 기능장애를 부각시키거나 뭔가가 잘못되었다는 것을 알려줄 진단 도구가 있는 것은 유용하지만 뭔가 잘못되기 전에 적용될 수 있는 경우에만 그렇다.

차에 기름을 넣어야 할 때를 알기 위해서 엔진에 기름이 떨어지는 것을 기다리거나, 군인이 총기 섬섬할 때를 알기 위해서 총격전 도중에 총이 고장 나기를 기다린다고 상상해보자. 말도 안 되는 일이다. 그러나 일반적으로, 현대 스포츠 의학이 이런 식으로 돌아간다. 우리는 몸 어딘가가 망가지고 나서야 의사나 물리치료사가 부상을 고쳐주길 기다린다. 이런 패러다임 덕분에 정형외과 의사들이 매우 바쁘다.

오랫동안 해온 잘못된 운동과 과도하게 경직된 조직 때문에 이상이 생긴 슬개골을 보여줄 때 의사들이 무슨 생각을 할지 우리 스스로도 상상해볼 수 있다. 농담이 아니라, 슬개골은 원래 110년 동안은 쓸 수 있도록 설계된 것이다. 그런데 20년 만에 이상이 생긴 것이다(실화이다). 젊은 해병대원이 잘못된 척추역학으로 45킬로그램 군장을 매고 다녔다는 것을 확인하려고, 지속적인 요통에 고통 받으며, 다리가 무감각해질 때까지 기다리는 일이 실제로도 일어나고 있다.

수만 번의 꺼졌다가 켜지는 사이클을 견디기 위해 설계된 램프 스위치처럼, 우리의 몸도 수백만 번의 운동 사이클을 위해서 준비되어 있다.

수백만 번이나! 그러나 매번 스쿼트 하거나, 몸을 앞으로 숙이거나, 문제 있는 자세로 걸을 때마다 그 사이클은 가공할 속도로 타버려 사라진다. 따라서 슬개골에 이상이 생기거나, 허리 디스크가 발병하거나, 혹은 관절와순이 찢어졌을 무렵에는 수백만 번의 나쁜 동작 사이클이 수행됐을 확률이 높다. 즉, 조직과 관절들이 그냥 고장 나는 것이 아니다. 우리 몸이 수백만 번의 사이클을 나쁜 자세와 동작으로 견딘 것이다. 사람 개개인은 모두 다르다. 유전자, 훈련량 그리고 다른 라이프스타일들이 모두 연관되어 있다. 그러나 몸을 설계된 대로 움직인다면 시스템은 스트레스를 덜 받을 것이고 우리가 소모하는 사이클의 횟수도 줄어들 것이다.

두 번째 문제는 인간이라는 동물이 생존을 추구하도록 설계되어 있다는 것이다. 중추 신경계는 전신의 감각과 역학 정보의 흐름을 통제한다. 뇌간에 있는 통증과 운동신경로가 같은 것은 우연이 아니다. 손가락을 쿵하고 찧었을 때, 가장 먼저 하는 행동은 그 손가락을 마구 움직이는 것이다. 왜일까? 사람은 운동 신호와 고통 신호를 함께 감지할 수 없다. 이 멋진 시스템이 성가신 통증 신호들을 잡음 수준으로 누그러뜨려서, 동작을 멈추기 전까지는 고통 신호를 느낄 수 없게 만들기 때문에, 사람이 계속 움직이고 살아있을 수 있는 것이다. 바꿔 말하면, 움직임(감각 입력)이 통증 신호를 차단시켜, 운동과 훈련을 계속할 수 있는 것이다. 자려고 누웠을 때는 틀림없이 어깨가 욱신거리기 시작할 것이다. 뇌가 더 이상 어떤 운동 신호를 받지 않기 때문에 받아들이는 것은 온전히 고통뿐이다.

자, 이제 선수처럼 훈련과 경기를 하는 동안 몸이 보내는 고통 신호를 무시하면서 평생을 훈련한다고 상상해보자. 실제로 모든 동작과 다른 고통으로 인한 소음을 느끼는 가운데 조직의 부상으로 인한 통증과 실수를 실질적으로 감지할 가능성은 거의 없다. 고강도 운동으로 최대 출력을 뽑아내는 중에는 고통이 거의 느껴지지 않는다. 여기에 스트레스를 더하면, 재앙을 위한 레시피가 완성된다. 한 번이라도 싸움을 해본 적이 있다면, 싸움의 놀라운 비밀 중 하나가 고통을 즉각 느끼지 못하게 하는 점이라는 것을 알 것이다. 프로 격투기 선수들은 강력한 충격과 뇌진탕을 느끼지만, 그 자리에서 고통은 겪지 않는다고 말한다. 인류는 타격을 입고, 계속 싸우고, 그로 인한 결과는 나중에 처리하도록 설계되어 있다.

운동도 비슷한 시나리오를 보인다. 데드리프트를 하는 동안 등이 구부러져서 자세가 흐트러지고 조직에 문제를 일으키기 시작할 때, 특히 경기로 인한 스트레스를 받고 있는 도중이라면, 통증을 바로 그 순간에는 느끼지 못할 것이다. 그러나 싸움이 끝나고 아드레날린 분비가 멎은 후 파이터가 얻어맞은 걸 느끼는 것처럼, 등도 쿨 다운 할 때가 되어서야 부적절하게 행했던 스무 번의 데드리프트에서 오는 고통 때문에 비명을 지를 것이다. 숙련된 파이터일수록 데미지를 덜 입고, 설령 데미지를 입더라도 숙련된 만큼 결투 후의 고통이 줄어들듯이, 데드리프트를 잘할수록 허리에 통증을 느낄 확률도 줄어든다.

세 번째 문제이자 가장 주목해야 할 문제는 우리의 현재 생각이 다른 그 어떤 것들보다 과제 완수를 우선시하는 모델에 기반을 둔다는 것이다. 이것은 모 아니면 도, 과제 완료 혹은 실패, 중량 들기 성공 혹은 실패, 목표 거리까지 수영 성공 혹은 실패, 이런 식의 사고방식이다. "데드리프트 500파운드를 했지만 대신 추간판탈출증을 앓게 되었죠." 또는 "마라톤을 완주했지만 무릎에 이상이 생겼어요."라는 말과 다를 바 없다. 이런 생각이 삶의 다른 부분에까지 침범한다고 생각해보자. "너를 위해 토스트를 구웠어. 근데 집도 태웠지."

어떤 지역 마라톤이든 골 지점까지 가보면, 마라톤 주자 대부분이 눈에 띄게 고통스러워하고 있는 것을 볼 수 있다. 마치 차에 치였거나 병에 걸려 쓰러진 것처럼 보인다. 하지만 그들이 완주한 것은 사실이다. 올림픽 결승전, 세계 선수권, 군사 임무 같은 곳에서는 과제 완수에 집착하는 것이 필요할 때도 있다. 그렇다고 하더라도 여기에는 값 비싼 대가가 치러지게 된다. 과제에 대한 맹목적 집착과 너무 단순화된 통증 지표의 시스템을 서로 연결시켜보면, 선수들이 어떻게 스스로를 깊은 구덩이 속으로 파묻는지 알 수 있다.

많은 선수들이 이런 식으로 수십 년에 걸쳐 게임이 끝나는 그날까지 유전적으로 훌륭한 유산을 소비하면서 매일의 훈련을 고통 없이 수행한다. 언젠가 몸이 할 수 없을 때까지 굽은 등으로 중량을 들어올릴 수 있고 구부정한 자세로 의자에 앉을 수 있다. 그렇다면 어떻게 해야 다치지 않고 운동을 할 수 있을까? 그러려면 일련의 선행지표가 필요하다. 잠재적인 문제들이 표면으로 드러나기 전에 예측할 수 있도록 해주는, 관찰할 수 있고, 측정할 수 있으며, 반복 가능한 진단 도구들이 필요하다. 좋은 소식은 우리가 이미 이 정보를 가지고 있다는 것이다. 그 정보가 바로 트레이닝이다.

진단 도구로써의 트레이닝

인간의 동작, 더 나아가 그 동작 내에서 취해진 인체의 자세는 생체역학과 동작 테크닉의 결합일 뿐이다. 사람들로 하여금 다양한 범위의 동작에 노출되게 하고, 자신의 신체 제어 능력을 최대 · 정상 관절 가동범위를 통해 드러내게 함으로써, 운동제어 능력과 모빌리티에 있어 결점과 비효율성(더 자세한 사항은 5장 참고)을 드러낼 수 있다.

즉, 우리는 강한 다리 힘이나 더 큰 폐활량을 갖기 위해서 트레이닝을 하면서 동시에 진단이라는 측면에서 트레이닝을 생각해야 한다. 데드리프트는 단순히 바닥에서 무거운 것을 들어올리는 것이 아니다. 오히려 다음과 같은 역동적인 질문이 된다. 스트레스가 많은 환경에서, 호흡이 가쁜 상태로 물건을 들어올리는 동안, 척추를 효율적으로 보강하고, 안정적인 상태로 유지하면서 완전한 가동범위로 후방사슬근육의 움직임을 적절하게 나타낼 수 있는 능력을 가지고 있는가? 바닥에서 물건을 들어올릴 때 어떤 일이 일어나는지 알기 위해서 완전히 새로운 진단동작이나 상관물을 개발할 필요는 없다. 그저 동작을 수행하는 동안 어떤 일이 일어나는지 이해하면 된다. 즉, 왜 그 동작을 수행하고 어떻게 해야 동작을 정확하게 할 수 있는지를 이해해야 한다.

트레이닝을 진단 도구로 용도 변경하는 것은 다른 여러 측면에서도 유용하다. 첫째로, 효율적이다. 체계적이고 효과적으로 동작 문제들을 평가하고 선별 검사하는 것이 최선의 경우에는 움직이는 커다란 목표물이 될 수 있고, 최악의 경우라도 그저 정확성 과신 상태로 수행되는 엄청난 양의 운동일 따름이다. 안 보이는 곳에서 어떤 일이 일어나는지 더 잘 이해하도록 도와주는 그 어떤 시스템이나 일련의 도구들은 모두 유용하다. 여기에 그 열쇠가 있다. 어떤 훌륭한 평가도구라도, 설령 실제 동작이 아니라 단지 이와 연관된 동작에 기반한 평가 도구라 할지라도 손쉽게 난이도가 조절되어야 한다. 즉, 나이나 체형, 기술수준에 관계없이 동작과 훈련이 모두 선수들 개개인에 맞춰 조정되어야 한다. 이 조정은 코치가 그날 파악한, 선수들과 동작에 관련된 중요한 문제에 맞춰져야 한다. 궁극적으로, 코치와 선수 모두가 관찰되고, 측정, 반복할 수 있는 변화들을 이루어내야 한다. 시간이 지나서, 이런 일상적인 훈련과 평가의 조합이 나중에 코치와 선수들이 문제들을 발견하고 해결할 때 자유롭게 작업할 수 있도록 돕는다.

우리가 명심해야 할 것은 인간의 동작은 복잡하고 미묘하다는 사실이다. 진단 과정과 훈련 과정을 결합하는 것은 가능한 모든 노력을 다한다는 것을 보장한다. 그러나 한 번의 트레이닝 세션에서 모든 동작이나 에너지 시스템을 다 훈련할 수는 없다. 모든 결점을 단 하루 만에 가늠하고 다룰 필요도 없다. 이것은 문제를 파악하고, 고치고, 자신의 취약한 점을 드러내는 평생의 과정이자 도전의식을 북돋는 자극제이다. 이 방법은 우리를 더 훌륭한 선수로 만들어준다.

그날의 동작과 훈련에 기반을 둔 이 모델은 훈련의 범위와 실행에 있어 심리적으로 감당할 수 있다고 느끼게끔 하는 부가적인 이점이 있다. 누구나 한 번에 한 가지 문제만 고칠 수 있다. 그러나 일반적인 선수들이 가진 기능장애의 전형적인 목록은 말 그대로 목록이다. 우리가 할 수 있는 가장 중요한 일은 훈련과 문제점들의 해결을 한꺼번에 하는 것이다. 사소하고, 지속적인 중재가 선수나 코치에게 무리한 추가 시간을 내도록 요구하지는 않는다. 우선적인 것은 훈련이지, 한 번의 트레이닝 세션에서 모든 기능장애 목록을 해결하는 것이 아니다.

필자는 아직 완벽한 운동제어 능력, 모빌리티, 생체역학적 효율을 가진 선수를 만난 적이 없다. 필자가 아는 성공한 선수들 가운데 대다수가 엄청난 토크를 버리고, 보기 안타까울 정도로 힘을 낭비하고, 가동범위의 핵심 부분을 잃어버렸다. 그래도 그들은 여전히 세계 최고다. 선수들이 하고 있는 훈련의 맥락 속에서, 정말 필요한 곳에 행해진 10~15분의 중재는 감당할 수 있으며 지속 가능한 수준이다. 현대의 트레이닝 세션은 작은 기적이다. 현대의 트레이닝 세션은 교육, 영양과 라이프스타일 상담, 근력 훈련, 테크닉 훈련, 대사 조절, 모빌리티 훈련을 하나의 세션으로 미친 듯이 압축했다. 복합적이고 시간이 많이 필요한 전신 진단 동작과 중재를 이미 꽉 차 있는 트레이닝 세션에 욱여넣는 것, 특히 한 번에 여러 선수들이 훈련하는 것은 훈련을 포기하게 만들고 다시 몸이 망가질 때까지 일단 기다리는 모델로 되돌아가게 만들 따름이다. 그러나 코치가 그날 운동에 필요한 구체적인 교정 방법(모빌리티 테크닉-3부 참고)을 프로그램으로 만들 수 있다면, 그 코치는 성공하는 것이고, 선수는 모빌리티와 개선된 자세 간의 연결을 구체화시킬 수 있다. 선수들은 욕심이 많으면서도 영리하다. 가능한 빠른 시간 내에 더 나아지기 위해서는 무엇이든 감수할 것이라는 점에서 욕심이 많고, 퍼포먼스를 향상시키거나 고통을 없앨 수 있는 특정 연습법이나 중재법이 있다면 이를 반복해서 수행할 것이라는 점에서 영리하다고 할 수 있다.

트레이닝 운동을 진단 도구로 사용하는 것의 두 번째 이점은, 그렇게 함으로써 놓치고 있는 자세나 나쁜 자세의 문제점을 부상 방지의 영역에서 퍼포먼스의 영역으로 옮긴다는 것이다. 이 전환에는 2중의 시사점이 있다. 하나는, 우리의 관심사를 과제 완수로부터 다른 곳으로 돌린다는 것이다. "글쎄, 난 다치지도 않았고, 무릎도 안 아픈 데다 올림픽 금메달리스트인데, 어째서 부상 예방을 신경 써야 하는 거지?" 그러나 출력에 초점을 맞춘다면, 끊임없이 퍼포먼스를 추구하며, 자세, 효율, 운동 출력량, 중량, 일률을 조금씩 늘려나가게 된다. 우리의 목표는 세계 최고의 선수들을 양성하는 것이 아니다. 우리의 목표는 세계 최고의 선수들을 더 발전시키는 것이다.

이것들은 중요한 척도이다. 제대로 기능한다는 것이 결코 힘을 만들어내거나 운동 출력에 문제를 야기하는 것이 아니기 때문이다. 안전과 세계기록 중 하나를 희생할 필요는 없다. 퍼포먼스를 우선적으로 추구한다면, 자연스럽게 부상을 예방할 수 있다. 만약 나쁜 자세의 숨겨진 이유를 밝히는 것에 집착한다면, 더 나은 역학적인 이점과 개선된 영향력을 취하는 것은 물론이거니와 훨씬 효율적으로 힘을 만들어낼 수 있을 것이다. 예를 들어 개선된 고관절의 작용 역학은 고관절의 전체 가동범위의 변화를 의미하는 것일 수도 있지만, 이것이 스쿼트 세계기록으로 전환되어 나타나면 실질적으로 더 큰 의미를 가진다. 로잉 선수가 흉부 신전상의 문제를 개선할 수 있다면, 더 오래 앉아 있을 수 있고, 어깨관절의 제어 능력도 좋아진다. 그러나 로잉 선수가 이로 인해 더 많은 파워 출력을 내고 기록이 단축되었음을 눈치 챘을 때, 그 변화에 대해 믿음을 갖고, 스스로 그 변화를 이어갈 것이다.

그날의 트레이닝 동작을 즉각적이고, 지속적인 진단 검사 도구로써 사용하는 것이 여러 방면에서 선수의 발전을 돕는다. 예를 들어 일반적인 선별검사 절차로써 선수들의 역학적 기능장애를 검사하는 것은 해당 선수의 그날의 스냅샷이다. 격렬한 마이크로 트레이닝 사이클과 토너먼트, 장기간의 미션 후에 조직들이 뻣뻣하게 변한 선수들을 쉽게 만날 수 있다. 균형 잡힌 스트렝스&컨디셔닝 프로그램상의 매일 운동에 기반을 둔 진단/모빌리티 작업을 프로그래밍하는 일은 제한이 없는, 고유의, 주기화된 시스템이다. 그러한 범위 내에서 완전한 가동범위와 운동제어 능력으로 표현되는 동작을 수행하는 한, 놓치는 것은 아무 것도 없다. 이는 체육관이 무엇을 할 수 있고 무엇이 되어야 하는지에 대한 개념의 틀에 또 다른 유용한 변화가 생기도록 이끈다.

체육관은 연구실이다

현대의 체육관은 인간의 퍼포먼스를 연구하는 곳이 되어야 한다. 우리는 체육관에서 삶과 스포츠, SWAT팀 교대 근무에서 필요할지도 모를 모든 힘, 스피드, 대사 요구량을 초월하는 것을 목표로 삼아야 한다. 또한 체육관은 모든 자세의 비효율성, 잘못된 운동역학적 경향, 초기 상태 또는 보상작용을 유발하는 운동패턴을 찾아내는 곳이어야 한다. 체육관 외에 동작의 기능장애와 조직의 눈제를 안전하게 보여줄 만한 상소가 있을까? 체육관/연구실은 안전하고 체계적으로 기술을 발달시킬 수 있고, 역학적인 문제와 가동범위상의 문제를 동시에 다룰 수 있는 통제된 환경이라 할 수 있다.

어떤 스트렝스&컨디셔닝 프로그램이든 좋은 프로그램이라면 그 품질을 보증하는 특성은 두 가지다.

1. 우리 몸의 스트렝스&피트니스 관련 요소들에 지속적이고 규칙적으로 과제를 부과하는 것.
2. 다양한 범위의 상황과 요구 조건들하에서 운동제어 능력을 드러내는 것. 그리고 그것은 스포츠와 일상에서도 쉽게 전이가 가능해야 한다.

만약 스트렝스&컨디셔닝 프로그램이 계속해서 실질적인 부하, 대사 요구, 스피드, 경쟁이라는 부가적인 스트레스를 통해 자세에 과제를 부과한다면, 훈련으로 교정하기 전의 성향, 즉 초기 운동패턴과 진정한 자신의 신체 역량이 드러날 것이 틀림없다.

필자의 주장을 뒷받침할 간단한 예시를 하나 들어보겠다. 체육관에서 PVC 파이프로 오버헤드 스쿼트를 정확한 자세로 하는 선수들을 자주 볼 수 있다. 이 동작은 스쿼트의 변형 동작 중 가장 어려운데, 고관절과 발목에 부담을 많이 주는 동작이기 때문이다. 선수는 팔을(하중) 머리 위로 고정시키는 동안 반드시 상체를 꼿꼿이 세우고 어깨관절을 안정적으로 유지해야 한다. 그러나 그 선수에게 400미터를 달리게 하고 중량과 반복 횟수를 늘려 오버헤드 스쿼트로 다른 선수와 경쟁하게 한다면 어떻게 될까? 우리는 아까와 전혀 다른 선수를 보게 될 것이다. 우리가 한 것이라고는 오버헤드 스쿼트에 볼륨, 강도, 스트레스, 대사 요구량을 약간 더한 것뿐이다. 매우 빠르고, 매우 안전한 방식으로 보이지 않던 것들을 보이게 만들었다.

필자는 몇몇 방법들(5장 움직임의 분류체계 참고)을 사용해서 동작의 질을 안전하게 테스트하는 방법을 좀 더 얘기할 것이지만, 지금은 이러한 테스트들이 퍼포먼스와 회복력을 최적화하는 데 도움을 주는 이유를 이해시키는 것이 더 중요하다. 요점은 퀵 테스트를 완벽하게 통과한 사람들이 실생활의 운동 조건하에서는 이따금씩 망가진다는 것이다. 우리는 자신의 능력과 수용력에 맞춰서 부하, 볼륨, 강도를 조절해야 한다. 이는 동작에서 취약한 점들을 드러낼 뿐만 아니라 더 강하고, 더 빠르고, 더 폭발적이고, 더 능숙하게 만들어준다. 다시 말해서, 완벽한 자세로 빠르게 운동할 수 있다면, 무게와 볼륨, 대사 요구량을 늘려야 하고, 뿐만 아니라 더 높은 수준의 운동제어 능력과 모빌리티를 필요로 하는 동작을 수행해야 한다. 자세가 무너지기 시작하는 역치를 찾아야 하고, 해당 역치 지점을 찾는 과정을 동작의 질과 테크닉을 검사하는 도구로써 뿐만 아니라, 더 강하게, 더 빠르게, 더 효율적으로 훈련하는 방법으로 활용해야 한다.

짧은 기간 동안에는 동작을 수행할 때 나타나는 기능장애를 완충시킬 줄 알지만(즉, 모빌리티의 제한점과 좋지 못한 테크닉을 숨길 수 있지만), 조금이라도 피로를 느끼면 효과적인 자세를 잃고 마는 선수들이 있다. 그러나 선수가 무거운 프론트 스쿼트와 달리기로 구성된 고강도의 격한 훈련 중에도 척추, 고관절, 무릎을 안정적으로 유지할 수 있다면, 그 선수는 그 효율적인 자세를 가장 중요한 순간(예를 들어 올림픽 조정[漕艇] 결승전의 마지막 500m에서의 전력질주)에 재현해낼 가능성이 높다.

앞서 말했듯이, 체육관은 연구실이다. 잘못된 동작을 찾아내기 위해서 수백 명의 선수가 실제로 해당 스포츠를 하는 동안 코치들이 그 주변을 일일이 따라다니는 것은 실질적으로 불가능하다. 설령 가능하다고 해도, 그 코치는 수백 개의 스포츠에 대해서 세계 정상급 전문가여야 할 뿐만 아니라, 완벽한 타이밍(선수가 무너지기 시작하는 바로 그 순간)에 현장에 있어야 하며, 특정 스포츠의 특정 상황에서 잘못된 것들을 바로잡을 수 있는 능력도 가지고 있어야 한다. 다행히 우리는 선택한 운동에 대한 특수한 문제들을 밝혀내고 교정해줄 모든 트레이닝 기법에 대해 전문가가 될 필요는 없다. 우리가 할 일은 트레이닝 동작을 다시 그 목적에 맞게 고쳐서 신단 노구로서 활용될 수 있도록 만드는 것이다. 그렇게 한다면, 안전하고 통제된 환경에서 훈련을 진행하는 중에 동작의 질을 모든 측면에서 관찰해서 조명할 수 있고, 최적화되지 못한 부분들을 고칠 수 있다.

이 작업은 스트렝스&컨디셔닝을 선수의 능력 개발과 인간 퍼포먼스 모델의 핵심으로 만든다. 부하, 스피드, 심폐/대사 요구량, 스트레스 테스트와 함께 까다로운 동작에 대한 수용력을 바탕으로 구성된 프로그램은 신체와 신체의 수용력과 관련된 기능장애에 대해 거의 모든 것을 낱낱이 밝혀준다.

예를 들어 필자는 가장 기초적인 가벼운 데드리프트, 스쿼트, 푸시업을 끔찍한 자세로 초기화되지 않고서는 수행하지 못하는 세계 정상급의 선수들을 봐주곤 한다. 이런 선수들이 운동이나 경기 마지막에 올바른 척추 · 어깨관절 자세를 유지하지 못하는 것은 놀라운 일이 아니다. 만약 정중선(正中線) 안정화와 어깨관절 토크 발달의 원리(둘 다 책에서 다루는 내용이다)를 이해한다면, 이 원리들을 다른 동작에도 적용할 수 있다. 달리기는 앞으로 넘어지려고 하면서 고관절을 펴는 동안 보강된 중립척추 자세(38페이지 참고)를 유지하는 동작이다. 그리고 로잉은 숨을 아주 가쁘게 쉬면서 가벼운 데드리프트(198페이지 참고)를 수행하는 것과 몹시 흡사하다. 이런 눈썰미를 키우는 것도 중요하다.

선수로서 최대 잠재력을 발휘하고 부상과 통증의 위험을 줄이기 위해서는 해당 스포츠(이 스포츠가 일상적인 것이든 전투적인 것이든)에서 필요로 하는 신체적 요소들을 갖추고 스스로 자기 자신의 동작과 모빌리티의 수석 진단전문가가 될 필요가 있다. 이것이 체육관/연구실에서 기능적인 움직임을 훈련하고 연습하는 이유다. 훈련과 연습을 통해 새로운 기술과 과제들을 습득할 준비를 갖추자. 관절과 조직이 완전한 가동범위로 움직일 수 있고, 동작 원리들을 이해하고 있다면 그 사람은 말 그대로 하얀 캔버스나 다름없다. 레슬링이나 축구를 해본 경험이 없어도 괜찮다. 몸통을 안정화하는 방법(2장)과 팔다리에서 토크를 생성(3장)해서 몸을 정렬하는 방법을 이해하고 있다면 뚜렷한 이점을 가지고 경기에 참여하는 셈이다.

기억해야 할 것은 기존의 스트렝스&컨디셔닝 동작(체조, 역도, 파워리프트, 스프린트 등등)은 인간 동작의 표현 방식이라는 것이다. 스포츠는 스쿼트, 벤치프레스와 정확히 똑같지는 않다. 그러나 우리가 동작에 내재된 원리에 관심을 갖고 관련성들을 서로 연결한다면, 그 원리를 스포츠와 일상생활에 새롭게 일어나는 변수에 응용할 수 있다. 예를 들어 풋볼선수가 스쿼트를 하는 동안 취해야 할 발의 올바른 위치와 고관절에서 토크를 만드는 방법을 이해한다면, 3포인트 스탠스[2]를 준비할 때 안정적이고 효과적인 고관절, 무릎관절, 발목관절 자세를 찾아낼 수 있다. 반대로, 선수가 스쿼트의 바닥 자세에서 효과적으로 무릎관절을 안정시키지 못한다면, 경기 내내 그 패턴은 더 취약하고, 덜 효과적인 무릎 자세로 나타날 것이다.

여기에 생각해볼 또 다른 이유가 있다. 체육관에서 정확하게 움직이는 방법을 배우는 것은 학교에서 정규 교육을 받고, 유창하게 읽고 쓰는 법을 배우는 것과 같다. 나쁜 소식은 시간을 투자해서 기초를 배워야 한다는 점이다. 좋은 소식은 지금부터라도 시작하면 된다는 것이다.

우리의 몸은 경이로운 힐링 머신

인간의 몸은 엄청난 자가치유 능력을 가지고 있다. 어떤 나이와 상태에서도 인간이라는 동물은 믿겨지지 않을 정도로 조직을 복구하고 리모델링하는 능력을 가지고 있다. 파열된 전방십자인대가 마법처럼 다시 붙지도 않고, 요추 디스크도 회복이 더디기는 하지만 인간의 몸은 결국 투쟁을 포기하는 그 순간까지 매우 오랜 시간 동안 엄청난 부담을 견뎌낸다.

사실 우리의 몸은 기이할 정도로 기능적인 내성을 타고나서 우리가 저지르는 어리석은 동작과 생활방식을 견뎌낼 수 있다. 그러나 이 기적의 유전적 유산을 우리가 원하

2) 풋볼에서 라인백과 러닝백이 주로 쓰는 준비 동작

는 대로 먹고, 자고, 움직여도 된다는 암묵적인 동의로 혼동해서는 안 된다. 그리고 아주 중요한 점이 한 가지 있는데 사람들이 겪는 대부분의 전형적인 근골격계의 기능장애는 손쉽게 예방 가능한 질병이라는 것이다.

동작상의 기능장애를 생각해볼 때, 통증이나 부상을 아래에 필자가 발생빈도를 기준으로 만든 네 가지 카테고리로 분류하면 굉장히 유용하다.

보통의 체육관에서 발생하는 기능장애의 2퍼센트를 차지하는 요소

- 질병 (몸에 뭔가 심각한 일이 벌어지고 있다)
- 심각한 부상 (차에 치였다)

보통의 체육관에서 발생하는 기능장애의 98퍼센트를 차지하는 요소

- 과도한 긴장 (가동범위 상실)
- 개방회로 오류 (나쁜 자세에서 동작을 수행)

질병

질병은 기존의 의학적 영역에서 다루며, 체육관에서 볼 수 있는 전형적인 문제들 중에 1퍼센트 미만을 차지한다. 그러나 훌륭한 코치나 의사는 선수와의 대화 내내 다음과 같은 수준에서 생각한다. "지금 당신이 앓고 있는 요통이 단순한 요통 같지 않습니다. 신장염의 증세를 보이는 것 같군요." 또는 "훈련을 과하게 하는 것 같지는 않아요. 팔에 난 의심쩍은 물린 상처 주위의 선명한 붉은 고리를 봤을 때, 라임병이 아닌지 체크해야 할 것 같습니다." 이 두 상황은 실제 상황의 예시들이며, 훌륭한 의사가 항상 방광이나 장 기능, 원인 불명의 체중 감소나 증가, 야간 발한, 어지러움, 발열, 메스꺼움, 구토에 대해서 묻는 까닭이기도 하다. 다시 말해 '무릎 통증'이 '무릎암' 때문이 아닌 것을 확인하기 위해서다. 선수 본인이 자신의 근골격계 문제를 설명하는 방식이 뭔가 석연치 않고 잘 맞아떨어지지 않는다면, 의사에게 상담을 받는 것이 좋다.

심각한 부상

이 카테고리에는 차에 치인다거나, 깜깜한 밤에 비행기에서 뛰어내려 바람을 타고 나무 그루터기 위에 착지한다거나, 140킬로그램의 미식 축구 라인맨이 무릎을 덮쳐버리는 것 등등이 포함된다. 심각한 부상은 현대 스포츠 의학의 전문 분야다. 현대의 재활과 부상관리 능력들은 역대 최고에 이르렀다. 각 영역에서 자신의 한계까지 운동하는 사람들에게는 항상 나쁜 일들이 일어난다. 다행히 심각한 부상을 입는 사람은 1퍼센트뿐이다.

우리가 체육관에서 볼 수 있는 전형적인 동작의 기능장애 중 고작 2퍼센트 정도를 설명했다면, 나머지 98퍼센트는 어디에 있을까? 간단하다. 과긴장과 개방회로 오류라는 예방 가능한 질환이 카테고리에 있다.

과도한 긴장

필자는 주요 가동범위가 부족한 선수들을 자주 본다. 고관절과 대퇴사두근의 전면사슬근육 시스템의 가동범위 50퍼센트 혹은 그 이상을 잃어버린 올림픽 메달리스트들은 꽤 흔하다.

친구와 함께 저녁을 먹고 있는데 그 친구가 팔꿈치를 90도 이상 구부리지 못하는 상황을 상상해보자.

"팔꿈치에 무슨 문제 있어?"

"아, 아무 것도 아니야. 그냥 내가 벤치프레스 세계 기록을 좀 세웠는데, 그 이후로 뭘 먹을 때마다 목이랑 손목이 아파 죽겠네."

사실 이 예시가 생각보다 쉽게 볼 수 있다는 점만 제외하면, 꽤나 멍청한 소리처럼 들릴 것이다. 일반적으로 발목, 어깨, 고관절처럼 외견상 별로 심각해 보이지 않는 관절/조직 시스템에서 문제가 발생한다. 그리고 단순하게 굴곡(구부림)과 신전(폄)만 생각해서는 안 된다. 완전한 가동범위에는 몸의 회전 능력이 반드시 포함되어 있어야 한다. 식사를 할 때처럼 손을 얼굴로 가져가보자. 가동범위에 어떤 저항이 느껴지는가? 사실 어떤 저항도 있어서는 안 된다. 팔다리와 관절은 가동범위의 한계 범위에 가까이 가면 뻣뻣해졌다가 돌연 멈출 것이다. 팔다리와 관절은 가동범위 내에서 제한이 있으면 안 되고, 최대 관절가동범위 안에서 과도하게 뻣뻣해져서도 안 된다. 위의 두 증상은 어느 쪽이든 관절이나 근육이 과도하게 긴장해 있다는 점을 시사한다. 쉽게 말해서, 경직된 조직들 때문에 정상 가동범위를 잃은 것이다.

필자가 자세나 동작에서의 보상작용, 또는 손상되거나 통증이 느껴지는 조직을 평가해주는 선수들 중 대부분은 기능장애가 있는 부위 바로 위나 아래 근처의 관절과 조직에 제한이 동반되어 있다. 발목이 아프다면, 대퇴사두, 엉덩이, 햄스트링, 종아리(무릎과 연결된 모든 근육계)가 심각하게 경직되었을 가능성이 높다. 원인 모를 통증은 없다. 중요 가동범위를 잃었기 때문에 정확한 자세를 취하지 못하거나 바른 자세로 움직일 수 없는 것이다. 모빌리티 테크닉을 사용해 과도하게 긴장된 시스템을 풀어주면 그 부위에 여유가 생기고, 해당 시스템의 효율성을 개선시켜 국소적인 관절통을 완화시킨다. 이것을 '상향식/하향식 접근법'이라 부르며, 6장에서 자세하게 언급할 것이다.

"뻣뻣한 햄스트링이 요통을 일으킨다." 같은 식으로 과긴장된 조직들을 연결 짓는 구식의 사고방식이 시스템적인 측면에서 '짧아진 근육'을 가장 큰 비난의 대상으로 삼았다는 사실을 깨달아야 한다. 그러나 이 문제가 그렇게 단순한 것이 아니다. 근육의 '길이'는 다른 여러 가지 것들 중에서 훨씬 복잡한 현상으로, 근육 내의 경직, 신경역학, 운동제어 능력, 엉덩이와 관절의 역학, 그리고 심지어 얼마나 수분공급이 되었는지도 포함되는 내용이다. 그러나 궁극적인 문제는 자세나 가동범위 제한을 다룸으로써 긴장된 시스템을 개선해야 한다는 것이다. 이것이 필자가 다음 페이지에서 가르칠 내용이다.

개방회로 오류

이 카테고리는 스트렝스&컨디셔닝의 세계 속에서 선수들의 가장 심각한 손상을 다룬다. 전방십자인대파열, 굴곡과 연관된 추간판탈출증, 이두근 파열, 고관절과 어깨관절의 관절와순 파열, 아킬레스건 파열 같은 부상들이 이 카테고리에 속한다.

우리 몸은 '촉촉한' 생물학적 조직들로 구성된 간단한 역학 시스템이다. 우리 몸은 어마어마한 파워를 내기 전에 이상적이고 안정된 자세를 만들었을 때 가장 잘 작동한다. 기능적인 동작은 코어에서 말단으로, 몸통에서 주변부로, 축이 되는 골격에서 말단의 골격으로 향하는 수축의 파동를 타고 시작한다는 말이 있다. 이 원리는 동작을 시작하기 전, 모든 회로들이 닫혀 있어야(안정되고 잘 보강된 척추, 안정적인 고관절과 어깨관절, 나란하게 위치시킨 발 등등) 신체가 가장 잘 작동한다는 좋은 예시다. 문제는 나쁜 자세여도 우리 몸은 힘을 만들 수 있다는 것이다. 이는 엔진에 기름이 다 떨어진 상태로 혹은 펑크난 타이어로 그럭저럭 운전할 수 있다는 말과 다를 바 없다. 물론 잠깐은 운전을 할 수 있다. 다만 치러야 할 대가가 커질 뿐이다. 우리의 신체는 구부러진 등, 안쪽으로 말린 어깨, 무너진 무릎과 발목 등등을 보이며 계속 교정 전의 안정화 상태로 돌아가려 한다. 이것이 필자가 말하는 '개방회로'와 '동작의 보상작용'이다. 가동범위를 잃었거나 운동제어 능력이 부족해서 나쁜 자세로 보상하려고 할 때, 안정성과 그 연장으로 힘과 파워가 개방회로가 발생된 지점을 통해 시스템으로부터 새어나오게 된다. 요컨대, 바닥에서 등을 구부려 무언가를 줍는다면, 등을 구부리는 것이 바로 개방회로이다.

여기에 한 예시가 있다. 뇌성마비 아동들의 운동제어 시스템은 손상되어 있다. 이 아이들의 인지능력에는 문제가 없다. 단지 뇌에서 동작 양상들을 잘 제어하지 못할 뿐이다. 그러나 이런 손상에도 불구하고 뇌성마비 아동들은 걸을 수 있다. 아이들의 신체는 움직이기 위해서 무너진 발바닥 아치와 발목, 내회전되고 외반된 무릎, 내회전되고 충돌을 일으키는 고관절과 과신전된 요추를 사용하는 기발함을 보인다(뇌성마비 아이들이 이상적인 자세를 취하는 것은 불가능하기 때문에 이런 보상작용이 생기는 것이다). 아이들은 관련 조직들이 다 낡아 닳을 때까지 안정적인 차선의 자세를 취해서 움직이는 것이며, 이 보상작용은 생각보다 기능적이라고 밝혀졌다.

잘못된 고중량 프론트 스쿼트를 본 사람에게는 아래 자세가 눈에 익을 것이다. 힘을 만들어낼 수 있는 안정적인 자세를 취하지 않거나, 취할 수 없다면 우리 몸이 그 자세를 알아서 만들어줄 것이다. 발목이나 고관절의 가동범위에 대해서 이야기할 필요도 없다. 몸이 발을 바깥쪽으로 돌림으로써 가동범위를 확보할 것이다. 고관절 전면부의 가동범위를 회복하기 위해 애쓸 필요도 없다. 우리 몸이 요추를 저절로 과신전시킬 것이다.

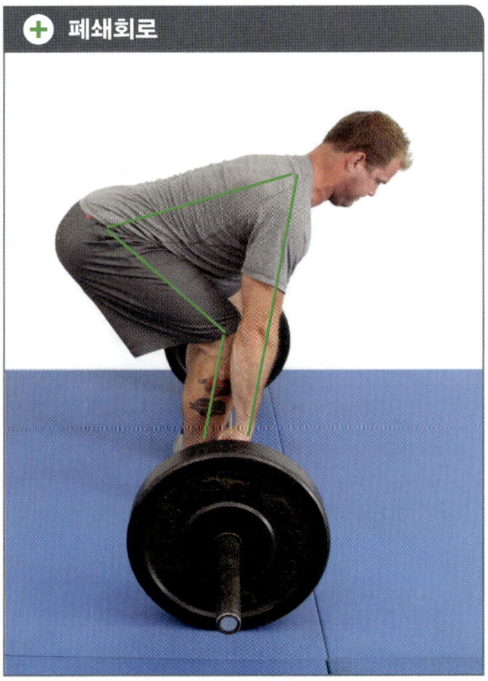

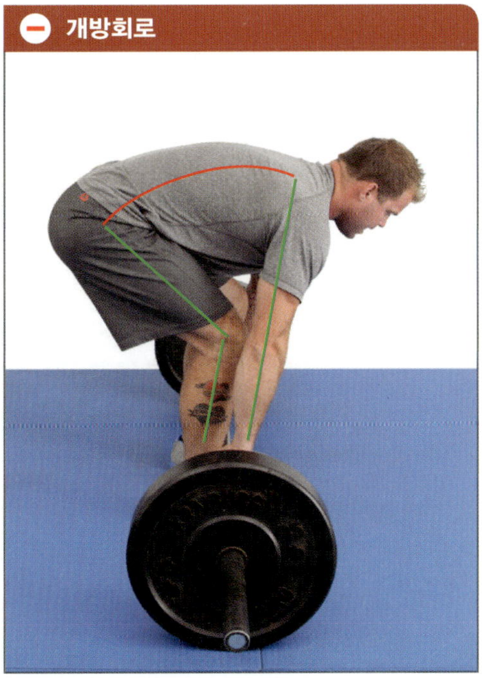

개방/폐쇄회로의 예시

폐쇄회로 예시 사진의 자세는 최상의 파워를 만들고 부상 가능성을 줄여주는 안정적인 자세다. 개방회로 예시 사진의 자세는 파워가 낭비될 뿐만 아니라 추간판탈출증을 위시한 수많은 부상을 야기할 수 있는 불안정한 자세다.

개방회로 오류에 포함되는 것들

- 굽은 등
- 앞으로 말린 어깨
- 과신전된 요추
- 바깥쪽으로 벌어진 발 또는 무너진 아치
- 위나 아래로 젖혀진 머리
- 옆으로 벌어진 팔꿈치

여기에 문제가 있다. 우리는 기능성과 생리적 기능을 혼동한다. 스피드, 하중, 피로도가 가미되면 이전에 우리를 기능적으로 움직이도록 도와주던 자세들(오리처럼 발을 벌리고 하는 점프와 착지 같은 자세들)이 갑자기 부담이 된다. 물론, 굽은 등(교정되기 전의 척추 안정성 자세)으로도 오랫동안 무거운 것을 들어올릴 수는 있지만 어느 순간 조직들이 기능하는 데 실패하면 부상으로 이어진다. 결국 훈련할 때와 움직일 때 자유롭게 사용하던 잘못 사용된 조직들을 사용할 수 없게 된다.

이 개념의 영향력은 믿기 힘들 정도다. 대부분의 전방십자인대파열은, 특히 어린 아이들에게는 예방이 가능한 부상이다. 대부분의 어깨관절 탈구도 예방 가능하다. 추간판 탈출증도 예방 가능하다. 몸의 조직은 약 110년 동안은 사용하도록 설계되어 있다. 우리는 안정적이고, 조직을 안전하게 보존하고, 치명적인 부상을 피할 수 있는 자세가 무엇인지 찾으면 된다. 그리고 그 자세들을 연습해야 한다. 아주 많이. 뿐만 아니라, 생활 방식의 여러 요소들을 조절해야 한다. 조직 건강에 피해를 주고 퍼포먼스를 망치는 요소에는 수분 부족, 저질 음식, 수면 부족 외 다른 여러 요소들이 포함된다.

기본적인 적응 오류를 범하지 마라

앞서 말했듯이, 몸에 가장 안전하고 효과적인 신체 자세들을 알려줄 것이다. 이를 배우면 퍼포먼스를 향상시키고 통증과 기능장애를 치료할 수 있다. 그러나 실제 동작원리, 진단법, 동작 카테고리, 모빌리티 훈련으로 넘어가기 전에, 잘못된 생활 방식이 바른 동작이나 나쁜 동작에 직접적인 영향을 준다는 것을 알아야 한다. 이번 단락에서는 위에 언급한 것들을 알아보고, 성공을 위한 토대를 다져보자.

퍼포먼스에 치우친 패러다임으로 훈련을 할 때, 기본적으로 저지르는 잘못된 생활 방식을 고수하면서 몸이 그로 인한 결과를 감당할 수 있다고 생각하지 말자. 예를 들어 수분 조절, 영양, 수면, 스트레스 관리에서 근본적인 실수를 저지르면서 일렙티컬 머신으로 이두박근 훈련을 해도 직접적인 영향이 없을 수도 있다. 그러나 각 분야에서 정상을 차지한 모든 선수들은 위에 나열한 실수들과 퍼포먼스의 뚜렷한 감소 가능성 사이의 직접적인 인과관계를 파악한다. 탈수 상태가 고작 2퍼센트만 되도 산소섭취량의 5~10퍼센트가 줄어든다(유산소 능력을 생각해보자). 수면시간이 6시간에 못 미친다면? 혈당치가 하늘 높은 줄 모르고 치솟을 것이다(당뇨병을 생각해보자). 스트레스가 과도하다? 어려운 훈련에 대한 건강한 적응 반응은 잊고 사는 것이 나을 것이다. 그냥 망가질 것이다

생활방식 부적응이 조직들에 미치는 영향은 희미한 편이다. 결합 조직, 반월상 연골판, 척추 디스크, 근막, 관절 연골, 힘줄, 인대 모두 건강하지 못한 생활방식이 초래한 즉각적이고, 하향식 영향력에 고통 받는다. 스포츠 퍼포먼스와 관련해서 생활방식을 관리하고 최적화하는 것이 이 책과 관련은 없지만, 선수들이 이런 필수적 측면들에 몰두하고 교정했을 때, 모빌리티(궁극적으로는 자세)에 상당한 변화가 자주 관찰되었다.

잘못된 적응에 포함되는 것

- 워밍업이나 쿨다운을 하지 않음
- 수면 부족
- 탈수
- 영양 부족
- 장시간 앉아 있기
- 스트레스

인간 동작이 얼마나 복잡해질 수 있고, 얼마나 다양한 삶의 측면들이 동작역학과 조직 건강에 직접적인 영향을 끼치는지 생각하면 압도되는 듯한 느낌을 받기 쉽다. 그러나 모든 복잡한 기술들의 토대를 이루는 것은 간단한 진실이다. 우리 몸은 잘못된 역학에 대처할 놀라운 능력을 가지고 있다. 즉, 몸은 안 좋은 테크닉과 조직의 제한점들에도 불구하고 어마어마한 힘을 만들 수 있고 상당한 충격을 견딜 수 있다. 빨리 움직일 수 있고, 무거운 것을 들 수 있고, 나쁜 테크닉으로 하루 종일 앉아 있을 수 있고, 운동도 잘 할 수 있다. 그러나 결국 몸이 이상이 생겼다는 신호를 보낼 것이다. 게다가 이 신호는 귀에 대고 속삭이는 것이 아니다. 힘을 만들어내는 능력을 공격하고 고통의 수문을 열면서 강압적으로 전달된다. 지금 부상과 통증으로 고통 받고 있다면, 동작 교정을 미루지 말자. 피해는 되돌릴 수 있다. 건강하다면, 몸에 신경을 쓴다면 다치거나 아플 때까지 기다려서는 안 된다. 지금이 바로 우리 몸을 고칠 때다.

제 1 부

번역: 팀마루

원칙과 이론

이 책의 목표는 모든 상황에서 안전하고 효율적인 동작을 위한 청사진을 그리는 것이다. 또한 우리의 몸을 정기적으로 유지하고 가꾸는 방법을 가르치는 것이기도 하다. 이번 섹션에서는 그 청사진을 제공할 것이다. 2부와 3부에서 다룰 테크닉과 4부에서 소개할 모빌리티 처방을 위한 스테이지라고 할 수 있다.

1장에서는 척추역학과 다른 무엇보다도 몸 정중선을 안정시켜야 하는 이유, 척추를 중립 자세로 놓는 방법에 대해 배우게 될 것이다. 그 후 올바른 자세로 '정렬한다'는 것이 어떤 의미인지, 왜 그것이 중요한지, 또 어떻게 해야 올바르게 정렬할 수 있는지에 대해서 배울 것이다. 최적의 퍼포먼스를 위해서 가동범위가 얼마나 필요한지와 퍼포먼스를 저하시키고 부상으로 이어지는 자세와 동작의 일반적인 문제점들을 해결하는 방법을 배울 것이다. 마지막으로 기능적이면서도 전이가 가능한 운동패턴으로 동작을 발달시켜나아가는 방법을 배울 것이며, 가동범위와 통증을 해결하기 위한 모빌리티 테크닉들도 배울 것이다. 그 모든 것들이 여기 있다. 자, 시작해보자.

정중선 안정과 정렬(척추역학)

척추역학을 최우선시 하는 것은 운동패턴을 재구성하고, 그것을 익히고, 동작의 효율을 최적화하고, 힘의 생성을 극대화하며 부상을 피하는 데 있어 첫 단계이자 가장 중요한 단계이기 때문이다. 코어를 통해 사지로 힘을 안정하면서도 효과적으로 전달하기 위해서는 척추를 중립 자세로 놓고, 보강Bracing이라 알려진 몸통의 근육군들을 개입시켜 이루는 정렬된 시스템을 통해 안정성을 만들어내야 한다. 이것이 정중선 안정과 정렬의 핵심 내용이다. 이 장은 다른 무엇보다도 척추역학을 우선시하는 것이 왜 중요한지, 그리고 어떻게 하면 최적의 자세를 위해 척추를 정렬하고 보강할 수 있는지 대해서 설명할 것이다.

역사를 통틀어, 진보적인 사색가들은 척추를 바른 자세로 놓는 것, 몸에 힘을 주고 복부를 보강하고, 몸통을 안정적으로 만드는 것에 대해서 입이 닳도록 말해왔다. '코어로부터 사지까지' 의 개념은 새로운 것이 아니다. 만일 척추를 최상의 상태(머리와 어깨를 일직선상에 두고, 흉곽은 골반 위에서 균형 잡혀 있는 중립 자세)로 정렬하거나 보강하지 않는다면 고관절이나 어깨관절과 같은 주요 엔진에(자세한 내용은 3장 참고) 힘을 효과적으로 전달할 수 없다. 또한 안정성, 역학적인 힘, 파워의 손실을 야기함은 물론, 고통과 부상이라는 수문을 활짝 열 것이다.

척추는 가장 약한 연결 고리이다. 필자가 물리치료 진료를 할 때 몸통과 연관된 수많은 실수들과 취약점들을 볼 수 있는데, 이런 문제점들은 심지어 세계 최고의 선수들에게서도 발견된다. 게다가 이 선수들도 단단히 보강되고, 잘 정렬된 척추가 안전하고 효율적인 동작으로 이끄는 열쇠라는 것을 잘 알고 있다.

여기서 궁금한 점이 생긴다. 왜 퍼포먼스를 저하시키고 부상을 야기하는 근본적으로 잘못된 척추 자세들이 자주 나타나는 걸까? 여기엔 몇 가지 이유가 있다.

우선 사람들은 대개 동작을 끝내는 데에만 집중하거나, 척추역학에 대해선 크게 신경을 쓰지 않거나, 혹은 아예 주의를 기울이지 않고 무게를 들어올리는 것에만 집중하는 경향이 있다. 이 책의 서문에서 말했듯이 즉각적이면서도 명백한 부작용 없이 나쁜 자세에서도 많은 힘을 만들어낼 수 있다. 필자는 굽고 과신전된 척추 자세로 어마어마한 중량을 들어올리고도 아무 부상 없이 입이 귀에 걸린 채로 퇴장하는 선수들을 보아왔다. 이게 항상 나쁜 것은 아니다. 그러니까 전문적인 운동선수들이 기회비용을 감수하고 의도적으로 선택한 방법일 수 있다. 데드리프트 세계 신기록을 깨기 위해 윗등을 구부려 무게를 들기로 마음먹은 파워리프터를 생각해보자. 비록 어깨관절의 안정성을 놓치고 척추 시스템에서 파워가 새어나갔지만 윗등을 구부려서 들어올려야 할 중량의 이동 거리를 줄였다. 그 선수는 방금 자신이 잠재적인 부상과 놀아났다는 것을 빌어먹게 잘 알지만 기꺼이 그 리스크를 감당한 것이다. 중요한 것은 파워리프터들은 등을 굽히는 동작을 취할 때 이 동작이 초기 상태로 세팅된 운동패턴이 아니라 의식적인 선택을 통한 동작이 되도록 평상시에는 충분히 바른 자세로 리프팅 훈련을 해야 한다는 점이다. 이는 앞으로 설명할 내용의 이해를 위해선 매우 중요한 구분이다. 훈련에서 반복되는 패턴들은 실제 경기나 일상생활 활동에서 나타나기 때문이다. 윗등을 구부리면 물건을 바닥에서 주워 올릴 때도 등을 구부리고 줍게 될 것이다. 과신전된 푸시업 자세는 달리기 자세로도 이어진다. 물론, 경기중인 운동선수, 엄청난 스트레스를 겪는 전사, 심지어 종일 앉아 일하는 사무직들도 피로를 느끼고 결국에는 비효율적인 작업자세로 되돌아간다. 하지만 훈련에서 바른 척추역학을 최우선시하는 것은 기능적이고 효과적인 동작패턴을 습관화시킬 뿐만 아니라 불가피하게 일어나는 과신전이나 굴곡에 대해 완충하는 역할을 한다. 문제는 이런 근본적인 사실을 모르는 사람들이 잘못된 자세로 훈련한다. 결국 결점이 있는 신체역학을 익히고 이를 습관으로 굳어지게 한다는 점이다. 이 결점 많은 신체역학은 스포츠와 일상 활동에서 대가를 강요한다.

사실 푸시업 50개를 끝낸 것은 축하받을 만한 일이지만, 문제는 푸시업을 하는 동안 올바른 척추 자세가 망가진 원인을 규명하지 못했다는 점에 있다. 심폐부하와 신진대사부하(피로) 상태에서는 어느 정도 실수들을 저지를 수밖에 없지만 이런 실수들을 고치기 위해서는 계속해서 안전하게 동작을 수행해야만 한다. 월드챔피언십 경기라면 무슨 수를 써서든 이겨야 한다. 하지만 트레이닝은 트레이닝이다. 다시 한 번 얘기하지만 우리는 '연습이 완벽을 만든다' 라는 패러다임에서 벗어나서 '연습은 영속성을 만든다' 라는 것을 깨달아야 한다. 차에 치인 뱀처럼 형편없이 굽은 등으로 무게를 들어올린다면 잘못된 척추 자세에서 힘을 만들어내는 습관을 익히는 것이나 마찬가지다.

중립척추 자세와 척추 오류

중립척추 자세

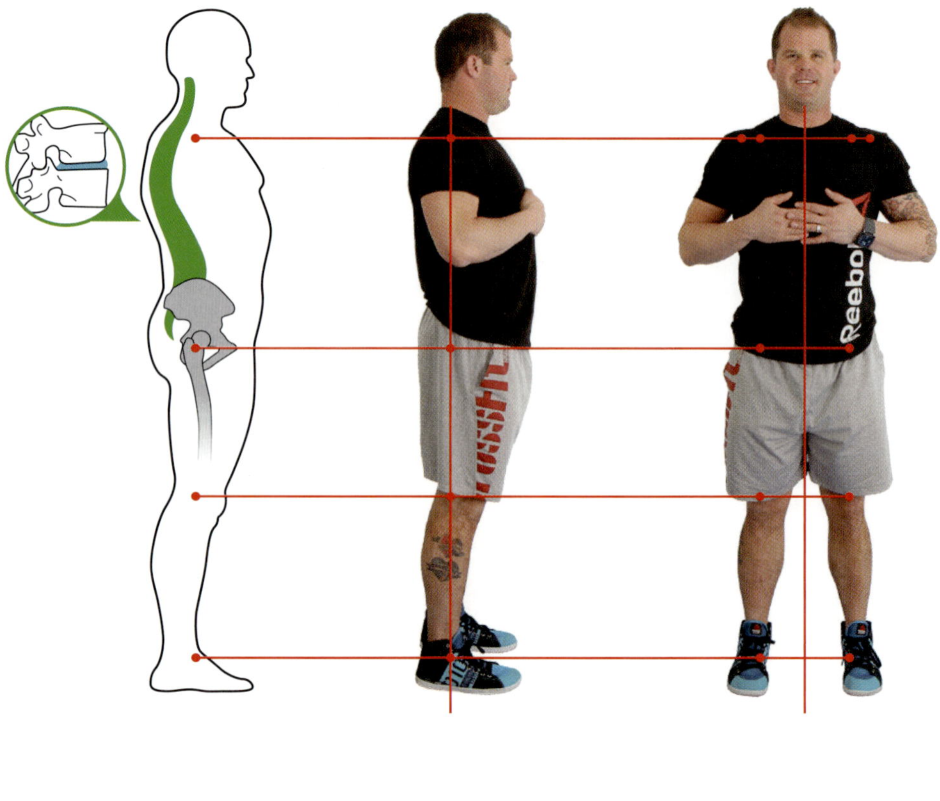

운동은 절반의 역할만 한다. 과신전되거나 굽은 등으로 앉고, 일어서고, 걷는 동작을 하면 몸이 부하를 받고, 역동적인 운동 동작을 하는 동안 척추를 바른 자세로 정렬하기 힘들어진다. 가장 좋은 예방법은 처음부터 이런 실수를 저지르지 않는 것이다.

척추역학을 방해하는 또 다른 문제점은 척추를 바른 자세로 정렬하고 보강하기 위해 참고할 모델이 부족하다는 것이다. 트레이너들은 코어 스트렝스, 자세, 보강bracing에 대해서는 집요할 정도로 얘기하지만 선수들에겐 독립적인 순서로써 척추를 정렬하고 보강하는 방법에 대해서는 좀처럼 가르쳐주질 않는다. 대신, 복잡한 동작을 연습함으로써 선수들이 정중선 안정성을 스스로 체득하도록 한다. 복합적인 동작을 통해 정중선 안정성을 확실하게 향상시켰다고 가정해보자. 하지만 동작에 앞서 척추를 중립 자세로 정렬하고 보강하지 않는다면 최상의 척추 자세는 깨져버릴 가능성이 더 높다. 어린 나이에 무술이나 체조를 연습하는 아이들을 보자. 이 아이들은 해당 스포츠에서 필요로 하는 동적 요구를 맞추기 위해 직관적으로 척추를 보강하지만, 최대 가장 바른 자세를 취하는 법을 배우진 못했다. 그래서 아이들은 몸통의 근육계들을 이용해서 척추를 보강하기는 하지만, 항상 척추를 골반, 흉곽, 어깨, 머리와 함께 일직선으로 정렬을 맞추는 중립 자세로 만들지는 않는다.

척추 자세의 중요성을 이해하는 코치들은 선수들에게 등을 펴거나 힘을 주라는 신호를 계속해서 주지만 이 신호들이 별로 효과는 없다. 복부에 힘을 주고 등이 평평하게 보이기는 하지만 척추를 바른 자세로 만드는 것에 대해선 해당 신호가 가르쳐주는 것이 없다. 정중선의 안정화 그 자체를 익히지 못하면, 잘못된 보강 전략이 그 결과로 드러나게 된다. 그리고 엉터리 보강 전략은 결국 척추나 어깨의 과도한 신전 혹은 굴곡처럼 생체역학적 위태로움으로 이어진다.

척추 굴곡 오류

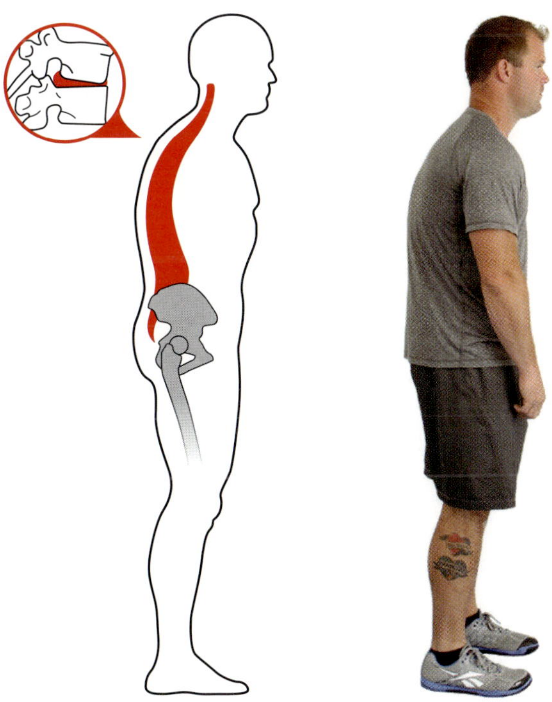

척추 과신전 오류

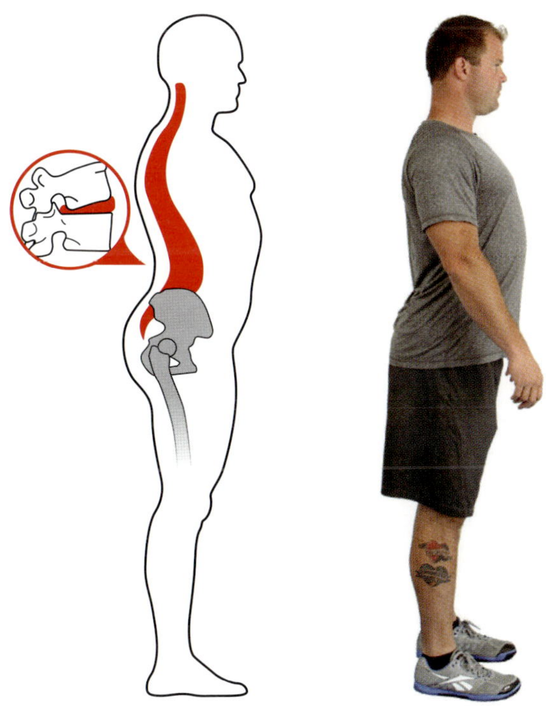

보강된 중립척추 자세:
안전하며 효과적인 움직임을 위한 열쇠

여기에 척추를 중립 자세로 정렬하고 안정시키기 위한 청사진이 있다. 이것을 브레이싱 시퀀스bracing sequence라고 부른다. 브레이싱 시퀀스에 대해 자세히 알아보기 전에, 왜 척추를 중립 자세로 놓아야 하는지 그 이유를 이해해야 한다. 그리고 다른 무엇보다도 척추 역학을 우선시해야 하는 이유도 알아야 한다.

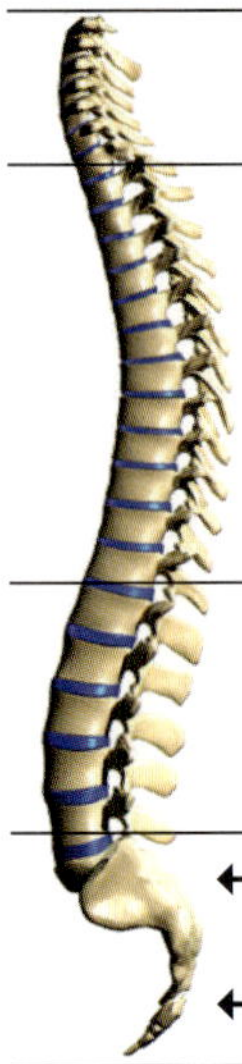

척추(어깨관절과 고관절 포함)의 기능적인 자세들은 몇 가지 기본적인 형태로 분류할 수 있다.

- 보강된 중립braced neutral
- 전반적인 굴곡global flexion
- 전반적인 신전global extension
- 보강된 굴곡braced flexion
- 보강된 신전braced extension

보강된 중립 자세는 인간이 행하는 대부분의 동작을 위한 최상의 기본 자세다. 보강된 중립 자세를 통해서 골반 위로 흉곽의 균형을 맞추고, 귀는 어깨와 일직선상에 위치하게 자세를 잡고, 자세를 안정적으로 유지하기 위해 몸통의 근육계를 사용한다. 이는 가장 실용적인 척추 자세로 무게를 안전하게 다루면서도 힘을 효과적으로 전달할 수 있다. 거의 모든 동작에서 척추가 중립 자세에서 벗어나지 않도록 해야 한다.

그 이유를 이해하려면, 척추가 경추, 흉추, 요추 세 부분으로 나뉜다는 것을 알아야 한다. 각 부분은 개별적인 척추뼈들로 구성되었는데 이 뼈들은 마치 경첩처럼 기능한다. 그러나 각각의 뼈들이 경첩처럼 개별적으로 구부러져야 한다는 뜻이 아니다. 척추뼈로 이루어진 전체적인 척추 시스템이 하나의 큰 아치의 일부분처럼 구부러지도록 되어 있다. 사실 하나 혹은 둘 이상의 척추뼈(경추, 흉추, 요추에 관계없이)가 경첩처럼 접히거나 다른 척추뼈에 비교했을 때 상대적으로 큰 움직임을 보여줄 때 힘의 생산은 제한되고 고관절과 어깨관절을 안정화시키는 능력은 엉망이 된다. 필자는 이것을 국소적 척추 신전 오류 혹은 국소적 척추 굴곡 오류라고 부른다.

이 개념을 명확히 이해하기 위해서 몸통과 척추를 고관절과 어깨관절이라는 주요 엔진을 위한 섀시chassis라고 생각해보자. 나쁜 척추 자세라면 안전하면서, 기능적이고, 안정적인 고관절, 무릎관절, 발목관절, 어깨관절 자세를 만드는 것은 불가능하다. 그래서 어깨관절과 고관절에 잘못된 역학이나 조직제한이 생기기 전에 척추 자세 문제를 바로잡아야 하는 것이다. 만약 섀시가 망가졌다면 절대 엔진을 고칠 수 없다. 즉, 운동제어든, 모빌리티 문제이든 어깨관절, 팔꿈치관절, 무릎관절, 발목관절에 무슨 일이 일어나는지는 중요치 않다. 척추 자세가 제멋대로라면 절대로 이 문제들을 고칠 수 없다.

국소적 척추 신전 오류

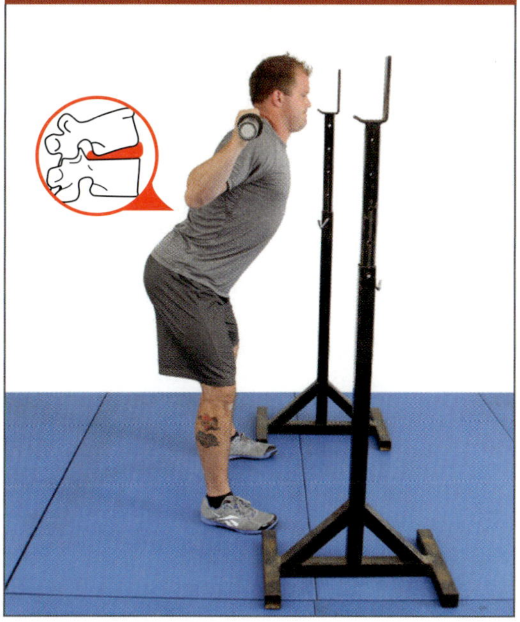

국소적 척추 굴곡 오류

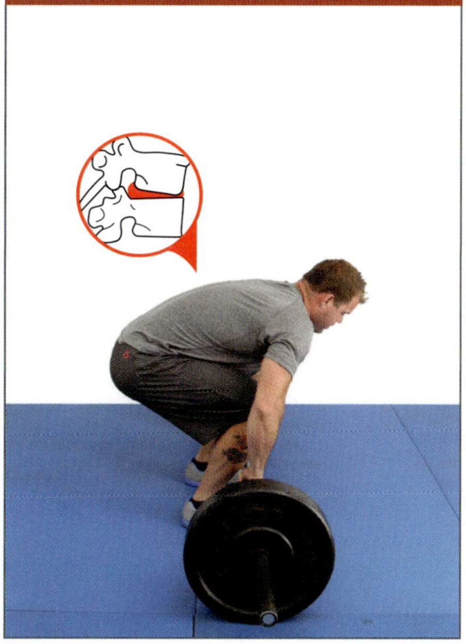

척추를 중립 자세로 만들면, 척추의 각 부분들이 완벽히 정렬을 이루며 힘이 방해받지 않고 효율적으로 운동사슬kinetic chain을 통해 전달된다. 또한 척추의 중립 자세는 척추에 가해지는 압박력compression force을 버틸 수 있는 최적의 자세이기도 하다. 서 있을 때, 앉아 있을 때 혹은 움직일 때, 척추는 상체의 무게를 버티고 지지한다. 이 부하를 효과적으로 관리하기 위해서 몸통의 구조는 균형 잡히고 안정적이어야 한다. 척추의 하나 혹은 두 부분을 구부리면 그 척추 분절을 가로질러 전단력shear force이 생기면서 상체의 중량이 그 굽어진 부분을 압박할 것이다. 즉, 이것은 축에서 벗어난 압력으로 구조적인 압박과 전단을 야기한다. 그러므로 만일 척추의 한두 분절이 정렬에서 벗어난 자세를 취한다면, 구부러진 척추 분절에는 전단력이 발생하게 된다.

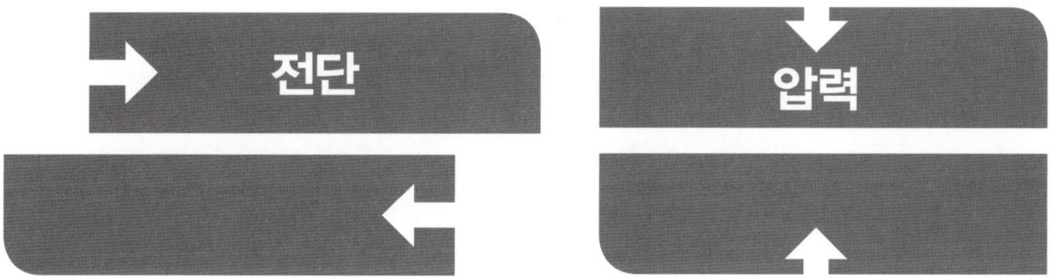

요컨대, 중립척추 자세에서 벗어난 순간 안정성과 잠재적인 힘의 흐름을 잃게 될 것이다. 바로 그렇기 때문에 척추를 하나의 연속체로 생각해야만 한다. 척추의 한 부분이 불안정한데 힘을 만들어내려는 사람이 있다면 그 사람은 끝났다고 봐야 한다. 축 방향의 하중(척추를 압박하는 힘)이 더해지면 그야말로 재앙으로 가는 지름길이 되는 셈이다. 단기적으로 본다면 힘의 생산을 방해하고 사소한 척추 염좌(부상)를 야기할 것이며, 장기적으로는 척추전방전위증spondylolisthesis, 추간판탈출증disc herniation, 협부골절pars fractures, 척추관협착증spinal stenosis을 야기할 것이다.

중추신경계(척수)의 부상은 인간 신체에 있어서 가장 큰 위협이다. 무릎의 반월상 연골meniscus에 부상을 입으면 힘은 들지만 어떻게든 살 수는 있다. 물론 그게 좋은 일은 아니지만 어쨌든 계속 살아갈 수는 있으니까. 그런데 척추 후관절에 부상을 입거나 추간판탈출증이 생긴다면 더 이상 볼 것도 없다. 우리 몸의 모든 역학적인 시스템이 셧다운된다. 달릴 수도 없고, 물건을 들어올릴 수도 없고, 빠르게 움직이지도 못하고, 생식 활동도 할 수 없다. 게다가 이 문제들이 단순한 불편함에 그치는 것이 아니다. 척추 부상은 회복하기 어렵다. 치료 과정은 길고 끔찍하게 느리다. 필자의 경험상 척추를 삐끗한 선수가 본 트레이닝으로 돌아오는 데 최소 이틀이 걸렸다. 더 안타까운 것은 사소한 자세 문제가 원인이었다는 것이다. 필자는 척추에 문제가 생긴 선수들을 1주 혹은 2주 후에 다시 연락해서 불러낸다. 간단하게 예방할 수 있는 문제 때문에 훈련에 2주간의 공백(2주는 이상적인 삶으로 돌아오기 위해 필요한 '최소한'의 시간이다)이 생긴 것이다. 아직도 백 스쿼트를 할 때 요추를 과신전하면서 약간 더 드는 것이 그만한 가치가 있다고 생각하는가? (삐끗한 척추를 자가치료하는 법은 470페이지의 '삐끗한 요추 처방'을 참고하라)

척추를 제대로 보강하지 못해서 생기는 또 다른 결과로는 가동범위의 상실이 있다. 바르게 정렬되지 않은 척추는 모빌리티를 제한한다. 필자는 후면사슬근육 조직, 특히 햄스트링이 심각하게 제한된 선수들을 자주 만난다. 실제로 그들을 제한하는 것은 정렬되지 않은 척추다. 구식 사고를 가진 코치들은 경직된 햄스트링을 고치기 위해 다리 뒤쪽을 비난하면서 타이트한 근육조직들에 모빌리티 테크닉을 사용한다. 이 방법이 햄스트링의 가동범위를 향상시킬 수는 있지만 요통을 치료하거나 리프팅 역학을 향상시키지는 못한다.

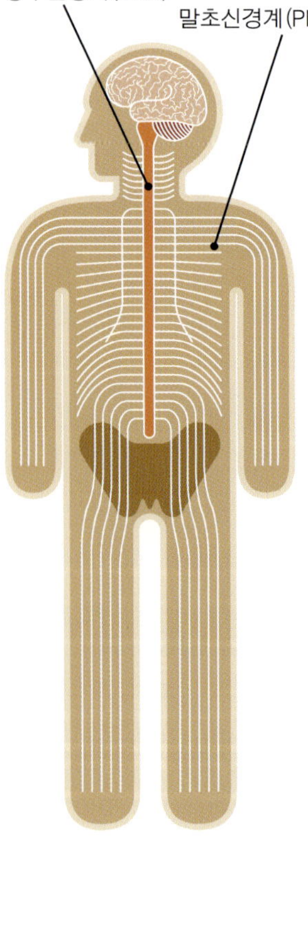

우리가 알아야 할 것은 신경의 길이가 고정되어 있다는 것이다. 신경은 늘어나지 않는다. 그래서 척수(CNS)를 뒤틀고 신경뿌리(중추신경계로부터 나오는 신경의 첫 분절)에 부하를 준다면 신체는 이 자세를 장애로 인식하고 주변의 근육계들을 경직시켜 가동범위를 제한하게 된다. 예를 들어서 요추 과신전 자세를 취하고 있다고 가정해보자. 요추를 신전하는 순간, 요추의 하부 신경뿌리에 부하를 주고 더 나아가서 중추신경계와 팔다리, 장기로 연결되는 말초신경을 늘어나게 만든다. 그 순간 대퇴사두근, 햄스트링, 심지어 종아리까지 신경계를 보호하기 위해 경직되는데 이것이 바로 필자가 신경 긴장neural tension이라고 부르는 현상이다. 선수들에게 척추를 보강된 중립 자세로 만들라고 지시했을 때, 가동범위가 대략 30~40퍼센트 정도까지 늘어난다는 것을 발견했다. 그래서 정중선의 안정성과 올바른 운동역학이 여느 모빌리티 테크닉보다도 최우선시되는 것이다. 경직돼 보이는 근육계들은 우리 몸이 신경계를 보호한다는 신호일 뿐이다.

마지막으로 정렬되고, 잘 보강된 중립척추 자세를 만들면 자세 전환이 쉬워진다. 보통, 동작을 딱 하나만 수행하는 경우는 매우 드물다. 스포츠를 즐기든, 이런저런 하루의 일과를 보내든 우리는 끊임없이 한 자세에서 다른 자세로 전환하고 있다. 그리고 또한 끊임없이 회전하고 있다. 점프하고, 착지하고, 공을 뺏어서 다시 점프하는 농구선수나, 골프나 야구같이 회전 요소가 많은 스포츠의 운동선수들을 생각해보자. 만일 선수들이 과도하게 허리를 펴거나 구부린 자세로 동작을 시작한다면, 이어질 모든 자세와 동작이 잘못된 자세로 수행된다. 회전과 스피드가 사소한 자세의 결함을 척추까지 확대한다는 것을 알아야 한다. 안전하고, 전환 가능한 최적의 동작패턴을 확실하게 익히려면 잘 보강된 중립 자세에서 시작해야 하며, 회전하거나 다음 동작으로 전환할 때도 이 자세를 유지해야 한다. 그래서 동작을 시작할 때 최대한 척추 자세를 최적화하여 정렬하는 데 도움을 줄 수 있는 모델이 필요한 것이다.

브레이싱 시퀀스

브레이싱 시퀀스는 안전하고, 역동적이고, 많은 볼륨의 운동 동작을 수행해내기 위한 기반이다. 이것을 스포츠와 일상생활의 모든 동작과 자세에 적용하기 위해 연습해야만 하는 신무기라고 생각하자. 척추를 중립 자세로 만들기 위해서는 의식적인 계획이 필요한데 브레이싱 시퀀스가 단계별 견본을 제공함으로써 매번 같은 결과를 얻을 수 있게 도와줄 것이다.

핵심은 브레이싱 시퀀스를 본능적인 수준으로 익혀서 매 순간 동일한 중립 자세, 안정적인 자세를 취하는 것이다. 역동적인 동작을 준비할 때, 물건을 들어올릴 때, 스쿼트하거나, 단순히 자세를 교정할 때 이 시퀀스를 활용해보자. 하지만 시퀀스가 몸에 익을 때까지 어느 정도 시간이 걸릴 것이다. 처음에는 어깨관절을 안정적이고 외회전된 자세로 유지하고 복부를 탄탄하게 긴장시키고 척추를 중립 자세로 만들기 위해 정신적인 메모리 자원의 약 20~30퍼센트가 소모될 것이다. 그러나 보강된 중립척추 자세가 다른 무엇보다도 선수의 잠재력을 맘껏 발휘하게 해주면서 고통과 부상의 가능성도 줄여준다는 것을 기억하자.

머리와 턱 안정시키기

사람들은 머리와 목 시스템을 안정시키려고 하지만 이를 위해 턱에 종종 기상천외한 일들을 할 때가 있다. 턱은 복잡하고 매우 중요한 운동사슬의 중심에 있는 중요한 개방회로이다. 머리, 턱 자세가 교정 전의 자세(역도선수들이 입을 쩍 벌리는 것처럼)로 돌아가는 것을 피하려면, 턱을 바른 자세로 두는 전략이 필요하다.

가장 보편적인 방식은 얼굴을 이완하고, 혀를 입 천장에 붙이고 치아 뒤로 재빨리 옮겨 넣고 턱을 다무는 것이다. 이 방법은 이를 꽉 물거나, 입을 벌리거나, 목 굴곡근을 단축시키거나, 호흡을 가쁘게 하지 않아도 턱에 긴장도를 줄 수 있다. 매우 간단하다. 심지어 이 과정을 쉽게 하기 위한 마우스가드도 있다!

단계별 브레이싱 시퀀스

시작
위태로운 자세

1단계
발을 바닥에 돌려 박아넣듯이 힘을 준다.

2단계
엉덩이를 조인다.

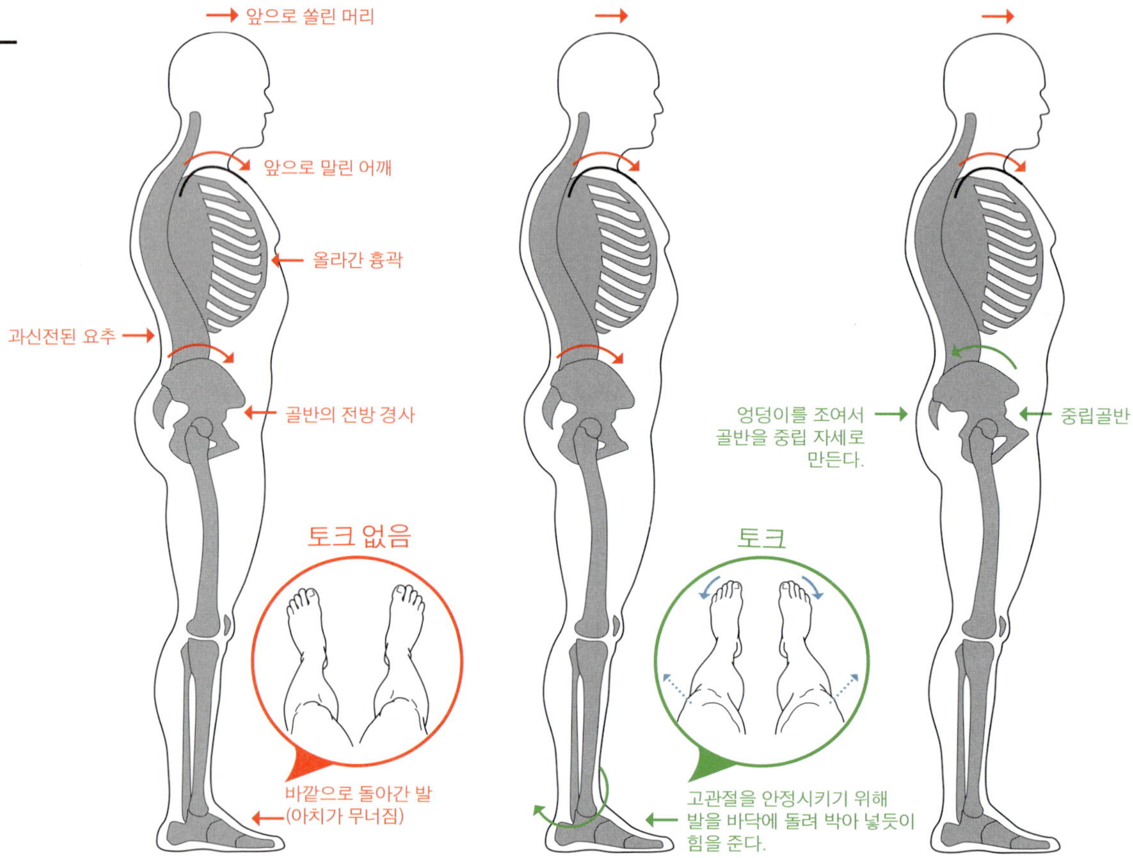

시작: 각 단계를 조명하기 위해 흔하디 흔하지만 위태로운 자세로부터 시작해서 브레이싱 시퀀스를 알아보자. 그림에서는 앞으로 쏠린 머리, 앞으로 말린 어깨, 과신전된 척추, 바깥으로 돌아간 발이 보인다.
*주의: 앞으로 말려 있든 과신전되었든 어떤 자세에서 브레이싱 시퀀스를 시작하느냐는 중요하지 않다. 마지막 결과가 항상 같아야 한다.

1단계: 발은 엉덩이 바로 아래에 두고, 발끼리 서로 평행하도록 만든다. 발을 바닥에 돌려 박아넣어서 고관절을 외회전시킨다. 구체적으로 설명하면, 발을 똑바로 펴고 왼발은 바닥에서 시계 반대 방향으로, 오른발은 시계 방향으로 바닥에 돌려 박아넣는다.
*주의: 발이 바깥으로 벌어지게 돌리라는 것이 아니다. 단지 바깥 방향으로 힘을 가해야 한다.

2단계: 엉덩이를 조여서 골반을 중립 자세로 만든다(1단계와 함께 수행할 수 있다). 둔근은 골반과 척추를 지탱하도록 디자인되어 있기 때문에 항상 바른 자세로 끝낼 수 있다. 둔근에 꼭 긴장도를 최대로 유지할 필요는 없다. 단지 둔근을 활성화하고 골반중립 자세를 유지할 정도로 긴장도를 줄인다.

3단계
숨을 깊게 들이쉰다.

4단계
골반 위로 흉곽의 균형을 잡고 숨을 내쉬면서 복부에 힘을 준다.

5단계
머리와 어깨관절을 중립 자세로 만든다.

마무리
이상적인 자세

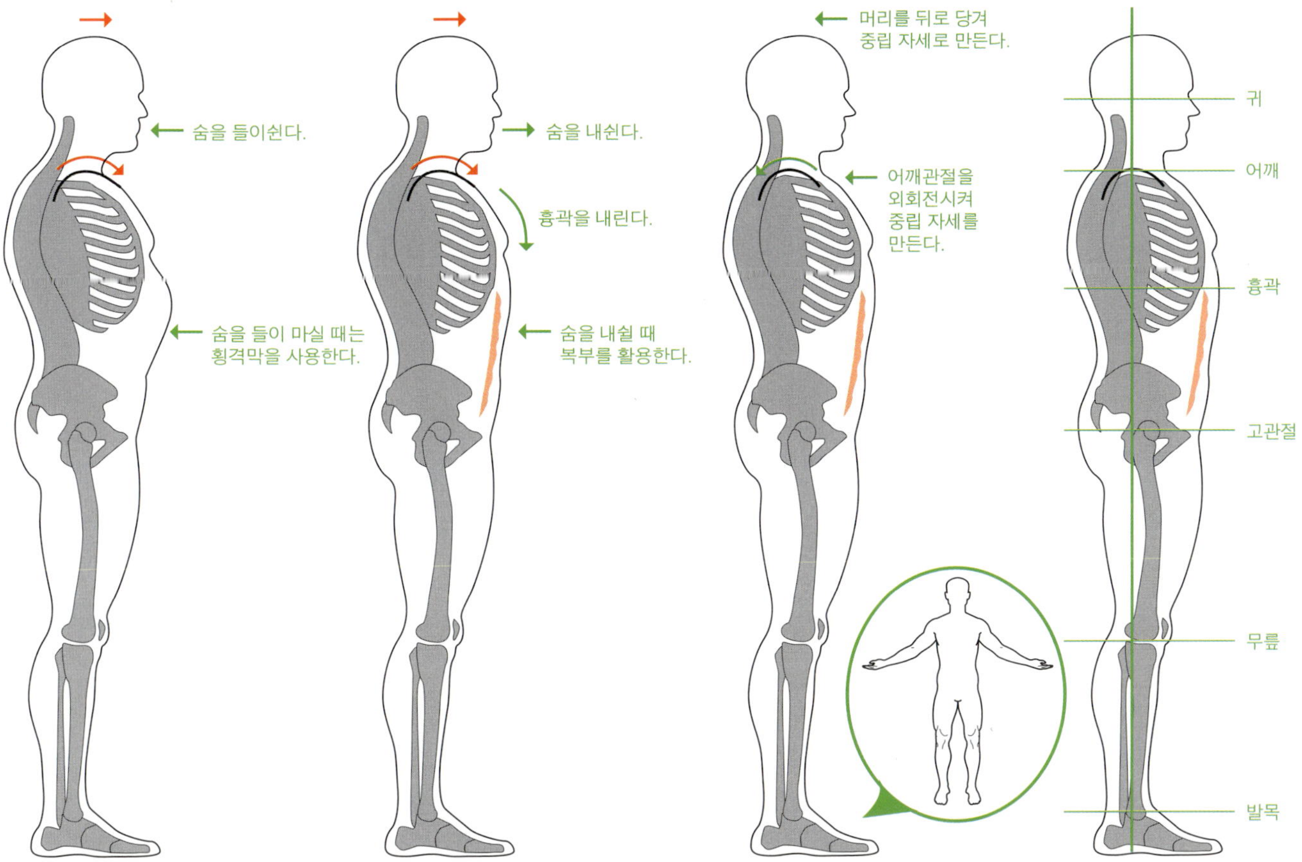

3단계: 복부의 근육들을 사용해서 골반과 흉곽을 제자리에 고정한다. 엉덩이를 조인 상태에서 움직일 수 없으니 복부를 사용해서 자세를 고정해야 한다. 이렇게 생각해보자. 둔부는 자세를 잡고, 복부는 자세를 보강한다. 앉기, 서기, 걷기 같은 기초적인 자세를 위해 잘 보강된 중립척추 자세를 만들고 유지하려면 복근에 최소 20퍼센트의 긴장도가 필요하다. 이 단계를 수행하기 위해서 계속 둔부를 쥐어짜고 횡격막(복부)으로 공기가 들어오게끔 깊게 숨을 들이쉰다.

4단계: 숨을 내쉬면서 골반 위로 흉곽의 균형을 잡고 복부에 힘을 준다. 복부는 호흡을 내뱉을 때 단단해진다. 복부를 안으로 빨아들이거나 홀쭉하게 만드는 것이 아니다. 숨을 깊게 들이쉬는 것도 아니다. 숨을 내쉬면서 몸을 단단하게 만드는 것이다. 몸통의 근육계가 정중선 쪽으로 압력을 가하면서 척추 주변에 복강 내 압력을 만들어내서 더 단단한 지렛대를 만들어내는 것이다. 핵심은 좁은 공간에 숨을 불어넣는 것이다. 마치 수조탱크에 압축된 공기를 넣는 것과 같다. 탱크에 공기를 가득 채우면 안 된다. 공기를 가득 불어넣는다고 해서 탱크의 용량이 늘어나는 것은 아니다. 공기를 딱딱한 탱크에 집어넣는 것이다.

5단계: 상완골두를 뒤로 당겨, 어깨관절을 외회전하면서 쇄골을 넓게 펴고, 손바닥은 하늘을 보게 한다. 이 자세를 만들어서 머리를 어깨 중앙에 두고 시선은 앞을 향하게 한다. 귀와 어깨, 엉덩이, 발목이 일직선 상에 놓인다고 생각하자.

마무리: 시퀀스를 끝내기 위해서 팔을 옆으로 내리고 엄지를 앞쪽으로 향하게 하며 어깨는 외회전한다. 목표는 어깨 위의 귀, 골반 위의 흉곽, 무릎과 발 위의 고관절이 일직선 상에 놓이는 것이다.

양손 규칙

브레이싱 시퀀스를 의식적으로 수행하기 위해 필자는 척추 자세를 드러내 보이는 단순하고도 효과적인 방법을 개발해냈다. 그것이 '양손 규칙Two hand rule'이다. 양손 규칙은 척추를 중립 자세로 만드는 방법뿐만 아니라 어떤 자세를 놓치고 있는지를 알려준다. 이제 서기, 앉기, 눕기 같은 일상의 모든 자세에 양손 규칙을 적용할 수 있다. 또한 스쿼트, 워킹, 달리기 같은 기본적인 맨몸 운동의 동작에도 적용할 수 있다.

방법은 다음과 같다. 엄지손가락을 검상돌기(흉골) 위에 놓는데 손바닥이 아래를 향하게 하고 손가락은 모두 쭉 편다. 다른 엄지손가락은 치골에 놓고 두 손으로 평행면을 만든다. 요점은 손을 흉곽과 골반의 수평면에 올린 상태에서 척추가 중립 자세를 벗어나게 되면, 손의 위치도 따라서 변한다는 것이다. 두 손의 사이가 지나치게 벌어진다면 과신전된 것이고 두 손 사이의 거리가 가까워지면 척추가 앞으로 굽은 것이다.

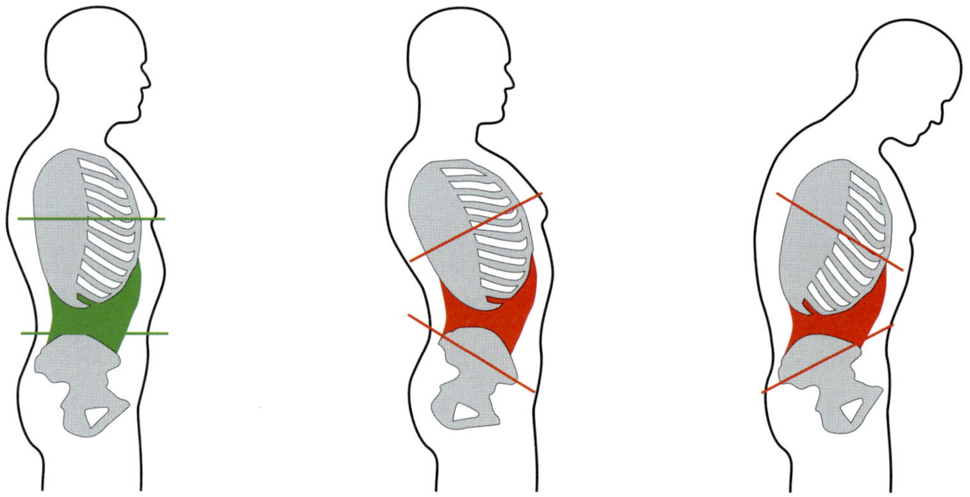

서기, 앉기, 눕기 같은 일상의 모든 자세에 양손 규칙을 적용할 수 있다. 또한 스쿼트, 워킹, 달리기 같은 기본적인 맨몸 운동 동작에도 적용할 수 있다.

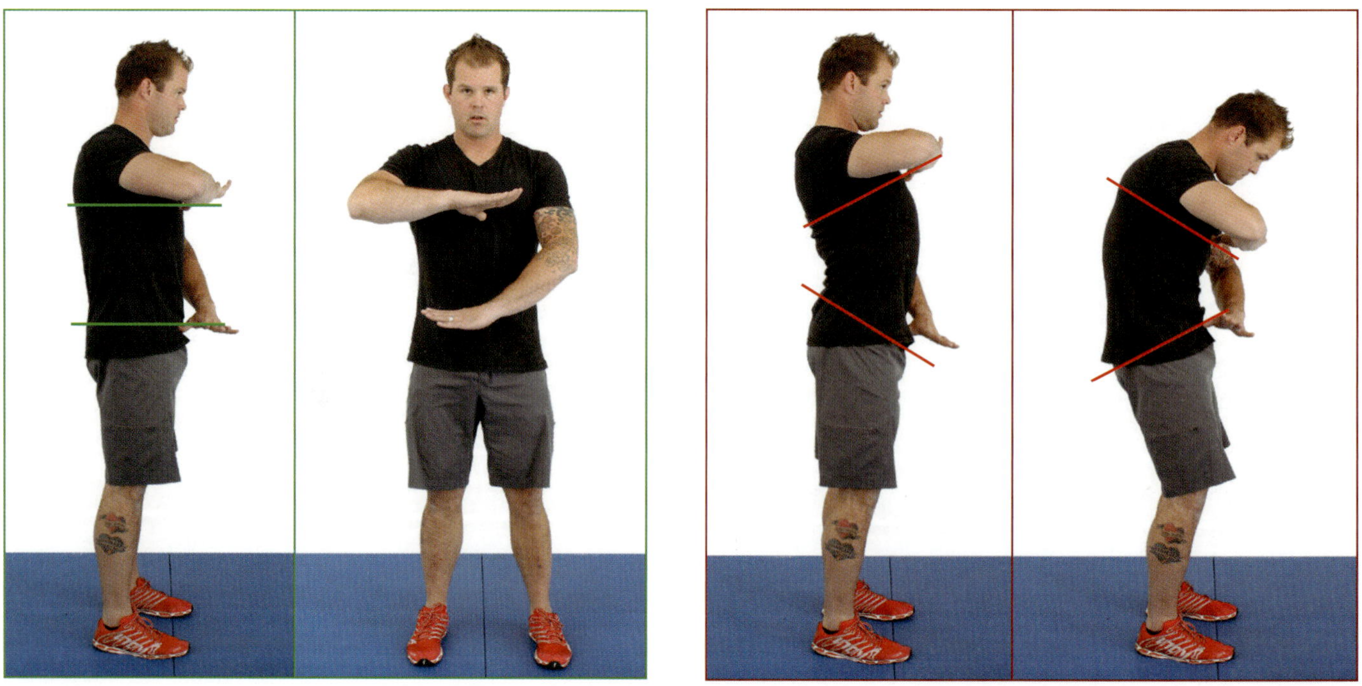

일반적으로는 척추를 동일한 신경계가 지나가는 하나의 연속적이고 안정적인 구조물로 생각해야 하지만, 잘못된 척추 자세를 파악하고 느끼려면 척추를 여러 부분으로 나누어 파악하는 것이 편할 때도 있다. 이런 면에서 양손 규칙이 매우 효과적이라 할 수 있다. 양손 규칙을 쓰면 흉곽과 골반의 올바른 위치를 알 수 있다.

그러나 이 모델에는 한 가지 문제점이 있다. 골반과 흉곽만큼 매 순간 중요하게 살펴봐야 할 부분이 빠져 있다. 바로 머리다. 양손 규칙을 사용해서 브레이싱 시퀀스를 의식적으로 수행하고 척추의 자세에서 문제되는 부분을 찾을 때는 머리 역시 매우 중요한 요소임을 명심하자. 머리가 제자리에서 벗어나 있다면, 그러니까 앞이나 뒤로 기울어져 있다면 고관절과 어깨관절을 안정시킬 수 있는 능력도 잃게 될 뿐만 아니라 척추 자세 역시 불안해지게 된다.

토니 블라우어 테스트는 잘못된 머리 자세를 확인할 수 있는 최고의 방법이다. 아래 사진에서 볼 수 있듯이 머리가 중립 자세에서 벗어날 때마다 척추는 중립 자세를 유지할 힘을 잃게 된다. 게다가 이것이 머리에만 국한되지 않는다. 하나 이상의 척추 부분이 접히거나 나머지 척추들과 이뤄야 할 각도가 정상 범위를 벗어나버리면 머리나 흉곽, 골반이든 안정적인 자세를 만들어내는 것이 불가능하다.

토니 블라우어 테스트

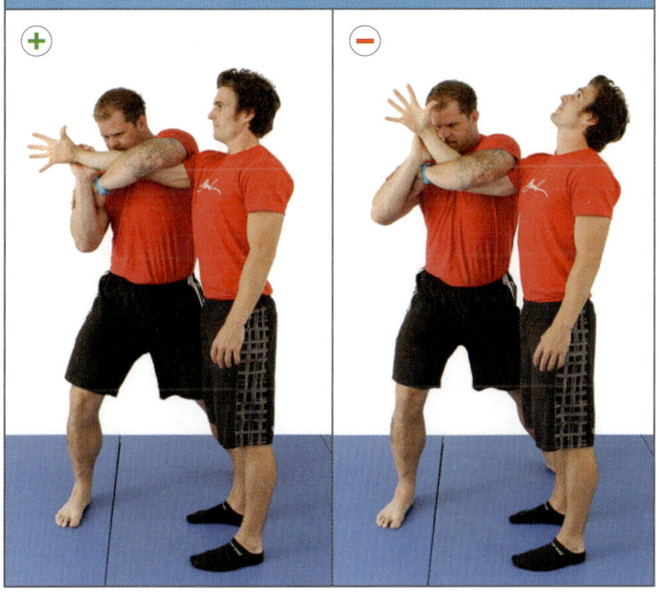

중립머리 자세

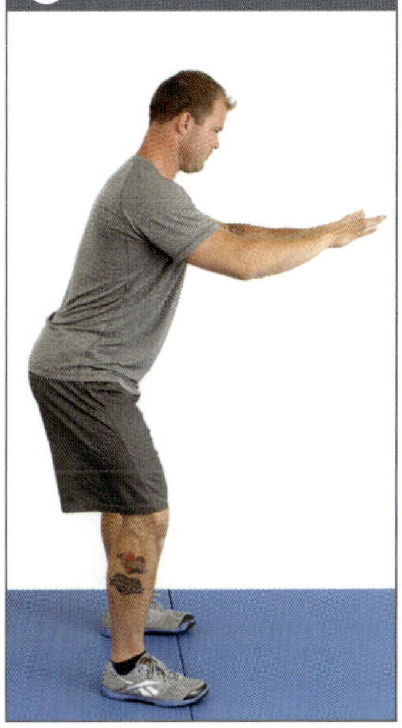

잘못된 머리 자세

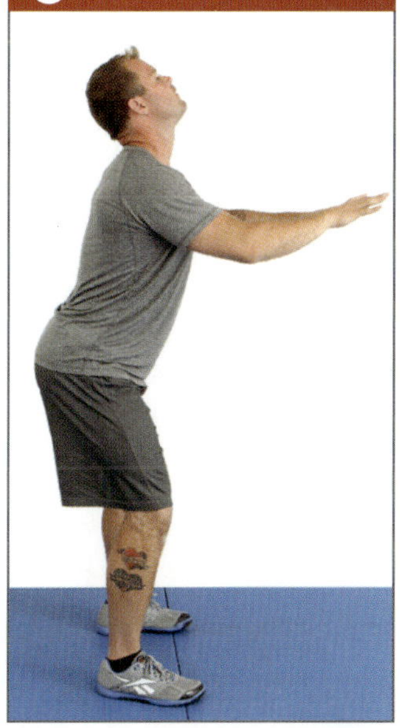

필자가 상대방의 오른쪽 팔에 4자꺾기를 걸었다. 팔을 곧게 펴고, 척추가 중립 상태이고, 손가락이 쭉 펴져 있고, 어깨관절이 외회전하고 있을 때는 팔을 구부릴 수 없었다. 하지만 상대의 머리가 중립 자세를 벗어나서 위를 바라보거나 아래를 내려다보는 즉시 팔을 구부릴 수 있었다. 이 테스트는 머리가 중립 자세를 잡지 못하면 곧 신체 전체의 시스템이 뒤틀리고 머리의 하방 구조가 무너져서 통합적인 자세를 만들어낼 수 없다는 사실을 보여준다. 스쿼트를 할 때도 같은 일이 일어난다. 목을 뒤로 젖히는 순간, 과신전된 자세를 취하게 된다.

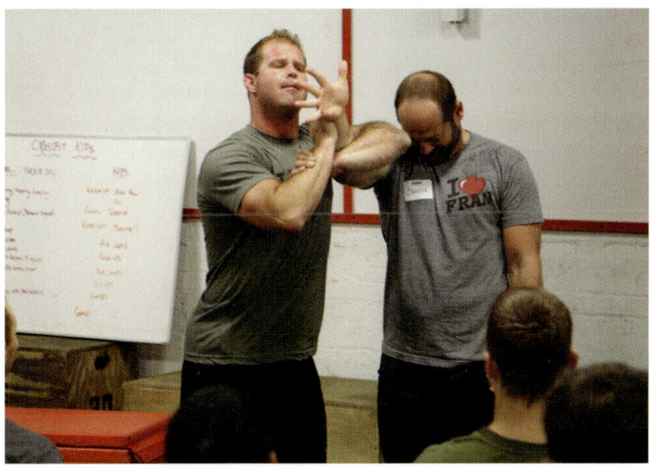

보강되어 중립을 유지한 기립자세

척추를 중립 자세로 정렬하는 모델을 배웠고, 흔히 일어나는 잘못된 척추 자세를 파악할 수 있게 되었으니, 이제 서거나 앉는 것과 같은 기본적인 자세에 브레이싱 시퀀스를 적용할 수 있다. 일을 하든, 체육관에서 친구들과 수다를 떨든, 일어서 있든 기본적인 준비 자세는 항상 같다. 발은 나란히 놓고, 등은 평평하게, 복부에 힘을 주고, 머리는 중립 자세로 만들고, 어깨관절은 안정적인 자세에서 외회전해야 한다. 팔짱을 끼고, 어깨는 안으로 말리고, 등은 구부정하고, 발은 바깥으로 벌어진 사람이 되어서는 안 된다. 자신이 어떻게 보이고, 느끼고, 동작을 수행할지에 대해서 신경 쓰인다면 서 있는 자세의 '질'에 신경을 쓰자.

팔의 가장 이상적인 자세는 무엇일까? 답은 간단하다. 안정적인 자세에서 어깨관절이 외회전해서 안정적인 상태를 유지한다면 팔은 아무렇게나 두어도 된다. 어깨관절이 내회전(앞쪽으로 말린)하면 자세를 구부정하게 굴곡시켜 척추 시스템이 제한된다. 그냥 서 있는 것이라면 필자가 '능동적으로 서 있는 자세'라고 부르는 것을 도입해볼 수 있다. 왼쪽 아래의 사진을 보면 손을 가슴에 올려놓았는데 이 자세는 어깨관절을 편안하면서도 안정적인 자세로 만든다. 손의 위치는 개인의 취향 차이다. 손을 들어서 몸 앞에 놓으면 할 수 있는 것들이 꽤 많다. 방어, 공격, 문자 보내기 등 뭐든지 할 수 있다. 그러나 항상 가슴 위에 손을 올리라는 뜻은 아니다. 손을 몸 앞에 두는 자세는 동작에 다양한 선택사항을 제시해주는 효과적인 서 있는 자세다. 즉, 핵심은 어깨관절이 안정적인 상태에서 보강된 중립척추 자세를 만들어서 동작을 시작하는 것이다.

이상적인 서 있는 자세

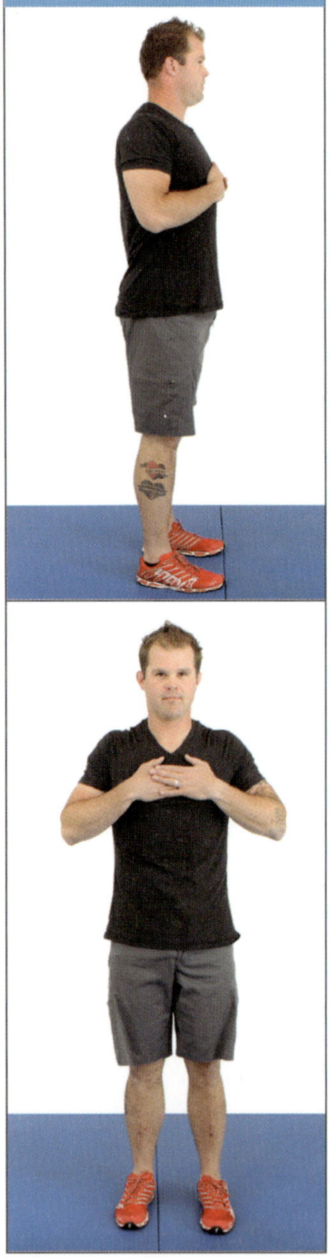

다른 이슈는 엉덩이를 쥐어짜고 복부는 힘을 줘서 타이트하게 유지하면서 오랜 시간 동안 서있는 것이 불가능하다는 점이다. 어느 순간 근육이 지쳐서 결국 자세에 문제가 생긴다(하루 온종일 서있으면 다리에 감각이 사라지고, 무릎이 구부러지고, 등이 아플 수밖에 없다!). 요추에 가해지는 부하와 몸통의 긴장도를 줄이는 가장 쉬운 방법은 발을 아무 곳에나 올려놓아 지지하는 것이다. 바닥에 있는 다리 쪽의 둔근을 활성화시키면서 계속 긴장도를 유지할 수 있으면 더 좋겠지만, 작은 의자에 발을 올려놓으면 골반을 중립 자세로 유지하는 데 필요한 긴장도의 양을 줄일 수 있다. 또 엉덩이를 의자 쪽으로 기대서 다리를 쉬게 할 수도 있다.

핵심은 자세를 다양하게 하면서 최대한 피로를 피하고, 자세를 이리저리 바꾸면서도 중립 자세를 유지할 수 있도록 집중하는 것이다. 이렇게 생각해보자. "최고의 자세는 다음에 취할 자세이다." 이 말은 자주 움직이라는 암시이다.

서 있는 자세는 그 자체로 하나의 테크닉이다. 서서 일하는 사무실에 있다고 해서 근육의 경직과 요통에 면역인 것은 아니다. 확실히 서 있는 자세는 앉아 있는 자세보다 부하를 덜 받고, 고관절도 바로잡을 수 있고, 다리의 근육들도 더 자극을 받는다. 그러나 만병통치약은 아니다. 항상 브레이싱 시퀀스를 연습하고 자세에 신경 써야 한다.

캡틴 모건 자세[3]

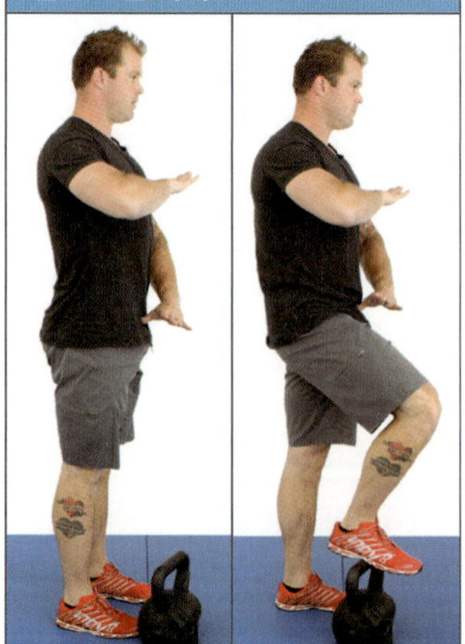

3) 캡틴 모건 스파이스드 럼주의 마스코트로 영국 해군제독 모건 경이 술통에 다리 한쪽을 올린 모습을 표현하고 있다.

여성들의 골반저 기능장애

과신전된 자세를 취하게 되는 매 순간, 골반저는 제 기능을 못하게 되는데 특히 여성들에게 많은 문제를 불러일으킨다. 예를 들어서, 여성들은 점프하고 착지할 때, 특히 더블언더(점프 한 번에 줄을 두 번 돌리는 동작)를 수행할 때 방광을 조절하기 힘들다. 이 문제를 해결하는 법은 간단하다. 골반을 중립 자세로 만들기 위해 엉덩이를 조인다. 그리고 복부에 힘을 줘서 자세를 보강한다. 골반을 중립 자세로 고정한다면 골반저의 기능장애와 관련된 많은 문제들이 저절로 해결될 것이다.

⊕ 중립척추 자세로 점프

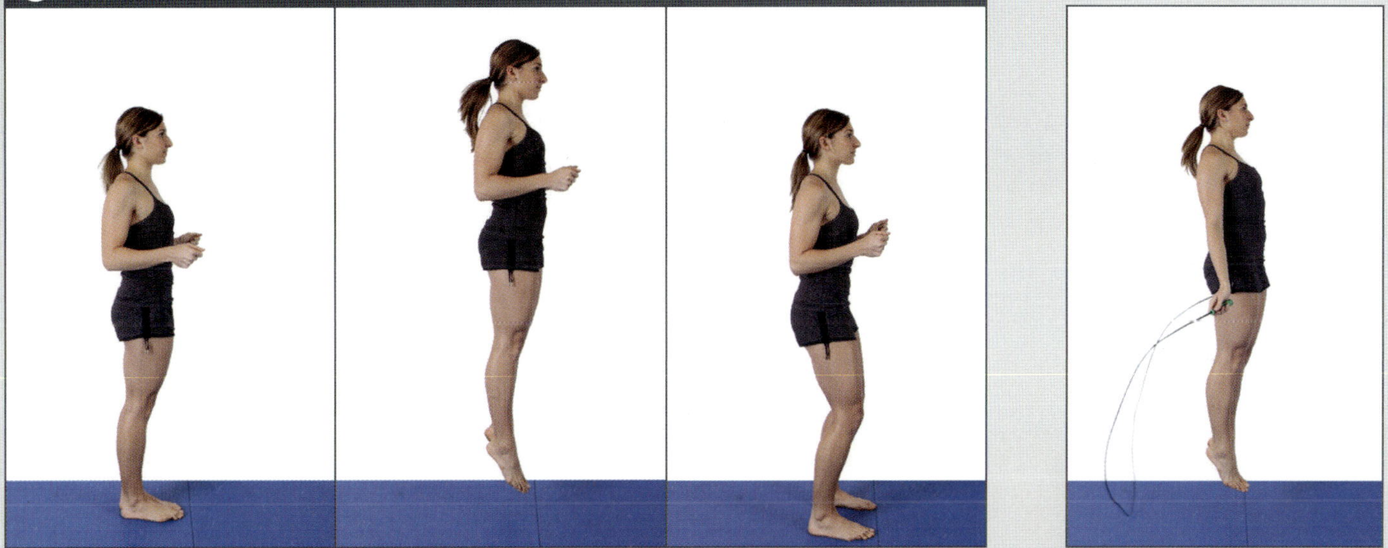

더블언더나 점프를 수행하는 경우 브레이싱 시퀀스를 수행한다. 어깨를 계속 뒤로 당기고, 골반을 중립 자세로 고정할 만큼 복부에 충분한 긴장도를 유지한다.

⊖ 요추 과신전 자세

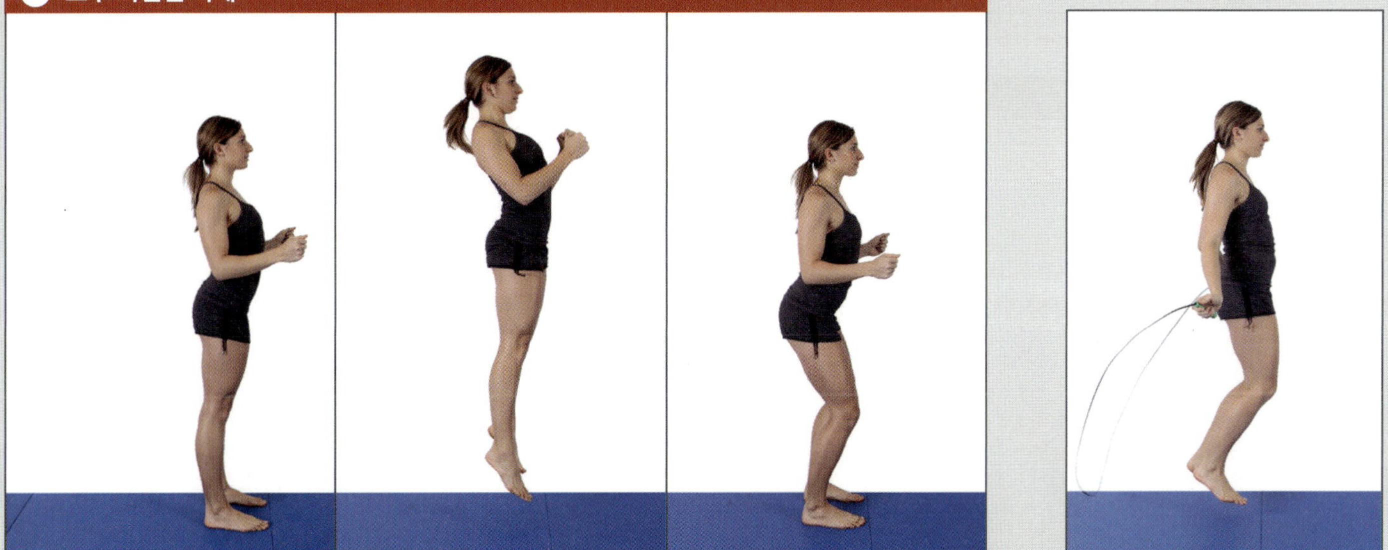

복부에 충분한 긴장도가 형성되지 않았다면, 척추를 중립 자세로 유지하기 힘들다. 자연스럽게 과신전된 자세로 되돌아가는데, 이는 허리 통증과 다른 문제들의 원인이 된다.

보강되어 중립을 유지한 앉은 자세

필자가 좋아하는 격언 중에 이런 것이 있다. "앉는 것은 죽음이다." 앉으면 근육이 경직되는데, 이게 전부가 아니다. 오래 앉아 있으면 잠재적인 퍼포먼스가 갉아먹히게 된다. 잘못된 자세로 하루에 7~9시간을 앉아 있는 사람들에게는 지극히 현실적인 문제다. 비행기, 자동차, 책상에 앉아 있다가 통증을 느끼는 것은 놀랄 만한 일도 아니다. 사람들은 운동 잠재력을 갉아먹고 건강을 해치는 해로운 자세를 일부러 취하고 있는 셈이다.

최근 들어 전문가들이 앉는 것을 병처럼 취급하는 이유는 간단하다. 근래의 연구결과들은 오랜 시간 앉아 있는 것이 흡연만큼 건강에 해롭다고 말하고 있다. 문제는 현대인들은 앉는 것을 피할 수 없다는 것이다. 어떻게 해야 장기간 앉아서 생기는 데미지를 예방하거나 최소화할 수 있을까?

보강된 중립 자세

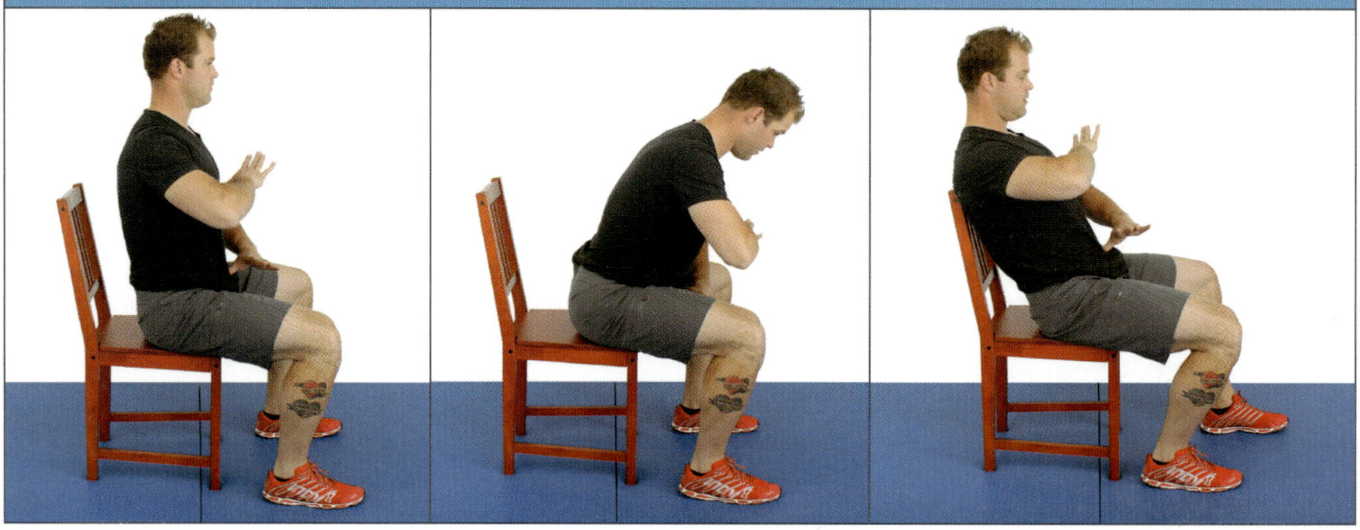

완벽하게 꼿꼿한 자세로 앉는 것에만 국한시키지 말자. 척추를 중립 자세로 유지하면서 앞으로, 뒤로도 몸을 기울일 수 있어야 한다.

⊖ 문자 보내기

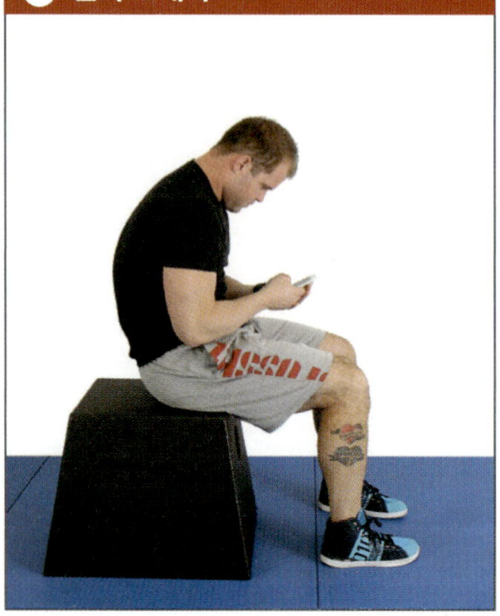

⊕ 문자 보내는 자세 교정하기

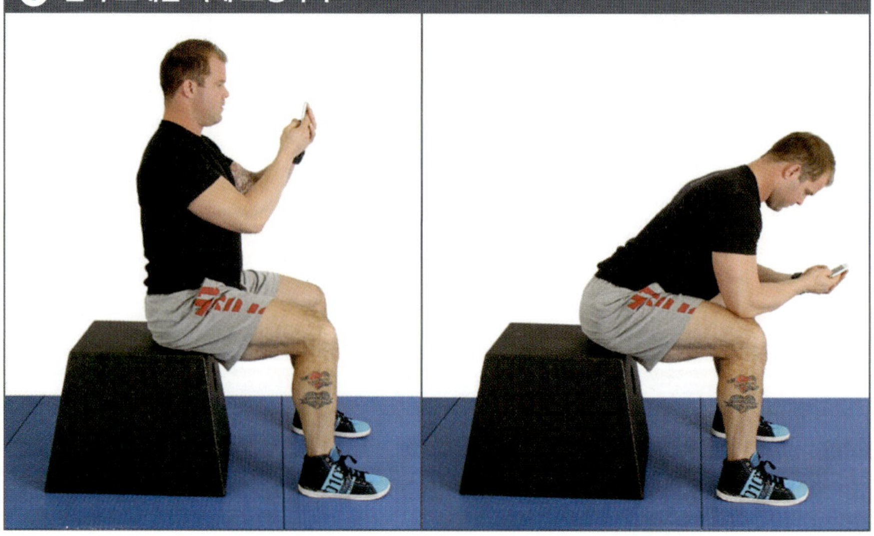

우선 앉는 법을 배워야 한다. 서기와 마찬가지로 앉기는 기술적으로 아주 어려운 행위 중 하나이다. 게다가 대부분의 사람들은 어떻게 해야 '잘' 앉는지 모르고 있다.

척추를 중립 자세로 안정시키려면, 서있는 동안 브레이싱 시퀀스를 통해 몸을 정렬해야 한다(*주의: 178페이지를 참고하면 박스 스쿼트를 하는 방법에 대한 기본적인 이해를 도모하는 것 역시 앉기 위해서 몸을 정렬하는 데 매우 중요한 역할을 한다는 것을 알 수 있다). 일단 앉고 나면 척추를 곧게 유지하기 위해 복부에 최소 20퍼센트의 긴장도를 유지해야 한다. 여기에 문제점이 있는데 복부에 최소 20퍼센트의 긴장도를 유지하는 것이 극도로 힘들다는 것이다. 모든 연구가 척추를 바른 자세에서 벗어나게 하는 것은 근육의 스트렝스 문제가 아니라 근지구력의 문제라고 밝히고 있다. 그래서 많은 사람들이 달리기나 운동이 끝나면 등을 삐끗하곤 한다. 또 앉은 지 얼마 안 돼서 앞으로 구부정한 자세나 과신전된 자세로 무너지는 이유이기도 하다. 잘못된 자세들은 집중할 필요가 없기 때문에 훨씬 편안하다. 반면에, 안정적인 자세를 유지하는 것은 집중력과 함께 복근의 지구력을 요구한다.

장시간 앉아서 생기는 나쁜 자세와 건강에 좋지 않은 효과들을 피하는 가장 좋은 방법은 매 10~15분마다 일어나서 몸을 다시 정렬하는 것이다. 20분 이상 바른 자세를 유지하는 것은 사실상 불가능에 가깝다. 물론 필자도 알고 있지만 10~15분마다 일어나서 몸을 정렬하는 것이 언제나 현실적으로 가능한 방법은 아니다. 하지만 하루 종일 책상에 붙어 있는 사람이 몸을 치료하고 원하는 목표를 달성하고 싶다면 이렇게 해야만 한다. 희생을 감수해야만 한다. 이렇게 생각해보자. 매 순간 일어서고 앉는 것은 우리의 주 목표인 움직일 수 있는 기회일 뿐만 아니라 스쿼트 테크닉을 훈련하고, 근지구력을 길러주는 브레이싱 시퀀스를 연습할 기회이기도 하다. 즉, 이메일을 주고받는 동시에 올바른 동작역학을 익히면서 운동 퍼포먼스도 향상시킬 수 있는 것이다.

사람들은 종종 앉아서 척추 자세를 바로잡으려는 실수를 저지른다. 앉는 순간, 둔부의 많은 근육들이 잠들어버린다. 이 자세는 척추에 스트레스를 더할 뿐만 아니라 골반을 중립 자세로 안정화하는 것도 힘들게 만든다. 따라서 앉기 전에 브레이싱 시퀀스를 수행하는 데 실패했다면, 앉은 자리에서 자세를 고치기는 매우 어렵다. 예를 들어서, 컴퓨터 앞에 앉아서 일을 하다가 얼마 안 지나 자세가 구부정해지기 시작했다. 몇 개의 메일에 답장을 보낸 후, 곧 자세가 엉망임을 깨닫고(혹은 그 자세들이 불편해졌다면) 등을 곧게 펴고자 시도한다. 겉보기에는 자세 문제를 해결한 것처럼 보이지만 실제로는 구부정한 자세에서 과신전된 자세로 옮겨간 것이 전부이다(다음 페이지의 그림을 참고하라). 다시 한 번 말하지만, 자세를 바로잡기 위해서는 일어서서 다시 브레이싱 시퀀스를 거치고, 척추를 중립 자세로 만든 후 앉는 것이 최선이다.

골반 회전

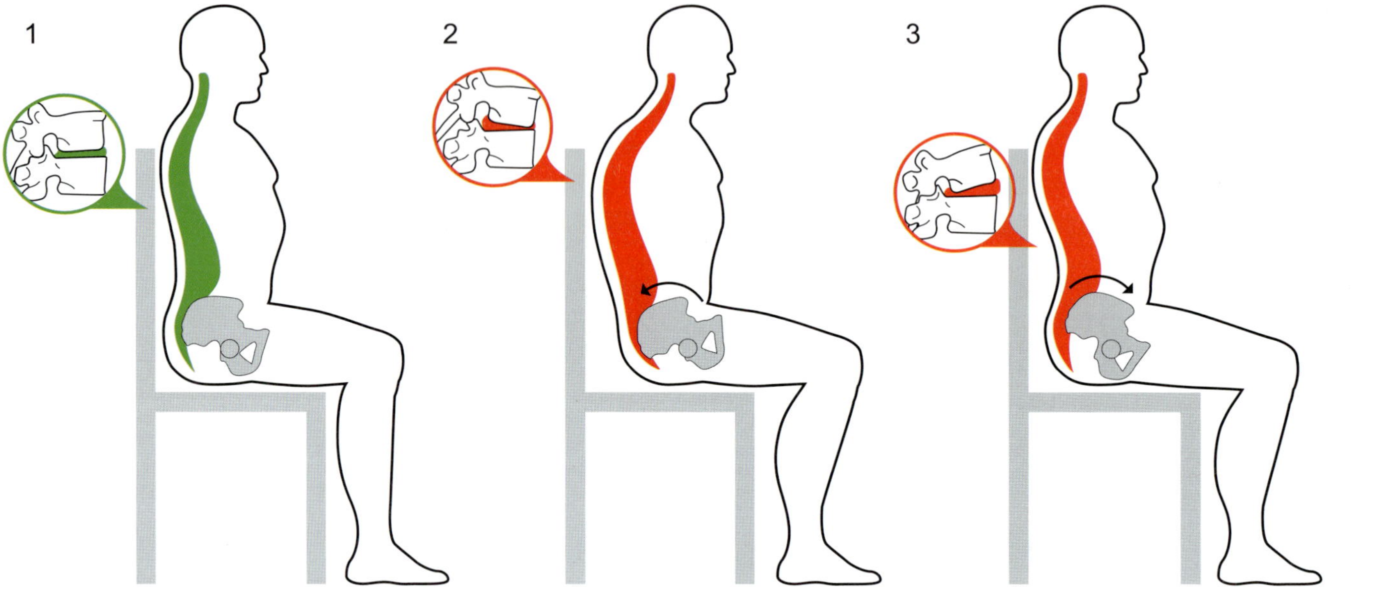

만약 앞으로 굽은 자세를 깨닫고 바로잡기 위해 등을 똑바르게 만들고자 하더라도 결국 과신전된 자세를 만드는 것에 그치고 말 것이다. 대신 일어서서 브레이싱 시퀀스를 거친 후 다시 앉아서 등을 곧게 하고 복부를 타이트하게 유지하자.

도움이 될 만한 또 다른 방법은 가능한 자세를 자주 바꾸는 것이다. 항상 꼿꼿하게 앉은 자세를 유지할 필요는 없다. 바른 자세를 유지하면 앞이나 뒤로 기댈 수 있다. 게다가 항상 움직일 수 있는 기회를 노려야 한다. 특정 활동을 수행할 때마다 움직여야 하는 그런 게임을 만들어보자. 인터넷을 보는 동안 컴퓨터 앞에 무릎을 꿇고 고관절을 열어주거나 전화를 받으면서 주변을 걸어다니거나, 책상으로 모빌리티 훈련을 해보자(의자와 책상은 모빌리티 훈련을 위한 아주 훌륭한 도구다). TV를 본다면 광고가 나올 때 혹은 TV프로그램을 보는 동안 모빌리티 훈련하는 것을 습관으로 만들어보자. 핵심은 단지 앉아 있는 것 말고도 원하는 대로 할 수 있는 선택사항이 스스로에게 있다는 것이다. 우리는 그 선택사항을 찾아내야 한다.

자세를 잡고 바꾸는 것 외에도 장시간 앉아온 결과 짧아지고 타이트해진 조직들의 기능을 복원할 필요가 있다. 대체로 30분 동안 계속 앉아 있었다면 4분 동안은 모빌리티 훈련을 해야 한다. 예를 들자면 소파 스트레칭(393페이지 참고)을 매 30분마다, 2분씩 양쪽을 번갈아가며 총 4분 동안 할 수 있다. 중요한 것은 제한된 부위, 특히 둔근, 요근과 다른 고관절 굴곡근들, 흉추, 햄스트링과 대퇴사두근 같은(일부만 언급하자면) 부분들을 공략하는 것이다. 앉아 있는 시간에 따라서 모빌리티 훈련을 벌금으로 낸다고 생각하자.

지금까지 제시한 방법은 창의력을 자극해줄 아이디어의 일부이다. 얼마나 모빌리티 훈련을 했고, 얼마나 오랫동안 서 있었고, 얼마나 자주 자세를 바꾸고, 어떤 종류의 의자, 키보드, 마우스를 쓰는지는 중요하지 않다. 나쁜 자세를 계속 취하고 있으면 언제나 똑같은 결과를 경험하게 될 뿐이다. 허리 지지대는(특히 장거리 운전에서 쓰이는) 분명 허리를 조금 쉬게 해주고 좀 더 나은 자세로 만들어주기는 한다. 그러나 앉는 방법을 테크닉으로써 익히는 것에 대한 진정한 대안은 없고, 그만큼 중요한 것도 없다.

복부 긴장도

보강된 중립척추 자세를 유지하기 위해서는 복부에 긴장도를 유지해야 한다. 기본적으로 서 있는 자세와 앉아 있는 자세를 유지하기 위한 최소한의 긴장도는 최대 긴장도의 약 20퍼센트 정도이다(사람마다 다르기는 하다). 그러나 역동적인 동작이나 축 방향의 부하(척추를 압박하는 힘)가 추가되면, 척추가 앞으로 말리거나 구부정해지는 것을 막기 위해서 긴장도를 높여야 한다. 예를 들어 포장된 길을 뛰거나 푸시업을 할 때, 바른 척추 자세를 유지하려면 약 40퍼센트의 긴장도가 필요하다. 그러나 전력으로 데드리프트를 한다면 복부에 100퍼센트의 긴장도가 필요하다.

아마 20퍼센트, 40퍼센트라는 숫자들이 조금 어려울 수 있다. 10을 최대치로 놓고 1~ 10까지의 긴장도를 정하는 것이 도움이 될 수 있다.

- 의자에 앉아 있을 때 2의 긴장도가 필요(20퍼센트)
- 푸시업을 하거나 포장된 길을 달릴 때 4의 긴장도가 필요(40퍼센트)
- 전력으로 스쿼트나 데드리프트를 할 때, 혹은 50미터 전력질주 시 10의 긴장도가 필요(100퍼센트)

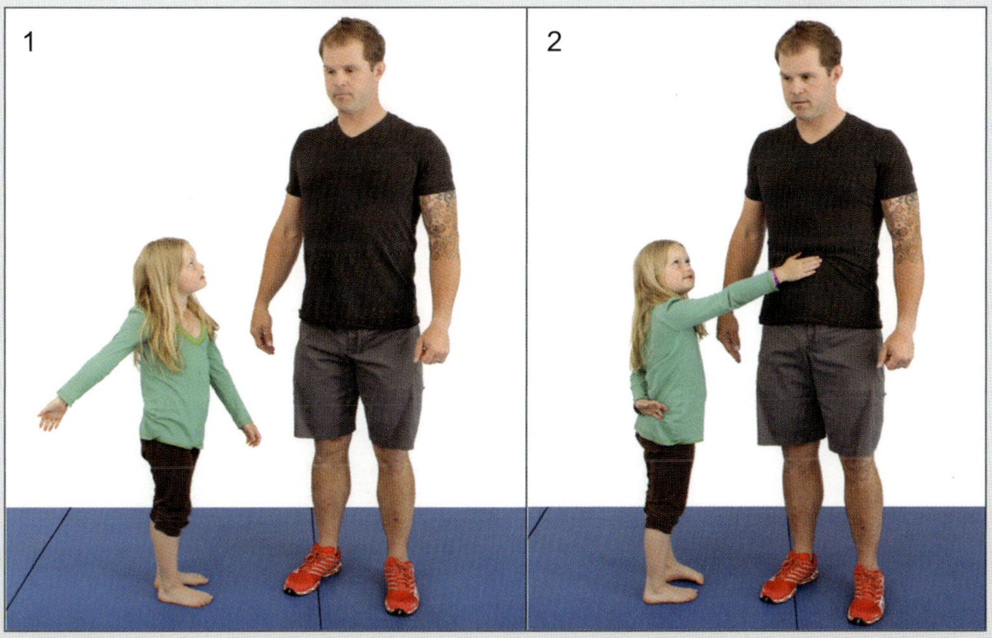

복부 강타Belly-Whack 테스트

양손 규칙처럼 이 테스트도 보강된 중립 자세와 지속적으로 20퍼센트의 긴장도를 의식적으로 유지할 수 있게 도와준다. 매우 간단하다. 복부를 때릴 때마다 복부의 탄력을 충분히 유지한다. 체육관과 집에서도 할 수 있다. 만약 복부 중앙이 스펀지 같다면 바로 알아차릴 수 있다.

요약하자면 보강되고 잘 정렬된 척추를 유지하기 위해 필요한 긴장도는 대체로 동작과 척추에 가해지는 부하에 따라 달라진다. 그리고 사람마다 다르다. 책에서 제시된 퍼센트는 작은 예시일 뿐이다. 척추를 중립 자세로 유지하는 것이 미숙하다면 균형 잡히고 꼿꼿한 자세를 지지하고 유지하기 위해 몸통에 50퍼센트 정도의 힘이 필요하다고 느낄 수도 있다. 하지만 시간과 노력을 들인다면 큰 힘을 들일 필요 없어 보이게 될 수도 있다. 사실, 뼈들을 바른 자세로 만드는 연습을 할 때에는 근육계들이 자동으로 활성화되어 보다 자세를 유지하는 것이 편하고 효율적으로 느껴지게 할 수 있다.

확실히 하자면 여기서 언급하는 복부의 긴장도는 스포츠와 일상에 관련된 것이지, 가부좌를 틀고 하는 명상과 관련된 것이 아니다. 다시 한 번 이야기하지만 인간은 오랜

능동적인 하지거상 테스트

1

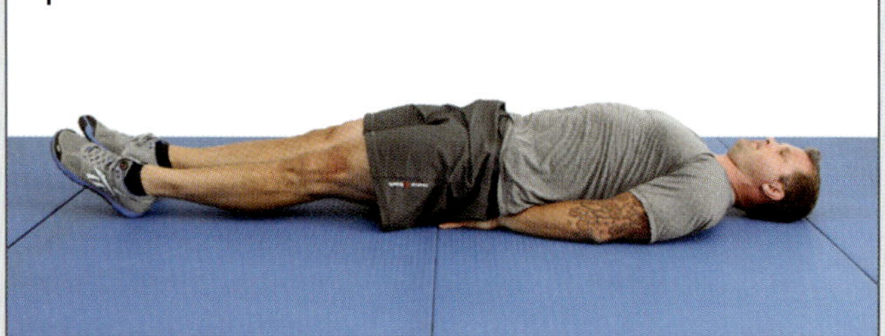

2

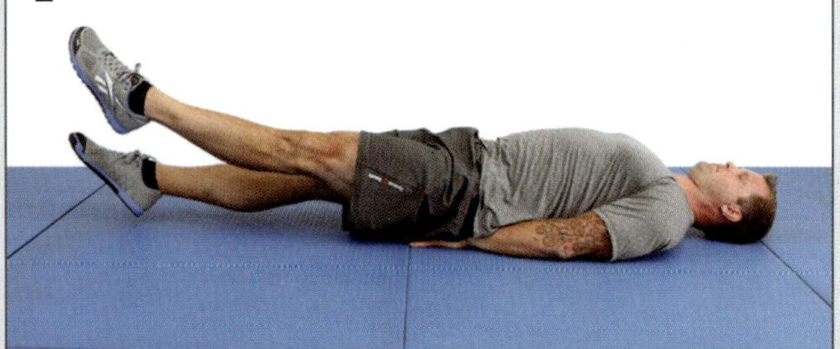

3

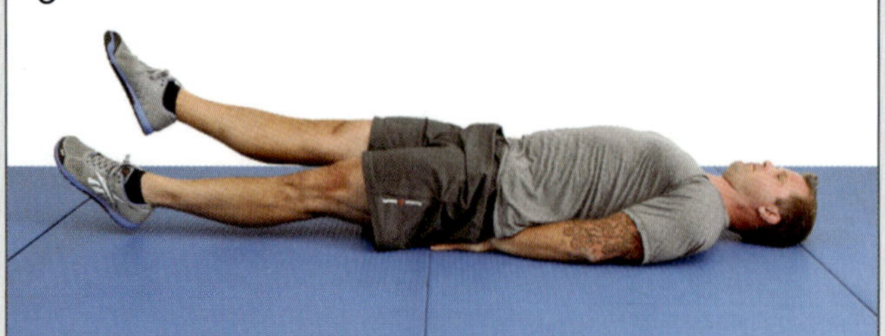

4

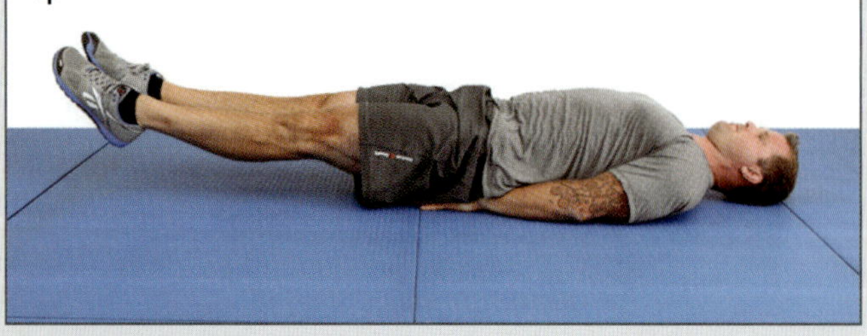

능동적인 하지거상 테스트Active Straight-Leg Test는 중립척추 자세를 유지하는 동안 둔근이 하는 역할을 조명한다. 등을 바닥에 대고 누운 후 엉덩이가 바닥에서 떨어진 상태로 다리를 바닥에서 들어올린다면 바로 과신전된 자세가 되어 버린다. 이 테스트는 몸통의 보강전략을 테스트하기 위한 안전하고 쉬운 방법이다. 무게나 다른 기구 없이 보강된 중립척추 자세로 복부의 긴장도를 유지하고, 호흡하는 능력을 확인해볼 수 있다.

이 테스트를 시행하려면, 바닥에 누워 브레이싱 시퀀스(42~43페이지) 과정을 거친다. 그 후 한 번에 한 다리씩 번갈아 들어올린다(이때 양손 규칙을 사용할 수 있다). 매 단계에서 중립척추 자세를 유지하기 위해 점점 더 복부 긴장도를 높여야 한다.

1. 등을 대고 눕는다. 엉덩이를 조이며 다리를 함께 들어올리고 발끝은 모은다. 그 후 숨을 크게 들이쉬고, 내쉬면서 복부에 힘을 준다. 숨을 내뱉으면서 척추 주변의 복부를 단단하게 만든다고 생각하자. 여기서도 두말 할 것 없이 허리를 바닥으로 밀어 밀착시켜야 한다. 핵심은 중립 자세를 유지하기 위해 둔부를 쥐어짜고, 복근을 개입시키는 것이다.

2. 발끝을 펴고, 다리를 쭉 펴서 일자로 만들고, 허리를 바닥에 닿게 하며 왼쪽 다리를 들어올린다. 발끝을 펴면 둔부를 활성화하는 데 도움이 된다.

3. 왼발을 낮추고 오른발을 땅에서 들어올린다. 다시 한 번 말하지만 척추 자세는 변함이 없어야 한다.

4. 안정성을 높이기 위해 양발을 모두 들어올린다.

시간 동안 한 자세에 머물러 있을 수 없으며, 만약 오랫동안 한 자세를 유지한다면 움직임의 부족으로 인해 신체에 불필요한 긴장이나 데미지를 주게 된다. 복근에 기본적인 수준의 긴장도를 유지하는 것은 척추의 중립 자세를 유지하는 데뿐만 아니라 다음 동작을 준비할 때도 중요한 도움을 준다. 운전을 하는 것에 비유해보자. 완전히 정지된 상태에서 시속 90킬로미터를 찍는 것보다 시속 30킬로미터에서 90킬로미터로 올라가는 것이 보다 효과적이다. 20퍼센트의 복부 긴장도를 유지하면 관성이 생겨서 긴장도를 높여 다음 동작에서 필요한 양을 맞출 수 있다.

핵심은 우리가 하는 활동에서 언제, 어떻게 긴장도를 조절할 것인가 하는 점이다. 코브라가 항상 머리를 들고, 볏을 편 채 돌아다니는 것은 아니다. 공격할 준비가 되었을 때 긴장도가 정점을 찍는다. 이와 유사하게, 사람도 언제나 복부 긴장도를 100퍼센트 유지하고 돌아다닐 수 없고, 20퍼센트의 복부 긴장도로 고중량-고반복의 백 스쿼트를 수행할 수도 없다. 척추를 중립 자세로 만들고 유지하는 데 복부 긴장도가 얼마나 필요한지를 알려면 수많은 연습과 의식화 과정이 필요하다. 자신에게 필요한 복부 긴장도를 잘 알수록, 필요한 집중력과 에너지는 더욱 줄어든다. 호흡하는 법을 배우는 것처럼 이 과정은 점점 더 본능적으로 몸에 배일 것이다.

호흡역학Breathing Mechanics

브레이싱 시퀀스 파트에서 논했듯이, 중립척추 자세를 만들려면 다음 페이지에서 묘사된 것처럼 횡격막(복부)을 통해 숨을 들이쉬고 숨을 내쉴 때는 복근을 사용해야 한다. 하지만 매우 높은 긴장도가 필요하거나 부하가 많이 걸리는 동작에서 횡격막 호흡 패턴을 유지하는 것은 무척 힘든 일이다. 사람들이 적절한 중립척추 모델을 알지 못할 때 발생하는 문제는 숨을 들이마시고 난 뒤 숨을 꾹 참는 것인데 이는 무척이나 비효율적일뿐더러 힘도 많이 든다.

크게 숨을 들이쉰 후, 복근을 사용해 안으로 들어온 공기를 가둔다고 상상해보자. 척추를 단단하게 유지한 상태에서 고반복의 백 스쿼트를 수행할 수 있을까? 차라리, 다른 사람에게 배를 좀 때려달라고 하는 게 나을까? 그렇지 않다. 몸통을 안정시키기 위해서 횡격막을 사용할 수 있지만, 숨을 쉬어야 하는 순간, 척추 자세는 흐트러지고 만다. 최고 중량의 데드리프트를 단 한 번만 수행할 때에는 이 호흡법이 먹힐 지도 모른다, 하지만 첫 번째 랩 이후나, 숨을 쉬어야 할 때에 결국 자세는 무너지고 말 것이다. 고도의 유산소 활동을 할 때 몸통을 보강하는 전략이 어떤 결말을 맞을지 상상이 될 것이다. 횡격막이 척추를 안정시키기 위해 내려가 있을 때 할 수 있는 호흡 방법은 목이나 가슴을 이용해서 숨 쉬는 것뿐이다. 이런 얕은 숨쉬기로는 호흡도 제한되고, 안정성을 만들고 유지하는 것도 어렵다.

그래서 심폐기능에 스트레스를 주면서 하는 고반복 백 스쿼트나 고중량 리프팅이 중요한 것이다. 힘들게 호흡하면서도 보강된 중립척추 자세를 유지하는 능력을 기르는 데 도움을 줄 뿐만 아니라 운동선수, 군인, 소방관 등의 직업을 가진 사람들이 실제 겪게 되는 시나리오와도 비슷하기 때문에 매우 유용하다고 볼 수 있다.

배에 힘을 주고 척추를 중립 자세로 만드는 보강 시퀀스를 정확하게 수행했다면 이제 횡격막으로 호흡하는 과정을 의식적으로 노력할 필요가 없다. 이것이 자가조절 시스

횡격막 호흡

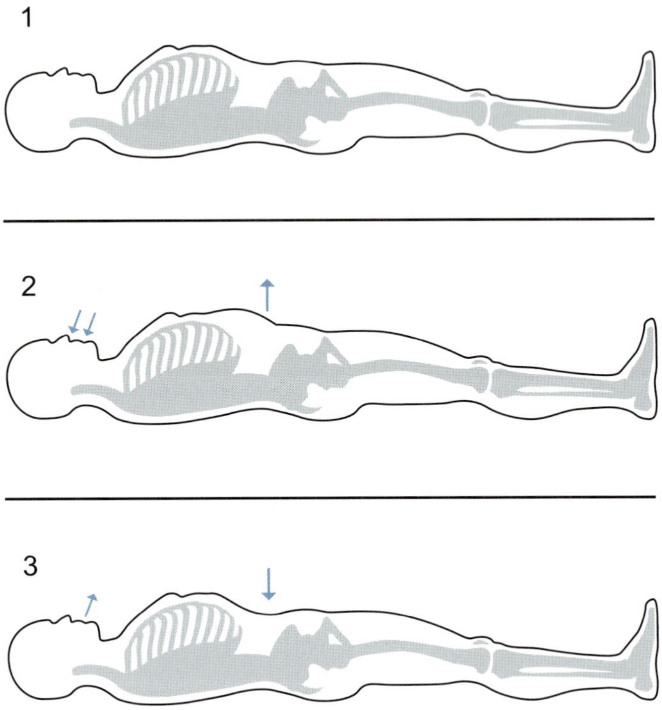

등을 대고 누워서 손을 배 위에 올려놓는다면, 숨을 들이마시고 내쉴 때마다 복부가 오르내리는 것을 느낄 수 있다. 이것이 횡격막 호흡이다. 제대로 몸통을 보강했다면, 자연스럽게 이 호흡패턴을 익히게 된다.

템이다. 횡격막을 통해 호흡하는 것은 안정적인 자세를 유지하는 가장 효과적인 방법이다. 아주 평이하고도 단순한 방법이다.

예를 들어서 긴장도의 정점에 도달한 엘리트 체조 선수와 엄청난 부하를 받고 있는 스트롱맨은 횡격막을 통해 짧고 간결하게 숨을 쉬고, 숨을 내쉬는 매 순간 다시 몸통을 단단하게 만든다. 그들은 절대로 척추의 단단함을 잃게 하거나, 복부가 개입을 그만두게 하거나, 횡격막을 통해 숨 쉬는 것을 멈추지 않는다. 대신, 압박을 받는 상태에서 계속해서 호흡하려 하며 몸통을 단단하게 유지한다. 계속해서 배에 탄탄하게 힘을 준 채, 숨을 짧게 들이마시고 내쉬면서 긴장도를 형성하고, 다시 숨을 짧게 들이마시고 다시 내쉬면서 긴장도를 만든다. 만약 앞서 말한 선수들처럼 끝내주게 긴장도가 높은 상태에 돌입한다면 어쩔 수 없이 필연적으로 흉골과 가슴을 이용해 호흡을 촉진시키게 될 것이다. 하지만 몸통의 보강과 횡격막 호흡을 최우선시한다면, 나머지 부분은 몸이 다 알아서 할 것이다.

그러나 구부정하거나 과신전된 자세라면 횡격막 호흡은 힘들다. 가슴을 통해서 숨을 쉬게 될 것이며 매 호흡은 고된 노동이 된다. 하루 종일 횡격막을 제대로 쓰지 못하고 정렬되지 않은 자세인 채로 보낸다고 생각해보자. 대략 계산해도 하루에 하는 잘못된 호흡 횟수가 2만 번이 넘는다. 이런 잘못된 호흡 패턴은 수면, 회복, 퍼포먼스와 그 외의 것을 엉망으로 만들기 때문에 심각하게 여겨야 한다. 운 좋게도, 잘못된 호흡 패턴을 고치는 것은 매우 쉽다. 단순히 척추 자세를 다룸으로써(그리고 아마도 횡격막을 자유롭게 하기 위해 복부에 스매싱을 하는 것이 도움이 될 수도 있다. 365~366페이지 참고) 쉽고 효과적으로 최적의 호흡 기능을 되찾을 수 있다.

같은 패턴이 모든 스포츠에 적용된다. 자세를 회복하면 기능도 회복된다. 자세를 향상시키면, 기능도 향상된다.

가슴과 목 호흡

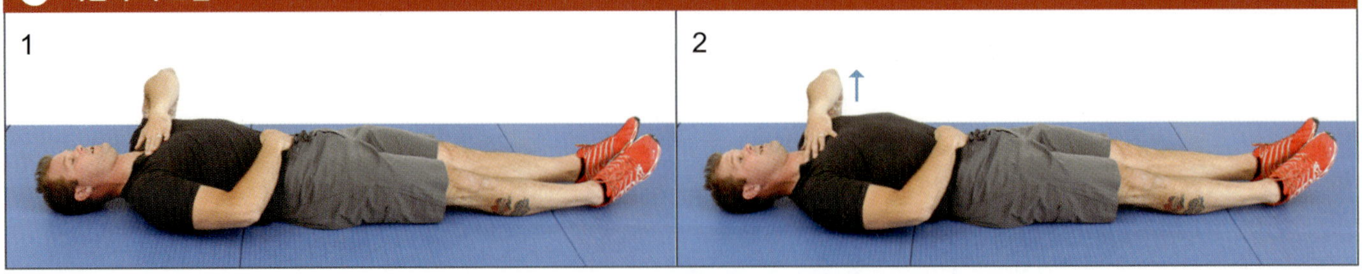

배에 힘을 줬지만 횡격막으로 호흡하지 않는다면, 호흡은 가슴과 목에 국한될 것이고, 운동 퍼포먼스와 회복, 그 외의 많은 것들이 지장을 받는다.

보강된 신전과 굴곡

보강된 중립척추 자세는 스쿼트, 풀pull, 달리기, 점핑 등의 동작 대부분에 매우 유용하다. 그러나 등을 평평하게 유지하는 자세가 불가능한 상황도 있다. 예를 들어서 맥주 상자나 엄청나게 무겁고 조심해서 다뤄야 할 물건을 들어올린다면 몸을 보강한 채 구부리거나 펼 수밖에 없다. 이것이 결코 이상적인 자세는 아니다. 기술적으로는 잘못된 자세이지만 이런 상황에서 효과가 있는 유일한 자세라고 할 수 있다. 등의 자세를 망치지 않으면서 무겁고, 조심해서 다뤄야 할 물건을 들어올려야 한다. 이것은 온전히 기능적인 인간이 되는 방법 중 하나이다.

부상을 피하면서 최적의 자세를 만들려면 세부적인 사항들에 주의를 기울여야 한다. 등이 구부러지거나 과하게 펴진 자세에서 물건을 들어올릴 때 그렇게 아치 형태가 된 몸의 자세를 단단히 고정해야 하며, 동작의 전체 범위에 걸쳐서 아치로 고정된 몸을 보강해서 유지해야만 한다. 그리고 여기서 사람들이 보통 혼동을 일으키곤 한다. 몸을 구부리거나 편 채로 보강한 자세의 특징은 몸 전반에 걸쳐 만들어지는 커다란 아치이며, 이 아치는 주로 흉추에서 만들어진다. 이에는 앞서 설명한 것들과 동일한 규칙들이 적용된다. 부하를 받고 있거나 동작 중이라면 척추 자세는 바뀌어서는 안 된다. 국소적인 신전 오류를 범해서도 안 된다. 대신 동작을 시작할 때 흉추를 살짝 구부러트리거나 신전시킨 상태에서 단단히 보강하고 안정화시키고 (흉추는 요추에 비해 보강된 굴곡 자세에서 가해지는 부하를 다루기 용이하다) 동작 내내 그렇게 고정된 자세를 유지해야 한다.

보강된 굴곡 자세

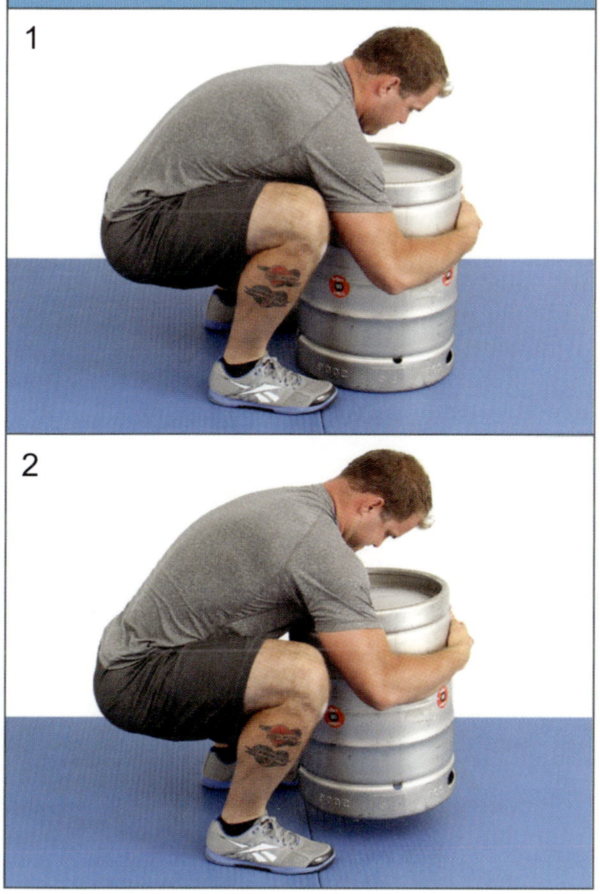

보강된 신전 자세

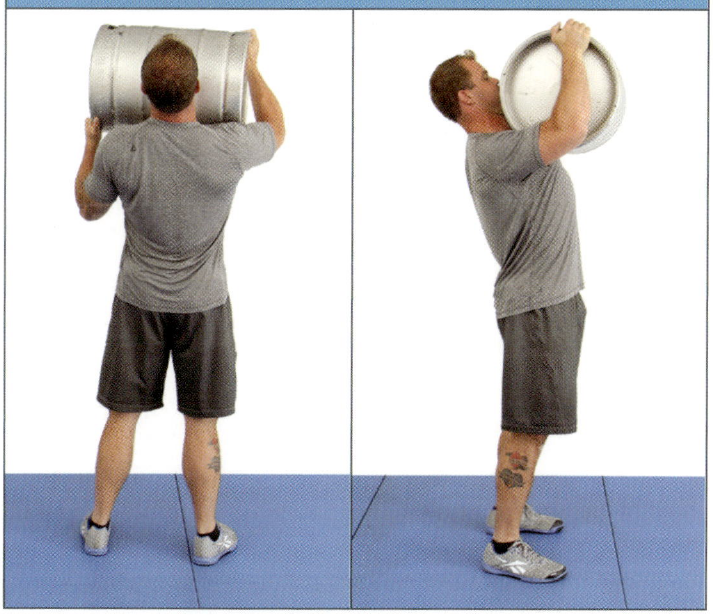

왼쪽 사진을 보면 등의 상부 전반에 아치가 형성되어 있음을 볼 수 있다. 통에 대해서 몸통을 보강하고 통을 땅에서 들어올리는 동안 내내 그 자세가 유지되고 있음을 알 수 있다. 같은 규칙이 보강된 신전 자세에도 적용된다. 물건을 가슴에 올려 부하를 주거나, 머리 위로 들어올린다면 허리를 안정시키기 위해 엉덩이를 조여야만 한다.

전반적인 신전 및 굴곡

때로는 전반적인 아치 자세로 몸을 구부리거나 펴야 할 상황들이 있다. 무엇보다도 항상 척추가 경직되고 꼿꼿한 상태에서는 움직일 수 없다. 역동적인 스포츠 동작을 수행하려면 신체 전체 시스템에 굴곡과 신전을 만들어야 한다. 아래를 보자. 배구 선수들이 스파이크를 하고, 테니스 선수가 서브를 하고 투수가 시속 160킬로미터의 속구를 던지는 것을 상상해보자. 이러한 동작에서 선수들은 전체 척추 시스템에 걸쳐 전반적인 시작과 마무리, 혹은 굴곡과 신전을 만들기 위해 필연적으로 척추를 채찍처럼 쓴다.

보강된 신전과 굴곡 자세들과 마찬가지로 이런 자세들은 척추 전체에 걸친 신전과 굴곡의 연속체로 표현할 수 있다. 이 경우 척추의 축 방향 부하는 드물고, 관절 하나만을 굴곡하거나 신전하지도 않는 상태이다(그래서 종종 국소적 신전 오류가 발생하기는 한다). 구르고, 공중제비하고 혹은 백 플립을 하는 동안 몸에서는 전반적인 아치가 만들어지는데 이것이 무척이나 어렵다. 요가의 코브라 자세가 난이도가 매우 높은 것은 이러한 까닭이다. 전반적인 아치를 만들어내며 몸을 펴야 하기 때문이다. 대부분의 사람들이 요추나 경추의 한두 부분만을 신전시킨다. 이렇게 하는 것이 더 쉽기 때문이다.

이런 식으로 몸을 전반적으로 펴고 구부리고, 역동적이면서, 빠른 속도가 필요한 자세를 배우는 것은 어려운 일이지만, 운동제어 능력을 발달시키고 이상적인 자세를 방해하는 모빌리티 장애를 밝혀내기 위해 체육관에서 할 수 있는 일들이 분명히 있다. 그래서 키핑 풀업 같은 동작을 도입하는 것이 유용한 것이다(254페이지 참고). 키핑 풀업은 역동적이고 몸에 전반에 아치를 형성하는 자세를 만드는 방법을 가르쳐줄 뿐만 아니라 척추의 완전한 가동범위를 확실하게 만들어준다. 심지어 바에서 스윙을 하는 것이 진단을 위해 사용될 수도 있다. 만약 이와 같은 전반적인 아치 자세에 숙달되지 못한다면 자기 자신에게 매우 중요한 질문을 던져보자. 도대체 무슨 일일까? 아마 운동제어 능력이나 모빌리티 혹은 둘 다 발달시키기 위해서 연습해야 할 필요가 있을 것이다.

전반적인 굴곡 자세

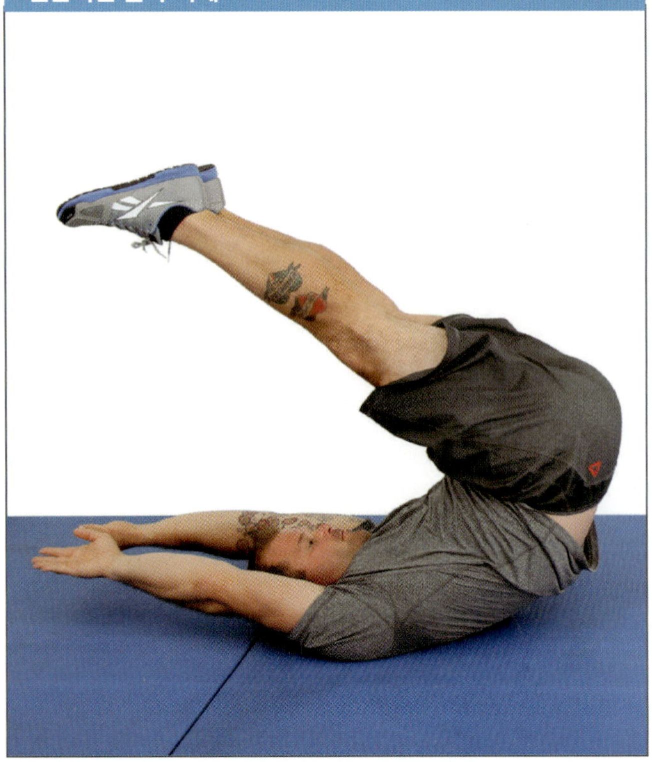

전반적인 신전과 굴곡 자세

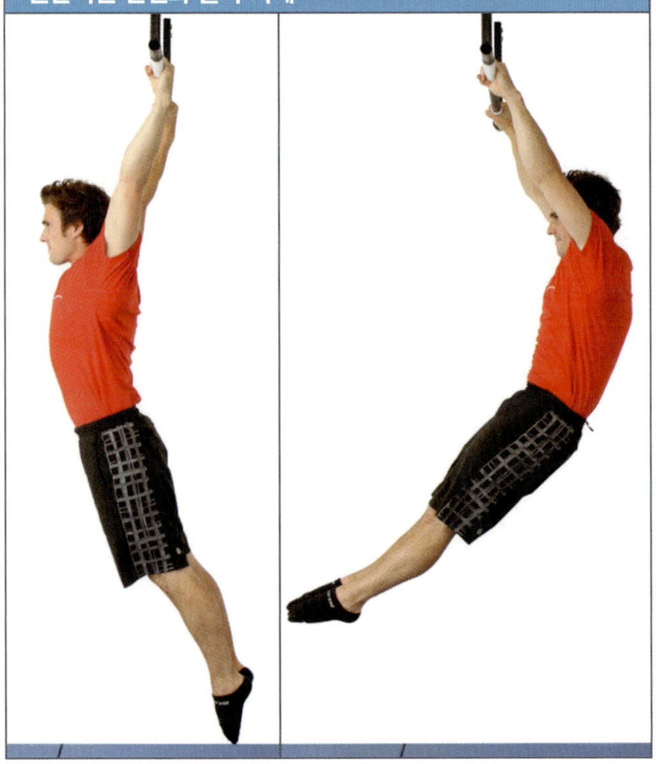

1장 하이라이트

- 잘못된 척추역학은 생체역학적 피해로 이어지거나 부상의 가능성을 높인다.
- 척추를 보강된 중립 자세로 정렬한다는 것은 귀와 어깨가 일직선상에 놓이며, 흉곽이 골반 위에서 균형을 잡고, 자세를 안정(고정)시키기 위해 몸통의 근육계를 쓴다는 것을 의미한다.
- 보강된 중립척추 자세는 대부분의 동작을 위한 기본 자세이다. 이 자세는 척추를 위한 실용적인 자세인데 부하를 안정적으로 다루고 효과적으로 힘을 전환할 수 있기 때문이다.
- 사람들은 보통 아래의 세 가지 이유 때문에 역학적으로 안정적이지 못한 척추 자세로 되돌아간다.

  1. 어떻게 해서든 과제만 끝내면 된다는 마인드를 가지고 있다(결과에 치중한 패러다임).
  2. 잘못된 자세와 동작패턴들이 운동과 일상생활에 배어 있다.
  3. 재현 가능하고 어디에도 적용할 수 있으며, 대다수의 다른 동작으로 전환할 수 있는 보강 전략이 없다.

- 척추의 한 부분만 구부러지거나 펴지는 것은 오류이다. 이것은 필자가 국소적 신전 혹은 국소적 굴곡 오류라고 부르는 것이다. 국소적 신전 오류를 저질렀다면 요추가 과신전된 것이다(골반을 앞으로 기울이는 것을 떠올려보자). 국소적 굴곡 오류를 저질렀다면 흉추를 구부리고, 어깨는 앞쪽으로 말리고, 머리는 몸 앞으로 빠져나온 것이다.
- 브레이싱 시퀀스는 보강된 중립척추 자세로 만들기 위한 청사진이다. 동작을 준비하거나, 앉을 준비를 하거나 혹은 자세를 바로잡아야 하는 매 순간 이 브레이싱 시퀀스를 반드시 연습해야 한다. 여기에 단계별 준비 자세가 있다.

  1. 발을 나란하게 두고 꼿꼿하게 선다. 골반을 중립 자세로 만들기 위해 엉덩이를 조이고 고관절을 외회전시킨다.
  2. 골반과 흉곽을 일직선상에 놓는다.
  3. 자세를 고정하기 위해 복부를 개입시킨다.
  4. 어깨를 뒤로 당기며 안정적인 자세를 만든다. 어깨, 고관절, 발목과 귀를 일직선상에 놓는다.

- 서기와 앉기는 연습이 필요한 기술이다. 서 있고 앉아 있는 동안 중립 자세를 만들고 유지하기 위해 브레이싱 시퀀스를 사용한다.
- 양손 규칙은 흉곽과 골반의 관계를 이해시켜줄 수 있는 모델이다.
- 보강된 중립척추 자세를 유지하기 위해서 복부에 긴장도를 형성해야 한다. 잘 보강되고 정렬된 척추를 유지하기 위해 필요한 긴장도는 동작과 척추에 걸리는 부하에 따라 다르다. 기본적인 동작과 자세를 위한 보강된 중립척추 자세를 유지하기 위해서는 복부에 최소 20퍼센트의 긴장도가 필요하다. 동작에 필요한 만큼의 긴장도를 맞추려면 복부의 긴장도를 늘려야 한다.
- 척추의 기능적인 자세는 몇 가지 기본적인 배열에 따라 분류된다. 보강된 중립 자세, 전반적인 굴곡 자세, 전반적인 신전 자세, 보강된 굴곡과 보강된 신전 자세.
- 보강된 중립 자세를 만들었을 때, 복근을 사용하면서 공기를 뱃속으로 끌어당겨 횡격막으로 호흡한다. 숨을 참지 마라. 마치 강철 탱크의 좁은 공간에 압축된 공기를 밀어 넣듯이 복부에 힘을 줘서 비좁은 곳에 숨을 불어넣는다고 생각한다.

2

단관절 법칙One-joint rule

단관절 법칙의 전제는 매우 간단하다. 몸에 단단히 힘을 주고 서 있는 중립 자세에서 일을 할 때, 척추가 아니라 고관절과 어깨관절에서 구부리기나 펴기 같은 활동이 일어난다는 것이다. 고관절과 어깨관절은 커다란 짐을 받치거나 역동적인 운동을 할 때 지지하거나 수용할 수 있도록 설계되었다. 그리고 움직임들은 항상 이들을 주요 엔진으로 삼아 시작되어야만 한다. 사실, 어깨관절과 고관절을 하나의 관절이라고 생각하는 것이 더 쉬울 것이다. 왜냐하면 그들은 같은 원리로 지배받기 때문이다, 이것이 '단관절 법칙'이다.

이 책에서 열거된 모든 동작은 흔히 '기능적인 움직임'이라고 불리는 것들이다. 필자는 기능적인 움직임을 척추역학을 우선시 하면서 고관절과 어깨관절로부터 움직임을 시작하는 것으로 정의하고자 한다. 예를 들어 스쿼트를 할 때 먼저 척추를 꼿꼿하게 보강하고 나서 엉덩이를 약간 뒤로 빼서 앉고, 무릎과 발목을 구부리면서 동작을 시작하는 것이다.

체육관에서 수행하는 운동동작이 기능적일 수 있게 하기 위해서는 그 동작이 전환 가능해야 한다. 무슨 말이냐 하면 그 동작이 실제 일상의 활동에 적용 가능하면서 운동선수로서의 개인적인 목표에 부응해야 한다는 의미이다. 스쿼트를 다시 예로 들어보자, 어떻게 스쿼트를 하는지 배우는 것은 적절한 자세로 고관절을 안정화시키는 법을 배울 수 있을 뿐만 아니라 의자에 앉고 일어서는 방식에 대한 청사진을 제공해준다. 스쿼트를 배우면 모든 운동선수들이 가지고 있어야 할 스트렝스와 파워와 같은 중요한 자질을 키워준다. 스쿼트에 대한 여러 파생 동작(에어 스쿼트, 백 스쿼트, 프론트 스쿼트, 오버헤드 스쿼트 등등)이 있기 때문에, 이 기술들을 개인적인 목표나 사람들이 각자 하는 운동에 적합하게 적용시킬 수 있다. 이것이 필자가 모든 사람들로 하여금 카테고리 1의 기능적인 동작에 대해 배우고 연습하기를 추천하는 이유이다. (몇 가지만 언급하자면) 스쿼트, 데드리프트, 푸시업, 스트릭트 프레스 그리고 풀업은 운동제어 능력과 모빌리티를 안전하고 잘 통제된 환경하에서 평가할 수 있게 도와주고, 또한 스포츠나 일상생활에서 사용되는 자세나 움직임들과 닮은 자세와 움직임을 우리의 몸에 자연스럽게 스며들게 한다. 무엇보다 중요한 것은, 기능적인 움직임은 잠재적인 부상의 가능성을 증가시키지 않아야 한다는 것이다. 한 번이나 백 번을 반복한 뒤에도 다치지 않아야 한다. 잘못된 움직임 패턴과 모빌리티의 제약을 발견하기 위해 기능적인 움직임을 사용하는 것이 목표의 하나이기는 하지만 이로 인해 퍼포먼스를 잃거나 부상을 당하는 대가를 치러서는 안 된다.

필자는 이와 같이 기능적인 움직임에 대해서 정의를 내리는 데 다음의 두 가지 이유를 들고자 한다.

1. 2부에 실린 동작의 종류들에 대해 설명해주고 왜 이런 것들을 배우고 익히는 데 시간을 써야 하는지를 이해하는 데 도움이 될 것이다.
2. 움직임의 가장 중요한 측면이자 최우선 사항인 정중선 안정화를 확고하게 한다.

정중선 안정성 기본 움직임 테스트

필자가 새로운 그룹의 선수들을 세미나에서 가르칠 때나 누군가를 처음으로 코칭할 때, 또는 선수가 부상으로부터 벗어나도록 재활치료를 할 때, 필자는 항상 척추를 최우선으로 하는 접근법을 취한다. 그러나 문제는 선수들이 몸통 안정화를 우선시하게 만드는 것만이 아니라는 점이다. 오히려 문제는 안정적이고 잘 정렬된 몸통을 복잡하고 부하가 가해진 운동 동작 중에도 유지하도록 하는 것이다. 사실, 대부분의 선수들은 정중선 안정화 개념을 잘 이해하고 있으며 정적인 자세에서는 단단히 보강시킨 중립 자세의 척추를 유지하는 데 어려움을 겪지 않는다. 필자가 선수들에게 그들이 중립척추 상태를 유지하는 동안 자세를 바꾸도록 하면 (고관절을 구부리게 하거나, 어깨관절을 움직이게 하거나, 또는 익숙지 않은 자세를 취하게 한다거나 하는 식으로) 그들의 척추 보강 전략의 두드러진 결점들이 눈에 확연히 드러난다.

그렇기 때문에 필자는 우선 척추를 보강하는 과정을 가르친 다음에 선수들로 하여금 두 가지 기본적인 고관절과 어깨관절의 동작을 수행하면서 중립척추 자세를 유지할 수 있는 능력이 있는지 평가하는 과제를 부과한다.

- **고관절 경첩 테스트**hip hinge test: 몸을 숙여 발끝을 터치한다. 이 동작은 고관절이 경첩처럼 움직일 수 있어야 수행할 수 있나.
- **오버헤드 테스트**overhead test: 서있거나 누워 있는 동안 어깨관절을 이용해 머리 위로 두 팔을 드는 동작을 취한다.

매우 간단한 검사이지만, 의외로 많은 사람들이 힘들어한다. 고관절이나 어깨관절을 움직일 때, 사람들은 그들의 머리, 흉곽 그리고 골반을 가지런한 상태로 가만히 두질 못한다. 무엇이 중립척추 자세를 취한 상태에서 움직이는 것을 힘들게 만들까?

고관절 경첩 테스트

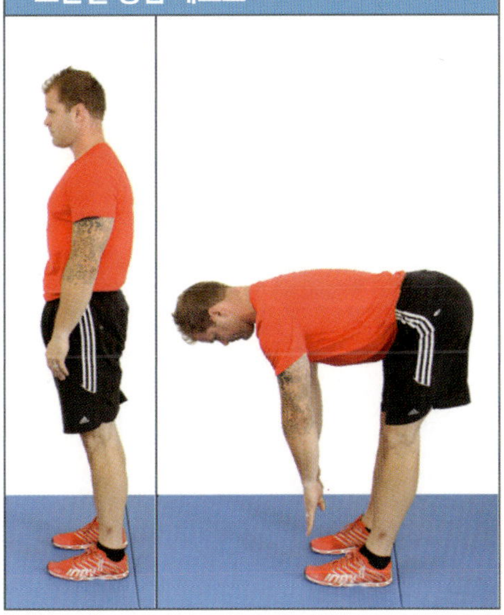

오버헤드 테스트

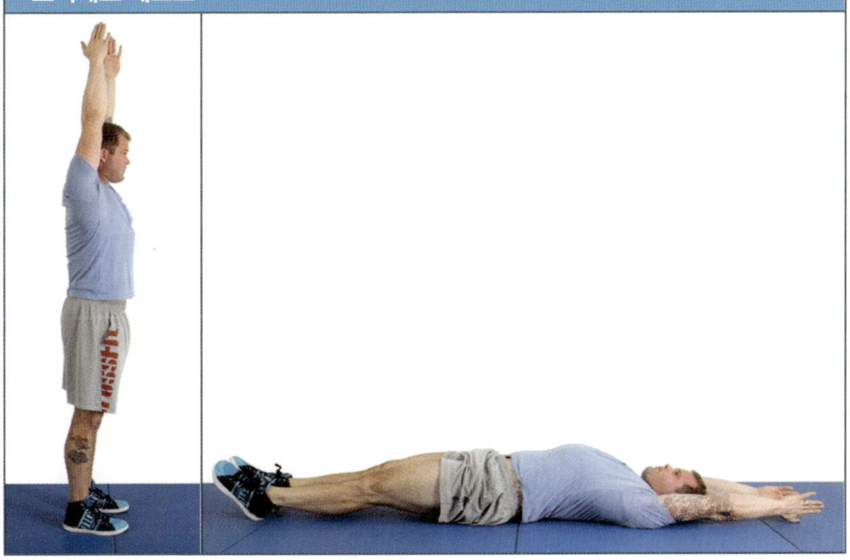

대부분의 사람들이 척추를 중립 상태로 단단히 보강시킨 자세를 취한 채 움직여본 적이 없는 게 현실이다. 젠장, 거의 모든 사람들이 척추를 구부리거나 펴는 일이 잠재적인 위험을 가지고 있다는 것을 모른다는 말이다. 사람들은 그들이 몸을 숙여야 할 때마다 등을 구부리고, 팔을 가슴보다 위로 들어올려야 할 때면 항상 그들의 흉곽을 뒤로 젖혀 마치 척추를 경첩처럼 이용하며 평생을 살아간다. 이러한 척추 오류들은 비교적 무해하게 보여 계속해서 반복되는 동안에 움직임 패턴으로 자리 잡게 된다. 이게 앞에 소개된 간단한 동작을 취할 때 사람들이 등을 평평하게 유지하는 데 어려움을 겪는 이유이다. 등에서부터 움직임이 시작되는 것이 그들의 운동프로그램에 이미 고착화되었다.

심지어 이 문제는 정식 훈련상의 동작을 할 때 더 심해진다. 왜냐하면 이러한 운동들은 동작을 수행하는 중 전체 가동범위에 걸쳐서 단단하게 유지되는 척추가 필요하기 때문이다. 다르게 얘기하자면 척추를 지나치게 구부리거나 편 자세로 초기화되지 않은 상태에서 스쿼트의 바닥 자세까지 내려가거나 머리 위로 바벨을 밀어 올리거나 데드리프트의 준비 자세를 취할 수 있어야 한다.

이런 식으로 생각해볼 때, 간단히 양손 규칙(44~45페이지 참고)의 확장으로 테스트해볼 수 있다. 언제이건 간에 척추의 굴곡이나 신전은 항상 잘못된 것이다. 이 점은 척추 오류를 알아차리기 쉽게 도와주는 견본을 제공한다. 하중이 가해진 동작을 하는 동안 척추가 형태를 바꾸게 된다면, 이는 올바르게 준비동작을 취하지 않았다거나 정확한 자세를 유지하거나 정확한 자세를 취하기 위한 주요 운동제어 능력이나 모빌리티를 가지고 있지 않다는 점을 시사한다.

척추는 하중이 가해진 채 구부러지거나 펴진 자세를 견디도록 만들어진 것이 아니라는 점을 기억하자. 척추를 감싸고 있는 근육계는 경직도를 만들어낼 수 있어서 고관절과 어깨관절로부터 에너지를 효과적으로 전달할 수 있다.

푸시업

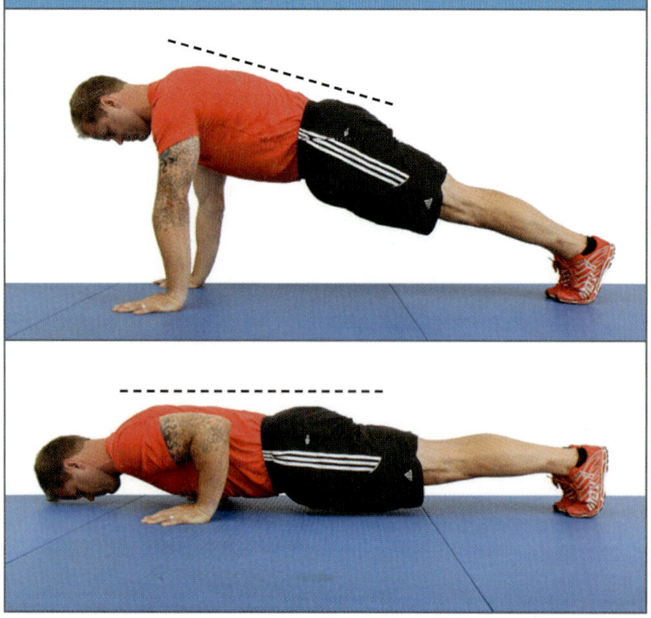

대부분의 움직임들은 전체 가동범위를 이용할 때에도 척추는 중립 자세를 취해야 한다. 예를 들어 푸시업을 한다면 움직임은 척추에서가 아닌 어깨와 팔꿈치에 일어나야 한다.

스쿼트

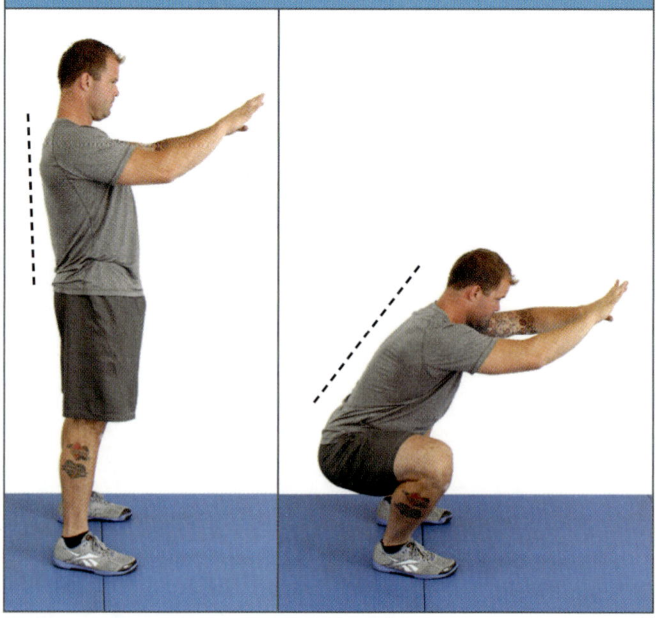

만약 스쿼트를 한다면 움직임은 고관절과 무릎관절에서 발생해야 한다. 다시 말해 척추는 아무런 움직임이 없어야 한다.

로드 오더 시퀀스Load Order Sequencing: 주요 엔진에서 동작을 시작하기

3장에서 배우게 될 안정적인 어깨관절 자세를 만들기 위한 과정은 안정적인 고관절 자세를 만들기 위한 과정과 같다. 즉, 고관절과 어깨관절이 같은 토크의 법칙을 따른다는 말이다. 왜냐하면 그들은 대체로 같은 방식으로 기능하기 때문이다. 둘 다 절구관절ball-in-socket joints이고, 엄청난 회전능력을 가지고 있으며 높은 수준의 굴곡와 신전을 감당할 수 있도록 만들어졌다. 사실, 고관절과 어깨관절에 정중선 안정화의 원리와 토크를 적용해 보기 시작할 때 그것들을 하나의 관절이라고 생각하면 더 쉬워진다. 왜냐하면 같은 원리로 통제되기 때문이다. 그래서 '단관절의 법칙'이라고 이름 붙였다.

3장에서는 동작의 오류들을 피하기 위해 몸에 긴장을 만드는 방법과 고관절과 어깨관절을 바른 자세로 정렬하는 방법을 배우게 될 것이다. 하지만 우선 대부분의 움직임, 특히 공식적인 훈련상의 동작에 대해 이해하는 것이 가장 중요하다. 우선 고관절과 어깨관절과 같은 주요 엔진을 장전해야 한다. 왜냐하면 동작을 취하는 동안 처음으로 하중이 가해지는 조직과 관절들이 움직임을 수행하는 동안 최대한의 하중을 견디기 때문이다. 다른 말로 하자면, 처음으로 움직인 관절이 움직임을 수행하고 있을 때, (체중과 들어올린 무게가 합쳐진) 하중의 가장 많은 부분을 감당하게 된다. 예를 들어 이상적인 자세는 아니지만, 만약 무릎을 먼저 구부린 채 스쿼트를 시작했다면 스쿼트를 하려고 몸을 낮출 때 무릎이 부하를 최대한 많이 지탱할 것이다. 반면에 만약 스쿼트를 할 때 고관절을 뒤로 뺀다면 고관절이 모든 하중을 지탱할 것이다. 물론 이것이 올바른 테크닉이다. 마찬가지로 팔꿈치를 뒤로 보내며 푸시업을 한다면 팔꿈치가 최대치의 하중을 견뎌야 할 것이다. 하지만, 전완을 수직으로 유지한 채 동작을 시작한다면 어깨와 가슴이 대부분의 하중을 버티는 이상적인 자세가 될 것이다.

+ 스쿼트: 바른 자세

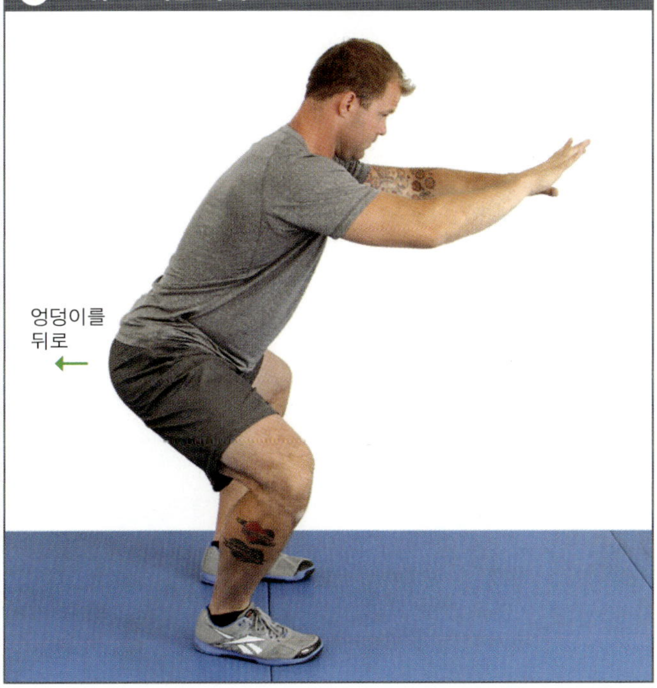

− 스쿼트: 부정확한 자세

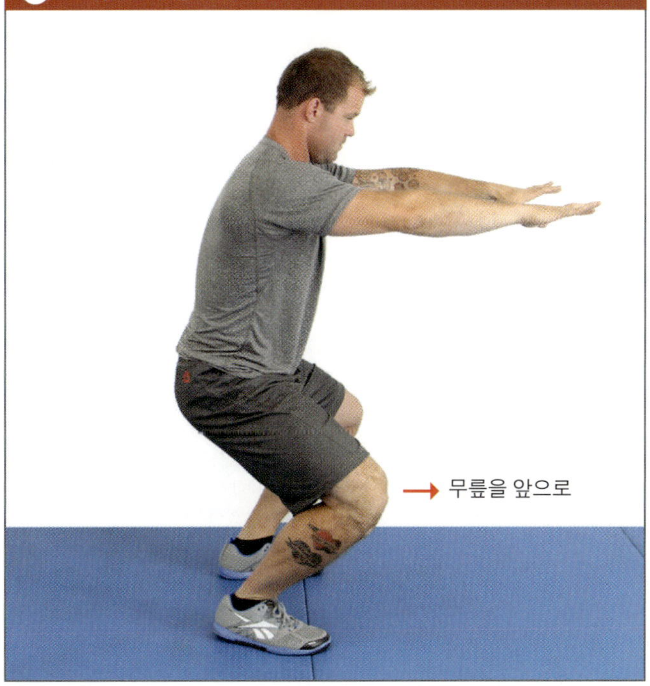

푸시업: 바른 자세

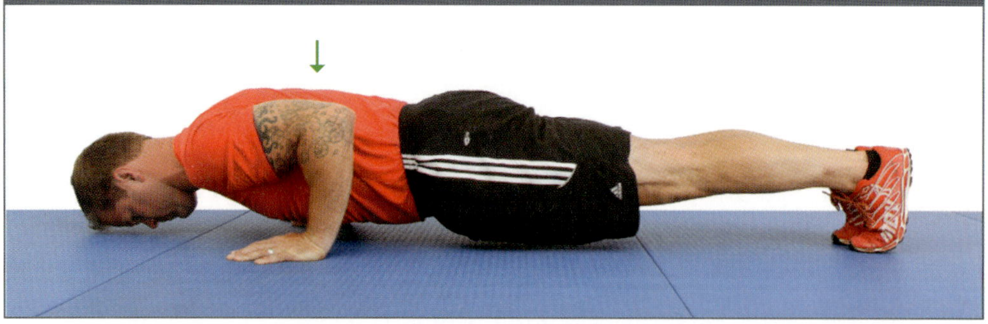

푸시업: 부정확한 자세

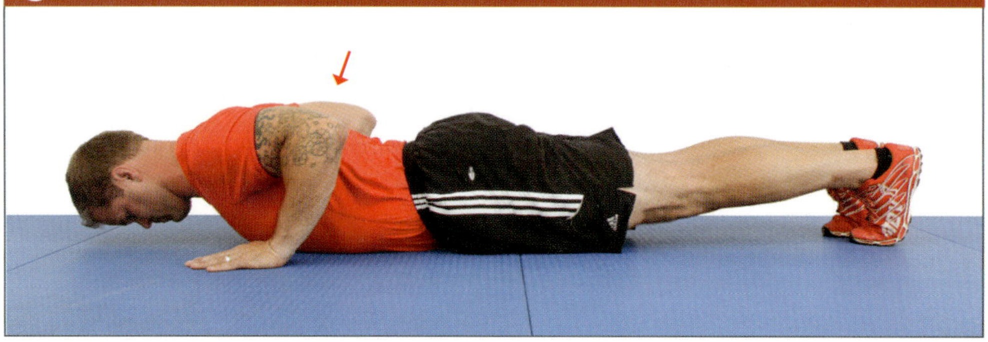

일단 2부에 있는 동작, 특히 스쿼트, 데드리프트, 푸시업에 대해 읽어보고 실행해 본다면 공식적인 훈련 동작과 관련이 된 이 개념이 더욱 명확해질 것이다.

로드 오더 시퀀스, 즉 순차적으로 하중을 부담하는 과정에 대한 이해능력을 높이기 위해서, 딥 스쿼트에서 일어서는 동작을 의자에서 일어서는 동작 같은 일상적인 움직임에 적용해보자. 이 두 가지 상황들 모두 기본적으로 스쿼트 자세에서 시작한다. 동작을 시작하기 위해 고관절에 하중을 가하고 난 뒤, 무릎을 펴서 일어나게 된다. 정강이를 수직으로 유지하고, 가슴을 앞으로 약간 기울이고 긴장감을 유지한 채 체중을 고관절로 보낸다. 이게 필자가 말하는 고관절에 '하중을 지우는 것'이다. 만약 무릎을 앞으로 보낸다면, 무릎관절의 연부조직 안쪽, 특히 슬개건과 전방십자인대(ACL)의 연조직들을 가로지르는 전단력이 증가하게 될 것이다.

의자에서 일어서기: 바른 자세

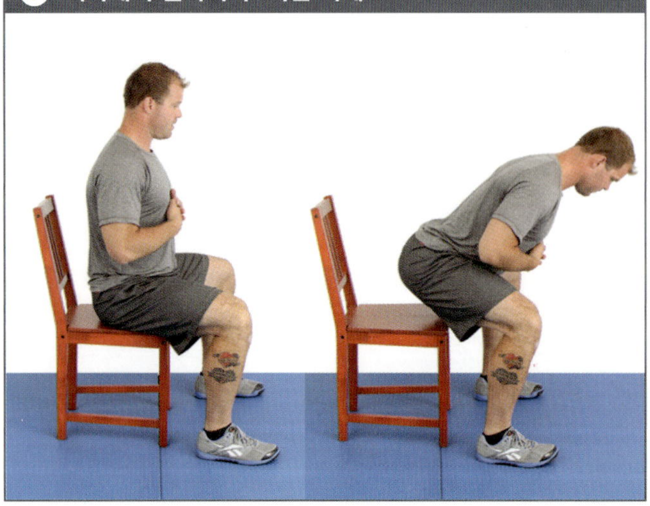

의자에서 일어서기: 부정확한 자세

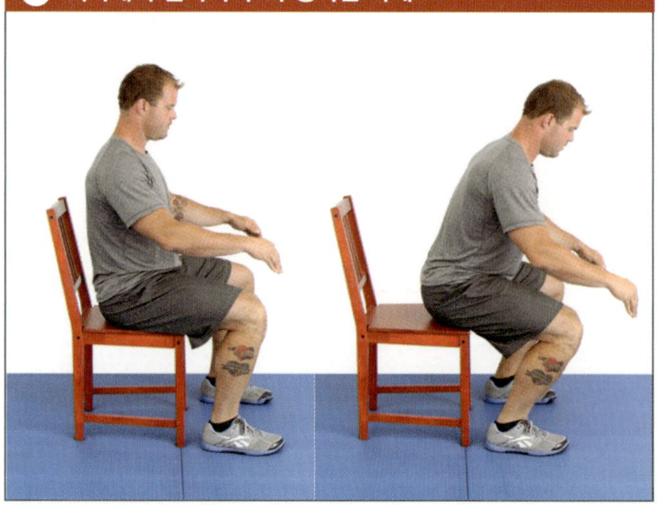

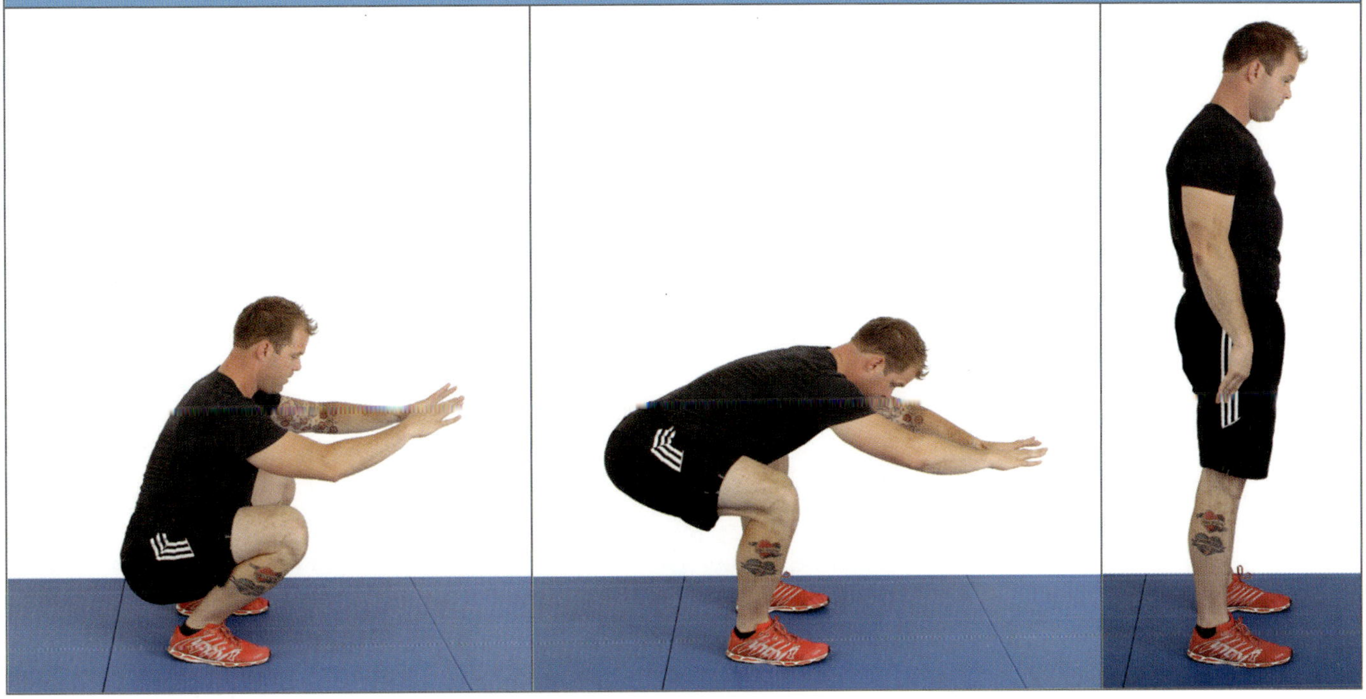

딥 스쿼트 자세에서 일어서기: 시나리오 1

이번 시나리오에서는 풀 스쿼트에서 동작을 시작한다. 만약 일직선으로 바로 일어난다면, 고관절 대신 무릎에 모든 체중이 실릴 것이다. 그러므로 일어나기 전에 필자는 정강이를 수직으로 세우고 엉덩이를 뒤로 보낼 것이다. 그러면 주요 엔진(고관절)이 하중을 부담하게 되면서 무릎에 불필요한 긴장을 주지 않고 일어설 수 있게 된다.

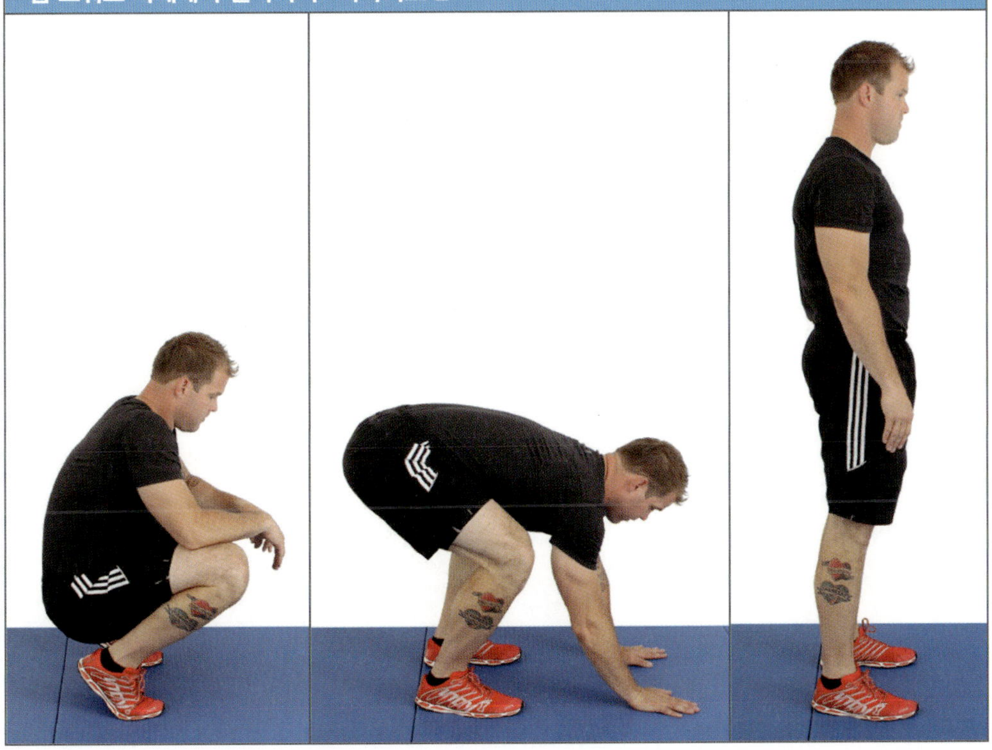

딥 스쿼트 자세에서 일어서기: 시나리오 2

만약 관절의 가동범위를 잃은 상태라면, 바닥에서 스쿼트를 할 때 아마 발바닥 앞볼에 힘이 실릴 것이다. 이 시나리오에서는 체중을 뒤로 보내면서 고관절에서 긴장을 만들어내야 한다. 그리고 정강이는 일어서기 전까지 가능한 한 수직으로 세워야 한다. 이렇게 하기 위해서는, 상반신 체중을 지탱하기 위해 손으로 바닥을 짚고, 엉덩이를 들어올린 다음, 발을 바닥에 평평하게 두어야 한다. 이전의 시나리오와 마찬가지로 체중이 무릎 대신 고관절로 옮겨지게 한다.

단순하지만 적절한 다른 예는 무릎 꿇은 자세에서 일어서는 것이다. 무게를 앞으로 보내 앞쪽 무릎에 하중을 싣는 대신에 무게를 뒤로 보내면서 고관절에 하중을 싣도록 한다. 엉덩이를 들어올리면서 하중을 분산시키고 다리와 고관절의 힘을 이용해 일어선다. 만약 앞에 위치한 무릎을 앞으로 내보내면서 일어섰다면(사람들이 가장 흔하게 하는 방식대로) 무게의 대부분은 앞 무릎으로 보내졌을 것이다.

무릎 꿇은 자세에서 일어서기

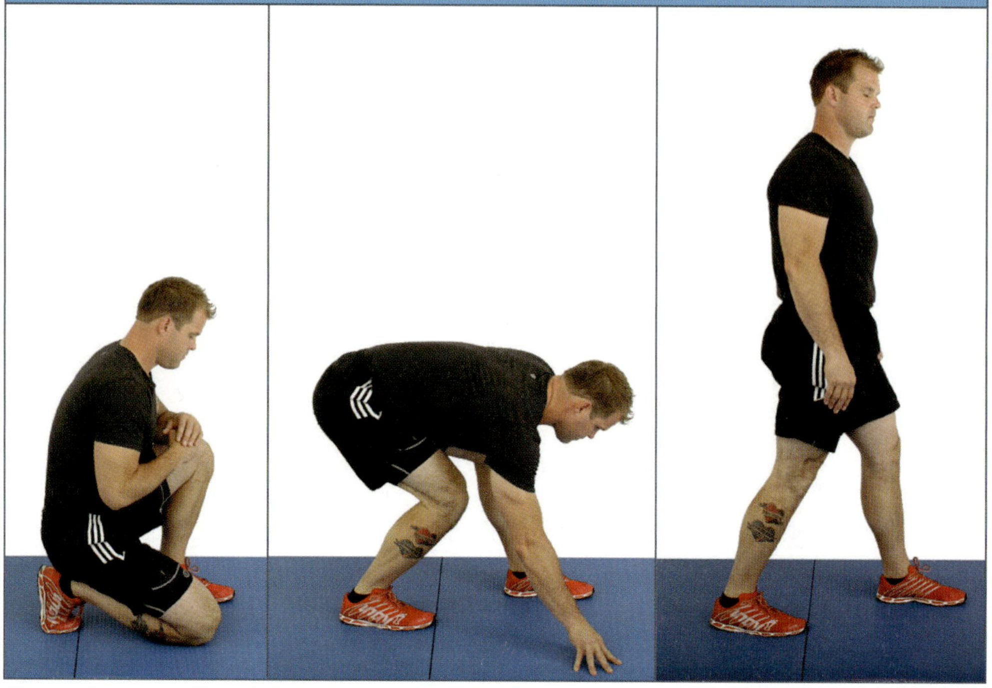

간단히 정리하자면, 고관절과 어깨관절은 대체로 동일하게 기능한다. 그리고 두 관절들은(척추가 아니라) 굴곡과 신전을 감당할 수 있게 설계되어 있다. 이런 이유로 자세를 바로잡기 위해서 무릎, 팔꿈치 등 보조관절들을 사용하는 동안에 항상 주요 엔진에 가능한 많은 하중을 싣도록 노력해야 한다. 의심할 필요도 없이, 하중이 가해진 상태로 움직임을 취하면서 척추의 정렬을 유지하는 것은 매우 어려운 일이다. 무거운 데드리프트를 하거나 머리 위로 프레스를 하거나 스쿼트를 할 때 등을 평평하게 유지하는 것은 쉬운 일이 아니다. 기술이 필요하고 어떻게 이 시스템이 작동하는지에 대한 깊은 이해가 필요하다. 사실, 척추를 단단히 보강하고 난 뒤에 고관절과 어깨관절을 움직인다고 모든 것이 다 괜찮을 것이라고 기대해서는 안 된다. 고관절과 어깨관절의 안정성은 저절로 얻어지지 않는다. 바른 자세로 팔다리를 안정화하고, 척추 안정성을 유지하기 위해서는 고관절과 어깨관절의 시스템에 긴장을 형성할 필요가 있다. 긴장을 형성하는 것은 다음 장의 주제인 토크를 만들어냄으로써 가능해진다.

2장 하이라이트

- 어떤 운동을 기능적인 움직임으로 간주하기 위해서는 해당 운동이 척추역학을 최우선으로 하고 실제 생활상의 움직임으로 전이되어 적용 가능해야 하며, 완전한 관절가동범위로 수행되어야만 한다.
- 고관절과 어깨관절은 굴곡과 신전 부하를 견딜 수 있게 설계된 절구관절이다. 그들은 같은 원리로 통제되며 동일한 토크의 법칙을 따른다. 그런 이유로 '단관절의 법칙'이라 부른다.
- 굴곡과 신전은 척추가 아닌 고관절과 어깨관절에서만 일어나야 한다.
- 고관절과 어깨관절에서 움직임을 먼저 시작해야 한다. 왜냐하면 처음으로 하중을 받는 조직과 관절들이 움직이는 동안에 하중을 최대한으로 떠받치기 때문이다. 이것이 로드 오더 시퀀스, 즉 순차적 하중 부담 과정의 원리이다.

토크의 법칙Laws of Torque

안전하고 안정된 관절 자세들을 만들고, 보강된 중립척추 자세braced neutral spinal position를 유지하려면 고관절과 어깨관절, 더 나아가 팔꿈치관절과 무릎관절, 손목관절, 발목관절에도 긴장을 형성해야 한다. 이는 팔다리가 몸통 바깥쪽으로 회전하는 외회전과 몸 중심부로 향하여 회전하는 내회전을 통해서 토크를 만들어냄으로써 가능하다.

백 스쿼트를 하려고 800파운드(360킬로그램) 바벨 아래에서 자세를 잡고 있는 파워리프터를 생각해보자. 몸이 짓눌려 무너지지 않고 엄청난 무게를 들어올리기 위해서 그는 척추를 보강하고 고관절과 어깨관절을 외회전해서 토크를 만든다. 파워리프터는 등의 상부에 긴장을 형성하고, 어깨를 안정적이고 단단히 꽉 조여진 자세로 만들기 위해 어깨 너비 바로 바깥쪽에서 바를 구부러뜨릴 것처럼 비틀어 쥔다. 그리고 자신의 하체를 안정화시키기 위해 두 다리를 쭉 뻗고 발을 서로 평행하게 만든 다음, 마치 바닥을 쪼개어 벌리려는 것처럼 두 다리를 바닥에 돌려 박아넣으면서 고관절로부터 외회전하는 힘을 만들어낼 것이다. 이런 식으로 척추를 보강하고 토크를 만들어내는 것이 파워리프터들이 부상 없이 중량을 들어올릴 수 있는 유일한 방법이다. 만약 파워리프터의 무릎이 안쪽으로 무너지거나 360킬로그램을 짊어진 어깨와 함께 등이 굽는다면 문제는 단순히 무게를 들어올리지 못했다는 것에 그치지 않는다.

간단히 말해, 파워리프터는 토크를 통해 자세를 안정시키고, 동작의 가변성을 최소화한다. 이는 동작 오류를 예방하면서 등을 평평하게 유지하고 고관절과 어깨관절에 긴장을 줄 수 있다는 것을 의미한다. 만약 파워리프터가 토크를 만들어내지 않는다면, 몸은 나쁜 자세에서 안정화를 찾으려고 할 것이다. 필자는 이것을 '텐션 헌팅tension hunting'이라고 부른다. 몸이 토크 만들기를 실패했다면, 팔꿈치가 몸에서 벌어지거나, 발목이 무너지고 무릎이 안쪽으로 몰리거나, 국소적 척추 신전 오류를 저지르면서, 바로 몸의 작용을 정지시키는 개방회로를 만들어낼 것이다(2부에서 이러한 일반적인 자세 오류와 교정하는 방법에 대해서 배울 수 있다).

토크가 대체 뭔지 궁금할 것이다. 토크는 회전하는 힘이다. 렌치를 돌리거나 병뚜껑을 비틀거나 여는 데 필요한 에너지의 양이다. 이것을 사람의 몸에 적용했을 때, 필자는 팔다리를 돌리기 위해 고관절과 어깨관절에서 발생하는 회전력을 묘사하기 위해 '토크torque'라고 부른다.

토크를 다른 식으로 표현하자면, 물체에 가해지는 회전력으로도 볼 수 있다. 예를 들어 손이나 발을 바닥이나 바벨 같은 물건의 표면에 고정하고 고관절과 어깨관절을 내회전이나 외회전하면 토크가 만들어진다. 이 회전력은 관절을 바른 자세로 안정화시키는 근육계를 활성화한다.

토크의 원리를 이해하고, 토크를 만들어내는 일반적인 스트렝스&컨디셔닝의 신호에 익숙해지려면 다음 네 가지 기본적인 예시를 살펴보자.

발을 바닥에 돌려 박아넣어서 고관절에서 토크 만들기

만약 42~43페이지에서 언급된 몸통의 브레이싱 시퀀스를 수행해봤다면, 토크를 만들어낼 때의 느낌을 알고 있는 것이다. 발을 똑바로 펴고, 바닥에 단단히 버티고 서서 고관절을 외회전할 때, 하반신에서 긴장이 형성되는 것을 느낄 수 있다. 둔근을 활성화하고, 고관절을 제자리에 두고, 발을 아치 형태로 만든다. 이것이 선 자세로 고관절에서 토크를 만드는 방법이다. 이는 또한 발목관절, 무릎관절, 고관절에 가장 안정적인 자세다. 발을 바닥에 돌려 박아넣는다는 것은 발을 같은 자세로 유지하면서 밖으로 향하는 힘을 준다는 것이다. 발을 밖으로 돌려 움직이는 것이 아니다. 바깥방향으로 힘을 주는 것이다.

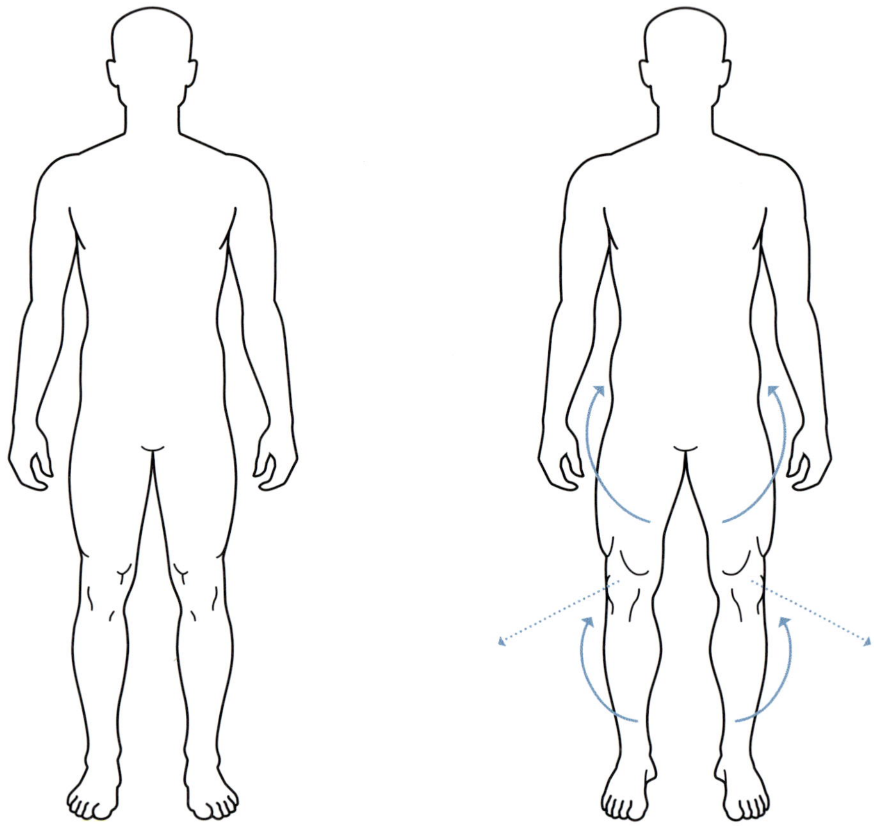

토크 없음 / 토크

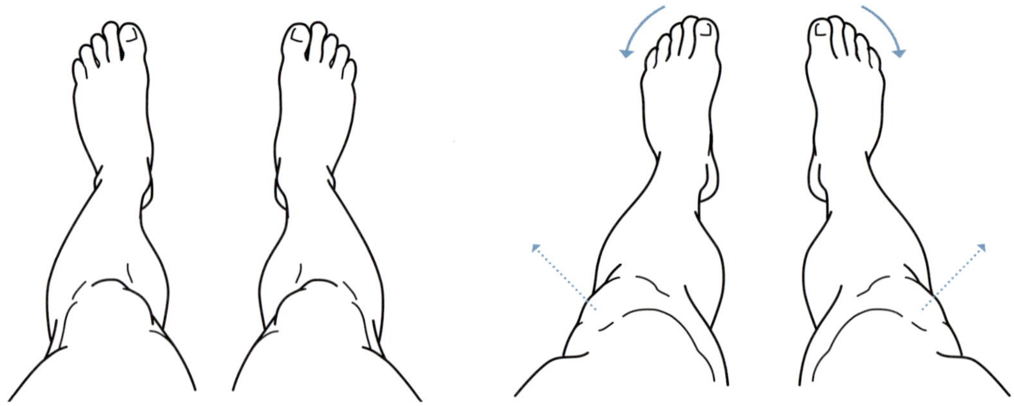

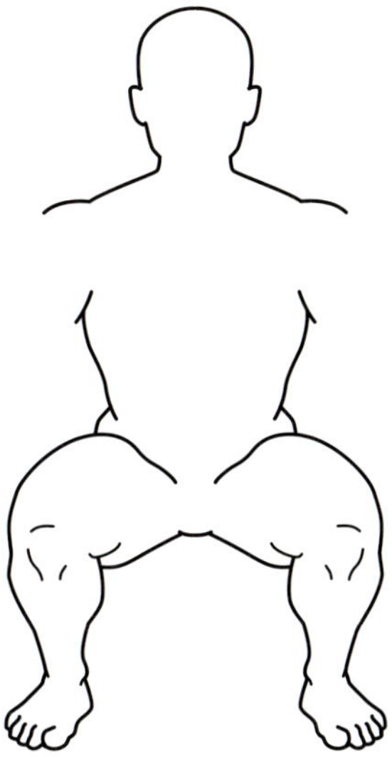

토크 없음

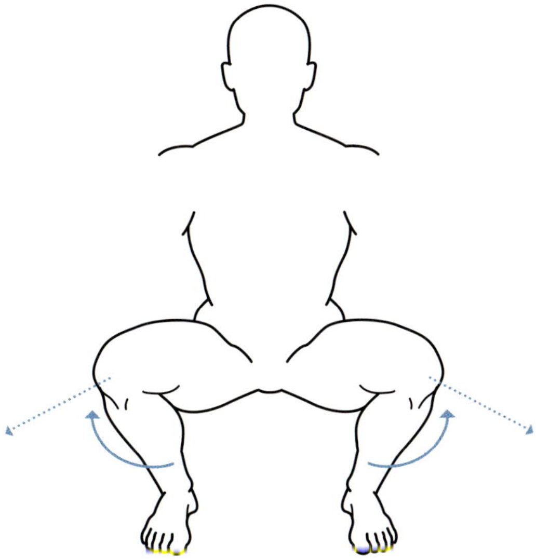

토크

무릎을 바깥으로 내밀어서 고관절에 토크 만들기

체육관에서 코치들은 선수들에게 스쿼트를 하면서 바닥 자세를 취할 때 무릎을 밖으로 향하게 하라고 지시한다. 이것은 고관절을 외회전시키거나 토크를 만들라는 신호cue를 주는 것이다. 그러니 스쿼트를 할 때 코치들이 무릎을 바깥으로 밀라고 할 때, 코치가 진짜로 말하고 싶은 것은 고관절과 무릎, 발목을 안정화시키는 자세를 만들기 위해 고관절을 외회전하라는 것이다. '니 아웃knee out' 신호에 대해서는 170페이지 2부의 스쿼트에서 좀 더 이야기할 것이다. 지금은, 스쿼트를 할 때 무릎을 바깥으로 향하게 하는 것이 어떻게 토크와 안정성을 만드는지에 대해 이야기하고자 하는 것이다.

스트렝스&컨디셔닝 토크 신호

안정된 고관절 자세를 만드는 일반적인 신호

- 발을 바닥에 돌려 박아넣어라.
- 정찬용 접시 위에 발을 올려놓은 것처럼 발을 회전시켜라.
- 바닥을 발로 펼치듯 해라.
- 무릎을 밖으로 밀어내라.

안정된 어깨관절 자세를 만들기 위한 일반적인 신호

- 바를 부러뜨릴 것처럼(구부러뜨릴 것처럼) 잡아라.
- 팔꿈치를 벌어지지 않게 안으로 유지하라.
- (머리 위로 밀어 올릴 때) 겨드랑이를 앞으로 향하게 하라.
- (푸시업을 할 때) 팔오금을 앞으로 향하게 하라.

이 같은 일반적인 스트렝스&컨디셔닝의 신호들은 우리에게 두 가지를 상기시킨다.

1. 우리 몸은 회전을 위한 준비가 되어 있다.
2. 동작을 위한 안정적인 자세를 만들고 그 자세로부터 동작을 취하려면 회전하는 힘을 만들어야 한다.

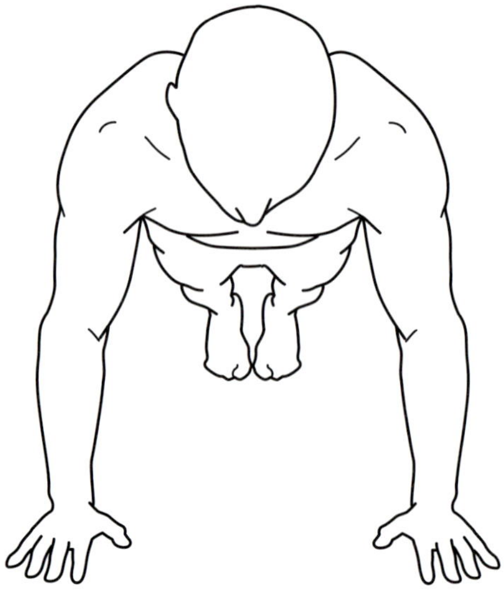

토크 없음

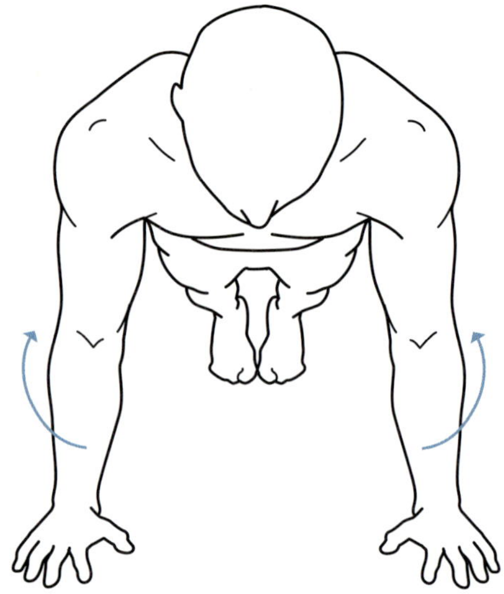

토크

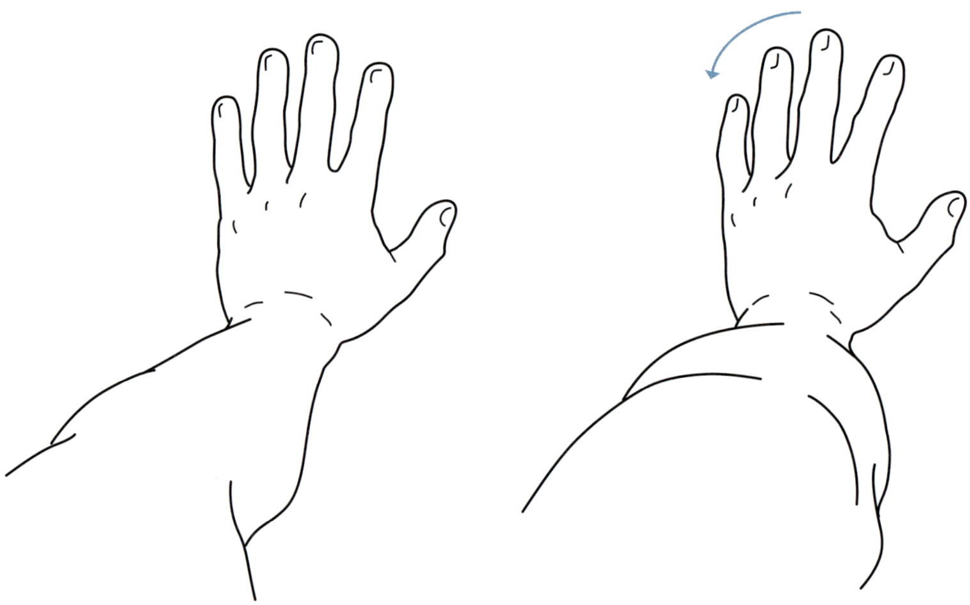

손을 바닥에 돌려 박아넣어 어깨관절에서 토크 만들기

발을 바닥에 돌려 박아넣어서 고관절을 안정화하는 것처럼, 어깨관절을 안정화하려면 손바닥을 바닥에 돌려 박아넣어야 한다. 예를 들어, 푸시업을 준비한다면, 왼손은 시계 반대방향(왼쪽)으로 바닥에서 돌려 박아넣고, 오른손은 시계 방향(오른쪽)으로 돌려 박아넣는다. 다시 말하지만, 손을 바깥 방향으로 돌리는 것이 아니다. 밖으로 향하는 회전력을 만드는 것이다. 이런 식으로 바닥 같은 단단한 표면을 짓누른다면 손목관절, 팔꿈치관절, 어깨관절을 바른 자세로 안정화시키는 토크를 만들 수 있다.

토크 없음

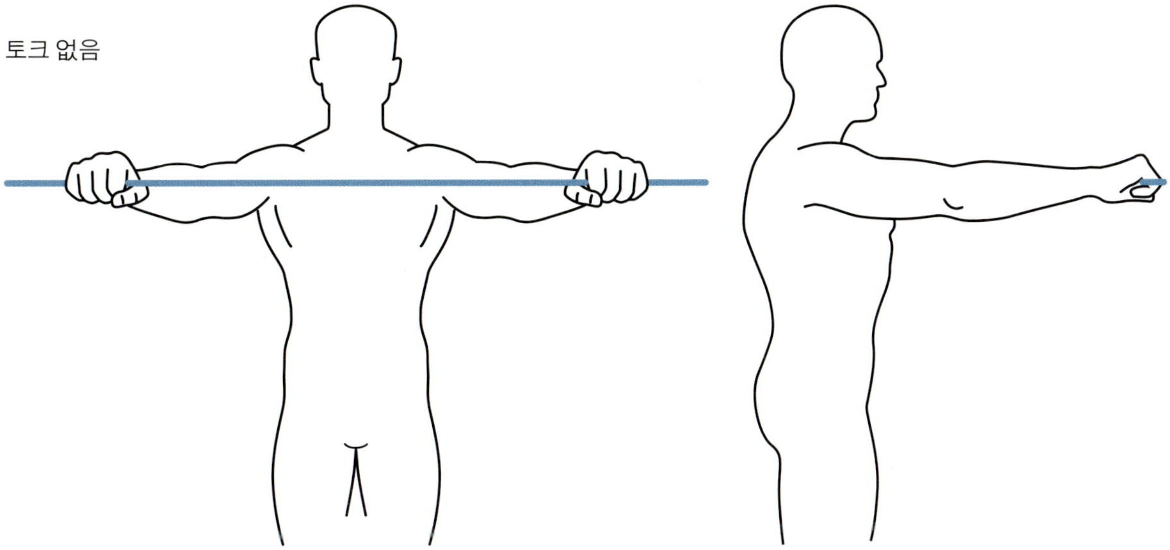

토크

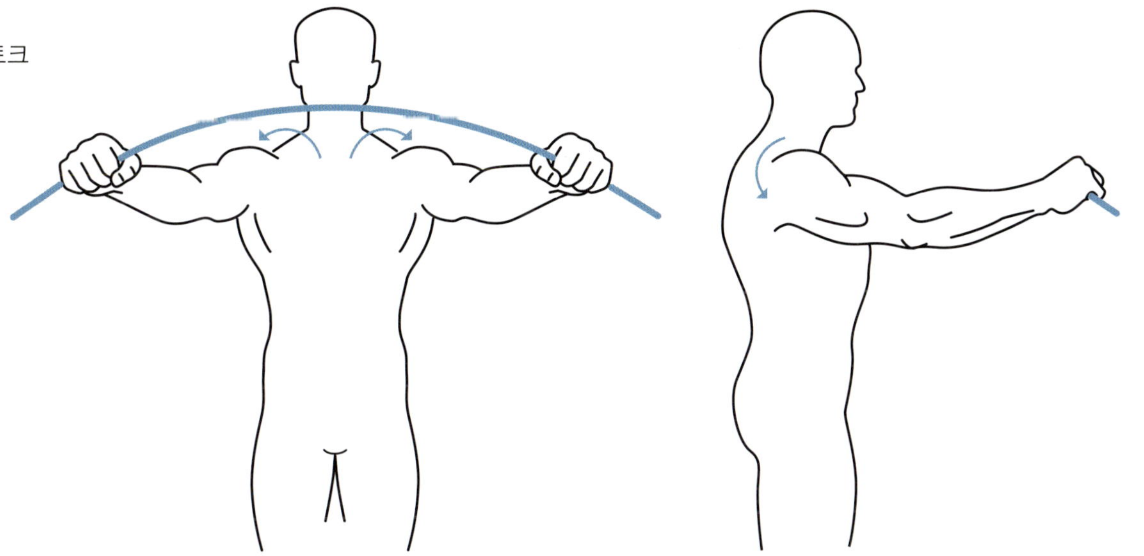

바를 부러뜨릴 듯 쥐어서 어깨관절에서 토크 만들기

몸 앞에 있는 유연한 막대기를 양손으로 쥐고 구부리거나 부러뜨리는 것을 상상해보자. 이를 해내려면 어깨관절의 외회전력을 이용해 왼손은 반시계 방향으로, 오른손은 시계 방향으로 돌리면서 막대기를 쥔 양손을 비틀어야 한다. 이것이 바벨 같은 물건을 쥐었을 때 어깨관절을 안정화하는 방법이다. 사실, 코치들은 오랫동안 어깨관절을 안정화하는 방법으로 선수들에게 "바벨을 부러뜨려라."고 지시했다. 벤치 프레스나 숄더 프레스를 준비한다면, 적극적으로 바벨을 구부리려고 하는 것이 허리와 팔꿈치관절, 어깨관절을 바른 자세로 안정화하는 토크를 만든다.

토크=긴장/안정성

2장에서도 말했듯이 고관절과 어깨관절은 매우 유사한 기능을 가진 절구관절이다. 그래서 어깨관절을 안정적으로 만드는 신호는 고관절을 안정적으로 만드는 신호와 근본적으로 같다. 바닥에 발을 돌려 박아넣으면 고관절이 안정되고 바닥에 손바닥을 돌려 박아넣으면 어깨관절이 안정된다. 고관절과 어깨관절이라는 주요 엔진에 안정성을 만들기 위해 회전력을 사용해야 하는 이유는 무엇일까? 답은 간단하다. 절구관절에는 팔다리를 자유롭게 모든 범위로 움직이는 것을 가능하게 하는 느슨함slack이 있다. 관절을 안정화하고 보강된 중립척추를 유지하려면 고관절이나 어깨관절의 소켓에서 팔다리를 돌리고, 비틀고, 회전해야 한다. 즉, 토크를 만들 때는 근육계를 활성화해서 관절들을 지지해야 한다. 토크 만들기에 실패했다면, 자세를 유지하기 위해서 반드시 조직들에 매달려 힘줄과 인대로 버틸 수밖에 없다.

필자는 대퇴골과 상완골의 모델로써 클럽을 주로 사용한다.

단관절 신체(one joint body)

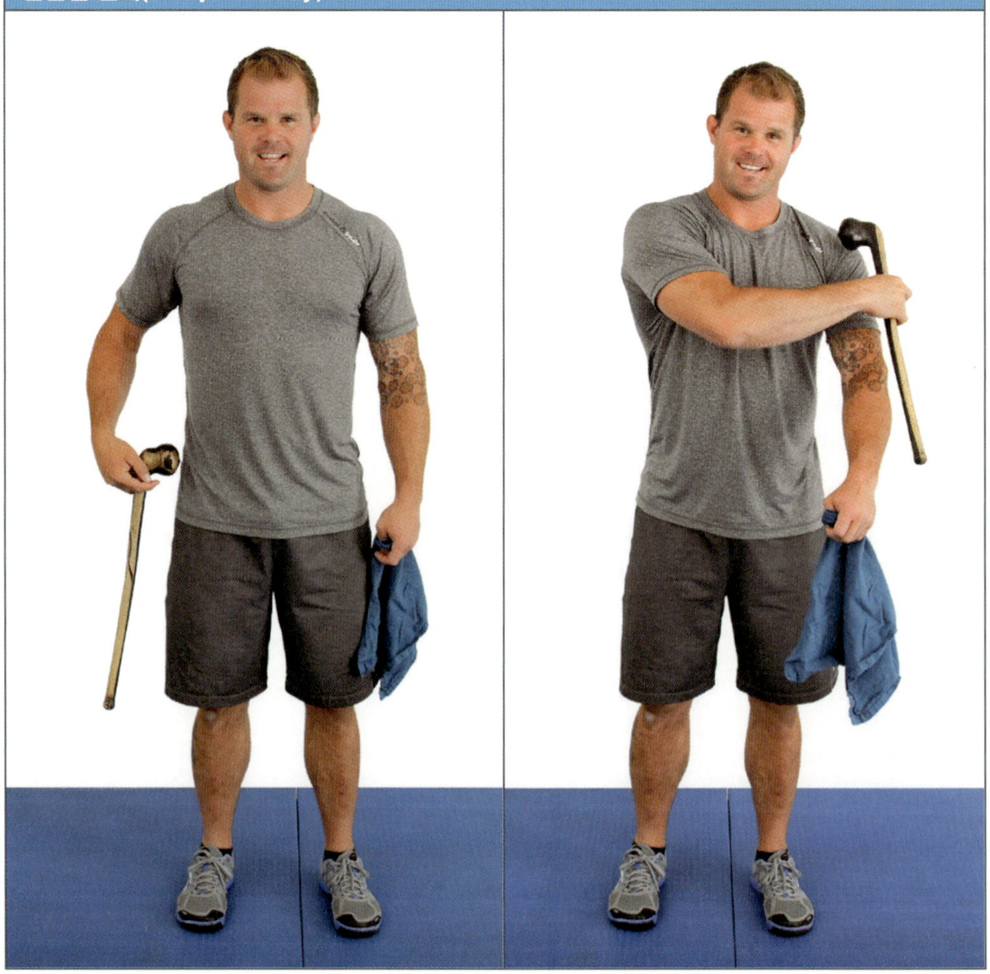

느슨함에 대한 이해를 돕는 쉬운 예가 있다. 아래 사진을 보면, 한 손으로는 클럽club의 머리 부분에 천을 팽팽하게 싸매고, 반대쪽 손으로는 천을 느슨하게 움켜쥐었다. 천이 클럽 머리를 딱 맞게 싸매고 있을 때에도 클럽의 머리 부분 주위에는 여유가 있다. 이는 클럽을 잡아당기거나 여러 방향으로 움직일 수 있다는 뜻이다. 또한 토크(회전)가 없다는 의미이기도 하다. 그럼 이제 클럽이 대퇴골(넓다리뼈)의 머리 부분이고 천은 관절낭이라고 생각해보자. 관절낭에 느슨함이 있다면 어깨관절, 고관절과 그 하부의 관절들을 절대로 단단하고 안정적인 자세로 만들 수 없다. 그 결과로 엄청난 힘이 손실되고 부상 위험성은 증가하게 된다.

토크가 없으면, 관절낭에 느슨함이 있다. 이 느슨함이 관절이 기능적으로 안정적인 자세가 되는 것을 방해한다.

관절낭 느슨함

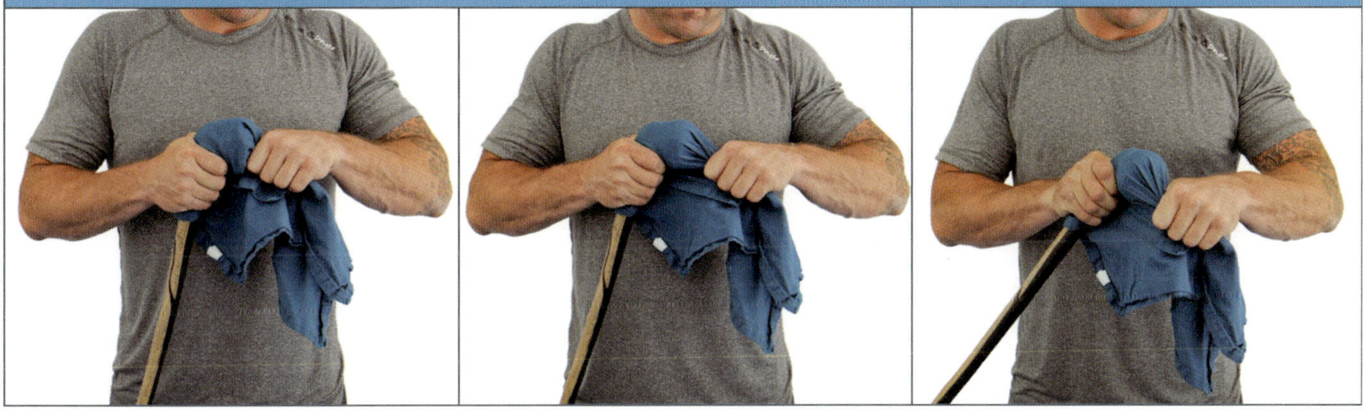

회전이 더해지면 관절이 매우 타이트하고, 안정적으로 변하면서 소켓 내의 모든 느슨함이 사라진다. 요점은 회전을 더해서 비틀림 안정성torsional stability을 만들기 위한 준비를 하는 것이다. 그래서 주요 엔진(어깨관절, 고관절)에서 완전한 회전 가동범위를 가지고 있는 것이 중요하다. 사실, 굴곡과 신전 가동범위를 약간 잃어도 동작을 수행할 수는 있다. 다만, 고관절과 어깨관절에서 회전상의 가동범위를 잃는다면 몸이 구조적으로는 안정적이지만 비효율적인 자세를 취한다. 예를 들어 양쪽 어깨가 앞으로 말려 있다면, 어깨관절이 안정적이기는 하지만, 자세는 망가지게 된다.

관절을 안정화시키기 위해서 회전력을 만드는 것은 고관절과 어깨관절에만 해당되는 문제가 아니다. 발목관절과 무릎관절, 팔꿈치관절, 손목관절에도 적용된다.

회전을 더하면 소켓 안의 관절낭의 느슨함이 모두 사라져서, 관절이 매우 타이트하고 안정된 상태가 된다.

관절낭 안정성

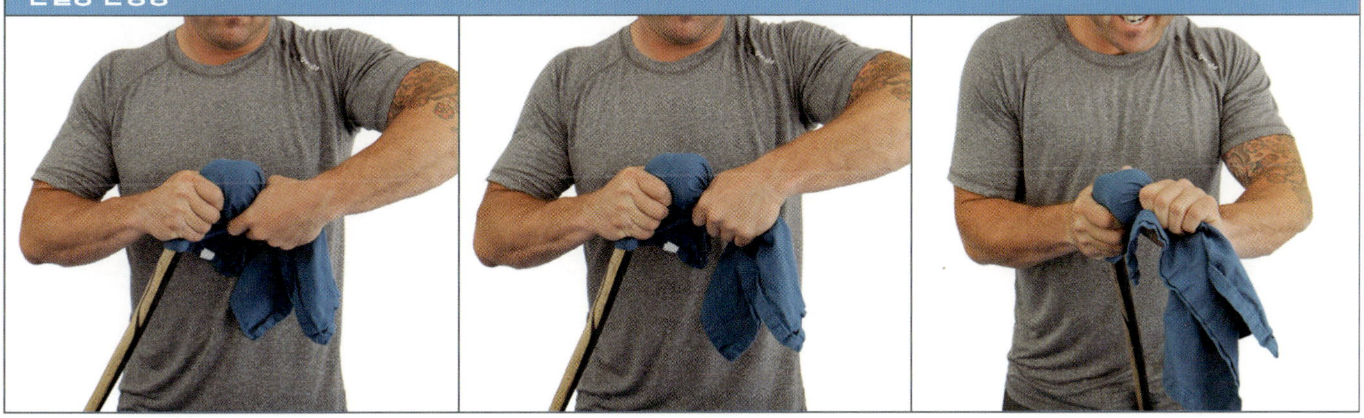

전방십자인대(ACL)의 구조를 한번 살펴보자. 전방십자인대는 대퇴골과 정강이뼈에 붙어 있으며, 무릎을 가로지르는 주요 인대들 중 하나다. 전방십자인대의 역할은 정강이뼈가 대퇴골로부터 따로 회전하는 것을 막는 것이다. 고관절과 어깨관절은 거의 같은 방식으로 기능하지만 팔은 팔꿈치와는 독립적으로 회전할 수 있다는 점에 주의하자(먹거나 무엇인가를 움켜쥐는 것 같은 기본적인 동작은 이런 독립적인 능력이 없다면 수행하기 힘들다). 반면 무릎은 그렇지 않다. 팔꿈치와는 달리 무릎은 독립적으로 내회전이나 외회전을 할 수 없다.

전방십자인대 손 모델

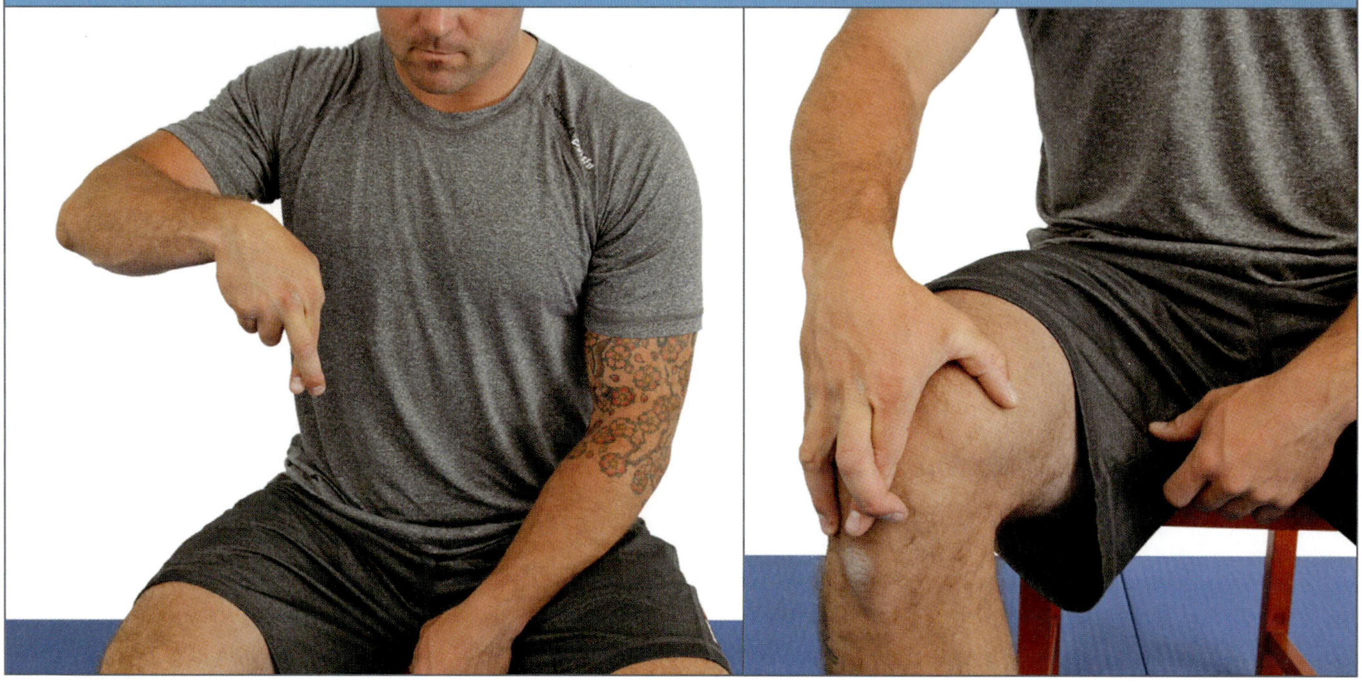

전방십자인대가 어떻게 작동하는지 보기 위해, 오른쪽 중지를 검지 위로 교차해보자. 이것은 전방십자인대가 무릎관절을 어떻게 가로지르는지에 대한 대략적인 모델이다.

전방십자인대 안정성 테스트

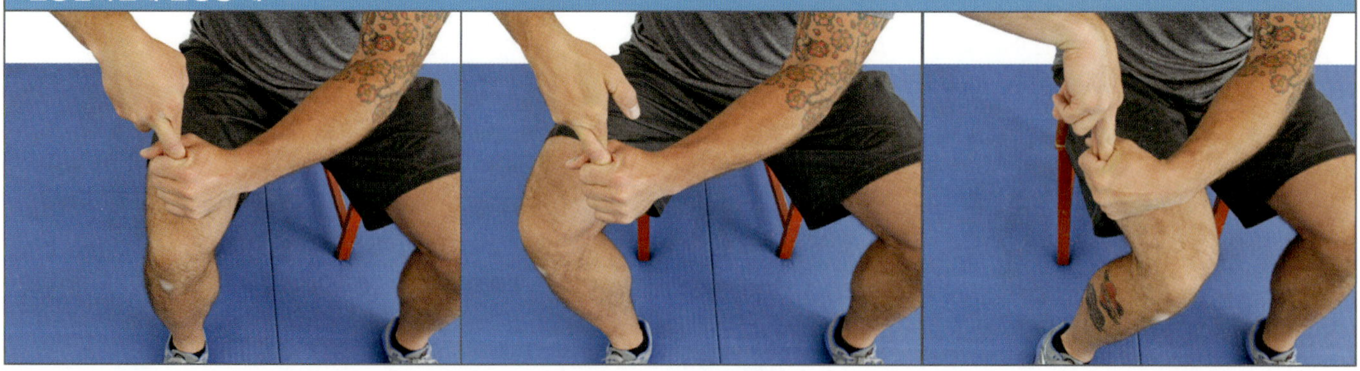

다음은 왼손으로 교차된 손가락들을 감싸고, 오른쪽 손가락을 타이트하게 만들면서 오른손을 바깥쪽(시계 방향)으로 돌려본다. 만약 오른손을 안쪽(반시계 방향)으로 돌린다면 교차한 두 손가락은 느슨해지고 서로 떨어지게 된다. 전자는 무릎관절의 안정적인 자세를, 후자는 불안정한 자세를 나타낸다. 불안정한 자세는 전방십자인대파열의 원인이 된다.

요점은 올바른 방향의 회전은 무릎을 더욱 안정적인 자세로 만들고, 잠재적인 부상을 확실하게 줄여준다는 것이다. 잘못된 방향의 회전은 무릎을 재난을 야기하는 자세로 만들어 부상당할 가능성을 높인다. 핵심은 다음과 같다. 몸은 우리를 불안정한 상태로 놔두지 않는다. 불안정성을 골칫거리로 파악하고, 몸을 느슨한 상태로 놔두기보다는 잘못된 방법으로라도 개방회로를 닫으려 한다. 이것이 바로 토크를 만드는 것이 매우 중요한 까닭이다. 토크를 만들면 절구관절 안에 있는 관절낭의 느슨함을 없애고 근육계에 긴장을 형성하게 되는데 이를 통해 관절을 튼튼한 위치에 놓아 안정화하는 것을 돕게 되는 것이다.

그렇다면 회전하는 힘을 만드는 것이 매우 중요함에도 코치들이 위의 동작원리를 가르치지 않는 이유는 무엇일까?

정중선 안정화와 마찬가지로, 토크는 오랫동안 체육계에서 논의되어 왔으나 제대로 된 명칭이 없었다. 대신, 코치들은 선수들이 관절에 긴장을 형성하도록 유도하기 위해 "두 발을 바닥에 돌려 박아넣어라."라고 주문하거나 "바벨을 부러뜨려라."처럼 토크를 만드는 동작 신호에 지나치게 의존했다. 이 같은 신호들이 중요한 목적을 달성하는 데 도움을 주고 여전히 유용하기는 하지만, 선수들에게 왜, 그리고 어떻게 그러한 기술들을 정확하게 수행해야 하고, 할 수 있는지는 알려주는 바가 없다. 마치 선수들에게 보강된 중립 자세를 만드는 법을 가르치기 위해서 그저 "타이트하게 해."라고 말하는 것과 같다. 이건 정말 아무 소용이 없다.

동작을 위한 안전하고, 안정적인 자세를 체득하려면 동작신호뿐만 아니라 더 많은 것이 필요하다. 먼저 시스템이 작동하는 이유와 방법에 대해 설명해줄 모델이 필요하다. 이것이 정중선 안정화 원칙과 토크 법칙의 뿌리다. 전자는 척추역학이 중요한 이유를 알려주고, 바른 자세로 척추를 정렬하고, 안정화하는 청사진을 제공한다. 후자는 토크를 만들어내는 것이 왜 중요한지 설명하고, 고관절과 어깨관절, 그리고 다른 관절들을 바른 자세로 안정화하고 정렬하기 위한 청사진을 제공한다. 간단히 말해서 이 원칙들은 몸 전반에 걸쳐 안정성과 긴장을 만들기 위한 모델이고, 또한 효과적이고 안전하게 움직일 수 있게 해주는 열쇠이다.

정중선 안정화와 토크 법칙이 함께 작용한다는 사실을 이해해야 한다. 만약 척추를 정렬할 수 없다면 토크를 만들어내거나 주요 엔진으로 힘을 보내는 것이 힘들어진다. 반대로 만약 충분한 토크를 만들어내지 못한다면 바른 자세로 몸통을 정렬해서 안정화시킬 수 없다. 이 두 가지 요소들이 모두 적절하게 조정이 되었다면(몸통이 정렬되고, 관절을 통해 적절한 양의 토크가 만들어진다면), 부상의 위험 없이 안전하게 최대치의 힘을 만들어내는 능력이 비약적으로 향상된다.

그러나 토크를 만드는 두 가지 방법이 있다는 사실을 명심하자. 바로 외회전과 내회전이다. 올바른 방향의 회전은 관절을 역학적으로 안정적인 자세로 만들고, 잘못된 방향의 회전은 관절을 나쁜 자세로 만든다. 그렇다면 언제가 외회전을 해야 할 때이고 언제가 내회전을 해야 할 때인지 어떻게 알 수 있을까? 정답은 토크의 두 가지 법칙으로 요약할 수 있다.

토크의 두 가지 법칙

토크의 두 가지 법칙The Two Laws of Torque은 다음과 같다. 이 법칙을 올바른 자세로 사지를 정렬하고, 안정화시키는 지침으로 생각하자.

법칙 #1: 만약 고관절과 어깨관절이 굴곡된 상태(관절의 각을 감소시키는 상태)라면, 외회전력(몸에서 멀어지도록)을 만들어야 한다.

예시: 스쿼트/풀pull 자세, 프론트 랙, 오버헤드 프레스

굴곡과 외회전은 인간 동작의 아주 넓은 스펙트럼을 포함한다. 몸의 앞쪽과 오버헤드 자세, 스쿼트 자세(고관절을 뒤로 보내고 무릎과 발목을 구부린 자세)에서 일어나는 동작, 즉 스쿼트, 프레스, 풀 동작은 굴곡 동작을 포함하며 안정성을 위해 외회전이 필요하다. 열쇠로 자동차 시동을 걸거나, 전구를 돌리거나, 활시위를 당기는 것 모두 외회전의 예시들이다. 그래서 왼손잡이에게 무언가를 돌려 조이거나, 푸는 것은 굉장히 불편한 일이다(나사를 조이기 위해 왼손을 써서 내회전하는 동작에는 힘을 싣기가 어렵다).

대부분의 토크관련 스트렝스&컨디셔닝 신호들은 발이나 손을 바닥에 돌려 박아넣거나 바를 부술 듯 움켜쥐는 것처럼 외회전력을 만드는 동작이 수반된다.

법칙 #1: 굴곡과 외회전의 대표적인 사례

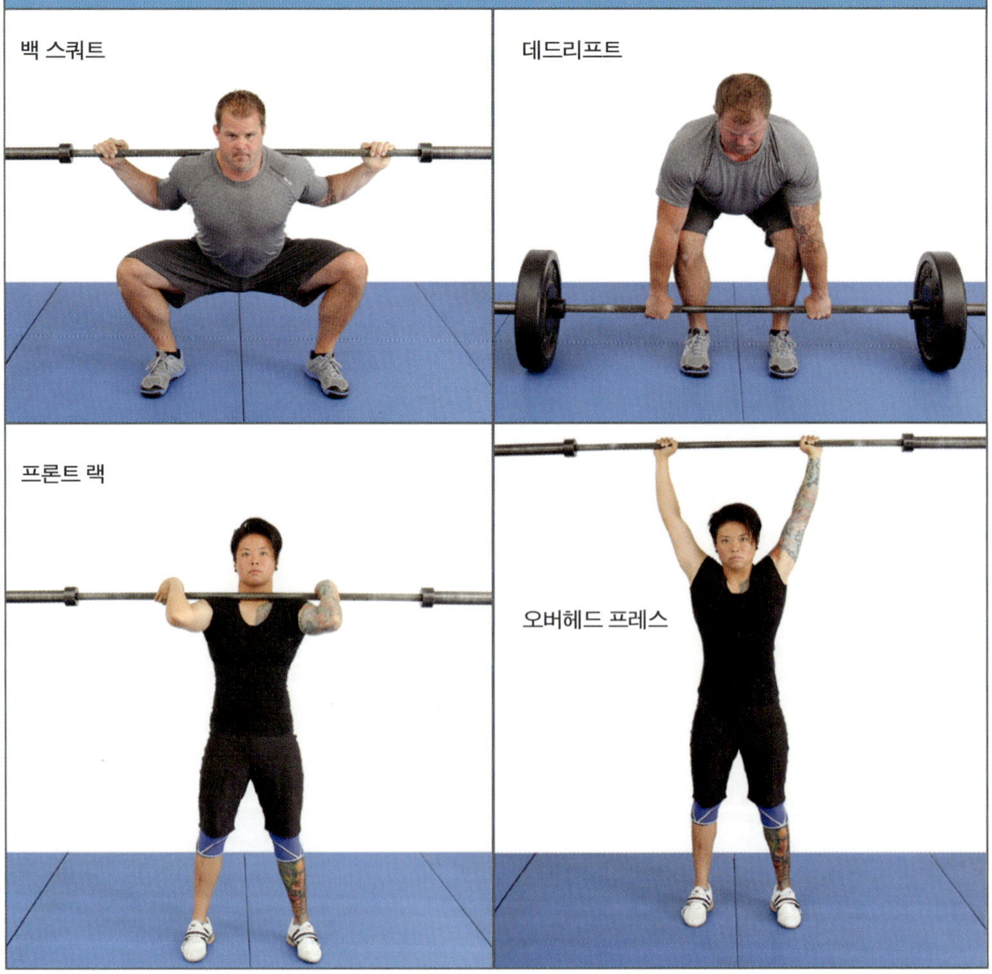

법칙 #2: 고관절이나 어깨관절이 신전된 상태(관절각을 증가시키는 상태)라면, 내회전력(몸의 중심부로 향하도록)을 만든다.

예시: 스플릿 저크, 점프하면서 팔을 뒤로 흔드는 자세

대부분의 상황에서 사람들은 발이나 손이 몸 뒤에 있을 때, 토크의 두 번째 법칙을 쓴다. 매우 확실한 본보기는 점프하는 동안 팔을 흔들어 뒤로 보낼 때와 워킹, 달리기, 런지를 하는 동안 다리가 몸 뒤로 따라올 때이다. 또한 두 번째 법칙은 권투, 골프, 야구처럼 회전이 많은 스포츠와 모든 던지는 동작(뒤에 있는 다리를 내회전해야 하는 스플릿)이나 스태거드 스탠스[4]에도 적용이 된다.

예를 들어 기술이 뛰어난 권투 선수가 크로스(뒤쪽 손으로 하는 스트레이트 펀치)를 날릴 때 고관절과 상체를 돌리면서 뒤쪽 발을 바닥에 돌려 박아(내회전)넣을 것이다. 발목관절, 무릎관절, 고관절을 최대한 가장 안정적인 자세로 만듦으로써 운동사슬을 통해 전달되는 에너지를 효과적으로 이용해서 타격하는 힘을 최대화할 수 있다.

이 법칙은 벤치프레스, 딥, 푸시업, 달리기 중에 팔을 흔드는 동작처럼 어깨관절은 펴져 있지만 팔은 굽혀져 있는(팔꿈치관절을 구부리는 경우) 동작 때문에 사람들이 혼란을 겪기도 한다. 위의 동작을 수행하는 동안에는 어깨관절을 안정화하려면 외회전력을 만들어야 한다. 이렇게 생각해라. 만약 어깨관절이 신전되어 있더라도 팔꿈치가 구부러져 있다면(굴곡되어 있다면), 외회전력을 만들어야 한다.

4) 한 발을 다른 발의 뒤로 보낸 비대칭 스탠스

2법칙: 신전과 내회전의 대표적인 사례

점프

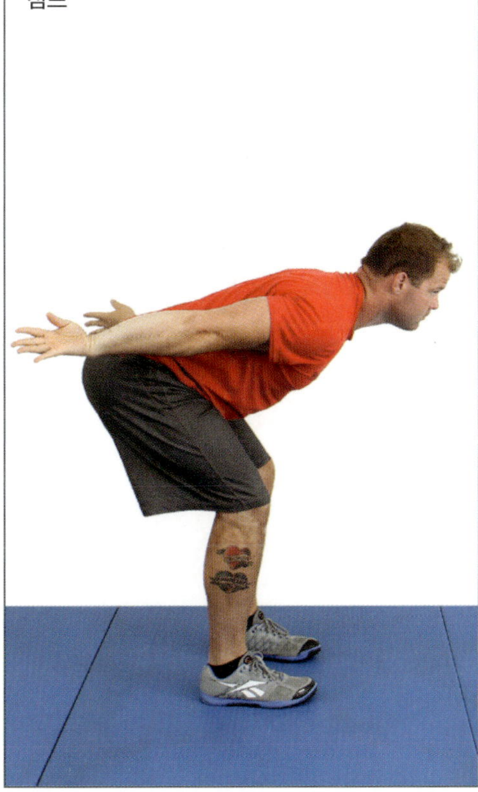

스플릿 저크

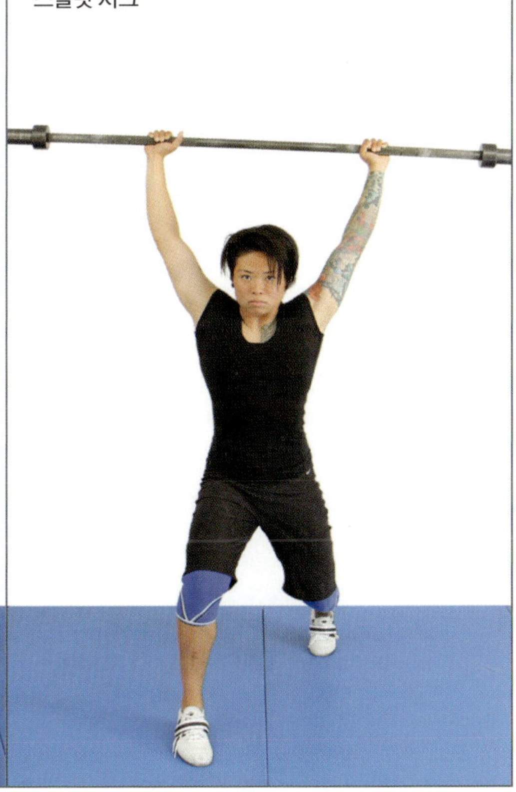

2법칙: 어깨관절 신전과 팔 굴곡

벤치프레스

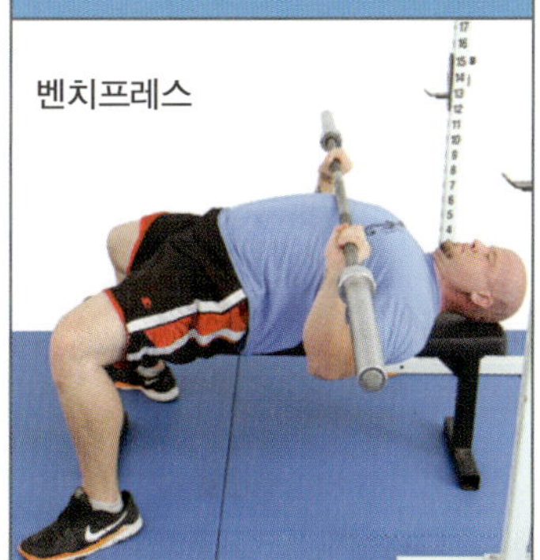

딥

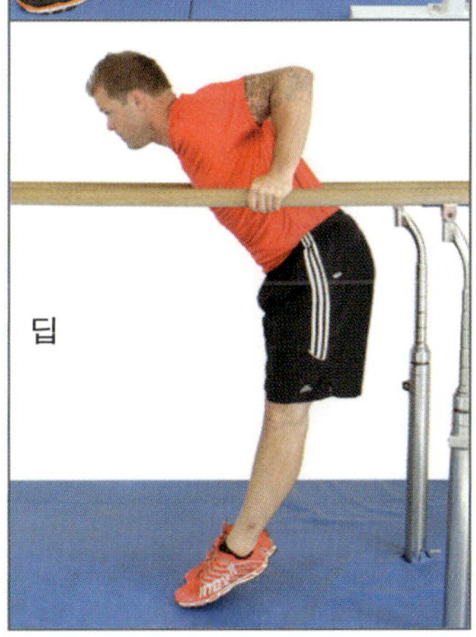

토크 텐션Torque Tension

이제 토크 생성의 개념을 이해했으니 시스템의 긴장을 유지하기 위해 필요한 토크의 양에 대해 이야기해보자. 정중선 보강(38페이지 참고)과 마찬가지로, 동작이나 자세에 딱 필요한 정도의 긴장을 만들면 역학적으로 안정적인 자세를 유지할 수 있다. 그래서 그냥 서있거나 기초적인 맨몸운동 동작을 수행한다면, 아마 만들 수 있는 전체 토크양의 10~20퍼센트 정도가 필요할 것이다. 즉, 힘의 손실과 부상을 야기하는 동작의 오류를 피할 정도만큼의 토크를 만들면 된다.

일반적인 실수는 토크 동작을 과장되게 하고 필요로 하는 양보다 더 많이 만들어내는 것인데, 이는 토크를 전혀 만들지 못할 때와 마찬가지로 자세를 망가뜨린다. 아마 이런 실수는 토크 개념을 처음 경험할 때, 특히 스쿼트를 할 때 사람들이 가장 흔하게 겪는 실수일 것이다.

대부분의 스트렝스&컨디셔닝 코치들처럼, 필자는 동작의 능숙함과 가동범위를 평가하기 위한 진단 도구로 맨몸(에어) 스쿼트(164페이지)를 활용한다. 필자는 일반적인 맨몸 동작과 관련 있는 토크의 법칙을 가르칠 때, 선수들이 고관절을 외회전하도록 만들기 위해 "무릎을 밖으로 밀어내라."나 "발을 바닥에 돌려 박아넣어라." 같은 신호를 쓴다. 다른 많은 신호들과 마찬가지로, 이 일련의 신호들은 "무릎을 밖으로 밀어내고 최대한 세게 발을 지면에 돌려 박아넣어라."로 잘못 해석된다. 사람들은 항상 필자에게 토크를 만들면 스쿼트가 엉망이 되고 무릎이나 발목에 통증이 느껴진다고 호소한다.

이 경우 벌어지고 있는 사태는 다음과 같다. 이 선수들은 토크를 너무 많이 만들어냈다. 가지고 있는 힘의 100퍼센트 능력으로 고관절에서 외회전하는 힘을 만들려고 한다면, 동작에 필요한 것보다 더 많은 긴장이 만들어진 것이다. 이런 일이 발생하면, 동작은 부자연스러워지고 눈으로 보기에도 이상해 보인다(정중선 안정화를 과다하게 할 때 같은 일이 발생한다. 만약 스쿼트나 푸시업 같은 맨몸 동작을 수행할 때 척추에 긴장도를 100퍼센트로 형성하면서 몸을 단단하게 보강한다면, 마치 동작의 가동범위가 결핍되었을 때처럼 움직임이 느리고, 타이트하게 느껴질 수 있다). 다시 말해, 나쁜 자세로 이끄는 힘을 저지할 만큼의 회전력이 필요할 뿐이다. 다음의 안정화와 관련된 격언을 명심하자. 올바른 방법으로 안정화하지 않으면, 몸은 나쁜 자세로 되돌아가서 안정화를 찾을 것이다. 따라서 바른 자세를 유지할 정도의 긴장을 만들되, 동작을 망칠 정도로 과다해서는 안 된다. 이는 숙달되기 위해 충분한 시간과 연습이 필요하고 매우 섬세하게 균형을 맞춰야 하는 과정이다.

토크로 생성되는 긴장에 대해 생각해볼 수 있는 다른 방법은 정중선 안정화 전략과 매치해보는 것이다. 토크와 정중선 긴장의 수준이 일치하지 않거나 정중선 안정화 전략이 약하다면, 척추는 외회전력을 만들어내는 순간 축 처질 것이다. 예를 들어 몸통에 2/10 정도로 긴장을 준 채 푸시업 준비 자세를 취하고, 양손에서는 5/10 정도의 수준으로 토크를 만들어 활용하려 한다고 가정해보자. 척추는 과신전되고 말 것이다. 평평한 등을 유지할 정도의 토크만 필요하다. 맨몸 동작을 할 때는 바른 자세를 유지하려고 과하게 토크를 만들어 배를 타이트하게 할 필요가 없다. 다만, 동작에 부하나 스피드를 더할 때는 그 동작에 필요한 만큼 토크와 몸통의 긴장을 늘려야만 한다.

토크의 법칙은 독자들이 헷갈릴 수 있기 때문에 필자는 토크의 기능과 적용에 대해 설명하는 몇 가지 테스트들을 함께 실었다. 토크의 역할, 특히 손과 발의 자세에 관련된 토크의 역할에 대해 알고 싶다면, 이번 섹션을 보고 몇 가지 테스트를 따라 해볼 것을 강력 추천한다. 이미 토크와 정중선 안정화의 개념에 대해 이해하고 있다면, 다음 장은 넘겨도 좋다.

토크 테스트

토크의 두 가지 법칙은 바른 자세에서 관절의 긴장과 안정화를 만드는 일반적인 청사진을 제공한다. 2부에서는 토크의 법칙을 더 넓은 범위로 전환 가능한 스트렝스&컨디셔닝 동작에 적용할 것이다. 하지만 먼저, 간단하고 보편적이며 전환이 가능한 두 가지 동작인 푸시업과 스쿼트로 이 동작 원리를 시험해보자.

이번 섹션에서는 푸시업을 통해 어깨관절을 안정화하는 방법('어깨관절 안정화 토크 테스트' 참고)과 스쿼트를 통해 고관절을 안정화하는 방법('고관절 안정화 토크 테스트' 참고)을 설명할 것이다. 중요한 것은 이 두 가지 맨몸 운동이 단순한 훈련 동작 그 이상의 의미를 가진다는 점이다. 푸시업을 준비하는 방법을 이해한다면, 프레스나 풀이 필요한 동작이면 어떤 동작이든 이에 맞게 어깨관절을 안정화하는 모델을 익히게 된다. 같은 맥락에서, 스쿼트를 수행하는 방법을 정확하게 이해한다면, 고관절과 다리가 굽혀지는 동작을 취할 때마다 고관절, 무릎관절, 발목관절에 토크와 안정성을 만들어내는 보편적인 모델을 익히게 된다.

다음 페이지에는 정중선 안정화와 토크 사이의 연계에 대한 이해를 발달시키고, 준비 자세나 시작 자세가 어떻게 움직임을 최적화하는 능력과 상관이 있는지에 대해 이해를 돕는 테스트 시리즈를 제시할 것이다. 이 테스트들을 수행할 때는 토크 생성과 관련해서 손과 발의 방향에 세심한 주의를 기울이자.

요점을 말하자면, 팔이나 발을 몸에서 멀어지게 한 상태로 돌릴 수록 생성되는 토크는 더 줄어들게 된다. 그리고 토크를 적게 만들어낼 수록 안정성 또한 낮아지게 된다. 코치들은 선수들에게 발을 더 벌리거나 손을 더 벌리라고 말하곤 하는데, 이 자세들이 고관절과 어깨관절의 가동범위를 넓혀주기 때문이다. 스쿼트를 하기 위해 발을 밖으로 돌리면 고관절과 발목관절의 가동범위 제한을 피할 수 있다. 그리고 푸시업을 하기 위해 손을 밖으로 돌리면 어깨관절과 손목관절의 가동범위 제한을 피할 수 있다. 하지만 팔과 다리를 밖으로 돌리는 것은 토크 생성을 방해하고, 기능장애 패턴이 몸에 배게 만들어 다른 동작과 자세까지 망칠 수 있다.

이것이 많은 사람들이 모른 채 넘어가는 문제의 핵심이다. 중량과 스피드 요구량이 상대적으로 적은 상황에서는 정중선 안정화와 토크의 요구량도 낮아지기 때문에 발과 손을 밖으로 돌려도 스쿼트나 프레스를 그럭저럭 할 수 있다. 하지만 중량과 속도가 증가되고 동작에서 정중선 안정화 정도와 토크의 요구량이 늘어나게 되면, 동작이 엉망이 되기 시작한다. 단지 발이나 손을 밖으로 돌리는 것만으로 동작에 필요한 토크를 만들어낼 수는 없다. 따라서 맨몸 스쿼트에서 점프, 착지, 백 스쿼트, 역도처럼 복잡하고 부하를 버텨야 하는 동작으로 전환할 때 이러한 제한점이 어떻게 문제를 일으키게 될지 짐작할 수 있다.

어깨관절 안정성 토크 테스트

필자가 세미나에서 토크의 법칙을 가르칠 때, 보통 어깨관절부터 시작하며 이때 푸시업을 진단을 위한 동작으로 활용하곤 한다. 사람들에게 푸시업의 탑 자세를 취하게 해서 안전하고 효과적으로 안정화의 두 가지 핵심 원리를 설명한다. 만약 몸통이 정렬되지 않으면(중립 자세로 몸이 보강되지 않으면) 어깨관절도 정렬할 수 없다는 것을 바로 알아차릴 수 있다. 반대로, 어깨관절이 앞으로 말려 있거나, 팔꿈치를 락 아웃lock out[5]할 수 없다면, 평평한 등을 만들기 위해서 애를 써야만 한다.

5) 동작의 시작이나 마무리 자세에서 관절을 완전히 펴서 고정시키는 것.

푸시업 엉덩이 정확도 테스트Pushup Butt Acuity Test

푸시업 엉덩이 정확도 테스트는 앞서 소개한 정중선 안정화와 토크를 첫 번째로 적용한 경우이다. 이 테스트를 수행하려면 양손을 최대한 나란하게 만들고(어깨관절 바로 아래에 손이 위치하게 한다), 양발을 모아 함께 바닥에 고정시킨 채 푸시업 시작 자세를 취한다.

다음으로, 브레이싱 시퀀스를 수행한다. 엉덩이를 쥐어짜고, 흉곽과 골반을 일직선상에 정렬하고, 복부를 타이트하게 만든다. 요점은 손목관절, 팔꿈치관절, 어깨관절을 일직선상에 정렬하고, 양발을 모으는 것이다. 대다수 사람들이 양발을 벌리는 실수를 범하는데, 이것이 가동범위를 속이는 행위라는 것을 모른다. 이 속임수는 둔근을 개입시키고 몸통을 안정화하는 과정을 방해한다.

잘 정렬된 푸시업 시작 자세를 만들고 나면 다음 단계는 둔근에 힘을 풀어 개입하지 못하게 하고 등을 평평하게 유지하려고 해보는 것이다. 완전 범위를 활용한 푸시업을 순서에 맞게 여러 번 할 수 있다면, 원하는 효과를 얻기 위해 5~10번 정도의 푸시업(1세트는 둔근을 활성화시킨 채로, 다음 세트에는 둔근을 비활성화시킨 채로)을 한다.

후자의 자세(둔근을 비활성화한)는 도미노 효과 때문에 안정적이지 못하다. 둔근에 힘이 풀려 개입하지 못하게 되면 척추를 바른 자세로 정렬할 수 없다. 이것은 우리에게 굉장히 중요한 두 가지 정보를 알려준다.

1. 엉덩이가 비활성화 상태일 때, 척추 오류에 빠지기 쉽다.
2. 깨진 정중선은 어깨관절에 추가적인 부담을 줘서 충분한 토크 생성을 어렵게 만든다. 그 차이는 생각 외로 크다.

+ 둔근이 개입된 상태

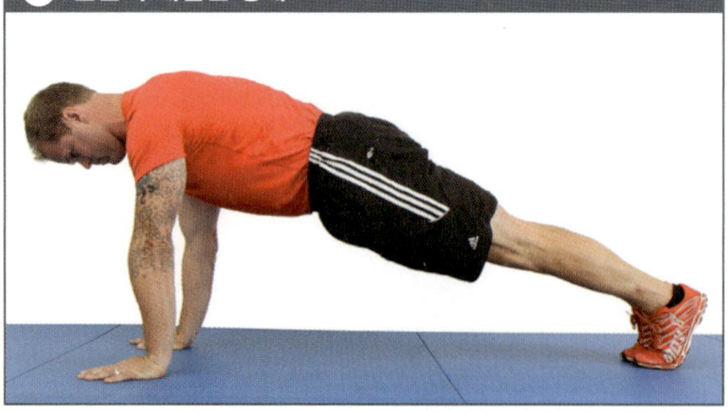

둔근을 조였을 때 등을 평평하게 유지하는 것이 더 쉽다.

− 둔근이 개입되지 않은 상태

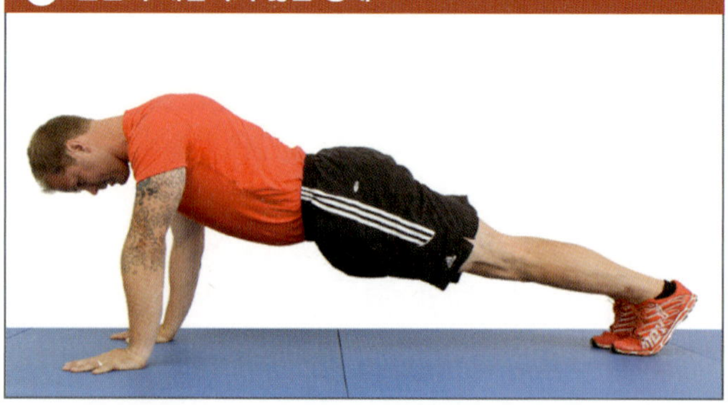

둔근의 힘을 풀었을 때 중립척추 자세를 유지하는 것이 더 어려운데, 특히 푸시업을 여러 번 순차적으로 하기 시작하면 더 난이도가 올라가게 된다.

벌어진 손 토크 테스트Open-Hand Torque Test

두 번째 테스트는 푸시업에 특화된 가장 일반적인 스트렝스&컨디셔닝 신호를 사용한다. 손을 바닥에 돌려 박아넣어라. 이 신호로 사람들은 토크가 몸통을 안정화 하는 데 얼마나 중요한지를 깨닫는다. 팔오금이 앞을 보게 하고, 어깨관절의 머리 부분을 외회전시키면 등을 평평하게 유지하는 것이 훨씬 쉬워진다. 무엇보다 이 테스트는 손의 위치와 우리가 만들 수 있는 토크의 양 사이의 관계에 대해서도 알려준다.

테스트를 하는 방법은 다음과 같다. 양손을 나란하게(혹은 최대한 일자로) 만들어서 손을 바닥에 돌려 박아넣어서 토크를 만든다. 어깨관절이 안정화되고, 등의 상부에 긴장을 느낄 수 있을 것이다. 일단 양손을 곧게 편 채로 토크를 만들어냈을 때의 느낌을 터득했다면, 등을 평평하게 유지하고 토크을 만들려고 하는 상태를 계속 유지하면서 양손을 약간 밖으로 향하도록 돌려본다. 양손을 밖으로 향하도록 돌리면 돌릴수록 토크를 만들어내고 몸통을 안정화하는 것이 더욱 힘들어진다. 양손의 각도가 45도가 되면, 토크를 만드는 것이 불가능해진다. 이 시점에서 어깨관절이 처지고, 척추가 굽기 시작하는데, 이는 몸에서 만들어지는 토크 양이 적기 때문이다. 만약 플렌체(발을 사용하지 않는 하이 푸시업처럼, 전신을 땅과 평행하게 만들어 고정시키는 고난이도의 체조동작)를 하는 것처럼 양손을 밖으로 향하게 돌리면, 몸통을 안정적이고 빳빳하게 유지하기가 훨씬 더 어려워진다. 토크 없이 위 자세를 유지하는 것은 매우 어려우며, 이는 발이 바닥에 붙어 있음에도 플렌체 푸시업을 하는 것이 어려운 이유를 설명한다. 극한의 모빌리티가 필요할 뿐만 아니라 극한의 스트렝스 또한 필요하다.

다음의 사항을 명심하자. 어깨관절과 흉추(몸의 중간 분절)를 위해 안정적인 기반을 만들기 위해서는 양손을 통해 토크를 만들어야만 한다. 토크를 만들 수 없는 위치에 손을 둔다면, 안정화하기 어려울 뿐 아니라 힘을 생성하기도 어렵다. 필자가 단순히 푸시업에 대해 말하는 것이 아니라 프레스와 풀 동작 전반에 대해 얘기하고 있음을 잊지 말자. 푸시업에서 벌어진 손 자세(양손을 밖으로 돌리는 자세)를 사용하면 차를 밀거나, 버피를 할 때, 그 밖의 어떤 상황에서도 똑같은 자세를 취하게 될 것이다.

푸시업 시작 자세를 취한다. 손가락을 펴서 앞을 보게 만들고, 손은 바닥에 돌려 박아넣는다. 그리고 양손을 약간 밖을 향해 벌리고 난 뒤 토크를 만들어 본다. 손을 밖으로 돌린 채로는 충분한 토크를 만들 수 없다는 것을 발견할 수 있을 것이다. 손을 더 밖으로 돌리면, 토크를 만드는 능력을 완전히 상실해서 어깨관절과 몸통을 안정화하는 데 큰 어려움을 느낄 것이다. 그리고 양손을 180도로 돌려버린다면, 토크를 전혀 만들어낼 수 없다.

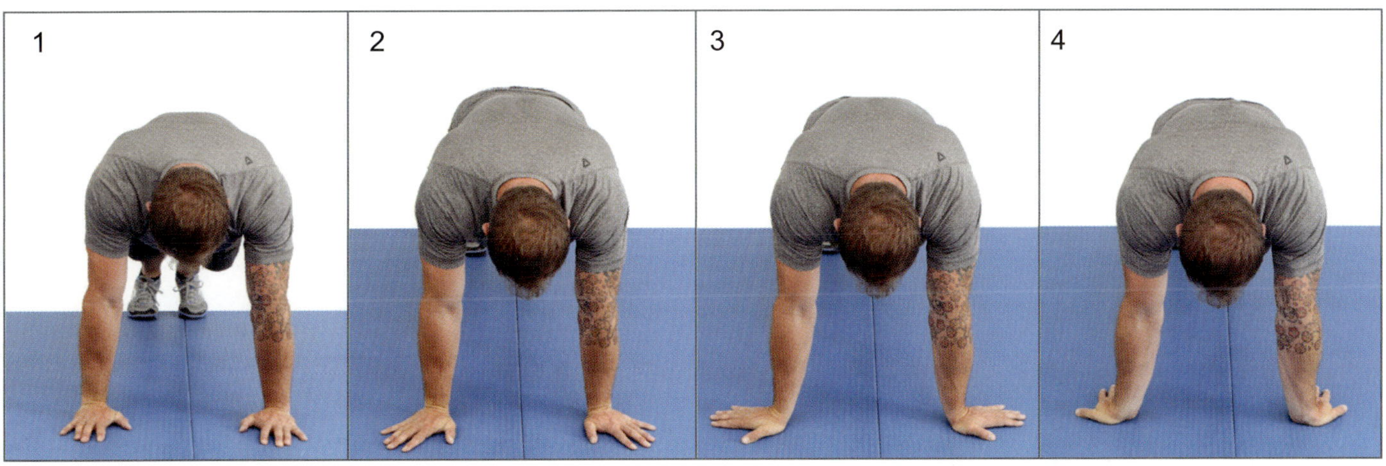

양손을 바닥에 돌려 박아넣으면 어깨관절에 외회전을 만들어내게 되지만, 양손의 끝을 밖을 향해 벌리면 토크를 만들어내는 능력을 잃는다.

링 푸시업 토크 테스트Ring Pushup Torque Test

어깨관절 안정화의 진면목을 보고 싶다면, 링 푸시업을 해보자. 자신이 보강과 토크에 대해 이해하고 있는지 아닌지를 바로 확인할 수 있다. 링 푸시업에서는 어깨관절과 몸통을 안정화하기가 훨씬 더 힘들기 때문에 바른 자세를 하고 있는지, 나쁜 자세를 하고 있는지를 알 수 있다.

또한 링 푸시업 시작 자세는 토크를 빨리 그리고 자주 만들어야 할 필요성을 깨닫게 해준다. 특히 링 위에서 푸시업의 바닥 자세로 들어간 채 토크를 되찾는 것은 매우 어렵다(그 탓에 꼭 토크를 형성한 채로 푸시업 바닥 자세를 만들어야 한다). 그래서 코치들이 선수에게 벤치프레스 탑 자세에서 "바를 부술 것처럼 움켜줘라."고 신호를 보내는 것이다. 이 신호는 바가 가슴까지 내려왔을 때 어깨관절의 위치를 최적화한다.

이 테스트는 적절한 수준의 토크와 잘 정렬된 척추로 바른 자세를 만들면, 완벽한 기술로 동작을 수행할 확률이 높아진다는 것을 알려준다. 그리고 적절하게 준비를 했다면, 어깨 통증과 중간 가동범위에서의 문제들이 사라질 것이다. 사실, 토크와 관련된 대다수의 동작 실수들, 특히 바닥에서 하는 푸시업은 토크의 요구도가 매우 낮기 때문에 토크와 관련된 동작 오류를 눈치채기 쉽지 않다. 그래서 링이 유용한 것이다. 링 푸시업을 할 때는 바른 자세로 몸통과 어깨관절을 안정화하기 위해 높은 수준의 토크가 필요하다. 만약 충분한 외회전력을 만들어내지 못하면, 어깨관절이 앞으로 말리고, 등은 아래로 처질 것이다.

*주의: 몸을 지지해주고, 외회전을 만들기 위해 양손을 바닥에 돌려 박아넣을 수 있는 일반적인 푸시업과 달리, 링 푸시업에서는 양손을 물리적으로 회전시켜야 한다. 오른손 엄지 손가락은 1시 방향을 가리키고, 왼손 엄지는 11시 방향을 가리켜야 한다.

⊕ 개입된 둔근/토크

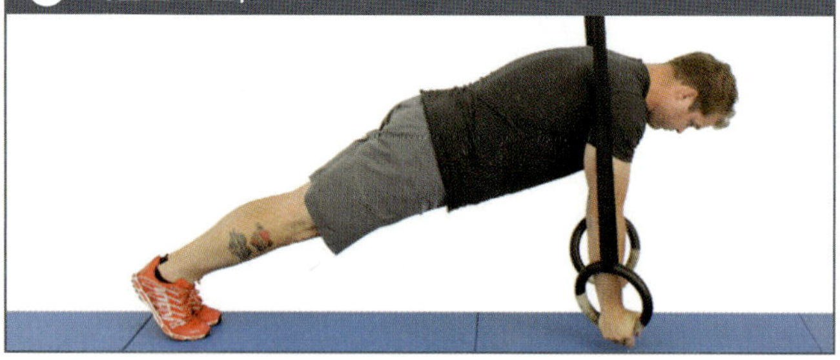

엉덩이를 쥐어짜듯 힘을 주고, 복근을 개입시키고, 등을 평평하게 만들어 바른 푸시업 자세를 취한다. 토크를 만들기 위해 계속해서 외회전을 해야 하지만 바닥에서 하는 일반적인 푸시업과 달리 링에서 토크를 만드는 것은 매우 힘들다. 어깨관절을 올바른 자세로 만들려면, 양손을 밖으로 돌려서 엄지손가락이 몸과 반대 방향을 보게 한다. 오른손 엄지는 1시 방향, 왼손 엄지는 11시 방향을 향하고 있어야 한다.

⊖ 개입되지 않은 둔근/토크 없음

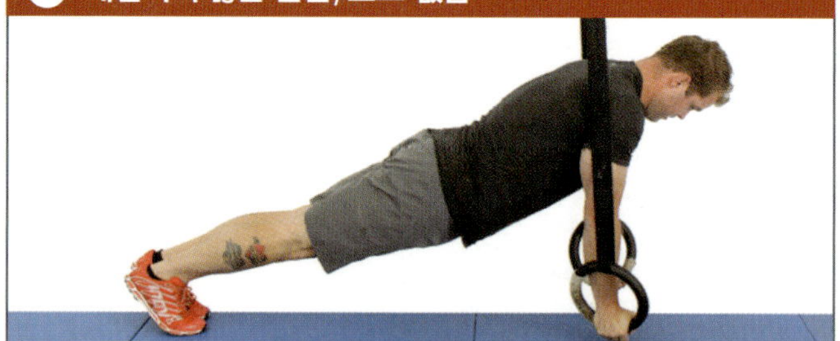

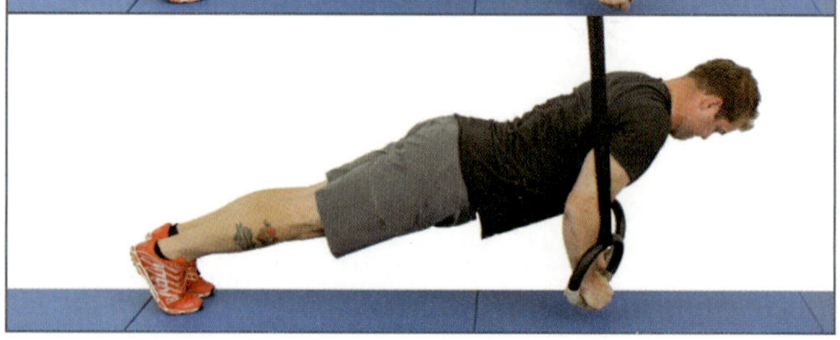

양손이 밖으로 회전하지 않으면, 토크를 만들어낼 수 없다. 그리고 토크를 만들어낼 수 없으면, 척추를 정렬할 수 없고, 팔꿈치는 벌어지며, 어깨관절은 굽은 자세로 되돌아갈 것이다. 둔근에 힘을 풀어버리는 순간, 엉덩이가 아래로 처지고, 과신전된 자세가 될 것이다.

고관절 안정성 토크 테스트

푸시업과 마찬가지로 스쿼트 또한 넓은 범위에서 적용될 수 있다. 만약 스쿼트를 하는 동안 토크를 만드는 방법을 이해하고 있다면, 대부분의 동작과 관련된 고관절 안정화에 대한 전반적인 모델을 알고 있는 것이다. 더해서, 스쿼트는 준비 자세, 특히 발의 자세나 스탠스가 발목관절, 무릎관절, 고관절, 척추, 어깨관절로 거슬러 올라가 토크를 만드는 능력에 영향을 미친다는 사실을 드러내준다. 관절들은 동작을 시작하기 전에 회전하는 힘을 촉진하는 자세를 취해야 한다는 점을 기억하라. 스쿼트 토크 테스트들이 증명하겠지만 나란히 정렬하거나 중립 위치로 놓은 발 위치가 토크를 최대한으로 만들어내는 데에 가장 적합하다. 84페이지에 있는 '중립(나란히 놓은) 발 자세에 대한 설명'에서 확인할 수 있다.

문제는 발 위치와 토크를 통한 안정화 사이에 역사적인 단절이 있었다는 점이다. 수년간 코치들은 선수들로 하여금 마치 오리처럼 발을 밖으로 벌리도록 가르쳤고 이를 통해 선수들이 고관절을 열고 무릎을 밖으로 더 내보내서 선수들이 스쿼트의 바닥 자세를 더 쉽게 취할 수 있도록 했다. 코치들과 선수들은 외회전 토크를 만들어내면서 고관절에 공간을 만들어낼 수 있다는 사실을 자각하지 못하고 있었다. 발을 나란히(평행하게) 정렬하고, 발을 바닥에 돌려 박아넣고, 무릎을 밖으로 내보냄으로써 이것이 가능하다. 이런 테크닉은 더 많은 모빌리티를 필요로 하지만, 토크를 극대화하면서도 대퇴골의 머리 부분을 여전히 자유롭게 해준다(고관절을 열어줌으로써).

그러나 대부분 사람들은 엉덩이가 발목까지 닿는 최대 범위의 스쿼트를 하기 위해 필요한 가동범위가 없다. 발을 밖으로 벌리는 것은 가동범위를 잃은 사람들이 스쿼트를 잘 수행할 수 있게 해주지만, 이런 임시방편은 결국 대가를 치를 수밖에 없다. 이런 방식의 스쿼트는 기능장애 패턴이 다른 활동에도 배어들도록 만든다. 오리발 형태로 하는 스쿼트는 서 있거나, 걷거나, 뛰거나, 착지하거나, 잡아당길 때 오리걸음 자세로 만들 가능성이 있다. 한 번에 수행 가능한 최고 중량(1RM)의 백 스쿼트를 할 때 어떤 일이 생기겠는가? 또는 역도를 하면서 스쿼트의 바닥 자세에서 자연스럽게 중량을 받게 될 때는? 또는 농구 경기에서 방향을 바꿀 때에는? 이 경우 앞으로 일어날 일은 다음과 같다. 잘못 훈련해온 동작 패턴이 부상의 위험성을 드라마틱하게 증가시키면서 언제 어디서나 이빨을 드러내는 것이다. 벌어진 발 스탠스(발이 밖으로 돌아간 스탠스)의 또 다른 문제는 토크를 만들어내기 어려울 뿐 아니라 몸에 안정성을 만들어내기 어렵다는 점이다. 종종 이러한 상황의 결과로 발목은 무너지고 무릎은 안쪽으로 휘어들어오고, 관절에 외반력(비틀림 힘과 전단력)을 만들어낸다. 바로 이것이 선수들이 고관절로부터 생기는 힘을 잃게 되는 이유이고 또 전방십자인대파열을 야기하는 주된 장본인이 된다.

필자는 스쿼트와 관련해 발의 중립 자세를 설명할 때, 양발을 아치로 만들기만 한다면 어떤 자세에서든 스쿼트를 할 수 있다고 이야기한다. 발이 아치 형태를 유지하고 있으면 충분한 토크를 만들 수 있다. 이 같이 이상적인 아치 형태를 얻기 위해 가장 좋은 발의 자세는 발을 서로 나란히 정렬하여 중립 위치로 두는 것이다. 발을 밖을 향해 돌릴수록 아치는 무너지게 될 것이다.

＋ 발의 중립 자세

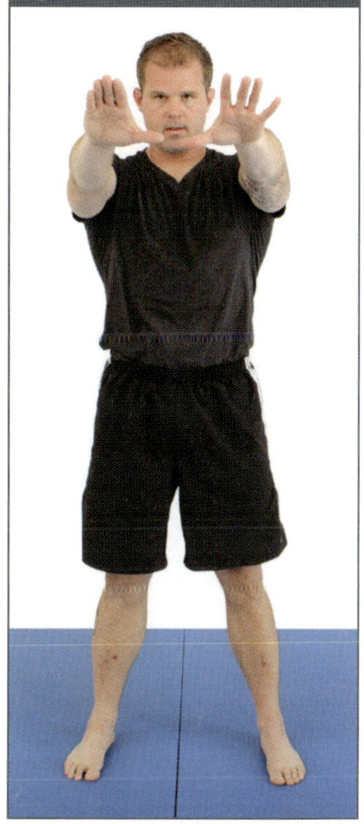

－ 벌어진 발 자세

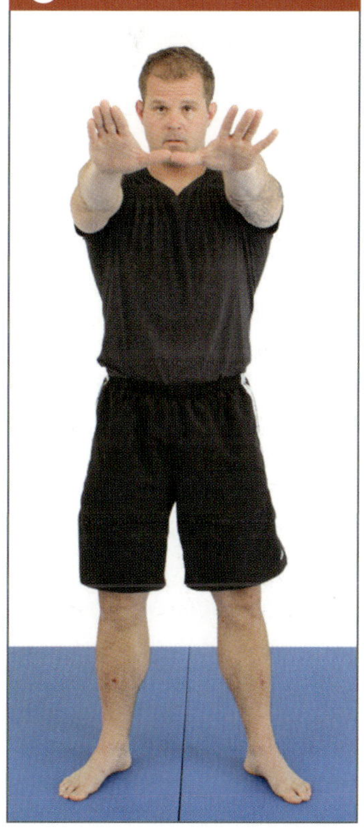

예를 들어 스쿼트를 하려고 몸을 낮추는데, 동작을 끝내기 전에 발목의 가동범위의 끝에 도달해버렸다면(이는 바닥 자세로 가기 위해 발목이 더 깊게 구부려지지 않는다는 것을 의미한다) 몸은 '텐션 헌팅'을 시작하게 되고 이는 발목이 안쪽으로 무너지는 형태로 드러난다. 이 발목의 무너짐은 발목을 구조적으로는 안정적이게 만들어주지만 발목 상부의 관절들은 위태롭게 만든다. 실제로는 몸을 지지해주는 인대와 조직들에 의존해 있는 것이다.

⊖ 외반 오류(valgus fault)

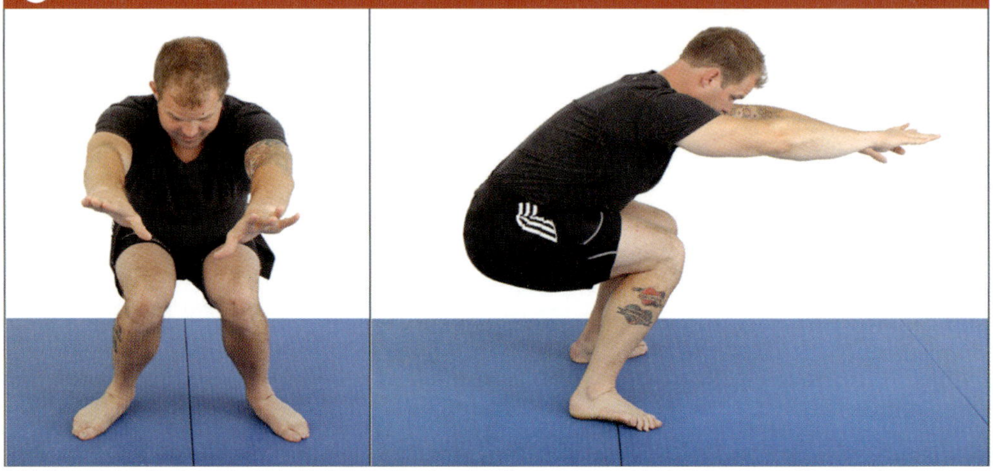

⊕ 자연스러운 아치

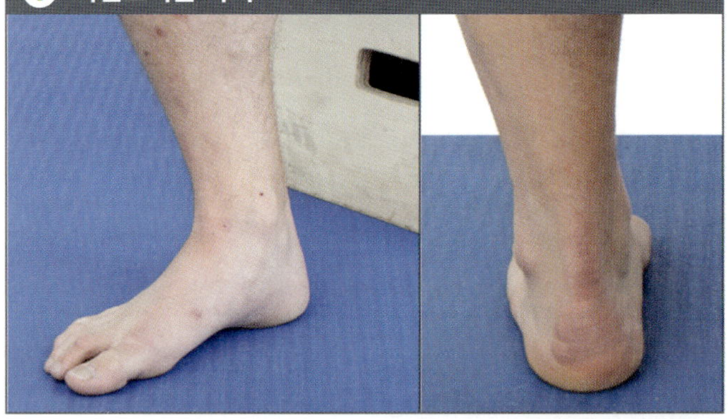

발의 아치는 주로 고관절의 외회전에서 유래된 뼈, 인대, 힘줄, 결합 조직들로 이루어진 역학적 시스템의 현상이다. 발뒤꿈치를 아킬레스건과 정렬(똑바로)을 맞추거나 뒤꿈치의 중심부를 종아리와 일직선이 되게 맞추는 것이 이상적이다. 발을 곧게 두고 고관절을 외회전 한다면, 발은 자연스럽게 아치모양이 된다. 더 많은 무게를 들 수 있고 더 큰 힘으로 뛸 수 있게 된다. 그리고 어딘가로 움직이기에 가장 안정적인 자세가 되게 된다.

⊖ 무너진 아치

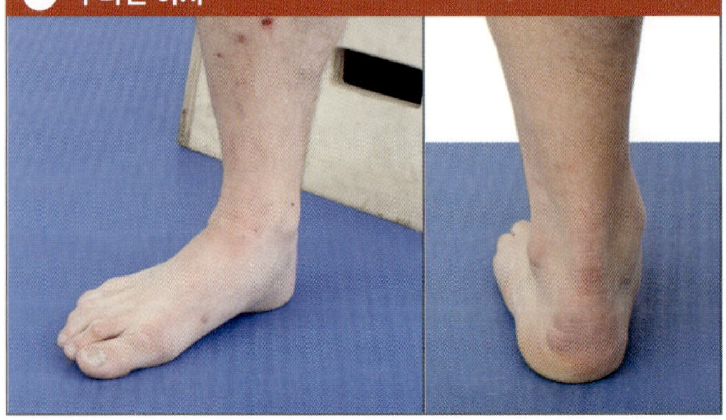

아킬레스건에 사선으로 걸리는 하중은 아킬레스건 파열, 아킬레스건염이 생기는 주요 역학 중의 하나이다. 아킬레스건에 축에서 벗어나 비스듬히 가해지는 하중을 줄이는 방법 중 한 가지는 더 곧은 자세로 발을 두는 것이다.

벌어진 발 토크 테스트Open-foot Torque Test

필자는 안정적인 자세 만드는 법을 가르칠 때, 발의 중립 자세와 토크 간의 연관성을 이해하기 쉽게 설명하기 위해 벌어진 발 토크 테스트를 활용한다.

이 테스트를 수행하려면 우선 고관절 바로 아래 발을 두고 서거나 대략 어깨 넓이 정도로 선다. 브레이싱 시퀀스를 거치고 나서 바닥을 서로 벌리려고 하는 것처럼 바닥에 발을 돌려 박아넣는다. 가능한 한 많은 외회전력을 만들어내고, 엄지발가락을 지면에서 떨어지지 않도록 최대한 힘을 주며 엉덩이를 쥐어짠다. 고관절을 외회전시킬 때, 발은 아치를 이루게 된다. 결합 조직은 수축하고, 뼈들은 바르게 정렬되고 근육들은 활성화된 이상적인 자세를 취하게 된다.

발을 일직선으로 똑바로 둔 채로 토크 테스트를 수행하고 나서 45도 정도 발을 밖으로 벌리고 다시 이 과정을 반복해보자. 같은 양의 토크를 형성할 수 없을 것이다. 발은 아치모양이 되지 않고, 같은 정도로 둔근을 활성화시킬 수도 없을 것이다.

이제, 약 0~12도 정도 '아주 약간' 발을 밖으로 벌리고도 충분한 양의 토크를 만들어낼 수 있다는 중요한 사실에 대해 말하고자 한다. 그러나 30도 이상으로 발을 벌리면, 토크는 발생하지 않는다. 그 감소비율은 아주 급격하다.

명확히 짚고 넘어가자. 발을 평행하게 두면 둘수록, 더 안정적인 자세를 취할 수 있다. 발을 약간 밖으로 벌려도 여전히 토크를 만들 수는 있지만, 평행으로 둘 때처럼 많지는 않다. 맨몸 스쿼트를 하거나 낮은 강도의 운동을 할 때는 크게 문제가 되지 않는다. 하지만, 대사 요구량이나 하중이 더해질 때 만약 토크를 만드는 능력이 없다면 어떤 종류, 어떤 형태이든 생체역학적인 타협이 발생할 것이다. 그리고 생체역학적인 타협은 부상으로 가는 청신호라는 점을 반드시 알아야 한다.

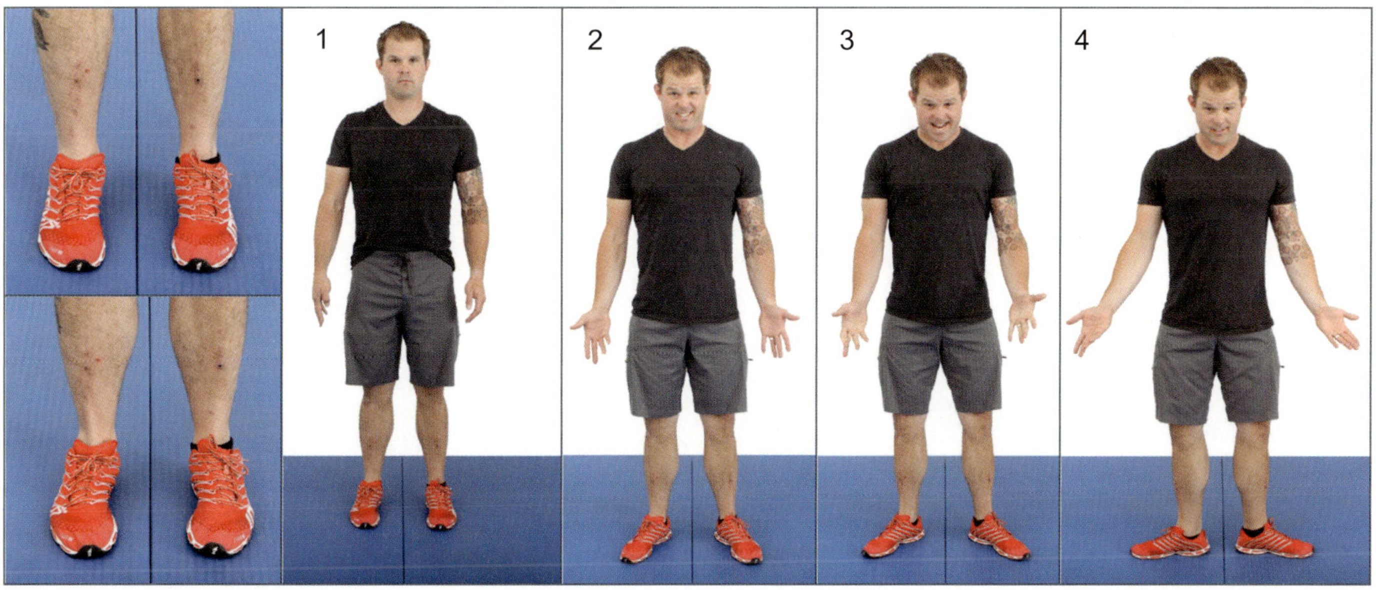

먼저 발을 평행하게 두고, 브레이싱 시퀀스를 거치고난 다음에 바닥에 발을 돌려 박아넣으며 외회전 하는 힘을 만들어라. 신발이 약간 휜 게 보일 것이다. 발이 아치모양을 형성하고 있다는 것이다. 그다음, 발을 약간만 벌리고 앞의 과정을 반복해보아라. 발을 벌리면 토크를 생성할 수 없고, 아치도 만들 수 없거니와 둔근이 활성화되지 않는다.

발의 중립(나란히 정렬한) 자세에 대한 설명

필자가 '발의 중립 자세'라고 하는 경우 발을 일자로 놓아 발끝은 앞을 향해 있고, 양발이 서로 나란하게 놓여 있는 자세를 의미한다. 이것이 필자가 생각하는 이상적인 발의 자세이다. 그러나 약간 밖으로 발의 방향을 튼 자세를 취해도 토크를 만들어내는 능력을 크게 손상시키지 않을 수 있다. 하지만, 이는 매우 미묘한 경계선에 놓여 있다. 아래 도표에서 볼 수 있듯이 필자는 0~12도 사이가 최대치의 토크를 만들기에 충분한 각도라고 생각한다. 만약 발목과 고관절의 모빌리티가 제한되어 있다면, 발을 밖으로 아주 약간만, 즉 12도가 넘지 않는 범위에서 바깥으로 돌리는 것이 아마 더 편안하고 깊게 스쿼트를 수행하는 것을 도울 수 있을 것이다. 그러나 모빌리티가 향상됨에 따라서 발을 일직선으로 더 나란히 정렬될 수 있도록 훈련해야 한다.

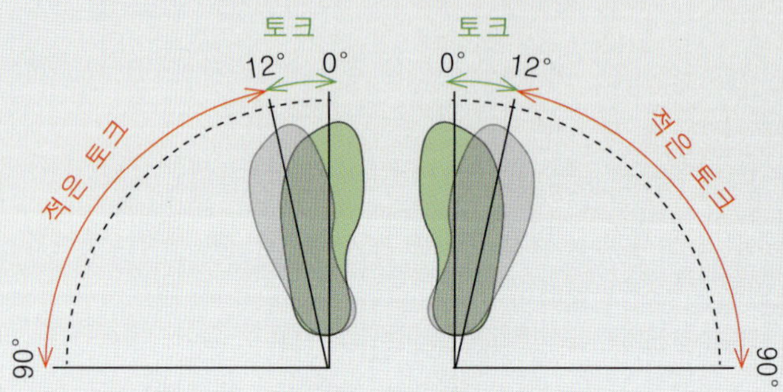

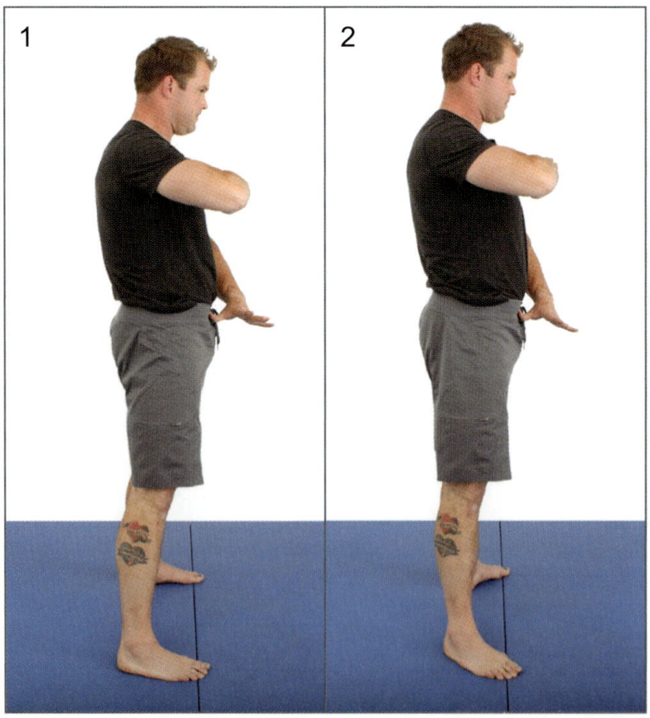

발을 가능한 한 나란히 정렬한 채로 브레이싱 시퀀스를 거치며 최대한 세게 엉덩이를 쥐어짜라. 그런 다음 발을 벌리고 똑같이 해보아라. 골반을 안정시키기 위해 둔근을 활성화시킬 수 없을 것이다. 이는 척추를 불안정하게 만든다.

엉덩이 정확도 테스트 Butt Acuity Test

엉덩이 정확도 테스트는 일자로 나란히 정렬한 발 자세와 둔근을 활성화는 능력 간의 관계를 설명해준다. 발을 평행하게 두면, 토크를 최대화하고 중립 자세에서 골반을 중립 상태로 안정화하기 위해 엉덩이를 쥐어짤 수 있다. 그러나 발을 밖으로 돌리면 토크를 생성하는 능력을 잃을 뿐만 아니라 둔근을 개입시키지 못해 골반을 불안정한 자세로 만든다.

푸시업을 하면서 경험했듯이 만약 손으로 토크를 만드는 데에 실패했다거나 회전력을 만들 수 없는 자세를 취하고 있다면, 흉곽이 뒤로 젖혀지게 된다. 스쿼트를 할 때도 이와 비슷한 일이 생기는데, 흉곽이 젖혀지는 대신 골반이 뒤로 젖혀지게 된다. 만약 토크가 제로라면 뭔가 다른 방법을 통해 안정화를 이루어내야만 한다. 스쿼트에서는 골반을 앞으로 보내는 동작이 흉곽을 뒤로 기울이는 동작의 거울 행동인 것이다.

이는 많은 사람들이 스쿼트를 할 때 과신전을 하고 요통을 겪는 까닭을 설명해준다. 몸이 안정성을 만들어내지 못하는 토크가 낮은 환경에서는 뼈와 뼈가 맞닿아 생기는 안정성을 형성하게 된다. 즉 척추 과신전 오류(37페이지에서 볼 수 있는)를 저지르게 된다.

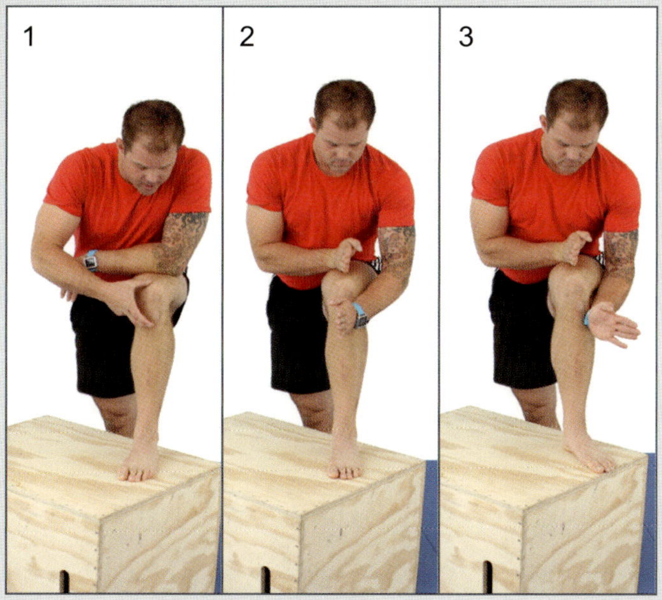

슬개골 정렬

Patellar Alignment

힘을 만들어내고, 무릎의 통증을 피하기 위해서 슬개골과 정강이에 붙는 대퇴사두의 힘줄을 가능한 나란하게 두어야 한다(사진 2). 발을 밖으로 벌릴 때, 대퇴사두의 힘줄은 당겨져 축을 벗어나게 된다(사진 3). 이를 필자의 손 위치가 설명하고 있다. 발을 나란히 정렬하여 둔다면, 슬개골은 대퇴사두의 주행을 따라 똑바로 위아래로 움직이게 된다.

기저면 테스트

발을 바깥으로 벌리는 경우의 또 다른 문제는 기저면Base of Support이 제한된다는 것이다. 발을 밖으로 돌려가면서 전체 길이에서 그 절반 정도 길이로 줄여가면, 전방과 후방으로의 균형과 안정성에 문제가 생기게 된다. 만약 스키를 발에 장착하고 스쿼트를 한다면, 앞 혹은 뒤쪽으로 절대 넘어지지 않을 것이다. 그러나 스키를 신은 발을 밖으로 돌리면, 균형과 안정성을 즉시 잃는다.

그래서 선수들의 무릎이 안쪽으로 향하는지 봐야 한다. 선수들이 토크를 전혀 만들지 않기 때문이 아니다. 그들이 전방과 후방으로의 안정성이 전혀 없기 때문이다. 만약 양발을 나란히 일자로 정렬해둔다면 토크 만들기에 실패했다 하더라도 무릎이 안쪽으로 향하지는 않을 것이다(89페이지 '토크 없는 스쿼트 테스트' 참고).

안정성을 잃는다는 것은 역도를 수행할 때에 더 큰 문제가 된다. 예를 들어 스내치를 약간 몸 앞에서 혹은 뒤에서 받는다고 해보자. 발이 나란히 정렬된 상태에서는 넓은 기저면을 가지고 있기 때문에 자세를 조정할 수 있다. 그러나 만약 발이 벌어져 있다면, 다시 균형을 잡기란 매우 힘들다.

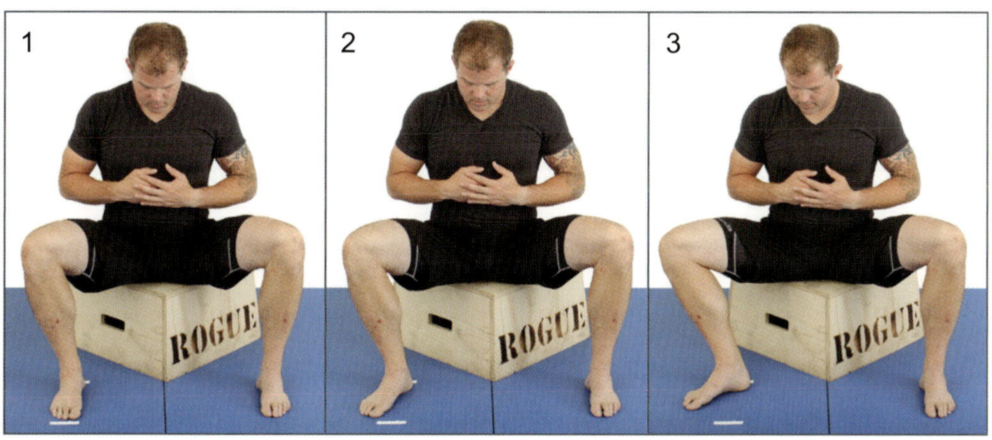

발이 나란히 정렬되어 있다면 넓은 기저면을 갖는다. 그러나 발을 바깥으로 돌리면 총 발길이의 대략 30퍼센트 정도로 짧아지게 된다.

몬스터 워크 테스트Monster Walk Test

몬스터 워크는 무릎 위에 밴드를 감고, 하프나 쿼터 스쿼트를 한 채로 옆으로 걷는 기초적인 웜업 운동이다. 흥미로운 점은 사람들이 이 훈련을 할 때 발 각도가 벌어진 채로는 잘 걷지 못한다는 점이다. 그들의 발은 항상 일자로 나란히 정렬되어 있다. 왜 그럴까? 무릎이 안으로 무너진 채로 옆으로 걷는 것은 불가능하기 때문이다. 안정화를 유지하려면 가장 큰 안정성을 주는 자세를 유지해야 한다. 발을 일자로 나란히 정렬해야 한다.

⊕ 중립 자세의 발

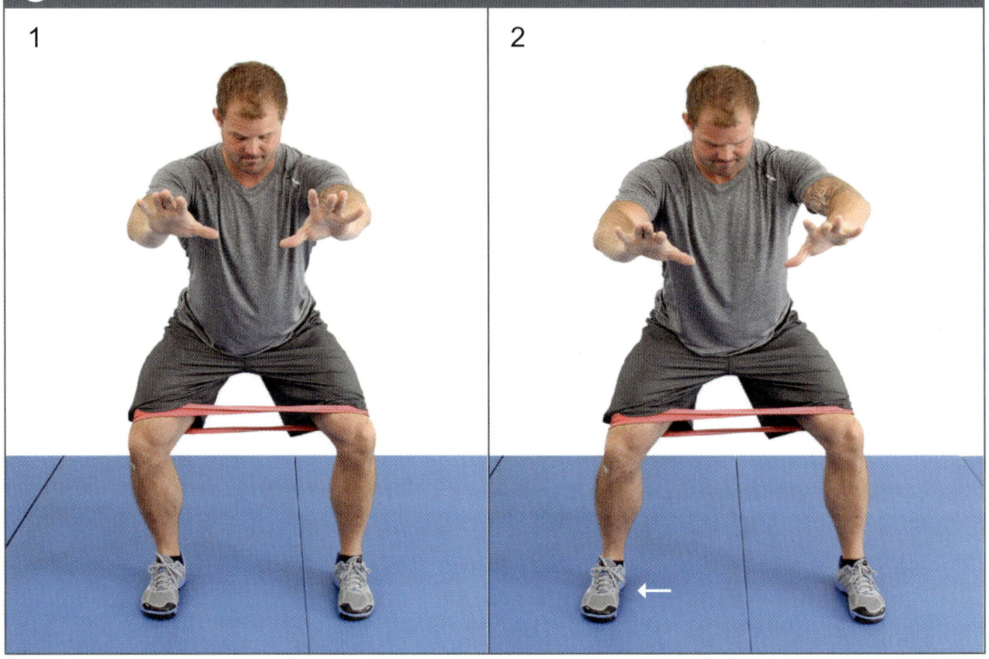

무릎 바로 위에 밴드를 감고, 발을 평행하게 둔 다음 햄스트링과 고관절을 뒤로 빼면서 쿼터 스쿼트 자세로 내려간다. 양발이 나란히 정렬되어 있기 때문에 더 많은 토크를 만들 수 있고, 더 멀리 무릎을 밖으로 보낼 수 있다. 더 균형 있고 안정적으로 사이드 스탭을 할 수 있다.

⊖ 벌어진 발

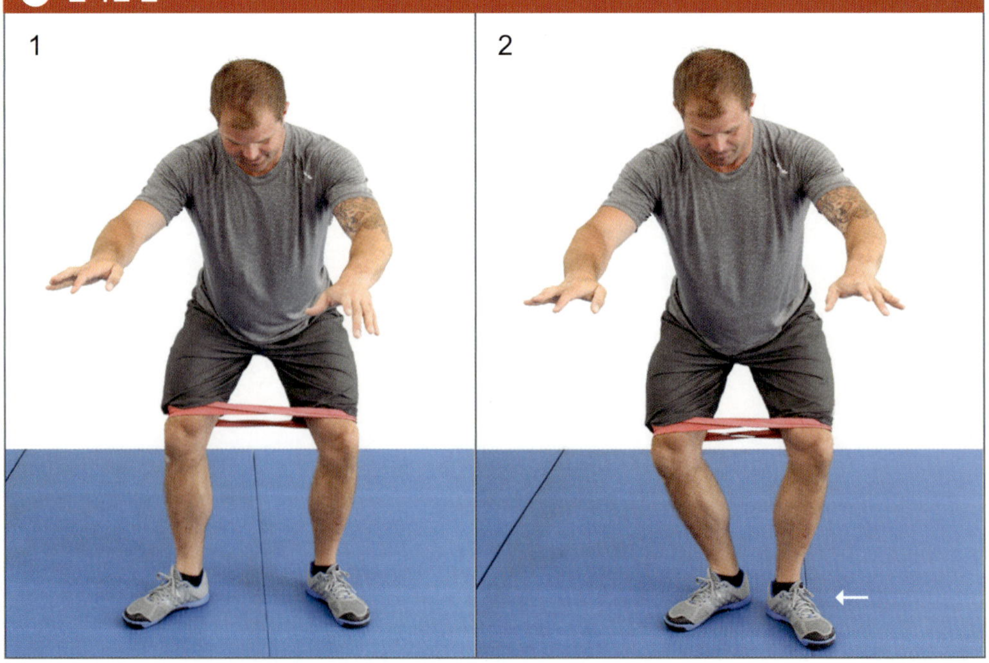

벌어진 발 자세로 이 운동을 하면 무릎을 벌리기 위해 필요한 충분한 토크를 만들 수 없다. 그야말로 밴드가 무릎들이 서로 맞닿도록 잡아당길 것이다. 그래서 안정적인 자세를 취하거나 사이드 스탭을 할 때 균형을 유지하기 힘들어진다.

몬스터 스쿼트 테스트

밴드를 무릎 주위에 감고 스쿼트를 하는 것은 이해를 돕는 데 참고가 되는 또 다른 동작이다. 다시 말해, 양발을 나란히 정렬하여 두면, 토크를 생성하고 무릎을 밖으로 밀어 보내는 것이 더 쉬워진다. 오리발 자세를 취하고 스쿼트를 하는 순간, 무릎을 밖으로 내보내고 스쿼트 동작을 수행하기는 좀 더 어려워진다. 마치 안정성을 잃고 지지하는 힘이 약해진 자세를 취한 것처럼 느껴진다. 밴드는 이 같은 사실을 강조하는 데 아주 좋은 수단이다.

⊕ 중립 자세의 발

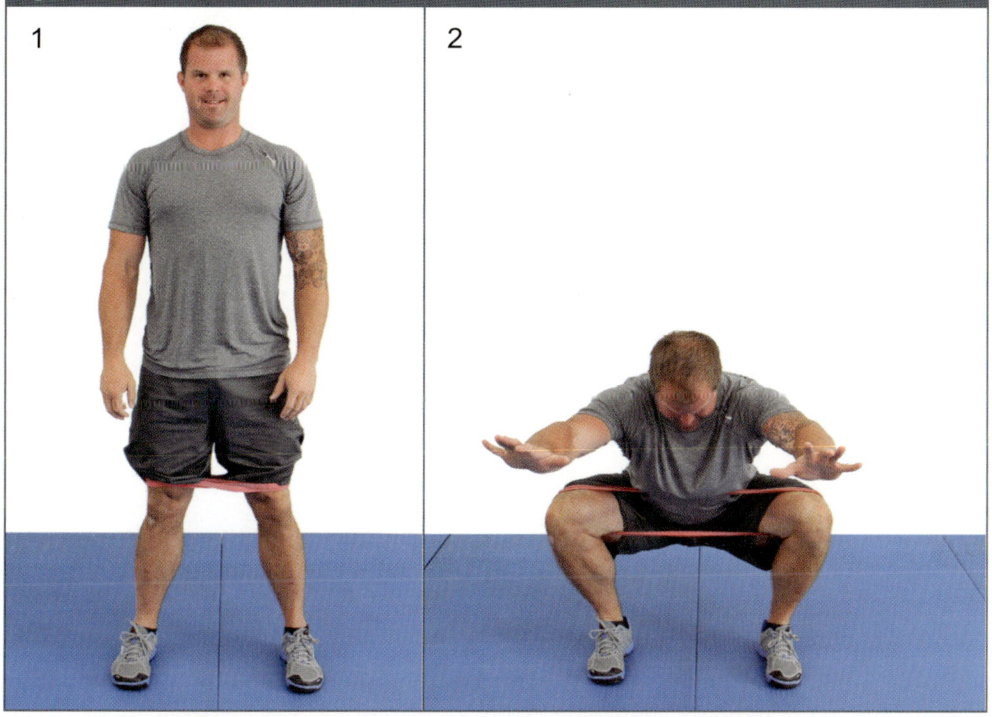

발을 평행하게 두면, 밴드의 압력에 저항해 바른 자세로 스쿼트를 하기 쉽다.

⊖ 벌어진 발

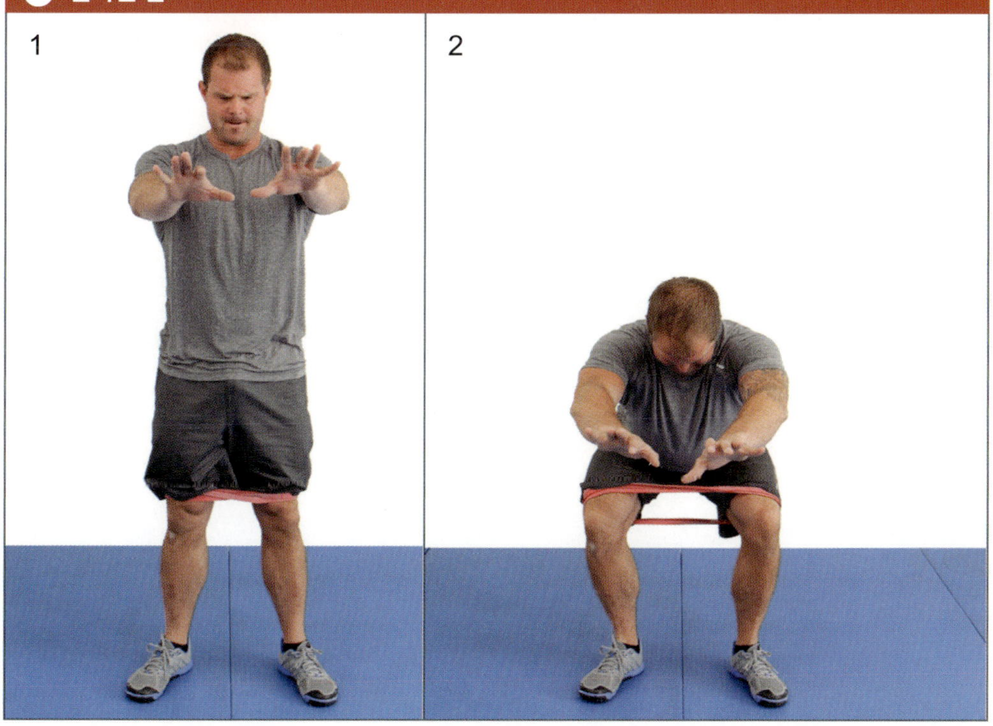

벌어진 발 자세로 스쿼트를 하게 된다면, 충분한 토크를 만들 수 없고, 밴드의 저항을 이겨내기 위해 무릎을 충분히 밖으로 보낼 수 없게 된다.

안정적인 발 자세 테스트Stable Foot Position Test

이 테스트는 발을 나란히 정렬하면, 발목의 안정성을 얻기 위해 무릎을 밖으로 그리 많이 보낼 필요가 없다는 것을 보여준다. 발을 밖을 향해 돌릴수록, 무릎을 훨씬 더 밖으로 보내야 자연스러운 아치와 안정적인 발목자세를 만들 수 있고, 더 나아가 특정한 지점에 다다르면 아예 불가능해진다.

⊕ 중립 자세의 발

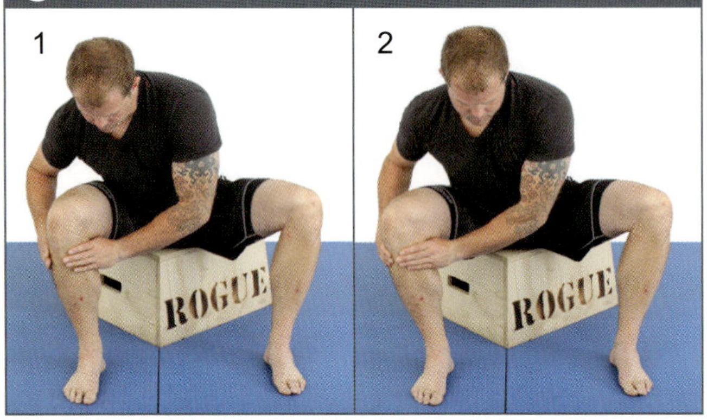

발을 나란히 정렬하여 둔 다음에 무릎을 밖으로 보내라. 자연스러운 아치를 만들려면 아주 조금만 무릎을 밖으로 보내도 된다.

⊖ 벌어진 발

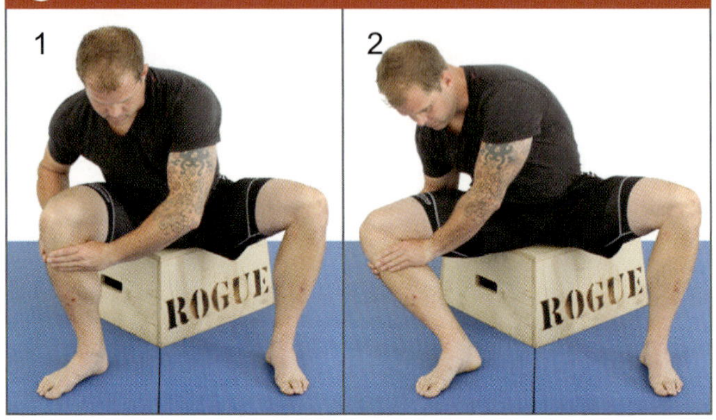

이제 발을 벌리고 발이 아치를 만들 때까지 무릎을 밖으로 보내라. 아치를 형성하기 위해서 훨씬 더 많이 무릎을 밖으로 보내야 할 것이다.

외회전력 테스트External Rotation Test

이 테스트는 발을 평행하게 두었을 때 고관절에서 만들어낼 수 있는 외회전력의 양과 발을 벌렸을 때 고관절의 가동범위가 얼마나 제한되는지 보여준다.

⊕ 중립 위치의 발

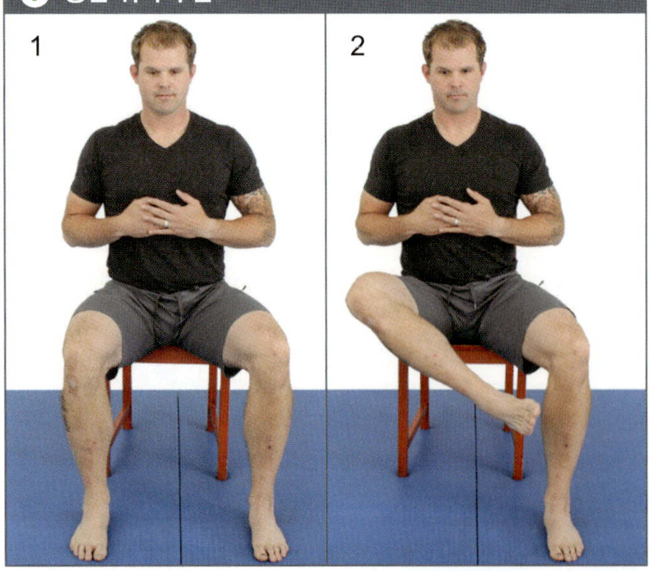

의자에 앉아 발을 나란히 정렬하고, 반대쪽 고관절 쪽을 향해 발을 당겨 올려보자. 이것은 고관절의 얼마나 외회전되는지 보여준다.

⊖ 벌어진 발

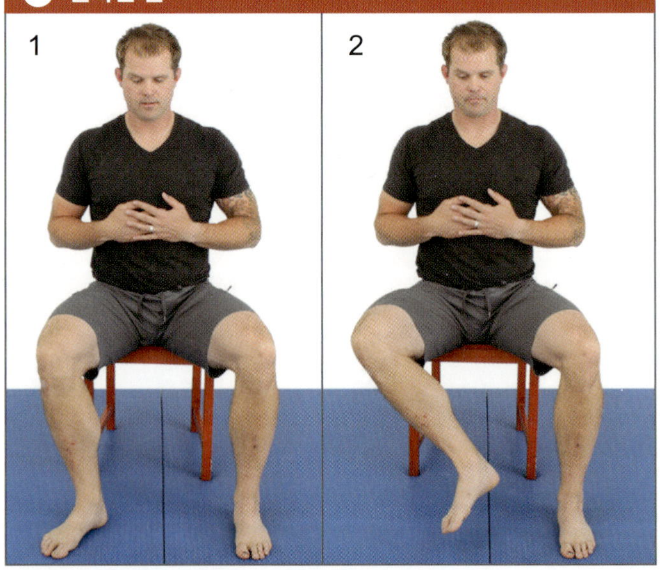

이제 발을 바깥으로 벌리고 똑같이 해보자. 그러면 발을 높이 들 수 없고 고관절에서 외회전을 충분히 할 수 없다는 것을 알게 된다.

토크 없는 스쿼트 테스트/발목 무너짐 테스트Torqueless Squat Test, Ankle Collapse Test

발을 나란히 정렬하면 외반 붕괴의 한계 범위가 제한되지만, 발을 바깥으로 돌리면 외반의 붕괴는 증가한다. 즉, 발을 나란히 정렬하면 발을 벌렸을 때보다 무릎이 안쪽으로 무너지는 것을 예방할 수 있어서 더 효과적으로 스쿼트의 바닥 자세로 내려갈 수 있다.

이 테스트는 두 가지 방법 중 하나로 해볼 수 있다. 각각의 스쿼트를 토크를 만들어내지 않으면서 양발을 나란히 정렬하거나 바깥쪽으로 돌리고서 수행해본다. 혹은 의자에 앉아서 무릎을 안쪽으로 모으면서 발을 나란히 정렬하거나 발을 바깥으로 돌려서 무릎을 모아볼 수도 있다. 후자의 테스트가 수행하기 더 쉽지만, 어떻게 느껴지는지 알아보기 위해 두 가지 테스트를 다 수행해봐야 하고, 그러고 나서 이런 자세를 무거운 것을 지고 있거나 경기장에서 전력 질주하다가 방향을 바꿀 때 취하고 있다면 어떻게 될지 상상해보아야 한다.

핵심은 아주 무거운 것을 지고 있거나 역학적으로 또는 운동제어상 오류가 일어난 경우에도 나쁜 자세를 이겨낼 수 있어야 한다는 것이다. 그런 일은 발생한다. 하지만, 바른 자세를 가지고 있다면, 적어도 나쁜 결과를 조금은 경감시킬 수 있다.

⊕ 중립 자세의 발

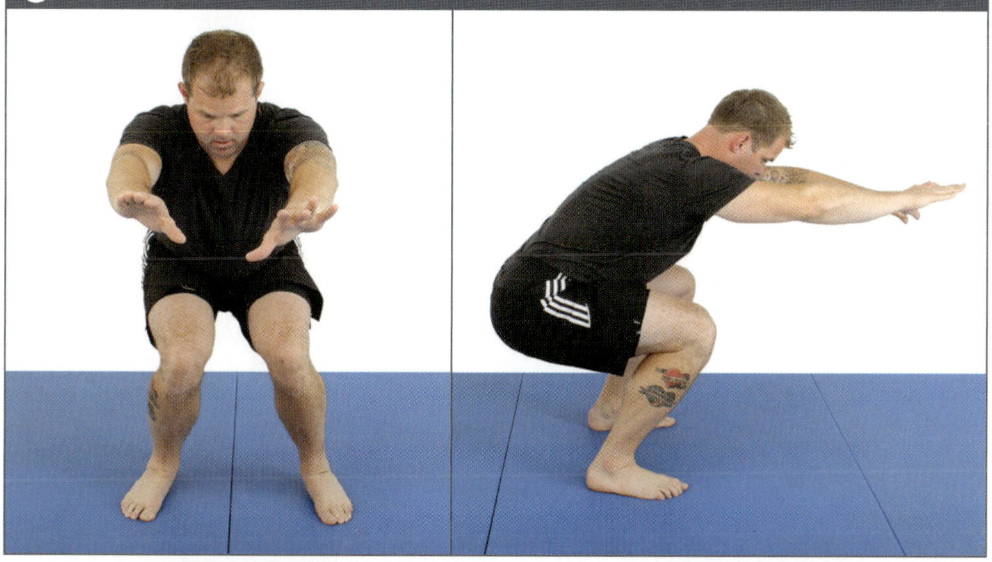

발이 나란히 정렬되어 있다면, 스쿼트를 하면서 토크를 만들어내는 것에 실패했을 때에도 발목과 무릎에 생성되는 외반력을 완화할 수 있다. 또한 큰 기저면을 가지고 있기 때문에 정강이를 수직으로 만들고 균형을 유지하기가 더 쉬워진다.

⊖ 벌어진 발

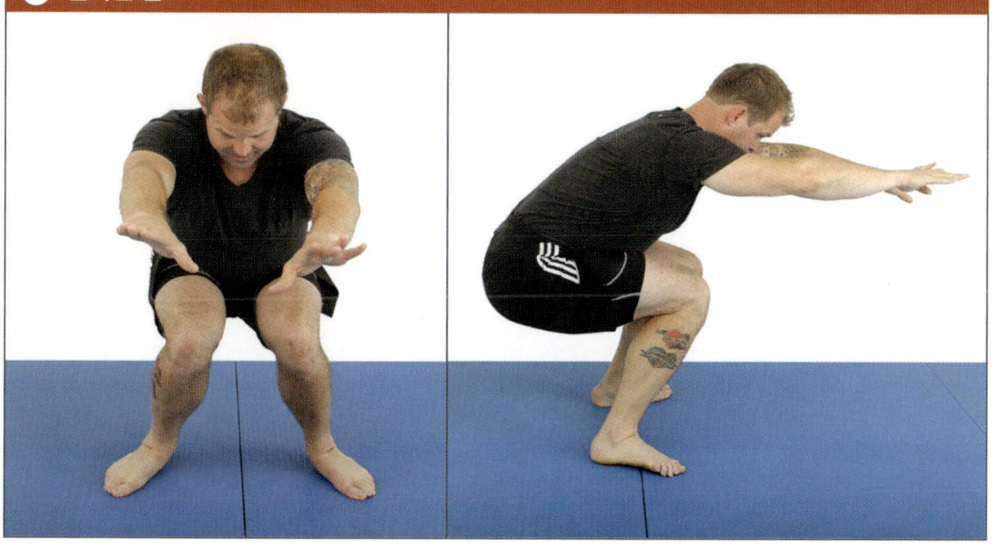

발이 바깥으로 벌어지면, 발목이 훨씬 더 많이 무너지게 된다. 이 자세가 되면 대략적인 외반력이 그 즉시 명확해진다.

발목 무너짐 테스트Ankle-Collapse Test

중립 자세의 발

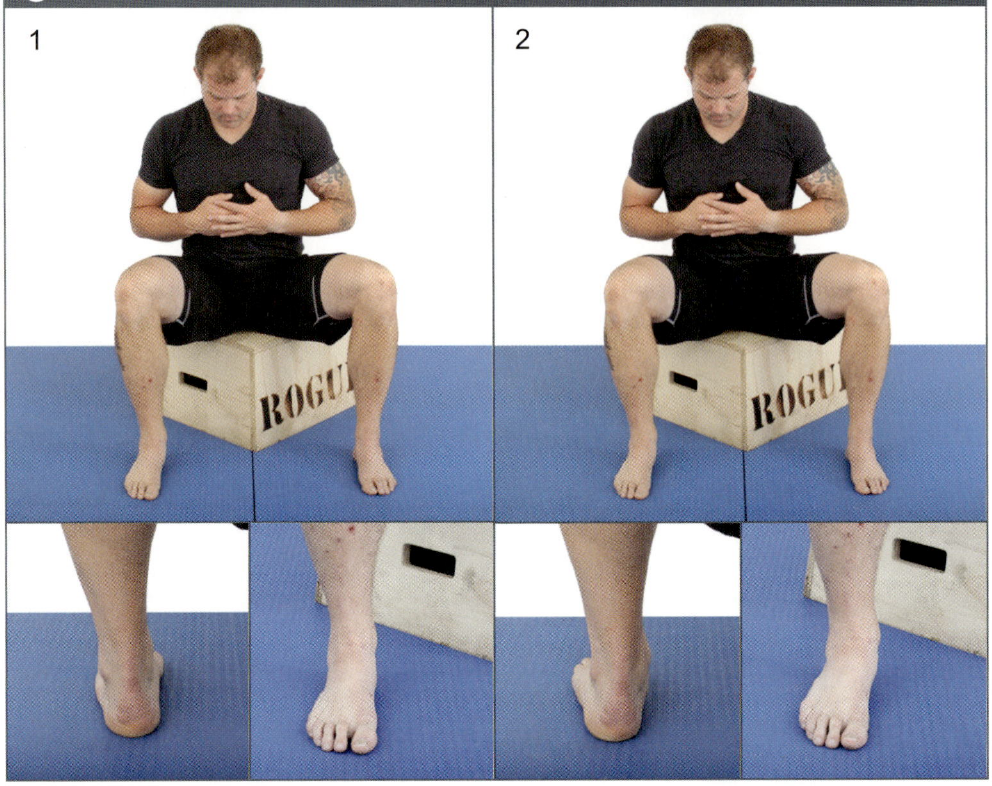

발가락을 앞으로 향하게 두고 박스에 앉아 발바닥의 아치를 무너트려 보자.

벌어진 발

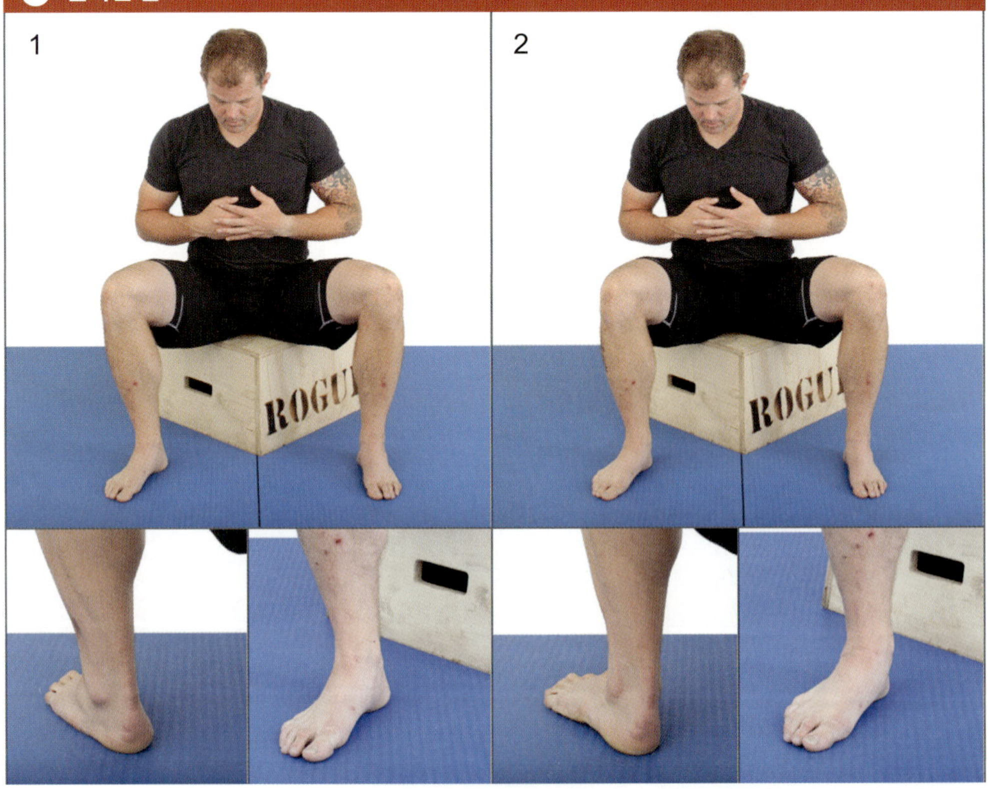

이제 발을 벌리고 아치를 무너트려 보자. 여기서 볼 수 있듯, 훨씬 더 극적으로 무너진다.

3장 하이라이트

- 이 책에서 사용된 토크는 고관절과 어깨관절에서 회전하는 힘을 만들어 바른 자세로 관절들을 안정화하기 위한 작용을 일컫는다.
- 관절을 안정화하기 위해서는, 고관절이나 어깨관절 소켓으로 팔다리를 회전해야 한다. 이것이 토크를 만들어내는 방법이다. 손이나 발을 고정해두고 고관절이나 어깨관절을 밖으로 혹은 안으로 회전해야 한다(지면이나 바벨 같은 표면이나 물체에 닻을 내린 것처럼 고정한다).
- 바른 자세로 관절들을 안정화하고 보강된 중립척추 자세를 유지하기 위해서는 전반적인 안정성을 만들어야 한다. 다음과 같은 방식으로 할 수 있다.
  - 몸통을 위한 조직화되고 안정적인 토대 만들기(움직임의 원리#1)
  - 주요 엔진에서 움직임을 시작한다(움직임의 원리#2)
  - 사지를 통해 비트는 힘을 생성한다(움직임의 원리#3)
- 토크를 만들어내는 것은 관절을 바른 자세로 준비하는 것뿐만 아니라 주변의 근육계를 개입시켜야 한다. 이는 관절을 최적의 자세로 유지하는 데 도움을 준다. 토크를 만들지 못하면, 자세를 지탱하기 위해 건과 인대에 의지해야만 한다.
- 만약 토크를 생성하면서 고관절과 어깨관절에 긴장도와 안정성을 만들어내지 못한다면, 몸은 자연스럽게 나쁜 자세를 취하면서 안정성을 찾을 것이다. 이것을 '텐션 헌팅'이라고 부른다.
- 토크의 두 가지 법칙은 바른 자세로 고관절, 어깨관절 그리고 다른 관절들을 정렬하고 안정화하는 데 도움이 되는 견본을 제공해준다.

  법칙#1: 만약 고관절이나 어깨관절이 굴곡된 상태(관절의 각이 감소한 상태)라면, 외회전력(몸에서 멀어지는 방향)을 만들어야 한다.

  법칙#2: 만약 고관절이나 어깨관절이 신전된 상태(관절의 각도가 열리는 상태)라면, 내회전력(몸의 중심으로 향하는 방향)을 만들어야 한다.
- 움직임을 수행하면서 역학적으로 안정적인 자세를 유지하려면, 자세나 움직임에서 필요로 하는 요구량과 토크의 힘이 서로 맞아야 한다. 나쁜 자세로 되돌아가게 하는 힘에 저항하기 위한 정도의 회전력만 있으면 된다.
- 손과 발의 자세는 만들어낼 수 있는 토크의 양에 영향을 준다. 몸에서 손이나 발을 더 멀어지게 하면 할수록 만들어낼 수 있는 토크의 양은 적어지고, 가지고 있는 몸의 안정성 또한 감소한다.
- 스쿼트를 할 때 밖을 향해 벌어진 발 자세를 취하게 되면 토크를 만들어내는 능력을 약화시킬 뿐만 아니라 다른 운동에서도 기능장애가 발생된 동작 패턴이 스며들게 될 수 있다. 밖으로 벌어진 발 자세나 그러한 위험성을 가진 채로 스쿼트를 하게 되면 서기, 걷기, 뛰기, 착지, 회전을 하면서도 밖으로 벌어진 발 자세를 취하게 된다.
- 손이나 발을 나란히 정렬하여 자세를 잡거나, 약간 0~12도 사이 정도 밖으로 벌리는 것이 이상적이다. 30도 이상 손이나 발을 돌리면 토크를 만들어내는 능력과 역학이 약화된다.
- 발이나 손을 평행으로 두면 둘수록 더욱 안정적인 자세를 만들 수 있다. 발이나 손을 약간 밖으로 벌려도 여전히 토크를 만들 수 있지만 앞선 자세처럼 많지는 않다.

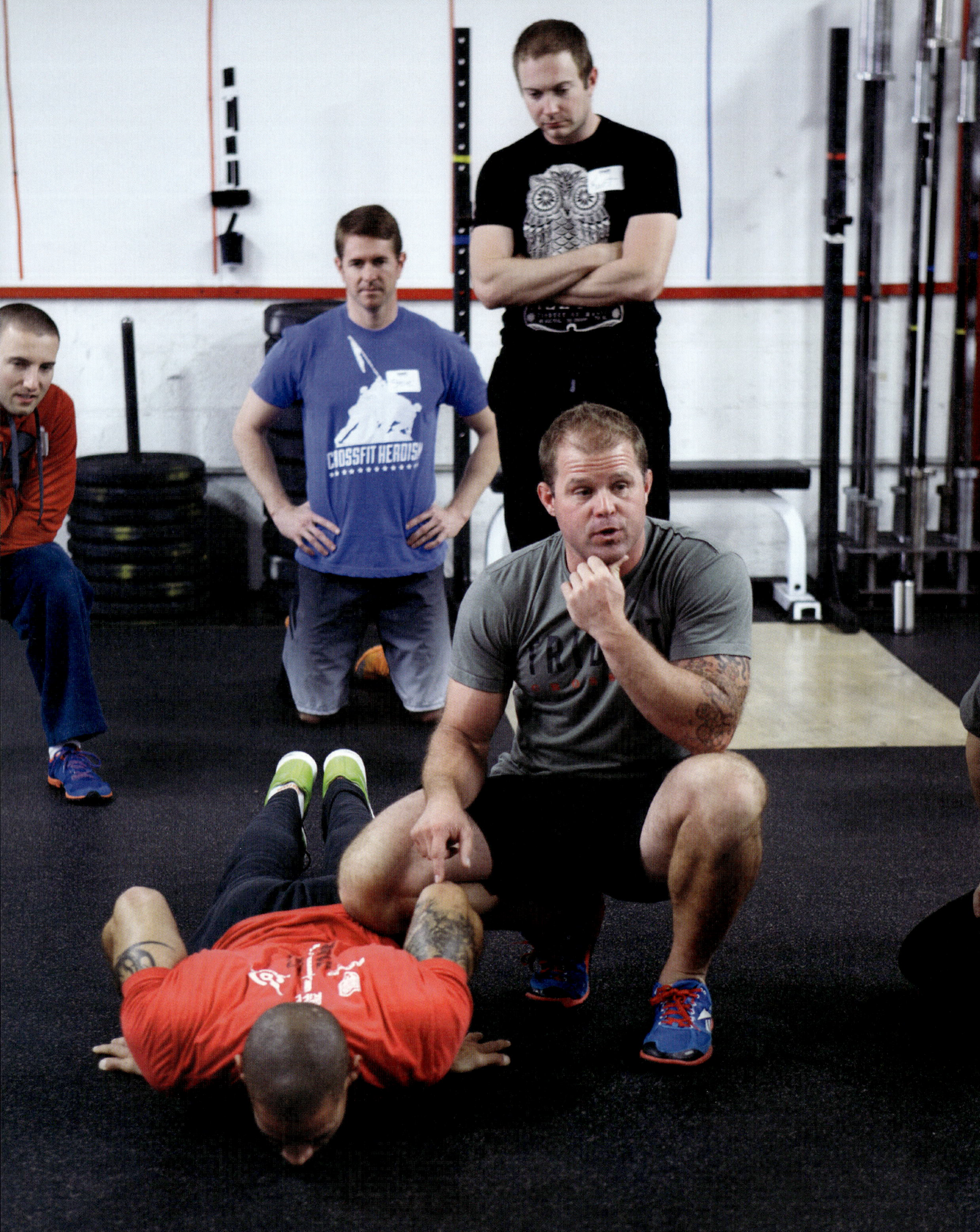

4

신체 아키타입과 터널

고관절과 어깨관절의 기능적인 자세는 일곱 개의 형태로 분류된다. 이중 네 가지는 어깨관절, 세 가지는 고관절을 위한 것이다. 이 일곱 가지의 신체 아키타입은 운동 동작 대부분의 시작과 마무리 자세를 나타내며 인간으로서 완전히 기능하기 위한 모든 가동범위와 운동제어 능력을 포함한다. 신체 아키타입과 터널 개념을 동작과 자세의 역량, 그리고 가동범위의 제한을 가늠하기 위한 청사진으로 생각하자.

스트렝스&컨디셔닝 동작은 진단과 평가도구로써 기능하지만(자세한 내용은 5장 '움직임의 분류체계' 참고), 모빌리티의 제한을 정확히 찾아내는 것은 까다로운 일이다. 특히 여러 동작이 포함된 고강도의 운동을 수행할 때는 더욱 그렇다. 이런 조건에서 가동범위 상실이나, 스피드, 부하, 피로로 인한 동작의 실패를 파악하는 것은 무척이나 어렵다. 게다가 스트렝스&컨디셔닝 동작은 복합적이고 기술적이다. 이것을 제대로 수행하는 것에 대해서 2부에서 자세히 설명하겠지만 미리 귀띔하자면 엄청난 스킬과 연습이 필요하다.

가동범위를 보다 쉽게 평가하고 이해하기 위해 필자는 신체 아키타입 템플릿을 고안했는데 이는 일곱 가지의 형태로 구분된다. 이 아키타입들은 고관절과 어깨관절의 안전하고 안정적인 자세를 대표하고, 거의 모든 동작에서 완전한 가동범위를 활용하는 형태를 하고 있다. 이번 장에서는 기본적인 신체 아키타입들을 배울 것이며, 아키타입이 어떻게 운동제어, 생체역학, 가동범위와 연관된 흔한 실수들을 고치는 데 도움이 되는지에 대해서도 배울 것이다.

아래 두 페이지에 걸친 삽화들을 자세히 본다면 고관절과 어깨관절이 생각보다 별로 많은 일을 하고 있지 않다는 것을 알 수 있다. 운동을 하든, 역도를 하든, 일상 활동을 하든 이 일곱 가지 아키타입 자세들을 하나씩 적용하고 실행에 옮기는 것이 중요하다. 이 자세를 능숙하게 수행할 수 있다면 대부분의 동작을 할 때 안전하고 안정적인 자세를 만들기 위한 기본적인 바탕을 터득한 것이라 할 수 있다.

어깨관절의 아키타입

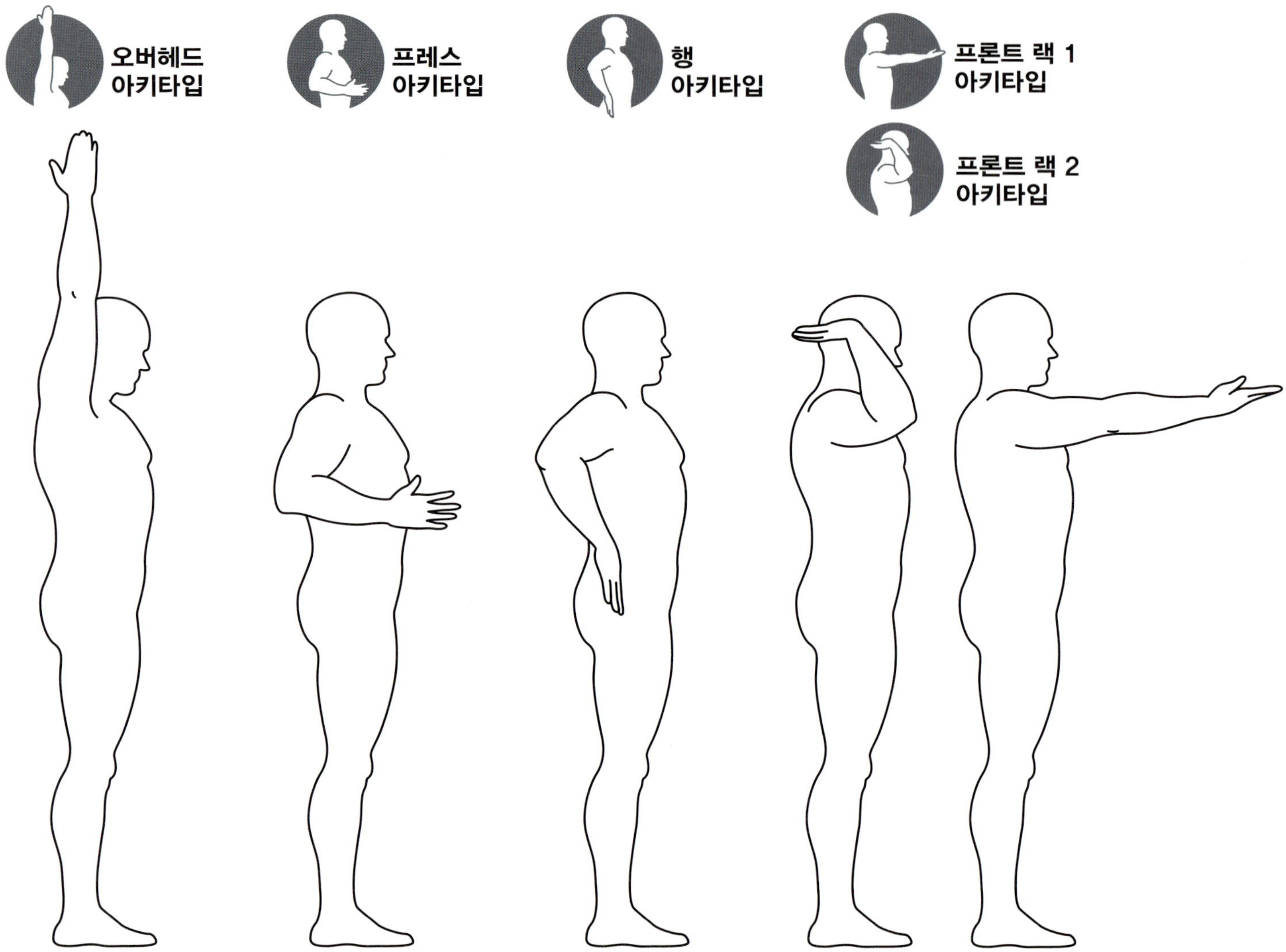

오버헤드 아키타입은 머리 위에 있는 팔을 안정화시키기 위해 필요한 모든 동작을 포함한다. 스트릭트 프레스, 스내치, 바에 매달리기, 던지기 등이 있다.

푸시업이나 벤치프레스, 팔이 몸 뒤로 가는 동작을 수행할 때마다 어깨관절을 프레스 아키타입으로 안정화시켜야 한다.

팔을 몸의 양옆으로 놓고 어깨관절을 안정적으로 만들어야 하는 동작은 모두 행 아키타입으로 분류된다. 데드리프트와 클린을 위한 준비도 여기에 포함한다.

프론트 랙 아키타입은 전화통화를 하거나, 어깨 위에 짐을 지고 나르거나, 몸 앞으로 팔을 뻗은 채로 밀거나 버틸 때 어깨관절이 취해야 하는 안정적인 자세다. 프론트 랙 아키타입에는 두 가지 형태가 있는데 몸 앞쪽에서 팔을 구부리는 자세와 펴는 자세이다.

고관절 아키타입

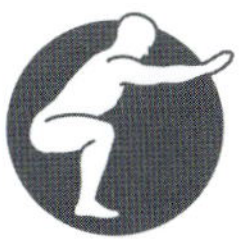
스쿼트 1 아키타입

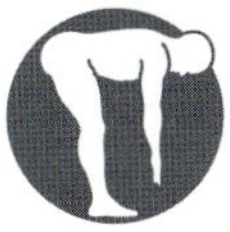
스쿼트 2 아키타입

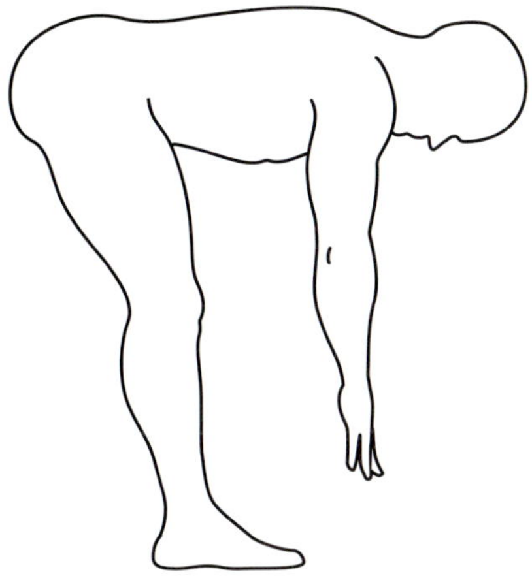

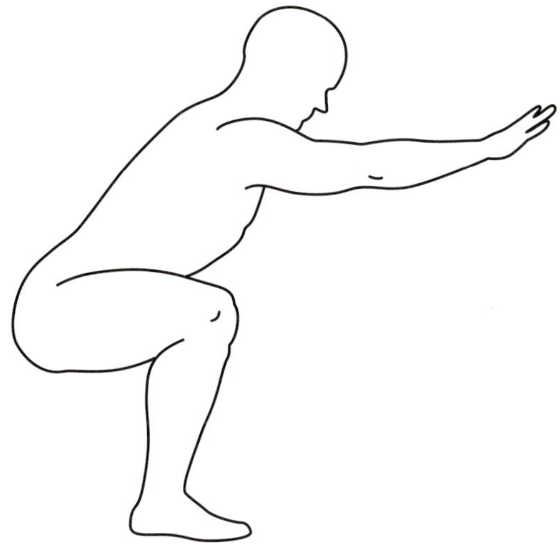

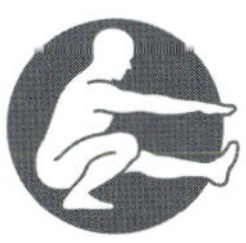
피스톨 아키타입

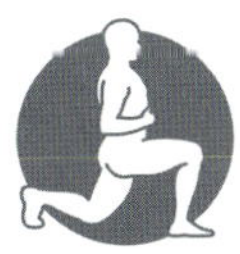
런지 아키타입

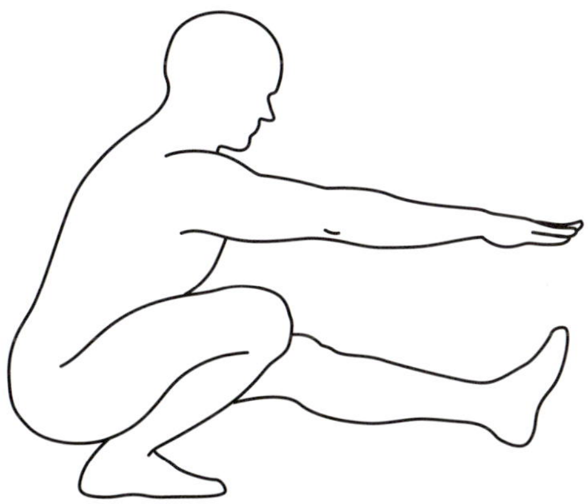

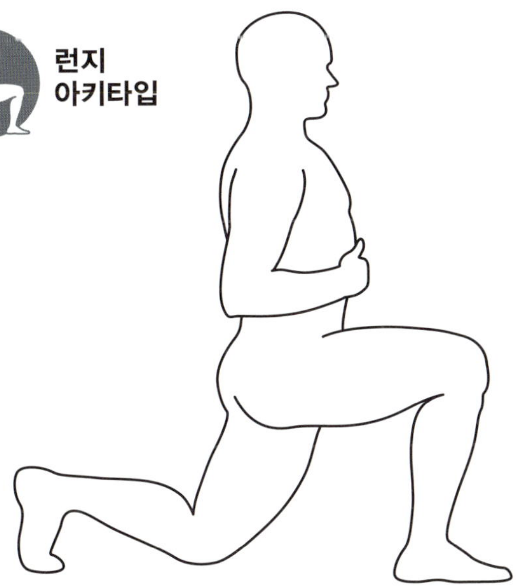

스쿼트 아키타입에는 물건을 들어올리기 위해 몸을 구부리는 동작과 의자에 앉기 위해 스쿼트로 앉는 동작처럼 고관절을 경첩처럼 접어야 하는 동작이 포함되어 있다. 스쿼트 아키타입에는 고관절을 무릎 아래로 낮춰 앉는 스쿼트와 데드리프트 두 가지 기본적인 형태가 연관되어 있다.

피스톨 아키타입은 고관절의 최대 굴곡과 발목의 완전한 배굴(Dorsiflexion/背屈) 가동범위를 포함한다. 앉았다가 일어나는 것과 높은 단상에 올라가거나 내려가는 것이 이 아키타입의 일반적인 두 가지 예다.

런지 아키타입은 달리기, 던지기, 펀치, 스윙처럼 한쪽 다리가 몸 뒤로 오는 모든 동작을 포함한다.

아키타입 형태가 동작에 도움이 되는 또 다른 이유가 있다. 아키타입에는 체육관에서 수행하는 중요한 동작의 시작과 마무리 자세가 포함된다. 간단히 말해서 '시작'과 '마무리'는 항상 동작의 '탑 자세', '바닥 자세'라 일컬어진다.

아키타입 형태가 동작에 도움이 되는 또 다른 이유가 있다. 아키타입에는 체육관에서 수행하는 중요한 동작의 시작과 마무리 자세가 포함된다. 간단히 말해서 '시작' 과 '마무리' 는 항상 동작의 '탑 자세', '바닥 자세' 라 일컬어진다.

스쿼트

시작 자세(탑 자세) | 마무리 자세(바닥 자세)

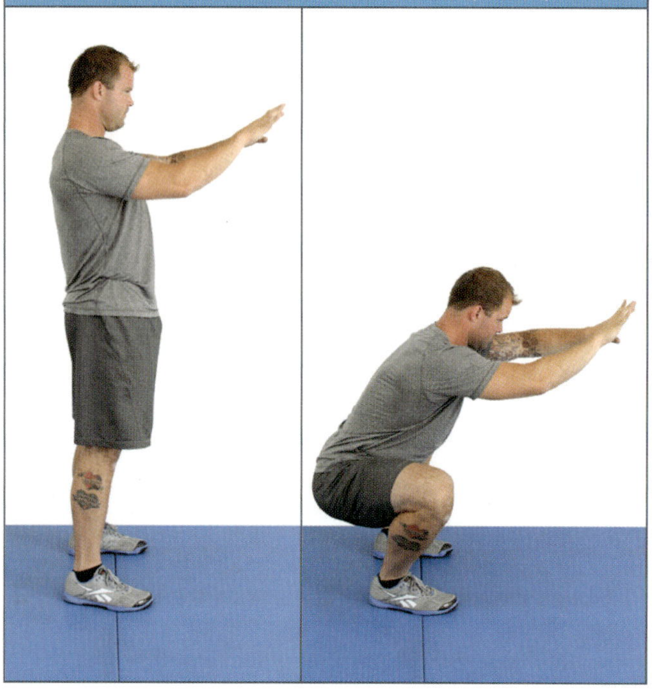

데드리프트

시작 자세(탑 자세) | 마무리 자세(바닥 자세)

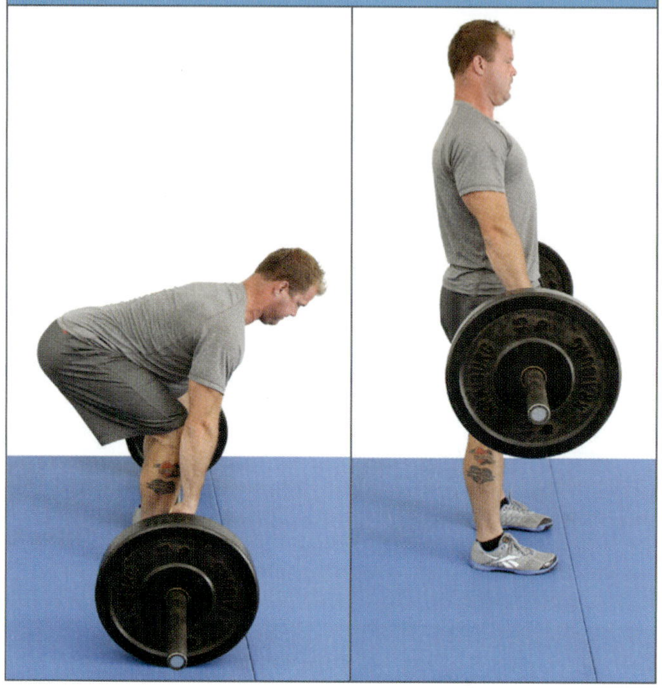

푸시업

시작 자세(탑 자세) | 마무리 자세(바닥 자세)

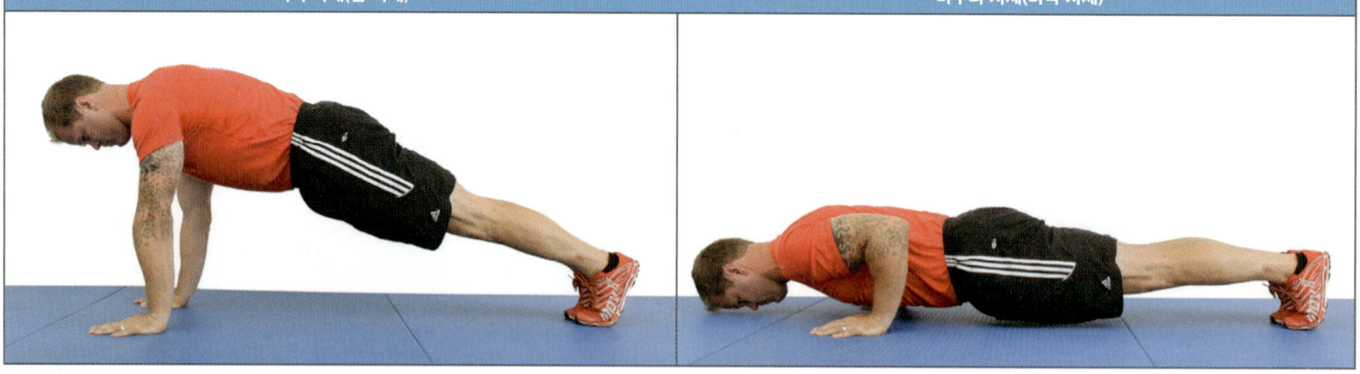

이러한 관점에서 볼 때 동작을 자세별 아키타입으로 쪼개어 보거나 시작과 마지막 동작으로 구분해서 보는 것이 여러모로 무척 유용하다.

우선 운동을 시작한지 얼마 안 돼 스트렝스&컨디셔닝 동작이 낯선 사람들에게는 학습 기간을 단축시켜준다. 다시 말하지만 모든 운동은 하나 이상의 아키타입으로 구성되어 있다. 오버헤드 스쿼트는 오버헤드 아키타입과 스쿼트 아키타입을 포함하며, 스트릭트 오버헤드 프레스는 프론트 랙 아키타입과 오버헤드 아키타입을 포함한다. 각각의 아키타입들을 제대로 이해한다면 모든 동작을 매우 훌륭한 자세로 시작하고 끝낼 수 있는 모델을 가진 것이다. 우리가 하는 동작은 한 아키타입 형태에서 다른 아키타입 형태로의 전환이기 때문에 동작의 상호연관성 또한 훨씬 더 이해하기 쉬워진다. 앞에서 말한 대로 동작을 올바르게 수행하려면 수많은 연습이 필요하다. 그러나 어디서 어떻게 시작하고 끝내야 하는지만 알면 학습과정은 더 쉬워진다. 익혀야 할 자세가 일곱 가지밖에 없기 때문이다.

이렇게 생각해보자. 프론트 스쿼트를 할 때 취하는 프론트 랙 포지션은 클린으로 중량을 받는 것처럼 보여야 한다. 프론트 스쿼트를 하든, 파워 클린을 하든 같은 아키타입을 위해 같은 패턴과 스킬을 연습해야 한다. 역으로, 같은 아키타입인데 잘못된 패턴을 만들지 않게 조심해야 한다. 예를 들어서 굽은 등으로 데드리프트를 수행하면 클린이나 물건을 들어올릴 때도 굽은 등으로 들어올릴 확률이 높다. 역시 안으로 말린 어깨로 푸시업을 하면 벤치프레스나 차를 밀 때 어깨가 안으로 말릴 확률이 높다. 간단히 말해서 한 운동의 아키타입에 결점이 있으면 특정 운동을 하는 동안 부상당할 확률이 높아질 뿐만 아니라 그 아키타입이 포함된 다른 모든 동작을 수행할 때도 부상당할 확률이 높아진다. 아키타입 하나를 매 순간 정확히 수행한다면 같은 아키타입을 공유하는 새로운 동작을 할 때도 정확히 수행할 수 있다. 이런 개념을 '단일 패턴'이라고 한다.

또한 신체 아키타입 템플릿은 테크닉을 시험하고 가동범위를 평가하기에 매우 좋은 방법이다. 이번 장의 끝에서 아키타입 형태들을 테스트하는 법을 배울 것이다. 간단한 테스트를 활용하면 최소한의 동작 변화와 적은 힘으로 정적인 자세에서 가동범위와 자세의 능숙함을 평가할 수 있다. 이 방법은 운동 중이나, 빠르게 동작을 수행하는 중에 모빌리티 문제를 진단하는 것보다 훨씬 더 정확하고 안전하다. 특히 가동범위와 관련된 문제에서 더욱 도움이 되는데, 항상 신경 써야 할 두 가지 요소가 있기 때문이다. 회전 요소와 굴곡/신전 요소가 그것이다. 테스트를 통해 회전의 한계와 굴곡/신전 제한의 차이점을 구별할 수 있다.

마지막으로 동작을 아키타입으로 쪼개서 테스트를 수행하면 관절, 근육, 자세 중 어디에 모빌리티가 필요한지 알 수 있다. 예를 들어서 114페이지의 피스톨 퀵 테스트를 해보고 엉덩방아를 찧었다고 해보자. 이는 발목의 배굴 가동범위를 잃었다는 확실한 증거다. 다행히 배굴을 개선하는 모빌리티 훈련은 쉽다. 해야 할 일은 제한이 있는 부위나 자세에 집중하고 테크닉을 선택하는 것이다. 이 경우는 물론 발목과 피스톨 아키타입이다.

신체 아키타입은 인간의 동작이라는 언어에 또 다른 세밀한 층위를 더하는데 시작과 마무리 자세라는 맥락 안에서 동작을 논할 수 있기 때문이다. 아키타입에 대한 이해가 없는 경우 단순히 벤치프레스나 푸시업을 하는 동안 아픈 거라고만 알고 있는 사람들이 있다. 그러나 이 두 동작의 시작과 마무리 자세에 대해서 알고, 관련된 아키타입들을 이해한다면 프레스 아키타입(마무리)에서의 통증인지 아니면 프론트 랙 아키타입(시작)에서의 통증인지를 나눠서 구분할 수 있으며, 이후 3부과 4부의 처방을 활용할 수 있을 것이다. 이를 돕기 위해서 3부에 포함된 모빌리티 테크닉에 아키타입 아이콘을 표시해놓았다. 예를 들어 프레스 아이콘이 보인다면 그 기술이 프레스 아키타입에 도움이 된다는 뜻이다. 프론트 랙 아이콘이 보인다면, 그 기술이 프론트 랙 아키타입에 도움이 된다는 것이다.

요약하면, 스트렝스&컨디셔닝 동작을 시작과 마무리 자세 아키타입으로 분류하면 초보자들의 학습 기간을 줄여주고, 더 나아가 동작의 질을 평가하거나 모빌리티 제한을 감별할 템플릿을 익힐 수 있다. 이 장의 끝에 가동범위와 각각의 아키타입 자세를 위한 운동제어 능력을 평가할 수 있는 퀵 테스트와 이들 아키타입에 적용되는 역학과 일반적으로 범하게 되는 실수들에 대해 자세하게 설명해놓았다. 그러나 그 전에, 필자가 '터널'이라고 부르는 중요한 개념을 다룰 것이다. 터널 개념은 동작원리에 의도와 목적을 부여하고 동작과 모빌리티에 관련된 문제를 밝혀내어 진단하고 수정하는 것을 도와주는 신체 아키타입 템플릿과 함께 연결해서 사용하게 된다.

'터널' 개념

터널 사고(思考)는 바른 자세로 동작을 시작하지 않으면(터널로 들어가기), 바른 자세로 운동을 끝내지 못한다는 것(터널에서 빠져 나오기)을 의미한다. 제대로 시작하지 않으면 제대로 끝마치지 못한다. 그리고 제대로 끝내지 못한다면 다음 자세도 위태로워진다.

그 이유는 다음과 같다. 일단 부하를 감당하고 있거나, 속도나 긴장이 동반되는 동작을 수행할 때, 바른 자세를 만드는 것은 아주 어려운 일이다. 예를 들어 백 스쿼트를 하기 위해 어깨 위에 중량을 놓았지만, 랙에서 바벨을 가져오기 전에 척추를 중립 자세로 보강하는 것에 실패했다. 중량이 척추를 압박하면 몸통을 보강해서 중립 자세로 만드는 것이 더욱더 힘들어진다.

그래서 동작을 시작하기 전에 준비 자세를 우선시해야 한다. 다시 말하지만 터널에 들어갈 때(동작을 시작할 때)의 자세는 어떻게 터널을 빠져나올 것인가(동작을 끝낼 때)에 영향을 미친다. 만약 시간을 들여서 척추를 중립 자세로 보강하고 고관절과 어깨관절을 접고, 토크를 만들어서 스스로 몸을 정렬한다면 바른 자세로 터널로 들어가서 나올 수 있다. 하지만 나쁜 자세로 터널에 들어간다면 오직 두 가지 선택권밖에 없다. 계속 위태롭게 운동을 하거나, 바른 자세로 다시 운동을 시작해야 한다.

문제점 찾기

터널 개념은 시작 자세에서의 동작 평가와 준비과정을 정확하게 하도록 만들어준다. 필자가 선수들의 동작을 평가할 때는 항상 시작 자세를 먼저 보는데, 이는 형편없는 준비과정이 마무리 자세에서의 결점을 만들기 때문이다. 사실, 마무리 자세의 문제점으로 보이는 것들은 대개 시작 자세가 원인이다.

이 점을 설명하기 위한 예시를 살펴보자. 예전에 필자는 올림픽 역도 메달리스트와 함께 훈련한 적이 있다. 그는 스내치 자세에서 자신의 팔을 락 아웃 하는 데 문제가 있었다. 코치는 마무리 자세를 돕기 위해 수도 없이 많은 연습을 시켰지만 아무 성과가 없었다. 문제의 원인은 어깨의 내회전 범위가 없어져 있었던 것이었다. 내회전이 없어져서 풀pull 과정 동안(리프팅의 초기 단계) 어깨가 앞쪽으로 말리게 된 것이었다. 그래서 오버헤드 자세로 팔을 고정해 안정적인 자세를 만드는 것이 어려웠던 것이다. 터널을 나쁜 자세로 들어가버렸으니 마무리 자세도 나쁜 것임은 예견된 일이었다. 요컨대, 잘못된 시작 자세는 잘못된 마무리 자세로 끝나게 된다. 필자가 그의 어깨 문제를 해결하고, 관절을 제한하고 있던 조직의 가동범위를 정상으로 회복시키자, 마무리 자세의 문제점은 사라졌다. 문제의 본질에 접근하지 않았더라면 그는 아마 락 아웃을 위해 수만 번의 연습을 해야 했을 것이다.

요점은 진짜 문제점은 시작 자세에 있음에도 불구하고 많은 코치들과 선수들은 마무리 자세를 개선하는 데에만 초점을 맞춰 연습하고 있다는 것이다. 만일 동작을 끝내는 데 문제가 있다면, 즉시 준비 자세(시작 자세)를 점검하고 해당 운동제어에 오류가 있거나 가동범위를 잃은 것은 아닌지 확인하자. 같은 맥락에서 준비 자세는 좋지만 여전히 마무리 자세에서 문제를 겪고 있다면 모빌리티 문제를 점검해보는 것이 좋다.

모빌리티 처방들을 조합할 때, 가장 주의가 필요한 부분에 집중하려면 터널 개념과 신체 아키타입 템플릿을 함께 사용하는 것이 좋다. 기억해야 할 점은 이것들은 동작의 양 측면에서 자세를 점검하게 해줄 도구라는 점이다. 사실 시작과 마무리 자세는 신체 아키타입 템플릿을 통해 동작문제를 분석하고자 할 때 가장 먼저 진단을 시작해야 할 부분이다.

피스톨 아키타입 컥 테스트를 할 때 균형을 잃고 바른 자세를 유지하지 못한다고 가정해보자. 고관절을 완전히 펼 수 있다면 제한 요소에서 시작 자세는 제외해도 된다. 다음 단계는 피스톨(스쿼트)의 바닥 자세 형태로 올바른 마무리 자세를 만들 수 있는지를 살펴보는 것이다. 굳이 피스톨 동작 자체를 수행할 필요는 없다. 그냥 스쿼트로 앉아서 다리 하나를 봄 앞쪽으로 펴기만 하면 된다. 안정감 있고 잘 정렬된 마무리 자세를 할 수 없다면, 발목이 뻣뻣하게 경직되어 있다는 것을 알아차릴 수 있을 것이다. 이제 제한된 자세를 개선하기 위한 모빌리티 훈련에 집중해야 한다.

잘못된 마무리 자세

터널 개념은 달리기와 수영처럼 순환되거나 반복되는 동작을 평가할 수 있는 템플릿 또한 제공한다. 발을 디딜 때 문제가 있는 달리기 선수를 생각해보자. 코치는 발 자세를 개선하기 위해 여러 가지 달리기 테크닉과 운동제어 관련 훈련을 시킬 것이다. 그리고 이런 훈련들은 최초의 발 디딤에는 효과가 있을 것이다. 그러나 이 선수가 고관절 전면부의 가동범위를 잃었거나, 종아리 혹은 발목이 굉장히 경직되어 있다면 다리는 불안전한 자세로 외회전한다(이는 75페이지 토크의 두 번째 법칙의 예이다). 이 선수는 시작 자세에서는 발을 가지런히 놓겠지만 발을 뒤로 스윙하고 외회전하면서 곧 발을 바깥으로 벌린 채로 착지하게 될 것이다. 위태로운 자세를 취한 상태로 새로운 터널로 진입하는 것이다. 이 상황에서 문제가 되는 것은 시작 자세가 아니라 마무리 자세다. 발이 뒤로 스윙하는 마무리 자세를 보면 선수가 어떻게 다음 걸음을 시작하고, 다음 동작 터널로 진입하는지를 알 수 있다.

자신의 경우를 생각해보자. 마무리 자세를 보면 새로운 시작 자세로 전환할 수 있는 능력을 알 수 있다. 그리고 이것이 모든 이행(移行) 동작의 진실이다. 점프하고 착지하고 커팅[6]을 하든, 한 자세에서 다음 자세로 전환을 하든 관계없다. 잘못된 자세로 동작 터널을 나오면 다음 터널도 잘못된 자세로 진입하게 된다.

꼭 알아야 할 또 다른 오류는 동작의 마무리 자세를 취하지 않는 경우이다. 동작을 고강도로 여러 번 반복 수행할 때 사람들은 마무리 자세를 완전히 끝내지 못하고 동작을 갑자기 끊고 중단하는 경향이 있다. 예를 들어서 빠른 속도로 푸시 프레스를 할 때, 스피드와 반복 횟수만 채우려고 한다면 마지막 렙Rep에서 오버헤드로 락 아웃하는 데 실패할 것이고, 다음 렙의 시작 자세도 나빠질 것이다.

이를 무시하고 동작을 속행해서는 안 된다. 스포츠, 전투, 일상생활도 마찬가지다. 의식적으로 현명하고 혹독하게 훈련해야 한다. 이것이 트레이닝의 목적이다. 지금부터는 '양'에 맞추었던 기준을 '질'로 바꾸고, 얼마나 많은 횟수를 완료했느냐가 아니라 얼마나 올바른 자세로 수행했는지에 기초해서 동작을 평가하자.

아키타입 퀵 테스트Archetype Quick Test

이번 파트에서는 일곱 가지의 신체 아키타입을 설명하고 각각의 형태와 관련된 흔한 실수들에 대해서도 살펴볼 것이다. 또한 가동범위를 가늠해보기 위해 사용할 두 종류의 퀵 테스트도 포함되어 있다. 첫 번째 테스트를 통해 무게나 장비 없이 안전하면서도 빠르게 가동범위를 확인할 수 있다. 문제는 이 테스트로는 운동제어나 안정적인 자세를 만드는 방법에 대해서는 알 수 없다는 것이다. 그래서 두 번째 테스트에는 부하 요소를 포함시켰다. 이 테스트에는 난이도를 증가시키는 부하(무게)나 저항, 혹은 자세가 포함되어 있다. 기초적인 퀵 테스트의 핵심은 바로 가동범위를 측정하고 이후 무게가 포함된 퀵 테스트를 통해 보다 정확하게 가동범위와 운동제어 능력을 평가하는 것이다.

여기 이해를 도울 예시가 있다. 오버헤드 아키타입을 시험해본다고 할 때, 대상자는 사진에서 설명된 것처럼 척추를 중립으로 만들고 어깨관절을 외회전하면서, 오버헤

6) 상대편의 동작이나 패스를 가로막는 동작

드로 팔을 락 아웃하는 자세를 만들려고 할 것이다. 사진에서 묘사된 것처럼 자세를 잡을 수 있다면 기초적인 퀵 테스트를 통과한 것이다. 다음 단계는 바에 매달리거나, 덤벨이나 케틀벨을 오버헤드로 들어올려서 부하 요소가 포함된 퀵 테스트 자세에 도전하는 것이다.

간단히 말해서, 바른 자세를 만들 수 있는지를 확인하기 위해 기본적인 퀵 테스트를 사용한다. 테스트를 통과하면 부하나 저항이 있는 자세에 도전해보는 것이다. 관절의 제한이나 일반적인 실수 때문에 바른 자세를 만들지 못한다면 4부의 신체 아키타입 모빌리티 처방으로 넘어간다. 거기서 일곱 가지 신체 아키타입을 익히기 위해서 필요한 가동범위의 회복을 돕는 모빌리티 테크닉 리스트를 찾을 수 있다.

퀵 테스트가 중요한 기능을 하지만 100퍼센트 확실한 것은 아니다. 퀵 테스트로 일반적으로 저지르는 잘못된 동작을 확인할 수 있지만 본래의 주 기능은 가동범위 제한을 파악해서 교정하고 기본적인 자세를 가르치는 것이다. 피스톨 퀵 테스트를 통과했다면 발목의 가동범위가 완전하다고 볼 수 있다. 하지만 그렇다고 해서 그 자세를 취하거나 그 자세로부터 원래 자세로 되돌아오기 위한 근력이나 능력이 있다고 보장하는 것은 아니다. 중요한 것은 효과적인 동작패턴을 만들기 위해 한 아키타입에서 다른 아키타입으로 전환하는 연습을 할 필요가 있다는 것이다. 즉, 필자가 다음 페이지에서 보여주는 실제적인 동작을 연습해야만 한다. 퀵 테스트를 고관절과 어깨관절 자세와 기능을 이해하기 위한 임상 가이드로 생각하자. 퀵 테스트를 통과하지 못한다면 스스로에게 되물어보자. "문제가 뭘까? 어떻게 해야 고칠 수 있을까?"

체육관에서 퀵 테스트를 시행할 때 필자는 선수들이 동작원리(정중선 안정과 토크)를 확실히 준수하도록 하고 자세에서 통증을 느끼지 않도록 신경을 쓴다. 선수가 어떤 실수를 저질렀다면 두 개의 실수 중 하나를 저지른 것이다. 테크닉을 올바르게 수행하는 방법을 모르거나(운동제어) 바른 자세를 만들기 위한 가동범위를 잃은 것이다. 어떨 때는 이 둘 모두가 해당되기도 한다.

2부에서 특정 훈련 동작과 관련된 일반적인 실수들을 살펴볼 것이다. 보면 알겠지만 각각의 아키타입과 관련된 실수들은 동작을 하는 동안 해당 아키타입을 표현할 때 발생하는 실수들이다. 예를 들어서 프레스 아키타입 퀵 테스트 동안 팔꿈치가 바깥으로 빠져 있거나, 어깨가 앞쪽으로 말려 있다면 벤치프레스나 푸시업처럼 밀어내는 동작을 할 때도 똑같이 불안정한 어깨 자세가 드러날 것이다. 필자는 퀵 테스트를 사용해서 이런 결점들을 밝히는 것을 추천한다. 동작 원리들을 스트렝스&컨디셔닝 동작에 적용하고 균형 잡힌 프로그램을 개발할 때 어떤 자세를 훈련할 필요가 있는지, 어떤 부분에 모빌리티가 필요한지 미리 알 수 있다.

이 정보들을 알면 움직임의 분류체계(5장 참고)를 활용해서 운동제어 능력을 테스트하고 효과적이고 전환이 용이한 동작패턴들을 만들 수 있다. 움직임의 분류체계는 필요한 안정성과 동작의 복잡성을 기준으로 운동 동작을 분류하는 방법이다.

2부에서 눈여겨봐야 할 것은 운동제어 관점에서 결점을 교정하는 팁이다. 가동범위를 잃어서 특정 신체 아키타입을 표현할 수 없다면, 4부의 신체 아키타입 모빌리티 처방으로 넘어가자.

어깨관절 아키타입

오버헤드

일반적인 예:

머리 위로 손 뻗기, 머리 위로 밀어내기, 매달리기, 던지기

시작 자세의 예:

풀업, 머슬업

마무리 자세의 예:

스트릭트 프레스, 푸시 프레스, 스내치 밸런스, 오버헤드 스쿼트, 스내치, 저크

오버헤드 아키타입은 어깨관절의 최대 굴곡과 외회전으로 표현된다. 이 아키타입에는 팔을 머리 위에서 안정시키는 모든 자세가 포함된다. 일반적인 예로는 머리 위로 손을 뻗거나 밀어내는 것, 매달리기와 머리 위로 던지는 동작이 있다.

오버헤드 능력을 가장 잘 표현하는 것은 덤벨이나 케틀벨을 머리 위로 들고 있는 것이다. 이는 오버헤드 가동범위를 강조할 뿐만 아니라 더 높은 단계의 운동제어 능력도 테스트할 수 있다. 그 이유를 알고 싶은가? 고정된 물체에서는 토크를 만들어낼 수 없으므로 외회전을 통해서 안정성을 찾아야 하는데, 이것은 정말 순수한 운동제어 능력에 달려 있다. 여기서는 기능장애를 숨길 방법이 없다.

바에 매달리는 것도 오버헤드 가동범위를 테스트하기 위한 좋은 방법이다. 사실, 친업 그립(손바닥이 몸 쪽으로 향하는 그립)으로 바에 매달리면 자동으로 어깨에 외회전이 만들어지기 때문에 오버헤드 가동범위를 테스트하기에는 아주 쉽다. 만일 어떤 결점이 있다면 어깨관절의 외회전과 굴곡 범위를 놓치고 있다는 뜻이다.

기본 퀵 테스트

척추는 중립 자세를 유지하며 팔을 머리 위로 들어올린다. 옆에서 볼 때 귀가 보여야 하며, 팔꿈치는 곧게 뻗고, 어깨관절은 외회전해야 한다. 어깨관절을 외회전시키기 위한 신호로 엄지는 뒤쪽으로 향하고, 겨드랑이는 앞을 향하게 하면 된다.

바른 자세

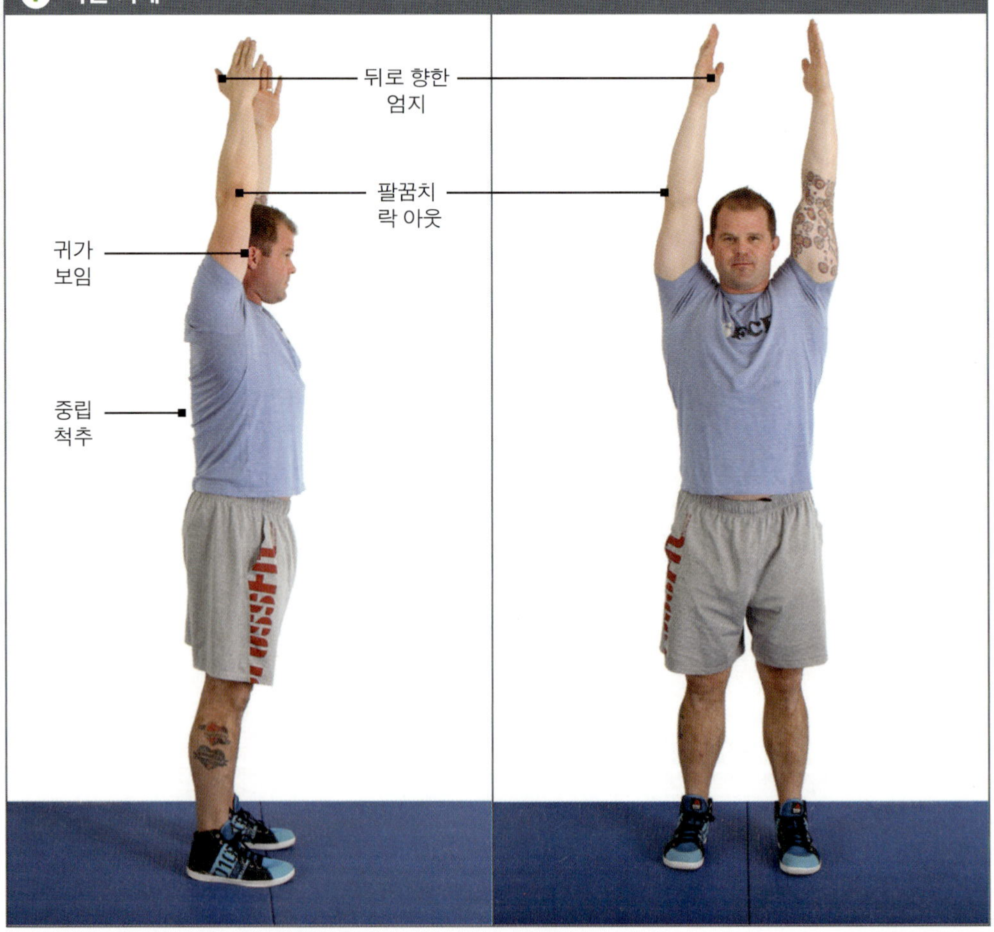

일반적인 자세 오류

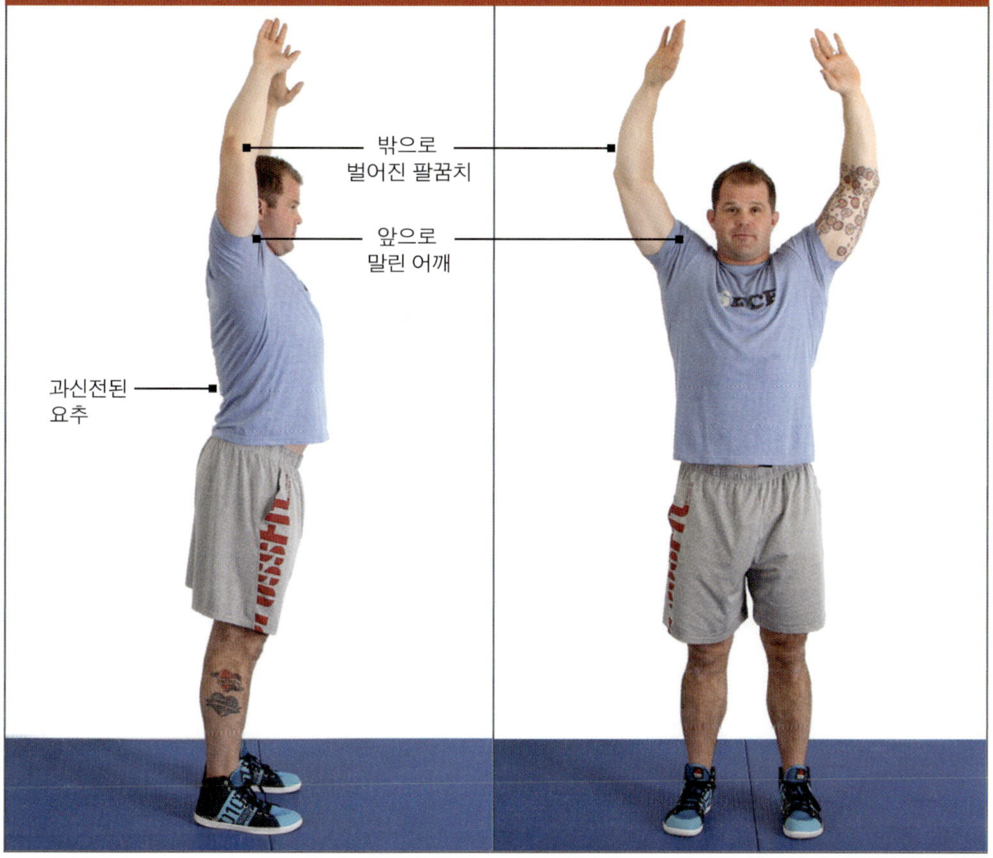

어깨관절의 가동범위를 잃었거나 척추를 보강하는 데 실패했다면, 흉곽이 뒤로, 골반은 앞으로 기울어지는 과신전 자세가 된다.

삼두근이 경직되었다면 팔꿈치를 완전히 펴서 고정시키는 것이 어렵다. 어깨관절의 회전 가동범위를 잃으면 어깨가 앞쪽으로 말리고 팔꿈치가 밖으로 벌어지게 된다.

부하 퀵 테스트

덤벨 오버헤드 테스트

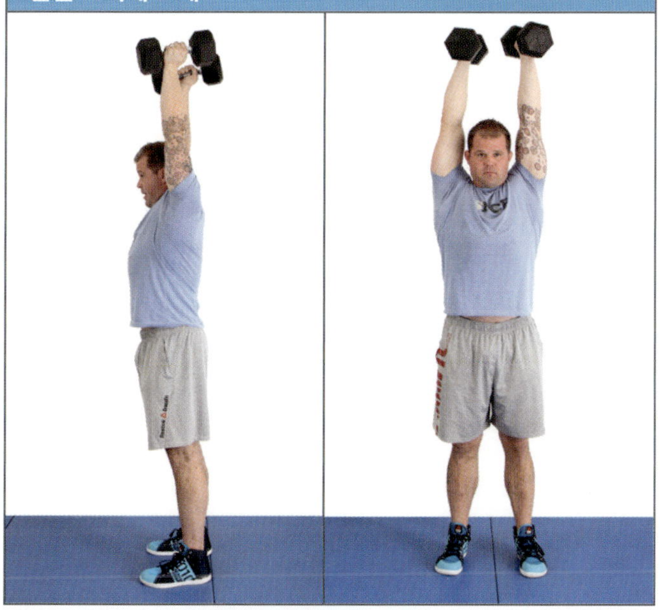

오버헤드 테스트

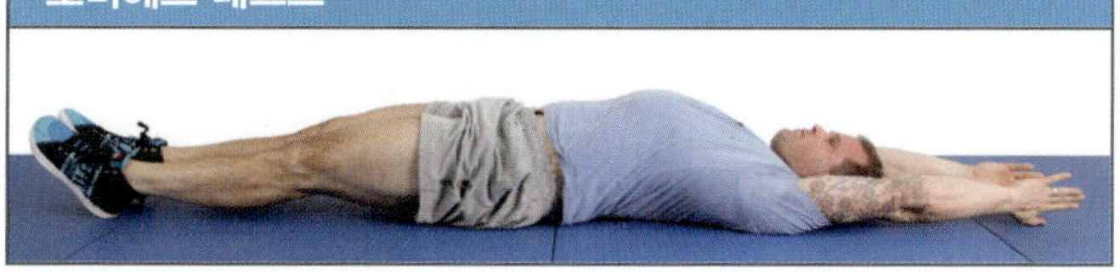

매달리기 테스트 (친업 그립과 풀업 그립)

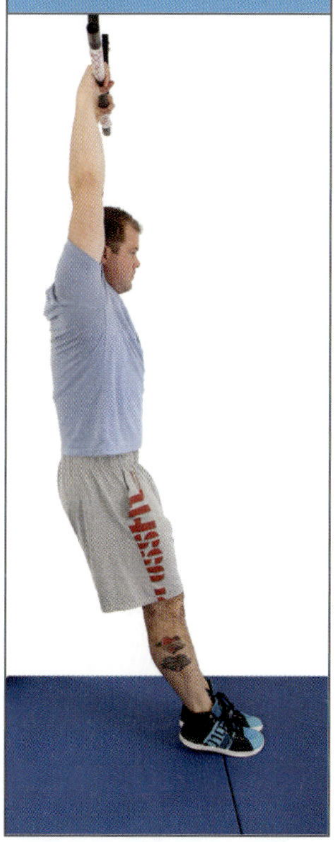

프레스

일반적인 예:
팔꿈치를 몸 뒤로 빼기, 점프, 바닥에서 엎드렸다 일어나기

시작 포지션 예:
버피

마무리 포지션 예:
푸시업, 벤치프레스, 딥, 로우

프레스 아키타입은 푸시업, 벤치프레스, 딥, 버피의 바닥 자세와 같아 보인다. 핵심은 푸시업과 딥의 바닥 자세에서 어깨가 앞으로 말리거나 팔꿈치가 양쪽으로 벌어지지 않게 자세를 잡는 것이다. 이것은 팔이 몸의 뒤쪽으로 움직일 때 어깨관절의 안정성을 테스트할 수 있는 매우 좋은 방법이며 내회전과 신전으로 나타난다.

어깨관절의 신전이 포함된(팔이 몸의 뒤쪽으로 향하는 경우) 모든 동작에서는 내회전이 큰 역할을 한다. 내회전 능력이 충분히 있다면 어깨를 뒤로 당겨 안정적인 자세에서 외회전할 수 있다. 사람들이 달릴 때 팔이 몸 앞뒤로 움직이는 것이 아니라 팔꿈치가 벌어지고 팔이 몸을 가로지르며 좌우로 움직이면서 달리는 것이 한 가지 예다. 이는 이와 같이 달리는 사람들은 안정적인 어깨관절 자세인 신전과 내회전을 놓치고 있다는 결정적인 증거다.

보통 사람처럼 움직이려면 전체 관절낭의 가동범위(내회전과 외회전 능력)가 필요하다는 것을 명심하자. 만약 어깨관절이 내회전 가동범위를 잃으면, 우리가 그토록 피하려고 노력했던 앞으로 말려 내회전된 어깨 자세를 취하게 될 것이다.

운동 동작에 대해서 생각해본다면 프레스 아키타입은 주로 마무리 자세가 된다(푸시업이나 벤치프레스의 바닥 자세를 생각해보자). 프레스 아키타입이 동작의 중간 부분을 차지하는 유일한 경우는 버피인데, 고관절과 가슴을 바닥에 대고 엎드려 있을 때가 바로 그 자세다. 프레스 아키타입은 엎드려서 바닥에서 일어나는 동작의 시작 자세에서도 나타난다(서핑을 생각해보자). 또한 레슬링, 주짓수, 풋볼 같이 근접 접촉 스포츠에서의 일반적인 시작 자세이기도 하다.

기본 퀵 테스트

몸을 보강시킨 중립 자세로 서서, 전완을 바닥과 평행한 상태를 유지하면서 팔꿈치를 몸의 뒤쪽으로 당긴다. 어깨를 안정적인 자세로 만들고, 팔꿈치는 손목과 일직선 상에 놓는다.

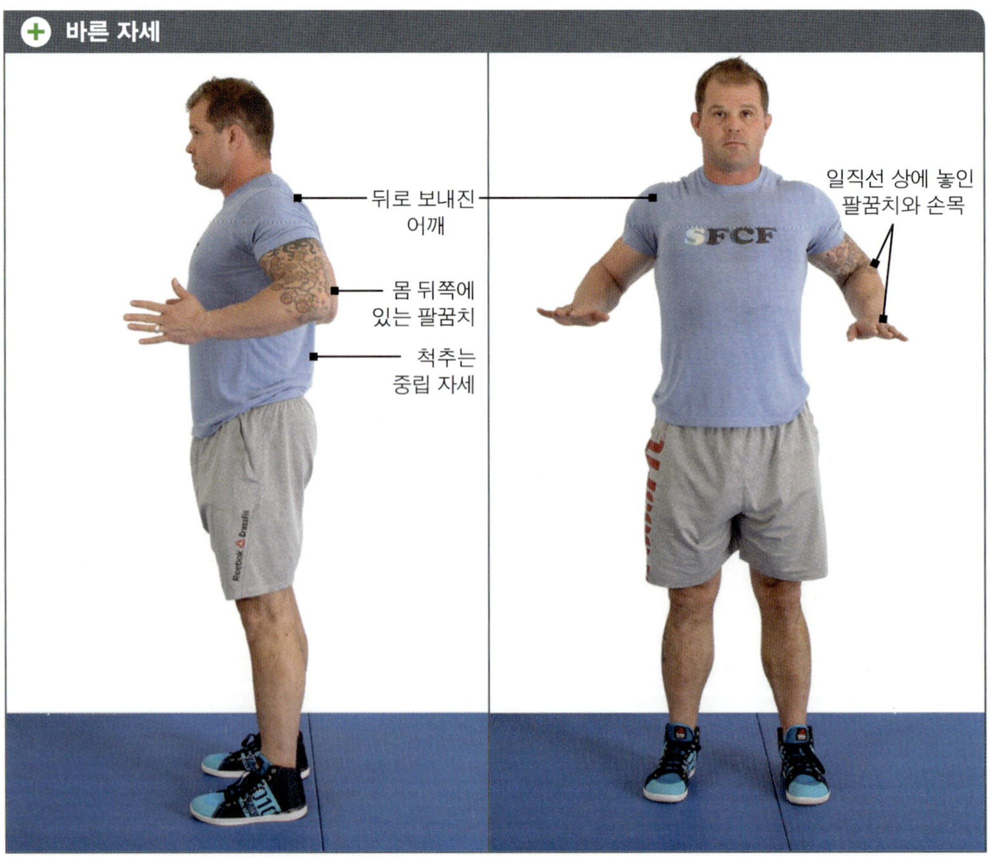

일반적인 자세 오류

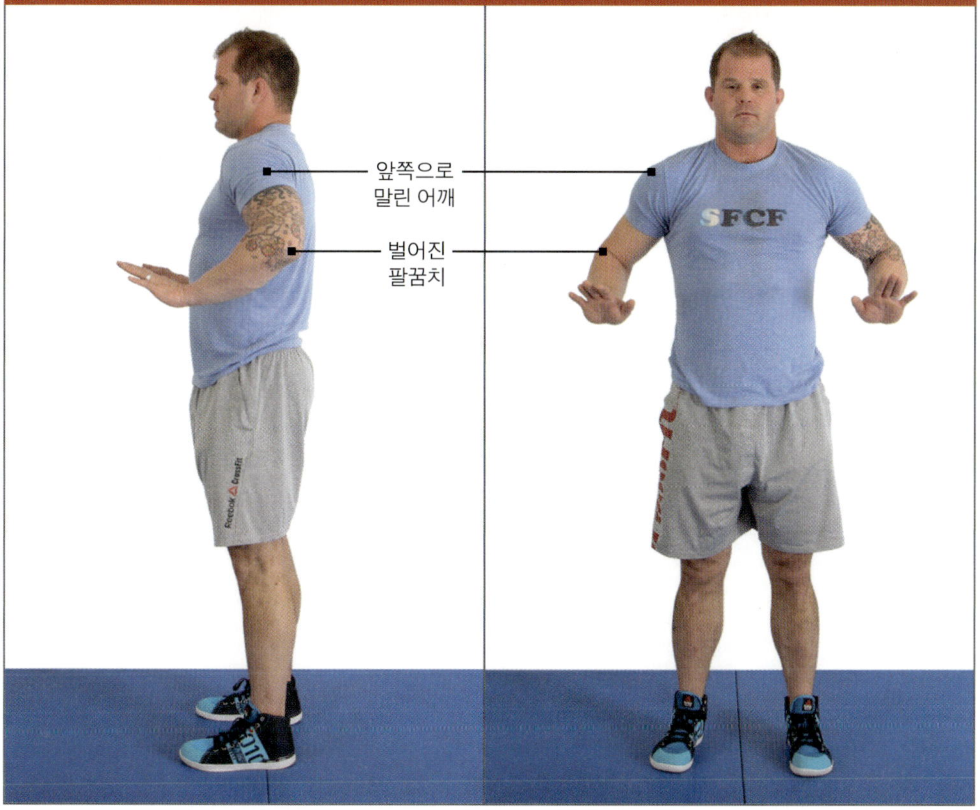

만일 어깨가 앞쪽으로 말려 있거나 팔꿈치가 벌어지거나 혹은 팔꿈치를 몸 뒤쪽으로 당길 수 없다면 이는 어깨의 신전 범위에 제한이 있다는 뜻이다.

부하 퀵 테스트

푸시업 테스트

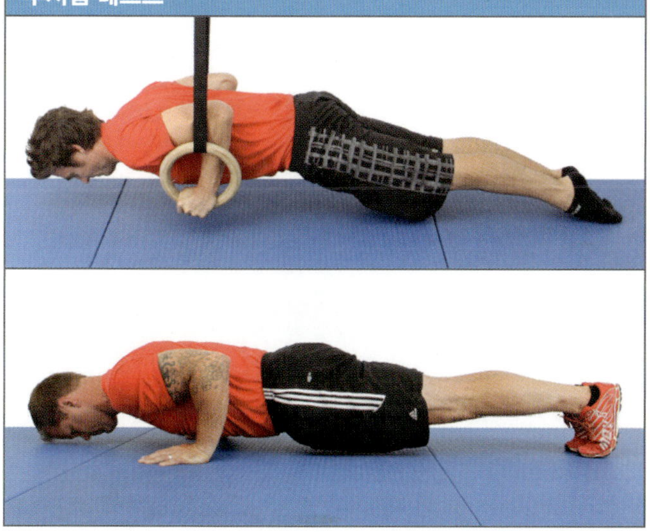

딥 테스트

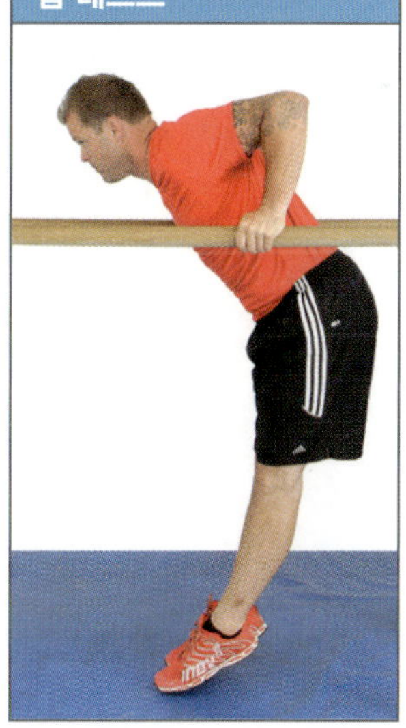

플란체 테스트

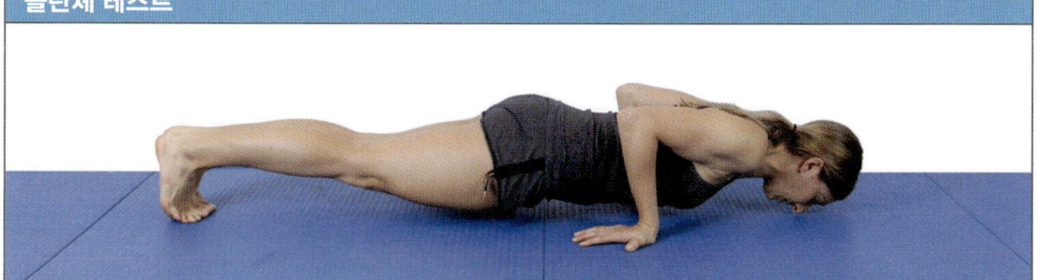

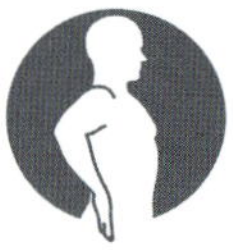

행

일반적인 예:
몸 양옆이나 등 뒤로 물건을 들면서 몸 양옆이나 바지 주머니 쪽에 양손을 두고 서 있기

시작 자세 예:
데드리프트, 클린, 스내치 준비 자세

마무리 자세 예:
데드리프트

기본 퀵 테스트

팔이 양옆에 걸린 채로 어깨관절을 외회전시키고 팔꿈치를 들어올린다. 목표는 손목은 몸통 뒤에 두고, 팔꿈치는 가슴 높이까지 올리는 것이다. 쉬러그[7]나 흉곽을 뒤로 기울이는 속임수는 안된다. 어깨관절과 척추는 중립 자세로 만든다.

행 어깨관절 아키타입에는 팔이 몸 양옆에서 아래 방향으로 놓였을 때의 모든 어깨 동작과 자세가 포함되어 있다. 여기에는 팔이 몸 양옆에 걸려 있을 때 어깨관절의 정지 자세도 포함되어 있다. 데드리프트, 클린, 스내치 같이 끌어당기는 동작의 준비 자세, 던지는 동작 대부분의 마무리 자세(야구의 투구)가 그 예다. 수영에서 팔 젓기나 역도에서 세컨드 풀 동작을 할 때 행 아키타입을 볼 수 있다. 이것은 풀 단계(바를 위로 끌어당기기)에서 받는 단계(무게를 받기 위해 몸이 바 아래로 들어가는 동작)로 넘어갈 때 나타나는 이행성 동작이다.

다른 어깨관절 아키타입처럼 목표는 안정적인 자세에서 어깨관절을 외회전하는 것이다. 만일 내회전 가동범위를 잃었다면 이에 대한 보상작용으로 어깨관절이 앞으로 말려 튀어나올 것이다.

올바른 자세

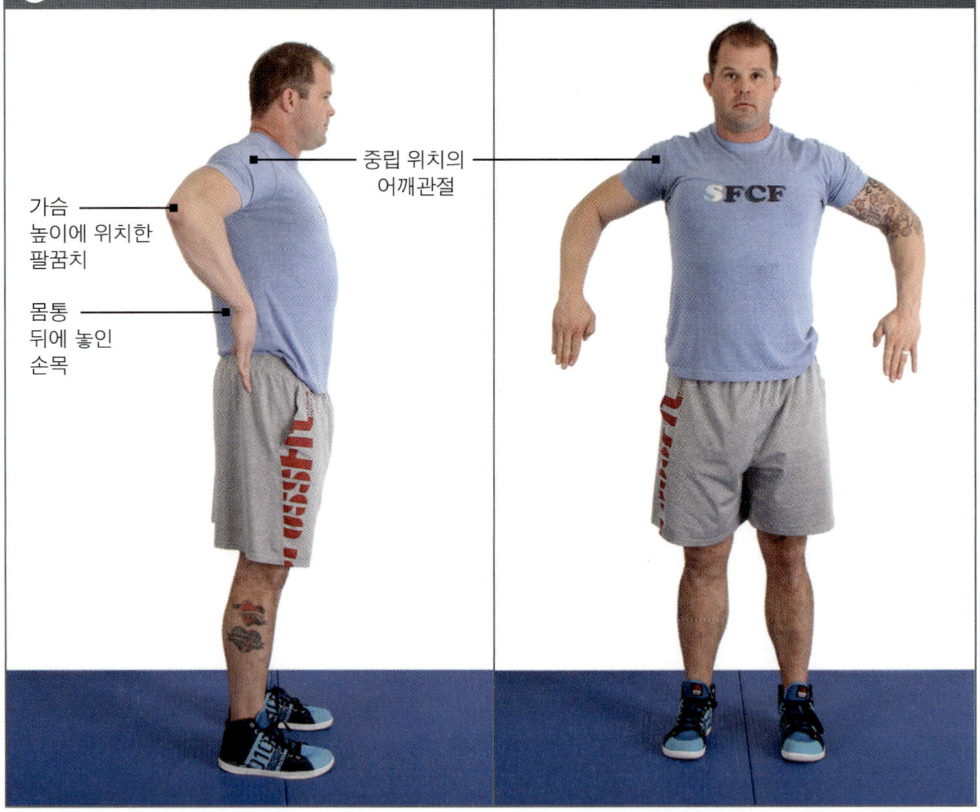

7) 어깨를 으쓱하는 동작

일반적인 자세 오류

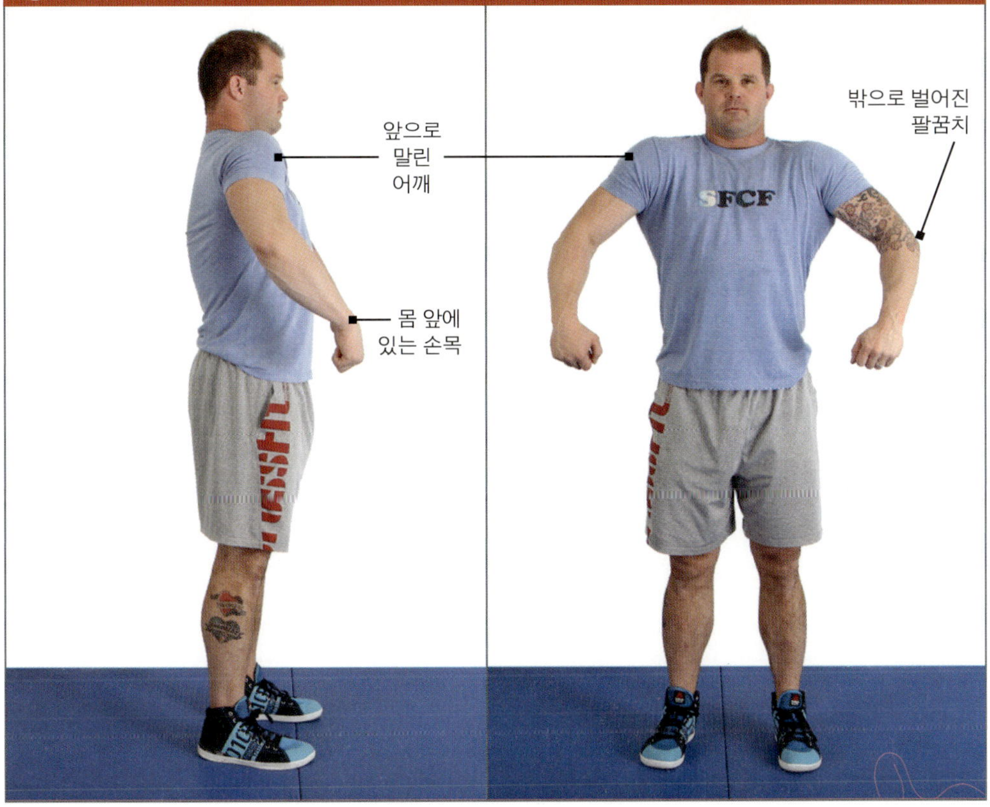

가동범위를 잃었다면 보상작용으로 어깨가 앞으로 말려 튀어나오고 팔꿈치는 밖으로 벌어진다. 팔꿈치를 올릴 수 없거나 손목을 몸통 뒤에 두지 못한다면, 어깨관절의 내회전을 놓치고 있다는 뜻이다.

부하 퀵 테스트

하이 풀 테스트

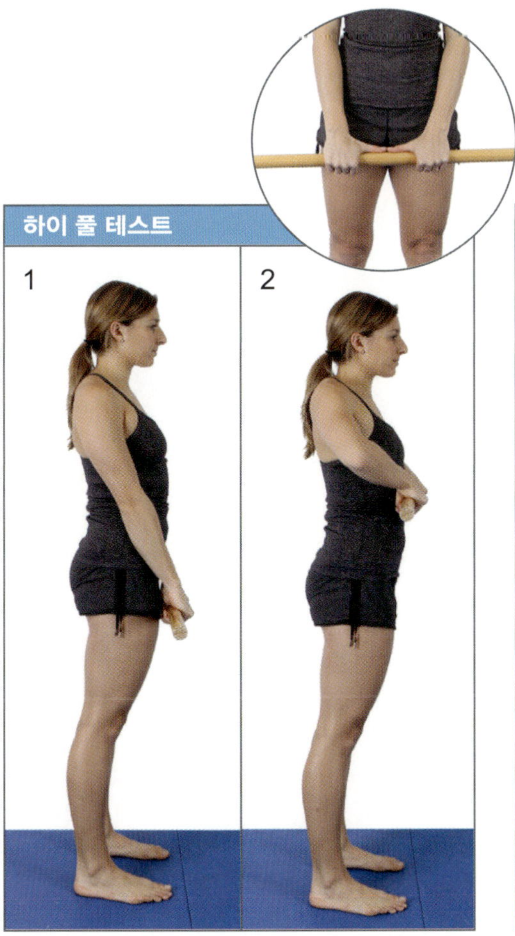

비하인드 더 백 테스트

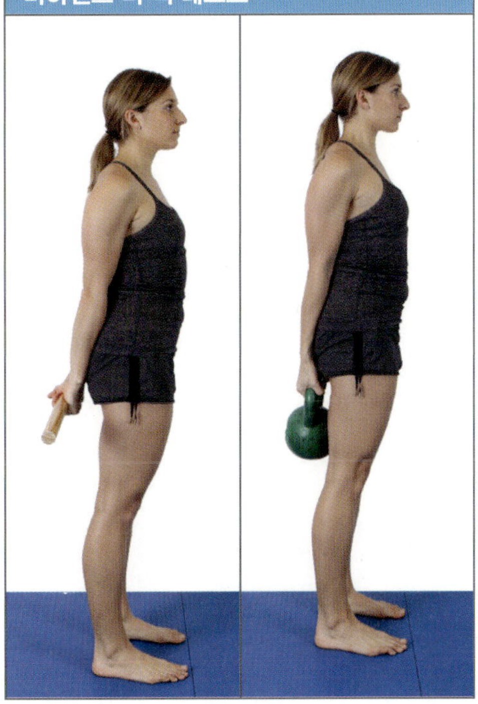

덤벨 캐리 테스트

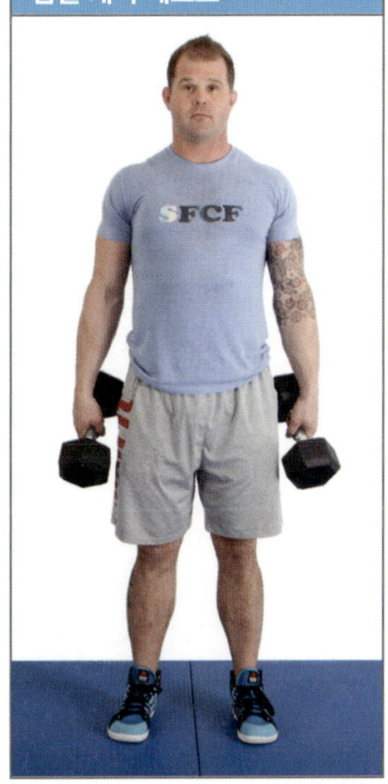

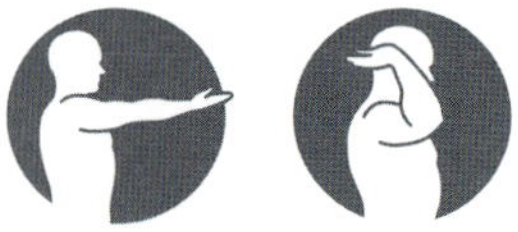

프론트 랙

일반적인 예:
통화를 하거나 큰 물체를 가슴 높이로 들고 지탱하거나 어깨에 뭔가를 짊어지거나 팔을 몸 앞으로 쭉 뻗어서 밀거나 외부의 힘에 저항하기

시작 자세 예:
프론트 스쿼트, 스트릭트 프레스, 푸시 프레스

마무리 자세 예:
클린, 풀업

프론트 랙 아키타입과 관련된 형태는 두 가지가 있다.

1. 팔을 몸 앞으로 쭉 뻗은 형태(프론트 랙 1)
2. 팔이 구부러진 형태(프론트 랙 2)

프론트 랙 1은 몸 앞쪽으로 뻗은 팔로 물건을 밀거나 당길 때의 안정적인 어깨 자세를 의미한다. 프론트 랙 2는 어깨 위에 중량을 지고 나르거나 가슴 높이에서 물건을 들고 있는 경우 혹은 전화 통화를 할 때의 안정적인 어깨 자세를 의미한다. 프론트 랙 아키타입은 체육관에서 수행하는 동작에 집중되어 있다. 푸시업과 벤치프레스를 준비할 때는 프론트 랙 1로 시작한다. 프론트 스쿼트와 오버헤드 프레스의 시작 자세와 풀업과 클린의 마무리 자세는 프론트 랙 2에 해당한다. 팔꿈치는 어깨와 따로 움직인다는 것을 기억하자. 그래서 푸시업의 시작 자세같이 팔을 펴거나 몸 앞으로 쭉 뻗었을 때에 안정적인 프론트 랙 어깨 자세와 같은 자세를 보이는 것이다.

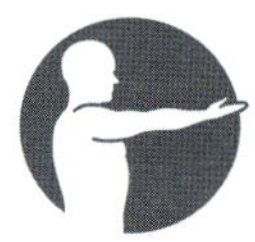

프론트 랙 1

기본 퀵 테스트
두 팔꿈치를 곧게 펴고 팔을 어깨 높이까지 들어 올린다. 그 후 어깨관절을 외회전시킨다. 목표는 손바닥과 팔오금이 천장과 마주 보게 하는 것이다. 이것이 1번 자세다.

만일 1번 자세에서 팔을 펴서 고정하지 못하거나, 어깨를 외회전시키지 못한다면, 아마 어깨관절의 중요한 내회전, 외회전 가동범위를 잃었을 가능성이 높다.

올바른 자세

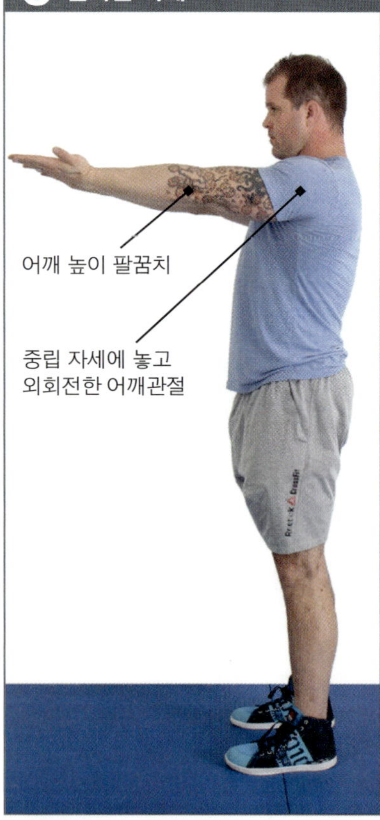

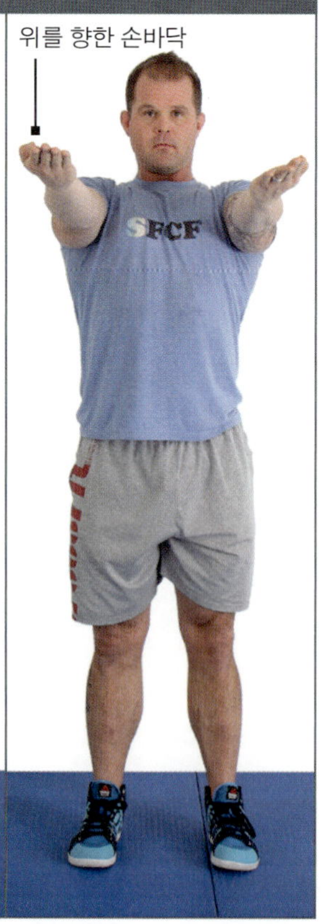

일반적인 자세 오류

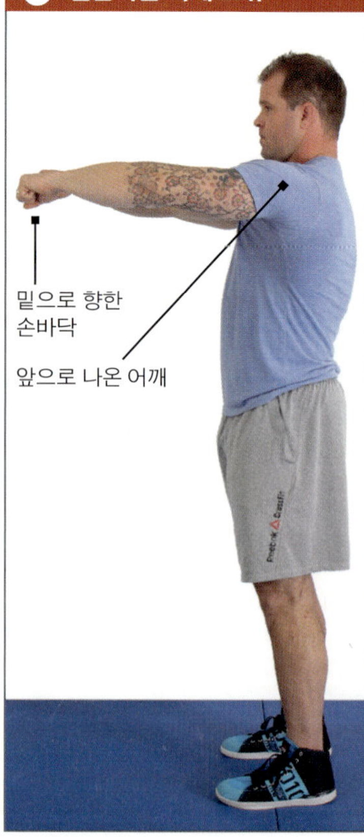

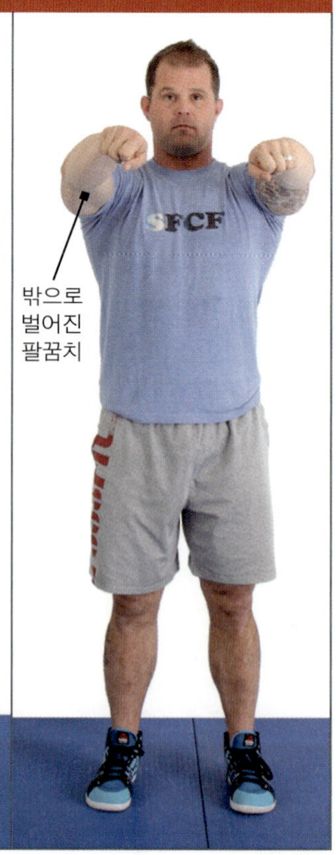

푸시업 프론트 랙 1 테스트

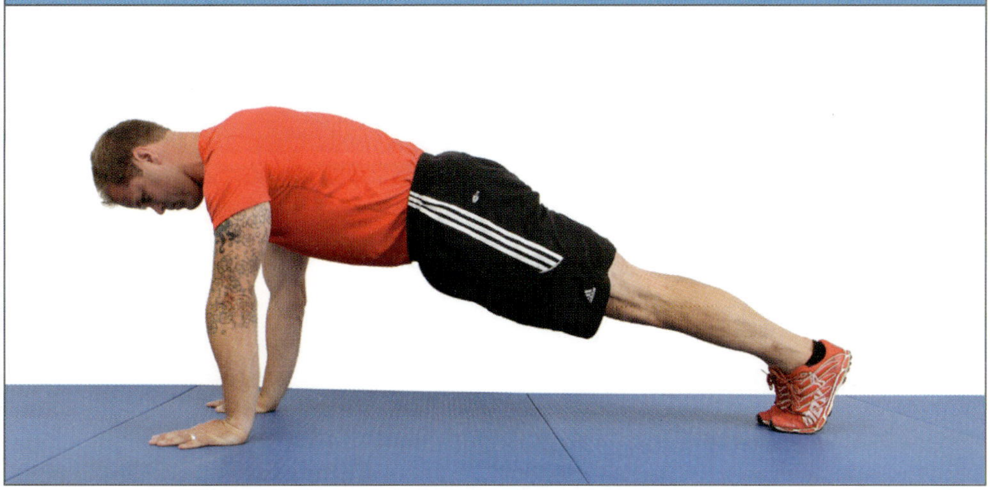

링 푸시업 프론트 랙 1 테스트

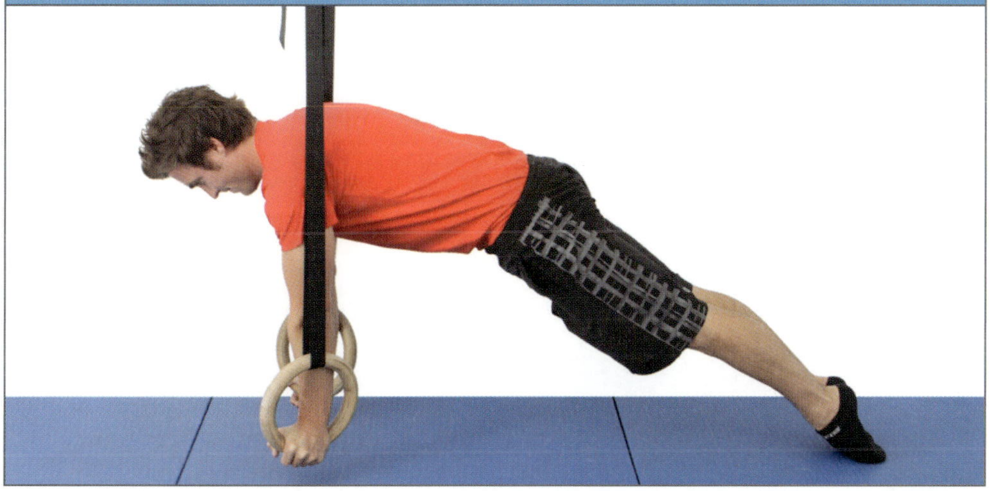

플란체 푸시업 프론트 랙 1 테스트

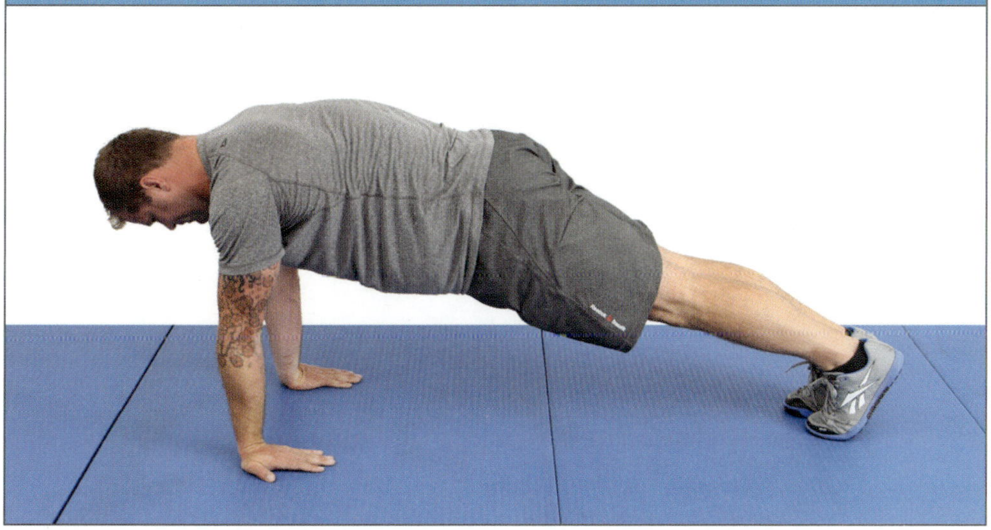

부하 퀵 테스트

프론트 랙 2

기본 퀵 테스트

포지션 1에서 어깨관절의 외회전을 유지하면서 팔꿈치를 구부리고, 이후 손을 돌려서 손바닥이 하늘을 보게 한다. 계속 안정적인 어깨관절 자세를 유지하면서 팔꿈치를 어깨 높이까지 들어올릴 수 있어야 한다.

만일 2번 자세에서 손목이 안쪽으로 돌아가거나 팔꿈치가 밖으로 벌어진다면, 어깨관절 회전 가동범위를 잃었을 수 있다. 또한 팔꿈치 굴곡과 손목 신전 범위 중 하나를 잃었거나 혹은 둘 다일 수도 있다.

+ 올바른 자세

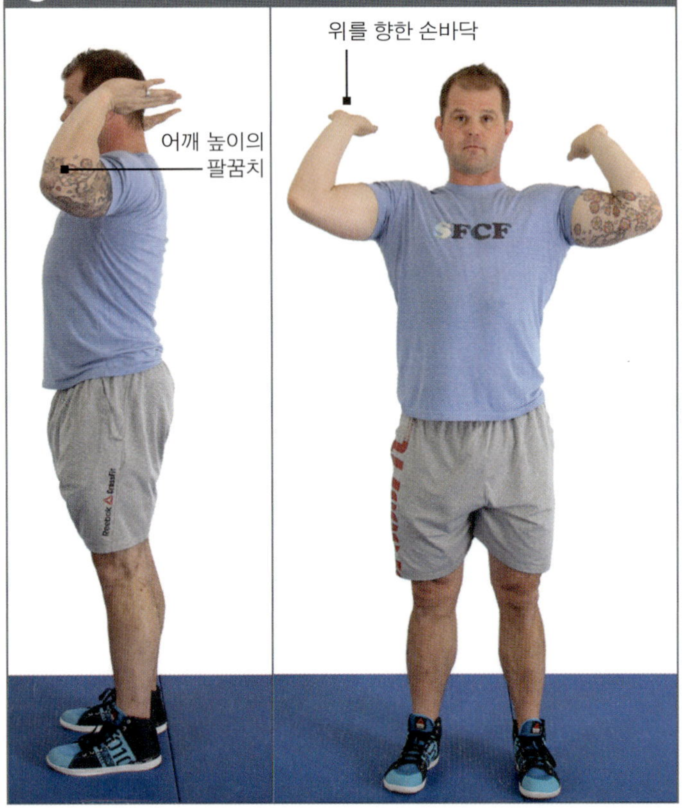

− 일반적인 자세 오류

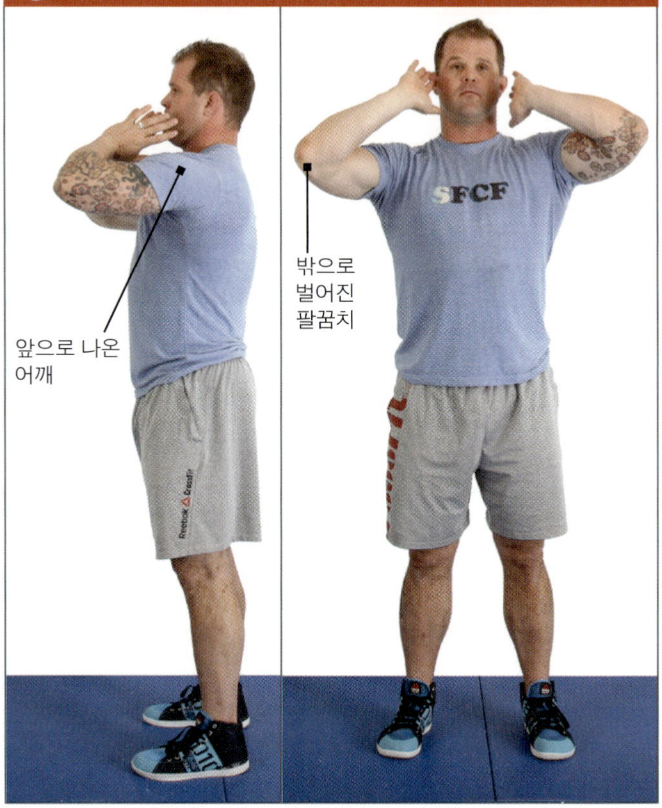

부하 퀵 테스트

케틀벨 프론트 랙 2 테스트

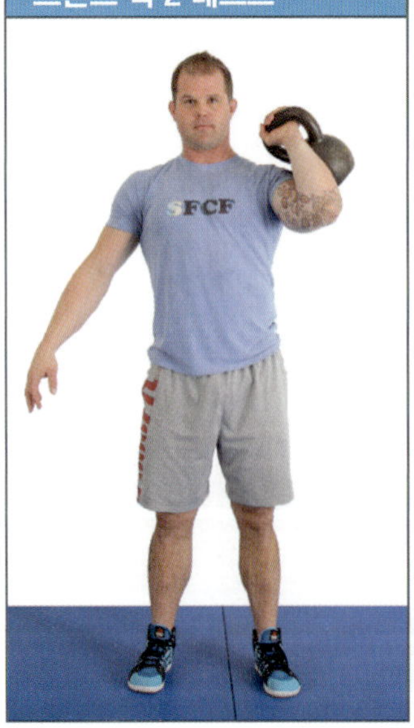

덤벨 프론트 랙 2 테스트

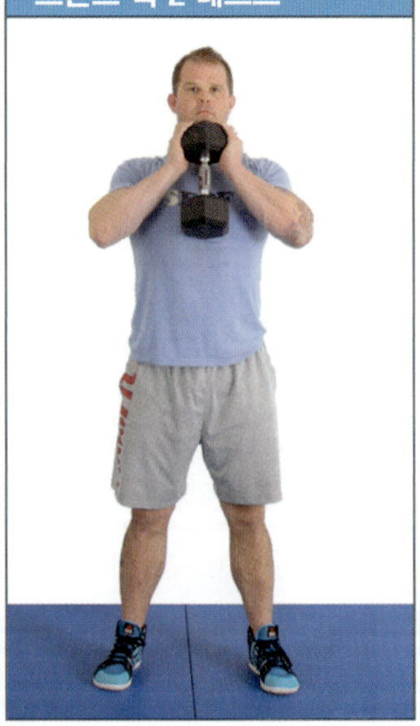

바벨 프론트 랙 2 테스트

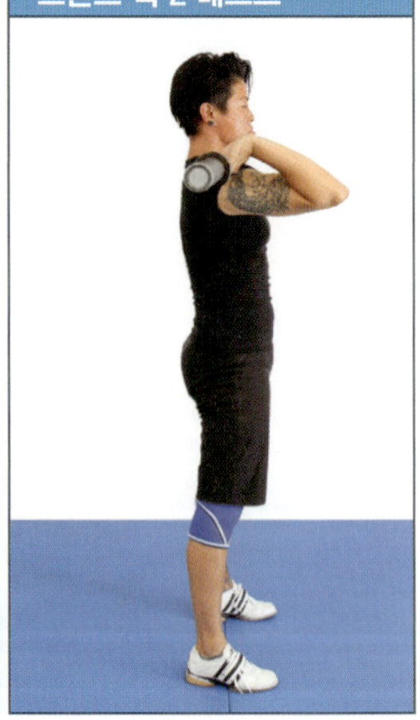

고관절 아키타입

스쿼트 아키타입은 가장 기본적인 인간의 동작 형태 중 하나이다. 체육관과 일상생활에서 수행되는 대부분의 동작은 스쿼트 동작의 변형을 포함한다. 발이 와이드 스탠스인지, 내로 스탠스인지 혹은 몸통이 꼿꼿한지, 앞으로 기울어져 있는지는 크게 중요하지 않다. 중요한 것은 고관절의 기능이나 자세가 비교적 비슷하다는 것이다. 이 아키타입은 고관절의 굴곡과 외회전 동작을 포함한다.

체육관에서 하는 동작 중에서 스쿼트 아키타입은 데드리프트와 스쿼트(프론트 스쿼트, 백 스쿼트 등), 역도 준비 자세의 한 부분을 차지한다. 고관절 아키타입을 위한 기본적인 두 가지 테스트가 있다. 엉덩이가 무릎보다 더 낮게 내려가는 스쿼트와 데드리프트다. 차이점은 몸통의 방향과 무릎, 다리의 굽혀진 각도이다. 이 차이점은 중요하다. 비록 두 자세가 비슷한 형태이기는 하지만 각각 다른 부분의 가동범위를 테스트하기 때문이다. 스쿼트로는 고관절의 외회전과 고관절, 무릎관절 그리고 발목관절의 굴곡을 확인할 수 있는 반면, 데드리프트는 다리를 편 상태에서의 후면사슬근육군의 움직임, 특히 고관절과 햄스트링의 가동범위를 확인할 수 있다.

필자는 스쿼트와 데드리프트 자세를 나누어 아이콘을 만들었다. 이 아이콘을 통해 책에서 설명하는 동작이 어느 자세에 포함되는지 구분할 수 있을 뿐만 아니라 어떤 모빌리티 훈련이 각각의 가동범위를 개선해주는지 알 수 있다. 그러나 이 두 자세가 스쿼트 아키타입의 한 부분이며, 두 자세 모두 고관절의 굴곡과 외회전이라는 원리를 함께하고 있다는 사실을 명심해야 한다.

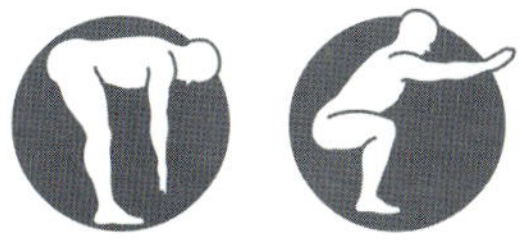

스쿼트

일반적인 예:
의자에 앉고 일어서기, 바닥까지 앉았다가 일어서기, 몸 앞으로 숙이기, 바닥에서 물건 들어올리기

시작 자세 예:
클린과 스내치 준비 자세, 데드리프트 준비 자세, 점프

마무리 자세 예:
스쿼트, 점프와 착지

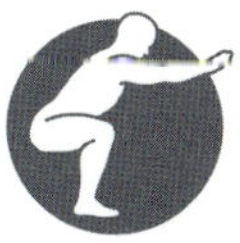

스쿼트 1

올바른 자세

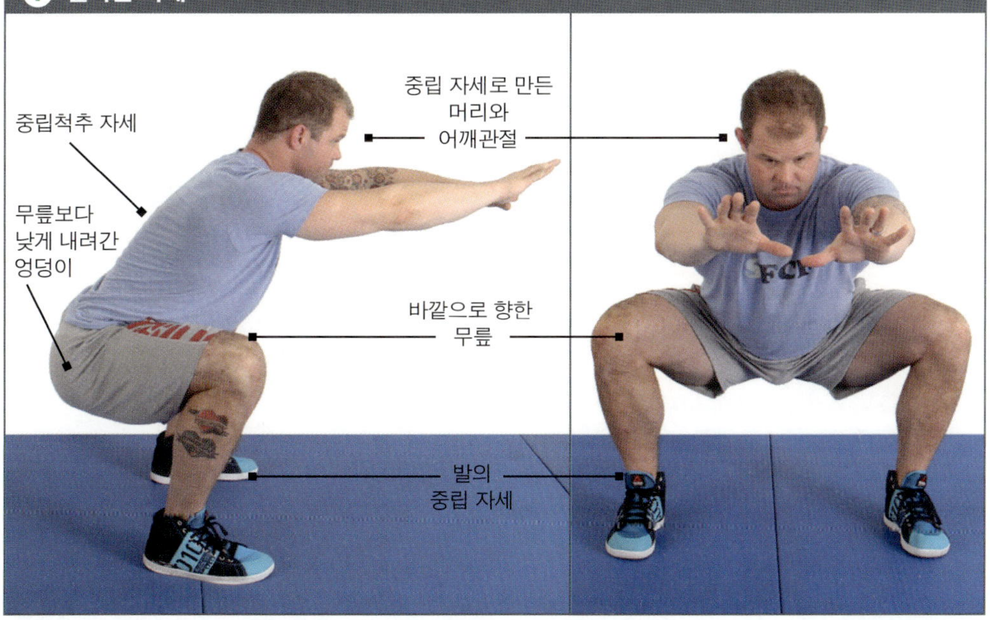

기본 퀵 테스트

발을 0~12도 정도 각도로 나란하게 놓고, 어깨 폭보다 약간 넓은 정도로 벌린다. 햄스트링을 뒤로 보내고 상체를 앞으로 살짝 기울여서 동작을 시작한다. 무릎을 굽히면서 몸을 낮추고 정강이를 최대한 수직으로 유지한다. 토크를 만들어내기 위해, 발을 바닥에 붙인 상태에서 무릎을 바깥으로 향하게 한다.

만일 척추를 보강하지 못하고, 고관절에서도 토크를 만들어내지 못했다면 요추 과신전, 안쪽으로 말린 무릎, 무너진 아치 중에 최소 하나 이상의 결점들을 발견하게 될 것이다. 이 결점들은 관절 제한의 문제 때문일 수도 있다. 예를 들어, 무릎을 바깥으로 밀어내지 못하거나, 엉덩이가 무릎보다 아래로 내려가지 않거나, 등을 평평하게 유지하지 못하거나, 발을 안정적인 아치로 만들지 못한다면 아마 고관절 굴곡과 외회전, 발목 굽힘의 핵심 범위를 잃었을 가능성이 있다(몇 가지 가능성을 얘기하자면).

일반적인 자세 오류

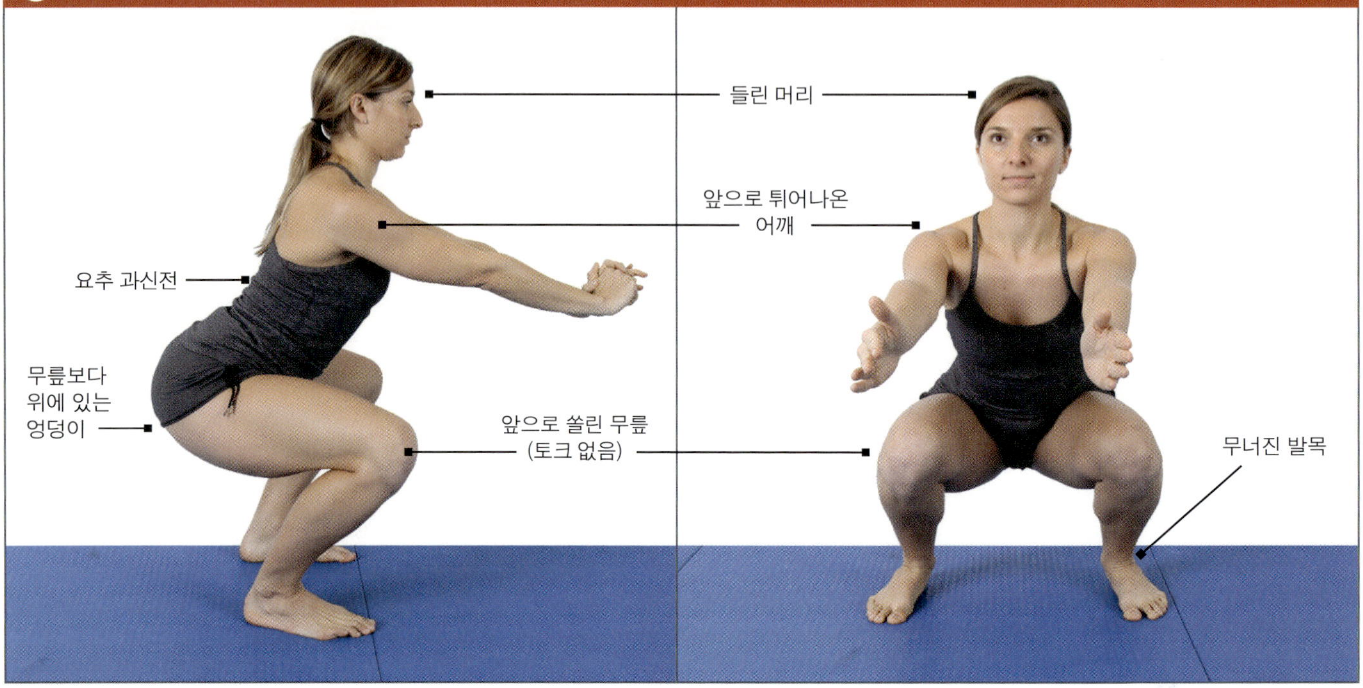
들린 머리
앞으로 튀어나온 어깨
요추 과신전
무릎보다 위에 있는 엉덩이
앞으로 쏠린 무릎 (토크 없음)
무너진 발목

부하 퀵 테스트

바벨 백 스쿼트 테스트

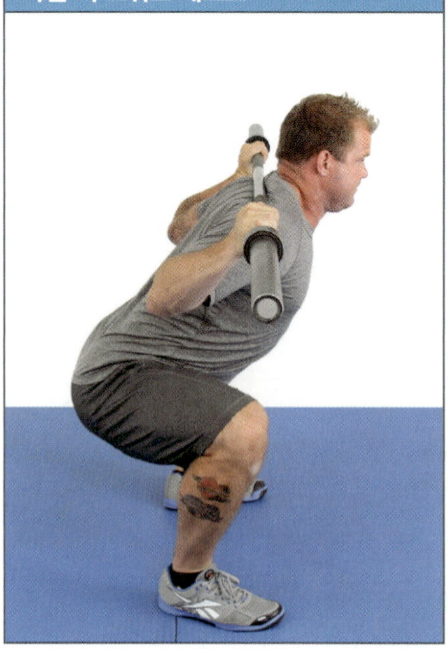

오버헤드 박스 스쿼트 테스트

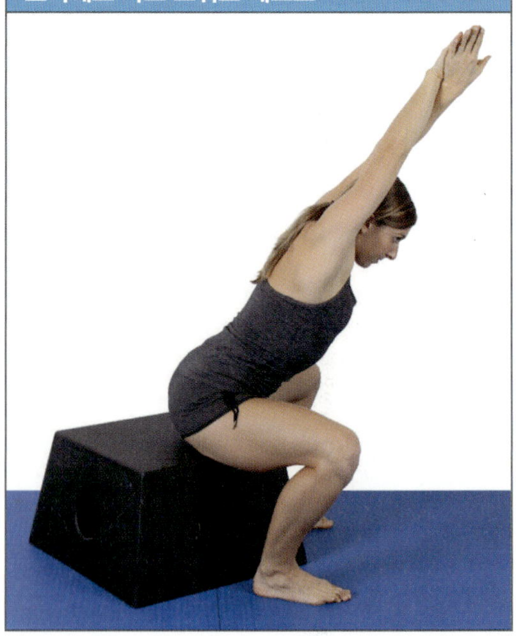

스쿼트 2(데드리프트/풀 자세)

보강된 중립척추 자세를 유지하면서 햄스트링을 뒤로 보내고, 상체를 앞으로 살짝 기울여 팔을 내린다. 고관절을 접으면서 무릎을 살짝 구부린다. 등은 평평하게, 어깨관절은 중립으로, 정강이는 수직을 유지한다. 목표는 상체를 바닥과 평행하게 만들거나 고관절을 90도 각도로 접는 것이다.

만일 후면사슬근육, 특히 햄스트링의 가동범위를 잃었다면 등이 굽거나 보상작용으로 어깨가 앞으로 쏠릴 것이다.

기본 퀵 테스트

+ 올바른 자세

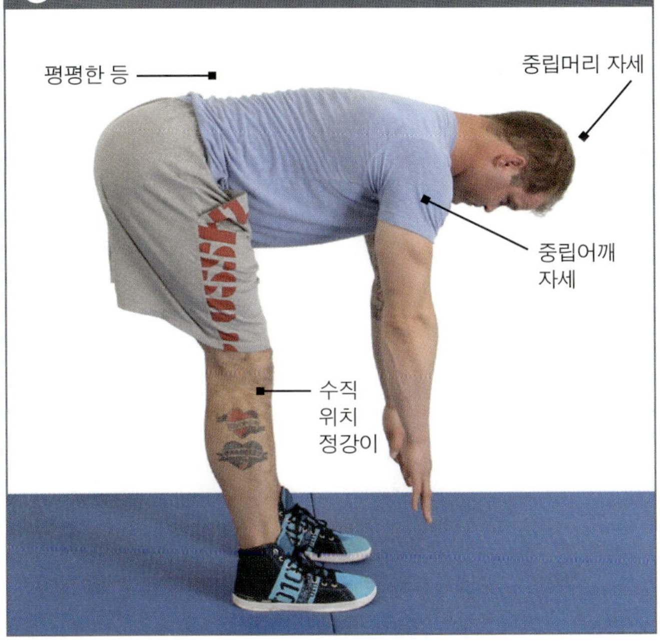

− 일반적인 자세 오류

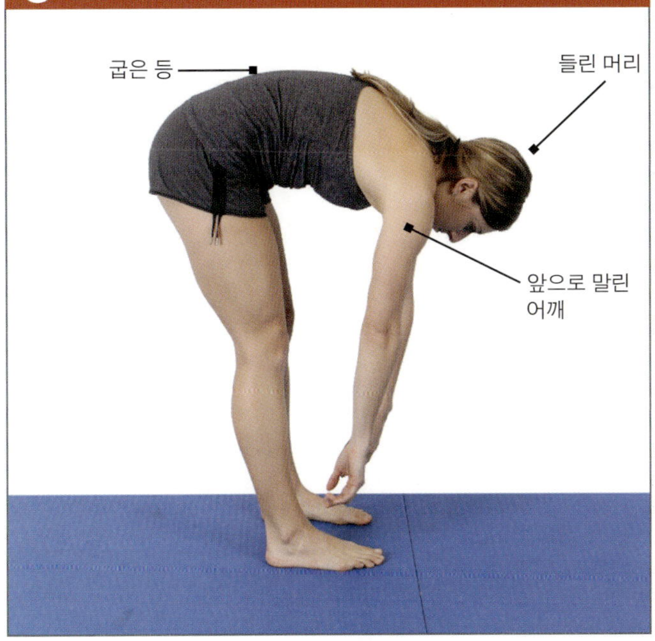

부하 퀵 테스트

케틀벨 데드리프트 테스트

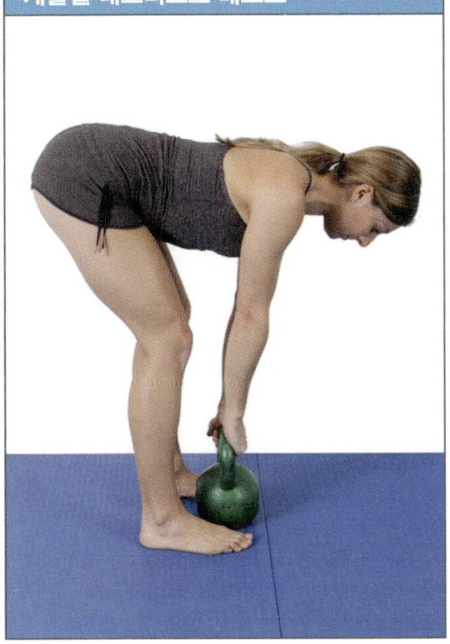

데드리프트 준비 자세 테스트

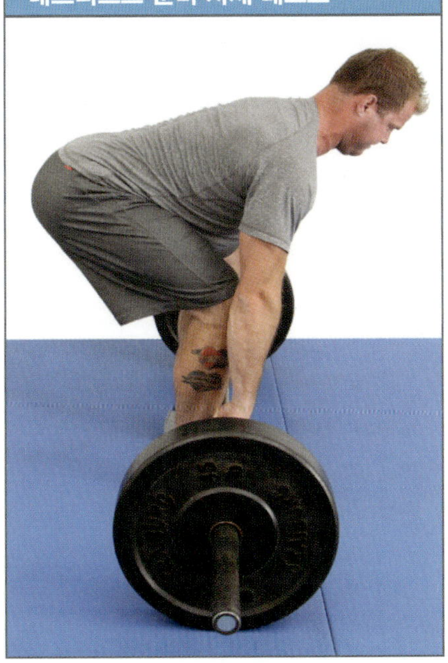

스내치 준비 자세 테스트

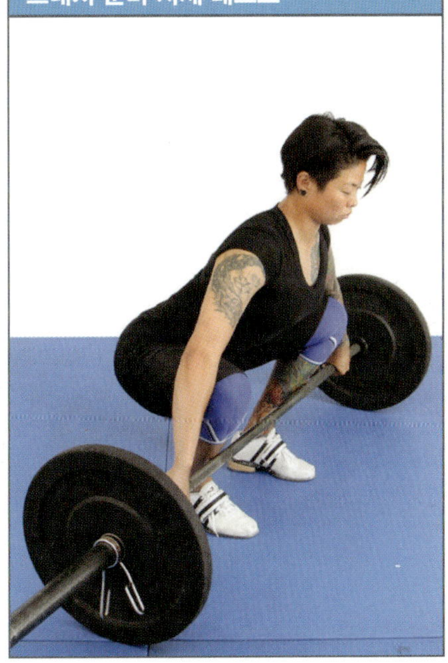

피스톨

일반적인 예:
앉은 자세에서 일어나기, 높은 단에 걸어 올라가거나 내려오기

피스톨은 온전히 기능적인 인간으로서 살기 위해 필요한 모든 발목관절의 모빌리티를 포함한다. 피스톨은 고관절의 완전 굴곡과 완전 배굴이 필요하다. 따라서 피스톨을 수행할 수 있다면, 완전한 배굴과 고관절 굴곡 가동범위를 가졌을 가능성이 높다. 다르게 얘기하면 피스톨은 딥 스쿼트의 완벽한 표현이다. 예를 들어서 발이 벌려진 채로 스쿼트를 하면 고관절과 발목관절을 최대로 굽힐 수 없다. 반면에 피스톨 아키타입은 주 가동부위와 관련 관절(무릎과 발목) 주변의 완전 가동범위를 보여준다.

바닥으로 내려갈 때, 가령 앉은 자세에서 일어나거나, 원예, 혹은 브레이크 댄스를 출 때 피스톨과 매우 유사한 변형 동작을 볼 수 있다. 앞의 퀵 테스트처럼 피스톨은 주로 고관절과 발목관절의 모빌리티를 진단하는 도구다. 실제로 피스톨(한 다리 스쿼트)을 수행할 수 있느냐 없느냐는 중요하지 않지만, 바닥에 엉덩이로 넘어지는 일 없이 기본적인 피스톨 형태를 취할 수 있어야 한다.

올바른 자세

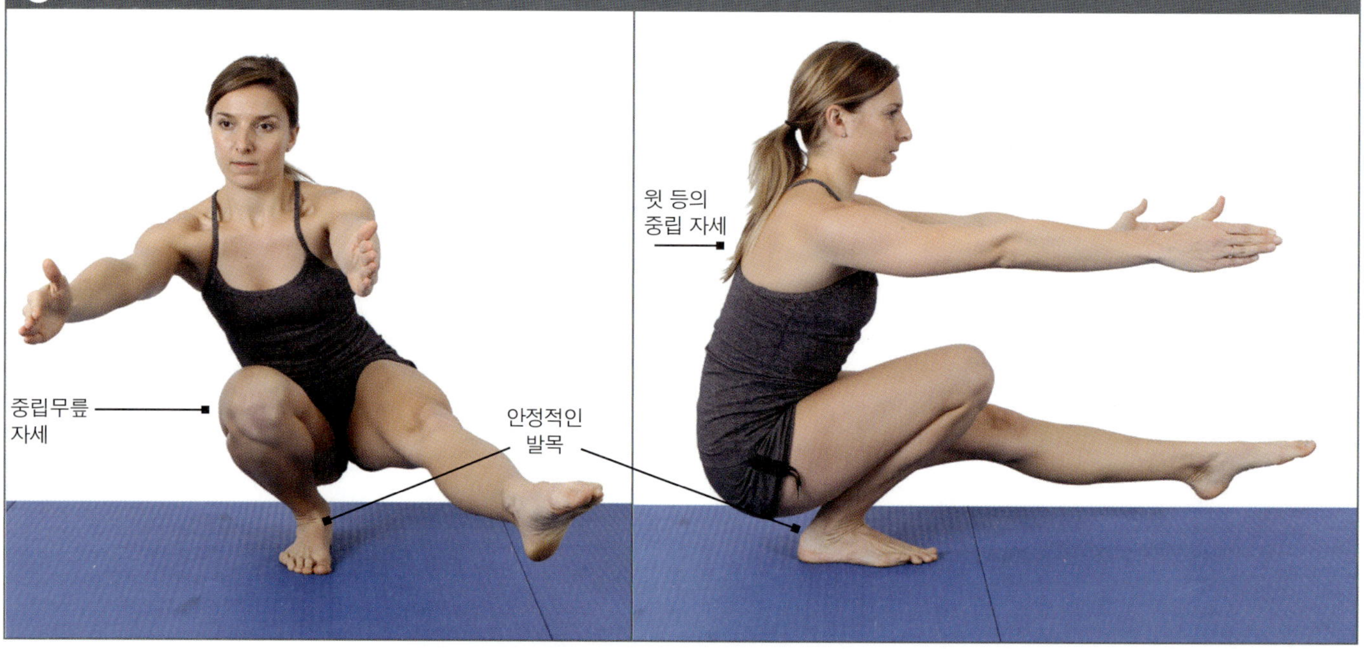

기본 퀵 테스트

앉은 자세 혹은 딥 스쿼트 자세에서 발 한쪽을 몸 앞쪽으로 쭉 뻗는다. 반대쪽 발로 균형을 잡는다. 목표는 윗등을 최대한 평평하게 유지하는 동안 발과 무릎을 중립 자세로 만드는 것이다.

만일 발꿈치를 땅에 붙일 수 없거나 엉덩이가 뒤로 넘어간다면, 고관절의 굴곡과 배굴 가동범위를 잃었다는 뜻이다. 무릎이 발목 안쪽으로 들어오거나 발의 아치가 무너진다면 역시 발목관절의 가동범위를 잃었다는 것을 뜻한다.

일반적인 자세 오류

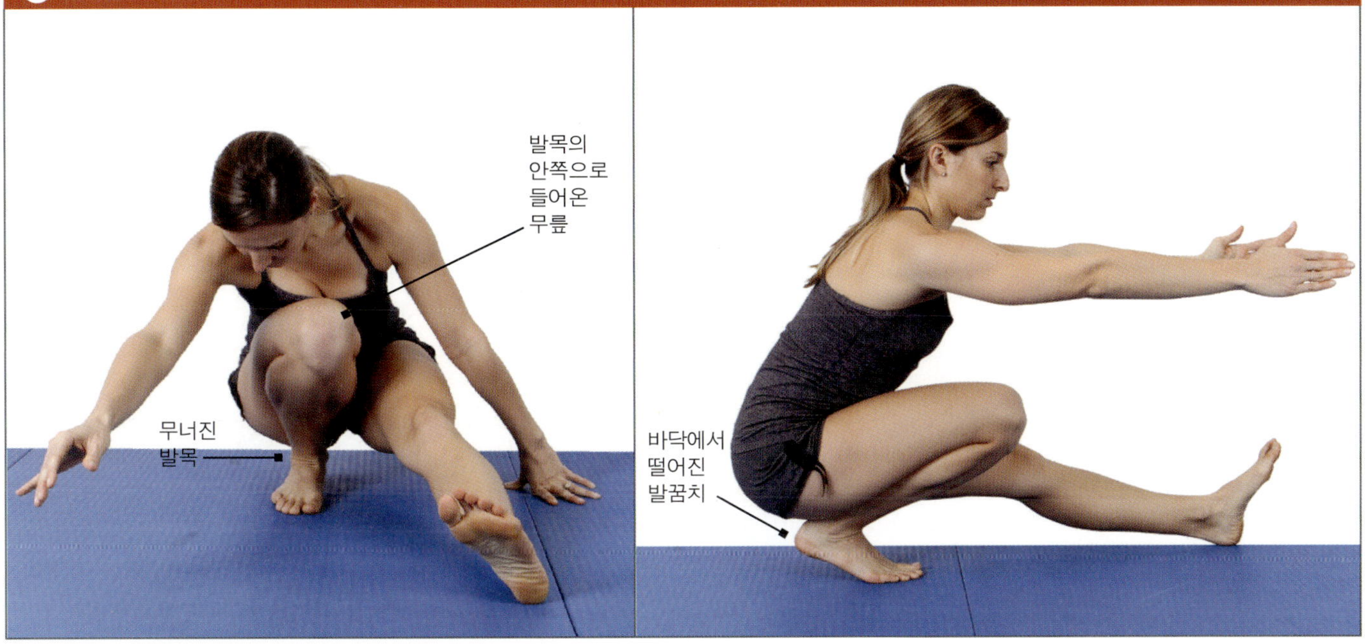

내로 스탠스 스쿼트-피스톨 전환 테스트

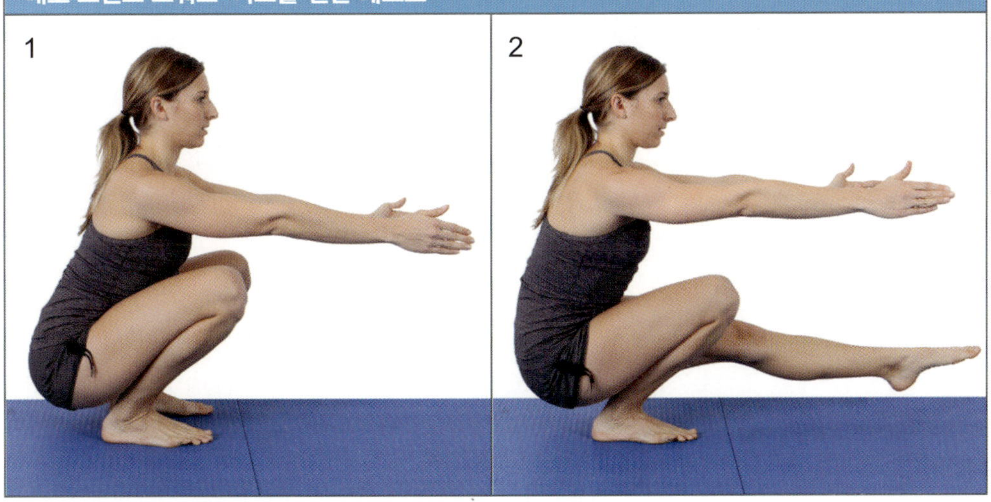

부하 퀵 테스트

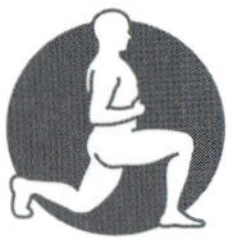

런지

일반적인 예:

달리기, 계단 걸어 올라가기, 언덕 오르기, 무릎 꿇기

마무리 자세 예:

스플릿 저크

런지 아키타입은 고관절의 신전과 내회전을 내포한다. 달리기, 런지, 던지기, 격투기 등 무엇을 하든 발이 몸 뒤쪽으로 위치할 때마다 런지 아키타입의 변형을 보여주는 것이다. 스플릿 저크와 런지가 런지 아키타입의 가장 대표적인 동작의 예이다.

런지를 위한 아키타입 퀵 테스트는 주로 고관절과 발목관절의 모빌리티를 테스트한다. 특히, 고관절의 신전과 내회전, 발가락의 배굴도 테스트한다. 만약 이 자세에서 가동범위를 잃었다면, 뒷발이 무너지고, 밖으로 향하게 될 텐데, 이는 고관절의 내회전을 잃었음을 알려주는 특징이다. 만약 고관절이 펴지지 않는다면, 요추가 과신전될 것이다. 비록 런지 아키타입은 스쿼트 아키타입만큼 자주 훈련하는 동작은 아니지만, 스포츠와 일상동작에 도움이 되는 자세이기 때문에 런지 자세를 능숙하게 하는 것이 중요하다.

기본 퀵 테스트

스퀘어 스탠스로 시작해서 크게 한 걸음 앞으로 내딛고 뒷발의 무릎은 바닥까지 내린다. 이때 무릎은 엉덩이 뒤에 위치해야 한다. 앞발의 정강이는 수직을 유지한다.

+ 올바른 자세

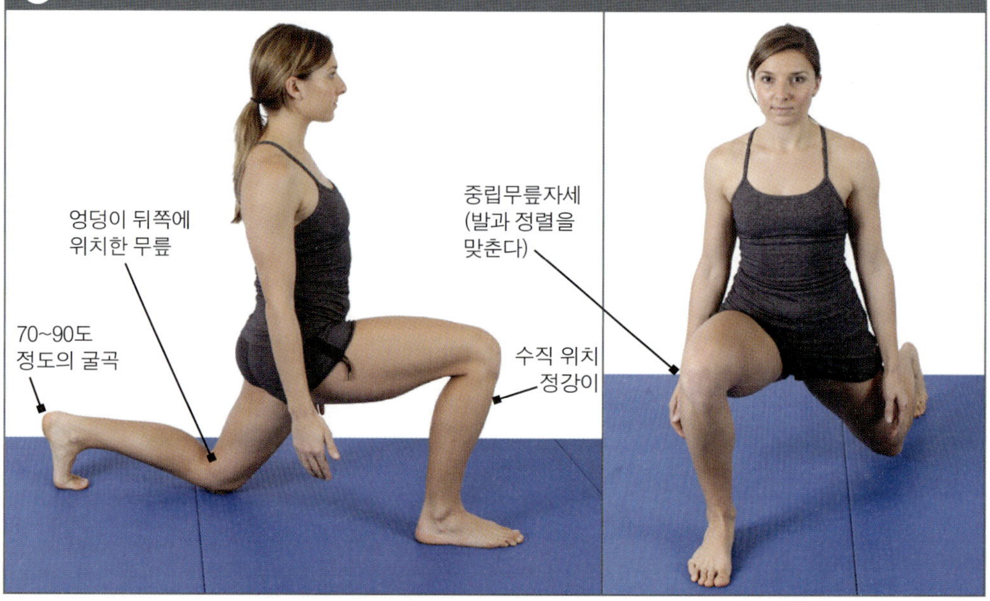

− 일반적인 자세 오류

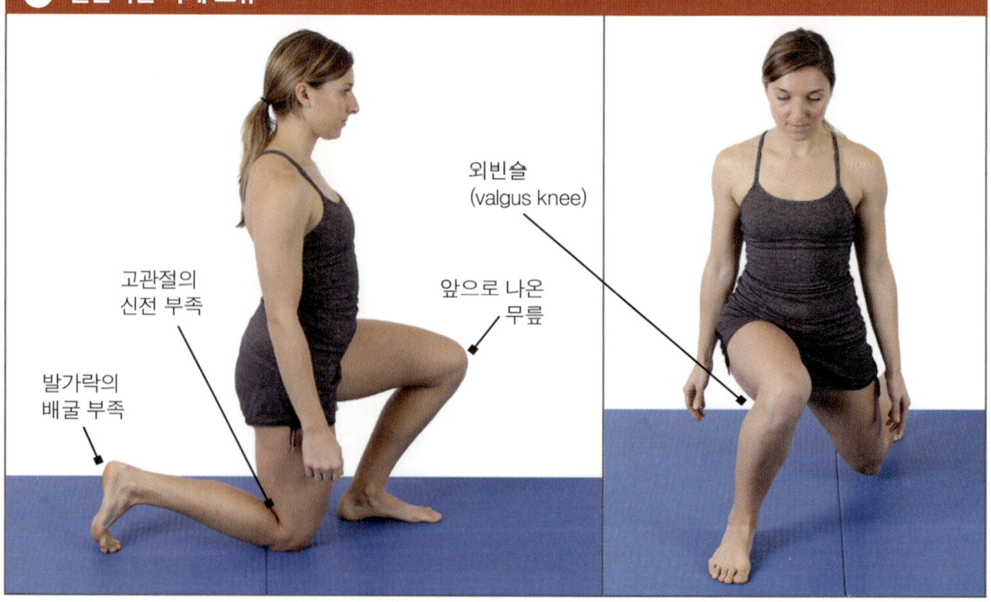

오버헤드 테스트

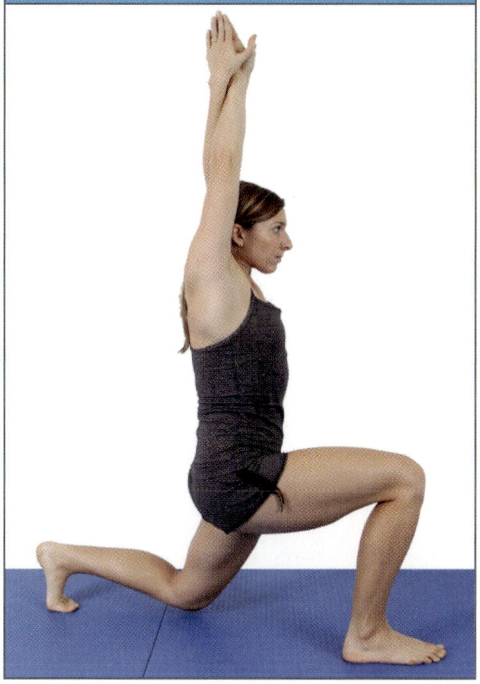

비하인드 더 백 테스트

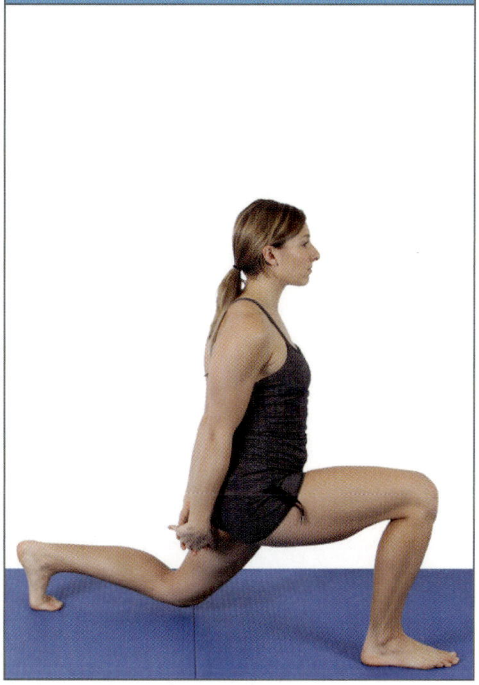

부하 퀵 테스트

4장 하이라이트

- 일곱 가지 신체 아키타입들은 고관절과 어깨관절의 안전하고 안정적인 자세를 나타내며 어깨관절과 고관절 동작 대부분의 완전 가동범위를 포함한다.
- 신체 아키타입은 운동 동작을 가장 일반적인 시작과 마무리 자세로 나눈다. 이 분류는 어깨관절과 고관절을 정렬하는 템플릿을 제공하며, 초보자들의 학습 기간을 줄여주고, 모빌리티 제한과 취약한 자세를 밝혀내는 데 도움을 준다. 그리고 어떤 관절과 근육, 자세에 모빌리티가 필요한지 알려준다.
- 터널 개념의 전제는 바른 자세로 동작을 끝내려면(터널을 빠져 나오려면) 바른 자세로 동작을 시작해야(터널로 들어가야) 한다는 것이다. 터널 개념은 동작을 시작 자세부터 평가해서, 정확하게 자세를 준비했는지 확인하게 해준다.
- 잘못된 동작을 수정할 때는 항상 자세를 먼저 교정함으로써 테크닉(운동제어)을 중점적으로 다뤄야 한다. 가동범위를 잃어서 안정적인 자세를 만들 수 없다면, 동작을 제한하는 부분을 목표로 모빌리티를 다룬다.

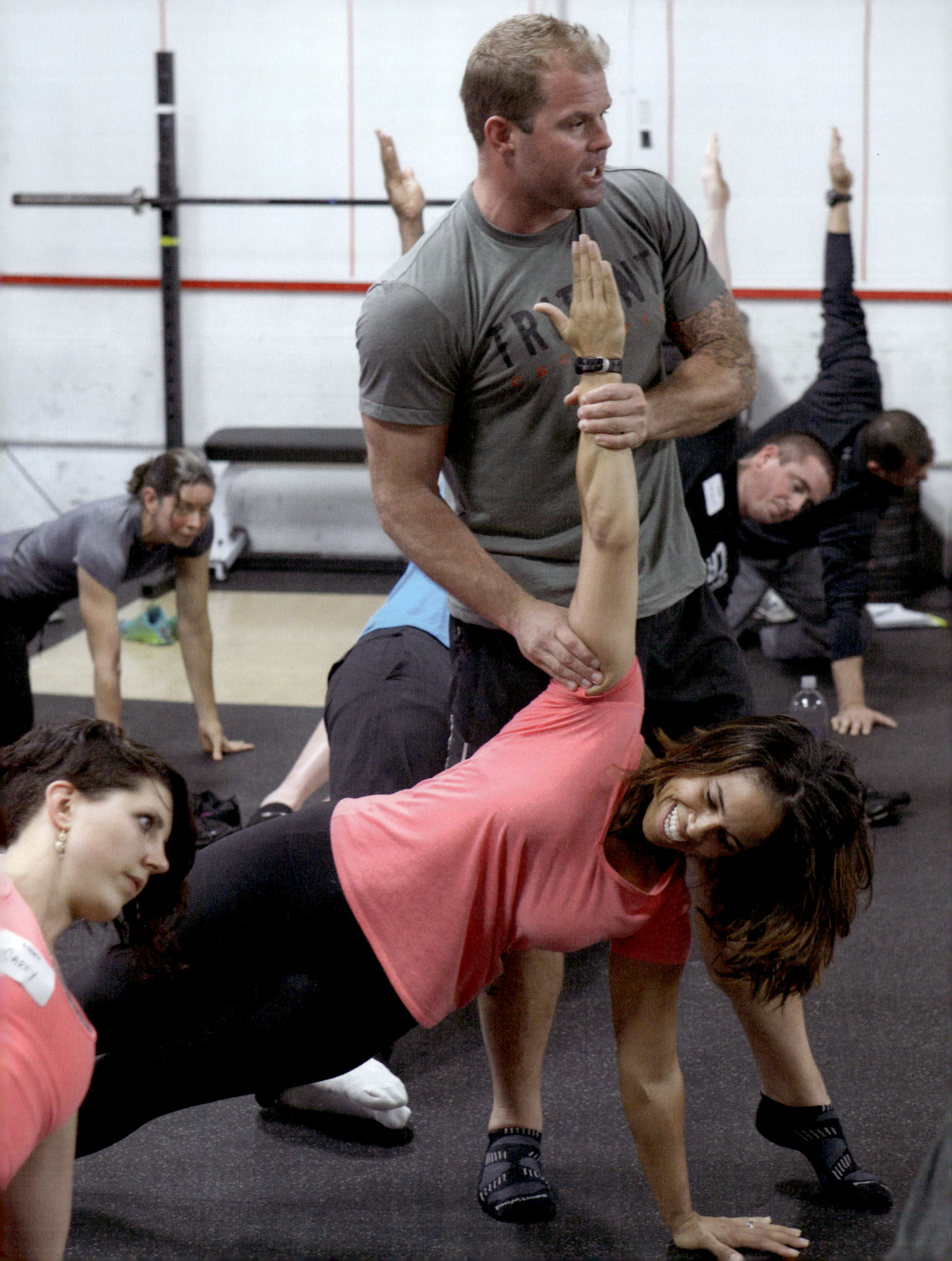

5

움직임의 분류체계

움직임의 분류체계는 운동 동작의 안정화 요구도와 복잡성에 의거해 분류된다. 움직임의 분류체계는 효과적이고 전환 가능한 움직임 패턴과 기술 발달(단순한 것부터 더욱 고급의 운동까지)을 이루는 데 필요한 뼈대를 제공한다. 또한 스킬과 피트니스 레벨, 모빌리티에 따른 스트렝스&컨디셔닝 동작의 교정을 이루는 데 필요한 뼈대를 함께 제공한다.

척추와 관절 안정화(1~3장에서 언급됨), 그리고 신체 아키타입(4장 참고)을 다스릴 수 있는 기본 정렬 원리에 대해 이해했다면 다음은 그 원리를 안전하고 통제된 환경(체육관)에서 완전한 가동범위를 활용하는 전환 가능한 스트렝스&컨디셔닝 동작을 통해 전반적으로 적용시켜보는 것이다.

자, 이것이 왜 중요한지 다시 한 번 재빨리 논의해보자.

앞서 논했듯이 기능적 움직임을 배우는 것은 모든 인간의 움직임에 대한 일반적인 언어를 배우는 것이다. 즉, 만약 완전한 가동범위 내에서 실시되는 스트렝스&컨디셔닝 동작인 스쿼트, 데드리프트, 프레스, 풀링 등의 동작을 아주 능숙하게 할 수 있다면 이는 뭘 하던 상관없이 안전하고 효과적으로 움직일 수 있는 일반적인 모델을 가지고 있는 것이다.

예를 들어 만약 데드리프트를 지배하는 원리에 대해 이해하고 있다면 이는 안전하고 효과적으로 바닥에 있는 무언가를 들어올릴 수 있는 지식을 구체화한 것이다. 만약, 정확하게 푸시 프레스와 스쿼트를 수행할 수 있다면 농구공을 튕길 때처럼 무릎을 무너뜨리지 않고 몸통을 바로 세우고 점프와 착지를 하는 법을 이해하고 있는 것이다.

만약, 풀업을 할 때에 어깨관절을 안정화시킬 수 있다면 나무나 암벽등반을 할 때에도 아무 문제없이 똑같이 어깨관절을 안정화시킬 수 있을 것이다.

그러나 한 가지 문제가 있다면, 체육관에서 기능적 움직임을 수행할 수 있다고 해서 그것이 반드시 다른 곳에도 적용될 수 있다는 의미는 아니다. 예를 들어 체육관에서 풀업을 할 수 있더라도 나무를 오르는 테크닉은 가지고 있지 않을 수 있다. 그러나 만약 풀업을 할 때 뭐가 어떻게 진행되는지 이해하고 있다면 안전하게 나무를 오르는 것은 쉬운 일이다. 왜냐하면 어떻게 토크를 만들고 몸통을 안정화시키는지에 대해서 알고 있기 때문이다. 따라서 어떻게 움직임의 원리가 작동하고 동일하게 재현 가능한 운동제어 패턴을 발달시키는지 이해하고 있다면, 어떤 환경에서든 원상복구 가능한 체계적이고 안정적이고 효과적인 자세를 취할 수 있다. 윈드서핑을 하건, 사격이나 격투기를 하건, 댄스 혹은 축구를 하든지 간에 안전하고 효과적인 움직임을 위한 전환 가능한 템플릿을 가지고 있는 것이다.

그러나 인간의 움직임은 복잡하다. 실용적이고 보편적인 움직임 패턴을 뿌리내리기 위해서는 움직임의 모든 형태로 번역되는 스트렝스&컨디셔닝 동작을 구체화시켜야 한다. 게다가, 기능장애가 생긴 동작패턴과 불안정한 자세, 통증과 부상의 가능성을 증가시키는 제한된 가동범위를 확인하고 해결하기 위한 모델이 필요하다. 간단히 말해서, 삶과 스포츠 퍼포먼스 향상을 위한 도구로 스트렝스&컨디셔닝 동작을 도구로 사용하고 체육관을 움직임 평가의 연구실로 바꿔야만 한다. 좋은 동작의 역학을 몸에 배게 하여 퍼포먼스를 향상시키고, 부상의 가능성을 감소시키고 움직임과 모빌리티의 기능장애를 강조하는 방식으로 움직임을 발전시켜나가는 것이 이를 위한 비결이다.

기술 발달과 움직임의 복잡성

필자는 처음 기술 발달과 움직임의 복잡성에 대해 생각했을 때 재활이라는 렌즈를 통해 보았다. 부상이나 수술 후에 어떻게 하면 기능적 동작패턴을 재건할 수 있을까? 좀 더 구체적으로 말하자면 어떻게 해야 스트렝스&컨디셔닝의 틀 안에서 바르고 전환 가능한 동작패턴을 주입하기 위해서 움직임의 발달을 계층화할 수 있을까?

필자가 처음으로 한 것은 다음과 같다.

우선 움직임 원리를 채용했다. 그리고 그 원리를 기본적이고, 측정 가능하고, 완전 가동범위가 활용된 움직임인 스쿼트, 데드리프트, 푸시업, 풀업에 적용시켰다. 만약 운동선수가 이 기본적인 동작에 능숙함을 보인다면 그에게 하중을 실거나 대사 요구량을 증가시켰고, 그 뒤 더욱 똑바른 자세를 취하도록 해서 자세의 안정성을 시험했다. 예를 들어 그 선수가 바른 자세로 백 스쿼트를 수행했다면 아마 프론트 스쿼트나 오버헤드 스쿼트를 시키거나, 혹은 단순히 400미터를 달리게 해서 호흡이 가빠지게 한 후 에어 스쿼트를 여러 번 반복시켰을 것이다.

마지막 단계는 선수의 운동제어 능력을 시험하고 스트레스 조건하에 그의 모빌리티를 테스트하는 것이었다. 좀 더 빠르게 움직이게 하거나 역도나 버피와 같이 복잡한 동작을 도입했다. 필자는 기초적인 동작에서 좀 더 상급 동작으로의 체계적인 움직임 발달 과정을 통해 부상당한 선수의 재활뿐만 아니라 초보자와 엘리트 선수 모두에게서 효율적인 움직임 유형을 만들어줄 수 있다는 것을 깨달았다. 이 모든 것을 적용시켜, 부상 후 재활을 위한 간단한 템플릿에 불과했던 것을 움직임의 복잡성과 기술 발달 과정을 이해하기 위한 시스템으로 변화시켰다.

이 시스템을 움직임의 분류체계라고 부른다. 이것은 움직임을 분류하고 발달시키는 방법이며, 아래의 기술된 것들을 위한 모델이다.

- 수술이나 부상 후의 퍼포먼스 회복
- 개개인에 맞춰 조절된 움직임의 발달
- 움직임의 복잡성에 대한 이해
- 움직임의 오류 확인
- 모빌리티의 제한 확인

복합적인 움직임 분류하기

굳이 더 난이도 높은 운동과 단순한 운동을 구별하기 위해 전문가가 될 필요는 없다. 심지어 스트렝스&컨디셔닝에 대해 생초보라 하더라도 역도가 파워리프팅보다 훨씬 복잡하다는 것을 알 수 있다. 파워리프팅이 최소한의 움직임으로 천천히 수행되는 동안, 역도는 빠른 속도로 하나의 자세에서 다른 자세로 옮겨가야 한다. 필자는 동작이 수행되는 동안의 스피드, 동작을 수행할 때 필요한 힘, 그리고 동작을 구성하는 자세의 수와 동일한 수의 동작 전환 횟수에 기초하여 움직임을 구분하려고 한다. 그러나 움직임 복합체를 분류할 때 고려해야 할 또 다른 미묘한 핵심은 전체의 움직임 내내 안정된 자세를 유지하는 데 얼마나 어려움이 있느냐 여부에 달려 있다.

이것이 아마 가장 좋은 예시일 텐데, 파워리프팅(예컨데 데드리프트)을 수행할 때에는 움직임의 전체 범위 안에서 토크을 만들고 유지할 수 있다. 다르게 말하면, 토크와의 연결점을 절대 잃을 수가 없는 것이다. 힘들게 시작과 마무리 하는 동작을 지속하는 동안 내내 긴장이 지속된다. 반면에 역도는 어느 하나의 아키타입에서 완전히 다른 아키타입으로 이동하는 전환 요소를 가진다. 이 전환 단계 동안, 순간적으로 긴장은 사라지고 토크와의 연결이 깨어진다. 새로운 포지션으로 형태를 바꾸고 이 자세에서 안정성(토크)을 만들어내야 한다는 두 가지 요소가 역도를 파워리프팅보다 더 어렵게 만든다.

간단히 말하면, 움직임을 분류할 때 토크의 활성을 통해 동작이 지속적으로 연결되는 안정화 요소와 동작을 구성하는 아키타입의 수들을 따져본다. 이 기준을 이용해 움직임의 세 가지 카테고리를 만들었다.

각각의 카테고리를 시험해보고 어떻게 이것이 움직임 제어의 취약점을 강조하면서 체계적인 동작 발달에 이용될 수 있는지, 또 2부에 있는 운동 동작을 다루는 데 이용될 수 있는지 시험해보자.

초기 설정된 움직임

전에 말했듯이 일을 하거나 삶을 살아가는 동안 취하는 포즈가 체육관에서 움직이는 방법에 영향을 미친다. 만약 걸어 다닐 때 허리를 과신전해 버릇한다면 스쿼트를 하는 동안 같은 자세로 초기화되기 쉽다. 환경 또한 움직임의 효율에 영향을 끼친다. 예를 들자면, 초등학교 1학년인 필자의 첫째 딸과 친구들은 힐스트라이크를 하기 시작했다(뛸 때 발뒤꿈치가 땅에 닿는 것은 적절하지도 않고 많은 문제를 야기할 수 있다). 유치원에서는 힐스트라이크를 하지 않았던 것 같다. 그렇다면 도대체 이게 무슨 일일까?

아마 아이들은 쿠션이 있는 신발을 신어왔을 것이고, 앉은 상태에 적응할 만큼 오래 의자에 앉아 있었는데 이것이 그들의 초기 설정된 움직임 패턴이 되었을 것이다. 그래서 움직임과 관련된 이슈들의 근원에 도달하는 것과 수년간의 조건화로 고착된 패턴들을 역조작하는 것이 중요하고도 어려운 것이다. 만약 의자에 오래 앉아 있으면, 자세를 고치는 데 더 많은 시간을 소비해야 한다. 하이힐을 신는다면, 발의 위치와 종아리의 모빌리티에 더 집중해야 한다. 생체역학과 관련된 질병들은 언제든지, 또는 어떤 진행 단계 중이든 치료할 수 있다. 그러나 이 치료 과정에는 시간이 많이 걸리고, 그에 대한 자각과 수많은 연습이 필요하다. 치료는 움직임의 원리에 대한 이해와 함께 시작되며, 삶의 모든 측면에서 연습되고 실행되어야 한다.

카테고리 1 동작

카테고리 1 동작에는 기본적인 스쿼트와 프레스 그리고 당기는 테크닉들이 해당한다. 스쿼트, 데드리프트, 푸시업, 벤치프레스, 스트릭트 프레스, 풀업이 이에 해당된다. 이 카테고리에 해당되는 동작은 비교적 낮은 스피드가 요구되고, 정상 혹은 최대 범위의 가동범위로 수행되며 또한 일상생활에서의 동작과 매우 닮아 있다. 만약 운동 초급자이거나, 부상에서 막 벗어났거나, 혹은 단순히 일상생활로 이어지는 동작에 초점을 맞추고자 한다면 카테고리 1 움직임에 집중해 체육관에서의 시간 대부분을 할애해야 한다.

이러한 모든 운동은 공통의 순서를 공유한다. 동작의 시작은 안정성이 높은 자세 Position of High Stability(PHS)에서 시작하고 전체 동작 범위에 걸쳐서 안정된 자세를 유지한다. 안정성이 높은 자세란 고관절이나 어깨관절에서 토크를 최대화시키는 것으로부터 시작해서 보강된 중립 자세이다. 다음은 카테고리 1 동작을 분류하는 방법이다.

안정성이 높은 자세 → 연결 → 안정성이 높은 자세

- **안정성이 높은 자세(PHS)**: 단단히 보강되고 잘 정렬된 자세로 고관절과 어깨관절을 통해 최대한의 안정성을 만들고 유지한다.
- **연결**Connection: 전체 가동범위에 걸쳐 느린 속도로 움직이는 동안 비틀림 힘torsion force을 유지한다.

안정성이 높은 자세로 시작

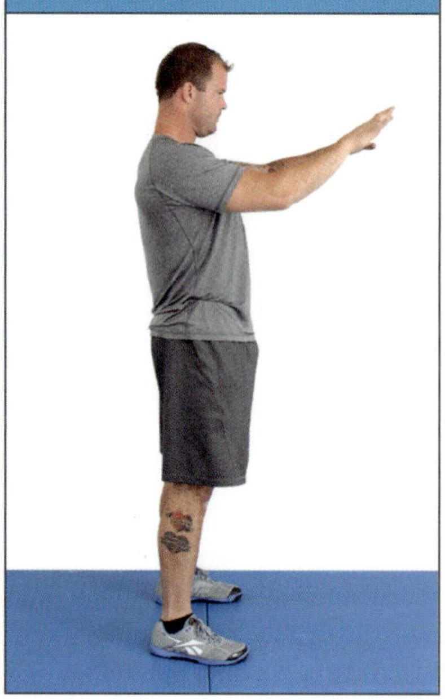

토크를 유지하면서 연결

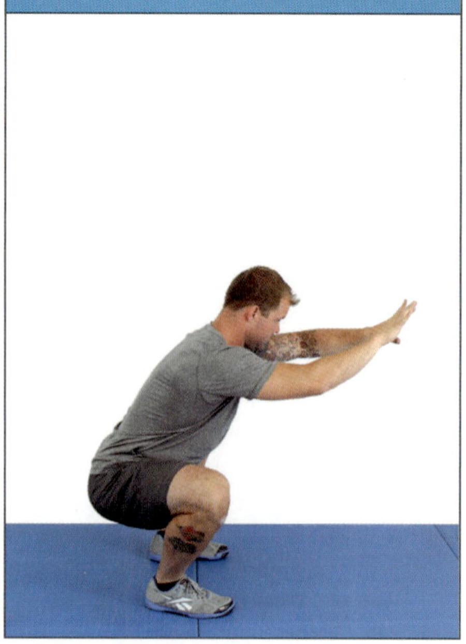

안정성이 높은 자세로 마무리

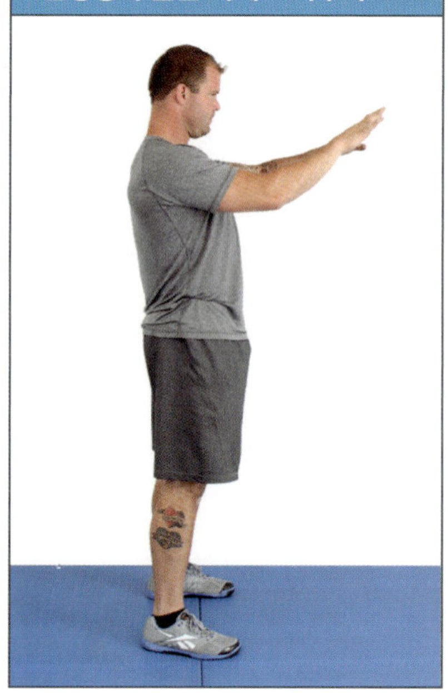

자, 에어 스쿼트를 예로 들어보자. 안정성이 높은 자세에서 시작하고 몸을 스쿼트 바닥 자세로 낮춘 뒤 시작과 마찬가지로 안정성이 높은 자세로 동작을 마무리 짓는다. 하나의 형태에서 다른 형태로 변화되었다가 다시 원래의 자세로 돌아온다. 발이 바닥과 연결된 채로 계속 남아 있기 때문에 동작의 완전한 가동범위에 걸쳐 비트는 힘을 유지할 수 있기 때문이다. 이러한 비트는 힘은 동작을 계속 연결시켜준다.

카테고리 2 동작

카테고리 1 동작과 같이 카테고리 2 동작은 안정성이 높은 자세에서 안정성이 높은 자세로 이동한다. 그러나 전체 움직임에서 연결(토크)을 유지하는 대신에 동작의 시작과 끝 사이에 스피드 요소가 있다.

안정성이 높은 자세 → **스피드를 통해 연결 제거** → **안정성이 높은 자세**

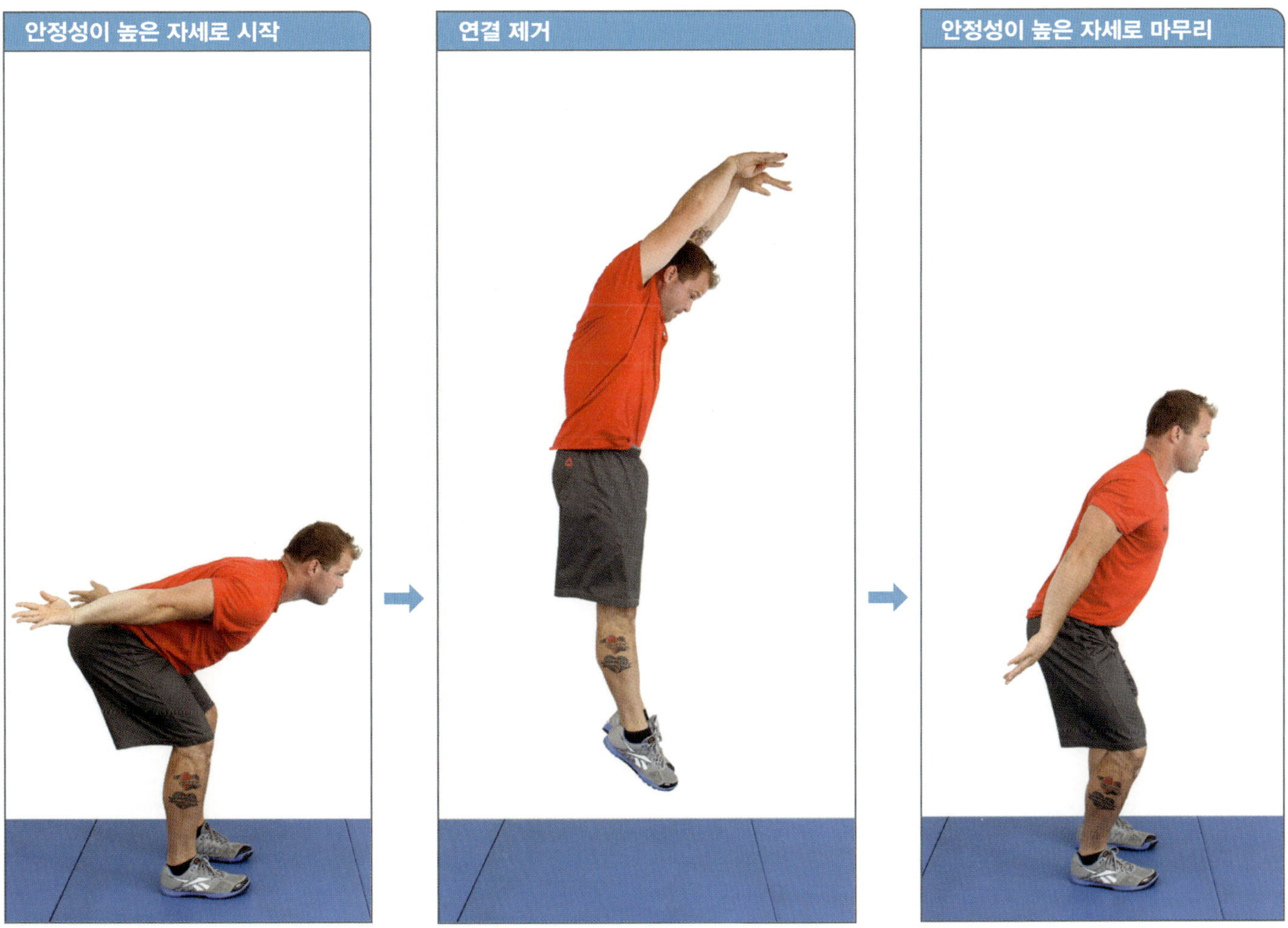

점프와 착지가 이에 대한 완벽한 예시이다. 안정성이 높은 자세에서 시작하고 점프함으로써 연결(토크)을 제거하고 다시 안정성이 높은 자세로 끝내기 위해 척추를 자연스럽게 안정화시키고 토크를 만들게 된다. 시작과 끝이 같은 자세지만 비틀림 힘을 없애고, 공중으로 점프하는 것처럼 스피드 요소가 더해지면 동작에 운동제어 능력과 모빌리티의 필요성이 증가한다. 카테고리 2 동작의 다른 예시로 달리기, 월볼, 로잉, 스내치 밸런스가 포함된다.

카테고리 2 동작으로 진행하면서는 약점을 숨기기가 어렵다. 동작의 기능장애와 모빌리티의 제한은 카테고리 1 동작에서는 숨길 수 있다. 그래서 지속적으로 스피드 요소(반복수를 늘리는 방식 혹은 카테고리 2 동작을 도입하는 방식)를 더하거나 부하(중량)를 더하거나 대사 요구량을 더하든가 하는 방식을 통해서 운동제어 능력과 가동범위의 수용력을 시험해봐야 한다. 앞에서 논의한 바와 같이 선수로서 발전하기 위해서는 지금까지 해왔던 동작의 프로필에서 약점을 찾아내기 위해 노력하며 훈련해야 한다. 그것은 카테고리 1 동작을 빠르게 하거나, 무겁게 들거나, 반복수를 많이 하는 것으로는 충분하지 않다. 스포츠 활동과 더 비슷하게 움직이는 만큼, 완벽하게 다음 동작으로 이행할 수 있도록 자연스럽게 안전하고, 안정적인 자세를 취할 수 있어야 한다.

카테고리 3 동작

카테고리 3 동작은 스포츠 활동과 밀접하게 닮아 있다. 예를 들자면, 당기고 미는 머슬업 동작, 커팅, 점핑, 그리고 다양한 자세로 착지하는 동작처럼 빠르게 움직이고, 여러 개의 아키타입들을 하나의 동작으로 조합하고, 빠르게 방향을 전환하는 활동들이 포함된다. 격식에 맞춰 정의를 하자면 카테고리 3 동작은 한 자세로 시작해서 연결(토크)이 제거되고 완벽하게 다른 자세로 도달한다. 즉, 한 아키타입에서 다른 아키타입으로 전환되는 동안 자연스럽게 안정성이 만들어져야 한다.

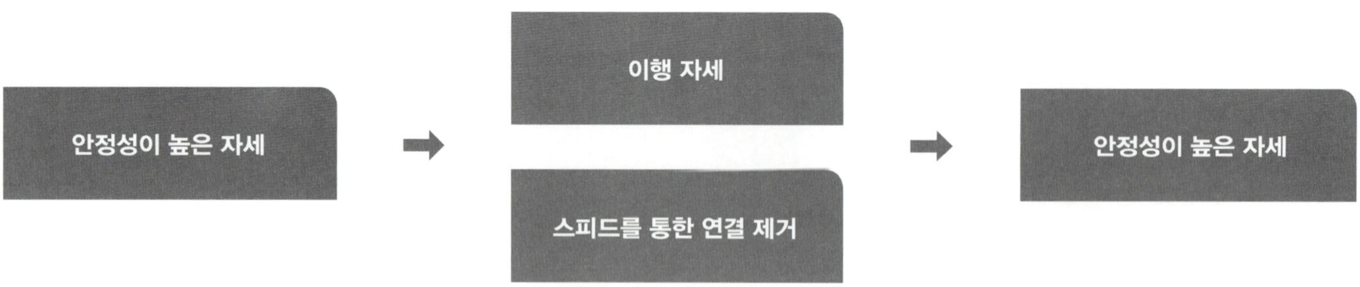

안정성이 높은 자세로 시작

1

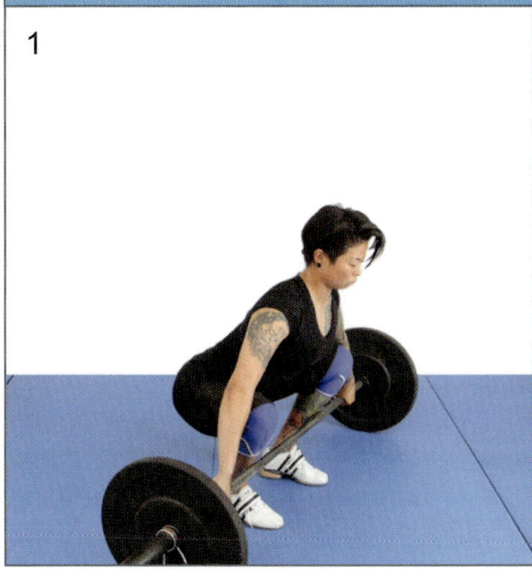

2

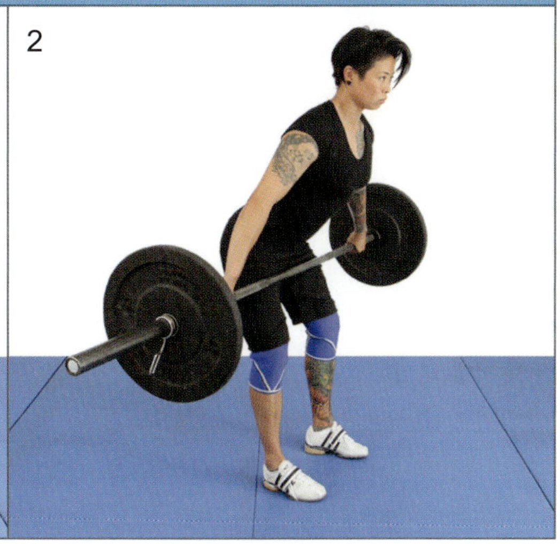

이행 자세

3

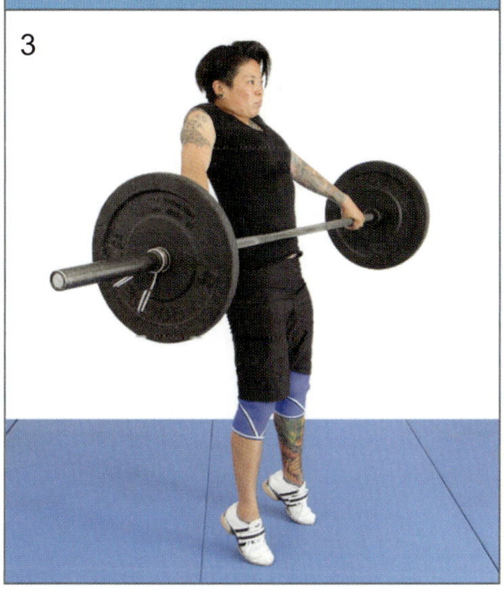

연결 제거

4

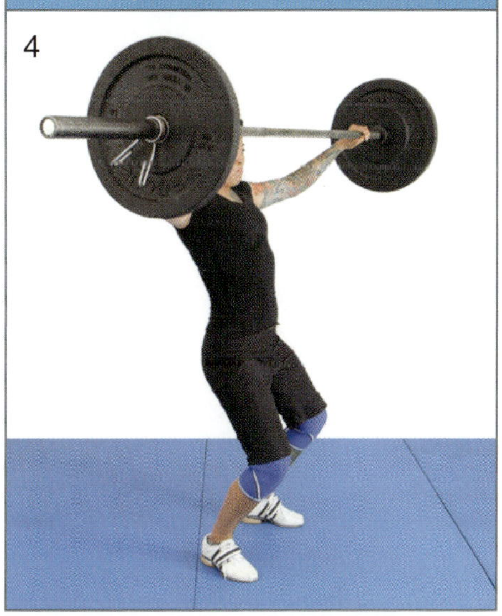

안정성이 높은 자세로 마무리

5

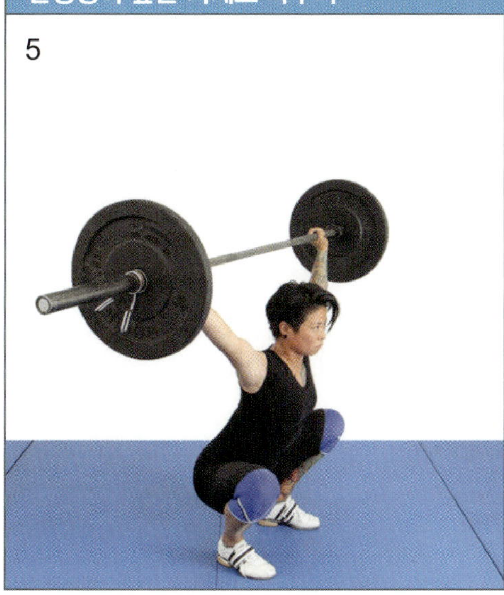

6

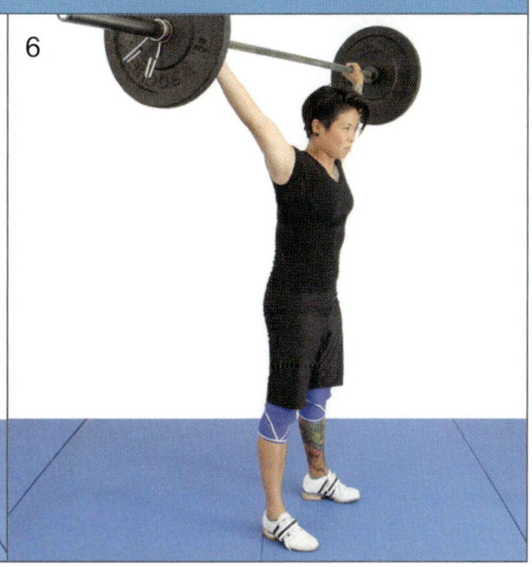

체육관에서 수행되는 동작 중 가장 어려운 동작이면서 쉽게 인식될 수 있는 카테고리 3 동작 중 하나는 스내치이다.

앞 페이지에 나온 사진을 보면 알다시피, 당기는 자세(행 아키타입)에서 시작한다. 고관절을 열어 최대한 신전을 시키고, 그 직후 팔을 머리 위로 올리면서(오버헤드 아키타입) 스쿼트의 바닥 자세로 내려간다. 바벨이 위쪽으로 올라감에 따라 바닥과 바벨 사이의 토크가 사라질 때 잠시 무게가 안 느껴지는 순간이 있다. 이것이 이행 자세다. 오버헤드 스쿼트의 바닥 자세에서 중량을 받는 것은 바로 안정성이 높은 자세이다. 이행 자세(당기는 자세)에서 연결을 없애고, 그 뒤 완벽하게 다른 자세(오버헤드 스쿼트) 혹은 안정성이 높은 자세로 도달한다.

카테고리 2 동작과 마찬가지로 완전 가동범위로 동작을 수행할 때 테크닉이 망가지는 경향이 있다. 이런 방향 전환은 매우 어렵다. 좋지 않은 동작패턴이나 제한된 가동범위를 숨길 도리가 없다. 핵심은 다음과 같다. 움직임의 원리에 능숙해지기 위해서 스쿼트, 데드리프트, 푸시업과 같은 카테고리 1 동작을 훈련할 필요가 있다. 그러나 만약 퍼포먼스를 향상시키고 싶고, 정중선 안정화와 토크의 원칙을 이해하는 데 중점을 두고 싶다면 역도와 같은 카테고리 3 동작에 공을 들여야만 한다.

똑바로 선 몸통 요구도

몸통의 방향은 움직임의 분류체계의 프레임 내에서 복잡한 움직임들을 분류하는 또 다른 방법이다. 그 원칙은 단순하다. 몸통을 더 똑바로 세우면 세울수록, 동작을 수행하는 데 더 많은 운동제어 능력과 가동범위, 안정화 능력이 필요하다.

앞서 이야기한 내용과 반대되는 점들을 하나씩 보여주는 스쿼트의 변형동작을 통해 몸통을 똑바로 세우는 것이 동작의 난이도를 얼마나 증가시키는지에 대해서 대략적인 예시를 제공해보겠다. 백 스쿼트는 제일 단순하다. 왜냐하면 몸통을 약간 앞으로 기울일 수 있기 때문에 고관절과 햄스트링 그리고 발목에 여유가 있다. 그러나 만약 프론트 스쿼트 자세에서 백 스쿼트에 비해 몸통을 더 수직으로 만든다면 아마 바로 선수로서의 약점이 금방 드러나는 것을 볼 수 있을 것이다. 등을 평평하게 하고, 무릎을 바깥으로 보내고, 그리고 정강이를 수직으로 유지하는 시간이 굉장히 힘든 시간일 것이다. 오버헤드 스쿼트는 스쿼트의 변형 동작 중에서 가장 힘든 동작이다. 왜냐하면 바람직하지 못한 초기 설정 자세로 되돌아가는 것을 막기 위해 몸통을 바르게 유지해야 하기 때문이다.

비록 각각의 스쿼트 변형 동작이 각각 다른 동작을 통해 바벨을 안정화하고 어깨관절을 정렬하지만, 몸통의 방향은 리프팅의 난이도에 바로 영향을 미친다. 로 바 백 스쿼트(몸통이 앞으로 기울어진 스쿼트) 대신 하이 바 백 스쿼트(몸통을 똑바로 세운 스쿼트)를 하는 것조차 운동제어와 모빌리티의 측면에서 새로운 과제를 만들어낸다.

필자가 무브먼트&모빌리티 코스Movement & Mobility Course에서 가르칠 때, 참석자들에게 세 가지 스쿼트 시리즈를 살펴보도록 함으로써 이 개념을 강조한다. 이 스쿼트 시리즈들은 문제점을 확인하고 선수들에게 더 고난이도의 운동제어와 모빌리티 능력을 과제로 주는 카테고리 1 동작의 감별법이 된다.

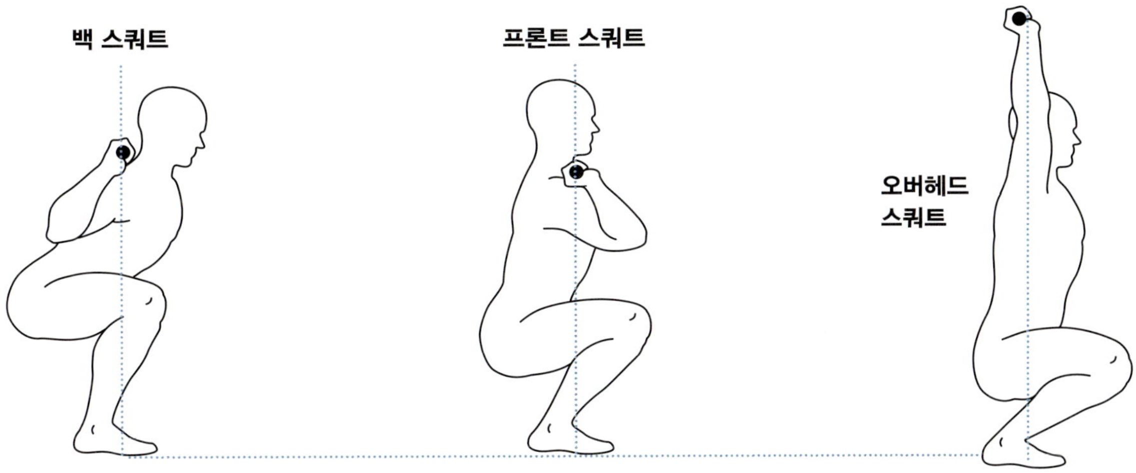

에어 스쿼트

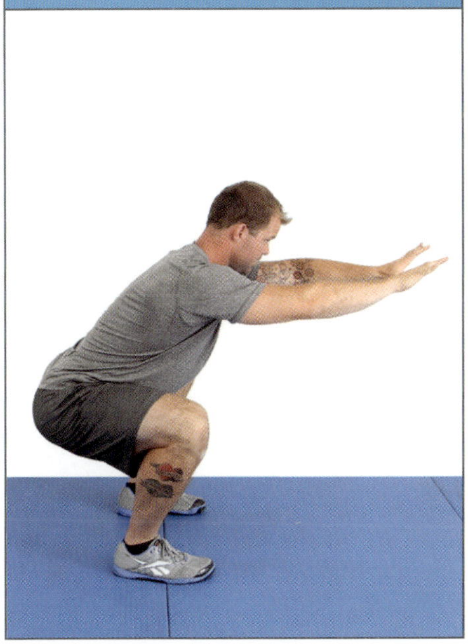

우선 사람들에게 맨몸 스쿼트를 하게 했다. 필자는 절대 그들이 어떤 종류의 스쿼트를 해야 하는지 언급하지 않았다. 단지 등을 평평하게 하고 발을 바닥에 고정시키면 된다고 했을 뿐이다. 틀림없이 대부분 무게가 없는 백 스쿼트 동작의 변형을 보여줄 것이다 왜냐하면 그 백 스쿼트는 폼을 망가뜨리지 않는 범위에서 몸통을 앞으로 기울고 바닥 자세로 내려가는 제일 쉬운 스쿼트 동작이기 때문이다.

손을 머리 뒤로 한 스쿼트

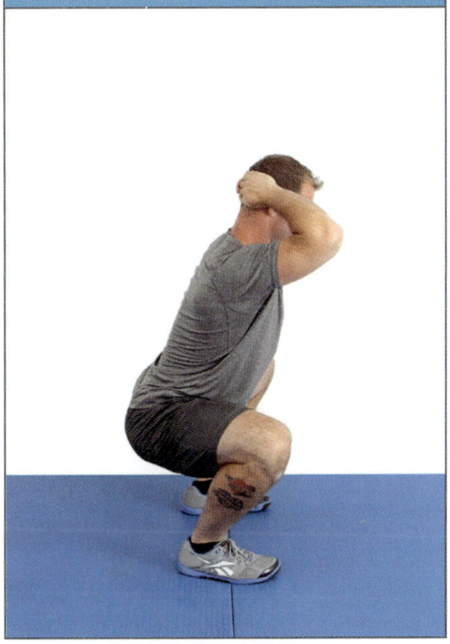

다음으로 사람들에게 손을 머리 뒤로 하고 스쿼트를 하도록 했다. 그렇게 하면 몸통이 좀 더 바로 서게 된다. 이것은 백 스쿼트에서 프론트 스쿼트로 가는 것과 동일하다. 이 시점에서 사람들은 몸을 앞으로 구부리고, 발의 앞볼로 서는 식으로 보상 작용을 하기 시작한다. 왜냐하면 정확하게 동작을 수행하기 위해 더 많은 가동범위가 필요하기 때문이다.

팔을 오버헤드 자세로 락 아웃한 스쿼트

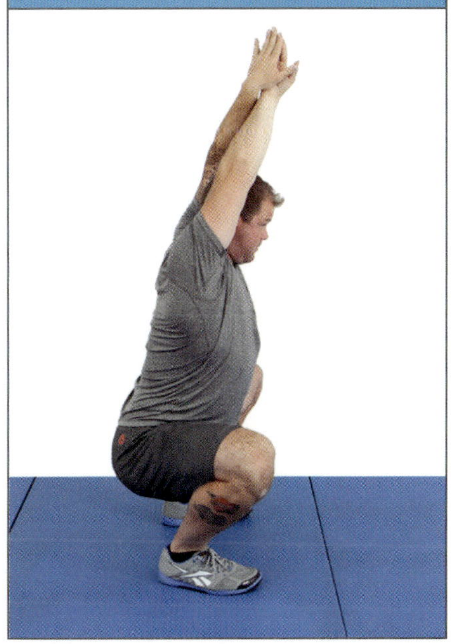

마지막으로 사람들에게 팔을 머리 위로 락 아웃시키고, 사실상 무게가 없는 오버헤드 스쿼트를 하도록 했다. 그리고 이 지점이 바로 사람들이 몸통을 바로 세우고, 고관절을 외회전시키고 팔을 머리 위로 드는 자세를 유지하기 위해 상당히 불안정한 초기 설정 자세로 되돌아가는 시점이다. 물론 팔을 머리 위로 올린 채로 몸통을 앞으로 기울일 수도 있다. 그러나 이 동작을 최대한 활용하기 위해서는 매 스쿼트마다 몸통을 더욱더 수직으로 세워야 할 필요가 있다.

스케일링(난이도 조절): 어떻게 움직임을 수정하고 개개인에 맞출 것인가

동작의 발달에 대해서 배우거나 가르칠 때에는 피트니스 레벨이나 모빌리티, 기술 수준에 따라 어떻게 동작을 변경하고 개개인에 맞출 것인지 이해할 필요가 있다. 그렇게 하기 위해서는 동작을 정확하게 수행하기 위한 방법을 이해해야 하고, 뿐만 아니라 왜 어떤 동작은 다른 동작보다 복잡한지 이해해야 한다. 전방십자인대 수술을 하고 재활 중인 여성에게 일찌감치 스내치를 시킨다고 상상해보자. 그것은 말도 안 되는 짓이다. 마찬가지로 오버헤드 스쿼트와 스내치 밸런스를 먼저 알려주지 않고 풀 스내치를 하도록 해서는 안 된다.

동작을 발달시키는 것은 움직임의 복잡성과 개인의 능력과 모빌리티 제한에 대한 이해를 필요로 하는 체계적인 과정이다. 다시 말해, 훌륭한 기술과 지속적인 성장이 보장된 움직임의 분류체계라는 맥락하에서 동작의 스케일링(난이도 조절)을 할 수 있어야 한다. 이것이 필자가 말하고 싶은 스케일링이다. 스케일링 업을 통해 동작의 난이도를 증가시킬 수도 있고 스케일링 다운을 통해 난이도를 감소시킬 수도 있다.

예시가 하나 있다. 데드리프트를 바른 자세로 수행할 수 있다고 해보자. 그 의미는 등을 평평하게, 고관절은 안정적으로 유지할 수 있다는 것이다(198페이지 참조). 이런 자세에 조금 더 과제를 주기 위해서 무게를 늘리거나, 반복수를 많이 하거나, 스트레스 자극을 추가(예를 들어 400미터 달리기를 하고 나서 데드리프트를 여러 번 반복하는 식으로)할 수 있다. 반대로, 만약 모빌리티 제한 때문에 데드리프트를 정확하게 준비할 수 없을 경우(햄스트링이 타이트하다든지 하는 경우), 동작의 범위를 줄이거나 바벨을 바닥에서 높게 올려 난이도를 낮출 수 있다. 비록 이런 변형이 활용되는 가동범위를 줄이기는 하지만(완전 가동범위로 동작을 수행하는 것이 이상적이다) 이런 방식은 자세에 좀 더 집중할 수 있게 해준다. 운동제어 능력과 모빌리티를 발달시킴에 따라 가동범위를 증가시키거나(바닥에서부터 들어올리기) 속도나 하중, 운동 볼륨을 수정된 시작 자세에 추가해서 난이도를 높여갈 수 있다.

동작이나 운동의 난이도를 조절하는 것은 다양한 지식과 계획 그리고 경험을 필요로 하는 복잡미묘한 과정이다. 개인의 능력과 피트니스 레벨에 맞게 난이도를 높이거나 낮출 수 있는 방법을 아는 훌륭한 코치가 이 과정에서 필수적인 역할을 한다. 코치가 없는 경우(심지어 코치가 존재하는 경우에도) 자신의 몸이 내는 소리에 귀를 기울여야 하고, 다른 무엇보다도 자세에 우선순위를 둬야만 한다. 만약 오류 없이 동작을 수행할 수 있다면 난이도를 높인다. 자세가 망가지기 시작하거나, 바른 자세로 동작을 시작하거나 유지하기 위한 모빌리티가 없다면 난이도를 낮춰야 한다.

난이도를 높이는 방법(동작을 더 어렵게 하는 법)

- **속도의 예:** 20초 안에 최대한 많은 반복 횟수를 수행한다.
- **운동 볼륨의 예:** 세트 수나 반복횟수를 늘린다.
- **부하 예:** 중량을 점점 증가시킨다.
- **똑바로 선 몸통 요구도의 예:** 백 스쿼트부터 오버헤드 스쿼트까지 발달과정을 수행한다.
- **강도/대사 요구량의 예:** 다양한 움직임을 결합하여 고강도 운동으로 실시한다(예를 들자면 400미터 달리기를 실시한 후 에어 스쿼트 25회를 휴식 없이 실시).

난이도를 낮추는 방법(동작을 더 쉽게)

- **동작을 짧게 하는 예:** 가동범위를 줄인다.
- **더 많은 접촉점을 이용하는 예:** 추가적인 기저면을 만든다(예를 들자면 스쿼트해서 내려갈 때 기둥을 잡는다).
- **부하를 낮추는 예:** 밴드를 이용해 동작을 보조한다.

부상이나 수술 후 재활을 위해 운동을 층화하든, 모빌리티 테크닉의 제한점을 드러내기 위해서든 만약 움직임의 분류체계를 이해하고 있다면 움직임 발달을 이루어내는 것은 어렵지 않다. 일반적인 형태의 안정성(신체 아키타입)을 확인할 수 있어야 한다. 선수들의 모든 능력 수준에 대해 올바른 동작패턴을 불어넣기 위한 방법으로 전환 가능하고, 완전 가동범위를 활용하는 스트렝스&컨디셔닝 동작을 도입할 수 있어야 한다(움직임의 분류체계). 마지막으로 모빌리티의 제한을 확인할 수 있어야 하고, 어떤 일이 일어나는지 이해하고 그것을 어떻게 고칠 수 있는지 알아야 한다. 그것은 바로 다음 장에서 배울 내용이다.

과유연성Hypermobile 선수를 위한 프로그램

과유연성 선수들은 가동범위가 지나치게 넓거나 모빌리티가 과도하다(일명, 이중 관절). 대부분의 발레 댄서들, 곡예사, 요가 수행자들이 이 범주에 들어간다. 이 사람들은 여유롭고 고통을 느끼지 않으면서 팔꿈치나 무릎관절을 원래의 반대 방향으로 구부리는 등 정상 가동범위로 간주되는 것 이상으로 움직일 수 있다. 지금 매우 유연한 것이 축복이라고 생각할 수도 있겠지만, 관절 모빌리티가 지나친 사람에게 묻는다면, 그들은 차라리 관절이 뻣뻣한 게 더 낫다고 말할 것이다. 그 이유는 다음과 같다.

관절의 모빌리티가 지나친 사람들은(즉, 관절을 잡아주는 조직이 심하게 늘어져 있거나 또는 느슨한 사람들) 안정적인 자세를 취하기가 굉장히 힘들다. 달리 말하면, 신장개업 인형처럼 과한 모빌리티를 가진 선수들은 안정성이 높은 자세를 취하기가 더 어렵다. 그들은 안정된 자세가 어느 지점인지를 알려주는 고유감각 입력신호(어디까지 스트레칭하고 움직여야 하는가에 대한 감각능력)를 가지고 있지 못하다.

대부분의 사람들의 경우는 그들의 안정적인 자세가 가동범위의 끝지점이기 때문에 이러한 문제를 겪지 않는다. 더군다나, 대부분의 사람들은 운동을 할 때마다 자신의 모빌리티의 한계 안에서 움직인다. 이는 동작을 하는 동안 가동범위를 증가시키고 관절의 안정성을 유지하는, 실제로 적용 가능한 방식이다. 최고 중량으로 백 스쿼트를 하는 동안 최대한 무릎을 바깥으로 밀어내는 운동선수를 생각해보자. 알다시피, 이 동작은 엉덩이에 있는 모든 관절낭의 느슨한 부분(슬랙)을 채워 넣고, 안정적인 발목, 무릎, 엉덩이, 그리고 척추 자세를 만들어낸다. 과유연성 선수인 경우는 그렇지 못하다. 과유연성인 사람이 무릎을 최대한 바깥으로 밀어내는 동작을 수행하는 경우, 그 사람의 관절을 붙잡아주고 있는 조직들, 특히 인대에 과도한 부담을 주게 될 것이다. 간단하게 말하면 이것은 재앙을 부르는 처방이나 다름없는 것이다.

움직임의 원리가 여전히 과유연성 선수들에게 적용되기는 하지만, 특정 동작과 훈련 모델은 이 범주에 속하는 사람들에게는 적합하지 않다. 한 예로, 필자의 체육관에서는 과도하게 유연한 관절을 가진 사람에 맞춰 카테고리 2와 카테고리 3에 해당되는 동작을 수정해서 적용한다. 스내치 대신 오버헤드 스쿼트를 프로그램에 넣고 파워클린 대신 프론트 스쿼트를 프로그램에 넣는다. 즉, 스피드 요소를 덜 강조하면서, 힘을 기르고 기본적인 스쿼트, 프레스, 그리고 당기는 동작을 숙달하는 데에 초점을 맞춘다.

물론 스피드 요소를 프로그램에 포함시킬 수 있지만, 관절을 가동범위의 '한계 지점'까지 사용하지 않는 동작(마치 실내 사이클링처럼)으로 구성해서 프로그램에 포함시켜야 한다. 그리고 동작의 난이도를 올릴 때에는, 카테고리 1 동작을 사용해서 운동의 볼륨과 부하를 증가시켜야 한다.

과유연성 선수를 위한 프로그램을 짜는 방법을 이해하는 데 더욱 도움을 주기 위해, 세 가지 간단한 지침을 마련했다.

1. 운동제어에 우선순위를 둔다. 그리고 카테고리 1 동작에 초점을 맞추고 잠재적으로 유해한 카테고리 2와 카테고리 3 동작을 피함으로써 관절 주변의 근육을 강화시킨다.

2. 신체의 아키타입을 지침으로 활용해서, 스쿼트나 프레스 등의 기본적인 자세의 정상적인 가동범위가 무엇인지 익히도록 한다. 또한, 100~117페이지에 나온 아키타입 퀵 테스트를 시험해보자.

3. 체표면 활주sliding surface의 모빌리티 향상 테크닉에 초점을 맞추고, 가동범위의 한계 범위에서의 근역학 모빌리티 향상 기법이나(스트레칭과 닮은 어떤 것이든) 관절낭의 모빌리티 향상 기법(밴드를 이용한 플로싱)은 피해야 한다. 절대 해서는 안되는 것은 이미 늘어날 대로 늘어나 있는 조직과 관절을 또 스트레칭하는 것이다. 연조직 스매싱과 다른 체표면 활주 모빌리티 향상 기법은 사용해도 괜찮다.

과유연성은 단관절(어깨관절)이나 신체부위(요추) 혹은 모든 관절에서 다양한 이유 때문에 나타날 수 있다. 유전적인 이유, 뼈와 근육의 구조, 좋지 않은 움직임 패턴, 오버스트레칭(요가 수행승을 떠올려보라), 그리고 부상(탈구)들이 관절의 과유연성을 야기할 수 있는 예들이다. 핵심은 모든 형태의 과유연성은 심각하게 받아들여야 한다는 것이다.

MWOD 파이트 클럽 훈련

필자의 목표는 독자가 동작의 오류를 고치고 가동범위의 문제를 다루도록 지식을 가르치는 것이다. 그러나 이 목표를 독자가 혼자 이루어야 한다는 것은 아니다. 움직임을 객관적으로 분석할 다른 누군가가 있어야 한다. 보통 나에 대해서 책임을 지는 다른 사람이 있을 때, 우리는 서 있을 때 발의 위치나 앉은 자세에 더욱 주의를 기울인다.

코치가 필요하다. 그리고 훈련 파트너가 필요하다. 이 책의 내용을 이해하고 형편없는 자세를 취하거나 좋지 않은 동작을 할 때 일깨워줄 사람이 필요하다. 어떻게 해야 문제를 해결할 수 있는지 팁을 주고, 해결해야 할 이슈들에 기초해 특정한 모빌리티 처방을 내리도록 도와줄 누군가가 필요하다. 필자는 이것은 '모빌리티 와드 파이트 클럽 훈련MWOD Fight Club Drill' 이라고 부른다. 이 아이디어는 항상 바른 자세로 있어야 한다는 원칙에 대해서 서로 간의 협정을 맺는 것이다. 코치이든, 트레이닝 파트너이든, 어떤 중요한 사람이든, 혹은 아이든 상관없다. 도망갈 수도 숨을 수도 없다.

5장 하이라이트

- 움직임의 분류체계는 안정성과 복잡성에 기반해서 스트렝스&컨디셔닝 동작을 간단한 것부터 더욱 복잡한 것까지 수정하는 데 도움이 되는 템플릿을 제공한다. 요약하자면, 움직임을 분류하고 발달시키는 방법이다. 이를 통해 다음과 같은 모델을 얻을 수 있다.
    - 수술이나 부상 후의 퍼포먼스 회복
    - 개개인에 맞춰 조절된 동작의 발달
    - 움직임의 복잡성을 이해
    - 움직임의 오류들을 확인
    - 모빌리티의 제한을 확인
- 움직임을 분류할 때에는 안정성 요소(토크의 작용을 통해서 동작이 연결된 상태로 머물 수 있는 능력)와 동작을 구성하는 아키타입 형태의 개수를 고려해야 한다.
- 다음은 동작의 세 가지 카테고리이다.
    - **카테고리 1 동작**은 기본적인 동작으로(스쿼트, 데드리프트, 푸시업 등) 낮은 스피드 요소를 가지고 있고, 완전한 가동범위를 활용해 표현되고, 일상생활에서의 움직임과 밀접하게 닮아 있다.
    - **카테고리 2 동작**은 카테고리 1 동작과 비슷하지만, 동작 전체에 걸쳐 연결(몸통)되어 있는 대신 동작의 시작과 끝 사이에 스피드 요소가 있다.
    - **카테고리 3 동작**은 스포츠 동작과 닮아 있다. 빠르게 움직이고, 많은 아키타입을 하나의 동작으로 조합하고, 빠르게 방향을 전환하는 동작이다.
- 몸통의 방향은 움직임의 분류체계의 프레임 내에서 복잡한 동작을 분류하는 또 다른 방법이다. 더 똑바로 몸통을 세울수록, 동작을 수행하는 데 더 많은 운동제어 능력과 가동범위, 안정화 능력이 필요하다.

6

모빌리티, 체계적인 접근

제한된 가동범위를 고치거나 타이트한 근육과 아픈 관절을 치료하는 데 있어 모든 상황에 적합한 하나의 해결책은 없다. 연부조직의 뻣뻣함과 관절의 제한을 포함한, 자세와 동작에 관련된 모든 문제들을 다루기 위해서는 다양한 테크닉들을 종합하여 체계적으로 접근해야 한다. 게다가 우리 몸은 규칙적으로 기본적인 유지관리를 해야만 한다. 이는 매일 10~15분 동안 모빌리티 훈련을 하는 것이다. 이 장에서 가동범위 향상, 통증 완화, 근육통 치료를 위한 템플릿를 확인할 수 있을 것이다. 마찬가지로 중요한 문제인 언제, 어떻게 모빌리티 확보를 해야 하는지도 알 수 있을 것이다.

"스트레칭하세요!" 스트레칭을 충분히 하지 않아서 다치고, 여기저기 쑤시고, 동작이 굼뜨고 서투른 것이라는 코치의 당혹스러운 주장을 수백 번은 들어보았을 것이다. 연습 후에 스트레칭하라고 훈계하는 코치나 스트레칭의 중요성에 대해 설교하던 체육선생님을 떠올려보자. "아, 허리가 아프다고? 괜찮아! 햄스트링을 스트레칭하면 좋아질 거야. 대퇴사두가 뻣뻣해서 좋은 스쿼트 자세를 취하기가 힘들다고? 그냥 스트레칭해."

세간의 인식으로는 퍼포먼스와 모빌리티 향상, 근육통의 예방, 그리고 부상 예방을 위해서 스트레칭을 해야 한다. 스트레칭이 오랫동안 쓰라림과 통증, 가동범위 제한, 관절 통증 등을 다루는 방법으로 여겨져 왔다. 하지만 문제는 스트레칭만으로는 효과가 없다는 것이다. 스트레칭이 자세나 퍼포먼스를 향상시켜주거나, 더 빠르게 해주지도, 통증을 없애지도, 부상을 예방하지도 않는다. 그래서 우리가 아무리 코치의 말을 따라 스트레칭을 해도 실력이 향상되지 않고 다치는 것이다.

설명하자면 필자가 위에서 언급한 스트레칭은 가동범위의 한계 지점에서 하는 정적인 스트레칭이나, 정적인 자세로 아무 생각 없이 한 스트레칭이다. 이는 의미 없는 스트레칭이다. 습관적으로 하는 햄스트링 스트레칭을 생각해보자. 대개 사람들은 바닥에 앉아서 다리를 펴고, 손을 발가락 쪽으로 뻗고는 가만히 있으면서 몸에 변화가 일어나기만을 바란다. 이런 스트레칭이 이론적으로는 햄스트링을 길게 늘려주기는 하지만 운동제어 능력이나 바른 자세를 잡는 것과는 아무 관련이 없다.

즉, 햄스트링을 최대한 늘린다고 더 빨리 달리거나, 더 무거운 중량의 데드리프트를 들 수 있는 것이 아니다. 그러나 대부분의 사람들은 조직 또는 관절 제한 때문에 바른 자세를 잡을 수 없는 상황에 처하면 '이거 스트레칭을 더 해야겠군'이라고만 생각한다.

예를 들어 티셔츠의 양 끝을 잡아당긴다고 가정해보자. 티셔츠는 어떻게 될까? 다

늘어날 것이다. 그렇다면 우리의 매끄러운 조직들을 최대한 잡아당기고 그 상태를 유지한다면 어떻게 될까? 안타까운 티셔츠처럼 다 늘어나고 말 것이다. 햄스트링을 늘린 다음 필드 위에서 전력질주를 하거나, 새롭게 얻은 가동범위의 한계 지점에서 취하는 자세를 조절할 수 있는 힘과 운동제어 능력을 기르지 않은 채 최고 중량(1RM)의 데드리프트를 한다고 상상해보라. 제발 나 좀 다치게 해달라고 무릎 꿇고 비는 것이나 다름없다. 만약 가동범위의 한계 지점에서의 자세를 수행할 만큼 운동제어 능력이 있거나, 한계 가동범위까지 무게를 버티고 완전 가동범위의 운동을 수행할 수 있다면 근육을 길게 늘리는 것도 하나의 방법이다. 우리가 체육관에서 데드리프트, 스쿼트, 완전한 가동범위의 기능적 동작을 하는 것은 이런 이유 때문이다. 쉽게 말해서 2부에서 다루고 있는 운동 동작을 수행함으로써 가동범위를 향상시킬 뿐만 아니라, 새롭게 터득한 가동범위를 위한 운동제어 능력을 기를 수 있다.

문제는 정적인 스트레칭이 근육을 길게 늘여주는 것이 아니라는 점이다. 정적인 스트레칭이(비록 조금이기는 하지만) 근육이라는 생리학적 시스템의 단지 한 측면에만 영향을 준다는 것이다. 관절의 위치 혹은 관절에 어떤 일들이 일어나고 있는지는 상관이 없다. 피부, 신경, 근육 간의 중요한 상호작용인 체표면 활주 기능sliding surface function과도 관련이 없다. 운동제어 능력도 향상시켜주지 않는다. 그동안 이 문제들의 원인이 타이트한 근육 탓으로 여겨졌기 때문에 근육을 스트레칭해온 것이다. 하지만 근육 스트레칭이 효과가 좋았다면 어째서 아직까지 기능장애와 통증으로 고통 받는 사람을 이토록 쉽게 찾아볼 수 있는 걸까?

스트레칭은 해답이 아니다. 대신 우리는 이상적인 자세와 올바른 동작을 방해하는 각각의 문제에 대해 체계적으로 접근해야 한다. 이것이 필자가 6장에서 다룰 내용이다. 필자는 안전하고 안정적인 자세를 방해하는 모든 것들을 해결할 방법을 알려줄 것이다. 이를 통해 우리를 괴롭히는 특정 문제들을 해결하고, 괄목할 만한 향상을 보게 될 것이다.

'그냥 스트레칭하면 된다'는 것이 사람들의 일반적인 견해이기 때문에 신체 시스템의 관점에서 문제를 이해하고 있는 사람은 매우 드물다. 이제는 유연성에 대한 단순하고 구시대적인 이해에서 벗어나 자세를 방해하고 어떻게 자세가 퍼포먼스와 연결되는지에 대해 생각해야 할 때이다. 사람들의 변화를 돕기 위해 필자는 스트레칭과 유연성이라는 단어 대신 모빌리티 혹은 모빌리티 훈련으로 대체할 것이다.

모빌리티 훈련은 동작과 퍼포먼스를 방해하는 모든 요소를 고려한 동작 기반의 전신적 접근방법을 의미한다. 동작을 방해하는 요소에는 수축되고 타이트한 근육, 연조직·관절낭 제한, 운동제어 관련 문제, 관절 가동범위 기능 제한, 신경역학neural dynamic적인 문제들이 있다. 즉, 모빌리티 훈련은 효율적인 동작과 동작 수행 능력을 향상시켜주는 도구다.

이런 관점은 거시적인 방법으로 동작 제한에 대해 설명하는 새로운 시작이 될 것이다. 스트레칭이 중요하다는 생각은 그만 하자. 이제 준비되었는가? 스트레칭은 생각만큼 중요하지 않다. 자세와 그 자세를 동작에 적용하는 것이 가장 중요하다. 어떤 조직에 제한이 있어 바른 자세를 잡을 수 없다면 스트레칭만으로는 원하는 결과를 얻을 수 없다.

우리에게 필요한 것은 올바른 동작을 방해하는 것이 무엇인지 진단할 시스템과 그 문제를 해결할 수 있는 효율적인 테크닉이다.

동작을 기반으로 한 접근

가동범위 제한을 교정하거나 타이트한 근육을 고치는 데 있어 절대적인 방법은 없다. 자세·동작과 관련된 문제들, 뻣뻣한 연부조직이나 관절의 제한을 한 번에 다루기 위해서는 여러 가지 테크닉들을 조합하고 체계적인 방법으로 접근하는 것이 최선이다.

이를테면 카이로프랙터, 정형외과전문의, 접골사, 관절 전문 물리치료사들이 조직과 관절 문제를 다 해결할 수 없다. 마사지 테라피스트나 다른 신체 관리 전문가들도 마찬가지다. 스트렝스&컨디셔닝 코치가 완벽한 동작에 대해서 전문가일지 몰라도 이 상황에 있어서는 하나의 옵션일 뿐이다. 그렇다고 코치와 의사의 조언과 치료를 무시하라는 뜻은 절대 아니다. 자신에게 어떤 방식이 맞는지 알기 위해 여러 분야의 전문가들의 도움을 구해야 한다.

사람들을 대하다보면 기본적인 신체 유지를 위한 방법을 가지고 있는 사람이 거의 없다는 것을 알 수 있다. 필자는 항상 치료 전에 "이 문제를 고치려고 뭘 해봤나요?"라고 묻는데, 열에 아홉은 어깨를 으쓱하며 "아무것도 안 했어요."라고 실토한다.

사람들에게는 본인들의 기능장애를 스스로 책임질 수 있도록 쉽게 수행할 수 있는 안전한 계획이 필요하다. 그리고 그 안전한 계획의 시작은 자세와 동작이다.

다시 말해서, 자세와 동작의 역학을 먼저 다루고 나서 증상을 치료해야 한다. 여기에는 몇 가지 이유가 있다.

우선 첫 번째로, 바른 자세를 취할 수 있고 바른 자세로 움직일 수 있다면 신체역학적인 비효율성들이 자동적으로 사라지기 때문이다. 이는 과한 운동으로 인한 부상의 가능성을 방지한다. 마치 증상을 치료하지 않았는데 병이 낫는 것과 같다.

두 번째로는, 올바르게 동작을 수행할 수 있고 훌륭한 운동제어 능력을 가지고 있으면 조직의 제한을 다룰 수 있고 나쁜 신체역학의 영향을 더 오래 견뎌낼 수 있다. 핵심은 모빌리티 훈련(모빌리티 테크닉 적용)을 통해 모든 문제들을 한 번에 해결할 수 없다는 뜻이다. 하루 종일, 매일매일 노력해야 하다. 변화에는 시간이 필요하다. 그러나 어떻게 움직여야 하는지를 이해한다면, 최소한 부상을 초래할 수 있는 잘못된 동작을 줄이고 약화된 조직들을 치료할 시간이 생긴다.

세 번째 이유는, 차를 운전하든, 버피를 하든 우리 몸은 하루 온종일 취하든 그 자세나 동작에 쉽게 적응한다는 것이다. 바른 자세로 움직이며 조직과 관절을 안정적인 위치에 둔다면, 기능적인 동작패턴이 몸에 배서 조직과 관절의 제한을 줄일 수 있다. 그러나 살아가면서 필수적으로 하게 되는 동작에서 자세를 숙이거나 과하게 젖힌다면, 몸은 그 나쁜 자세에 익숙해져서 신체 조직에 적응적·기능적 단축과 생체역학적 기능장애가 생길 것이다. 적응적·기능적 단축이란 관절이 잘못된 위치에 있을 때 그 주변의 근육계가 동작하는 자세에 적응하는 것을 말한다. 예를 들어 의자에 매일 앉아 있으면 고관절 굴곡근은 시간이 지남에 따라 수축하고 뻣뻣해진다(아래 '스킨 핀치 테스트' 참고). 이 원리를 이해한다면 오래 앉아서 몸이 망가지는 것을 막을 방법을 찾을 수 있다. 고관절 전면부를 타깃으로 하는 모빌리티 테크닉을 수행하거나, 서서 일하는 사무실로 바꿔보자. 앉아 있는 대신에 바른 자세로 서 있으면 뻣뻣해지는 조직 때문에 계속해서 모빌리티 훈련을 할 필요가 없어진다. 그렇게 해서 번 시간을 잘못된 자세 교정이나 다른 문제들을 다루는 데 쓸 수 있다.

스킨 핀치 테스트skin-pinch test

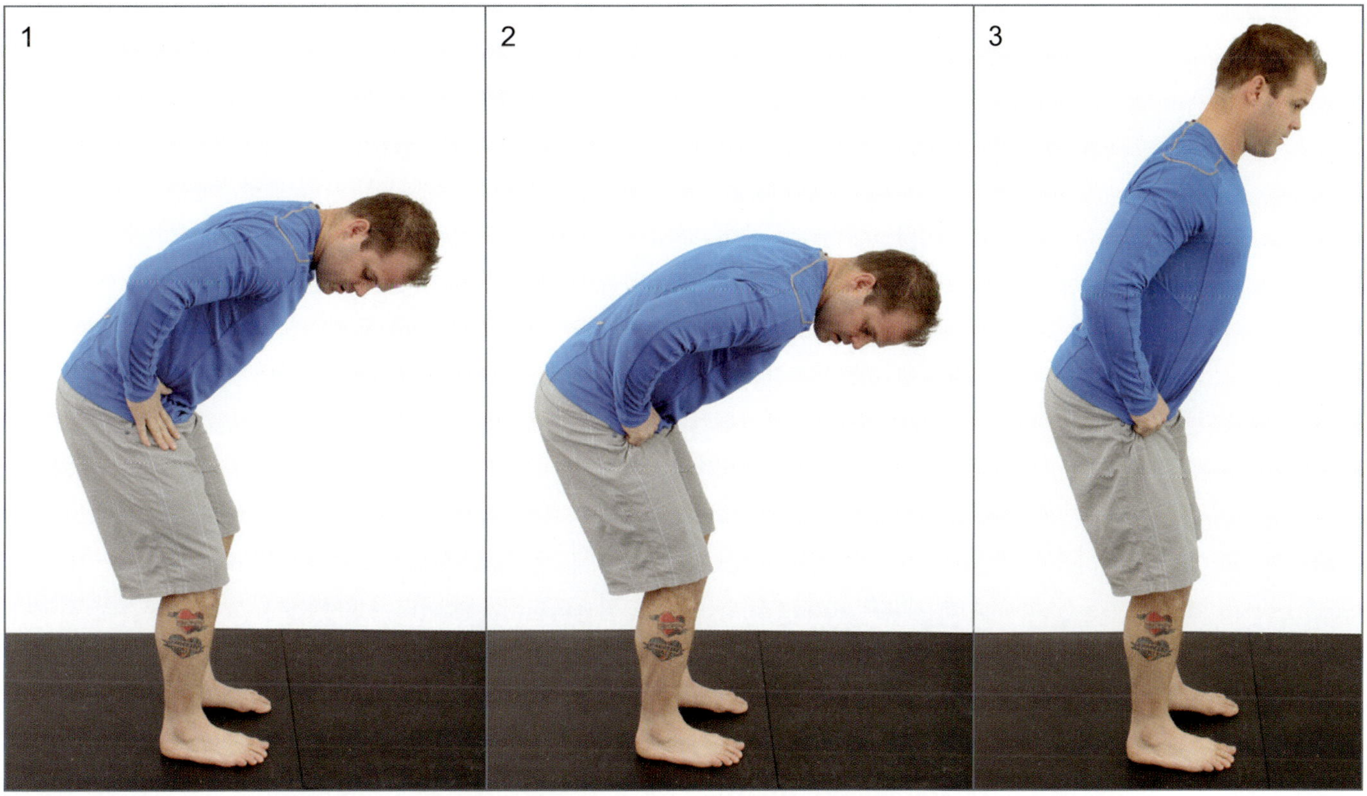

스킨핀치 테스트는 우리의 몸이 적응하여 짧아진 조직들에 어떻게 보상작용을 하는지 알아볼 수 있는 간단한 테스트이다. 일어서서 엉덩이를 뒤로 빼고 고관절 굴곡근의 피부들을 양손 가득 잡는다. 그리고 일어나본다. 어떤가? 몸을 과하게 젖히고 무릎을 구부려야만 상체를 똑바로 세울 수 있을 것이다. 오랫동안 앉아 있으면 바로 이렇게 된다. 고관절 굴곡근은 우리의 업무 자세를 반영하고 적응돼서 수축되고 타이트해진다.

쉬운 예를 들어보겠다. 하프 마라톤을 위해 훈련하고 있는 선수가 10킬로미터를 뛰고 엉덩이에 통증을 느꼈다. 10킬로미터를 뛰려면 아마 40분 정도 걸릴 텐데 그때까지 통증을 느끼지 않았다는 것은 그 선수가 바른 자세를 더 오래 유지할 만큼 강하지 못하거나 몸이 나쁜 기술을 10킬로미터만 견딜 수 있다는 것이 원인이다. 이것은 모빌리티에 관련된 제한 문제가 아닌 동작의 문제다. 통증을 해결하기 위해 모빌리티 테크닉을 수행하는 것은 중요하지만, 일시적으로 도움을 줄 뿐이다. 임시 해결책이 될지는 몰라도 다음에 뛸 때 재발할 고관절 통증은 예방할 수 없다. 단순히 엉덩이에 모빌리티를 확보하는 것은 질병은 치료하지 못하고 오로지 표면적인 증상 해결을 위해 약물을 투여하는 것과 마찬가지다.

이 선수에게 정말 필요한 것은 달리기의 역학을 점검하고 레이스 내내 바른 자세를 유지할 체력을 기르는 것이다. 정확한 자세로 뛰는 법을 배우고 바른 자세를 유지할 수 있는 체력을 기르고 나면 엉덩이가 타이트해지거나 아플 일이 없을 것이다. 그리고 만약 엉덩이가 타이트해진다 해도(오래 달리기 중에 엉덩이가 결국 타이트해지는 것은 어쩔 수 없는 일이다) 효율적으로 움직이면 통증의 시작점을 늦추거나 아예 방지해버릴 수도 있다.

자세와 동작을 우선시해야 하는 네 번째 이유는 모빌리티 프로그램을 가이드해주기 때문이다. 자세와 동작이 우리가 교정해야 하거나 모빌리티를 확보해야 할 자세를 알려준다. 그렇지 않으면 자신이 무엇을 하고 있는지 잘 모른다. 예를 들어 스쿼트로 앉았을 때 무릎을 바깥으로 밀어낼 수 없거나 척추를 꼿꼿하게 유지할 수 없다고 가정해보자. 필자는 이것을 '제한된 자세'라고 부른다. 스쿼트의 바닥 자세를 개선하기 위해서는, 바닥 자세처럼 보이는 상태에서 모빌리티 훈련을 해야 한다. 이와 비슷하게 팔을 머리 위로 올릴 수 없다면, 팔을 위로 올린 자세에서 모빌리티 훈련을 해야 하는 것이 맞다(3부 모빌리티 테크닉 옆의 아키타입 아이콘 참고).

모빌리티 훈련을 할 때에는 올바른 동작 원리에 대해서도 생각해야 하는데, 이를 위해서는 바른 자세에 대한 이해가 필요하다. 몸을 어떻게 바른 자세로 정렬하는지 이해하지 못한다면 모빌리티가 주는 이익을 절대 최대화할 수 없다. 예를 들어 어깨를 안정적으로 하여 바른 오버헤드 자세를 취하기 어렵다고 가정해보자. 이런 상황에서 어깨 기능을 향상시키려면 팔을 머리 위로 올린 상태에서 어깨의 모빌리티를 확보하는 것뿐 아니라 외회전도 해야 한다. 오버헤드 부분에 대해서만 모빌리티 훈련을 한다면, 가장 중요한 안정요소인 회전을 놓치는 것이다. 이렇듯, 척추가 스쿼트 중에 말리거나 과하게 젖혀지면 안 된다는 것을 깨달았다면 이 원리를 모빌리티에도 적용할 수 있어야 한다(모빌리티 테크닉을 하는 동안 절대 등이 말리거나 과신전 되어서는 안 된다).

정확한 몸의 동작은 논쟁의 대상이 아니다. 테크닉은 단순히 가장 잘 움직일 수 있는 방법에 대한 이론이 아니라 가장 안정적인 자세에서 동작의 가능성을 최대한으로 발휘할 수 있는 방법을 제공한다. 그 자세를 이해한다면 관절, 근막, 근육계와 같은 모든 요소들을 포함하여 여러 시스템들을 자동적으로 한 번에 아울러 다룰 수 있게 된다. 조직의 제한을 관절과 근육에서 다루게 된다는 의미이다.

그렇다면 일단 운동제어와 관련된 문제를 해결했다면 가동범위는 어떻게 다뤄야만 할까? 해답을 알기 위해서 모빌리티 시스템들을 좀 더 자세히 들여다보자.

모빌리티 시스템

대부분의 모빌리티 테크닉들이 여러 시스템들을 아우르기는 하지만, 각 시스템이 어떻게 돌아가는지 이해하는 것도 중요하다. 아래는 모빌리티 시스템 체크리스트다.

- 관절역학
- 체표면 활주 장애
- 근육역학

핵심은 자세 제한을 고치고 통증을 치료할 때까지 체크리스트를 통해서 각 시스템과 동작을 다루는 모빌리티 테크닉을 활용하는 것이다.

관절역학

필자는 운동선수들에게 물리치료를 할 때, 모빌리티 훈련을 시행하기에 앞서 항상 선수들의 테크닉을 먼저 본다. 즉, 문제의 원인인 잘못된 신체의 역학을 먼저 파악한 다음에 운동제어를 교정하는 것이다. 하지만 만약 대부분의 가동범위를 잃었다면(운동제어를 제한 요소로 고려하지 않는다면), 이 경우 필자는 관절을 우선적으로 본다. 관절을 바른 자세로 만들면 많은 문제들(연부조직 제한, 체표면 활주 장애)이 자연스럽게 사라지기 때문이다.

내회전이 부족해서 전면 어깨 통증을 앓고 결국 어깨가 계속 앞으로 말려 있는 운동선수의 경우, 어깨의 외회전근이 지속적으로 늘어나 있고 흉근에는 적응적 · 기능적 수축이 시작되었다. 물론 과신전되어 있고 약해져 있기 때문에 필자가 길고 뻣뻣해진 근육군의 모빌리티를 향상시킬 수 있고 짧아진 흉근을 정상 가동범위로 회복시킬 수도 있지만, 어깨관절의 역학적 기능장애가 해결되기 전까지는 해당 조직들의 타이트함과 약함은 계속해서 문제가 될 것이다.

훨씬 더 효율적인 방법은 어깨관절을 바른 자세로 만드는 것으로, 흉추의 모빌리티부터 시작한다. 만약 척추 자세를 고치지 않으면 절대 어깨관절에서 생긴 기능장애의 근본에 도달하지 못할 것이다. 흉추의 유연성을 회복한다는 것은 어깨관절이 바른 자세를 취할 수 있는 최적의 상태가 되었다는 의미다. 외회전근이 다시 제자리로 돌아가고 흉근도 정상적으로 작동할 것이다. 관절이 바른 위치에 잘 자리 잡으면 관련된 모든 근육들도 정상으로 돌아오고 통증도 줄어든다.

그렇다면 관절 모빌리티는 어떻게 확보할 수 있을까? 관절을 다시 바른 위치에 두기 위해 쓸 수 있는 몇 가지 수단에 대해 곧 알아볼 것이다. 관절 모빌리티 테크닉을 이야기하기에 앞서, 관절 모빌리티를 방해하고 관절 안정성까지 저하시키는 관절낭에 대해 알아보자.

관절 제한을 다룰 때 가장 먼저 보아야 할 것 중 하나가 관절낭이다. 관절낭은 관절을 둘러싼 인대낭(관절에서 뼈와 연골을 연결하는 두꺼운 섬유조직)을 말한다. 관절낭은 자유롭게 움직일 수 있는 내부 환경을 만든다. 또한 관절이 무리하게 늘어나는 것을 막음으로써 안정성을 형성한다.

이렇게 튼튼하게 받쳐주는 주머니가 오랫동안 잘못된 자세로 있으면 뻣뻣해지며 적응적 수축이 생길 수 있다. 안타깝게도 이 사실을 아는 사람은 별로 없다. 결국 관절 가동범위와 조직의 건강에도 영향을 끼친다. 어깨가 앞으로 말려 있다면 어깨관절낭은 매우 뻣뻣할 가능성이 높다. 마찬가지로 오랫동안 앉아 있었다면 고관절 전면부가 그에 적응해 수축하고 뻣뻣해질 것이다. 어떤가? 아마 이 책을 보는 독자 중에 대부분은 어깨를 뒤로 당겨 안정적으로 외회전된 자세를 잡을 수 없고 고관절을 완전히 펼 수도 없을 것이다. 흉근에 모빌리티를 확보해서 어깨관절에 느슨함(슬랙)을 만들 수도 있고, 고관절 전면부를 늘릴 수도 있지만, 이는 단지 근육계에만 영향을 줄 뿐이다. 관절낭에서 벌어지는 일에는 아무런 영향도 미치지 못한다.

이해를 돕기 위해서 한쪽은 두껍고 다른 한쪽은 얇은 고무밴드로 실험을 해보자. 고무밴드를 양쪽으로 당긴다면 어떻게 될까? 얇은 쪽은 많이 늘어나지만 두꺼운 쪽은 조금밖에 늘어나지 않을 것이다. 마찬가지로 조직도 가장 약한 부분이 늘어난다. 사람들이 햄스트링 스트레칭을 할 때 무릎 뒤쪽에 땡기는 느낌을 받는 건 바로 이런 이유 때문이다. 햄스트링의 가장 약한 근육이 무릎 뒤쪽에 있다. 관절낭은 고무밴드의 두꺼운 쪽에 비유할 수 있다. 관절낭에 효과적인 변화를 주려면, 관절에 공간을 만들어야 한다. 밴드를 이용한 신연으로Distraction(관절 안에 공간 혹은 움직임을 만들어내는 것) 이를 해결할 수 있다(다음 페이지의 사진 참고). 즉, 밴드를 사용해 관절 주변에 공간을 만들어 쉽게 동작을 수행할 수 있다. 일반적으로 이런 치료는 물리치료사들이 손으로 했지만, 밴드를 이용하면 집에서 직접 할 수 있다.

밴드를 이용한 신연(banded distractions)

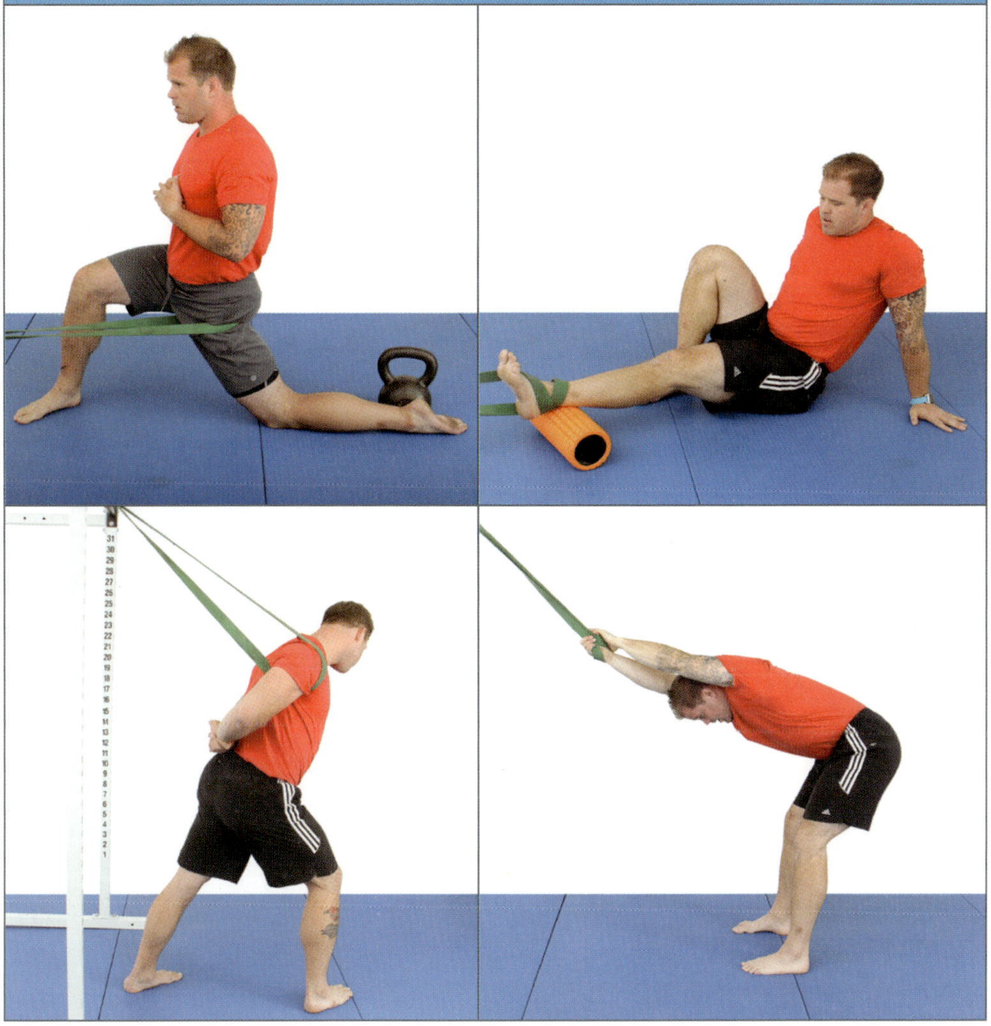

밴드를 이용해서 고관절, 발목, 어깨, 손목관절의 틈을 벌릴 수 있다.

위의 사진에서 보듯이, 밴드는 두 가지 방법으로 사용할 수 있다.

1. 고관절이나 어깨관절에 걸기
2. 발목이나 손목에 걸기

1번은 밴드가 관절 표면을 분리시켜 관절이 바른 자세를 잡도록 한다. 2번은 관절낭을 통한 움직임을 촉진시켜 관절 내부 교합(관절이 관절낭 안에서 어떻게 움직이는지)을 회복시키고 관절을 바른 자세에 위치시킨다.

관절낭 제한을 고치는 세 번째 방법은 관절에 힘을 가해 바른 자세로 만들고 여기에 회전을 더하는 것이다. 예를 들어 기분 나쁜 어깨 통증이나 제한이 있다면, 사진처럼 밴드나 케틀벨을 써서 상완골을 소켓의 뒤쪽으로 넣어보고, 팔을 바깥쪽과 안쪽으로 돌려라. 이 동작은 어깨를 바른 자세로 잡아주고 회전 가동범위를 되찾아줄 것이다.

바닥에 누워 무거운 케틀벨을 밀면서 동시에 어깨를 소켓 뒤쪽으로 적극적으로 잡아당기면 어깨가 바른 자세를 잡도록 도와줄 것이다. 안쪽과 바깥쪽으로 팔을 돌리는 것은 회전 가동범위를 회복시킨다.

어깨관절낭 모빌리티 향상 기법

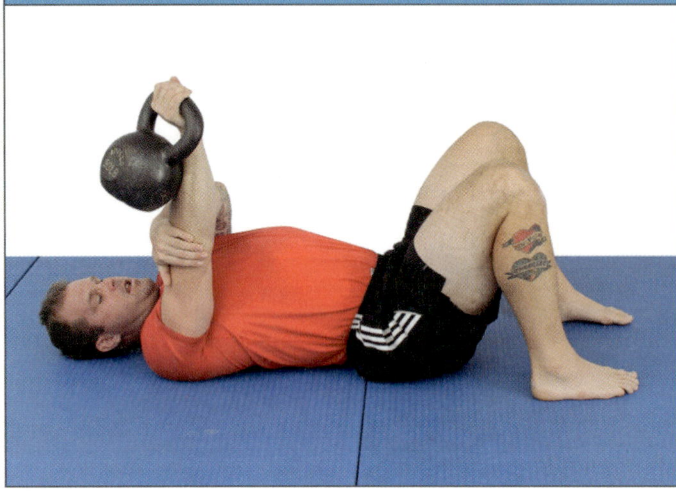

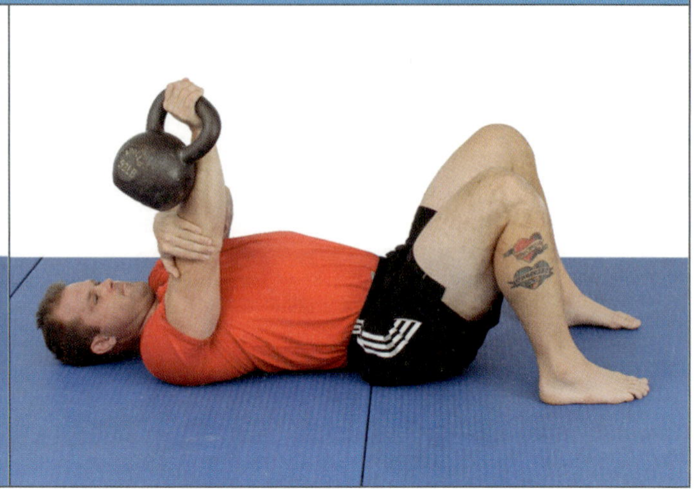

아프고 뻣뻣한 관절을 치료하는 다른 방법은 문제가 생긴 부분에 틈gapping을 만들거나 압박력을 가하는 것이다. 예를 들어 문 경첩에 먼지가 쌓여 있다면 문을 열 때 뻑뻑할 것이다. 팔꿈치와 무릎관절에만 사용하는 플렉션 개핑Flexion Gapping method은 관절 접촉면에 가해지는 압력을 줄여주고 동작을 회복시킨다. 관절을 분리시키는 것은 경첩에 쌓인 먼지를 털어버리고 관절을 바른 자세로 잡아준다. 관절 주변에 부두 플로스 밴드Voodoo Floss Band를 감으면 비슷한 효과를 얻을 수 있다(148페이지 참고).

명심하라. 관절낭 모빌리티를 신경 쓰지 않으면, 언젠가 아주 심각한 조직제한 문제에 맞닥뜨리게 될 것이다.

플렉션 개핑

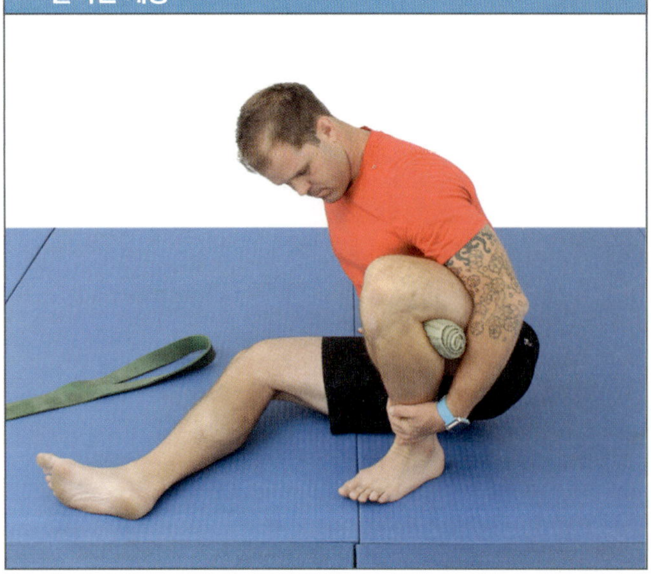

집에서 쉽게 따라할 수 있는 개핑법은 수건을 말아 무릎 사이에 끼우는 것이다. 효과적으로 동작을 회복하는 방법이며 굴곡 범위를 제한하는 관절면의 압력을 줄여준다.

체표면 활주 장애Sliding Surface Dysfunction

관절의 역학 다음에 보아야 할 두 번째 시스템은 체표면 활주 장애다.

체표면 활주는 몸의 여러 가지 요소, 구조, 시스템이 어떻게 서로 연결되었는지를 설명할 때 쓰는 표현이다. 유연성을 확보하려면 피부, 신경, 근육, 힘줄 같은 조직들의 접촉면이 서로 잘 미끄러져야 한다. 피부는 밑에 있는 표층(뼈, 힘줄, 근육) 위를 미끄러져야 하고, 신경들은 신경의 통로인 근육들 사이를 미끄러져야 하며, 조직들은 관절 주변을 매끄럽게 돌아다녀야 한다.

자신의 체표면 활주를 알아보려면, 아래 사진처럼 손을 편 상태에서 반대쪽 손 검지와 중지로 손등을 누르고 온 방향으로 움직여보자. 피부가 밑에 있는 뼈와 조직들 위를 미끄러지는 것이 느껴지는가? 피부는 이것보다는 조금 더 약한 강도로 근육, 힘줄, 뼈의 표층 위를 미끄러져야 한다.

만약 발가락을 당겨 배굴을 한다면, 아킬레스건 뒤쪽 피부를 꼬집거나 미끄러지게 할 수 있어야 한다. 체표면 활주는 무릎 바깥쪽, 허벅지, 발목, 팔꿈치 끝에서도 테스트해볼 수 있다. 만약 피부가 미끄러지듯 움직이지 않는다면, 피부가 꽉 끼는 청바지가 된 것이나 마찬가지다. 꽉 끼는 청바지를 입고 스쿼트를 최대한 깊게 한다고 생각해보자. 청바지는 피부 위를 미끄러지지 않기 때문에 스쿼트가 불가능할 것이다. 체표면 활주 장애가 있다면, 피부와 근육조직들이 청바지가 된 것과 같다. 오랫동안 앉아 있으면 둔근들이 서로 달라붙어 무감각해지고 수축 능력이 제한된다. 그래서 오래 앉아 있는 사람들은 골반을 안정시키고 바른 척추 자세를 만들기 위해 둔부를 활성화하기 어렵다.

체표면 활주 손등 테스트

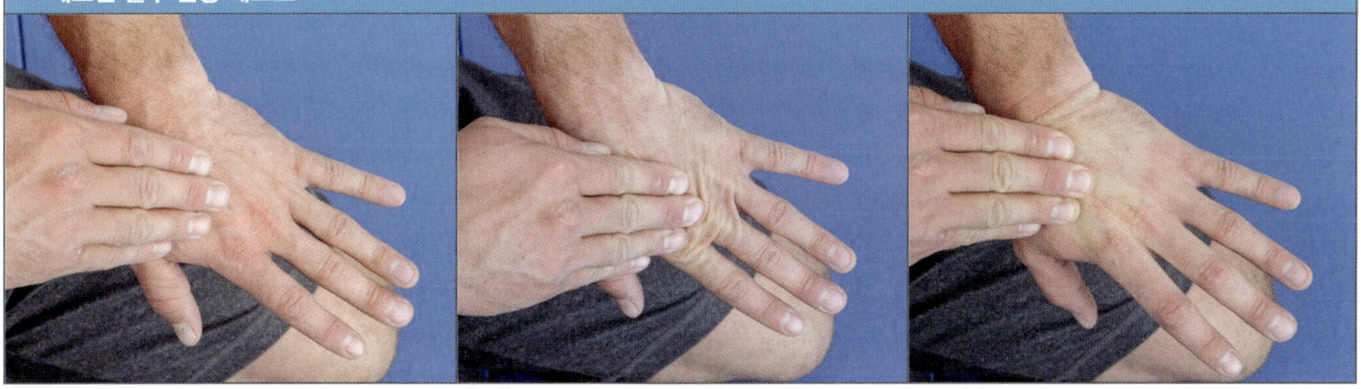

피부가 손등 위에서 걸리는 것 없이 매끄럽게 움직여야 한다.

관절 주변 피부 탄력이 없는 편이라고 하더라도 피부가 팔꿈치, 무릎 바깥쪽, 허벅지, 발목, 아킬레스 건 위를 미끄러지듯 움직여야 한다.

체표면 활주 테스트를 할 수 있는 신체 부위들

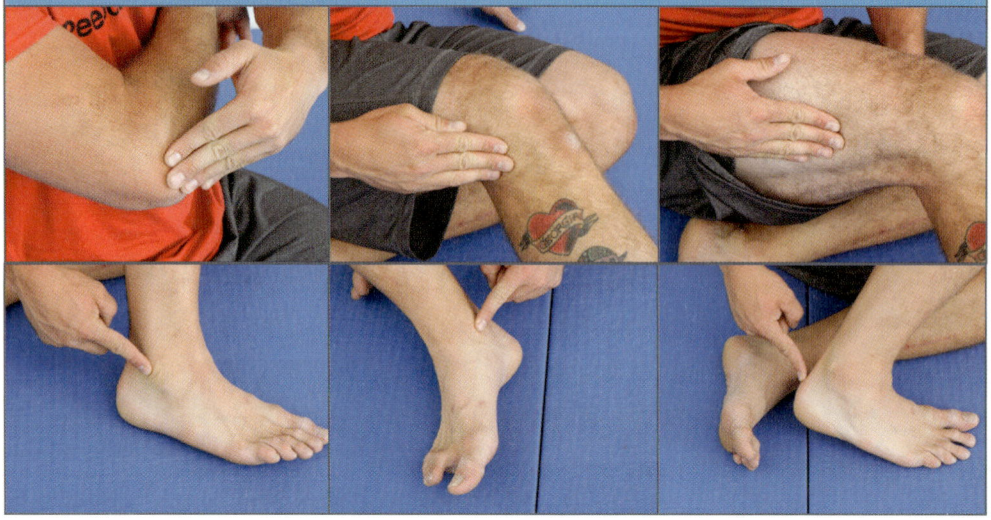

체표면 활주를 회복하기 위해서는, 압력파, 스매시, 플로스 같은 모빌리티 테크닉(144~153페이지 참고)과 볼 왝ball whack(434페이지 참고) 같은 테크닉들을 이용하여 조직, 뼈와 접촉한 피부를 자유롭게 움직이도록 만들어야 한다. 이를 도와줄 도구 중 가장 흔한 것은 라크로스 볼, 폼 롤러, 부두 플로스 밴드다. 389페이지에 나와 있듯이, 힘센 친구에게 대퇴사두와 큰 근육군을 부숴버릴듯 세게 짓눌러달라고 할 수도 있다. 중요한 것은 체표면 활주 장애를 고치지 않으면 장차 많은 문제를 야기할 수 있다는 것과 스트레칭은 이 문제를 해결하는 데 전혀 도움이 되지 않는다는 것이다. 엉겨 붙어 있는 조직을 떼어내려면 피부와 근육 전체에 매우 강한 전단력을 가해 피부, 결합 조직, 근육의 표층과 심층을 분리해내는 방법밖에 없다.

근육의 역학

모빌리티 체크리스트를 따라 진단하며 운동제어(자세 또는 동작 오류), 관절낭 제한, 체표면 활주와 관련된 문제를 해결할 즈음에는 가동범위도 정상으로 자연스럽게 회복되는 것이 보통이다. 딱히 스트레칭을 한 것도 아니다. 그래서 근육역학이 모빌리티 체크리스트에서 맨 마지막 시스템인 것이다.

근육역학은 일반적인 스트레칭과 비슷한 모빌리티 테크닉을 사용한다. 하지만 확실히 알아야 할 것이 있다. 근육역학은 필자가 앞서 분류한 것과 같은 고전적인 스트레칭이 아니다. 사람들은 몸의 변화를 바라며 조직을 한계 범위까지 늘리지 않는다. 차라리 조직에 변화를 촉진시키고(조직을 늘려주고) 근육 수축력을 회복하기 위해 한계 가동범위에서 긴장을 적용하는 적극적인 방법을 사용한다. 무엇보다 주목해야 할 것은 우리는 항상 고치려고 하는 자세에만 초점을 맞춰 집중한다는 것이다. 스쿼트 바닥 자세에 제한이 있다면, 바닥 자세와 유사한 자세에서 모빌리티를 확보하려고 해야 한다.

근육역학 시스템은 무용수, 체조선수, 무술가처럼 일반인은 따라 하기 힘든 자세를 잡는 선수들의 근육을 길게 늘이고 가동범위를 증가시킨다. 이것을 근육을 키우는 것과 헷갈리면 안 된다. 필자는 스트레칭을 함으로써 근육을 기를 수 있다고 믿는 사람들을 여럿 보았다. 근육을 기르거나 길게 늘리는 가장 빠른 방법은 무게를 싣고 완전 가동범위로 움직이는 것이다. 햄스트링이 뻣뻣하다면, 데드리프트와 스쿼트를 수행함으로써 햄스트링의 성장을 촉진시키고 새로운 한계 가동범위에서의 운동제어 능력과 힘을 키울 수 있다.

관절이나 조직의 범위와 기능을 회복시킨 후에는 그 변화를 트레이닝에 반영해야 한다. 오버헤드 자세에서의 어깨관절 가동범위를 5퍼센트 향상시키고 그것을 체육관에서 사용한다면, 그 가동범위를 계속해서 유지할 가능성이 높아진다. 이는 그리 신비한 과정이 아니다.

제한된 가동범위에서 근육들이 움직일 때는 적응적 · 기능적으로 짧아지게 된다. 하루의 절반을 자전거 위에서 보내는 프로 사이클 선수의 예를 보자. 이 선수의 발목은 중립 자세에 고정되어 있고 고관절은 닫힌 자세로 유지된다. 장거리 라이딩을 마치고 자전거에서 내려올 쯤에는 근육들이 운동자세에 적응돼버린다. 여기서 근육역학과 수축과 이완(조직 한계 범위까지 늘리고, 근육을 수축시키고, 그 뒤 바로 이완시켜 가동범위를 조금 더 늘리는 식으로) 같은 모빌리티 방법이 문제해결 패러다임에 적합하다. 차에서 두 시간을 앉아 있었다면, 한계 가동범위까지 고관절 신전(수축과 이완의 방법을 사용해서)에 시간을 투자해서 앉아 있던 자세에 적응된 근육을 풀어줘야 한다. 이 말이 정적인 스트레칭 자세로 시간을 보내라는 뜻은 아니다. 적극적으로 한계 가동범위의 안팎으로 긴장을 줬다 풀었다 진동을 주듯이 하면서 밴드를 사용해 고관절을 바른 자세로 되돌려놓아야 한다.

필자는 평소에 훈련 전에 운동제어, 관절낭, 그리고 밴드를 이용한 플로싱(146페이지 참고)을 먼저 하고 훈련 후에는 체표면 활주와 한계 범위 근육역학과 관련된 모빌리티 테크닉을 수행하는 것을 원칙으로 한다. 이렇게 하면 조직은 웜업되고 모빌리티 훈련에 준비가 된 것이다. 운동선수들은 종종 운동 전에 하는 스트레칭이 두렵다고 얘기하는데 그렇게 느낄 만하다. 사실 무거운 중량을 지고 스쿼트를 하기 전에 한계 범위까지 다리를 찢는 것은 그리 좋은 방법이 아니다.

이제 모빌리티 시스템을 이해하고 문제풀이를 위한 청사진이 있으니, 우리들이 사용하게 될 실제 방법들에 대해 자세히 알아보자.

가능하다면 원하는 자세와 최대한 비슷한 모양으로 자세를 잡으려고 노력하면서 모빌리티 훈련을 한다.

근육역학(스쿼트 모빌리티 기법의 변형)

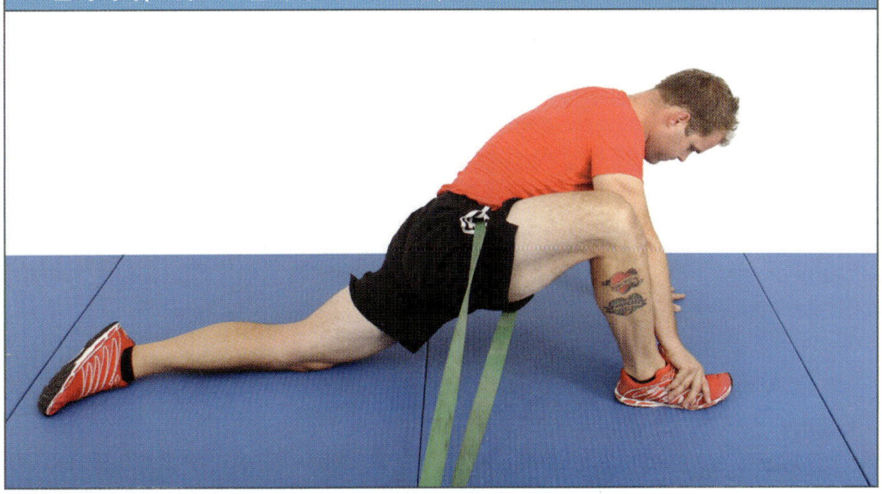

모빌리티 증진 기법들

모빌리티 시스템과 모빌리티 증진 기법 사이에는 다이내믹한 관계가 있다는 것을 이해해야 한다. 예를 들어 관절낭 모빌리티 훈련을 통해 관절낭이 바뀐다면, 그 관절 주변의 연부조직도 영향을 받을 것이다. 마찬가지로 스매싱 테크닉을 사용해서 조직의 체표면 활주 능력를 회복한다면, 관절역학과 근육역학 역시 좋아질 것이다. 그러나 목수가 각 작업에 따라 다른 도구를 쓰듯이, 특정 시스템에는 그에 맞는 모빌리티 향상 기법이 있다. 집중적으로 자세를 개선해주는 테크닉도 있고 짧아진 조직을 원래 길이로 회복시키는 테크닉도 있다. 정확하게 한 부분에만 집중하는 테크닉도 있고, 근육군 전체를 위한 테크닉도 있다.

즉, 제한이 있는 부분들을 모두 다루려면 저마다에 맞는 모빌리티 향상 기법들을 활용해야 한다. 그래서 테크닉 하나에만 집중하면 안 된다. 대부분의 방법들은 조합해서 사용할 수 있다. 둔근의 체표면 활주를 회복하고 싶다면 수축과 이완 기법을 사용해서 깊숙이 위치한 조직층을 다루고, 뻣뻣한 근육계를 가로질러 압력파를 주고난 후 매듭지어져 뭉친 조직 위로 스매시&플로스 기법을 사용할 수 있다. 가장 짧은 시간 안에 가장 많은 변화를 가져오는 쪽으로 짜맞춰보자.

적용하기 좋은 경우

체표면 활주 회복, 아프거나 뻣뻣한 근육 치료, 압통점을 풀어줄 때, 근육의 수축을 개선할 때

하기 좋은 타이밍

운동 후, 밤에 자기 전, 어떤 때이든 긴장을 이완할 때, 체표면 활주 모빌리티 향상 중에

압력파Pressure Wave

압력파는 더 깊은 근육층들과 결합 조직에 집중하는 방법이다. 마치 뭉친 조직들을 끌로 쪼아내거나 큰 망치로 근육 덩어리들을 부수는 것 같은 느낌이다. 몸의 다른 부분에까지 통증을 일으키는 근육조직의 뻣뻣한 부분인 압통점을 다루는 좋은 방법이기도 하다. 곧 이야기하겠지만, 근육은 이완된 상태에서는 만졌을 때 유연하게 느껴져야 한다. 만약에 근육에 '매듭knot'이나 단단한 띠[8]가 느껴지고 약한 마사지에도 통증이 느껴진다면, 이것이 바로 압통점이라고 부르는 것이다. 압통점은 뭉친 부분에만 통증을 유발하는 것이 아니라 몸의 다른 부분에도 통증을 야기하고 가동범위를 제한한다. 압통점에 압력파를 가하면 근육을 이완시키고 정상 기능으로 되돌려놓을 수 있다.

이 테크닉을 실행하려면 완전히 긴장을 푼 상태에서 볼이나 롤러 위에 눕는다. 근육조직의 가장 깊숙한 곳까지 자극을 주는 것이 목표다. 그다음, 볼이나 롤러를 자극할 부위에 대고 천천히 체중을 실어서 압력파를 만든다. 이것은 구조통합 치료사나 롤핑[9] 치료사가 햄스트링 혹은 대퇴사두 전체를 따라 팔꿈치로 압력을 가해 치료하는 것과 같은 효과가 있다. 천천히 해야 하며 체중을 볼이나 롤러에 실어 볼이 조직들에 파고들 수 있게 이완해야 한다. 천천히 움직일수록 더 많은 자극을 줄 수 있고 조직들이 더 유연해진다. 빠르게 움직이면서 체중을 제대로 싣지 않았다면 헛수고한 셈이다.

8) 조직이 단단하게 뭉쳐서 띠 형태를 이룬 것
9) 미국의 대체의학으로 롤프 연구소에서 고안했다. 근육 깊숙히 마사지하는 물리요법이다.

볼이나 롤러 위에 체중을 모두 싣고 자극하고자 하는 조직 위에서 굴러 뭉친 부분에 압력파를 가한다.

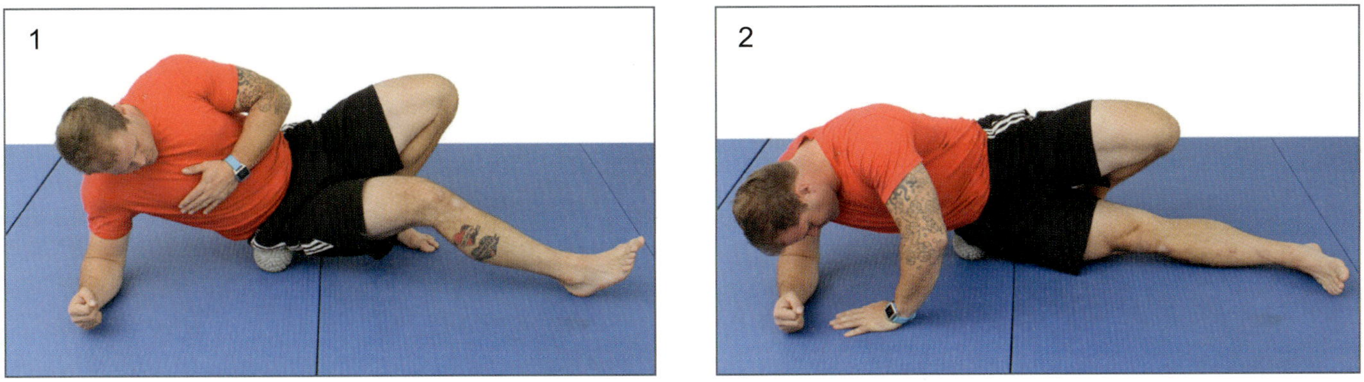

수축과 이완

수축과 이완은 과학적으로 입증된 고유수용성신경근촉진법Proprioceptive Neuromuscular Facilitation (PNF) 스트레칭을 바탕으로 한다. 모빌리티 향상을 위해서 수축된 조직의 정상 가동범위를 회복하거나 혹은 체표면 활주 모빌리티 확보 중에 더 강한 압박을 주기 위해서도 활용할 수 있다.

- 근육역학에 집중한다면 그 근육과 주변의 근육계를 써서 가동범위의 한계 지점에서 5초 동안 긴장을 형성하고, 긴장을 풀고, 새로운 가동범위에 도달해서 10초 동안 머문다.
- 체표면 활주에 집중한다면 볼이나 롤러 위에 체중을 완전히 실을 수 없는 뻣뻣한 부분을 파악하고 그 근육을 5초 이상 개입시킨다. 5초 동안 긴장을 형성한 후에는 긴장을 풀고 자극한 조직에 볼이나 롤러가 더 깊숙이 파고들도록 한다.

적용하기 좋은 경우

근육역학 모빌리티를 하는 동안 짧아진 조직의 가동범위 향상, 체표면 활주 모빌리티 확보 중 더 강한 압박, 근육 수축 개선할 때

하기 좋은 타이밍

운동 후, 조직을 최대 범위까지 길게 늘리거나, 스매싱할 때 더 강한 압박을 주고자 할 때

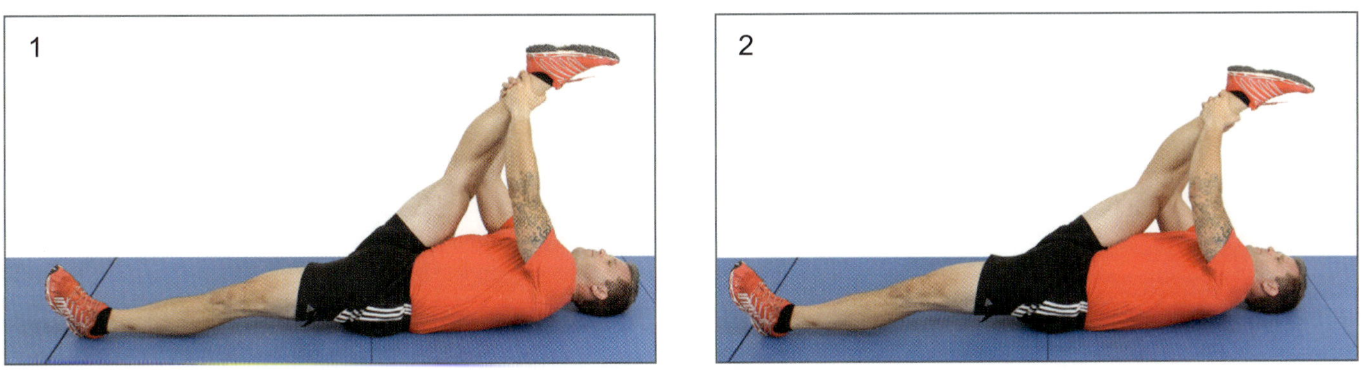

손으로 다리를 잡아 고정한 상태에서 잡힌 다리를 몸쪽에서 멀어지도록 밀면서 긴장을 만들고 5초간 유지한다. 5초 후, 긴장을 풀고 10초간 긴장을 풀면서 새로운 가동범위로 다리를 이동시켜 더 늘려준다.

적용하기 좋은 경우

관절낭의 모빌리티 확보(관절 안에 동작 혹은 공간 확보), 관절 충돌 제거, 근육과 관절역학, 가동범위 향상

하기 좋은 타이밍

훈련 전과 후, 혹은 세트 사이(스쿼트를 5세트 하고 있다면, 한 세트 이상 수행 후에 잠깐 동안 밴드 모빌리티 훈련을 할 수 있다.)

밴드를 이용한 플로싱Banded Flossing

근육의 뻣뻣함을 다루는 가장 쉬운 방법은 밴드를 이용하여 관절을 바른 자세로 둔 채로 관절을 통해 움직임을 수행하는 것이다. 필자는 이것을 '플로싱'[10]이라고 부른다(참고: 치실로 이를 깨끗이 하는 동작을 떠올려보자). 조직은 우리의 자세에 적응한다는 것을 기억하자. 하루 종일 앉아 있으면, 고관절 굴곡근이 그에 따라 수축될 뿐만 아니라 대퇴골두 또한 고관절낭의 원래 자리인 중앙을 벗어나 뒤쪽으로 움직일 것이다. 그리고 깊게 구부리는 동작을 할 때마다 대퇴골두가 관골구acetabulum(고관절의 소켓)의 가장자리를 자극한다. 그래서 스쿼트를 하거나 고관절 전면부를 접는 자세를 할 때 충돌 증상이나 통증을 느낄 수도 있다. 다행히 밴드를 활용하여 신연을 형성하면 이것은 대퇴골두를 관절낭의 중앙으로 되돌려놓고 충돌 증상을 제거해서 통증 없는 범위에서 동작을 할 수 있도록 만들어 준다.

밴드는 관절낭의 제한을 관리하는 데에도 도움을 준다. 관절낭은 두껍고 튼튼하기 때문에 변화를 주려면 평소보다 약간의 긴장이 더 필요하다. 앞에서 예로 든 고무밴드처럼 두꺼운 쪽에는 자극이 잘 가지 않기 때문에 이 점을 신경 써서 근육을 전체에 걸쳐 동일하게 늘려야만 한다. 이게 바로 밴드가 하는 역할이다.

옆이나 뒤로 신연(distraction)하여 고관절의 충돌을 효과적으로 제거하고 더 깊게 구부릴 수 있게 만들고 관절낭의 제한까지 다룰 수 있다.

고관절 충돌 제거하기

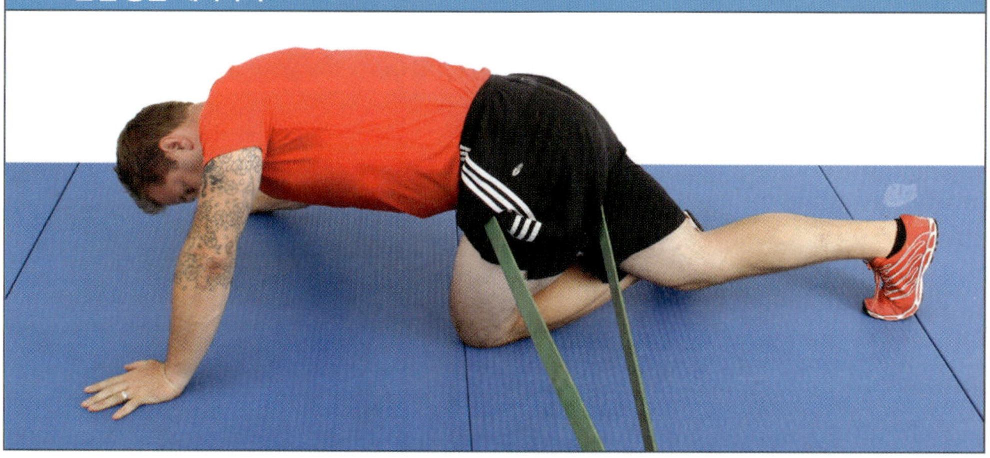

밴드는 제한된 관절이나 조직 주변을 '플로스' 해주는데, 이는 역동적이거나 무거운 중량을 사용하는 동작을 준비하기에 좋은 방법이다. 고관절의 전면부 모빌리티를 확보할 때 가장 먼저 할 것은 밴드를 윗쪽 허벅지 뒤에 끼우고 고관절이 앞으로 당겨지도록 해서 전방 신연을 형성하는 것이다. 그 다음 런지 자세를 잡고 뒤에 있는 다리의 무릎을 올리고 내림으로써 스플릿 스쿼트를 한다. 최대치의 완전한 가동범위를 가지고 있다면 아무런 느낌이 들지 않을 것이다. 하지만 고관절을 펼 수 없거나 고관절의 전면부가 크게 타이트하다면 고관절낭이 제한되어 있을 가능성이 크다. 모빌리티 확보를 위한 운동은 웜업이 아니지만 밴드를 활용한 고관절 신전 런지 스쿼트 같은 밴드 플로싱 모빌리티 테크닉은 중량을 사용하거나 역동적인 동작의 준비동작으로도 적합하다.

10) Floss 치실

밴드를 이용한 플로싱

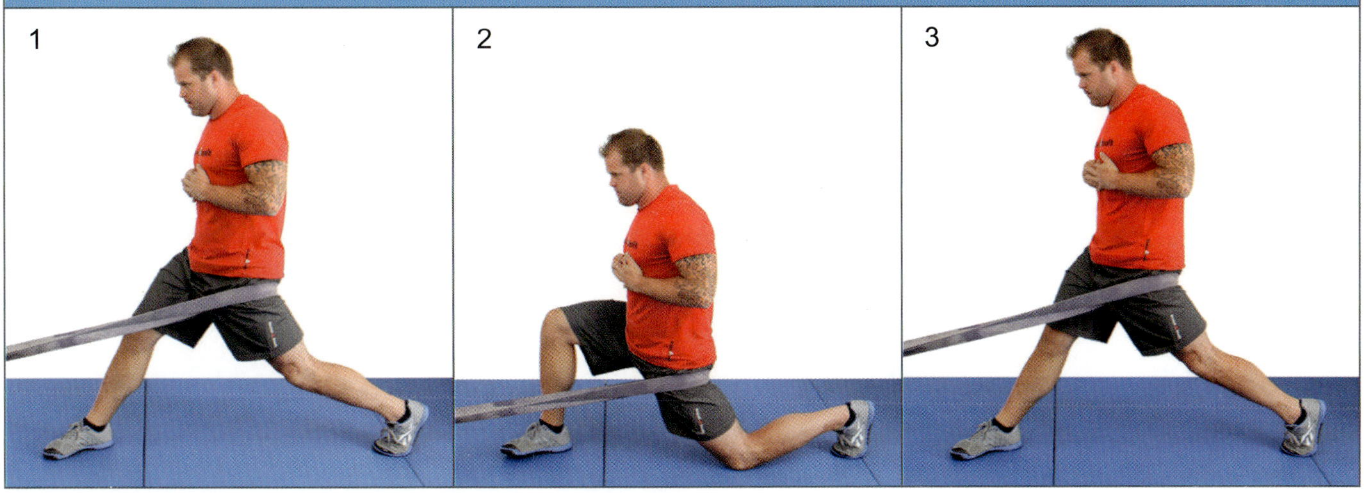

완전 가동범위의 움직임으로 조직들의 모빌리티를 향상시킴으로써 짧아지고 뻣뻣한 조직을 정상 가동범위로 되돌릴 수 있고 여러 가지 조직 시스템들에 영향을 줄 수 있다.

스매시&플로스

스매시&플로스smash and floss는 아프게 뭉친 조직을 찍어 누르거나 압박을 가하는 방법이다. 뭉친 조직에 스매싱하고 나서 사방으로 크게 팔다리를 '플로스' 하거나 움직인다. 이 방법은 움직임을 통해 해당 조직에 깊숙이 자리한 역학적 제한을 해결함으로써 체표면 활주를 회복하는 방식이다. 그런 면에서 근막이완치료active-release treatment(ART), 압통점 치료, 시아추 마사지(손가락으로 압력을 가하는 일본의 전통 치료기술: 역자 주)와 비슷하다.

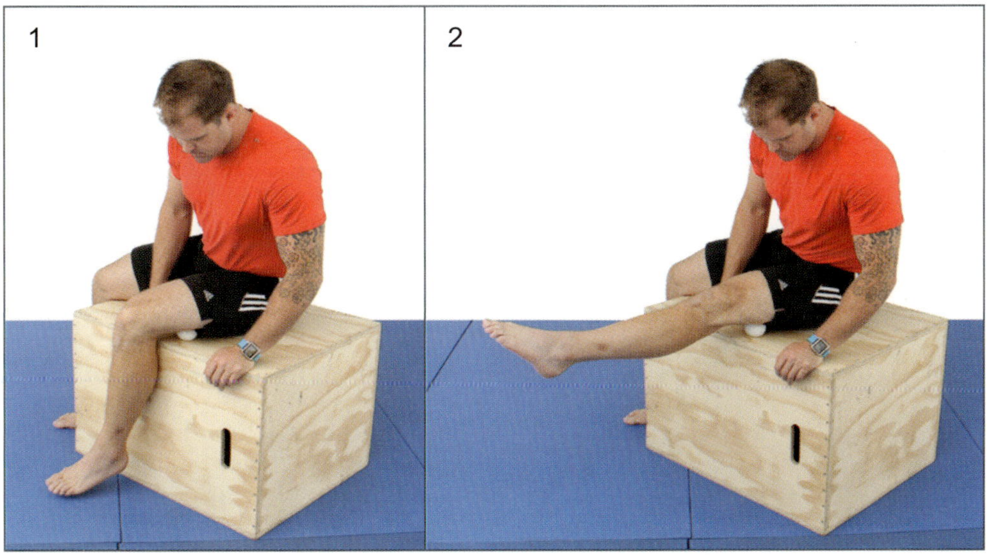

타이트한 부위를 찾고 나면 볼, 롤러, 바벨로 최대한의 압력(무게)을 가하고, 최대한 크게 팔다리를 움직여 압력이 가해진 조직을 플로싱한다.

고정하고 비틀기

고정과 비틀기Tack and Twist는 체표면 활주 능력을 회복하기 위한 또 다른 방법이다. 공을 조직에 꽂아 넣듯이 누르고 뒤트는데, 이때 웬만하면 잘 쥐어지는 부드러운 공을 사용하는 것이 좋다. 이 테크닉은 뻣뻣한 조직을 자극해서 아킬레스건이나 손목처럼 비교적 순환이 약한 곳들로 혈액을 보낸다.

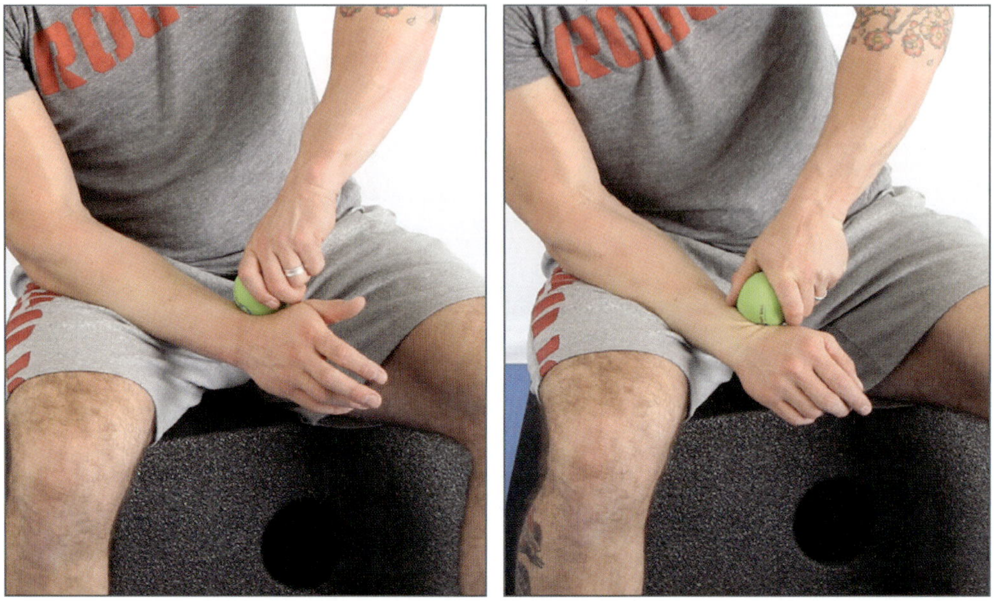

고정하고 비틀기를 수행하려면 목표 지점에 공을 누르고 뒤틀어서 피부와 연부조직을 자극한다.

적용하기 좋은 경우

체표면 활주 회복, 압통점 치료, 흉터 조직 제거, 부었거나 염증이 있는 관절 치료, 제한이 있는 자세의 가동범위나 관절 모빌리티 향상, 근육 수축 개선

하기 좋은 타이밍

훈련 전에, 관절이 부어 있을 때, 압통점이나 관절 통증을 치료하고 싶을 때

부두 플로스 밴드를 이용한 압박(부두 플로싱)

부두 플로싱은 부두 플로스 밴드를 이용한 압박을 가하는 관절 모빌리티 테크닉으로 모든 모빌리티 시스템들을 동시에 포함하고 있다. 필자의 생각에는 자세와 가동범위를 회복하는 데 가장 파워풀하고 효율적인 방법이다(참고: 부두 플로스 밴드는 압박 기반의 모빌리티 훈련을 위해 특별히 만들어진 스트레칭 밴드다. MobilityWOD.com에서 구입할 수 있다. 임시방편으로 자전거의 타이어튜브를 절반으로 잘라 사용할 수도 있다).

수행 방법은 관절이나 제한된 조직 주변에 밴드를 감는 것이다. 해당 부위의 몇 센티미터 정도 위나 아래에 큰 압박을 준다. 2~3분 동안 팔다리를 모든 방향으로 움직이고 밴드를 푼다. 보통은 손보고자 하는 부분에는 75퍼센트 정도 늘려서 감고 나머지 부분은 50퍼센트 정도 늘려서 감는다. 예를 들어 슬개골 윗부분(무릎 전면)을 부두 플로싱한다면, 앞쪽에는 75퍼센트 정도 늘려서 감고 뒤쪽은 50퍼센트 정도 늘려서 감는다 밴드는 너비의 반 정도(1.5센티미터 정도)가 겹치도록 감는다.

제한이 있는 자세에서의 부두 플로싱

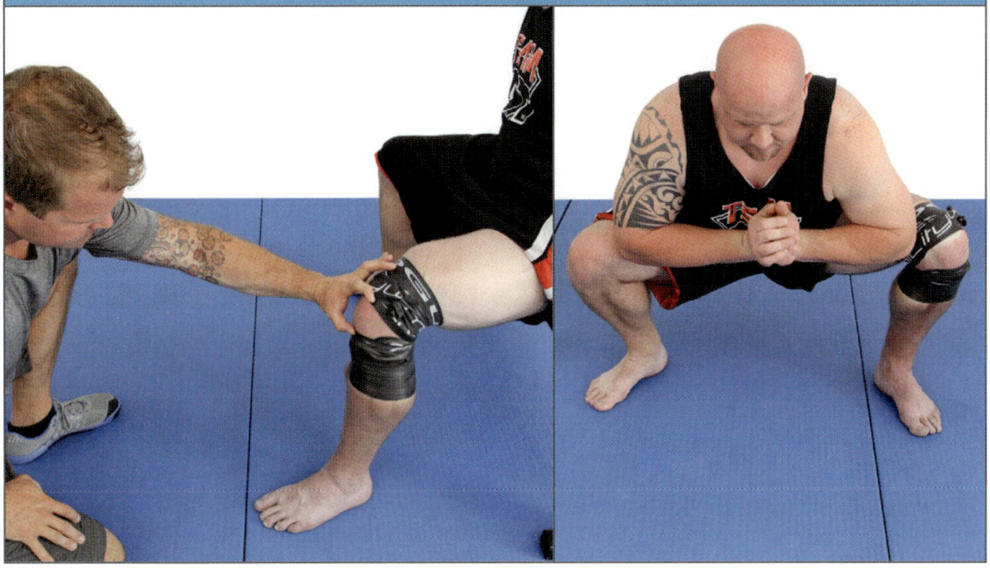

부두 플로싱은 바꾸고 싶은 자세에서 모빌리티 확보를 도와준다(사진상의 스쿼트 바닥 자세처럼).

감고 난 후 밴드가 남았다면 목표 부위에 밴드를 X자로 감아서 추가적인 전단 효과를 줄 수 있다.

부두 플로싱의 장점은 바꾸려고 하는 자세에서도 모빌리티 훈련을 할 수 있다는 점이다. 대퇴사두를 문지르는 것은 분명 자세를 개선시키지만, 실제적으로 기능적으로 완전 가동범위 동작의 맥락하에서 모빌리티를 확보하는 것은 아니다. 예를 들어 대퇴사두에 밴드를 감아서 스쿼트를 한다면, 스쿼트를 제한하는 조직들의 구조를 바꿀 수 있다. 무릎에 감아서 스쿼트를 한다면, 제한된 자세를 취하는 동안 관절을 준비하면서 모든 시스템을 증진시킬 수 있다. 중요한 것은 부두 플로스 밴드의 압박은 매우 다양한 수준에서 효과가 있기 때문에 우리는 자신에게 무슨 변화가 생겼는지 짐작만 할 뿐이라는 것이다. 관절 주변이나 상처투성이 조직 주변에 밴드를 감고 동작을 시작하는 것은 조직 아래의 체표면 활주 기능을 회복하는 등 광범위한 전단shearing 효과를 만든다. 밴드의 두꺼운 부피는 관절에 플렉션 갭Flexion Gap을 만들게 되는데, 이는 관절의 가동범위 회복을 돕는다. 그것뿐만 아니라, 압박을 풀 때에는 관절과 조직들로 피가 흘러 들어간다. 즉, 부두 플로싱은 눌러붙어 있는 조직들의 체표면 활주 능력을 회복시키고, 관절 통증을 해결하고, 근육 수축을 개선시킨다. 만약 자세에 제한이 있거나 무릎이나 팔꿈치에 통증이 있다면, 밴드를 관절 혹은 제한된 부분 주변에 감고 완전한 가동범위로 움직여 조직에 힘을 가한다(이는 필자가 테니스 엘보를 치료할 때 자주 쓰는 방법이다).

부두 플로싱은 부어오른 관절이나 조직을 다루기에 좋은 방법이다. 붓기는 수많은 고유수용체(자세와 동작에 반응하는 체내의 감각수용체)를 망가뜨리고, 신경 말단을 압박하고, 급성 통증을 유발하고, 관절의 역학을 저하시킨다. 붓기는 흘려 넘길 증상이 아니다. 관절을 압박하면 붓기는 림프계로 돌아간다. 림프계에서 붓기를 흡수하기 때문이다.

부어 있는 관절을 밴드로 감을 때는 방법이 살짝 다르다. 예를 들어 삐어서 부은 발목의 붓기를 빼려면 최대한 발끝에서부터 시작하여 1센티미터 정도(밴드 너비의 절반)를 겹치고, 밴드를 50퍼센트 정도 팽팽하게 늘여서 부은 발목 주위를 감는다. 드러나는 피부가 없도록, 부은 부위의 몇 센티미터 밑에서부터 감기 시작해서 밴드 전체에 일정한 긴장도가 형성되도록 팽팽하게 감는 것이 중요하다. 발을 감은(압박 한) 후에는, 2분 정도 움직인다. 밴드를 풀고 몇 분 동안 압박되었던 조직이 회복하도록 만든 후 다시 밴드를 감는다. 이 과정을 20분 동안(2~3 사이클) 반복하거나 아무 변화를 느끼지 못하는 시점까지 한다. 정말 미칠 듯이 효과적이다. 이 방법을 사용함으로써 오렌지만큼 부은 발목이 정상 크기로 돌아가고 통증을 완전히 완화시킬 수 있었다. 필자의 생각에 부두 플로스 밴드를 통한 압박법은 부상이 있는 관절의 염증과 통증을 치료하는 가장 좋은 방법이다.

부은 관절을 부두 플로싱할 때 일반적인 방법은 심장 쪽으로 감아 올라가는 것이다. 그러니까 발목을 감는다면, 발가락에서 시작해서 다리로 올라가며 감는다. 그러나 부두 플로스 밴드의 압박을 관절이나 엉겨붙은 상처 조직의 모빌리티를 확보하기 위해 쓴다면, 어느 방향으로 감던 별로 상관없다. 그냥 목표 부위에서 몇 센티미터 위나 아래 지점에서 감는다.

부은 관절 부두 플로싱하기

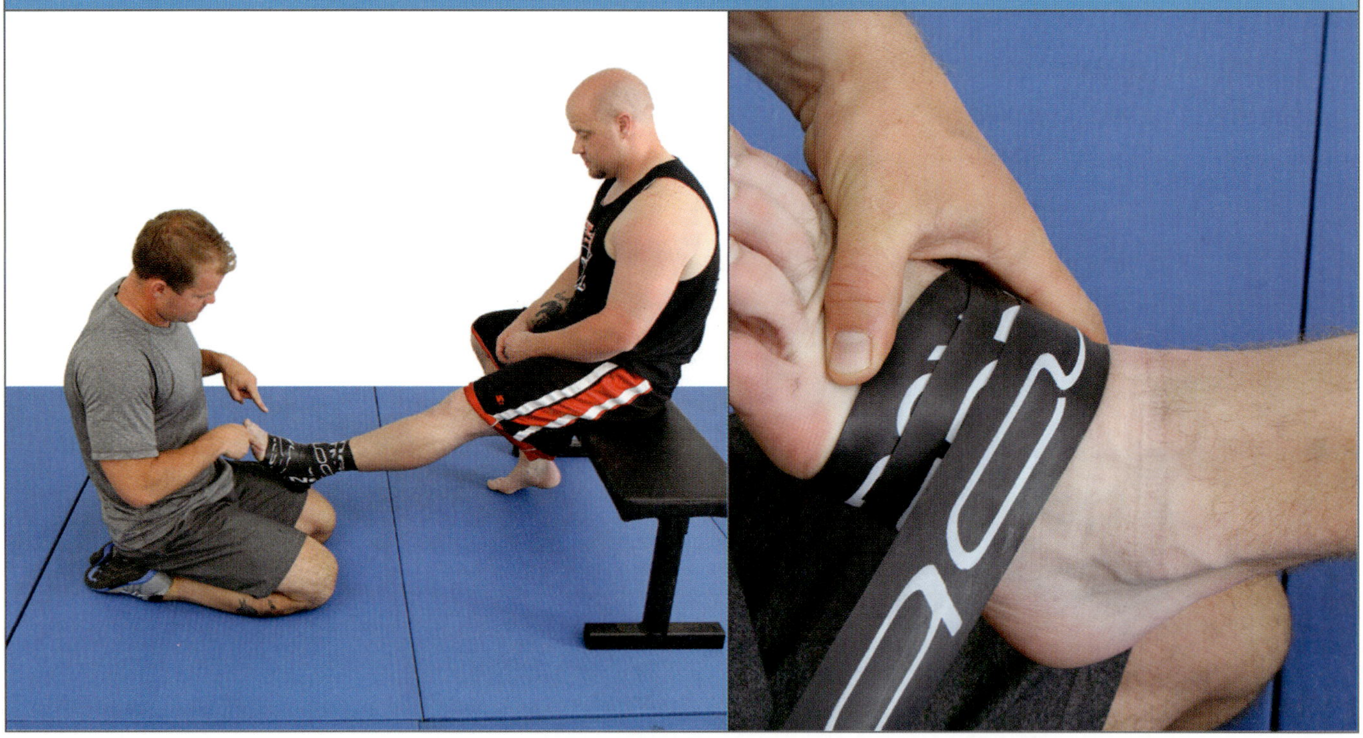

부은 관절을 부두 플로싱하기 위해서는, 팔이나 다리의 최대한 밑부분에서 시작해서 심장쪽으로 감아 올라가고, 부은 부분 주변에 밴드를 50퍼센트 정도로 팽팽하게 늘린다. 부은 부분 전체를 1센티미터 정도 겹쳐서 감는다.

부두 밴드 감기 테크닉: 팔꿈치

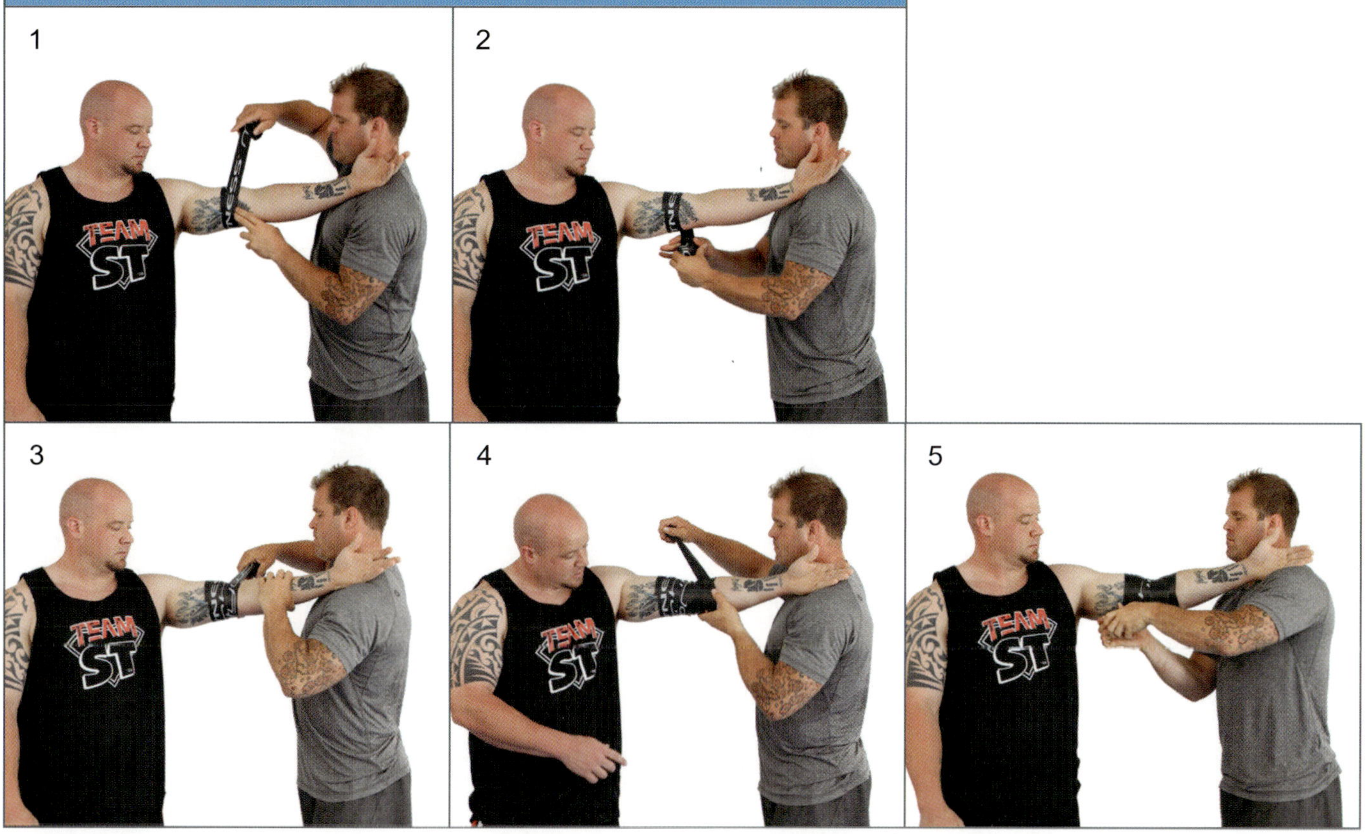

관절이나 제한된 조직의 일부분을 밴드로 감으려면, 목표 부분의 몇 센티미터 아래 혹은 위에서 시작하며, 1센티미터 정도씩 겹치도록 감는다. 고치려고 하는 부분 전체가 덮힐 때까지 감는다. 밴드가 남는다면, 전체를 감아서 X자 형태를 만든다. 마무리로 밴드 끝자락을 밴드 밑에 밀어넣을 수 있도록 좀 더 당긴다. 밴드가 고정될 것이다. 감은 후에는 관절의 완전 가동범위로 팔이나 다리를 움직인다.

부두 밴드 감기 테크닉: 대퇴사두

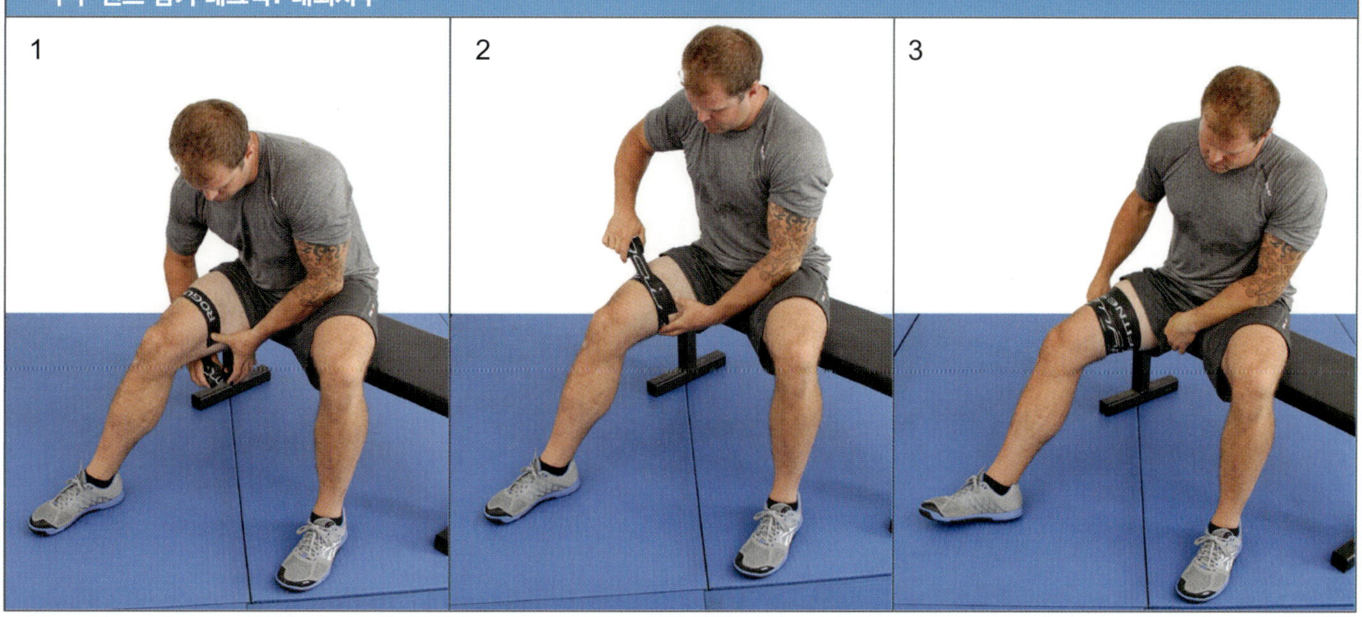

사실 부두 플로싱은 살짝 불편할 수 있다. 하지만 걱정할 필요는 없다. 불편하더라도 관절이나 조직에 어떤 식으로든 해가 되지 않는다. 피부에 빨간 자국이 생겼다고 당황할 필요 없다(필자는 표범 줄무늬라 부른다). 그저 피부 표층이 자극을 받았을 뿐이다. 결코 죽을병이 아니다.

하지만 꼭 지켜야 할 가이드라인은 있다. 감각이 없어지거나, 바늘로 콕콕 찌르는 듯한 느낌이 들거나, 피부가 좀비처럼 새파랗게 질려버리면 밴드를 풀어야 한다. 이런 현상은 보통 2분을 기점으로 나타난다. 대부분은 손이나 발이 하얘지기 전에 저리는 느낌을 받으니, 이 단계에 도달하면 재빠르게 행동해야 한다. 다른 위험 신호로는 갑자기 폐쇄공포증 같은 느낌을 받는 것이 있다. 이런 이상한 느낌과 신호들을 무시하면 안 된다. 대부분의 모빌리티 테크닉들처럼 부두 플로싱 또한 강도가 꽤 세지만, 불편함과 무감각하거나 저린 느낌, 찌릿함, 폐쇄공포증을 구별할 수 있어야 한다.

안전 체크

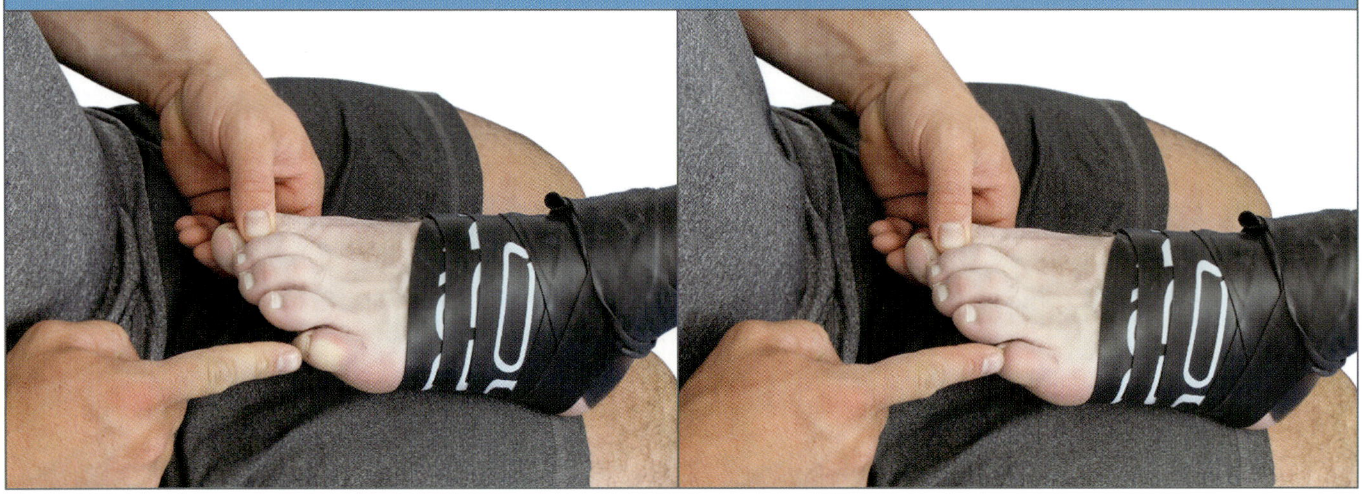

피부를 눌렀을 때 하얗게 변했다가 다시 정상으로 돌아가야 한다. 만약 피부를 누르고 난 뒤 색이 돌아오지 않으면 밴드를 풀어야 할 타이밍이다.

늘어난 혈류

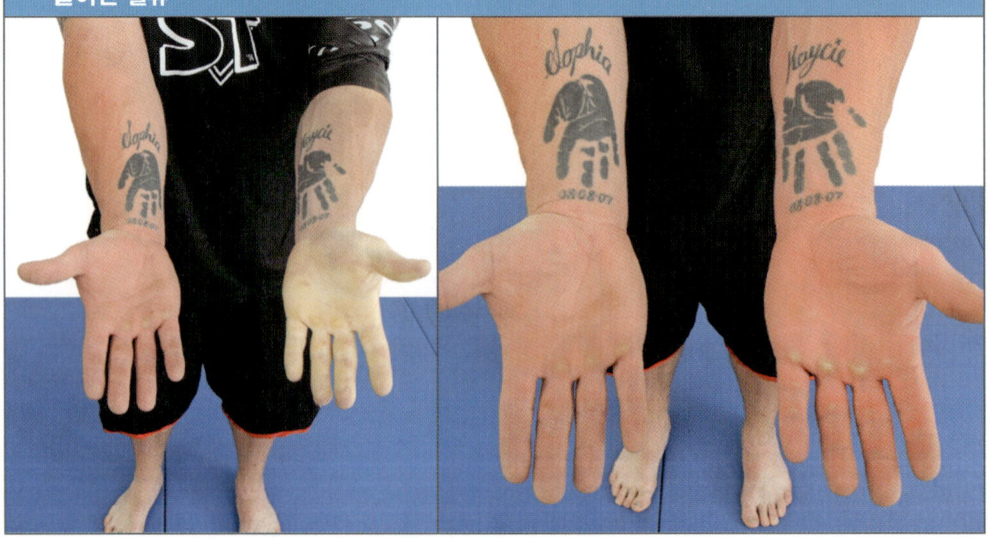

밴드를 풀면 피부가 죽은 사람처럼 하얘질 것이다. 하지만 몇 초 내로 압박했던 부위에 피가 물밀듯이 들어오는 것을 볼 수 있다.

2분을 기점으로 피부는 죽은 사람 같은 색깔이 된다. 이는 지극히 정상이며 밴드를 풀어야 한다는 경고 신호이기도 하다. 밴드를 풀고 나면 몇 초 내로 압박한 부위에 혈액이 들어오는 것을 볼 수 있다.

표범 줄무늬

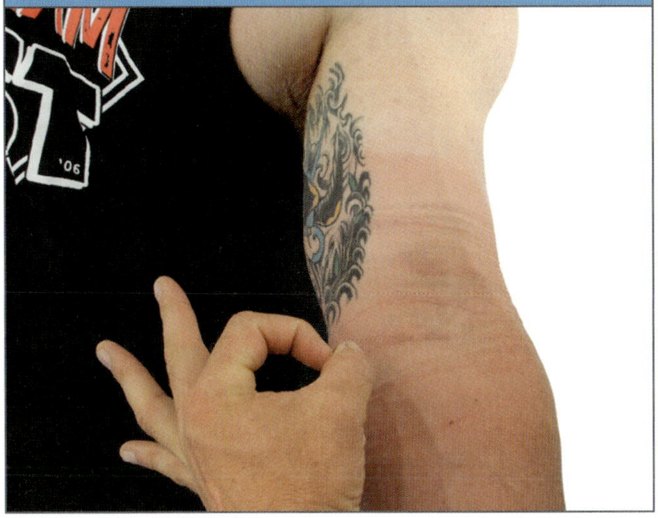

밴드가 피부를 압박해서 빨간 줄무늬를 남길 것이다. 놀랄 것 없다. 몇 분 후에 자연스럽게 사라진다.

플렉션 개핑Flexion Gapping

플렉션 개핑은 관절낭의 제한을 제거하고 무릎, 팔꿈치의 가동범위 회복을 돕는다. 전완과 이두근은 서로 맞닿을 수 있어야 하고, 힘들이지 않아도 종아리와 햄스트링도 맞닿을 수 있어야 한다. 음식을 먹으려면 손 쪽으로 머리를 움직여야 하거나, 발이 바깥으로 돌아가야 스쿼트 자세로 깊게 앉을 수 있다면, 이차적인 엔진인 무릎과 팔꿈치의 굴곡 시 가동범위가 부족하다는 뜻이다. 먼지를 털어서 경첩을 고치는 것처럼 관절의 정상 가동범위를 회복하는 쉬운 방법은 타월을 말아서 무릎이나 팔꿈치 뒤에 끼워넣고 지렛대의 받침점으로 삼아서 압력을 가하면서 굴곡시켜 힘을 가하는 것이다. 아래 사진에 나와 있듯이, 비슷한 효과를 주기 위해서 밴드를 사용할 수도 있다.

적용하기 좋은 경우
관절에 공간을 만들어야 할 때, 무릎과 팔꿈치의 굴곡 가동범위 회복

하기 좋은 타이밍
운동 전에, 혹은 후에 무릎과 팔꿈치의 굴곡 시 가동범위가 부족할 때

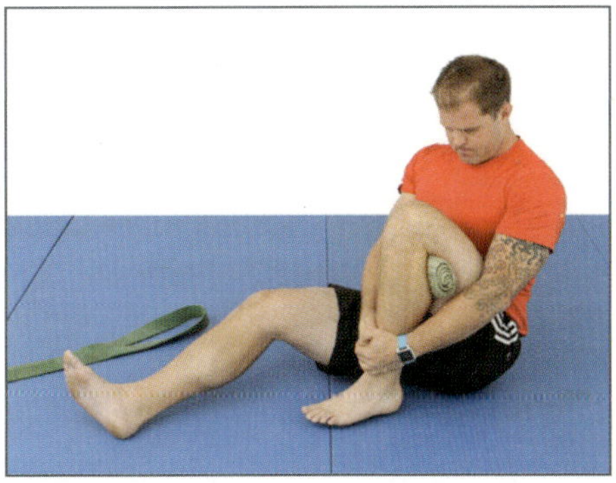

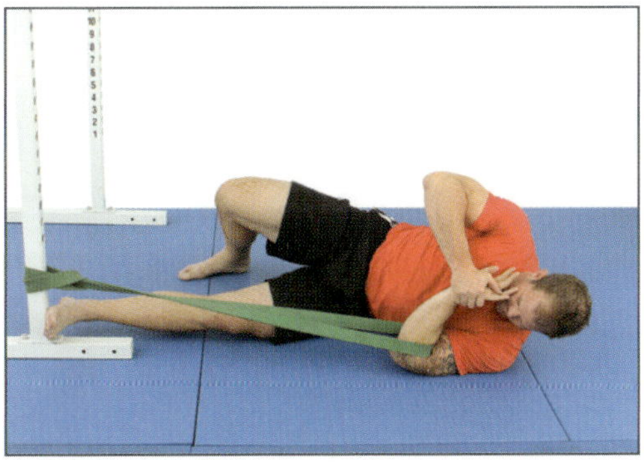

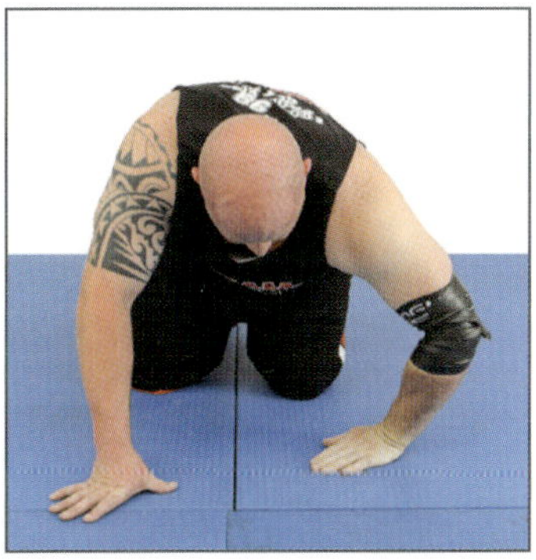

밴드를 이용해서 신연을 하거나 타월을 말아서 틈을 벌려줄 수 있다. 부두 플로스 밴드로 동일한 효과를 얻을 수 있다.

통증 해소를 위한 세 가지 법칙

제한된 자세를 파악하는 것이 동작과 연관된 조직 장애를 다루고 신체역학과 관련된 문제들을 해결하기 위한 가장 좋은 방법이다. 예를 들어 만약 스쿼트 바닥 자세에서 무릎을 바깥으로 밀어내는 것이 힘들다면 그 제한된 자세에서 모빌리티 훈련을 해야 한다. 하지만 무릎이나 허리를 삐끗하거나 운동을 하다가 다쳤다면 어떻게 해야 할까?

바른 자세를 유지하고 완벽한 기술을 가진 사람이더라도 통증과 부상은 피할 수 없는 현실이며, 특히 높은 수준에서 훈련이나 경기를 할 때에는 더욱 그렇다. 관절을 삐끗하거나 조직이 뻣뻣해지는 것은 신체적으로 활동적인 사람들에게는 숙명 같은 것이다. 그래서 신체역학적 문제를 해결하고, 통증을 해소하고 치료하기 위한 방법이 필요하다.

하지만 여기서는 이를 다루지 않을 것이다. 지금은 잠시 '삐끗한다'는 것이 무엇인지 알아보자.

삐끗하는 것은 심각한 부상은 아니다. 고통스런 근육 경련을 유발하는 근육이나 건, 인대의 염좌나 사소한 잘못된 동작을 아울러 말하는 용어다. 나쁜 자세를 취하고 있거나, 근육이 뻣뻣하거나, 잘못 움직이거나, 관절을 삐끗하면 통증으로 이어진다. 예를 들어 등이 말린 채 무거운 것을 들다가 허리를 다쳤다고 가정해보자, 아니면 어깨가 말린 채 물건을 머리 위로 올리다가 어깨를 다쳤다고 하자. "제기랄, 디스크를 다친 것 같아." 혹은 "방금 어깨근육이 찢어진 것 같아."라고 생각할 수 있다. 그러나 솔직하게 말해서 우리는 지금 정확히 어디를 다쳤는지 모른다. 우리가 아는 것은 지금 굉장히 아프다는 것뿐이다. 그러나 필자의 말을 오해하지 말라. 부상을 가볍게 넘기라는 뜻은 아니다. 심각하게 다친 것 같다면 괜한 여유부리지 말고 의사한테 가서 진단을 받는다. 다만 근육이 너무 뻣뻣하거나 불안정한 자세에 있어서 삐끗한 것뿐이라면 아래 세 가지 규칙을 따라서 스스로 문제를 해결할 수 있다.

1. 제자리를 벗어난 것이 있다면, 제자리로 돌려놓는다.
2. 제대로 움직이지 않는 것이 있다면, 움직이게 한다.
3. 문제의 상부와 하부 지점을 모두 다루어라.

필자가 물리치료사로서 부상을 치료할 때 가장 먼저 하는 것은 관절을 바른 위치에 놓는 것이다. 장 앞부분에서 언급했듯이, 관절을 원래 위치에 놓으면, 관절 통증이나 근육 경련과 같은 문제들이 자연스럽게 없어진다. 한편, 근육 경련만 치료하고 관절을 잘못된 위치에 내버려둔다면 통증은 계속될 것이다. 그러니 어깨를 삐끗했다면, 어깨를 바른 위치에 놓아야 하고 관절역학에 초점을 맞춘 모빌리티 테크닉을 사용해서 통증이 없는 범위로 움직이도록 해야 한다. 예를 들어 어깨를 치료하고 있다면, 부두 플로스 밴드 압박(148페이지)과 어깨관절낭 모빌리티 기법(312페이지)을 시행할 수 있다. 이것은 관절끼리의 충돌을 막고, 염증을 치료하고, 체표면 활주를 회복시키며, 관류조직에 신선한 혈액을 공급한다. 동작을 통해서 관절을 원래 위치로 되돌려놓고 나면, 나쁜 운동패턴을 더 악화시키는 경련이나 조직의 제한을 상부-하부지점 접근법을 통해 다룰 수 있다.

상부-하부지점 접근법은 간단하다. 문제 부위 조직의 상부지점(위쪽)과 하부지점(아랫쪽)의 모빌리티를 확보하는 것이다.

이 방법이 좋은 이유는 동작이나 해부학에 대해서 아는 것이 없어도 자신 스스로를 보살필 수 있기 때문이다. 제한된 부분의 위아래 근육들과 조직들을 목표로 하면 된다. 물론 당연히 통증 부위의 모빌리티를 확보해도 확실히 효과가 있다. 그러나 쥐들이 기어들어간 곳이 있다고 해서 꼭 그곳이 쥐들이 갉아 먹는 곳은 아니다. 예를 들어 종아리나 대퇴사두가 뻣뻣하다면, 가동범위가 제한되고 올바른 신체역학을 저해하여 그 조직들이 무릎을 끌어당기도록 만든다. 몸 곳곳에 동작을 전달하는 근막이 몸을 감싸고 있다는 것을 기억하라. 근막은 근육과 장기, 몸의 부드러운 부분들을 감싸고, 나누고, 묶어주는 막이나 띠 모양의 섬유성 결합 조직이다. 따라서 종아리, 대퇴사두, 혹은 햄스트링이 타이트하다면, 근육계를 둘러싸고 있는 근막 또한 타이트해진다. 근막이 타이트해지면, 무릎이 당겨질 것이고, 안정적인 자세를 취하기가 어려워진다. 대퇴사두, 슬개골상낭, 햄스트링, 종아리와 정강이 같은 무릎 위아래의 조직의 모빌리티를 확보하면 관절에 여유를 만들어내서 무릎을 당기고 있는 근육과 근막의 정상 기능을 회복할 수 있다.

상부-하부지점 접근법에 결점이 하나 있다면 후행지표(뒤늦은 신호)에 근거를 둔다는 점인데, 이는 몸이 통증 신호를 보내기 전부터 오랜 시간 동안 부정확하게 움직여왔다는 것을 의미한다. 통증이 생기기 전에 제한요소를 파악하고 다루는 것이 이상적이다. 문제는 우리의 몸이 통증을 느끼기 전까지는 나쁜 신체역학을 교묘히 회피하거나 감내하기 쉽다는 것이다. 그러니 어디가 제한되었는지 알아내고 그 부분이 문제의 원인이 되기 전에 가동범위를 회복하고 향상하는 데 힘써야만 한다.

이 책에 소개된 모빌리티 테크닉을 사용해 삐끗한 관절을 치료하고 통증을 완화하도록 도움을 주기 위해, 4부에 삐끗한 관절과 통증을 위한 샘플 처방을 소개했다.

모빌리티를 위한 프로그램 짜기

모빌리티는 두 가지 방법으로 접근할 수 있다.

1. 제한된 자세나 부위를 파악하고 개선하고자 하는 자세의 맥락하에서 모빌리티를 확보한다.
2. 통증이 있는 부위의 상부 지점과 하부 지점의 모빌리티를 확보하라

이제 기본적인 템플릿이 있으니, 모빌리티를 위해 어떻게 프로그램을 짤 것인지(개인에 맞춘 처방) 생각해보자.

우선, 쉬는 날이 있어서는 안 된다(158페이지의 '일곱 가지 모빌리티 법칙' 참고). 매일 10~15분은 모빌리티에 써야 한다. 시간을 더 많이 쓰면 좋겠지만, 10~15분은 최소한의 필요조건이다. 현대 사람들은 매우 바쁘지만 자세와 조직 기능을 향상시키기 위해서라면 따로 시간을 내야 한다. 모빌리티에 15분을 쓰는 것이 별 것 아닌 것처럼 느껴지겠지만, 일주일 단위로 생각해보면 105분이라는 꽤 많은 시간이다.

10~15분 동안 무엇을 해야 할까? 여기에 개별 모빌리티 프로그램을 짜기 위한 네 가지 가이드라인이 있다.

1. 아픈 관절이나 조직의 문제를 먼저 해결하고 나서 제한이 있는 자세들에 집중한다. 움직일 때마다 아픈 관절과 조직을 최우선 타깃으로 삼고, 이 부분들을 다루는 데 10~15분의 시간을 할애한다. 나머지 시간은 고치고 싶은 제한 자세(스쿼트 바닥 자세 등)나 사무실 의자에 오래 앉아서 생기는 문제처럼 그날 일상에서 겪은 손상을 회복하는 데 쓴다.

2. '문제 리스트'를 만든다. 모빌리티를 위한 프로그램을 만들 때, 무엇을, 왜 해야 하는지를 알면 도움이 된다. 필자가 추천하는 것은 다음과 같다. 모빌리티 테크닉을 사용해서 고치거나 치료할 수 있는 문제들(어깨 통증이나 스쿼트 바닥 자세에서의 가동범위 부족)을 세세한 리스트로 만든다. 간단하고 실행 가능하며, 자신이 하는 운동에 딱 맞도록 만든다. 마지막으로, 리스트에 있는 문제들이 왜 해결되어야 하는지 이해해야 한다. 이는 모빌리티 프로그램과 처방에 의미와 가치를 더한다. 달리 말하면, 왜 그것을 하는지 이해하는 것(제한된 자세 개선 혹은 통증 완화 등등)은 모빌리티 훈련에 목적의식을 심어준다. 이 방법은 누구나 꺼리는 모빌리티 훈련을 해낼 수 있도록 동기를 부여한다.

3. 각 자세에 2분 이상 시간을 투자한다. 연구 결과에 따르면 연부조직이 바뀌려면 2분 이상의 시간이 필요한데, 2분이 한 자세당 필요한 최소 시간이기 때문이다. 예를 들어 소파 스트레칭(393페이지)을 하고 있다면, 각 고관절의 모빌리티를 확보하는 데 최소 2분을 써야한다. 그러나 필자가 치료사로서 지키는 규칙은, 개선이 있을 때까지, 혹은 그 수업에서 더 이상 개선할 것이 없다고 판단될 때까지 제한된 부분을 훈련하는 것이다. 2분이 걸릴 수도 있고 10분이 걸릴 수도 있다. 따라서 해당 조직이 개선되지 않았는데 성급하게 다음 동작으로 넘어가지 않도록 한다.

4. 모빌리티 테크닉을 3~4개 혹은 모빌리티를 확보하려는 부위/자세를 고른다. 욕심부려서 10개 자세의 모빌리티를 확보하려 하지 말자. 대부분의 사람들은 한 훈련 세션당 3~4개 정도의 모빌리티 테크닉을 소화할 수 있다.

이제 모빌리티 프로그램을 가이드하는 기본 규칙들을 배웠으니, 이를 가상의 선수에게 적용해보자. 이 선수는 어깨 통증이 있고 스쿼트 바닥 자세를 잘 취하지 못한다. 네 가지 모빌리티 가이드라인처럼, 개별화된 모빌리티 프로그램 혹은 처방을 더 잘 이해하기 위해서 다음의 견본을 포함해놓았다.

어깨 모빌리티 확보

- 어깨관절낭 모빌리제이션(312페이지): 한쪽 팔당 2분씩
- 밴드를 이용한 오버헤드 디스트랙션(303페이지): 한쪽 팔당 2분씩

스쿼트 바닥 자세 모빌리티 확보

- 다리, 외회전을 동반한 굴곡(372페이지): 한쪽 발당 2분씩

오래 앉아서 생긴 손상 치료

- 슈퍼 소파 스트레칭(395페이지): 한쪽당 2분씩

총시간: 16분

중요한 것은 모빌리티을 위한 프로그램은 제한된 부위, 하고 있는 동작과 자세에 따라서 매일 바뀐다는 것이다. 핵심은 끊임없이 자세를 교정하고 기본적인 신체 유지에 시간을 투자하는 것이다. 개선하거나 바꾸고 싶은 문제들을 리스트로 정리하는 것도 도움이 된다.

4부에서 개인에게 맞춘 모빌리티 프로그램을 어떻게 만드는지에 대한 이해를 돕기 위해 몇 가지 처방과 더 상세한 예시들(특정 제한 자세, 통증을 다루는 법 등)을 보여줄 것이다.

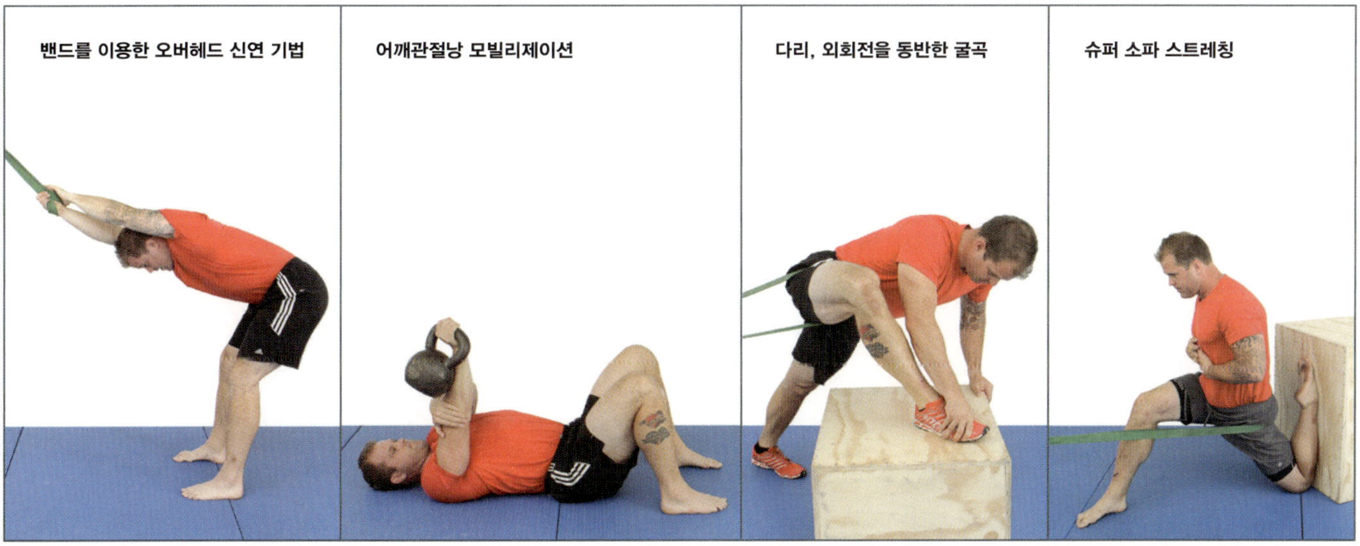

밴드를 이용한 오버헤드 신연 기법 | 어깨관절낭 모빌리제이션 | 다리, 외회전을 동반한 굴곡 | 슈퍼 소파 스트레칭

일곱 가지 모빌리티 법칙

시간을 최대한 활용하고, 안전한 훈련을 위해 필자는 모빌리티 테크닉을 수행하기 위한 기본 원칙 일곱 가지를 만들었다. 이 일곱 가지 모빌리티 법칙은 몸의 기본 유지를 위한 보편적인 가이드라인이라고 보면 된다.

테스트하고 또 테스트한다

수행하는 모든 것들이 관찰되고, 측정되고, 반복될 수 있는 결과를 가져와야 한다. 그런 게 아니라면 차라리 TV나 보면서 시간을 죽이는 게 더 유익할 것이다. 반복적인 테스트를 동작과 통증의 개선을 파악할 수 있는 진단 도구로 생각하라.

원리는 이렇다. 스쿼트를 개선하려고 노력하고 있다고 가정하자. 대퇴사두를 스매시하거나 종아리의 모빌리티를 확보하기 전에, 스쿼트 바닥 자세로 앉아서 제한된 부분이 어디인지를 살펴본다. 그 다음 올바른 자세를 취하는 데 방해가 되고 있는 조직에 모빌리티 확보 테크닉을 활용한다. 예를 들어 뻣뻣한 종아리가 문제라면, 종아리 모빌리티 훈련을 하고 다시 스쿼트 바닥 자세를 테스트 해본다. 무릎을 더 밖으로 내밀 수 있는가? 등을 곧게 유지할 수 있는가? 올바른 부분에 모빌리티를 확보했고 적절한 테크닉을 사용했다면, 눈으로 확인할 수 있을 만큼 개선을 느낄 수 있을 것이다. 전혀 개선을 느낄 수 없다면, 지구가 둥글다는 불변의 진리처럼 그 부분에는 문제가 없다는 증거이며, 다른 부분을 노려야 한다.

모빌리티 확보 훈련을 통해 바른 자세를 잡는 능력을 향상시키고, 동작을 최적화하고, 통증을 해소할 수 있어야만 한다. 테스트하고 또 테스트하는 것은 수행하고 있는 것이 실제로 효과가 있는지를 알려준다. 또한, 향상시킨 가동범위를 실제 동작에 바로 도입하면 뇌가 새로운 가동범위에 쉽게 적응할 수 있다.

수상하게 느껴진다면, 수상한 게 맞다

제한된 조직에 모빌리티를 확보하는 것은 쉬운 일이 아니다. 이는 부정할 수 없는 사실이다. 대퇴사두를 롤러로 세게 압박해본 사람은 이 말이 무슨 의미인지 알 것이다. 그러나 대퇴사두 전체가 통나무처럼 딱딱한 것이 아니라면 대퇴사두 중 특정 부위에만 통증이 느껴질 것이다. 제한된 조직의 일부분을 다룰 때는 극심한 고통이 느껴지지만, 그 부분을 벗어나면 통증은 끝난다. 유연한 조직은 압박을 받을 때 통증이 느껴지지 않기 때문이다.

그러나 불쾌감, 심한 불쾌감과 해로운 통증은 차이가 있다. 부상을 입는 것 같다는 느낌이 들면 다친 게 맞을 것이다. 찢어진 것 같은 느낌을 받으면 어딘가 찢어졌을 것이다. 불에 타는 듯한 극심한 고통을 느낀다면 몸 어딘가 잘못된 것이다. 고관절에 끔찍한 충돌 증상이 느껴진다면? 고관절에 끔찍한 충돌 문제가 생긴 것이다. 문제가 느껴질 때에는 모빌리티 훈련을 지속해서는 안 된다. 문제를 더 악화시킬 뿐이기 때문이다. 필자가 하고 싶은 말은 뻣뻣하고 제한된 조직을 풀어주는 게 고통스럽기는 하지만, 그 고통이 이미 손상을 입은 조직에 피해를 더 주는 것과 같은 느낌이어서는 안 된다는 것이다. 이 차이를 구별하고 몸이 하고자 하는 얘기를 듣는 것은 우리에게 달려 있다. 와인 한 잔 정도 마시는 건 모빌리티 훈련에 큰 지장이 없지만, 완전히 취해서 정신을 잃고 라크로스 볼 위에서 쓰러지는 것은 절대 좋은 생각이 아니다. 게다가 (쓰러지기 전에) 그 라크로스 볼 위에서 한 시간 동안 몸을 굴린다면 소중한 조직에 멍이 들 것이다.

필자는 종종 사람들에게 고통의 굴로 들어가지 말라고 말한다. 사람들에게는 자기 자신을 다치게 하는 뛰어난 능력이 있고, 통증을 무시한 채 극심한 고통을 스스로 찾는다. 그리고 모빌리티 훈련 중에 부상을 입는다. 꼭 알아둬야 할 것은 고통의 굴 앞에 서 있으되, 그 안으로 들어가지 말라는 것이다. 모빌리티 훈련은 불편하기는 하지만 견딜 수 없을 정도가 되어서는 안 된다.

쉬는 날은 없다

체육관에서 무거운 중량을 드는 것과 베개를 집어 드는 것에는 큰 차이가 없다. 둘 다 자세와 몸을 어떻게 정렬해야 좋은지에 대한 자각이 필요하다. 하루 동안 무엇을 하던, 항상 자세와 동작의 기술을 향상시키는 것에 대해 생각하고 있어야 하며, 기본적인 몸의 유지에 10~15분을 써야 한다. 따라서 좋은 영양소를 섭취하고, 충분히 수면을 취해야 한다. 물론 잘 먹고, 운동하고, 8시간의 숙면을 취할 수 없을 때가 있을 것이다. 그러나 무엇을 하든지 항상 바른 자세를 잡는 습관을 들여야 한다.

사실 고레벨의 훈련과 경기를 원한다면, 단 하루도 쉬어서는 안 된다. 직장에 있던, 운동을 하던, 웨이드를 하던, 쉬고 있든 간에 자세에 대해서 계속 생각해야 한다. 이게 '쉬는 날은 없음' 규칙의 기본이다.

이를 설명하기 위한 간단한 예를 들어보자. 마약 단속국에서 일하는 필자의 친구는 차에서 내릴 때마다 자동차 트렁크를 지나가는 동료에 대해서 이야기해주었다. 일하는 중이건 아니건, 슈퍼마켓, 집, 혹은 식당에 주차했건 상관이 없었다. 그 사람은 차를 빙 둘러 매번 트렁크를 지나서 갔다. 왜냐하면 그는 총을 트렁크에 보관하고 있었고 그의 행동 패턴에 트렁크로 다가가는 동작을 굳히고 싶었기 때문이다. 그렇게 함으로써 위험한 총격전에 맞닥뜨릴 때, 주저하거나 생각하지 않고 자동적으로 트렁크로 가서 총을 꺼내들 수 있기 때문이다.

명심하라, 우리의 몸은 적응하는 기계다. 자세를 개선하는 데 하루에 몇 분씩 할애한다면, 자세가 향상된다. 그러나 며칠 쉰다면 몸은 뻣뻣해지고, 동작과 자세에 쉬는 동안의 행동패턴이 반영될 것이다. 만약 체육관을 하루 빠진다고 하더라도 모빌리티 훈련은 하루도 쉬어서는 안 된다. 사실, 근육통과 조직의 경직은 훈련 하루 뒤에 일어나며, 그날이 바로 해당 조직들을 정상으로 되돌리기 위해 노력해야 하는 때이다. 이런 이유에서 모빌리티 훈련은 짧게 끊어서 하는 것이 가장 좋다. 그렇게 함으로써 동작에 효과적인 변화를 야기할 만큼 충분한 시간을 가질 수 있으며, 더 중요한 것은 길게 봤을 때 짧게 끊어서 모빌리티 훈련을 해야 질리지 않고 오랜 기간 동안 훈련을 할 수 있다.

모빌리티 훈련은 실제적으로

전에 언급했듯이, 고관절의 굴곡과 외회전을 개선해야 한다고 말하면 보통 사람은 이해하지 못한다. 그러나 스쿼트 바닥 자세에서 모빌리티를 확보해야 한다고 하면, 분명히 모빌리티에 연관된 자세와 고치려고 하려는 자세를 연결해서 생각할 수 있다. 이렇게 함으로써 모빌리티를 확보하는 방법에 대해 더 쉽게 생각할 수 있다. 만약 오버헤드 자세에서의 가동범위가 부족하다면, 팔을 머리 위로 올리고 외회전되어 있는 자세에서 모빌리티 훈련을 하는 것이 당연하다.

일상에서 실제로 일어나는 상황에 맞는 모빌리티 테크닉을 먼저 하는 것이 중요하다. 예를 들어 천장을 보고 누워서 햄스트링을 스트레칭하는 대신, 고관절에 밴드를 걸고 선 채로 경첩처럼 움직이는 것이 데드리프트 자세와 더 비슷하게 보일 것이다. 고치려고 하는 것을 반복하면 할수록, 자세도 더욱 향상될 것이다.

모빌리티 훈련은 항상 바른 자세로 한다

척추를 과신전한 자세나, 어깨를 불안정한 자세로 놓고 모빌리티 훈련을 하면 원하는 결과를 얻을 수 없다. 엄밀히 말해서 이런 행동은 나쁜 자세와 기술을 습관으로 만드는 행동일 뿐이다. 모빌리티 훈련을 할 때에는 동작의 규칙들을 머릿속에 넣어두어야 한다. 발목이 무너지거나, 무릎이 안으로 밀려들어오거나, 등이 말리거나, 요추를 과신전한다면 자세를 다시 잡아야 한다.

한 자세에만 집중하지 않는다

모빌리티 테크닉을 기본 가이드로 생각한다. 각각의 모빌리티 향상을 위한 훈련을 어떤 기법으로 수행하는 것이 적절한지 이 책에서 보여주고 있지만, 사진에 보여지는 대로만 똑같이 따라 할 필요는 없다. 어디가 뻣뻣하고 제한되었는지 제일 잘 아는 사람은 자신이다. 바른 자세를 유지하고 초기 설정된 좋지 못한 자세로 되돌아가지 않는다면, 자유롭게 자신의 기능장애를 탐색하고 새로운 영역에 도전해야 한다. 필자는 이것을 '잘 알고 하는 프리스타일'이라고 부른다. 예를 들어 고관절의 전면부를 대상으로 모빌리티 훈련을 하고 있다면, 몸을 옆으로 돌리거나 팔을 머리 위로 놓을 수 있다. 핵심은 가장 뻣뻣하게 느껴지는 곳을 목표로 삼는 것이다.

얼굴을 찡그리지 않는다

필자는 체육관에서 이렇게 말한다. "모빌리티 훈련 중에 얼굴로 고통을 표현하지 마세요." 첫 번째 이유는, 목의 굴곡근이 수축돼서 운동사슬이 제한되기 때문이다. 두 번째 이유는 통증을 느낄 때 우스꽝스런 얼굴을 만들면 그 두 가지가 몸에 각인된다. 만약 대퇴사두를 마사지할 때마다 찡그린다면, 다음에 대퇴사두가 타들어갈 듯 힘든 운동을 할 때 표정이 과연 어떻겠는가? 시합을 할 때는 자신이 얼마나 고통 받는지를 표현하지 않는 것이 좋다. 상대가 그것을 보고 자신에게 유리하게 사용할 것이다. 그래서 운동선수들은 힘든 상황에서도 얼굴 표정을 푸는 연습을 한다. 모빌리티 훈련을 할 때는 자신을 더 낫게 만들겠다는 선택을 한 것이므로 이를 받아들이도록 하자.

끝으로 볼 위에 누워 있을 때 소름끼치는 표정을 지으면 주변 사람들이 겁을 먹을 수 있다. 아마 주변 사람들을 그렇게 놀라게 하고 싶지는 않을 것이다.

6장 하이라이트

- 가동범위의 한계 지점에서 하는 정적인 스트레칭은 효과가 없다. 신체의 퍼포먼스를 최대화하고 부상의 위험을 감소시키기 위해서는, 체계적인 방법으로 모든 신체 시스템을 다루어야 한다. 이는 짧아지고 뻣뻣한 근육들, 연부조직과 관절낭의 제한, 운동제어상의 기능장애, 관절 가동범위 제한을 포함한다.
- 항상 운동제어를 우선시하고, 그 다음에 모빌리티 테크닉들을 사용해서 시스템을 개선시킨다.
- 모빌리티 증진은 동작과 퍼포먼스를 방해하는 모든 요소를 고려하는, 동작을 기반으로 한 신체 전체에 대한 접근을 말한다. 모빌리티 테크닉을 운동제어, 가동범위, 관절과 조직의 건강을 유지하기 위한 도구라고 생각하면 된다.
- 모빌리티 테크닉들을 사용해서 관절역학, 체표면 활주, 근육역학 등 세 가지 분야의 신체 시스템을 다루어야 한다.
- 관절역학 테크닉들은 관절의 기능을 회복시키는 데 도움을 준다. 세 가지 방법을 통해 관절역학을 다룰 수 있다.

  1. 밴드를 사용하거나 개핑 효과를 만들어서 관절면을 당겨 벌린다.
  2. 관절을 안정적인 위치로 되돌린다.
  3. 관절을 압박한다.

- 체표면 활주 테크닉은 피부, 신경, 근육의 상호작용을 향상시킨다. 이것은 폼 롤러나 라크로스 볼 스매싱을 포함한다.
- 근육역학 테크닉은 조직을 끝까지 늘려준다. 이것은 가동범위의 한계 지점에서의 동작을 강조하고 긴장을 준다는 면에서 적극적인 모델이다
- 일반 원칙으로서 훈련 전에 운동제어, 관절낭 작업, 밴드 플로싱을 우선 시행하고, 훈련 후에 체표면 활주와 근육역학에 기반한 한계 지점 모빌리티 테크닉을 수행하도록 한다.
- 모빌리티 향상 기법에는 압력파, 수축과 이완 기법, 밴드 플로싱, 부두 플로스 밴드 압박, 플렉션 개핑이 있다. 제한점이 있는 다른 부분들을 모두 다루려면 각각 다른 모빌리티 향상 기법들이 필요하다.
- 모빌리티 훈련을 위한 두 가지 접근 방법이 있다.

  1. 제한이 있는 자세나 부위를 파악하고 개선하려는 자세의 맥락에 맞춰서 모빌리티 향상 훈련을 한다.
  2. 아픈 부위의 상부지점과 하부지점의 모빌리티를 확보한다.

- 모든 문제를 해결하는 하나의 모빌리티 프로그램은 없다. 어디가 뻣뻣하거나 제한이 있는지에 따라, 무슨 동작을 취하는지, 무슨 자세를 잡고 있는지에 따라, 개인마다 매일 바뀐다.
- 개별화된 모빌리티 프로그램을 짤 때에는, 지켜야 할 규칙 세 가지가 있다.

  1. 아픈 관절과 조직의 문제를 먼저 해결하고 제한이 있는 자세에 집중한다.
  2. 각 자세마다 2분 이상의 시간을 쓴다.
  3. 3~4개의 모빌리티 테크닉 혹은 모빌리티를 확보할 부위/자세를 선택한다.

- 7가지 모빌리티의 법칙은 몸의 기본 유지를 위한 전반적인 가이드라인의 역할을 한다. 테스트하고 또 테스트하는 것, 하루도 쉬지 않는 것, 얼굴을 찡그리지 않는 것 등이 있다.

제 2 부

번역: 팀마루

동작 카테고리

이제 동작원리를 이해했다면 척추를 잘 정렬된 자세로 보강하는 방법과 고관절과 어깨관절이라는 주요 엔진에서 토크를 만드는 방법을 배웠으니, 배운 것을 실전에 적용해보자. 이번 섹션에서는 카테고리 1, 카테고리 2, 카테고리 3의 기능적인 동작을 수행하는 방법을 배울 것이다.

카테고리 1 동작 대부분은 일상 활동과 관계있는 반면에 카테고리 2와 3 동작은 스포츠 활동에 더 도움이 된다는 것을 기억해두자. 초보자든 엘리트 선수든, 시간을 들여서 카테고리 1 동작을 마스터해야 한다. 운동 역량을 향상시키거나 동작상의 오류를 찾고 싶으면, 카테고리 2와 3 동작을 도입하는 게 좋다.

흔히 발생하는 오류들을 확인하고 고치기 위해 필자는 특정 운동들을 수행할 때 무엇을 해서는 안 되는지를 강조하고 운동제어상의 오류들을 수정하고 예방하는 데 도움이 되는 간단한 팁과 신호를 준다. 가동범위를 잃어서 바른 자세를 갖출 수 없다면, 동작 오류 옆에 표시되어 있는 신체 아키타입 아이콘을 보고 나서 제4부의 신체 아키타입에 따른 모빌리티 처방을 참조한다.

시작하기 전에 한 가지 더 짚고 넘어갈 것이 있다. 사진들이 올바른 자세의 순서를 묘사한다 해도 자신의 모빌리티, 신체 유형, 기술 수준을 바탕으로 테크닉을 수정해야 한다. 즉, 시각 자료로써 사진들을 쓰지만, 사진의 자세를 똑같이 따라 할 수 없다고 해서 낙담해서는 안 된다. 자신이 하는 스쿼트가 필자의 스쿼트와 비슷해 보이지 않아도 괜찮다. 핵심은 원리를 기반으로 해서 접근하고 자세를 다른 어떤 것보다 우선시하는 것이다.

안정성이 높은 자세 (PHS) → 연결 → 안정성이 높은 자세 (PHS)

카테고리 1 동작

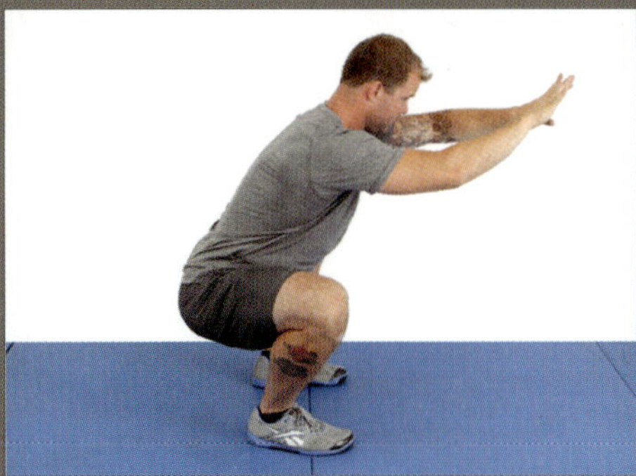
에어 스쿼트(164페이지)

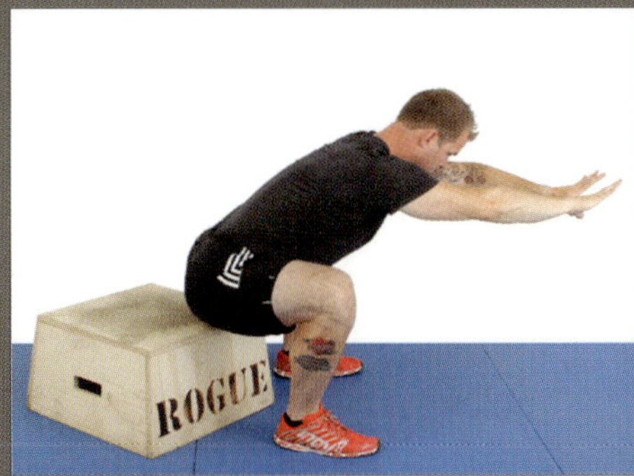
박스 스쿼트(178페이지)

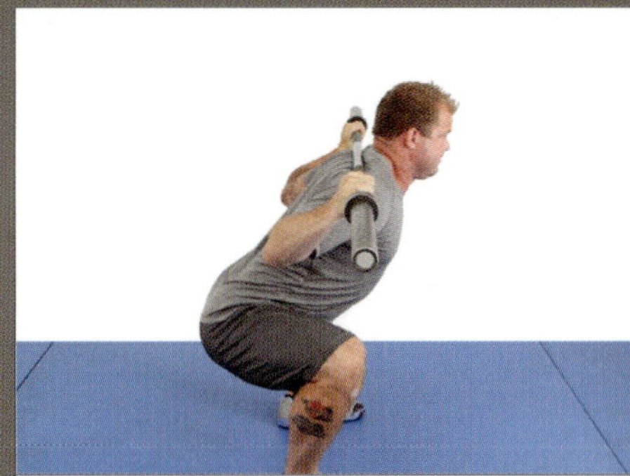
백 스쿼트(180페이지)

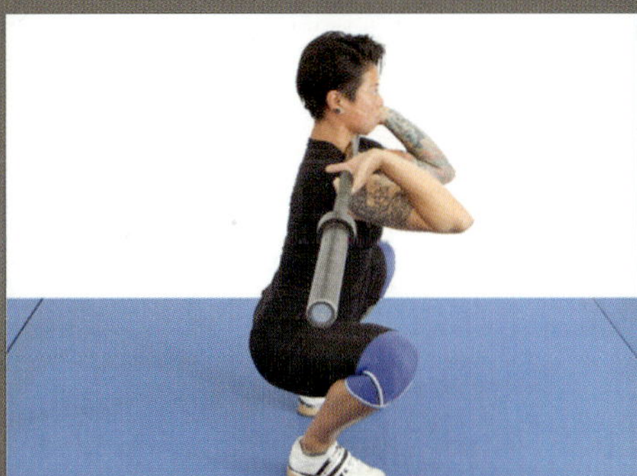
프론트 스쿼트(189페이지)

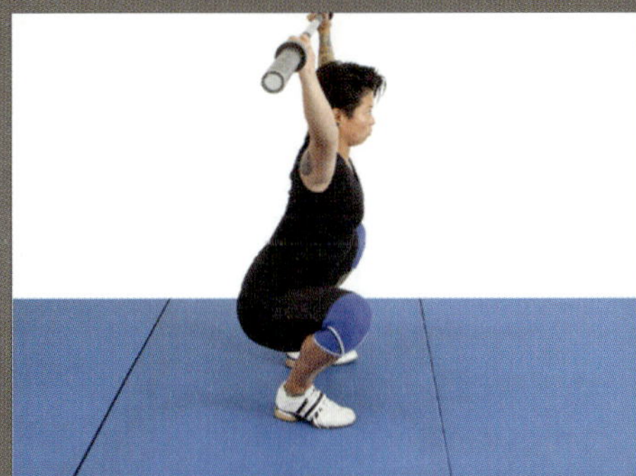
오버헤드 스쿼트(194페이지)

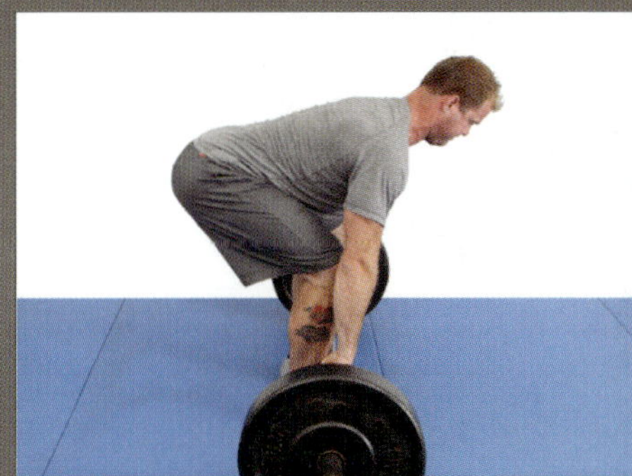
데드리프트(198페이지)

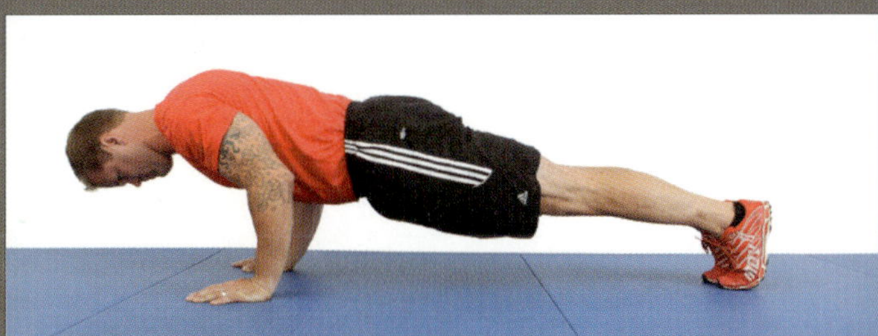
푸시업(206페이지)

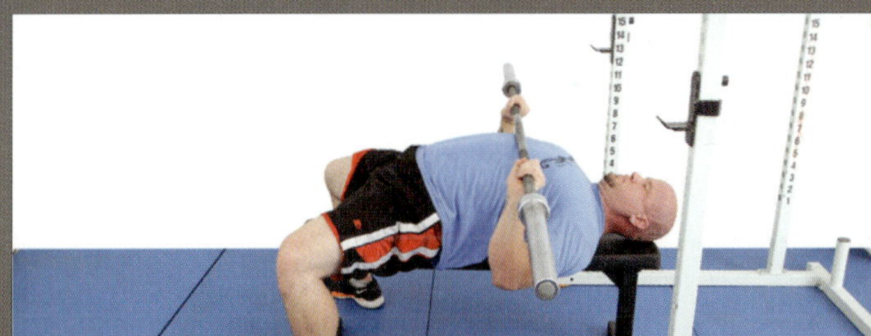
벤치프레스(211페이지)

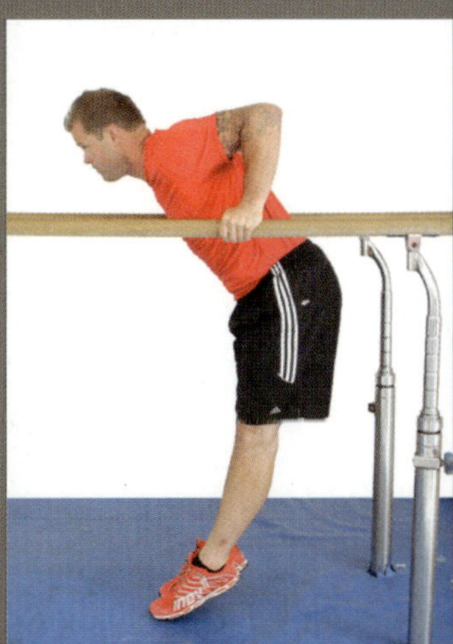
딥(218페이지)

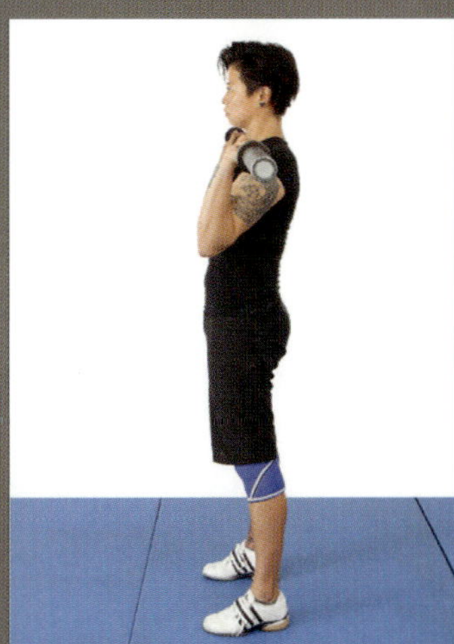
스트릭트 프레스(222페이지)

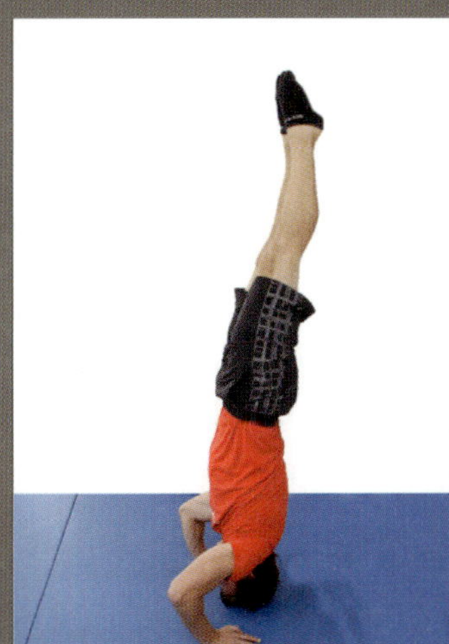
핸드스탠드 푸시업(228페이지)

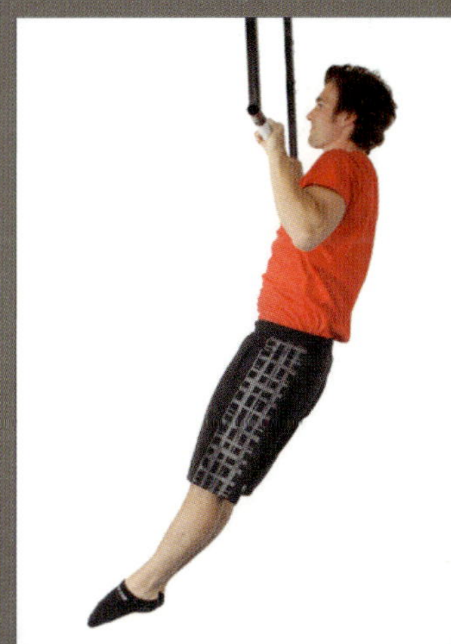
풀업(231페이지)

스쿼트 1
아키타입

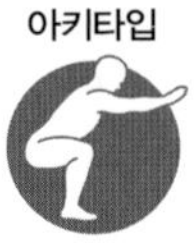

에어 스쿼트는 스쿼트 아키타입과 관련있다. 에어 스쿼트와 관련된 일반적인 제한들을 개선하려면 제4부의 해당 아키타입 처방을 참고한다.

에어 스쿼트

제일 중요한 동작 두 가지를 꼽으라면 바로 스쿼트와 워킹이다. 우리가 하루에 얼마나 많이 걷고, 서고, 앉는지 생각해보자. 올바르지 못한 신체역학으로 하루 종일 걷고, 스쿼트를 했다면 자연스럽게 무릎과 등이 만성통증에 시달릴 것이고 의사는 조심스럽게 인공관절을 추천할 것이다. 워킹과 스쿼트를 엉망으로 하면 우리의 잠재력도 망가질 수 있다.

걷는 방법은 우리에게 많은 것을 알려준다. 반면에 스쿼트는 거울과 같다. 전 범위(엉덩이가 무릎보다 아래로 내려가는hips-below-knee-crease) 에어 스쿼트는 일반적인 동작과 모빌리티 문제점을 파악하고 고쳐주는 만능 검사도구다. 퍼포먼스를 최적화하고, 무릎과 허리를 보호하고 싶다면 어떻게 걷고 스쿼트하는지(176페이지 참고)를 꼭 배워야 한다.

이번 섹션에서 필자는 스쿼트를 자세하게 하나씩 쪼개서 설명할 것이다. 특히 스쿼트를 할 때 사람들이 흔히 저지르는 오류를 알려주고 운동제어 능력과 모빌리티 교정을 통해서 문제가 생긴 동작들을 확인하고 고칠 것이다.

먼저 짚고 넘어가야 할 것은 스쿼트 테크닉이 코치, 선수마다 다양하다는 것이다. 이번 섹션에서 설명할 스쿼트 테크닉은 생체역학적으로 안전하고, 효율적이며, 보편적으로 적용 가능한 동작원리들과 밀접하게 연관되어 있다. 그러나 사람들의 스쿼트가 개개인의 모빌리티나 인체비례 때문에 필자의 스쿼트와 똑같지 않을 수 있다. 핵심은 척추는 중립, 고관절 · 어깨관절 · 무릎 · 발목은 안정적인 자세로 유지하는 것이다. 발은 아치로, 무릎은 위아래 똑같은 경로를 움직이고, 외회전은 고관절부터 시작된다.

스쿼트의 종류가 매우 다양하다는 것도 주의해야 할 사실이다. 몇 가지 예를 들자면 에어 스쿼트, 박스 스쿼트, 백 스쿼트, 프론트 스쿼트, 오버헤드 스쿼트가 있다. 이어지는 페이지에서 각각의 스쿼트를 수행하기 위한 테크닉과 그 효과들을 살펴볼 것이다. 물론 핵심적인 원칙들은 모든 스쿼트와 동일하다. 먼저 가장 중요하게 봐야 할 것은 스쿼트 스탠스다.

스쿼트 스탠스

스쿼트 테크닉과 두 발 사이의 거리인 스쿼트 스탠스는 우리의 모빌리티와 목적에 따라 매우 다양하다. 예를 들어서 스쿼트 세계기록을 노리는 사람에게는 와이드 스탠스가 정답이다. 와이드 스탠스는 몸통을 꼿꼿하게 유지시켜 준다. 꼿꼿한 몸통은 무거운 중량을 들어올릴 때 꼭 필요한 조건이다. 하지만 단순히 건강과 운동 퍼포먼스를 위해 스쿼트를 한다면, 동작의 완전한 가동범위와 문제점을 드러내고, 다른 운동 동작으로 이어질 수 있는 스탠스가 필요하다.

대부분의 사람들에게는 발을 어깨보다 약간 넓게 벌리는 것으로 충분하다. 이 범용 스쿼트 스탠스는 모든 스포츠에 적용되는 보편성이 있다. 풋볼에서 라인백의 준비 자세나 테니스 선수, 격투기 선수의 자세를 떠올려보자. 범용 스탠스는 특별히 발을 조절할 필요 없이 프론트 스쿼트, 오버헤드 스쿼트, 역도처럼 더욱 복잡한 운동을 수행할 수 있다. 이 책의 도입부에서 인용했던 미야모토 무사시의 말을 기억해보자. "전투 자세를 일상생활의 자세로 삼는다. 일상생활의 자세를 전투 자세로 삼는다." 이를 응용해서 스쿼트 스탠스를 일상의 스탠스로 삼고, 일상의 스탠스를 스쿼트 스탠스로 삼을 수도 있을 것이다.

선수로서 우리의 목표에 가장 잘 맞고 바른 자세로 연습할 수 있는 스쿼트 스탠스를 찾아보자. 우리가 누구인지에 따라, 원하는 목표에 따라 발이 어깨 폭을 크게 넘어서는 와이드 스탠스를 취할 수도 있고, 어깨 폭보다 약간 넓은 범용 스탠스를 취할 수도 있고, 엉덩이 폭을 넘지 않는 내로 스탠스narrow stance를 취할 수도 있다. 필자는 주로 범용 스탠스를 사용하지만 자극을 높이기 위해서 가끔씩 와이드 스탠스로 운동을 한다.

핵심은 왜 스탠스를 구별해서 사용해야 하는지를 이해하는 것이다. 간단히 말해서 스쿼트 스탠스는 와이드 스탠스와 범용 스탠스로 나뉜다. 범용 스탠스는 동작에 있어서 넓은 범위로 적용할 수 있는 스탠스이다. 게다가 완전한 가동범위를 활용하여 고관절과 발목을 움직일 수 있도록 돕는다. 이런 이유 덕분에 범용 스탠스는 신뢰도 있는 진단 도구 역할을 한다. 뿐만 아니라 스포츠와 일상생활에 필요한 가동범위 안에서 운동제어 능력과 힘을 길러준다. 그러나 누군가 가동범위를 잃어서 내로 스탠스로 스쿼트를 수행한다면 어려울 수밖에 없다. 발의 너비가 가까워질수록 운동 수행을 위한 고관절과 발목의 가동범위가 더 많이 필요하기 때문이다.

와이드 스탠스는 주로 파워리프터들과 모빌리티에 제한이 있는 사람들이 사용한다. 와이드 스탠스는 어깨 폭보다 넓게 발을 벌리기 때문에 엉덩이가 무릎보다 아래로 내려가는 최대 깊이의 스쿼트를 할 필요가 없다. 와이드 스탠스는 몸통을 보다 꼿꼿하게 세우는 데 유리하기 때문에 더 많은 중량을 다룰 때 도움이 된다. 가장 무거운 무게로 스쿼트를 한다면 척추과신전 오류에 노출되거나(172페이지 참고) 고관절이나 발목의 가동범위를 잃기 쉬운데, 이때 와이드 스탠스를 적용하는 것이 좋은 해결책이 된다. 그러나 와이드 스탠스는 범용 스탠스만큼 적용 폭이 넓지 않고 효과가 없다. 만약 모빌리티만이 제한 요소라면 와이드 스탠스로 시작하고, 점차 모빌리티가 향상됨에 따라 범용 스탠스로 나아갈 것을 추천한다.

와이드 스탠스

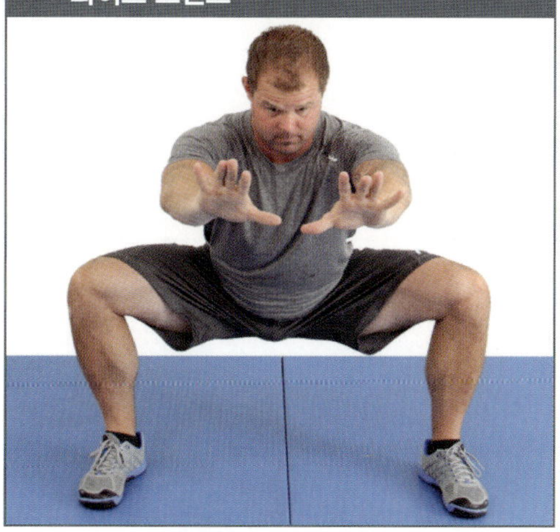

범용 스탠스

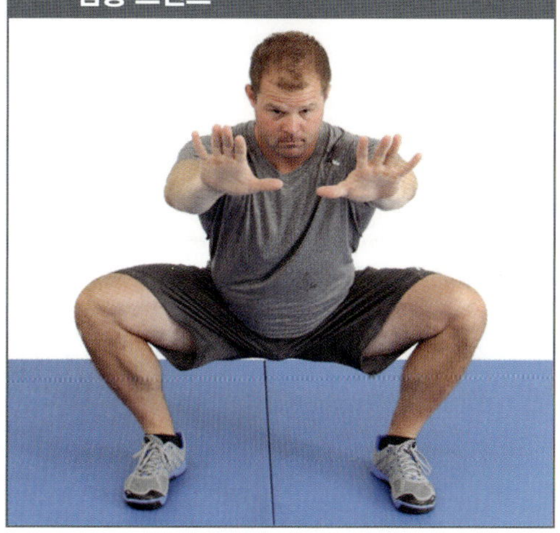

와이드 스탠스는 가동범위가 너무 넓은 사람들에게 효과적이다. 너무 유연해서 관절에 안정적으로 긴장을 만들어내고 유지하는 것이 어려운 과유연성hypermobile 선수(130페이지 참고)들은 와이드 스탠스로 발의 자세를 바로잡으면 시스템에 긴장이 생성된다. 이는 관절이 너무 느슨한 사람이 안정을 유지할 수 있게 도와주고 위험한 실수를 저지를 가능성을 줄여준다.

간단히 말해서, 스쿼트 스탠스를 선택하는 것은 우리의 신체 타입과 운동 목표에 따라 결정된다. 두 스탠스 모두 저마다의 장점과 단점을 가지고 있고 배울 가치가 있다. 가장 중요한 것은 스쿼트 원칙들을 지키는 것이다.

스쿼트의 원칙

스쿼트를 할 때 꼭 기억해야 할 것은 고관절, 무릎과 발목의 안정적인 자세와 스쿼트 동작으로 내려가고 올라올 때 이 자세를 유지하는 것이다. 스쿼트 원칙은 이런 목표를 달성할 수 있도록 도와준다. 스쿼트 원리를 최선의 스쿼트 테크닉을 위한 보편적인 가이드라인으로 삼자. 스쿼트 원리들은 프론트 스쿼트, 백 스쿼트, 오버헤드 스쿼트 등 모든 종류의 스쿼트에 적용할 수 있다.

정강이를 최대한 수직으로 유지하라

스쿼트를 하며 올라가고 내려오는 동안 정강이를 최대한 수직으로 유지한다. 바닥과 수직인 정강이vertical shin는 엉덩이와 햄스트링에서 받은 힘을 고관절까지 연결하고 무릎에 가해지는 무게 부담을 지속적으로 줄여준다. 정강이를 수직으로 유지하지 못한다면 무릎은 발을 넘어 앞으로 쏠리게 되어, 후면사슬근육군에서 오는 힘을 제대로 전달하지 못할 것이고, 관절의 연조직, 특히 연골과 슬개건, 전방십자인대(ACL)로 향하는 전단력과 비틀림 힘twisting force이 증가할 것이다.

스쿼트를 하며 내려올 때, 특히 내로 스탠스로 엉덩이가 발목까지 내려가는 스쿼트를 할 때 무릎은 필연적으로 앞으로 향하게 된다. 핵심은 엉덩이가 내려가면서 최대한 무릎이 앞으로 나가는 동작을 지연시키고 바닥 자세에서 올라갈 때도 즉각적으로 정강이를 수직으로 유지하는 것이다. 이 자세는 고관절과 햄스트링의 긴장을 유지해줄 것이고 힘이 극대화되어 동작 오류를 줄인다.

⊕ 수직 자세의 정강이

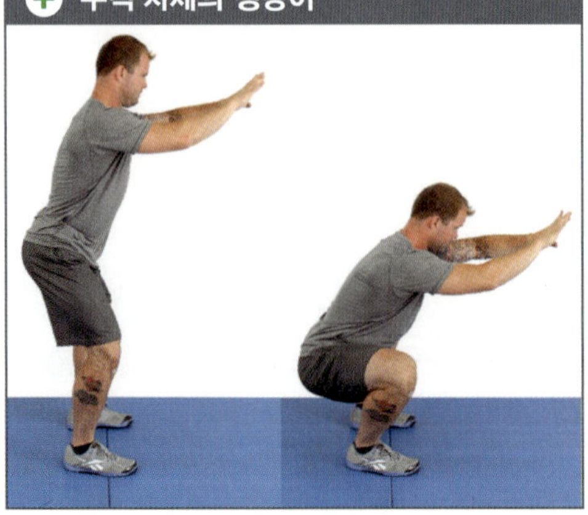

⊖ 자세 오류: 앞으로 튀어나온 무릎

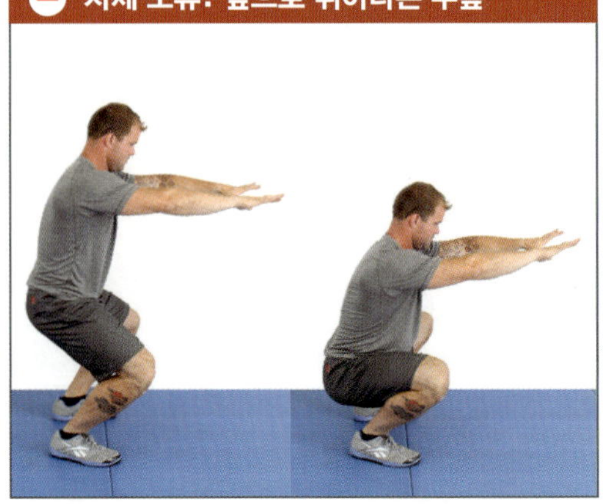

고관절과 햄스트링에 부하를 실어라

1부에서 왜 동작을 고관절과 어깨관절에서부터 시작해야 하는지 설명하기 위해 단관절 규칙one-joint rule과 로드 오더 시퀀스load order sequence(순차적 하중 부담)에 대해 이야기했다. 고관절과 햄스트링에 부하를 주는 것은 이 개념의 확장이다.

스쿼트를 할 때 항상 고관절과 햄스트링에 부하를 주면서 시작하고 싶을 것이다. 몸통을 앞으로 숙이고 햄스트링을 뒤로 당기는 것으로 이를 할 수 있다. 몸통이 앞을 향하게 하고 동시에 햄스트링을 뒤로 당기는 것이 관건이다. 이렇게 하면 올바른 근육군에 부하를 줄 수 있고, 척추를 중립으로 만든 상태로 고관절을 경첩처럼 접고, 팔과 다리를 통해 적당한 토크를 유지할 수 있다. 간단히 말해 자세를 튼튼하게 강화하여 요추 부상을 예방한다.

선수들 대부분은 정강이를 수직으로 유지하기 위해 가슴을 계속해서 세우려 하거나 엉덩이를 뒤로 빼려는 실수를 한다. 이런 자세는 골반전방경사anterior pelvic tilt 같은 과신전 오류를 부를 수 있다. 이를 피하려면 동작을 하면서 동시에 햄스트링을 뒤로 보내 앉아야 한다. 반면에 엉덩이를 뒤로 보내면 과신전 자세를 만들기 쉽다.

+ 일어서기

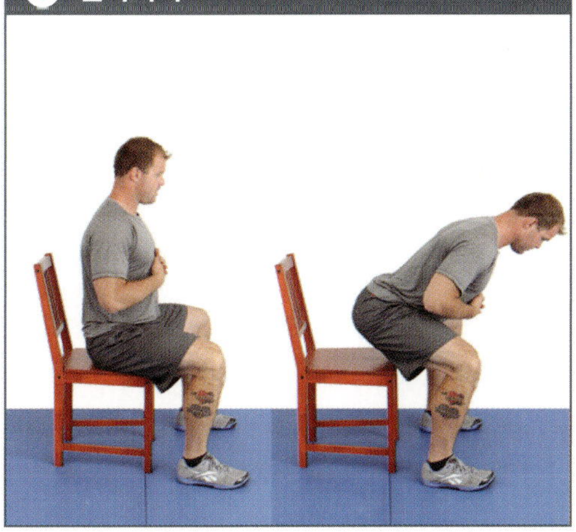

+ 스쿼트로 앉기

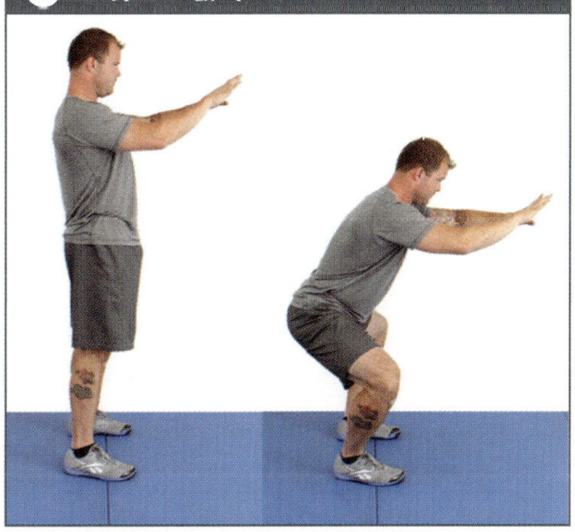

− 자세 오류: 앞으로 튀어나온 무릎

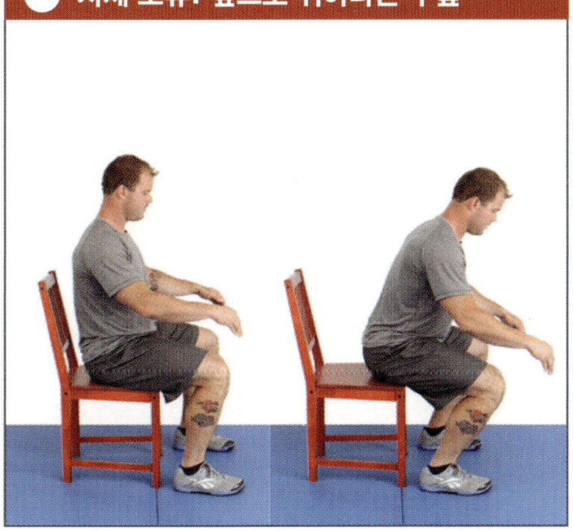

− 자세 오류: 앞으로 튀어나온 무릎

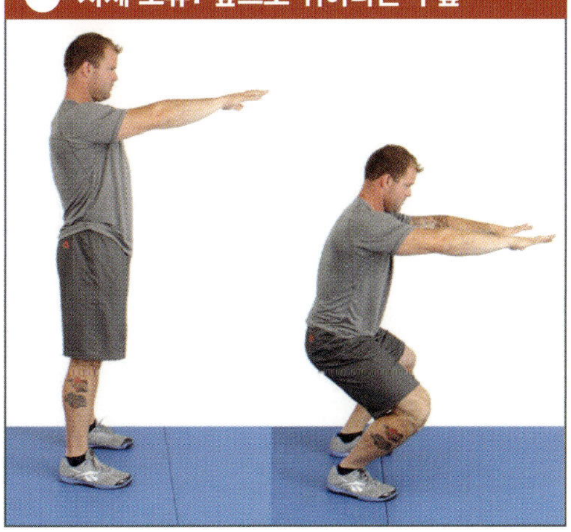

발의 중심에 무게를 분배하라

안정적으로 최대 토크를 만들어내려면 발을 바닥에 돌려 박아넣듯이screwing your feet into the ground, 체중을 발목의 바로 앞부분, 즉 발의 앞볼이나 뒤꿈치, 바깥 면이 아니라, 발의 중심에 실어야 한다. 스쿼트를 배우는 사람들이 자주 저지르는 실수 중 하나가 발뒤꿈치가 들려 발 볼을 말아 올리는 것이다. 이는 기술 부족이나 가동범위를 잃어버린 것이 원인이다. 많은 코치들이 이 문제를 해결하기 위해서 초보자들에게 체중을 뒤꿈치 쪽으로 싣게 한다. 이런 접근법의 문제는 나중에 또 잘못된 체중 싣기로 고착화된다는 것이다. 체중을 발꿈치에 실어버리면 안정성을 확보하는 데 필요한 토크를 만들기 어렵다. 이런 습관은 다른 동작에도 영향을 준다. 역도 대회나 농구 시합에서 발뒤꿈치로 바벨을 들어올리고 덩크슛을 한다고 상상해보자. 절대 일어날 수 없는 일이다.

무게를 발 중심에 실어 발 전부가 바닥에서 떨어지지 않게끔 하고 고관절에서 외회전을 만들자. 발에서 견고한 아치를 만들 수 있어야 한다. 이것이 바로 안정적인 발과 발목의 자세다.

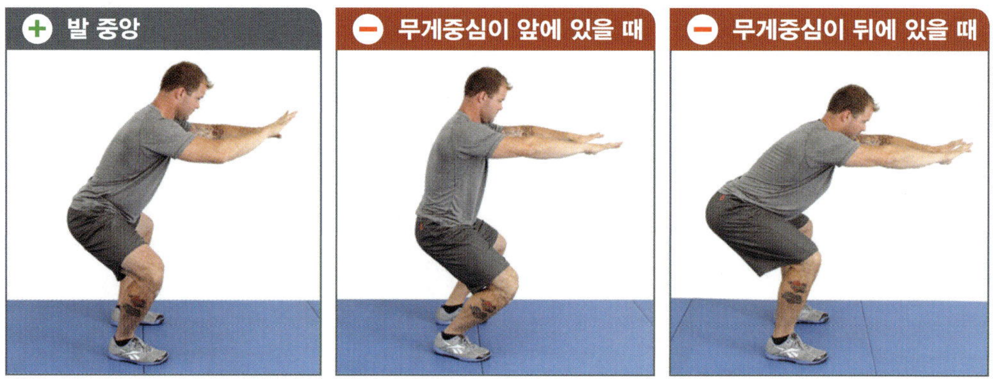

중립무릎 자세를 유지하라

이상적으로는 스쿼트를 하며 앉고 일어서는 동안 무릎은 동일한 수직 경로에 있는 중립 자세를 유지하는 것이 좋다. 즉, 무릎은 같은 길을 따라 오르내려야 한다. 이 자세는 무릎이 안쪽으로 말렸을 때 발생하는 외반슬 붕괴valgus knee collapse의 재발을 방지한다. 대표적인 외반 붕괴가 원인이 되는 손상은 전방십자인대파열(ACL)이다. 필자를 포함한 코치들은 선수들에게 무릎을 바깥쪽으로 밀어내라고 신호cue를 줘서 잘못된 자세를 고치고자 한다. 이런 신호가 외회전을 만드는 것은 도와주지만 정확하고 효과적으로 스쿼트를 하는 동안 무릎이 어떻게 되어야 하는지를 알려주진 않는다(170페이지 참고).

다음 페이지의 사진을 보자. 필자는 스쿼트를 하는 동안 무릎을 바깥쪽을 밀어냈다. 필자가 고관절에서 외회전을 만들고 있기 때문이다. 이 점을 잘 이해해야 한다. 무릎을 바깥쪽으로 밀어내고 발바닥을 바깥으로 말면 무릎과 발목에 엄청난 부담을 준다.

사진의 니 아웃 자세knee-out position를 보면 알 수 있듯이 필자는 최대 고관절 가동범위를 가졌다. 만일 와이드 스탠스를 취하거나 고관절 가동범위가 최대가 아니었다면 무릎이 바깥을 향하지 않을 것이다. 모빌리티가 충분하지 못한데 억지로 무릎을 바깥으로 향하게 하는 것은 금물이다. 그리고 무릎이 발 바깥으로 향하지 않는다고 해서 걱정할 필요도 없다.

오랫동안 코치들은 선수들에게 스쿼트를 할 동안 무릎과 발을 일직선상에 맞추라고 가르쳤다. 발이 바깥을 향하고 고관절에서 외회전을 만들어낸다면 무릎은 자연스럽게 발을 따라간다. 그러나 충분히 가동범위를 갖추고, 토크를 최대화할 수 있는 자세를 취한다면 발이 가지런하든 살짝 바깥으로 돌아갔든 무릎 역시 발의 바깥을 향할 것이다. 따라서 중요한 것은 충분한 외회전을 만들고 안정적으로 유지함으로써 무릎이 중립 자세를 유지할 수 있게 만드는 것이다.

무릎의 중립 자세

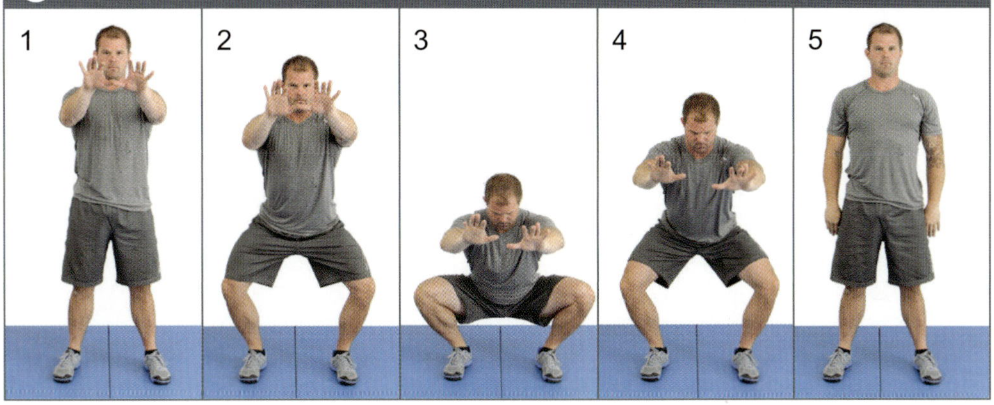

외반슬

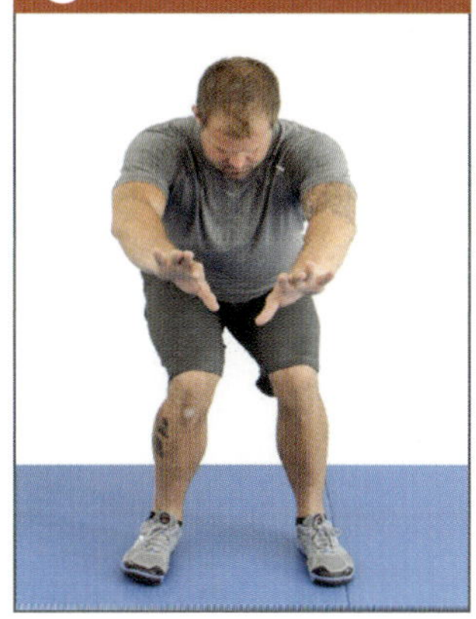

안정된 어깨 자세를 취해라

팔의 자세는 수행하는 스쿼트의 종류에 따라 달라진다. 그러나 어떤 스쿼트를 하든 어깨는 외회전을 통한 힘을 만들어냄으로써 언제나 안정적으로 유지돼야 한다.

에어 스쿼트를 한다면 엄지손가락을 몸 안쪽으로 향하게 하고 어깨를 뒤로 당겨야 한다.

바벨을 들어올린다면 바를 받아서 반으로 쪼개버린다는 생각으로 꽉 쥐어보자. 오른손은 시계방향으로 왼손은 시계 반대방향으로 조이면 된다. 이렇게 형성된 긴장이 어깨를 안정적으로 만들고 등 상체 근육을 자극해서 단단히 보강된 중립척추 자세를 만들 것이다. 이런 효과적인 준비 자세는 무거운 중량을 들수록 필수적으로 익혀야 한다.

안정적인 어깨

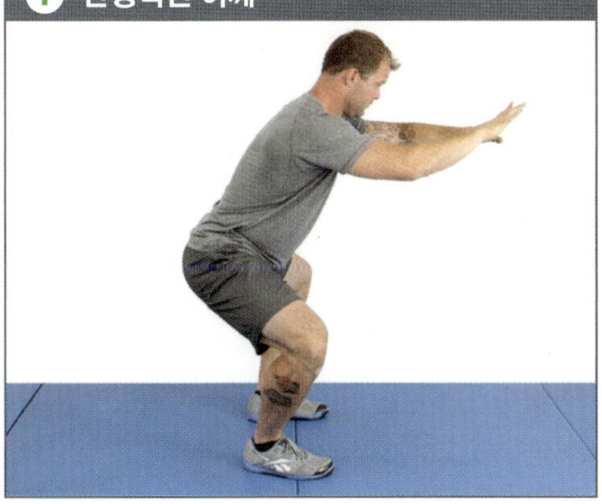

불안정한 어깨

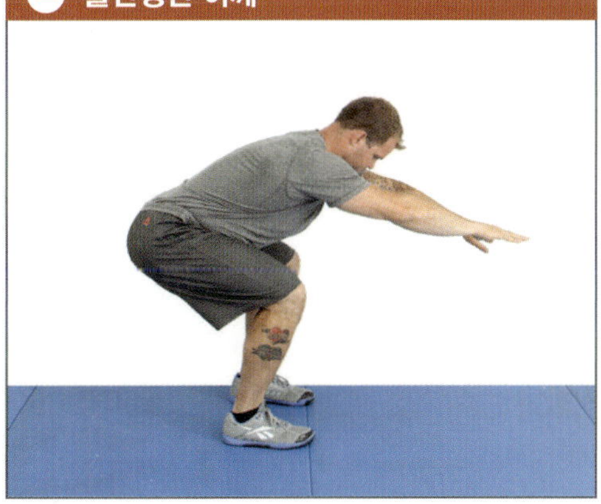

확실한 '니 아웃' 스쿼트 신호

사람들에게 스쿼트를 가르칠 때면 필자는 고관절에서 외회전을 만들어내도록 무릎을 바깥으로 밀어내는 '니 아웃'을 하라고 가르친다. 여기서 꼭 알아둬야 할 사실은 '니 아웃'이 스쿼트를 위한 방법이 아니라는 것이다. 테크닉도 아니고 방법론도 아니다. 발을 바닥에 돌려 박아넣듯이 하라는 말처럼 무릎을 바깥으로 밀어내라는 것은 고관절에 외회전을 만들어냄으로써 고관절을 안정화시키라는 일종의 신호다.

명심하라! 중요한 건 발목, 무릎, 고관절, 등이 안정적인 자세를 취하는 것이다. 필자는 발을 바닥에 박아넣듯이 무릎을 바깥쪽을 밀어낸 사람들이 그 즉시 고관절에서 외회전을 만들어내는 것을 봐왔다. 이런 외회전은 고관절의 윗부분과 아랫부분upstream and downstream을 안정화시킨다. 그러나 이런 단서들이 스쿼트 테크닉을 완벽하게 설명해주는 것은 아니다. 모든 코치들이 말하듯, 단서가 왜곡되어 잘못된 방향으로 쓰일 수도 있다.

예를 들어 코치들 중에는 스쿼트를 가르칠 때 니 아웃 단서를 잘못 쓰는 사람들이 있다. 이 신호는 고관절에서 외회전을 만들어내고 무릎이 안쪽으로 향하는 것을 막아주지만 동작 내내 무릎을 중립 자세로 둬야 한다는 스쿼트 원리를 위반한다. 이런 상황에서 발의 중심을 이용해서 밀고, 일어서야지 무릎을 바깥으로 보내서 일어서서는 안 된다. 사실 스쿼트를 하며 일어설 때 무릎을 바깥으로 향하면 골반이 흔들릴 수 있다. 무릎이 안쪽으로 향하면 골반이 앞쪽으로 쏠리고 무릎이 바깥쪽을 향하며 골반이 뒤쪽으로 회전해 요추에 전단력을 가해 부담을 준다. 또 간혹 무릎을 바깥으로 밀어내라는 것을 오해해서 무릎을 최대한 바깥쪽으로 쭉 뻗는 사람들이 있다. 이런 실수는 발바닥이 바깥쪽으로 말리고 온갖 잘못된 자세로 이어진다. 무릎과 발목 부상의 위험도 있다.

에어 스쿼트 동작을 할 때 실제 무릎이 바깥으로 향한다는 것을 알 수 있다. 이는 최대 고관절 가동범위를 가지고 있는 덕분이다. 무릎이 바깥을 향하는 이유는 무릎 자세가 고관절과 발목의 회전 슬랙rotational slack을 메워주기 때문이다. 만약 필자 수준의 모빌리티가 없다면 무릎을 충분히 바깥으로 벌리지 못할 것이다.

3장의 핵심은 운동 동작이 요구하는 만큼의 충분한 토크를 만들어내는 것이다. 자기 체중으로 하는 스쿼트(에어 스쿼트)에서 무릎을 최대한 바깥으로 밀어낸다면 곧 불편한 느낌이 들고 문제가 발생한다. 그러나 무릎이 안쪽으로 말리지 않게 하는 정도로 고관절에서 외회전을 만들어내고, 동시에 무릎이 적당히 바깥쪽으로 향하게 한다면 동작은 부드러워지고 위험한 오류들을 피할 수 있다.

결론적으로 무릎을 바깥쪽으로 밀어내라는 것은 무릎이 안쪽으로 말리는 것을 피하고 고관절에서 외회전을 만들어내는 것을 강조하기 위해 하는 말일 뿐이다. 그러니 이 단서가 뭔가 다른 뜻이 있다고 오해하지 말자. "무릎이 안으로 안 들어오게."라고 말할 수도 있겠지만, 이 말이 더 큰 혼란을 줄 수도 있다.

꼭 기억해야 할 것은 이 신호들이 특정한 순간이나 행동을 구체화시키기 위한 지시일 뿐이라는 것이다. 필자만큼 무릎이 바깥으로 향하지 않는다고 걱정할 필요 없다. 대신 척추를 중립 자세로 유지하고 토크를 만들어 스쿼트의 원리들을 지키는 것이 더 중요하다.

에어 스쿼트 시퀀스

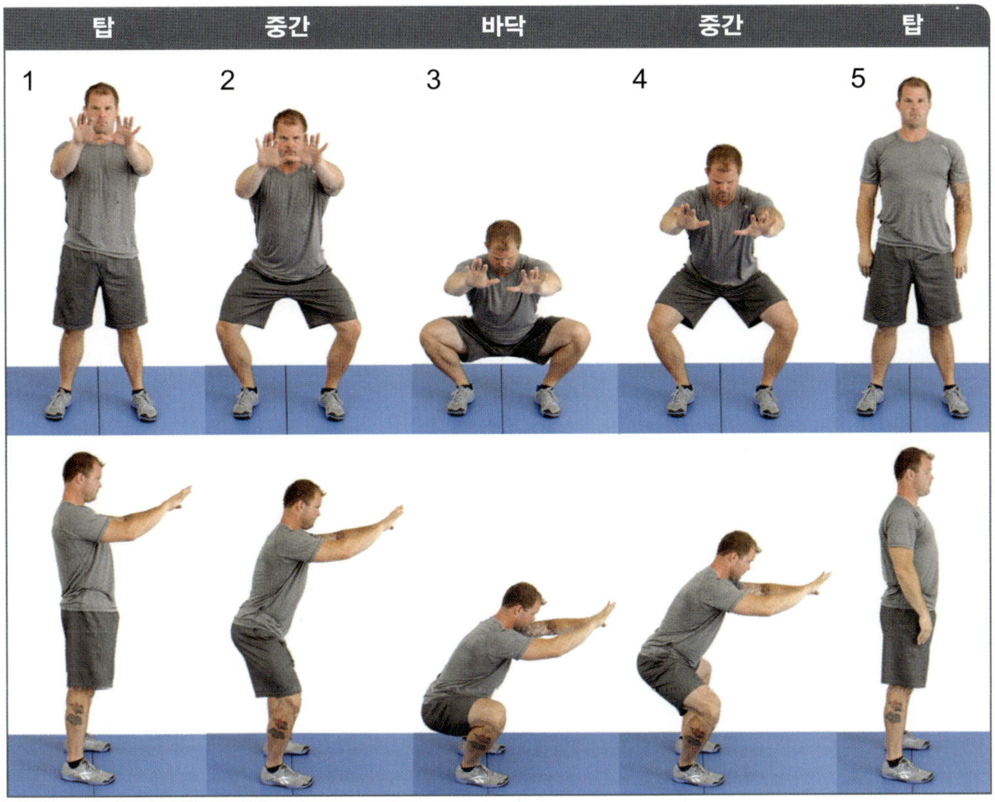

1. 스쿼트를 준비하려면 양발을 나란하게 두거나 5~12도 정도 발끝을 바깥으로 살짝 돌려서 스탠스를 취한다. 그리고 엉덩이를 조이면서, 머리와 흉곽, 골반을 나란히 정렬시키고 복부는 단단하게 힘을 준다. 척추는 보강된 중립 자세를 유지하고 발은 바닥에 돌려 박아넣어 마치 바닥을 넓게 펼치듯이 고정시킨다. 더 구체적으로 말하자면 바닥에 양발을 나란하게 두고 왼발은 시계 반대방향으로, 오른발은 시계 방향으로 비틀듯이 고정한다. 팔을 들어올리고, 어깨는 뒤로 당기고, 손은 살짝 외회전시켜서 어깨관절은 안정적으로, 윗등은 타이트하게 만든다. 머리는 중립 자세를 유지하면서 자연스럽게 전방을 바라보고, 발목 바로 앞에 무게중심을 둔다.

2. 정강이를 최대한 수직으로 유지하면서 햄스트링을 뒤로 내밀고 무릎은 말 그대로 밖으로 밀면서 바닥 자세로 앉는다. 긴장을 유지하고 토크를 극대화하기 위해 바닥 자세로 풀썩 내려가는 것이 아니라 스스로를 끌어당긴다고 생각하라.

3. 엉덩이가 무릎보다 아래로 내려가 최대 깊이에 도달했을 때 안정감이 느껴져야 한다. 다시 말해서 스쿼트 시스템에 느슨함이 없어야 한다. 등은 타이트하게 펴고, 무릎은 외회전 한계범위까지 가동한다. 고관절의 긴장은 최대 지점에 있어야 한다. 조금씩 무릎 위치를 앞으로 조절하면서 최대 깊이까지 앉을 수도 있다. 핵심은 무릎의 중립 상태와 발목의 자세를 유지하면서 외회전력을 최대한 유지하는 것이다.

4. 의식적으로 고관절로부터 외회전을 만들려고 노력하고 정강이를 뒤로 당겨 수직을 만들고 엉덩이와 무릎을 편다. 바닥 자세에서 일어설 때는 내려올 때와 똑같이 올라오면 된다. 척추는 중립 자세, 어깨와 윗등은 타이트하게 유지한다. 내려올 때와 똑같지만 순서는 반대인 셈이다.

5. 일어섬과 동시에 엉덩이를 조이면서 안정적인 자세를 유지한다. 이것은 골반을 중립 자세로 만들어 다음 동작 혹은 반복을 위한 준비를 하려는 것이다.

자세 오류: 앞으로 튀어나온 무릎

스쿼트를 할 때 엉덩이를 뒤로 보내지 않고 무릎을 앞으로 보내 일어서는 것은 매우 흔한 로드 오더 시퀀스(순차적 하중 부담) 오류이다. 대개 사람들은 요추 과신전을 막으려고 몸통을 바르게 세우려고 하다가 무릎이 앞으로 튀어나오는 자세를 취하곤 한다. 이것은 사소한 테크닉 오류(운동제어 능력)이며 스쿼트의 첫 6인치first 6 inches of the squat에 초점을 맞추면 쉽게 교정할 수 있다.

운동제어 교정:
스쿼트의 첫 6인치만 따로 연습한다. 햄스트링을 뒤로 보내 앉고(고관절과 햄스트링에 부하를 준다) 정강이는 최대한 수직을 유지하면서 스쿼트를 한다. 복근을 단단히 보강하고, 척추는 중립 자세로 유지하면서 몸통을 앞으로 살짝 기울이며 앉는다.

1

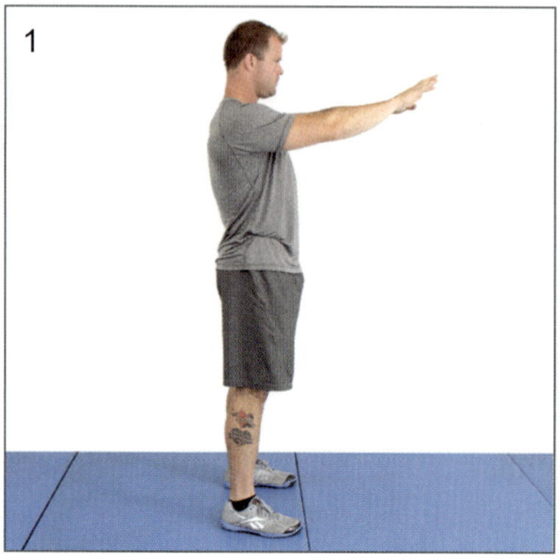

2

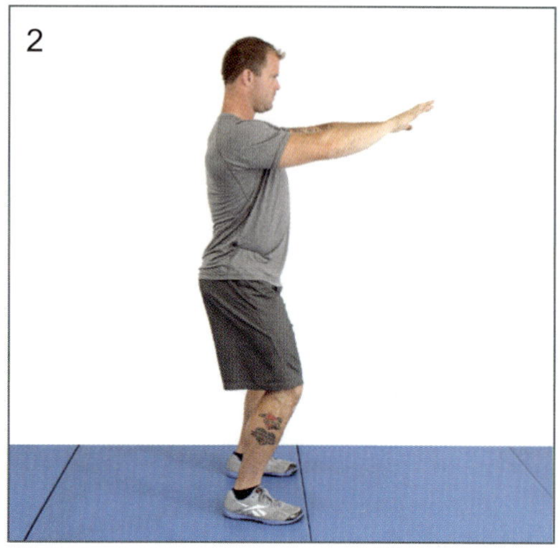

자세 오류: 과신전 척추—끔찍한 요추 펌프 아웃

복근에 힘을 줘 타이트하게 만든 상태에서 척추를 중립 자세로 유지하지 못한다면 스쿼트를 시작하자마자 과신전 자세가 돼버릴 것이다. 골반을 컨트롤하는 데 실패하는 순간 몸 전체의 안정성이 연쇄적으로 무너진다. 발을 바닥에 돌려 박아넣거나 무릎을 바깥으로 밀어내는 것이 문제가 아니다. 파워가 시스템에서 철철 샐 것이다. 이 오류는 바닥 자세에서 골반의 전반적인 역전 문제에 영향을 준다(175페이지의 자세 오류: 버트 윙크 참고).

대부분의 사람들에게는 스쿼트의 첫 6인치를 수행할 모빌리티가 충분히 있다. 그래서 이 오류를 고치는 것은 자세에 대한 배움과 관련된 문제다. 요추 펌프 아웃을 바로잡는 것이 앞으로 해야 할 중요한 문제다. 그러나 고관절 전면부의 구조물들(고관절낭, 고관절 굴곡근, 대퇴사두근)이 심하게 타이트해진다면 엉덩이 시스템이 늘어지는 과신전 자세가 될 가능성이 높다.

운동제어 교정:
스쿼트의 첫 6인치만 따로 연습한다. 햄스트링을 뒤로 보내 앉고 몸을 살짝 앞으로 기울이면서 스쿼트를 한다. 고관절에서 생긴 외회전을 유지하며 복부를 타이트하게 유지하고 어깨를 뒤로 당기며 정강이는 최대한 수직으로 유지한다.

1

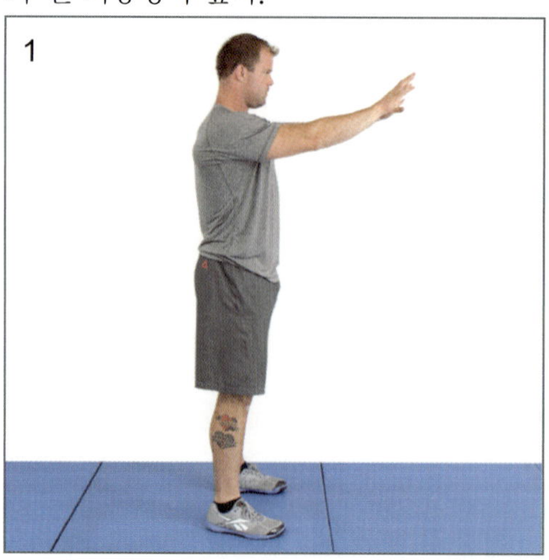

2

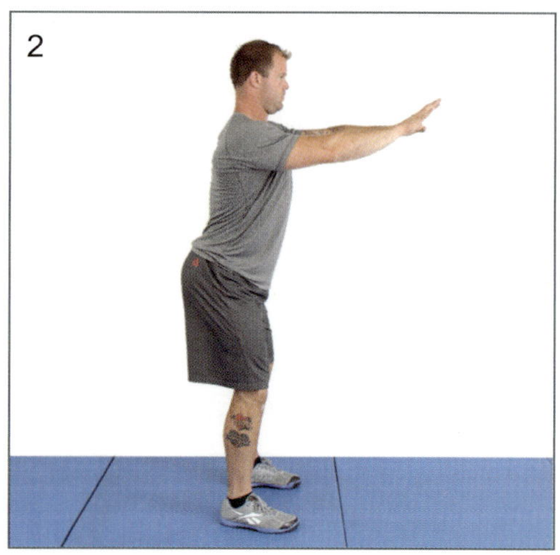

자세 오류: 외반슬

스쿼트를 시작하기 전에 코어는 타이트하게 힘을 주고, 둔근을 조이고, 발을 바닥에 돌려 박아넣듯이 힘을 줘서 고관절에 외회전을 만든다. 안정성을 만드는 데 실패한다면 무릎은 말리게 될 것이고 비틀린 전단력twisting shear force이 생길 것이다. 이것을 외반슬Valgus-Knee 붕괴라고 한다. 스쿼트를 하면서 토크를 만들어내지 못한다면 몸의 다른 곳에서 대신 안정감을 만들려고 할 것이고 결국 외반슬 붕괴로 이어질 것이다.

발을 12~15도 범위로 이상으로 벌리면 외반슬 붕괴에 더 취약해진다. 넓은 각도로 발을 벌리면 토크를 만들어내는 것도 더 어려워져 무릎 안정화를 방해한다.

운동제어 교정은 간단하다. 서 있는 자세에서 발을 바닥에 돌려 박아넣듯이 힘을 주고 바닥 자세로 내려가면서 무릎을 바깥쪽을 밀어내는 데 집중한다. 그러나 15센티미터(6인치) 지점을 지나면 발목, 고관절, 다리 윗부분에 부분적으로 모빌리티 제한이 발생할 것이다.

흥미로운 사실은 무릎이 안쪽으로 들어오는 스쿼트를 지지하는 코치와 선수들이 있다는 것이다. 무릎을 안쪽으로 하고 스쿼트를 할 때 고통이 없을 수도 있지만 결국 부상을 겪게 될 것이고 다른 동작으로 전환하기에는 비효율적인 운동 버릇을 갖게 될 것이다. 물론 잠깐은 이런 요소가 무시될 수도 있다. 그러나 많은 연구들이 보여주듯이 외반슬 오류는 전방십자인대파열 같은 부상을 야기한다. 그래서 필자는 사람들에게 스쿼트를 가르칠 때 내려갈 때와 동일한 수직 경로로 다시 일어서게 지도한다.

스쿼트 1
아키타입

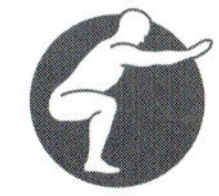

외반슬 오류는 스쿼트 아키타입과 관련 있다. 모빌리티를 교정하려면 제4부의 해당 아키타입 처방을 참고한다.

운동제어 교정:

발을 바닥에 돌려 박아넣듯이 힘을 주고 무릎을 바깥으로 밀어서 고관절 외회전을 만든다.

무릎을 중립 자세로 유지해서 같은 수직 경로로 움직인다.

모빌리티 확보 부위:

전면사슬근육군(고관절과 대퇴사두근)
후면사슬근육 상부(둔근)
내측사슬근육(내전근들)
종아리와 아킬레스건

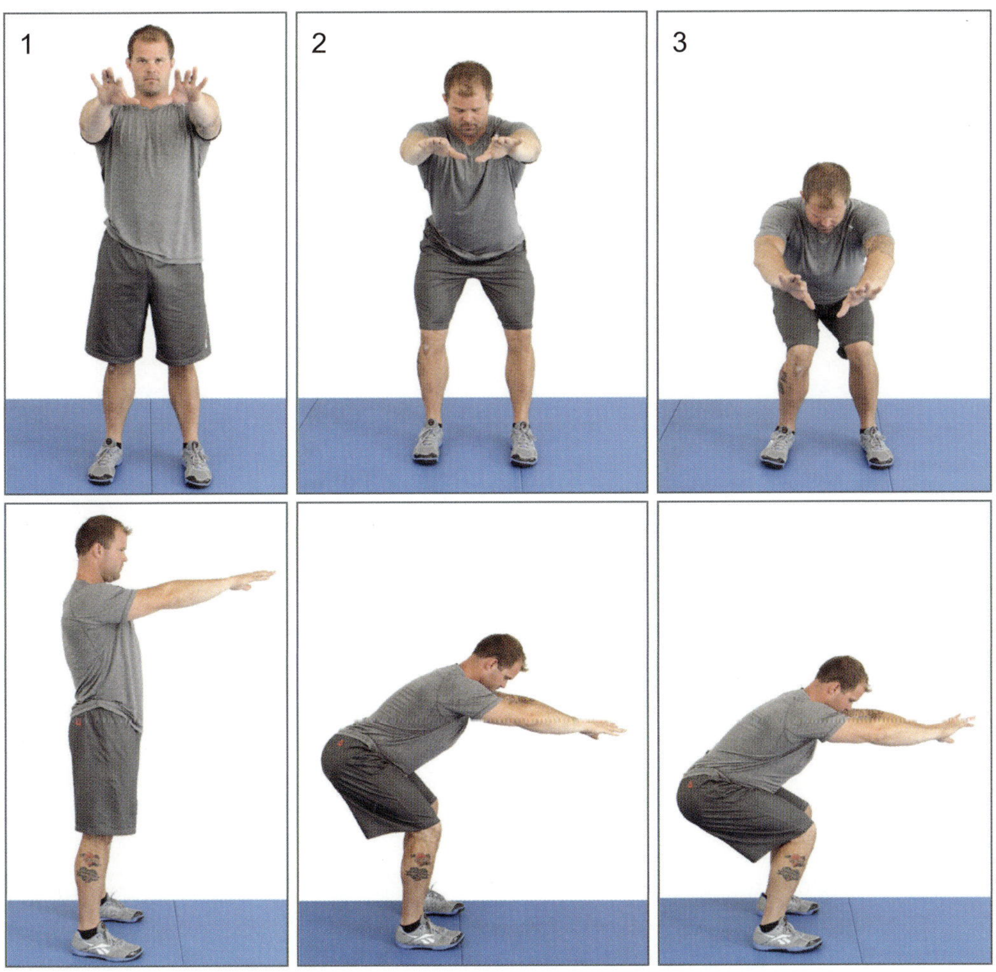

스쿼트 가동범위 테스트: 발목 문제 감별하기

핵심 가동범위가 부족하기 때문에 이상적인 자세를 취하지 못하다면 스스로에게 물어봐야 한다. 어느 부분이 문제인가? 발목인가, 대퇴사두근인가 아니면 고관절 전면부인가? 위 질문의 답으로서 가능성이 높은 것은 시스템들의 시스템, 즉 타이트한 조직들의 결합이다. 그래서 필자는 이 문제를 다루는 데 있어 신체의 특정한 부분을 테스트하는 방법을 통해 시스템적으로 접근하려고 한다.

예를 들어서, 앵클 월, 피스톨 테스트는 최대 발목 가동범위가 확보되었는지 혹은 중요한 부분을 빠뜨리고 있는지를 살펴볼 수 있는 방법이다. 이 테스트의 가장 큰 장점은 해부학이나 관절의 측정방법들을 몰라도 된다는 것이다. 우리가 할 것은 피스톨을 할 수 있는지를 확인하는 것뿐이다.

앵클 월Ankle Wall

앵클 월과 피스톨 테스트로 자신이 최대 발목 가동범위를 갖추었는지를 확인할 수 있다. 그중에서도 앵클 월을 하면 스쿼트에서 부족한 부분이 어디인지 알 수 있다. 예를 들어서 발을 모으고 내려감과 동시에 등을 평평하게 유지하면서 스쿼트 바닥 자세를 취한다고 가정해보자. 발목 가동범위가 충분하지 못하다면, 균형을 잃고 뒤로 넘어져 글자 그대로 벽을 치거나 등을 둥글게 말 것이다. 어쨌든, 벽을 치는 순간이 바로 발목 가동범위의 한계 지점이라는 뜻이다.

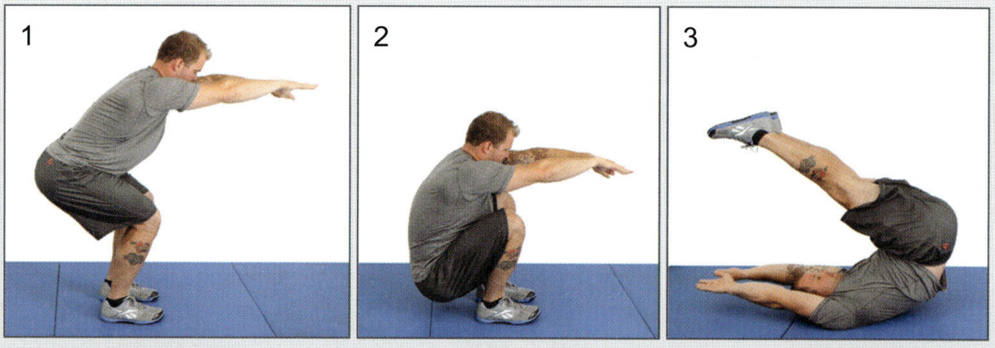

피스톨 테스트

앉은 자세에서 한쪽 다리로 스쿼트(피스톨)을 하는 것 이상으로 발목 가동범위를 필요로 하는 동작은 없다. 등을 평평하게 만들어 앉은 자세에서 바닥에 닿은 발을 중립 상태로 유지하는 동안 한 다리를 몸 앞쪽으로 쭉 뻗을 수 있다면 발목이 최대 범위의 배굴dorsiflexion 가동범위를 가진 것이다.

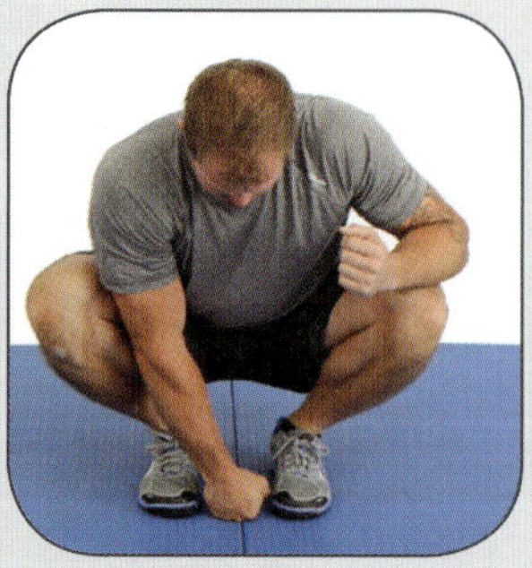

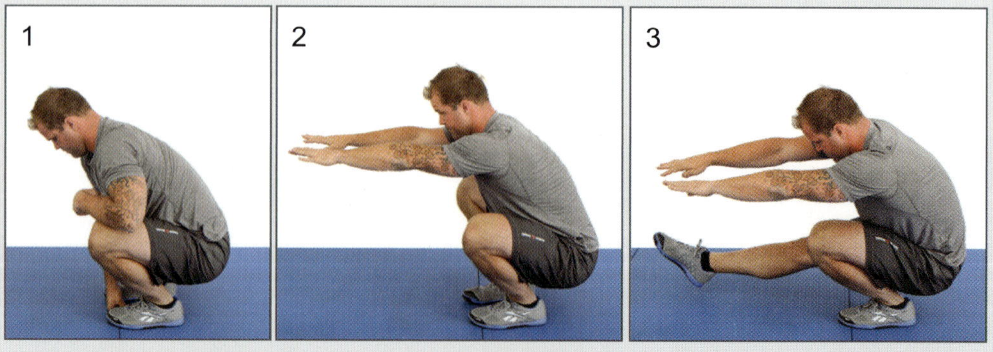

자세 오류: 버트 윙크The Butt wink

버트 윙크 현상은 스쿼트의 바닥 자세에서 골반이 몸 밑으로 말렸을 때 발생한다. 보통 발생하는 경우는 다음과 같다. 우선 요추는 과신전되고 골반은 앞으로 기울어지면서 엉덩이가 뒤로 빠진다. 그리고 스쿼트 바닥 자세로 내려갈수록 골반은 뒤로 기울어져서 마치 개가 다리 사이에 꼬리를 말아 넣듯이 골반이 몸통 아래로 말린다. 일어서면 골반은 다시 앞쪽으로 기울어져 과신전 자세가 된다.

운동제어 오류이든 타이트한 햄스트링 같은 모빌리티 제한이든 버트 윙크 현상을 흘려 넘겨서는 안 된다. 버트 윙크는 다른 잘못된 스쿼트 자세보다도 요통과 척추측만의 큰 원인이다. 버트 윙크가 정말 해로운 이유는 동작을 하는 동안 요추 구조 전반에 세 차례 정도 압력을 주기 때문이다. 골반이 앞으로 기울 때, 뒤로 기울 때, 다시 앞으로 향할 때 압력을 가한다. 여기에 중량이 실린 바벨까지 들어올린다면 엄청난 재앙이 될 것이다. 또한 앉는 동안에도 똑같은 잘못을 범할 수 있다. 과신전된 자세로 앉아 등을 앞으로 구부러졌는데 다시 등을 곧게 세우려고 한다면 버트 윙크 현상처럼 요추 건강에 안 좋다.

이런 오류를 자주 저지른다면 다음의 방법을 참고하자. 우선 몸 중심선의 안정성과 토크를 만들어내고 유지해야 한다. 스쿼트를 할 때 요추가 자주 과신전된다면 동작을 멈추고(중량을 추가해 운동하고 있다면) 바벨은 랙에 걸고, 자세를 다시 잡는다. 움직임을 어렵게 하는 조직 제한이 있다면 스쿼트의 깊이를 줄이고 내전근adductor과 햄스트링의 모빌리티를 다룬다. 명심하라, 깊이 앉으려고 안전을 희생하는 일이 있어서는 절대로 안 된다. 이 자세가 앉는 데에 어떤 영향을 미치는지 알고 싶다면 178페이지 박스 스쿼트를 참고하자.

스쿼트 1
아키타입

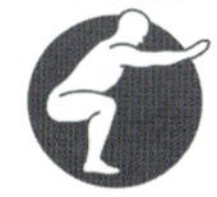

버트 윙크는 스쿼트 아키타입과 관련 있다. 모빌리티를 교정하려면 제4부의 해당 아키타입을 참고하자.

운동제어 교정:

탑 자세에서 엉덩이를 조이고 척추를 안정시키고 앉으면서 몸 중심선을 안정시킨다.
엉덩이가 아니라 햄스트링을 뒤로 내밀면서 스쿼트를 시작한다.
무릎은 동일한 경로를 내려가면서 고관절의 외회전을 만들고 유지한다.
가동범위를 줄여서(스쿼트 깊이를 줄여서) 박스 스쿼트를 수행한다.

모빌리티 확보 부위:

전면사슬근육군 (고관절, 대퇴사두)
후면사슬근육 상부 (둔근)
후면사슬근육 하부 (햄스트링)
종아리, 아킬레스건
몸통

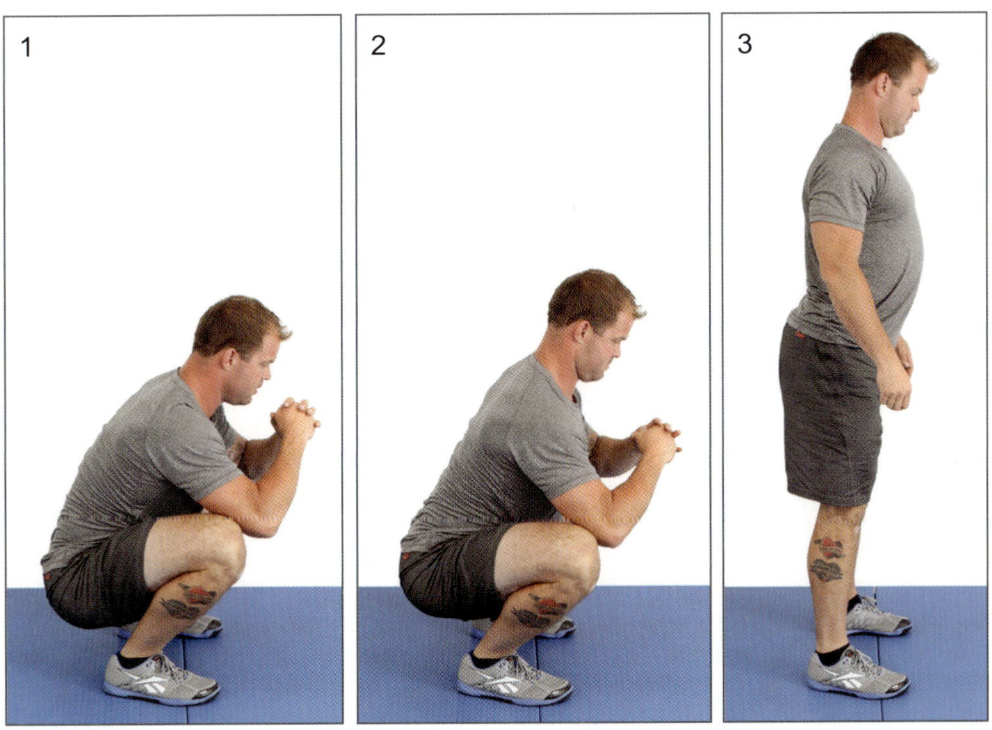

걷기와 계단오르기 원리

걷기

걷기는 매우 복합적인 동작이다. 관절의 자세와 걷기를 가지고 자세히 쪼개서 설명하는 데 많은 시간을 할애할 수도 있지만 그것은 이 책의 영역이 아니다. 게다가 꼭 자세하게 설명할 필요도 없다. 걷기에 관해서는 발은 똑바르게, 척추는 중립 자세로 유지한다는 것만 기억하자. 아주 간단하다.

팔자걸음을 걷는다면 매 걸음마다 발목이 불안정한 자세로 망가질 것이다. 또 건막류bunions나 발과 무릎에 연관된 다양한 문제들이 발생할 수도 있다. 그리고 걸으면서 동작 사이클의 횟수를 반드시 생각한다. 핵심은 움직이기 전에 자세를 잡는 것이다. 브레이싱 시퀀스bracing sequence(몸통의 정렬순서, 42~43페이지 참고)를 살펴보고 집중해서 양발을 똑바르게 유지하는 데 집중한다.

바른 걸음

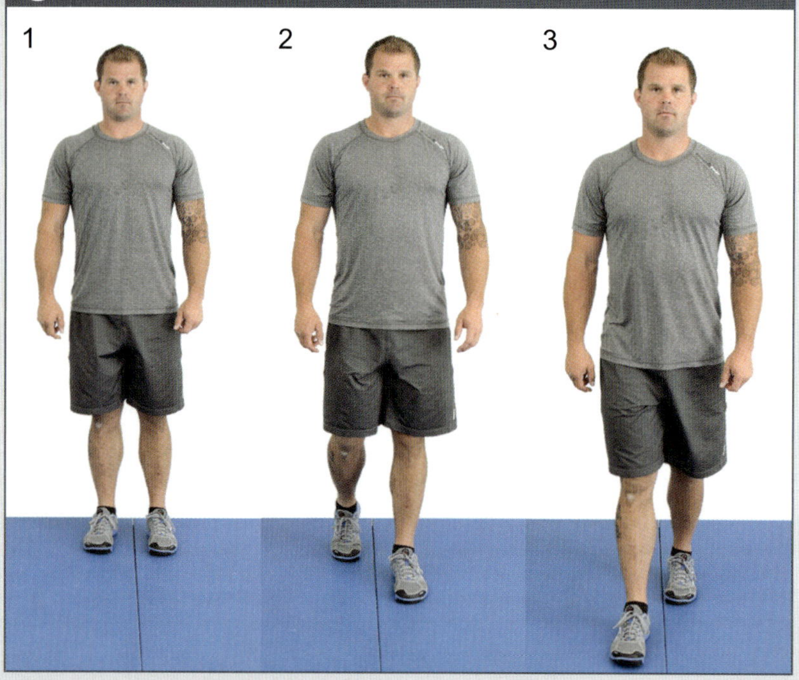

잘못된 걸음

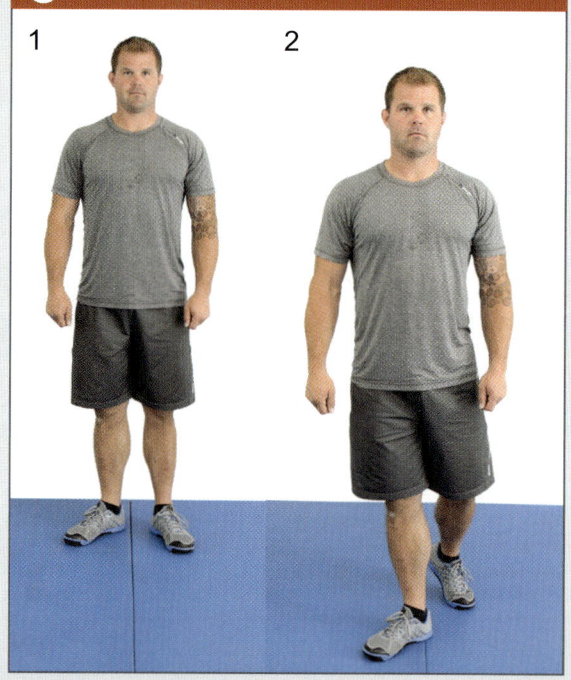

계단 오르기

높은 단에 올라가는 계단 오르기나 걷기는 모두 스쿼트와 동일한 원칙을 공유한다. 싱글 레그 스쿼트(피스톨)를 생각해보자. 몸통을 최대한 수직으로 유지하며, 척추는 중립, 무릎은 바깥쪽으로 밀어내고 발은 아치모양(중립)으로 만든다. 발을 높이 디딜수록 고관절도 더 많이 접어야 한다. 높이와는 상관없이 정말 중요한 핵심은 정강이를 최대한 수직으로 유지하는 것이다.

사람들이 계단이나 박스를 오르고 내리는 것에 문제를 겪는 것은 무릎이 앞으로 쏠리거나 발목이 안으로 무너져 내리기 때문이다. 이것은 안정성이 제로인 상태에서 스쿼트를 시작하는 것과 똑같다. 고관절에 토크가 없어서 과신전되고, 하반신downstream structures은 뒤틀린다. 해결책은 간단하다. 발을 일자로 만들어 무릎을 바깥쪽으로 밀어내고, 몸통을 안정적으로 유지한다.

바른 자세

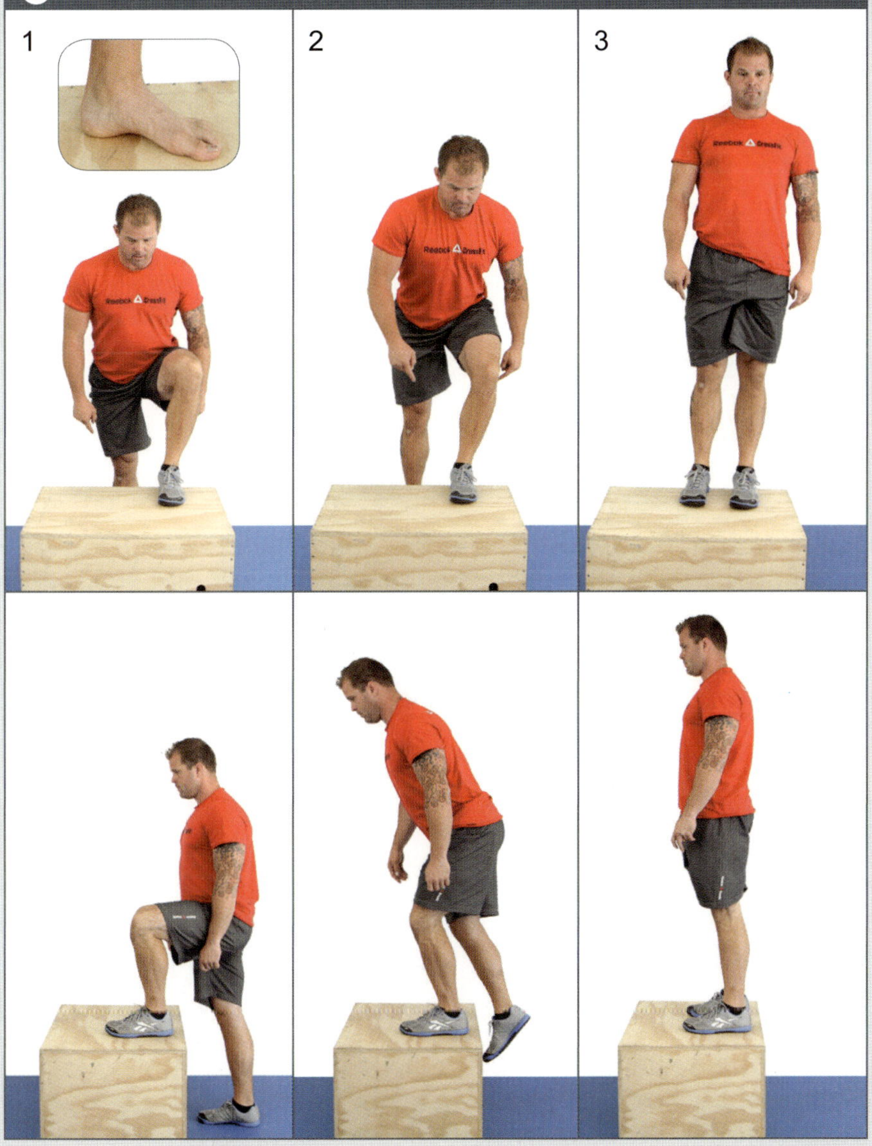

잘못된 자세

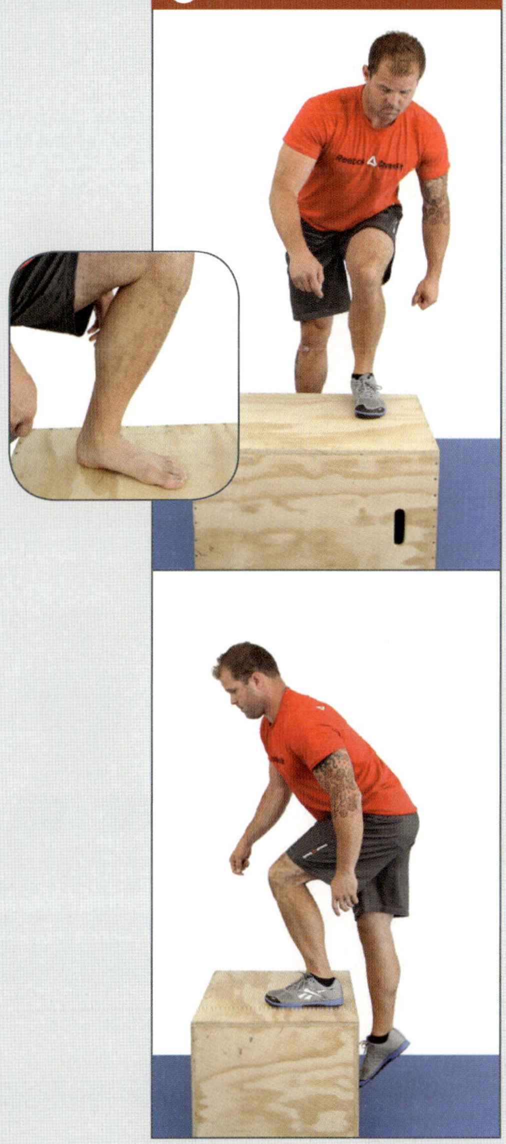

박스 스쿼트

스쿼트 1
아키타입

박스 스쿼트는 스쿼트 아키타입과 관련 있다. 박스 스쿼트와 관련된 일반적인 제한들을 개선하려면 제4부의 해당 아키타입 처방을 참고한다.

박스 스쿼트는 사람들이 매주 수천 번도 넘게 수행하는 동작이다. 우리가 의자, 소파, 화장실에서 일어나고 앉는 매 순간 박스 스쿼트를 수행하는 셈이다.

필자가 초보자들에게 가르치는 첫 번째 동작은 에어 스쿼트지만(근본적인 스쿼트 원리를 가르치는 것이 필자의 신조다) 대부분의 사람들에게는 아직 깊숙이 앉는 스쿼트를 수행할 만한 모빌리티(비록 모든 사람들이 할 줄 알아야 하는 것이지만)가 없다. 무릎보다 엉덩이가 더 낮게 앉는 것이 불가능하다면 박스를 무릎 정도 높이 혹은 그보다 조금 높게 설치하는 것이 스쿼트의 원리를 가르치는 좋은 방법이다.

에어 스쿼트와는 다르게 박스 스쿼트는 자신도 알지 못했던 문제점을 해결해준다. 예를 들어서 고관절과 햄스트링에 부하를 주고 정강이를 최대한 수직으로 만들기 위해 무릎을 뒤쪽으로 내미는 데 어려움을 겪고 있다고 가정해보자. 박스나 의자같이 안정된 타깃을 가지고 동작을 수행하면 무릎이 앞쪽으로 쏠리는 오류를 예방하고 기능적인 움직임 패턴을 익힐 수 있다. 게다가 스쿼트의 바닥 자세에서 넘어질 걱정 없이 척추의 자세나 중량의 배분에 집중할 수 있다. 쉽게 말해서 이 방법은 스쿼트 자세를 망가뜨리는 일 없이 적합한 스쿼트의 깊이를 조절할 수 있는 매우 간단한 방법이다.

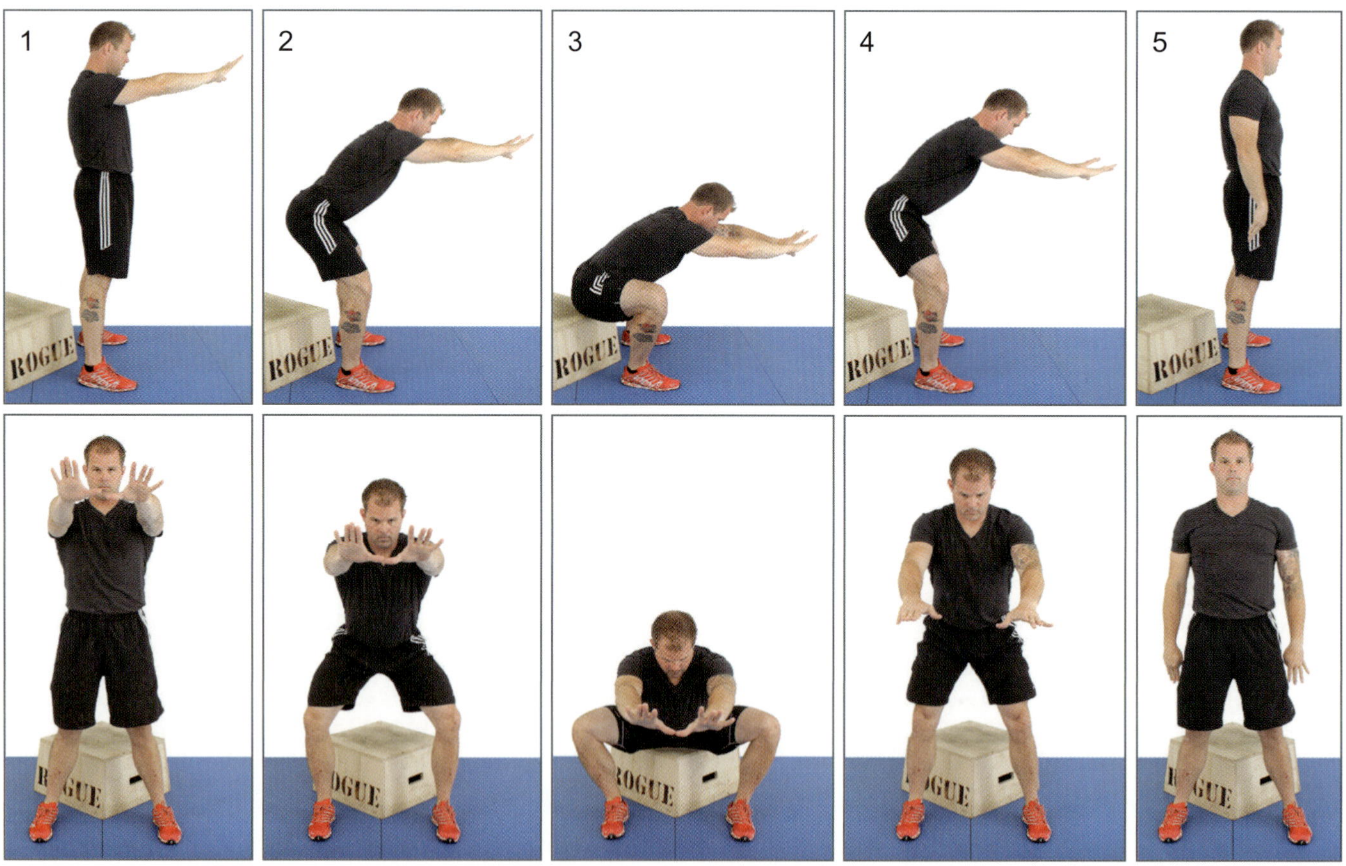

1. 자신에게 맞는 스쿼트 스탠스를 취하자. 발꿈치는 박스로부터 몇 센티미터 떨어지게 하고, 박스는 모서리가 다리 사이에 오게끔 놓는다. 그 후에 토크를 만들기 위해 발을 바닥에 박아넣듯이 힘을 주고, 둔부를 쥐어짜서 정중선(midline)을 안정시키고 어깨관절을 안정적인 자세로 만든다.

2. 등은 곧게, 정강이는 수직으로 유지한다. 햄스트링은 뒤로 내밀어 앉고, 고관절은 앞을 보도록 하여 경첩 접듯 접는다.

3. 고관절, 햄스트링, 등의 긴장을 유지하며 박스 위로 앉는다.

4. 엉덩이가 박스에 닿으면 바닥 자세에서 일어선다.

5. 다시 탑 자세로 돌아온다.

바닥 자세에서 일어서기

운동으로 박스 스쿼트를 할 때 절대 고관절과 햄스트링의 긴장을 완전히 이완시켜서는 안 된다. 엉덩이가 박스에 닿는 순간 다시 동작을 거꾸로 되짚어 일어서는 동작을 수행한다. 그러나 바닥 자세에서 문제가 있다면 박스나 의자 위에서 잠시 멈추는 것도 훌륭한 방법이다. 이는 새로운 시작 자세를 알려주고 또 일어날 때 정강이를 최대한 수직으로 유지하게 만들어 무릎을 바깥쪽으로 밀고 등을 평평하게 하는 것을 도와준다.

바닥 자세에서부터 시작한다면 핵심은 복부를 타이트하게 조이고 고관절을 앞쪽으로 경첩 접듯 접음으로써 고관절과 햄스트링에 다시 부하를 주는 것이다. 마치 스쿼트를 시작할 때와 똑같다.

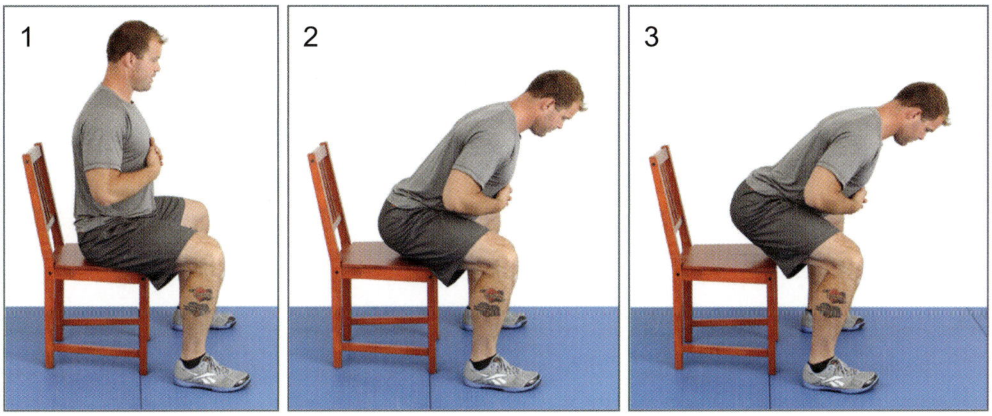

1. 앉는 것은 단지 박스 스쿼트의 바닥 자세에서 오래 멈추어 있는 것에 불과하다. 오래 앉아 있는 상태이더라도 등은 평평하게 유지되어 있어야 하며 정강이는 수직으로, 무릎은 바깥쪽으로 밀어내고 있어야 한다.
2. 일어날 때 고관절을 앞으로 접어서 고관절과 햄스트링에 부하를 줘 긴장을 만든다.
3. 스쿼트를 수행할 때처럼 등은 평평하게 유지하고 무릎은 바깥쪽으로 밀면서 일어선다.

자세 오류: 의자 앞으로 나온 무릎

의자에서 일어날 때 무릎이 앞으로 쏠린다면 보통 두 가지가 원인이다. 일어날 때 고관절과 햄스트링에서 긴장을 만들어내는 것이 미숙하거나, 충분한 토크를 만들어내지 못했기 때문이다. 에어 스쿼트에서와 같이, 일어날 때 무릎이 앞으로 쏠리는 것은 주로 운동제어의 문제이다.

필자는 스쿼트를 하고 일어나는 자세에서 매번 무릎이 앞으로 쏠리는 선수를 발견하면 박스나 의자에 앉히고 그의 무릎 앞에 손을 갖다 댄다. 무릎이 손에 닿는 매 순간 다시 박스에 앉히고, 다시 동작을 수행하게 한다. 이 간단한 행동은 자세를 인식시켜줄 뿐만 아니라 동작을 의식적으로 수행하도록 해주고, 실수를 확 줄여준다.

운동제어 교정:
발을 바닥에 돌려 박아넣듯이 힘을 주고 무릎을 바깥쪽으로 밀어서 토크를 만들어낸다. 등을 평평하게 하고 몸을 앞으로 숙인다. 고관절과 햄스트링에 부하를 주고 정강이를 최대한 수직으로 유지한다. 무릎 바로 앞에 보이지 않는 손이 있다고 생각하고 의식적으로 움직인다.

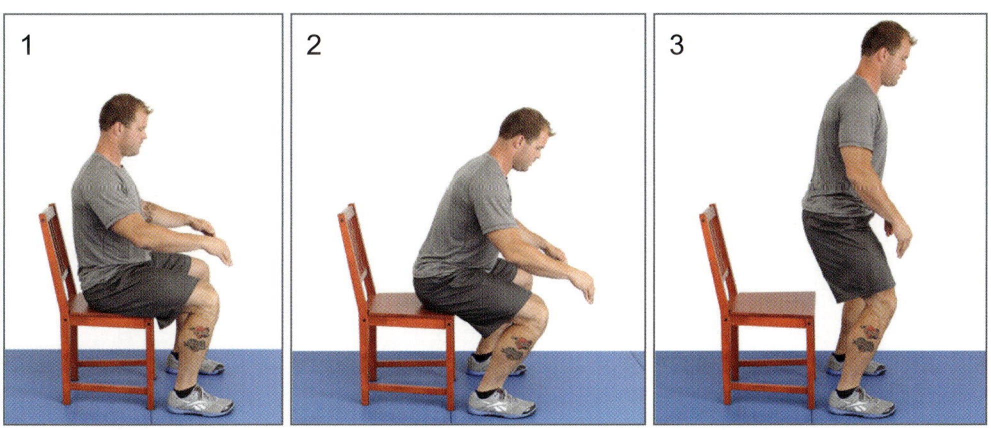

스쿼트 1 아키타입 프론트 랙 2 아키타입

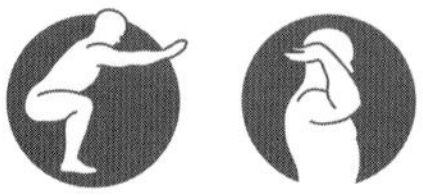

백 스쿼트는 위의 아키타입과 관련 있다. 백 스쿼트와 관련된 일반적인 제한들을 개선하려면 제4부의 해당 아키타입 처방을 참고한다.

백 스쿼트

스쿼트의 보편적인 법칙들을 이해하고 에어 스쿼트와 박스 스쿼트를 연습했다면 자세를 좀 더 어렵게 하고 부하를 늘릴 필요가 있다. 몸통과 고관절에 중량을 더한다면 에어 스쿼트나 박스 스쿼트를 할 때 드러나지 않았던 작은 결점들이 명확해질 것이며, 문제가 있는 동작패턴들을 진단할 수도 있다. 뿐만 아니라, 동작에 바벨을 추가하면 체간 안정성trunk stiffness, 비틀림 힘torsion force의 수준이 바뀐다. 이 둘은 복잡한 행동으로 전환시키는 동작에 적용되는 것들이다.

에어 스쿼트를 한다면 아마 30~40퍼센트 수준의 토크와 긴장도를 다룰 것이다. 간단한 일에는 적당한 수준이지만, 더욱 역동적인 동작으로 전환할 만큼의 안정성은 없다. 예를 들어 점프와 착지 혹은 무거운 중량으로 하는 스쿼트는 보다 높은 수준의 체간 안정성과 비틀림 힘을 필요로 한다. 보다 고중량의 스쿼트와 동작을 설정하고 도전하지 않으면 높은 수준의 힘을 키우는 것은 어려울 것이다.

백 스쿼트는 복잡한 단계들을 많이 포함한다. 랙에서 바벨을 들고, 뒤로 물러나서 스쿼트 스탠스를 가늠하고, 동작을 수행하고, 앞으로 걸어가서 다시 랙에 바벨을 놓는 단계들로 구성되어 있다. 매 단계들을 정확히 수행하려면 스킬과 연습, 고도의 집중력이 필요하다. 정확한 움직임을 체득하고 실수를 줄이기 위해서 동일한 로드 오더 시퀀스(순차적 중량 부담 과정)를 반복하는 것이 매우 중요하다. 핵심은 변동성을 최소로 줄임으로써, 각 단계들에서 자세의 수준을 높이는 것이다. 17가지 방법으로 랙에서 바벨을 가져온다면 17개의 각기 다른 방식으로 스쿼트를 시작하게 될 것이다.

이 말은 바의 위치나 스쿼트 스탠스를 때때로 바꿔선 안 된다는 소리가 아니다. 그런 변화를 주는 것은 괜찮다. 단지 매 리프팅마다 동일한 준비 과정을 거치기만 한다면 말이다. 예를 들어 뒤로 물러날 때 왼발이 먼저 나갔었다면, 매 순간 뒤로 물러날 때 왼발이 먼저 나가게 한다. 이런 방법들은 피곤할 때, 스트레스를 받거나 시합을 치를 때 근본적인 실수들을 예방해준다. 이미 똑같은 운동패턴들이 반복되어 체득되었기 때문이다. 본능이 된 셈이다.

조금 쉽게 배우기 위해 백 스쿼트를 3단계로 나눴다. 들어올리기(랙에서 바벨 꺼내기), 뒤로 걸어 나오기, 스쿼트다. 랙에서 바벨을 들고 나와야 하는 프론트 스쿼트, 오버헤드 스쿼트, 스트릭트 프레스, 푸시 프레스, 푸시 저크와 스플릿 저크 같은 리프팅 동작에서, 들어올리기와 뒤로 물러나기는 보편적인 단계이므로 짚고 넘어갈 가치가 있다.

1단계: 들고 나오기(6인치 스쿼트)

랙에서 바벨을 들고 나오는 매 순간, 척추에 무게를 싣기 전에 어깨관절과 복부를 타이트하게 만들어야 한다. 이것은 '터널tunnel' 개념의 완벽한 예다(98페이지 참고). 랙에서 바벨을 들어올렸을 때, 척추가 제대로 정렬되지 않거나 고관절이 잘못된 자세에 있다면 다시 바른 자세로 돌아갈 수 없다.

첫 번째 단계의 핵심인 6인치 수직 스쿼트는 나머지 단계를 위한 근육의 긴장도를 형성하는 단계다. 대부분의 역도 부상과 리프팅 실패는 이 단계와 연관되어 있기 때문에 제대로 수행해야 한다. 만약 들고 나오기를 제대로 수행하지 못했다면 바를 도로 랙에 가져다놓고 처음부터 다시 시작한다. 그리고 랙의 높이는 들고 나오기를 바르게 수행할 수 있도록 대략 가슴높이 정도로 맞춘다.

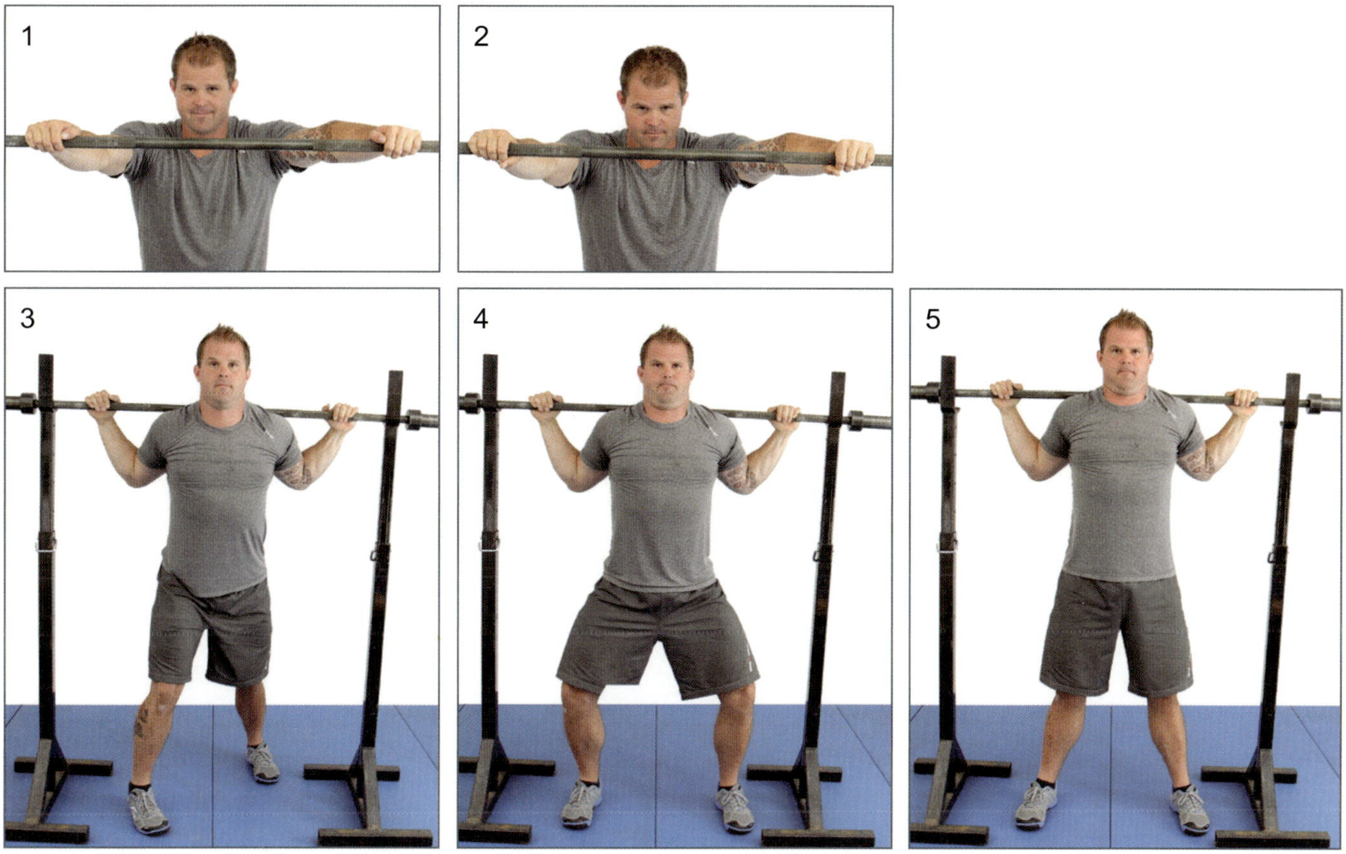

1. 바벨 그립을 위한 적절한 폭을 찾아야 한다. 필자는 주로 손이 어깨 폭에서 살짝 벗어나는 정도로 그립을 잡는다. 스탠스와 그립 폭은 사람마다 다르고 모빌리티와 체격에 따라 달라진다. 충분한 외회전과 함께 윗등과 어깨에 긴장을 줄 수 있는 그립을 잡는 것이 핵심이다. 즉, 정확하게 바벨 그립을 잡으면 손목을 곧게 놓고 팔꿈치가 어깨 아래에 위치한다.

2. 손을 세팅했다면, 이제 어깨에서 토크를 만들어야 한다. 이를 위해서는 바벨을 뒤로 당기며 토크를 만들어야 한다. 부러뜨리거나 구부릴 듯이 바를 잡아보자. 엄지손가락을 바의 아래나 위에 걸 수 있다. 필자는 엄지손가락을 아래로 거는 그립을 선호하는데 이는 바에 강한 뒤틀림 힘을 만들어주기 때문이다.

3. 어깨를 긴장시키고, 윗등을 타이트하게 조여서 바의 아래로 들어가 바를 삼각근에 놓는다. 견갑골에 놓아도 좋다(바벨 포지셔닝에 대해 더 알고 싶다면 184~185페이지를 참고하자). 바가 높이 있든 낮게 있든 목표는 같다. 어깨에는 토크를, 윗등에는 긴장을 만들어서 바른 자세를 유지하는 것이다. 바 밑으로 들어갈 때, 바닥에 발을 돌려 박아넣듯이 힘을 줘서 안정적인 고관절 자세를 만든다. 여유를 가져야 한다. 바가 단순히 어깨에 얹혀 있는 게 아니다. 자기 몸의 한 부분인 것처럼 만들어야 한다.

4. 나머지 발도 바 밑으로 위치시키고 스쿼트 스탠스를 잡는다. 목표는 윗등에 충분한 긴장을 만들고 몸통을 최대한 수직으로 유지하는 것이다. 이를 위해선 목을 바 쪽으로 당기고 시선은 시작 자세의 눈높이를 유지한다. 그리고 팔을 비틀어 바 아래로 팔꿈치를 내리고, 어깨를 뒤로 당겨서 최대한 외회전을 유지한다. 이때 둔부를 조이고, 복부는 타이트하게, 늑골과 골반은 나란히 정렬하고, 발은 바닥에 돌려 박아넣듯이 힘을 준다. 무릎은 최대한 바깥으로 밀어낸다.

5. 척추를 보강된 중립 자세로 만들어 어깨와 등에 힘을 주고 몸통은 최대한 수직으로 만든다. 무릎을 펴면서 랙에서 무게를 들어올린다.

2단계: 뒤로 물러나기

등에 상당한 중량을 올리고 걷는 것은 쉬운 일이 아니다. 그래서 들어올리기가 무척이나 중요하다. 또한 들어올리기는 뒤로 물러나기의 효율을 높여준다. 제대로 준비되지 않은 척추로 들어올리기를 하고 뒤로 물러나면 나쁜 자세가 더욱 엉망이 된다.

이를 예방하려면 들어올리기를 바르게 수행하고, 백 스쿼트를 할 때마다 같은 패턴으로 뒤로 물러나야 한다. 예를 들어서 필자는 랙에서 중량을 들어올린 후에 항상 왼발을 먼저 뒤로 디딘 다음에 오른발을 뻗어서 스쿼트 스탠스를 잡는다. 스텝은 짧고 신중해야 한다. 랙에서 3미터 이상 떨어지거나 스쿼트 스탠스를 잡으며 발을 내려다보거나, 몸과 윗등의 고정성을 해치는 것은 무엇이 됐든 하면 안 된다.

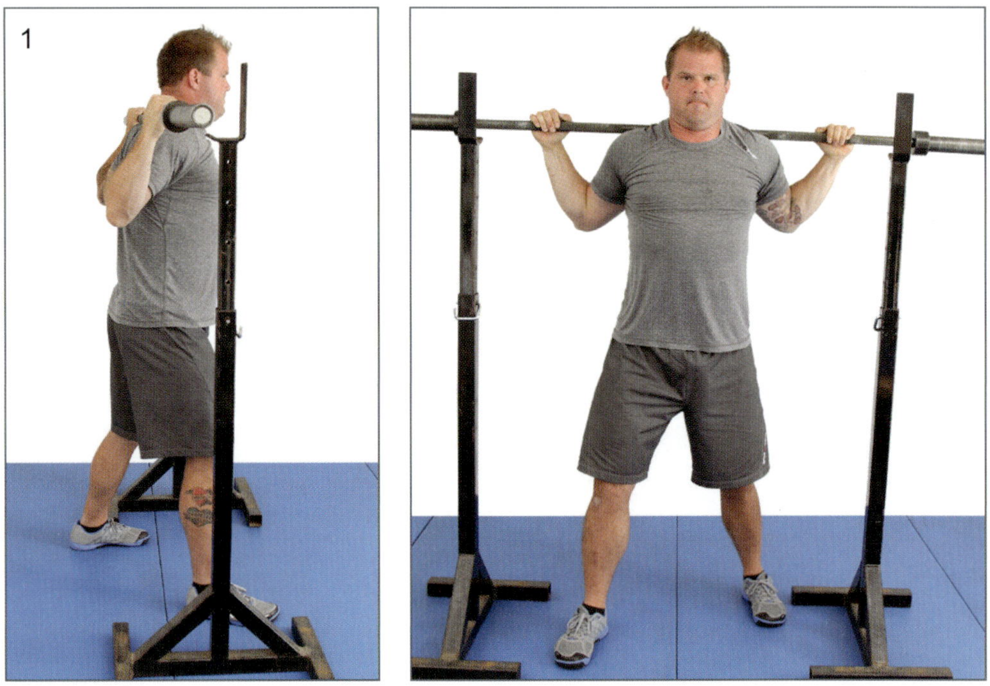

랙에서 바를 들어올린 후 똑바로 뒤로 한 걸음을 디딘다. 핵심은 짧게 똑바로 걸음을 딛는 것이다. 와이드 스탠스로 바꿀 것이 아니라면 들어올리는 동작의 스탠스와 같은 너비를 유지하며 동작이 바뀌지 않도록 한다. 모두 같은 규칙들이 적용된다. 복부는 타이트하게, 척추는 중립 자세, 등과 어깨에는 긴장을 준다.

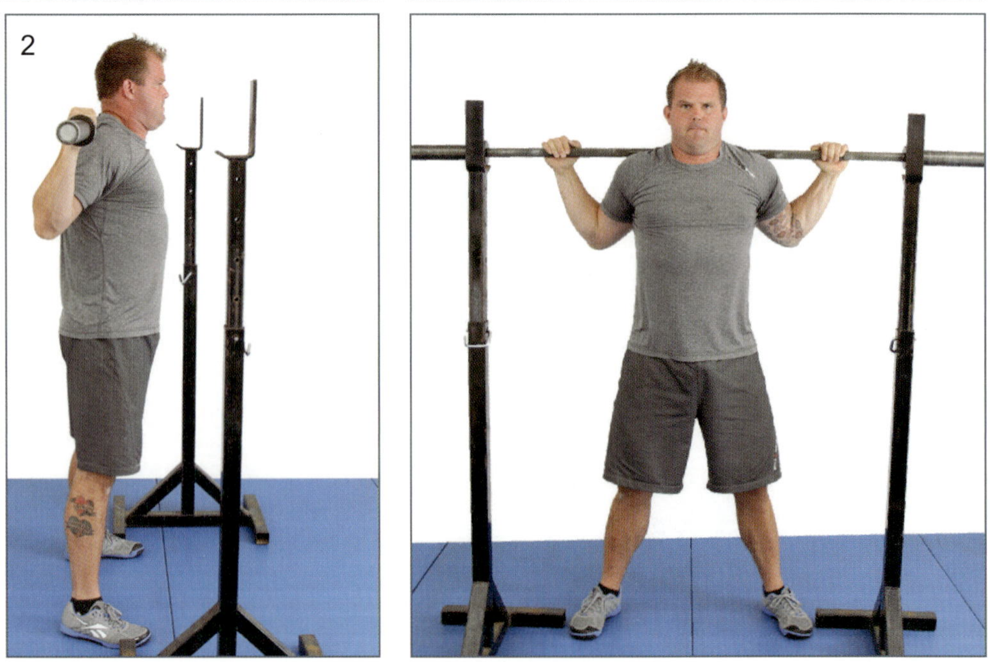

반대 발을 뒤로 디딘다. 뒤로 물러나며 스쿼트 스탠스를 만든다. 스쿼트 스탠스를 가늠하려는 시도가 적으면 적을수록 좋다.

3단계: 스쿼트

랙에서 바를 들어올리고, 뒤로 물러나서 스쿼트 스탠스를 잡은 후라면 이제 세 번째 단계인 스쿼트를 수행할 차례다. 중량이 더 무거워지고, 팔이 다른 자세를 취하고 있다는 것만 빼고는 에어 스쿼트와 똑같은 방법으로 백 스쿼트를 한다.

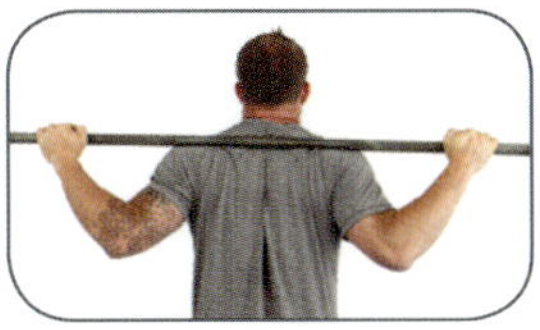

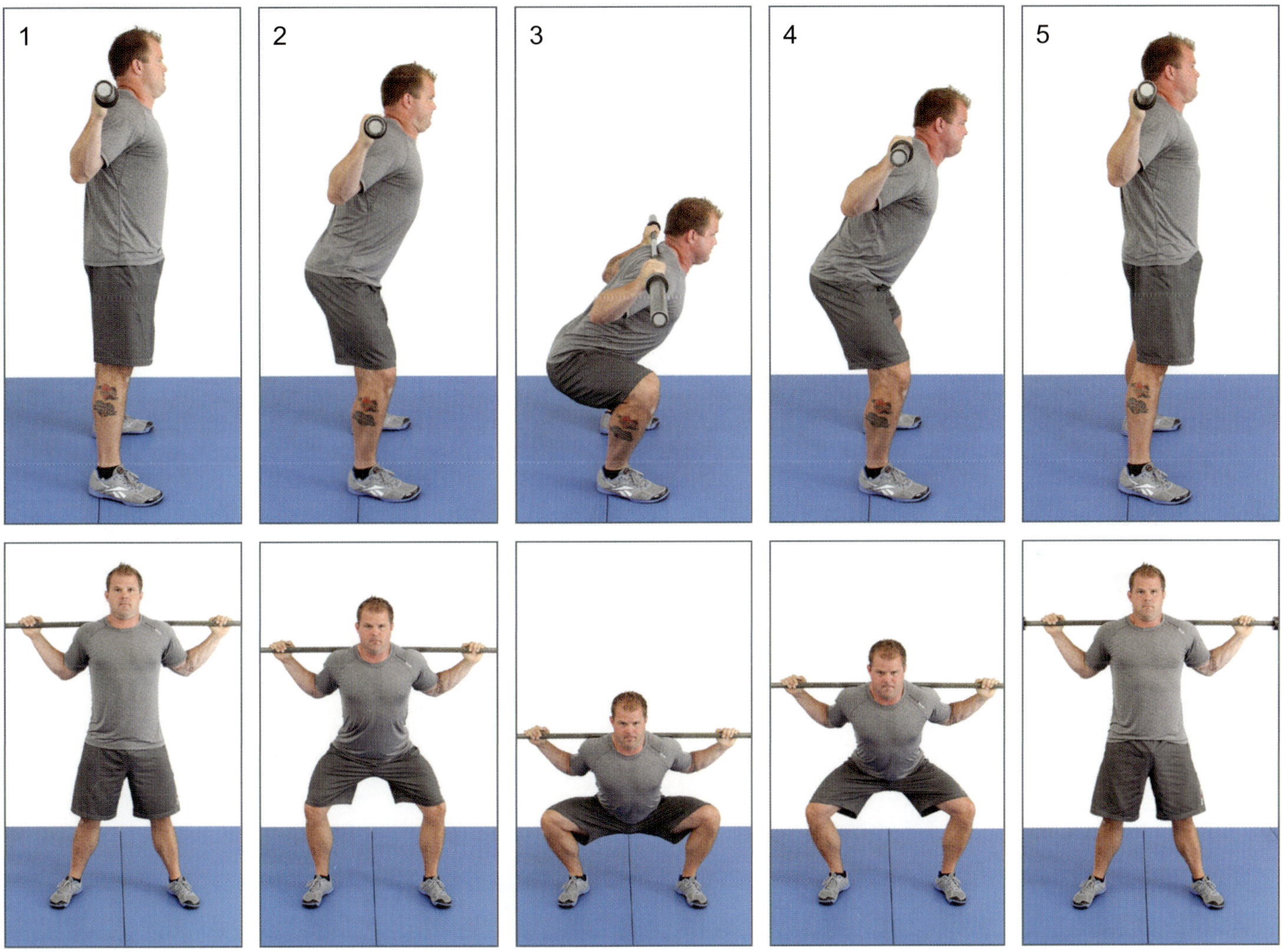

1. 스쿼트 스탠스를 만든 후에 엉덩이를 조이고, 발을 바닥에 돌려 박아넣듯이 힘을 주고, 무릎은 바깥으로 밀어낸다. 어깨와 윗등에 힘을 주고, 손목은 곧게, 머리는 뒤로 당기고, 팔꿈치는 무게를 지지하기 위해 바의 밑에 있거나 살짝 뒤에 있어야 한다. 들어올리기 단계와 큰 차이가 없어야 한다.
2. 등은 곧게, 정강이는 최대한 수직으로 유지하며 햄스트링을 뒤로 보낸다.
3. 무릎을 계속 바깥으로 밀어내면서 엉덩이가 무릎보다 아래에 위치할 때까지 혹은 허벅지가 바닥과 평행이 될 때까지 앉는다. 고관절의 안정성을 유지하기 위해 몸을 아래로 끌어당긴다고 생각해본다.
4. 한계 가동범위에 도달한 그 순간 일어나면서 척추, 무릎, 발의 중립 자세를 유지한다.
5. 일어나면서 엉덩이를 조이고 시작 자세로 돌아간다.

제시 버딕Jesse Burdick's의 백스쿼트 선반 테스트

Back Squat Shelf Test

등 위에 바를 올리는 자세들은 수없이 많지만 최종적으로 로 바low-bar와 하이 바high-bar로 분류된다. 로 바 백 스쿼트는 몸을 앞쪽으로 기울여 후면사슬근육(햄스트링과 고관절)에 긴장을 줄 수 있다. 하이 바 백 스쿼트는 보다 훨씬 더 몸통을 꼿꼿하게 세워야 하며 대퇴사두를 더 많이 쓴다. 전자는 대체로 파워리프터들이 쓰며(1000파운드/450킬로그램이 넘는 무게를 등으로 버티는 방법은 꼿꼿한 몸통이기는 하지만) 후자는 올림픽 역도 선수들이 주로 쓴다. 두 가지 방법 모두 배우는 것이 좋지만, 익숙해지기 전까지는 하나만 쓰게 될 것이다. 두 방법을 모두 쓸 수 있을 때까지는 이런 식으로 연습하는 것도 좋다. 세계 최고의 백 스쿼트 선수들은 스쿼트를 할 때보다 로 바스러운 자세를 취한다. 핵심은 윗등에 바벨을 올려놓았을 때 편하면서도 타이트한 자세를 찾는 것이다. 이처럼 효율적인 지점을 찾으려면 아래의 간단한 테스트를 해보자.

PVC 파이프나 바를 등에 올려놓고 손목은 수직으로, 팔꿈치는 바 밑에 위치시킬 수 있을 정도의 간격으로 바를 잡는다. 그리고 윗등(흉추)과 어깨(삼각근과 견갑골)에서 가장 타이트한 지점을 찾기 위해 바를 밀어 올리고 내려본다. 어떤 사람들에게는 가장 타이트한 지점이 높은 바 포지션일 수도 있고, 낮은 바 포지션일 수도 있다(대부분의 사람들에게는 견갑골의 바로 위나 삼각근이 타이트한 지점이다). 그 지점이 승모근 위쪽의 목 부분(경추)처럼 높거나, 어깨의 외회전근(어깨 뒤쪽) 아래처럼 너무 낮아선 안 된다. 명심하라, 등 어느 곳에나 바를 얹으려면 충분한 가동범위가 필요하다. 다만 스쿼트로 시합을 한다면 자신에게 가장 효과적인 자세를 찾아야 한다.

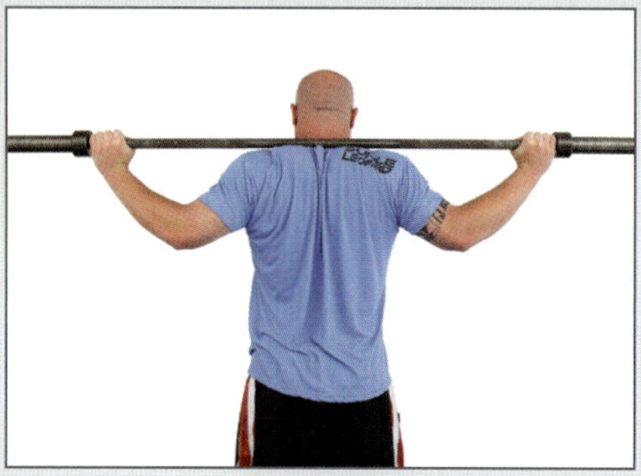

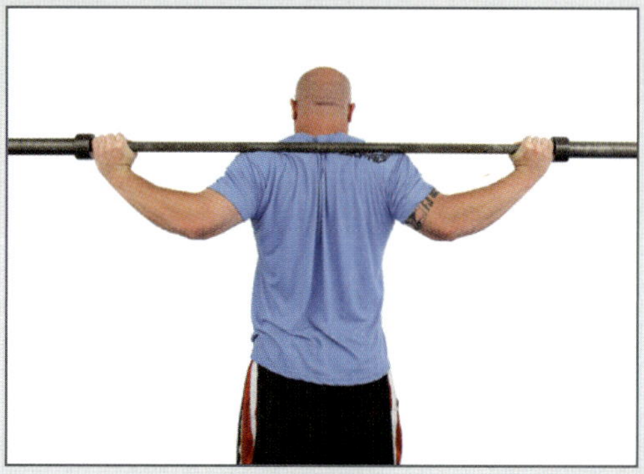

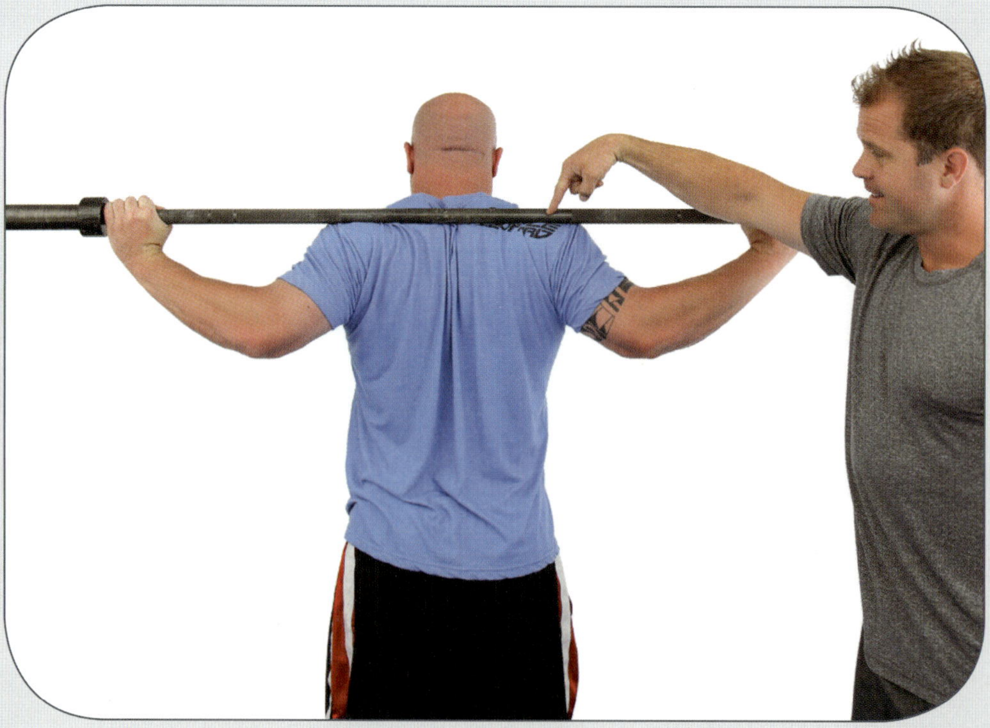

하이 바 백스쿼트

스쿼트를 이제 막 시작했다면 하이 바와 로 바, 두 방식 중 하나를 고수할 것을 추천한다. 그러나 어느 정도 숙련된 선수라면 다양한 자세로 스쿼트하는 방법을 배워야 한다. 사실, 세세하게 나누면 스탠스, 바를 잡는 위치, 바의 두께와 플레이트의 무게도 종종 바꿔야만 한다.

스트렝스&컨디셔닝은 통제된 환경에서 복잡한 움직임 패턴들을 배우고 난이도를 조절하기 위한 도구라는 것을 기억하자. 등 위에 높게 바를 얹으면 얹을수록 약간씩 다른 방법으로 몸통의 자세를 잡아야 하며 이는 약간씩 다른 스쿼트 자극을 준다. 간단히 말해서 이는 해결해야 할 새로운 운동패턴을 제공하는 셈이다.

로 바 스쿼트는 몸을 살짝 앞으로 기울여 고관절과 햄스트링에 부하를 주는 반면 하이 바 스쿼트는 몸통을 꼿꼿하게 세우고, 대퇴사두에 보다 더 많은 무게를 실어, 고관절과 발목에 필요한 가동범위가 더 커지게 된다. 지금까지는 동일한 스쿼트의 원칙들을 지켜왔지만, 이제는 다음 페이지에 소개될 '마크 벨의 저부하 방법Mark Bell's Underloading Method' 이라는 새로운 자세를 익혀야 한다.

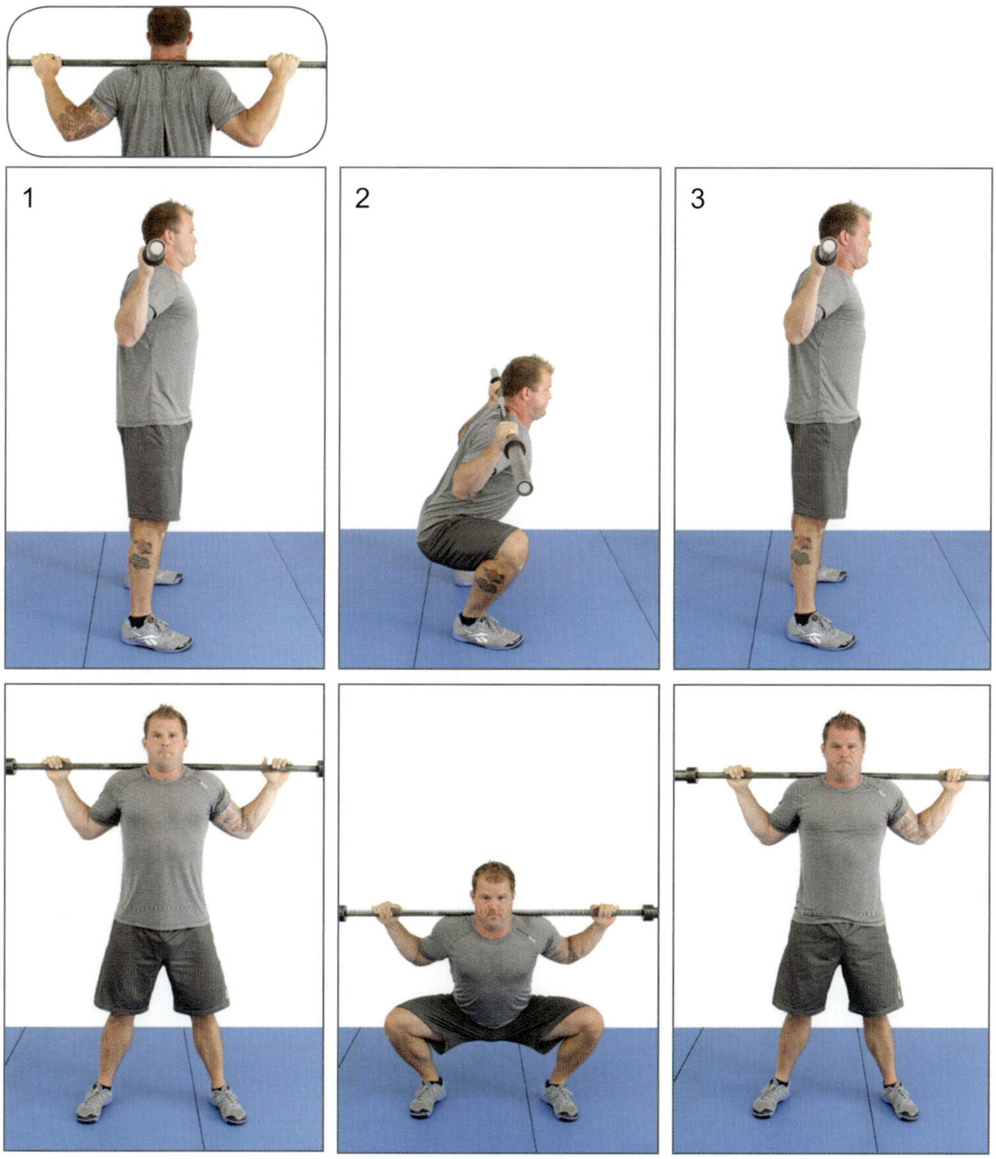

1. 바의 위치를 제외하고는 하이 바 백 스쿼트를 위한 준비 자세(들어올리기와 뒤로 물러나기)는 로 바 스쿼트의 준비 자세와 정확히 일치한다. 바는 경추와 흉추 사이에 있는 목의 바로 아랫부분에 위치한다는 것을 알아두자.
2. 몸통은 꼿꼿하게, 정강이는 최대한 수직으로 유지하고 척추를 중립 자세로 만들어 바닥 자세로 내려간다.
3. 다시 시작 자세로 돌아간다.

프론트 랙 2
아키타입

꺾인 손목은 프론트 랙 아키타입과 관련 있다. 모빌리티를 교정하려면 제4부의 해당 아키타입 처방을 참고한다.

운동제어 능력 교정:

184페이지에서 소개한 제시 버딕 백 스쿼트 선반 테스트(Jesse Burdick's Back Squat Shelf Test)를 참고하여 윗등의 선반을 찾고, 손목은 곧게, 팔꿈치는 바의 바로 밑이나 살짝 뒤로 나오게 한다. 머리를 바쪽으로 당겨서 윗등을 중립 자세로 만든다. 만약 가동 범위가 부족하다면 손목과 팔이 일직선상에 놓일 때까지 그립을 조절한다.

모빌리티 확보 부위:

흉추
전면어깨관절과 가슴
후면어깨관절과 광배근
팔의 아랫부위들(팔꿈치와 손목)

자세 오류: 꺾인 손목Broken at the Wrists

어깨의 내회전이나 흉추의 신전이 안 된다면 어깨를 뒤로 당기고, 척추를 중립 자세로 유지할 능력을 잃은 것이다. 아래 사진에서 볼 수 있듯이 이러한 잘못된 자세들은 앞으로 말린 자세나 손목이 꺾인 자세가 특징이다. 바른 자세에서 어깨와 손목으로 무게를 지탱하는 게 아니라면 팔꿈치가 고스란히 중량의 타격을 받게 될 것이다. 백 스쿼트를 하는 동안 느껴지는 팔꿈치의 고통은 심각한 문제이다.

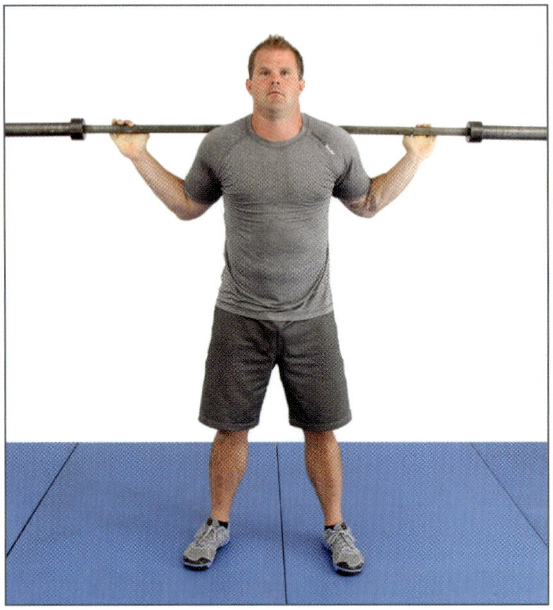

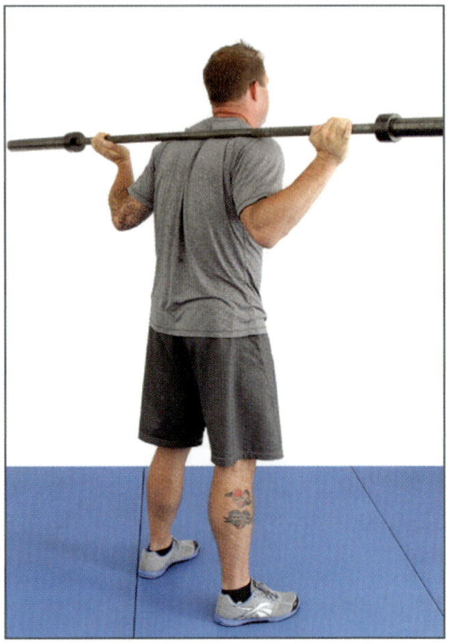

마크벨의 저부하 방법

저부하는 미국의 파워리프터이자 유명한 코치인 마크 벨이 선수들에게 새로운 자세를 가르칠 때 사용하는 개념이다.

데드리프트를 더 잘하고 싶다면 따라 해보자. 이 방법은 중량을 올리거나, 들어올리는 속도를 높이거나, 세트와 렙 수를 바꾸지 않고 가동범위나 자세를 바꾸도록 한다. 더 낮은 위치에 놓고 끌게 하고, 바의 위치, 그립, 바의 종류를 바꿈으로써 가능케 한다. 무게를 늘리지 않고 동작의 난이도를 높이는 것이다. 이는 무거운 중량을 사용하지 않고 선수들의 발전을 돕는 굉장한 방법이다. 또 사람들에게 새로운 자세에 동작의 규칙들이 어떻게 적용되는지, 로드 오더 시퀀스(순차적 중량 부담 과정)가 적용되는지 알려주는 훌륭한 방법이기도 하다. 이 방법은 선수들로 하여금 새로운 자세에 적응하도록 돕고, 만약 그들이 잘못된 자세를 취하고 조정이 필요한 상황일 때에 빠르게 이해할 수 있도록 해준다.

자세 오류: 높은 팔꿈치

팔꿈치를 들어올리고 윗등으로 바를 밀어 붙이는 것은 어깨와 흉추의 모빌리티가 좋지 않을 때 벌어지는 흔한 실수다. 앞서 설명한 꺾인 손목처럼 안정적으로 바를 받지 못한다면 자세가 앞으로 말릴 것이고, 팔꿈치에 부담을 주며, 다음 자세에서도 실수를 저지를 가능성이 높아진다.

*주의: 이 실수는 모빌리티가 좋지 않은 선수들에게만 국한되는 것이 아니다. 많은 사람들이 윗등에 자극을 주기 위해 팔꿈치를 들어올린다. 이는 준비 자세에서 다뤄야 할 흔한 운동제어 문제이다.

프론트 랙 2 아키타입

높은 팔꿈치는 프론트 랙 아키타입과 관련 있다. 모빌리티를 교정하려면 제4부의 해당 아키타입 처방 부분을 참고하자.

모빌리티 확보 부위:

흉추
전면어깨관절과 가슴
후면어깨관절과 광배근
팔의 아랫부위들(팔꿈치와 손목)

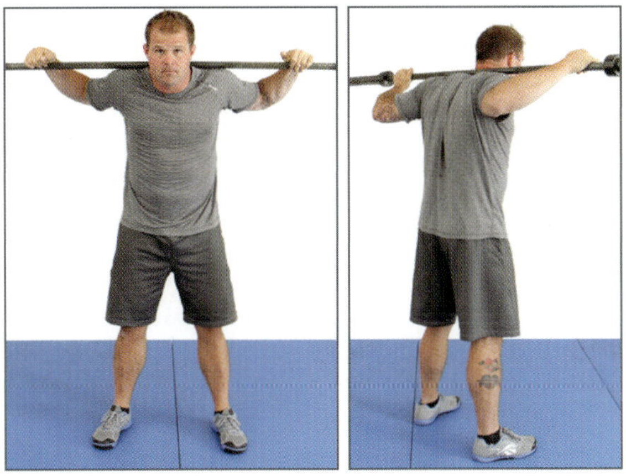

운동제어 능력 교정:

184페이지에서 소개한 제시 버딕 백 스쿼트 선반 테스트(Jesse Burdick's Back Squat Shelf Test)를 참고하여 윗등의 선반을 찾고, 손목은 곧게, 팔꿈치는 바의 밑이나 살짝 뒤로 나오게 한다. 머리를 바쪽으로 당겨서 윗등을 중립 자세로 만든다. 가동범위를 잃었다면 손목과 팔이 일직선을 이룰 때까지 그립을 조절한다.

자세 오류: 스탠스 확인하기

코치들은 초보자들에게 워밍업을 하는 동안 아래를 내려다보면서 발 방향을 확인하라고 한다. 물론 여기에는 그럴 만한 이유가 있다. 만약 한쪽 발이 다른 발보다 더 바깥쪽으로 돌아가 있다면 척추에 불균형을 만들어내고 힘을 만들어내는 것이 어려워진다. 짊어진 무게가 무겁지 않다면 큰 피해가 없지만 바닥을 내려다보는 습관의 문제는 척추의 자세를 망가뜨리는 나쁜 습관들이 몸에 배어버린다는 것이다. 그래서 뒤로 물러설 때마다 매번 같은 스탠스를 유지하는 운동패턴을 강조한 것이다. 그러니 밑을 내려다보기 위해서 목 자세를 희생할 필요는 없다.

운동제어 능력 교정:

스쿼트와 뒤로 물러나는 법을 처음 배울 때 무리해서 밑을 내려다보지 않도록 한다. 뒤로 물러날 때는 항상 똑 같은 순서로 편하게 느껴질 때까지 가벼운 무게로 연습한다.

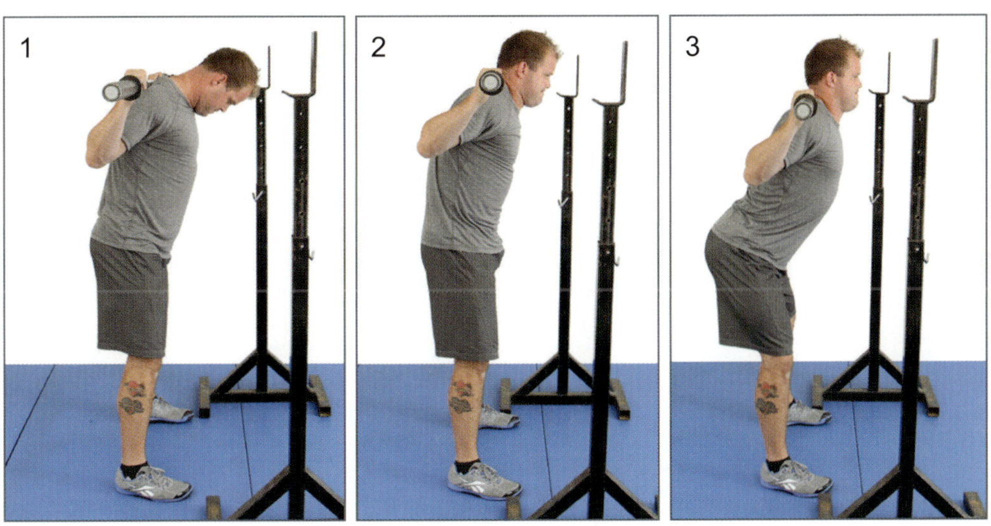

운동제어 능력 교정:

굿모닝 스쿼트는 스쿼트를 할 때 발이 바깥쪽으로 돌아가는 선수들한테 자주 나타난다. 비틀림 힘을 최대한 얻기 위해서 발을 나란하게 유지한다. 전체적인 움직임을 통해 토크를 만들고 유지한다. 발은 바닥에 박아넣듯이 힘을 주고, 무릎은 바깥쪽으로 강하게 밀어내고, 스스로를 바닥 자세로 끌어당기듯 내려간다.

자세 오류: 굿모닝 스쿼트

굿모닝 스쿼트는 바닥 자세에서 일어설 때 고관절을 먼저 급히 들어올리고 난 뒤에 다리를 펴면서 저지르는 실수다. 외회전 토크가 부족하고, 앉은 자세에서 안정감이 없을 때에 하중을 버티기 위해 고관절과 햄스트링을 올리는 것이다.

토크 없이 동작 전체에 걸쳐서 등과 고관절의 연결을 유지하기란 불가능하다. 그 결과 요추를 마치 고관절처럼 접고, 등의 힘으로 동작을 끝내려고 한다.

다시 말해서 부하를 다룰 만한 올바른 운동제어 능력 패턴을 가지고 있다면 자세는 변하지 않을 것이다. 앉았던 방식과 똑같은 방식으로 일어날 것이다. 만약 엉뚱한 부위에서 고관절의 움직임을 대신하기 시작한다면 당장 동작을 멈추고 보조자로 하여금 움직임을 돕게 하거나 바에서 벗어나도록 한다(주의: 잘못된 자세에서 중량을 던져버리는 것은 복잡한 과정으로, 무거운 중량을 다루기 전에 배워야 하는 것이다). 데드리프트에서 이런 양상이 더 자주 나타난다. 왜냐하면 데드리프트에 실패했다면 척추 자세에는 변화가 없기 때문이다. 애벌레처럼 꿈틀거리거나, 앞으로 무너지거나, 위를 쳐다보지 마라. 그냥 멈추고 바를 던져버려라.

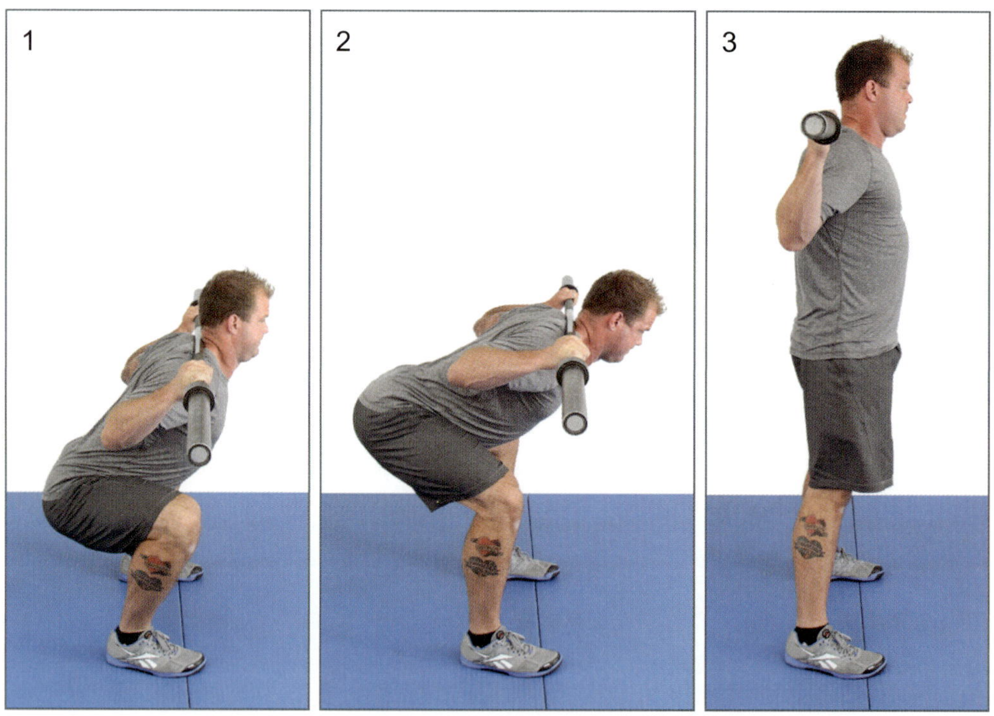

프론트 스쿼트

맥주가 든 나무통을 들어올리고 다시 바닥으로 내려놓는 과정을 상상해보자. 무릎을 벌리지 않고, 허리를 굽히지 않고 들어올릴 수 있을까? 프론트 스쿼트를 하는 법을 안다면 가능하다.

맥주통, 소파, 쌀가마니, 아이를 들어올리는 것은 상체가 몸 앞쪽에 있는 부하를 지탱하면서 들어올리고 내려놓는 일상 속의 리프팅이다. 게다가 이런 작업 동작을 하기 위해서는 몸통이 꼿꼿하게 서 있어야 한다. 이렇듯이 프론트 스쿼트는 일상으로 쉽게 전이될 수 있는 대표적인 동작이다.

프론트 스쿼트는 에어 스쿼트나 백 스쿼트를 수행할 때는 숨겨질 수 있었던 어깨, 고관절, 대퇴사두근과 발목의 가동범위의 부족과 약점을 찾아낸다. 에어 스쿼트나 백 스쿼트에서는 가슴을 앞쪽으로 기울이고, 고관절이 보다 뒤쪽으로 가게 하면서 고관절과 햄스트링, 발목에 조금 여유를 줄 수 있었다. 그러나 몸을 수직으로 유지해야 하는 프론트 스쿼트는 이러한 부분에서 모빌리티의 한계를 드러낼 것이다.

프론트 스쿼트는 클린과 저크처럼 바닥에서 무게를 한 번에 어깨높이까지 끌어올리고, 머리 위로 들어올려야 하는 카테고리 3 동작의 연속선상에 있다. 또한 프론트 스쿼트를 통해 클린을 배우거나 연습할 때 꼭 필요한 프론트 랙 자세를 배울 수 있다.

스쿼트 1
아키타입

프론트 랙 2
아키타입

프론트 스쿼트는 위 아키타입과 관련 있다. 프론트 스쿼트와 관련된 일반적인 제한들을 개선하려면 제4부의 해당 아키타입 처방을 참고한다.

프론트 랙 자세

클린으로 바를 받든, 랙에서 들어올리든 우선순위는 같다. 팔로 외회전을 만들어냄으로써 어깨를 안정적인 자세로 만드는 것이다. 이에 실패한다면 윗등이 둥글게 말릴 것이다. 윗등의 긴장과 외회전은 최우선 사항이다. 먼저 그립부터 알아보자.

이상적인 그립 너비를 재는 전통적인 방법은 골반뼈로부터 엄지만큼의 거리를 재는 것이다. 아래 사진에서 볼 수 있듯이 이 지점에서 팔을 들어올리면 어깨는 내회전되고 팔꿈치는 바깥으로 벌어지는 원인이 될 수 있어, 불안정한 상태에 놓이게 된다. 가장 좋은 건 손목과 팔꿈치를 일직선상에 위치시켜 함께 지지할 수 있는 안정적인 자세를 만드는 것이다.

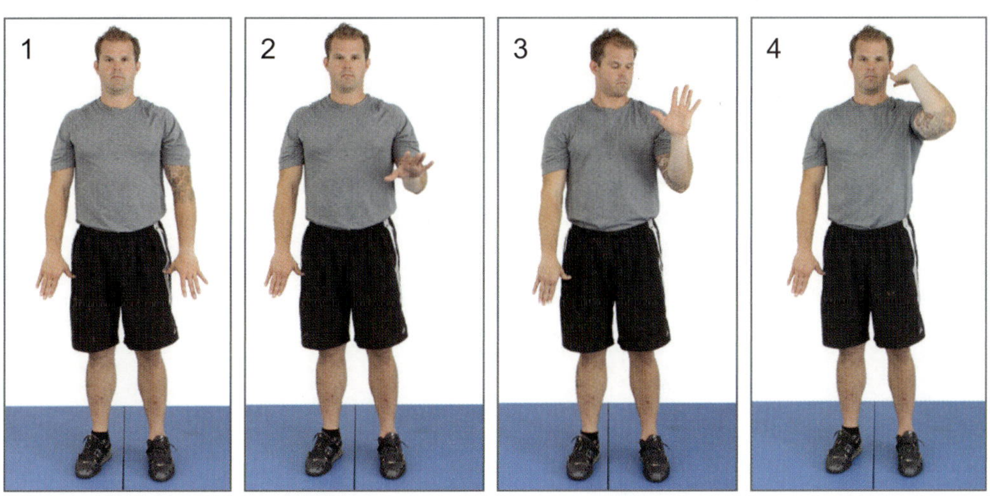

대부분의 경우 그립 너비를 찾기 위해 전통적인 프론트 랙 준비 자세를 사용하면 억지로 보상된 자세를 취하게 된다. 사진에서도 보이듯이 그립 너비가 너무 좁아서 팔꿈치를 손목과 일직선으로 만들 수 없다. 손목과 팔꿈치를 일직선으로 만드는 것은 외회전을 만들고 부하를 지탱하기 위해선 필수적이다.

이렇게 해보자. 손바닥은 전방을 향하게 한 뒤, 한 팔을 어깨 쪽으로 접고 팔꿈치를 90도로 들어올린 후 손바닥이 하늘을 보도록 뒤집는다(가끔 동료가 이 자세를 취할 수 있도록 도와줘야 할 수도 있다). 물론 조금 더 세밀한 교정이 필요하겠지만 이런 접근법은 그립을 조정할 수 있도록 도와준다.

손바닥이 앞쪽을 보게 해서 구부린다면(팔이 외회전되어 있는 자세), 손목과 팔꿈치가 일직선상에 놓이면서 팔꿈치는 양옆으로 벌어질 것이다. 또한 토크를 최대화하여 어깨를 안정적인 자세로 놓을 수 있다. 스쿼트 스탠스를 취하면서 편안하고 안정적인 자세를 찾기 위해 조금씩 변화를 줄 수도 있다. 대부분의 경우 이런 조정은 팔 길이와 어깨의 모빌리티에 따라 이루어진다.

*주의: '들어올리기(lift-out)'에 대해 더 자세한 설명을 보려면 180페이지의 백 스쿼트를 참고하자.

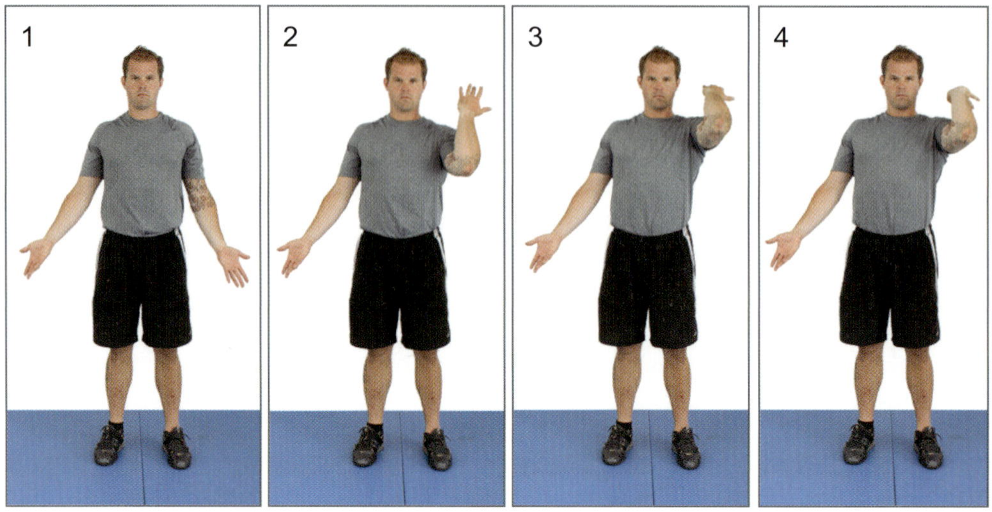

1단계: 프론트 랙 포지션

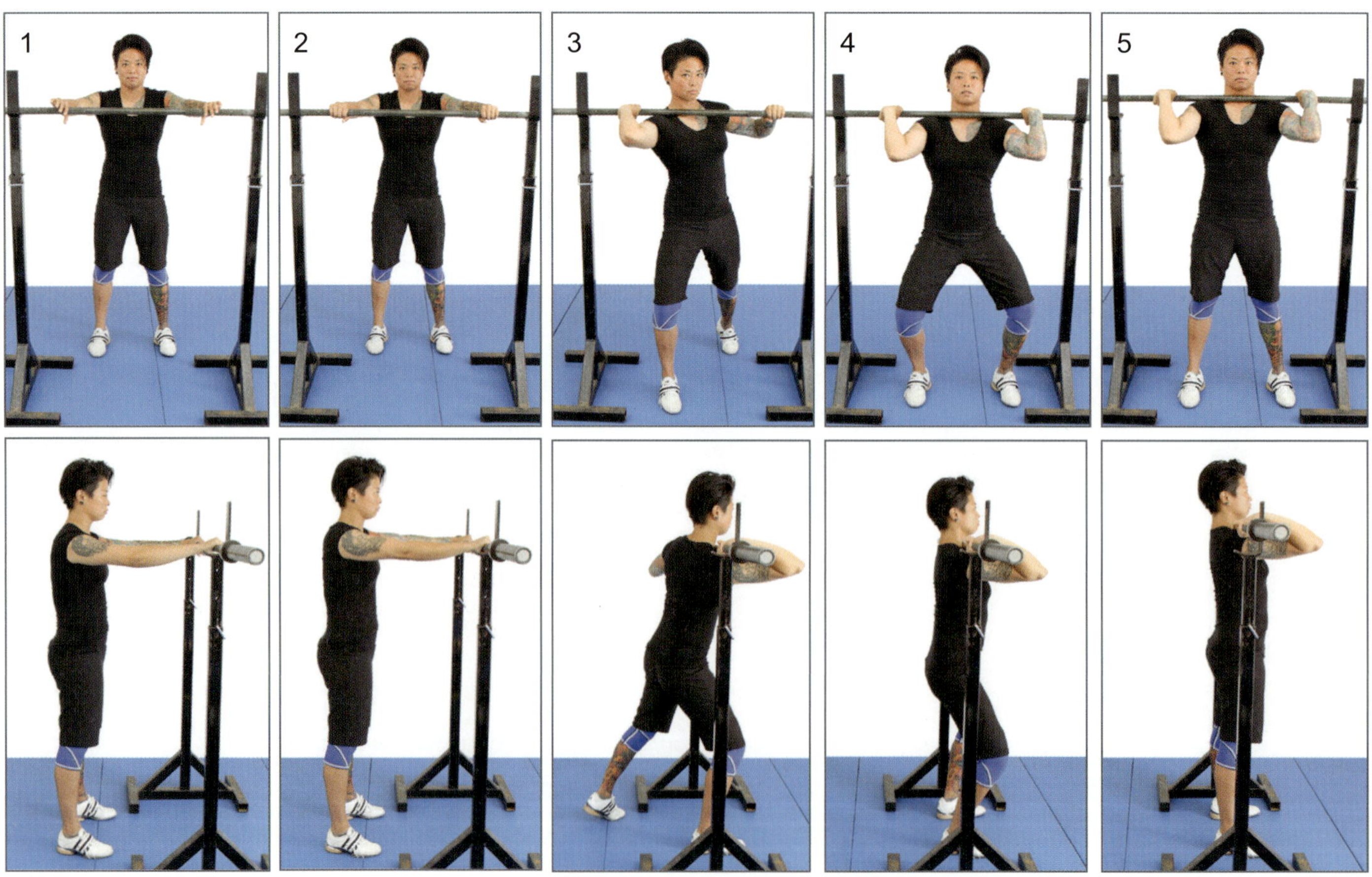

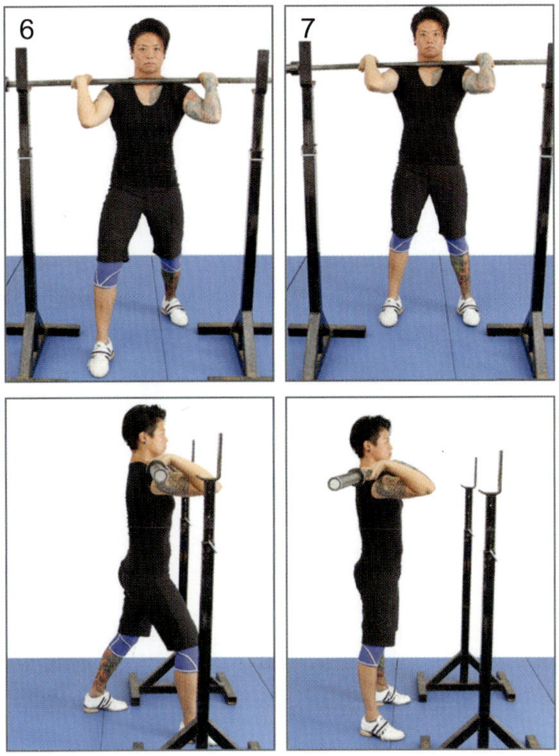

2단계: 뒤로 물러나기

1. 안정적인 어깨 자세를 만들 수 있을 만큼 충분한 너비로 바를 잡는다.
2. 외회전 토크를 만들어내기 위해 바를 손으로 조인다.
3. 가능한 최대 토크를 유지하여 한 발을 바 밑으로 디딘다. 디딘 발과 같은 쪽 팔을 바 밑으로 틀어 어깨와 팔이 바닥과 수평이 되게 한다. 중요한 것은 윗등에 긴장을 만들어낼 수 있게 어깨를 틀어올리는 것이다.
4. 반대쪽 발도 바 밑으로 디딘다. 스쿼트 스탠스를 어림잡으며 팔을 바 밑에서 들어올려 프론트 랙 포지션을 만든다. 바는 어깨와 손가락 위에 얹혀 있어야 하지만 무게를 지탱하기 위해 어깨를 앞으로 내밀어서는 안 된다.
5. 토크를 유지하기 위해 팔꿈치를 높게 유지하며 발을 바닥에 돌려 박아넣듯이 힘을 주고, 무릎을 바깥쪽으로 밀어낸 뒤, 랙에서 바를 곧게 들어올린다.
6. 뒤로 바르게 걸어 나온다. 다시 말하지만 매번 뒤로 물러설 때는 항상 같은 발이 먼저 나와야 한다.
7. 반대 발도 뒤로 물리며 스쿼트 스탠스를 잡는다. 발걸음은 짧으면서 신중해야 한다.

3단계: 프론트 스쿼트

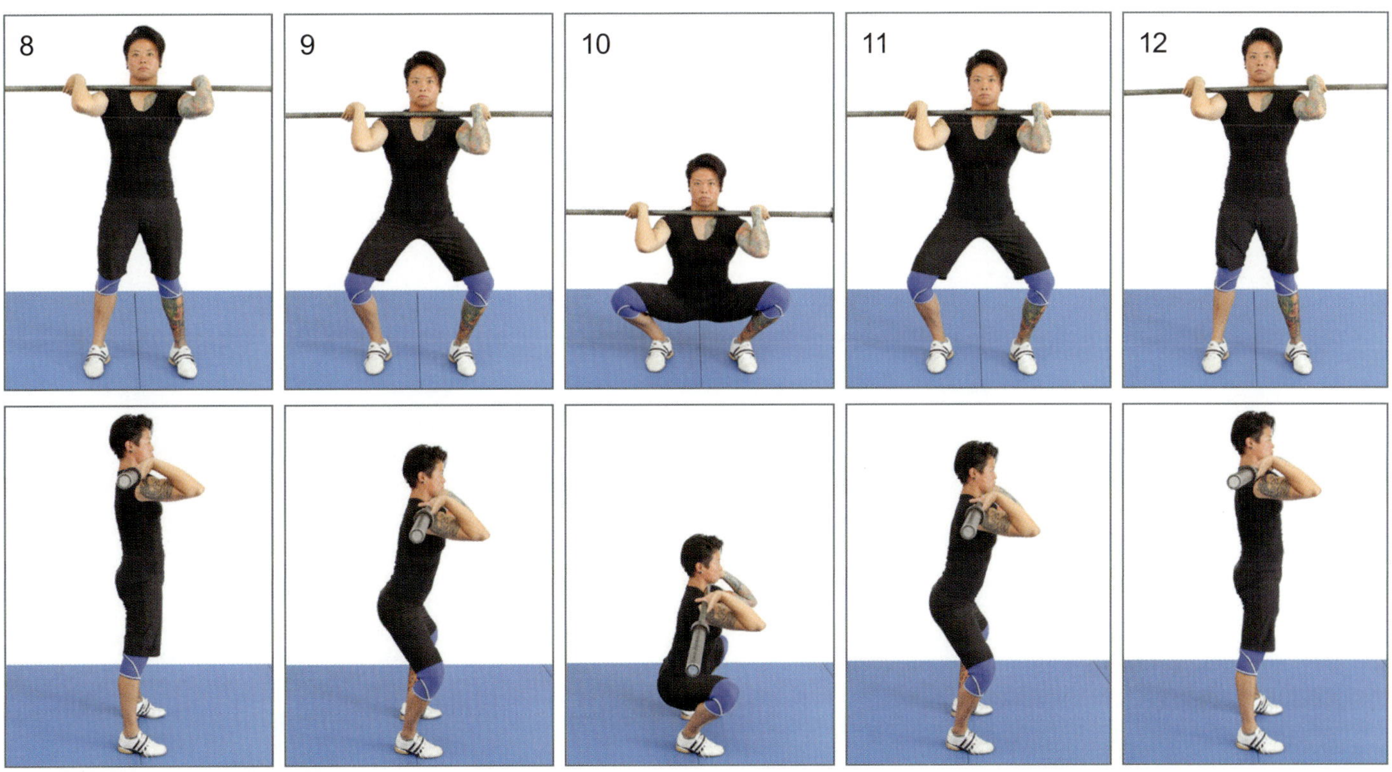

8. 자세를 정렬한다. 엉덩이를 조이고, 복부는 타이트하게, 발을 바닥에 돌려 박아넣듯이 힘을 줘서 고관절에 긴장을 만든다.
9. 팔꿈치는 위로 향하게, 무릎은 바깥으로 밀어내고, 햄스트링은 뒤로 약간 내밀어 두 발 사이에 엉덩이를 내려 앉는다. 머리는 뒤쪽으로 당기고 시선은 전방을 주시해서 토크와 긴장을 만든다.
10. 무릎을 바깥쪽으로 밀어내며 스쿼트 바닥 자세로 앉는다. 긴장이 유지되게끔 계속해서 팔꿈치를 높게 든다.
11. 몸을 꼿꼿하게 만들어 바닥 자세에서 일어난다. 올라오는 자세는 내려오는 자세와 비슷해야 한다.
12. 완전히 일어섰다면 엉덩이를 조이며 다시 처음 자세를 취한다.

자세 오류: 바깥으로 향한 팔꿈치

프론트 랙 2
아키타입

바깥으로 향하는 팔꿈치는 프론트 랙 아키타입과 관련 있다. 모빌리티를 교정하려면 제4부의 해당 아키타입 처방을 참고한다.

운동제어 교정:

프론트 랙의 역학과 그립 위치에 대해서는 189~190페이지의 안정적인 프론트 랙 어깨 준비 자세를 참고한다. 어깨와 고관절에서 외회전을 만들어내고 유지한다.

모빌리티 확보 부위:

흉추
전면어깨관절과 가슴
후면어깨관절과 광배근
팔의 아랫부위들 (팔꿈치와 손목)

프론트 랙 자세에서 손목이 어깨 안쪽으로 들어와 있다면 어깨관절이 아주 불안정한 위치에 있다는 뜻이다. 아래 사진에서 볼 수 있듯이 팔꿈치가 손목에 걸리는 엄청난 하중을 줄이기 위해서 양옆 밖으로 벌려져 나와 있다. 모든 것이 엉망인 경우 이렇게 된다. 사진에서는 어깨는 내회전되어 있고 윗등에는 더 이상 긴장이 형성돼 있지 않다. 이런 일을 겪는다면 팔목을 무딘 도끼로 다진 듯한 느낌이 들어서 아무것도 할 수 없어 리프팅을 중단한다 해도 이상하지 않다.

이 자세에서 배울 수 있는 것은 팔목이 팔꿈치와 일직선으로 놓이지 않으면 무거운 부하를 감당하거나 몸을 꼿꼿하게 유지시킬 수 없다는 것이다.

이런 문제점을 고치기 위한 운동제어 교정은 매우 간단하다. 안정적인 프론트 랙 자세를 만들기 위해 손을 조금씩 옆으로 밀어낸다. 운동제어 교정만으로 문제가 해결되지 않는다면 흉추의 신전(곧은 윗등)이나 어깨관절에서 외회전과 굴곡 가동범위가 부족한 것일 수도 있다.

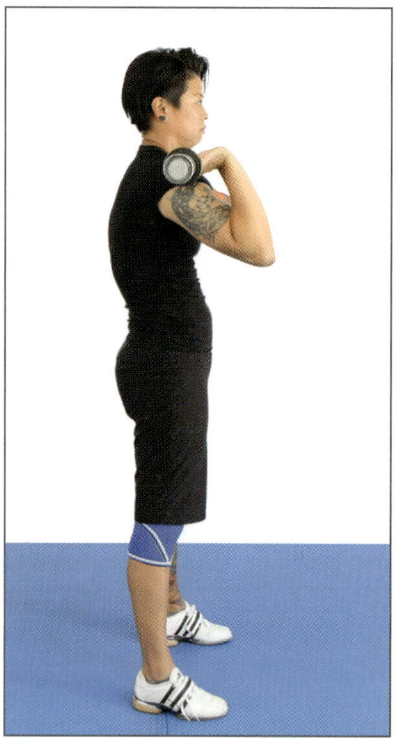

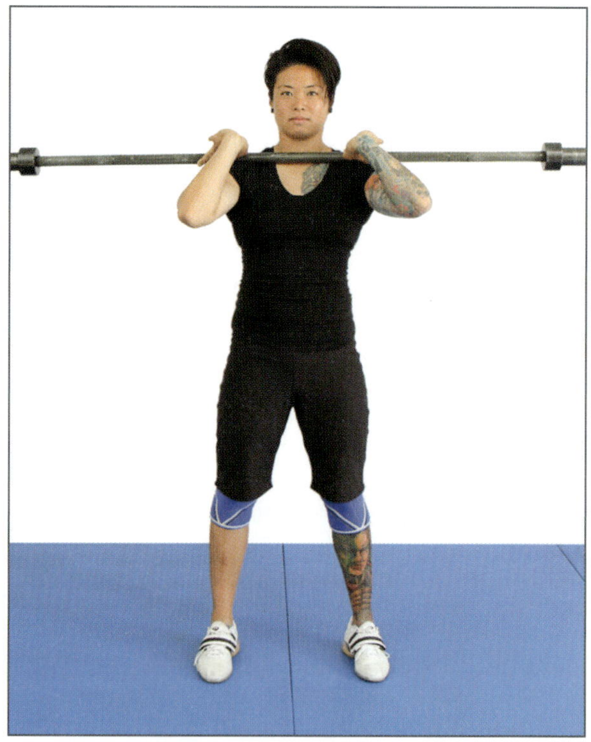

"팔꿈치를 올려라!"

프론트 스쿼트나 클린을 할 때 팔꿈치를 들어올리란 소리를 한다고 해서 자세가 고쳐지진 않는다. 리프팅을 실패하는 걸 막을 수는 있겠지만 자세의 오류 자체를 예방할 수 없을 것이다. 이 문제를 바로잡기 위한 유일한 방법은 이 문제를 체계적으로 접근하는 것이다. 몸통을 꼿꼿하게 유지하기 위한 충분한 토크를 만들어내고 있는가? 올바른 프론트 랙 자세를 취했나? 몸통이 꼿꼿한 상태에서 최대 깊이로 스쿼트 했나? 만일 리프팅을 실패하거나 바벨을 떨어뜨렸다면 이는 잘못된 랙 자세와 고관절 · 발목의 가동범위가 부족하기 때문일 것이다. 그러나 올바른 랙 자세를 취한다면 팔꿈치가 높이 올라가고 꼿꼿한 윗등을 유지할 수 있기 때문에 바벨을 떨어뜨리는 일 없이 동작을 수행할 수 있을 것이다.

자세 오류: 교차된 팔

팔을 교차한 프론트 랙 자세는 전통적으로 보디빌더들이 프론트 랙을 준비할 때 애용하는 자세다. 팔이 몸의 앞쪽에서 교차되도록 해서 어깨의 가동범위에 상관없이 바벨을 위한 받침대를 만드는 것이다. 이를 통해 보다 쉬운 프론트 랙 포지션을 만들 수 있다. 이런 변형 자세가 프론트 스쿼트의 자극을 주기는 하지만 어깨의 자세를 위태롭게 만들고 무엇보다 역동적인 동작으로 연결할 수 없다. 사실 대체로 보디빌더들은 역도를 수행하지 않기에 동작을 전환할 수 있느냐 아니냐가 중요한 문제는 아니다. 그러나 바에서 토크를 만들 수 없다는 것은 문제를 야기한다. 어깨는 내회전할 것이고 등은 앞쪽으로 말리게 되어 무거운 하중을 버티면서 중립 자세를 유지하기 어려울 것이다.

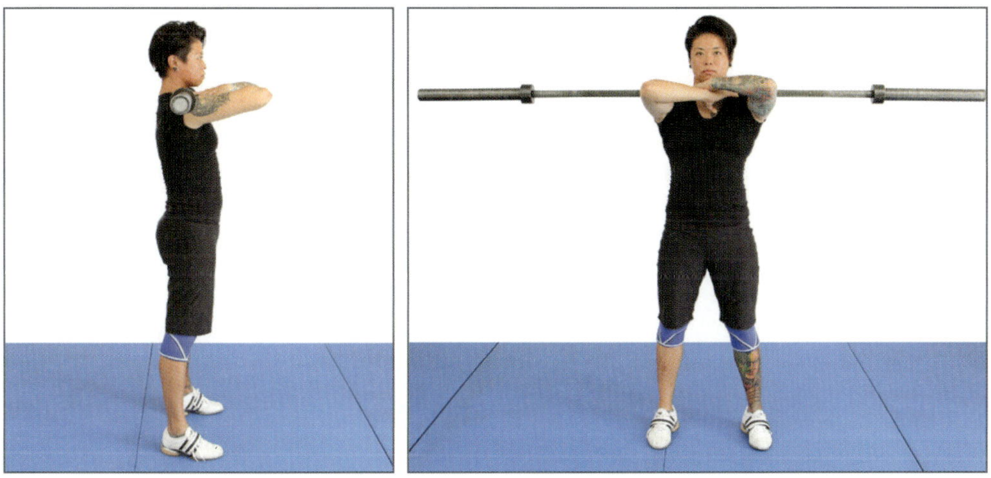

자세 오류: 앞으로 쏠리는 가슴

스쿼트에서 팔꿈치가 밑으로 쳐지고 가슴이 앞으로 쏠린다는 것은 고관절이나 어깨에서 토크를 만들어내지 못해서 불안한 프론트 랙 자세를 만들었다는 것을 의미한다. 혹은 어깨(굴곡과 외회전), 팔꿈치(굴곡), 손목(신전), 흉추(신전), 고관절(외회전), 발목(배굴) 중 하나 이상의 부분에서 가동범위를 잃어버렸다는 뜻이기도 하다.

스쿼트 1 아키타입 프론트 랙 2 아키타입

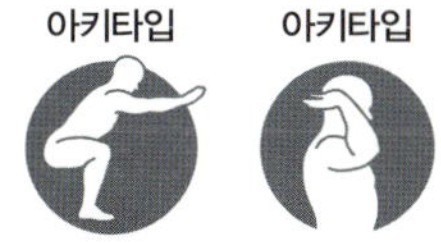

앞으로 쏠리는 가슴은 위의 아키타입과 관련 있다. 모빌리티를 교정하려면 제4부의 해당 아키타입 처방을 참고한다.

모빌리티 확보 부위:

- *프론트 랙*
  - 흉추
  - 전면어깨관절과 가슴
  - 후면어깨관절과 광배근
  - 팔의 아랫부위 (팔꿈치와 손목)
- *스쿼트*
  - 전면사슬근육(고관절과 대퇴사두근)
  - 후면사슬근육(햄스트링)
  - 종아리와 아킬레스건
  - 내측사슬근육(내전근)

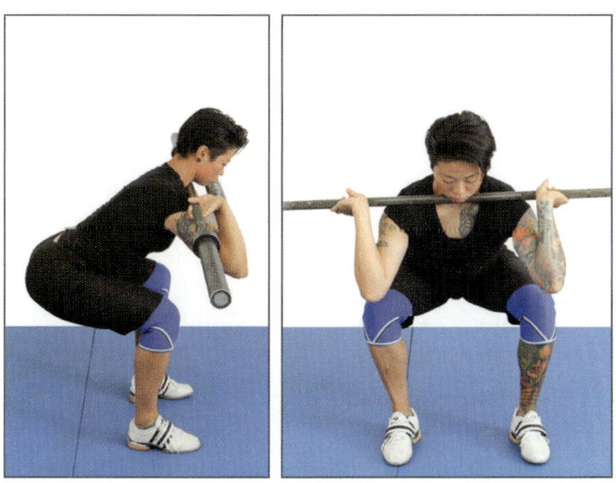

운동제어 교정:

프론트 랙 역학과 그립 위치에 대해서는 189~190페이지의 안정적인 프론트 랙 어깨 준비 자세를 참고하자. 어깨와 고관절에서 외회전을 만들어내고 유지한다.

오버헤드 스쿼트

스쿼트 1 아키타입 / 오버헤드 아키타입

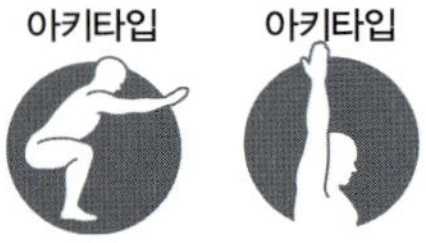

오버헤드 스쿼트는 위의 아키타입과 관련 있다. 오버헤드 스쿼트와 관련된 일반적인 제한들을 개선하려면 제4부의 해당 아키타입 처방을 참고한다.

감춰진 약점을 파악할 때 오버헤드 스쿼트만한 것이 없다. 오버헤드 스쿼트는 스쿼트의 변형 동작 중에서 가장 난이도가 높은 스쿼트이다. 프론트 스쿼트에서는 바를 몸의 앞에 두었다. 오버헤드 스쿼트에서는 바를 머리 위로 들어올려서 안정화 시켜야만 한다. 오버헤드 스쿼트만큼 몸통을 안정시키고, 토크를 만들어내는 능력을 테스트하고, 가동범위의 한계를 적나라하게 드러내는 운동은 없을 것이다. 백 스쿼트를 수행할 때는 감추어져 있던 약점이 프론트 스쿼트를 수행할 때 드러나듯, 오버헤드 스쿼트는 프론트 스쿼트를 능가하는 진단 도구다. 다양한 운동제어 능력 문제나 모빌리티 제한을 숨기는 가면들이 오버헤드 스쿼트라는 용광로의 문을 여는 순간 재가 되어 날아가버릴 것이다.

고관절에서 외회전이 부족하거나 발목의 배굴이 부족하다고 가정해보자. 프론트 스쿼트를 했을 때 우리 몸은 몸통을 살짝 튀어나오게 해서 고관절과 발목의 잃어버린 모빌리티 대신 하려고 할 것이다. 프론트 랙 자세도 좋고, 척추도 꼿꼿하다면 다소 모빌리티는 잃어버렸더라도 프론트 스쿼트를 수행할 수 있다. 그러나 오버헤드 스쿼트를 수행하면 보이지 않는 결점들이 드러난다. 오버헤드 스쿼트의 앉은 자세에서 몸통이 기울어져 어긋나는 순간 어깨관절이 불안정해지고 고정이 안 되어서 바가 머리 위에서 위태롭게 흔들릴 것이다.

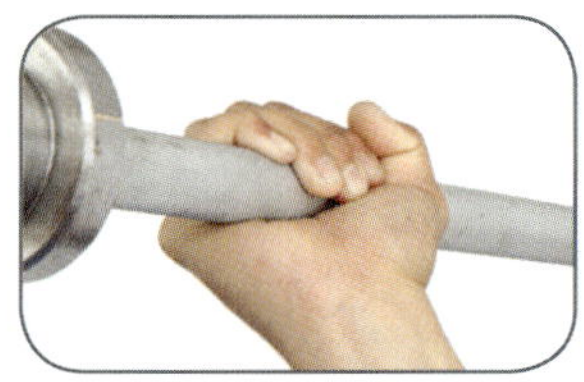

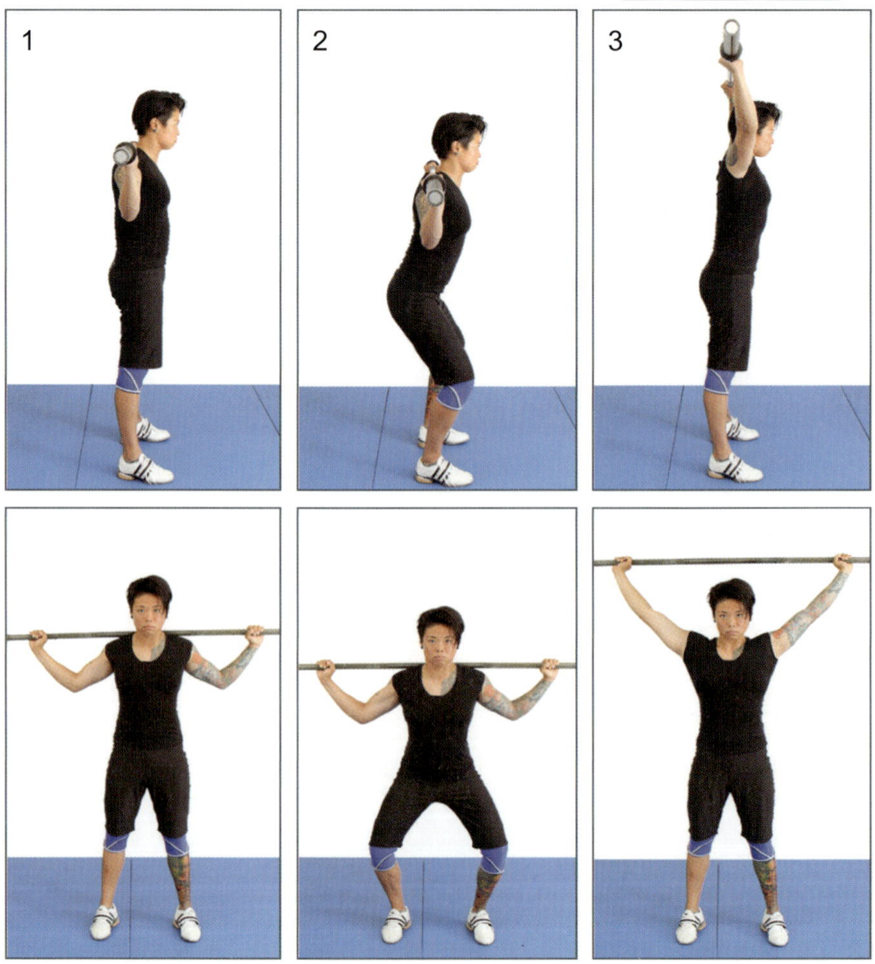

1. 스내치 그립을 취하고 백 스쿼트를 하듯 첫 동작을 시작한다. 바를 잡으면서 토크를 발생시켜서(바를 부러뜨릴 듯이 잡는다) 들어올리고 뒤로 물러선다. 바가 윗등의 선반에 위치하게끔(182페이지 제시 버딕의 백스쿼트 선반 테스트 참고) 놓고 팔꿈치와 팔목이 수직으로 놓이게 한다. 머리를 중립 자세로 유지하고 윗등에 긴장을 만들기 위해 목을 바 쪽으로 당겨 머리 높이를 유지한다. 그 후에 스쿼트 스탠스를 잡고, 엉덩이를 조이고, 복부를 타이트하게, 발은 바닥에 돌려 박아넣듯이 힘을 준다.
2. 무릎은 바깥으로 밀어내고 햄스트링을 살짝 뒤쪽으로 내민다. 척추를 꼿꼿하게 유지하며 스쿼트를 시작할 때처럼 두 발 사이로 엉덩이가 들어가게 앉는다. 잊지 마라, 무릎은 앞이 아니라 바깥을 향해야 한다.
3. 무릎과 고관절을 신전시키면서 바를 머리 위로 밀어 올린다. 안정적인 어깨 자세를 유지하기 위해 겨드랑이가 앞쪽을 향하게 외회전시키고 계속해서 바에 토크를 만들어낸다. 바가 머리 위해서 안정되면 다시 한 번 자세를 정비한다(엉덩이를 조이고, 복부에 힘을 주고 발을 바닥에 돌려 박아넣듯이 힘을 준다). 사진에서는 바가 손바닥 가운데에 놓여 있고 손목이 앞이나 뒤로 구부러지지 않은 상태로 전완과 일직선임을 주목한다.

아주 특출한 테크닉으로 오버헤드 스쿼트를 한다는 것은 브레이싱Bracing(보강)과 토크의 근본적인 원칙을 제대로 이해하고 있음은 물론 어깨관절, 고관절과 발목에 완전한 가동범위를 가지고 있음을 의미한다. 그래서 PVC 파이프로 하는 오버헤드 스쿼트가 인기 있는 진단 도구가 된 것이다. 능력 있는 코치는 2초 안에 운동제어 능력상의 문제점과 모빌리티의 제한을 발견할 것이다.

모든 동작과 마찬가지로, 핵심은 (PVC파이프나 빈 바벨처럼) 가벼운 무게로 수행하는 오버헤드 스쿼트에 익숙해지고 더 무거운 무게나 더 많은 대사 요구에도 바른 자세를 유지하는 능력을 가지는 것이다.

*주의: 오버헤드 스쿼트에는 백 스쿼트, 프론트 스쿼트처럼 랙에서 무게를 들어올려 뒤로 물러나는 예비단계가 있지만, 리프팅을 하기에 앞서 오버헤드 자세로 중량을 들어올릴 수 있는 힘이 필요하다. 그렇게 하기 위해서, 중량을 푸시 프레스나 푸시 저크로 들 수 있다. 푸시 프레스(딥과 드라이브)는 가벼운 무게를 들어올리는 데 좋고 보다 많은 무게나 많은 횟수를 수행하려면 푸시 저크가 에너지를 덜 쓰게 하기 때문에 적합한 방법이다.

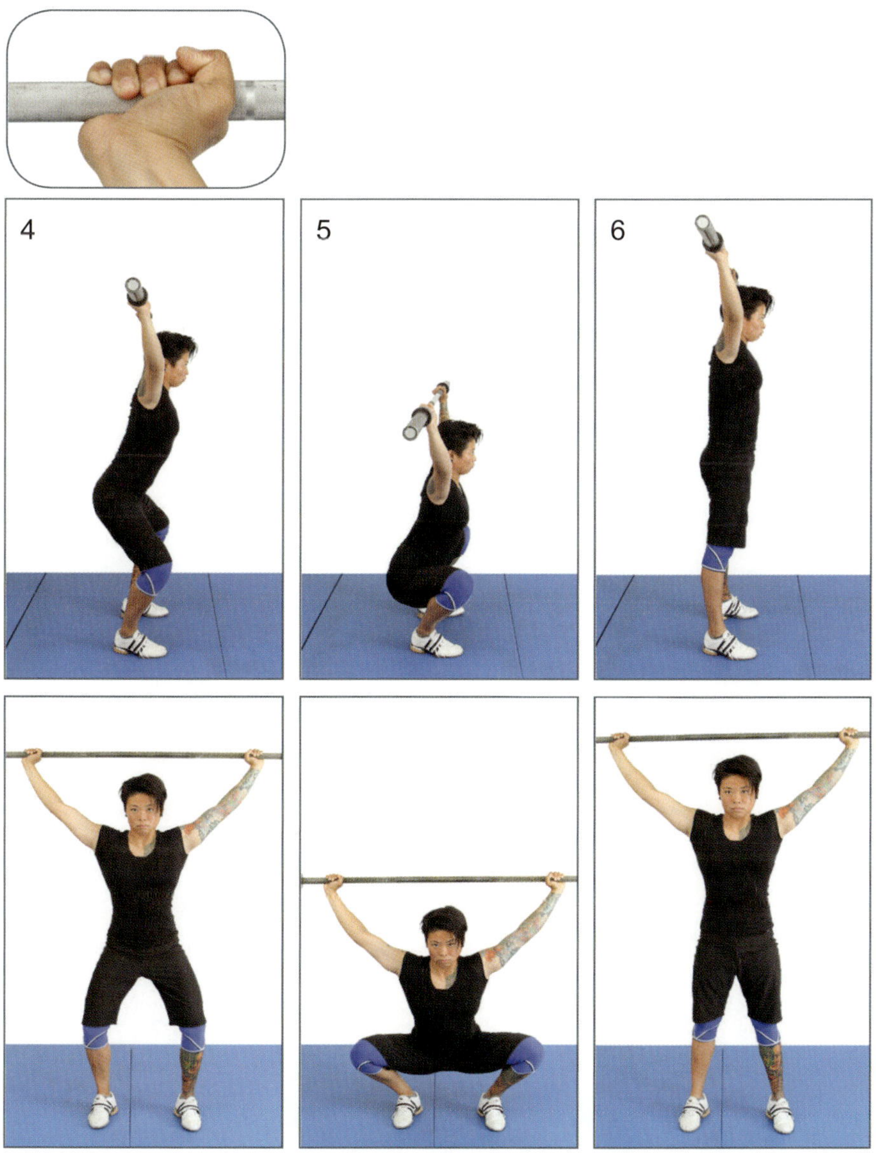

4. 어깨를 안정적인 자세로 유지하고 햄스트링을 뒤로 살짝 내민다. 가동범위의 한계까지 무릎을 바깥으로 밀어내고 천천히 발 사이로 엉덩이가 들어가도록 앉는다.

5. 계속해서 의식적으로 무릎을 바깥쪽으로 밀어내면서 바닥 자세까지 내려간다. 머리 위의 중량을 안정시키기 위해 내려간 상태에서 멈춰야 한다면 그것도 좋은 방법이다. 중요한 건 바닥 자세에서 반동을 이용해 튀어오르거나, 가슴을 앞으로 기울이거나, 바가 무게중심에서 뒤로 혹은 앞으로 향하지 않게 하는 것이다.

6. 고관절과 무릎을 펴서 시작 자세로 돌아간다.

*주의: 동작을 다시 반복한다면 처음 자세부터 로드 오더 시퀀스(순차적인 중량 부담 과정)를 거치도록 한다. 한 세트를 끝냈다면 무게를 목 뒤로 받거나 몸 앞쪽으로 받는다. 전자는 빈 바 무게 정도로 매우 가벼운 무게로 운동을 했을 때만 가능하다. 무거운 무게를 받는다면 몸 앞쪽으로 받도록 한다. 경추로 300파운드(136킬로그램) 이상의 무게를 받는 것은 절대로 안 된다.

자세 오류: 어깨 으쓱하기

운동제어 능력 교정:
바에서 토크를 만들어내며 손목은 중립 자세로 유지하고, 겨드랑이를 앞쪽으로 향하게 하여 외회전한다. 바가 몸의 무게중심과 동일 선상에 정렬하도록 만든다.

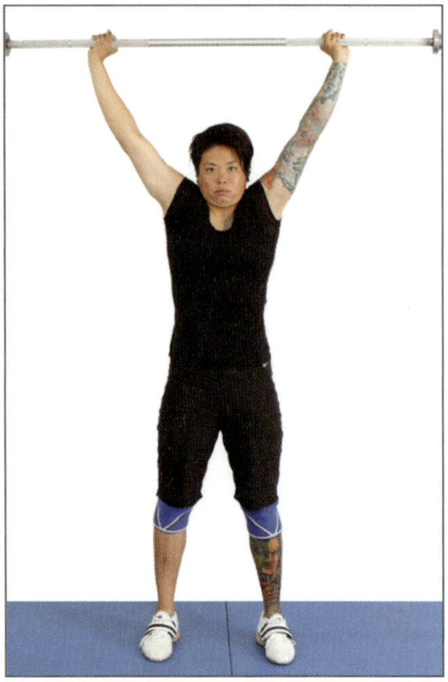

대부분의 사람들은 안정적인 포지션을 만들려고 자신의 어깨를 귀까지 으쓱하는 실수를 저지른다. "어깨를 으쓱하라(쉬러깅하라)."라는 것은 한동안 코치들이 선수들에게 가르쳐온 무의미한 가르침이다. 어깨를 바른 자세로 안정시킬 수 있는 유일한 방법은 겨드랑이가 앞을 보게 하여 외회전 토크를 만들어내는 것뿐이다. 어깨를 귀까지 으쓱하는 것은 내회전을 유발하여 불안정한 자세를 취하게 만드는 것 밖에 안 된다.

자세 오류: 구부러지는 팔꿈치

운동제어 교정:
바에서 토크를 만들어내고 손목을 중립 자세로 만든다. 겨드랑이를 앞으로 향하게 해서 외회전하고 팔꿈치를 완전히 편다.

모빌리티 확보 부위:
흉추
어깨관절의 후면부와 광배근
어깨관절의 전면부와 가슴

머리 위에서 팔을 고정시키지 못한다면 어깨를 안정적으로 만드는 자세를 모르거나 어깨의 내회전에 문제가 있다는 뜻이다. 팔꿈치를 구부려서 어깨를 내회전하면 어깨, 광배근과 윗등의 긴장을 감소시켜버린다. 이런 보상작용이 오버헤드 자세를 취할 수 있도록 해주지만 어깨를 불안정한 자세로 만들 뿐 아니라 풀업, 프레스, 데드리프트 같은 당기는 동작에 나쁜 운동패턴을 독처럼 퍼트리게 된다. 결국 출력을 잃게 되고 팔꿈치 부상과 고통에 노출될 것이다.

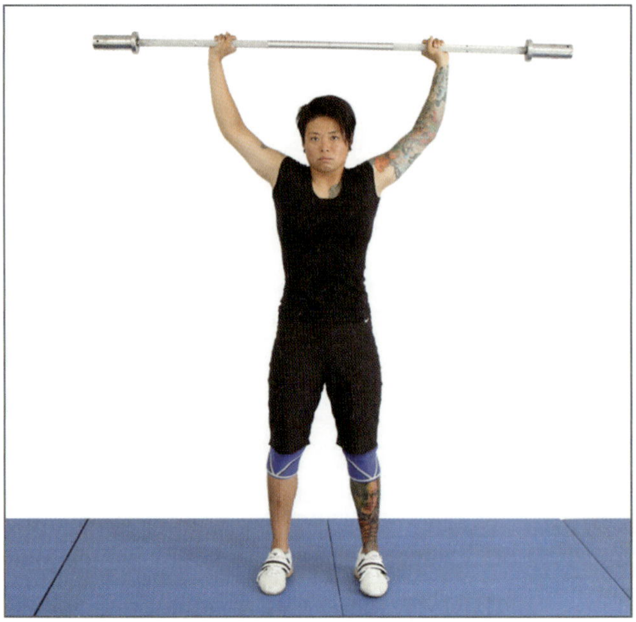

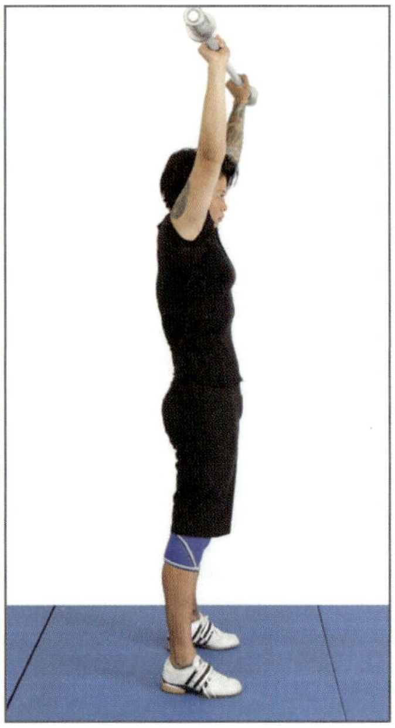

자세 오류: 그립

손목 통증은 흔히 오버헤드 스쿼트와 관련 있다. 이는 잘못된 그립 때문이다. 아래 사진에서 볼 수 있듯이 손목이 뒤로 꺾여 있으면 손가락이 무게를 지탱해서 손목에 심각한 부하를 주게 된다. 대부분의 경우 선수들은 이런 그립을 사용하는데 어깨의 가동범위가 부족하기 때문이다. 머리 위로 밀어 올릴 때 어깨를 안정적으로 만들지 못한다면 바의 균형이 몸의 중심에서 벗어나버리고 다시 균형을 잡기 위해 손목이 뒤로 꺾일 것이다. 손목 통증뿐만 아니라 이 잘못된 그립은 바에서 토크를 만들어내는 것을 어렵게 만들어서 안정성과 출력에 지장을 초래한다.

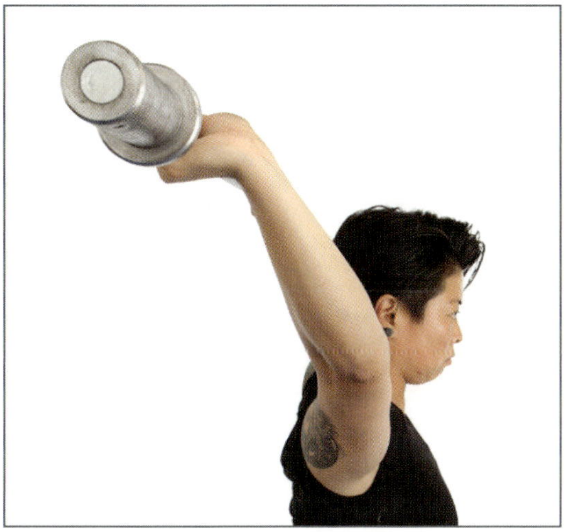

오버헤드
아키타입

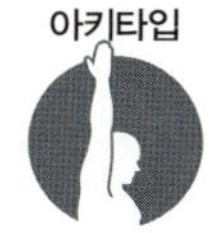

그립 오류는 오버헤드 아키타입과 관련 있다. 모빌리티를 교정하려면 제4부의 해당 아키타입 처방을 참고한다.

운동제어 교정:

손바닥 가운데에 바를 위치시키고 손목을 중립 자세(곧은 자세)로 만든다. 바가 고관절과 어깨 위에서 중심을 잡게끔 만든다.

모빌리티 확보 부위:

흉추
어깨관절의 후면부와 광배근
어깨관절의 전면부와 가슴
제 1 늑골

자세 오류: 앞으로 쏠리는 가슴

가동범위 부족이든 어깨를 바른 자세로 만들지 못해서든, 가슴이 앞으로 쏠린다면 어깨의 고정이 풀릴 것이고 오버헤드 균형을 잡는 것도 어려워질 것이다. 이러면 자세가 불안정해진다. 어깨의 고정이 풀린다고 느껴지면 동작을 멈추고 자세를 다시 잡는다. 깊숙이 앉을수록 부상 위험성도 더욱 커진다.

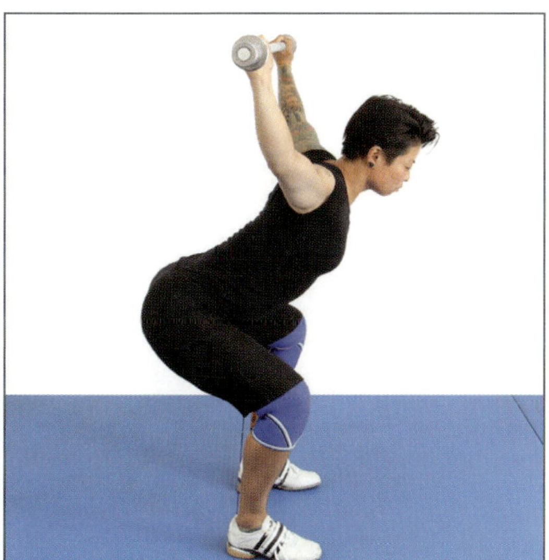

스쿼트 1
아키타입

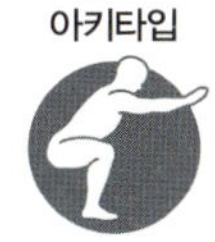

오버헤드
아키타입

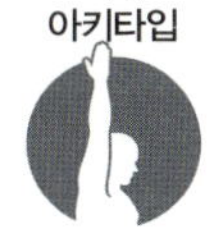

앞으로 쏠리는 가슴은 위의 아키타입과 관련 있다. 모빌리티를 교정하려면 제4부의 해당 아키타입 처방을 참고한다.

운동제어 능력 교정:

토크를 만들고 모든 가동범위에서 해당 토크를 유지한다.
팔을 완전히 펴서 고정하고, 바에서 토크를 만들고, 겨드랑이가 앞을 향하게 해서 어깨를 안정적인 자세로 만든다.

모빌리티 확보 부위:

전면사슬근육(고관절과 사두근)
후면사슬근육 상부(둔부)
내측사슬근육(내전근)
후면사슬근육 하부(햄스트링)
종아리와 아킬레스건

데드리프트

스쿼트 2 아키타입 행 아키타입

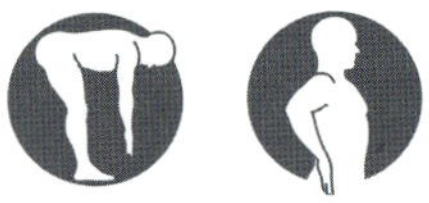

데드리프트는 위의 아키타입과 관련 있다. 데드리프트와 관련된 일반적인 제한들을 개선하려면, 제4부의 해당 아키타입 처방을 참고한다.

데드리프트는 운동뿐만 아니라 노동에서도 흔하고도 매우 중요한 동작이다. 사람을 들것에 실어 들어올리는 소방관, 전장에서 탄약상자를 집기 위해 허리를 굽히는 군인이나, 전기톱을 집어 드는 공사장 인부들은 모두 부지불식 간에 데드리프트를 하고 있다.

바닥에 있는 물건을 집어 들기 위해 몸을 앞으로 숙일 때마다, 데드리프트를 수행한다. 그러나 데드리프트를 정확하게 이해하고 수행하는 사람은 소수에 불과하다. 많은 사람들이 무언가를 집어 들기 위해 몸을 숙일 때, 등을 구부린다는 사실은 왜 많은 사람들이 왜 허리 통증으로 고통 받고 있는지를 설명한다.

어떻게 해야 바른 자세로 데드리프트를 할 수 있는지 이해하고 있는 사람들은 등 통증을 거의 겪지 않는다. 여기서 바른 자세란, 몸에 단단히 힘을 줘서 보강하고, 토크를 만들고 가동범위 때문에 자세를 망가뜨리지 않는 것을 의미한다. 이런 사람들은 무언가를 들어올릴 때 어떤 상황에서도 적용시킬 수 있는 모델을 갖고 있다. 데드리프트를 준비하는 방법을 잘 안다면 허리에 무리를 주지 않고 바닥의 무거운 물체를 집어들 수 있는 방법을 알고 있는 것이다.

데드리프트 가동범위 테스트

스트레이트 레그 데드리프트 테스트

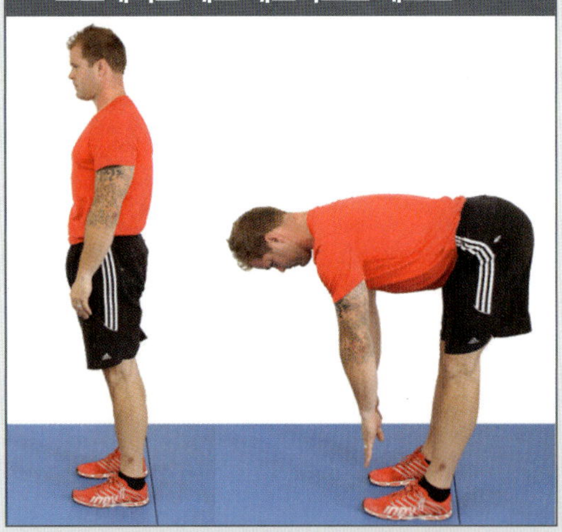

롱 싯 테스트

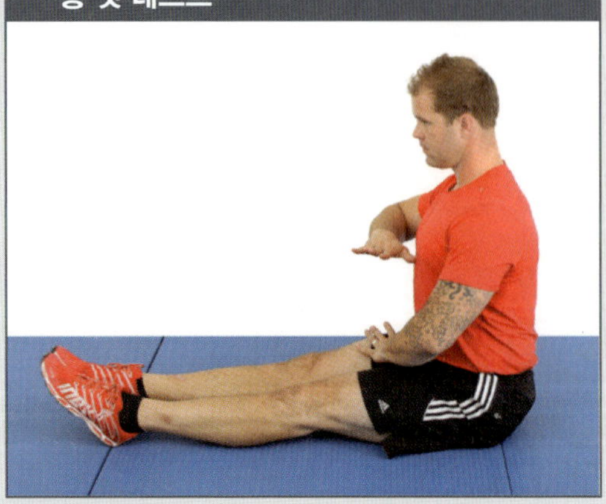

올바른 데드리프트 테크닉에 관한 모빌리티를 파악하려면, 후면사슬근육, 특히 고관절과 햄스트링, 등의 가동범위를 파악하는 것이 중요하다.

가장 좋은 방법은 등을 평평하게 하고 다리를 곧게 편 상태에서 고관절을 앞으로 접는 것이다. 등이 구부러지지 않고 어깨가 내회전되지 않은 상태에서 바벨을 잡을 수 있다면, 완전한 가동범위를 가지고 있고 데드리프트를 시작하기 딱 좋은 상태라는 의미다. 만약 바까지 손이 닿지 않는다면, 202페이지의 '니 포워드 준비 자세knees-forward setup'를 참고하자.

후면사슬의 가동범위를 측정하는 다른 방법도 있다. 먼저 다리는 앞으로 쭉 뻗은 뒤 바닥에 앉는다. 몸통에 단단하게 힘을 주고, 허리를 똑바로 펴고, 다리를 길게 쭉 펴고 앉을 수 있어야 한다. 여기서 무릎이 구부러지거나, 등이 말리거나 꼿꼿하게 앉을 수 없다면 이는 후면사슬의 가동범위가 부족하거나 운동제어에 문제가 있음을 말해주는 결정적인 증거다.

이것을 고전적인 유연성 테스트sit and reach test와 혼동하면 안 된다. 보통 체육 수업에서 발바닥을 박스에 대고 이를 악물고 최대한 손이 발끝에 닿도록 하는 테스트를 받아봤을 것이다. 몸통을 보강하고 고정하는 원리를 알게 된다면 이 유연성 테스트가 별 쓸모없다는 것을 깨달을 것이다. 기능적인 가동범위나 운동제어와 관해서 내 몸의 문제가 무엇인지 알려주는 것이 없기 때문이다. 다만 허리를 얼마나 잘 말아서 자세를 엉망으로 만드는 데에 능숙한지는 알려줄 것이다.

스트레이트 레그 데드리프트가 측정 수단으로 더 적절하다. 카약과 조정을 전문적으로 하는 선수가 아니라면 앉은 상태에서 이 동작을 할 일이 별로 없다. 그래서 몸통과 같이 무게를 지지할 수 있는 요소를 더하면 좀 더 동작이 현실적일 것이다.

등을 보호하고 힘의 생산을 최대화하려면, 어떤 상황에서도 바른 자세를 유지할 수 있도록 도와주는 기본적인 동작패턴을 의식해야 한다. 매번 데드리프트를 할 때마다 동작의 결과가 동일 하려면 데드리프트 준비 자세를 몸에 최적화시켜 습관으로 만들어야 한다. 피곤하든, 스트레스가 쌓였든 혹은 둘 다이건 간에 최소한의 리스크로 최고의 파워를 낼 청사진(모범이 될 바른 자세)을 가지고 있어야 한다.

데드리프트는 스쿼트와 같은 로드 오더 시퀀스(순차적인 중량 부담 과정)와 운동 원리를 공유한다. 몸통을 보강해서 토크를 만들고, 고관절과 햄스트링에 무게를 싣는다. 정강이는 최대한 수직으로 유지하고, 발 중심에 무게를 분배한다(164페이지 에어 스쿼트 참고). 이러한 유사점 덕분에 데드리프트는 쉽게 배울 수 있다. 카테고리 1에서 소개하는 모든 동작과 마찬가지로 데드리프트는 가동범위의 제한과 운동제어 오류를 진단할 수 있는 수단이다(데드리프트에서 척추의 잘못된 자세와 후면사슬의 제한을 확인할 수 있다). 그러나 데드리프트를 시작하기 전에 준비 자세를 최적화하는 방법에 대해서 완벽하게 배울 필요가 있다.

탑 다운 준비 자세Top-Down Setup

'탑 다운 준비 자세'는 바닥에서 무게를 들어올리는 가장 쉽고 효과적인 방법이다. 시작 자세에서 척추를 정렬해 척추에 걸리는 부하를 최소화하며 바벨, 덤벨이나 무거운 물체를 잡기 전에 몸통의 안정성을 최대화한다. 다시 말하자면 에어 스쿼트와 동일한 브레이싱 시퀀스(몸통의 보강 과정)이다. 사람들이 주로 저지르는 문제는 몸을 구부리고, 그립을 잡고 나서야 척추를 정렬하고, 고관절을 올바른 자세로 만들려는 것이다. 만약 앞으로 등을 구부린 상태에서 데드리프트를 준비한다면, 바닥 자세에서 다시 등을 평평하게 만들어야 한다. 이 동작은 스쿼트 바닥 자세에서 척추를 보강하려는 것이나 다를 바 없다. 이 상태에서는 등을 평평하게 만들어도, 윗등에 긴장을 주지 못하거나 척추에 안정성이 부족해져서 자세가 엉망진창이 된다.

데드리프트를 정확하게 수행하려면, 중량을 들어올리기 전에 긴장을 최대한 줘서 자세의 모든 누수를 막아야 한다. 적극적으로 긴장을 줘야 한다. 준비 자세에서, 특히 윗등, 고관절, 햄스트링이 긴장을 잃는다면 그 부분에 다시 부하를 줄 수 있도록 무릎을 조정해야 한다(202페이지 '니 포워드 준비 자세Knee-Forward setup'를 참고).

요점은 다음과 같다. 더 많은 긴장을 만들어낼수록 데드리프트에 더 많은 힘을 쓸 수 있고 부상을 입을 가능성도 줄어든다. 어깨를 안정시키고, 고관절과 햄스트링에 긴장을 주고 그립을 쥐어서 단번에 바벨을 당긴다(201페이지 7 참고). 바를 들어올리기 전에 바를 살짝 띄어 올리도록 한다. 예를 들어 135파운드(61킬로그램) 바를 사용한다면, 바에 130파운드의 긴장을 줘야 한다. 긴장을 만들어낼 때 바와 플레이트가 부딪쳐서 나는 '딸깍' 소리를 듣고 느낄 것이다. 이는 긴장을 만들어냈고 동작을 수행할 준비가 되었다는 신호다.

탑 다운 준비 자세

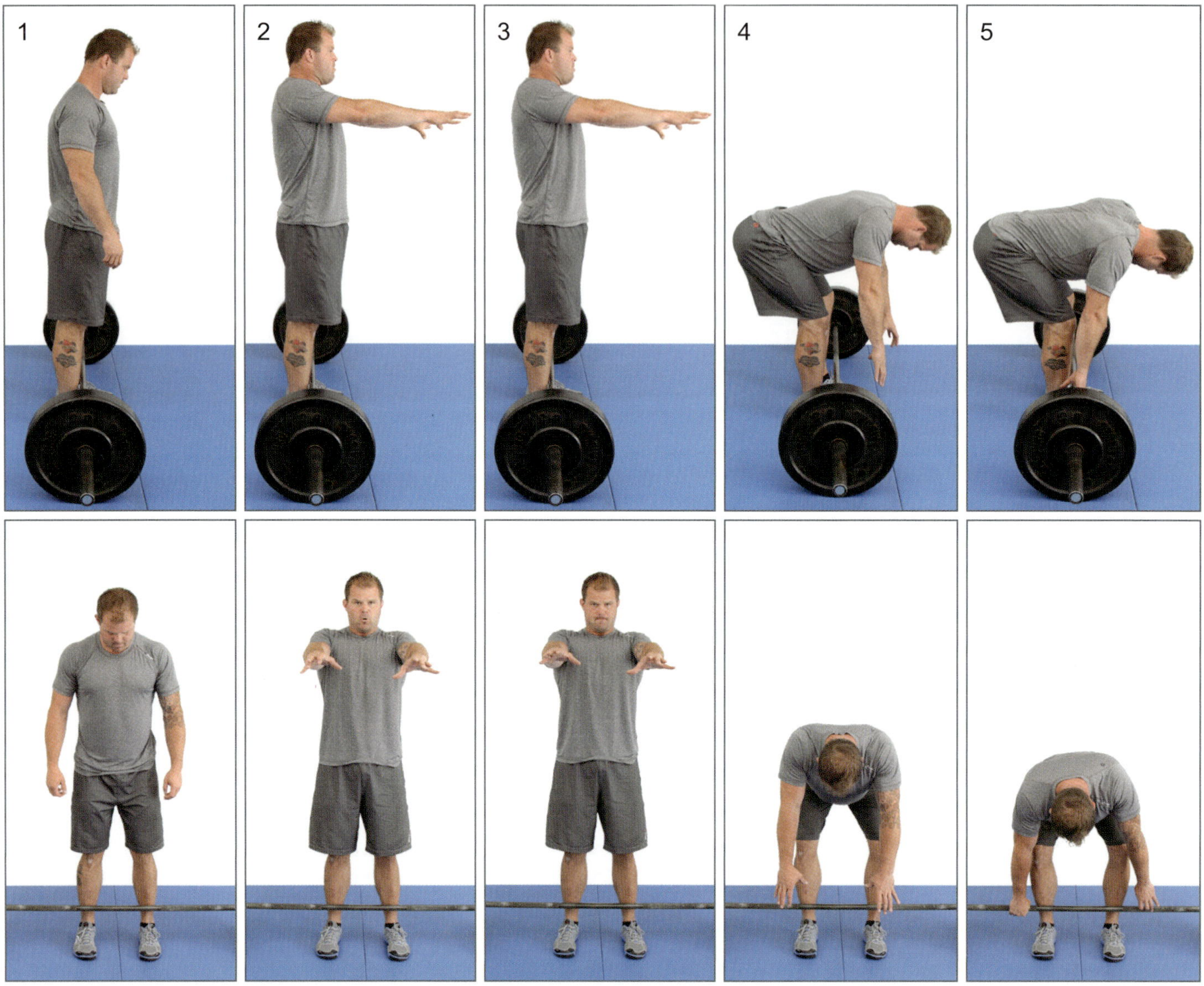

1. 데드리프트 스탠스를 만들려면 정강이를 바에 가까이 대고 발은 정확히 골반 너비로 벌린다. 바는 발의 중심을 정확히 가로질러야 한다. 발끝은 정면을 향하도록 해야 하며 스쿼트 스탠스보다 조금 좁게 스탠스를 만든다. 이는 점프를 반복할 때나 달리기할 때의 발 간격과 유사하다.

2. 에어 스쿼트와 동일한 순서인 로드 오더 시퀀스(하중 부담 과정)를 거친다. 골반을 중립 위치에 두기 위해 엉덩이를 조이고, 발을 바닥에 돌려 박아넣듯 단단히 고정한다. 팔을 들고, 팔을 외회전시키는 동안 어깨를 뒤쪽으로 당기고 호흡을 들이마신다.

3. 어깨를 안정화시켰으면, 흉곽을 골반 쪽으로 내려서 몸통을 단단하게 유지하고 호흡을 내뱉는다.

4. 등을 평평하게 유지하고 햄스트링은 뒤쪽으로, 고관절은 바를 잡을 때까지 혹은 한계 가동범위에 이를 때까지 전방을 향해 구부린다.

*주의: 만약 고관절, 햄스트링의 모빌리티 부족으로 척추 자세를 무너뜨리지 않고는 바벨을 잡을 수 없다면 202페이지 니 포워드 준비 자세(knee forward setup)를 참고하자.

5. 바는 한 번에 한 손씩 손바닥이 자신을 바라보도록, 정강이 바로 바깥쪽에 그립을 쥔다. 이렇게 하면 고관절, 햄스트링, 윗등에 긴장이 유지될 동안 바를 훅 그립으로 잡을 수 있다(203페이지 참고). 그립의 위치는 다리에서부터 엄지손가락 길이 정도 떨어진 간격이 좋다. 핵심은 무릎을 밖으로 밀어낼 정도로 충분한 여유를 확보하는 것이다. 무게를 들어올리기 전에, 자세를 잡고 무릎을 최대한 바깥쪽으로 밀어내서 팔이 방해 받지 않는지 확인한다.

고관절과 햄스트링 준비하기 / 들어올리기

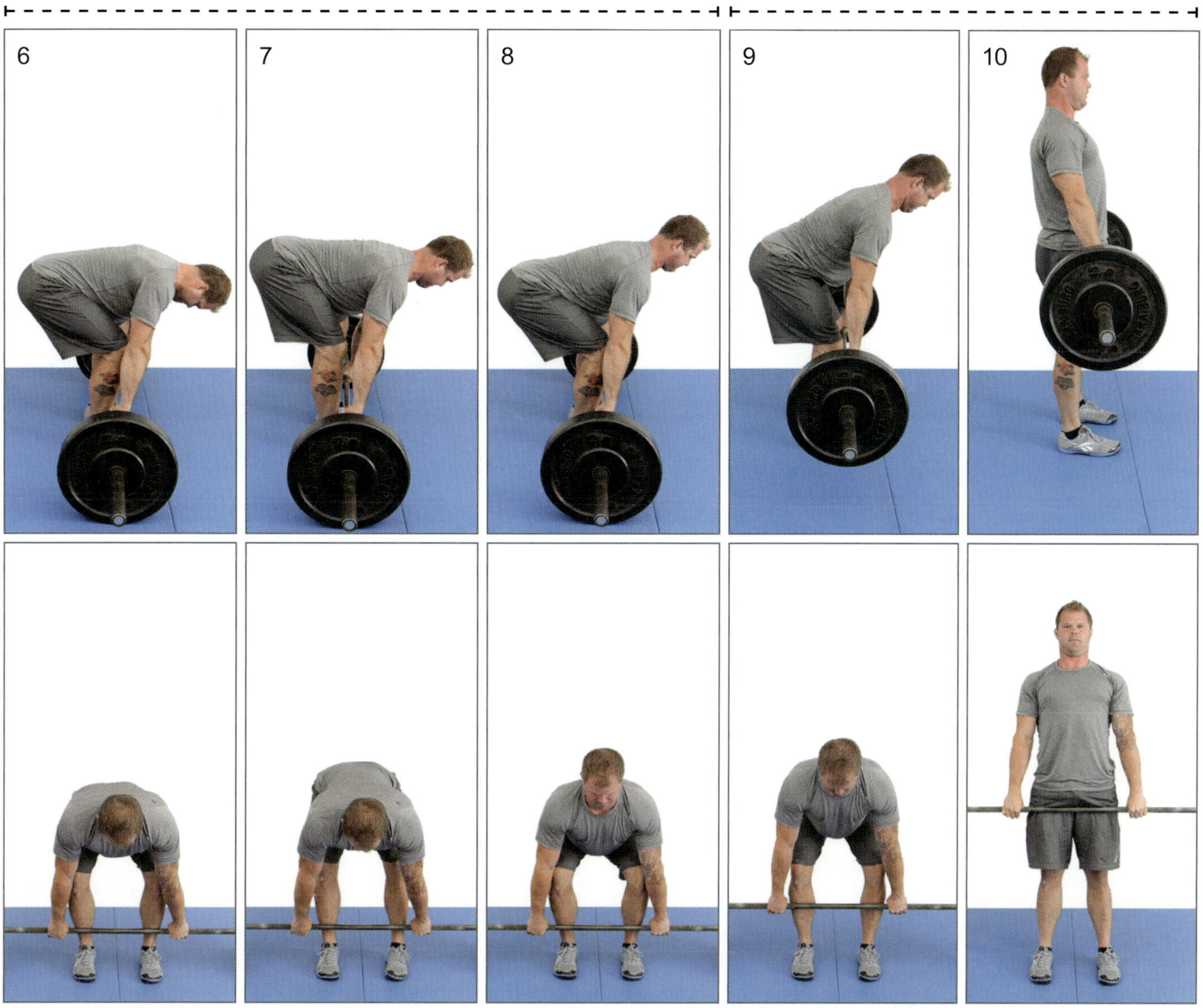

6. 정확히 똑같은 방법으로 반대쪽 손도 훅 그립으로 바를 잡는다.

*주의: 사진에서 보이듯이 필자는 더블 오버핸드 그립을 선호한다. 이 그립은 토크를 최대로 만들어주고 윗등에도 긴장을 형성할 수 있다. 믹스 그립(203페이지)도 괜찮은 선택이지만, 토크를 만들고 어깨를 동일한 각도로 고정하는 것이 어렵다.

7. 그립을 잡아보면 아마 긴장이 많이 없다는 것이 느껴질 것이다. 등이 타이트하지 않고 고관절과 햄스트링에 균등하게 힘이 들어가지 않은 상태라는 뜻이다. 다시 긴장을 주려면, 바를 잡은 손을 쥐어짜고 바를 들어올린다는 느낌으로 살짝 당긴다(실제로 바를 들어올리지 않는다). 그리고 고관절, 햄스트링과 등에 최대한 줄 수 있는 긴장을 주면서 엉덩이를 들어올리고 무릎을 편다. 거듭 말하지만 척추의 자세에는 변화가 없어야 한다.

8. 고관절과 햄스트링, 등을 재장전한 후에 바를 당기는 동안 엉덩이를 살짝 낮추고, 정강이는 최대한 수직을 유지한다. 이 자세로 파고드는 자신의 모습을 상상해보자. 바는 견갑대 아래에 위치해야 한다. 만약 어깨가 바에서 너무 멀어지게 되면, 정강이가 수직이 되지 않아서 힘을 만들어낼 수 있는 잠재력을 잃게 된다.

9. 발은 바닥에 박아넣듯 고정시키고, 손으로는 바를 계속 쥐어짠다. 바를 지면으로부터 수직이 되도록 들어올린다. 바를 들어올릴 때 척추의 자세는 유지되어야 한다.

10. 고관절을 펴서 탑 자세로 가는 동안 바를 최대한 몸에 가까이 붙이고, 일어서면서 둔근을 조인다. 어깨를 으쓱(shrug)하거나 상체를 뒤로 기대어 젖히지 않도록 한다. 바를 지면으로 내릴 때는 동작을 역순으로 수행한다. 등은 평평하게 유지하고 머리는 중립, 고관절과 햄스트링에 무게를 싣고 최대한의 긴장을 유지한다.

니 포워드 준비 자세Knee-Forward Setup

고관절에 긴장을 주며 정강이를 수직으로 세우는 탑 다운 자세를 잡을 때 바에 손이 닿지 않는 사람들이 있다. 원인은 뻣뻣한 햄스트링과 고관절 때문이다. 이것이 문제가 된다면, 다음과 같은 변형 방법을 쓴다(아니면 발판을 사용해서 바를 바닥보다 높은 위치에 두어도 된다). '탑 다운 자세'와 같은 방법으로 동작을 수행하면 된다. 탑 자세에서 몸통을 안정화 시키고 정강이를 수직으로 유지하는 동안 고관절은 전방을 향해 구부린다. 그러나 후면사슬의 가동범위가 부족하면, 특히 고관절을 전방으로 구부리지 못하거나 척추 자세를 망가트리지 않고서는 고관절을 뒤로 밀어낼 수 없다면 무릎을 앞으로 내보낸다. 이러면 등을 평평하게 유지하고 고관절과 햄스트링에 힘을 주면서 자세를 조정할 수 있다. 바를 잡으면 정강이를 펴서 수직으로 유지해 다시 긴장을 찾는다. 같은 방식이다. 몸통에 힘을 줘서 보강하고 고관절과 햄스트링에 부하를 주고, 무릎을 이용해 자세를 조정하면 된다.

몇몇 사람들은 발목(배굴 제한/무릎을 앞으로 내보내는 가동범위 제한), 햄스트링, 고관절이 매우 뻣뻣해서 바닥에서부터 자세를 취하면 등이 말릴 수밖에 없는 경우도 있다. 이러한 상황에서는 블록이나, 범퍼 플레이트 또는 랙으로 바를 높이 올려서 준비 자세를 조절할 수 있다.

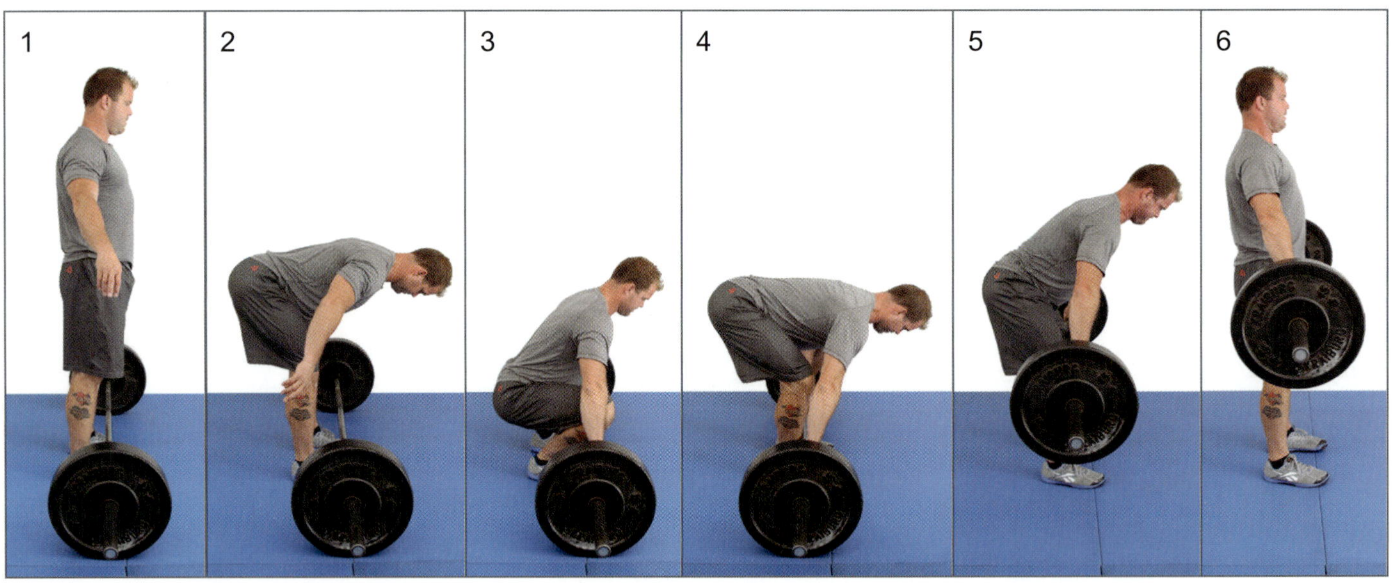

1. 스쿼트 스탠스를 잡고 몸통을 안정화한다(탑 다운 준비 자세 캡션 1 참고).
2. 고관절은 전방을 향해 구부리고 햄스트링은 뒤쪽으로 보낸다.
3. 햄스트링과 고관절의 가동범위가 제한이 있으면 무릎을 앞으로 내밀고 데드리프트 그립을 잡는다. 핵심은 발뒤꿈치를 지면에 닿도록 해서 척추를 꼿꼿하게 유지하는 것이다.
4. 무릎과 햄스트링을 뒤로 당기면서 고관절과 햄스트링을 재장전한다. 정강이는 최대한 수직을 유지한다.
5. 고관절과 무릎을 펴면서 바를 들어올린다. 척추 자세는 그대로 유지한다.
6. 바를 몸에 최대한 가까이 붙여서 일어난다. 엉덩이를 펴고 둔근을 조이면서 1번 자세로 돌아간다.

훅 그립Hook Grip

훅 그립은 일반적으로 올림픽 역도 선수들이 배우는 기술이다. 아래 사진처럼, 다른 손가락 위에 엄지손가락을 올려 움켜잡는 일반적인 그립이 아니라, 엄지손가락으로 바를 감싸고 다른 손가락들로 엄지손가락을 감싸는 그립이다. 훅 그립은 바가 손에서 미끄러져 벗어나는 것을 막아주고 손목을 외회전을 통해 토크를 만드는 바른 자세로 만들어준다. 필자는 데드리프트에서 훅 그립을 사용하도록 가르친다. 그러면 더 무거운 무게를 다룰 수 있고 클린과 스내치 같은 다른 동작으로 전환하기도 쉬워진다.

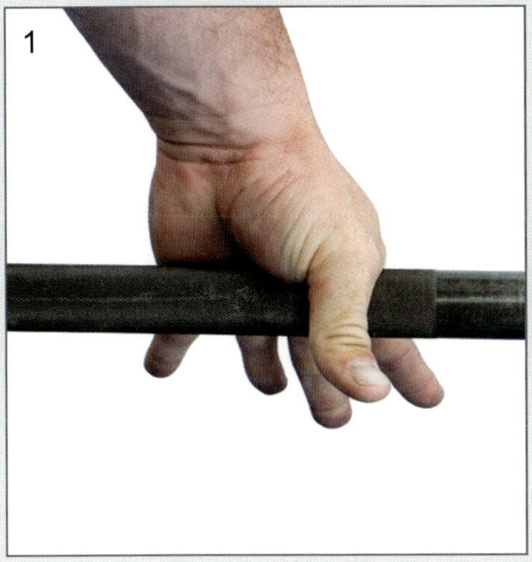

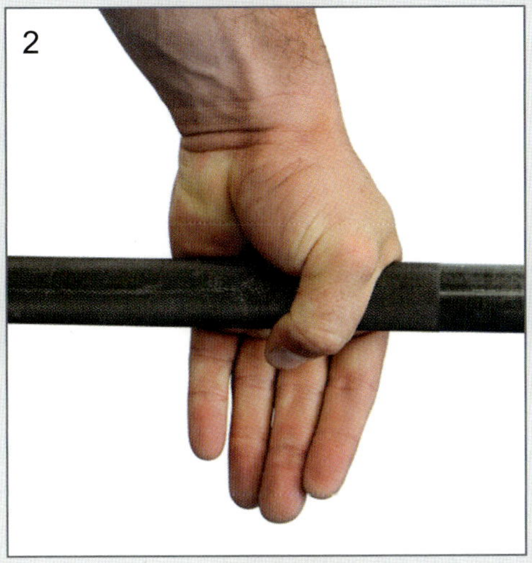

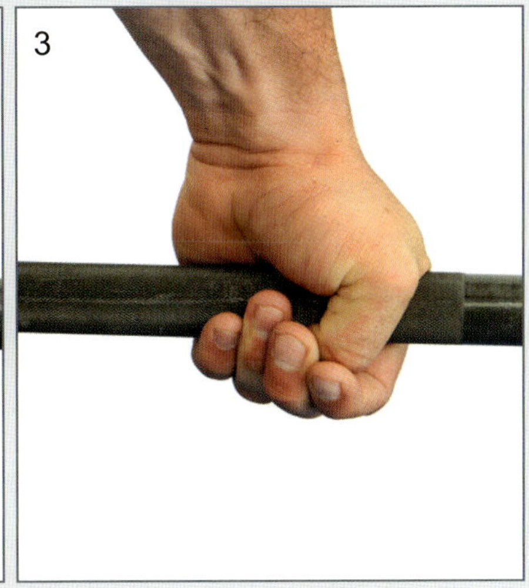

믹스 그립Mix Grip

앞에서도 말했듯이, 필자는 더블 오버핸드 그립을 선호한다. 외회전을 최대화시키고 악력을 키워주기 때문이다. 또한 다른 당기기 기반의 운동(풀업, 클린, 스내치 등)에도 응용 가능하다. 플립 그립flip grip이라고도 불리는 믹스 그립으로는 이상적인 어깨 자세를 만들기 어렵다. 오른쪽 사진에서 보다시피, 왼손바닥은 정면을 바라보고 오른손바닥은 뒤를 바라보고 있다. 여기서 문제는 왼손과 오른손에 같은 수준의 외회전 토크를 만들어내는 것이 불가능하다는 것이다. 왼손이 부상에 취약해질 뿐만 아니라 응용성이 떨어지는 그립이어서, 오직 데드리프트에서만 사용할 수 있고 다른 동작으로 전환하는 것도 불가능하다.

하지만 더 편하고 무게도 많이 들 수 있어서 믹스 그립을 테크닉으로써 알아둘 만은 하다. 그렇다고 이 그립을 항상 사용하라는 것은 아니다. 처음에는 버틸 수 있을 때까지 오버핸드 훅 그립을 사용한다. 보통 1rm의 90퍼센트 정도 중량을 들 때쯤 버티기 힘들어진다. 이때 플립 그립을 써서 중량을 들도록 한다.

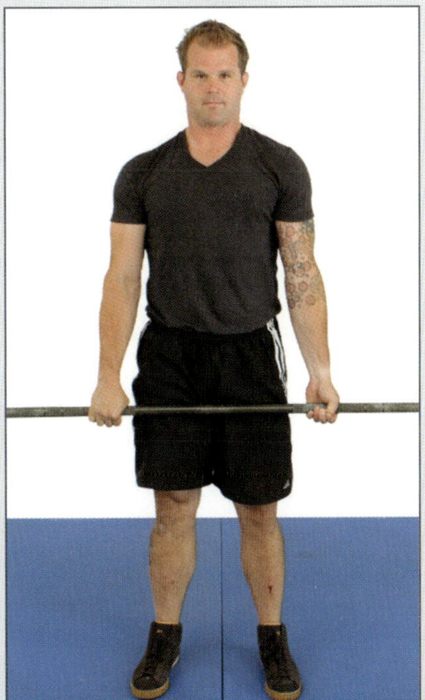

운동제어 교정:

탑 다운 준비 자세와 니 포워드 준비 자세를 확인하라.

자세 오류: 바텀 업 준비 자세

대부분 사람들이 데드리프트를 준비할 때 허리를 앞으로 구부리고 그립 자세를 취하고 난 뒤에야 척추와 고관절을 바른 자세에 두려고 한다. 필자의 말을 오해하지는 말라. 필자는 이런 식으로 엄청나게 무거운 중량을 들어올리는 사람들을 본 적이 있다. 그러나 그들 대다수가 위태로운 자세로 등이 앞으로 말려 있다. 여기에 그 이유가 있다. 척추를 안정화하지 않은 상태에서 고관절이 전방으로 구부러지게 되면, 사람들은 등을 당겨 평평한 자세를 만들기 위해 골반 앞쪽의 근육계에 의존하게 되고, 고관절의 앞쪽이 수축하게 된다. 등을 당겨 중립 자세로 만들 수는 있지만 그 자세를 고정하거나 안정화할 수는 없는 것이다. 보통 무거운 중량으로 데드리프트를 한다면, 허리가 앞으로 굽는다. 무게가 가볍다면 평평한 등을 유지할 수 있다. 하지만 엉덩이가 수축된 상태이기 때문에, 중립 자세로 일어서는 것이 힘들다. 대개 사람들은 몸통을 바로 세우기 위해 허리를 과신전한다. 즉, 바닥에서 일어서는 준비 자세bottom-up setup는 고관절과 햄스트링이 아니라 허리에 부하를 준다. 데드리프트 후 허리에 통증이 느껴진다면 잘못된 자세를 취하고 있다는 뜻이다.

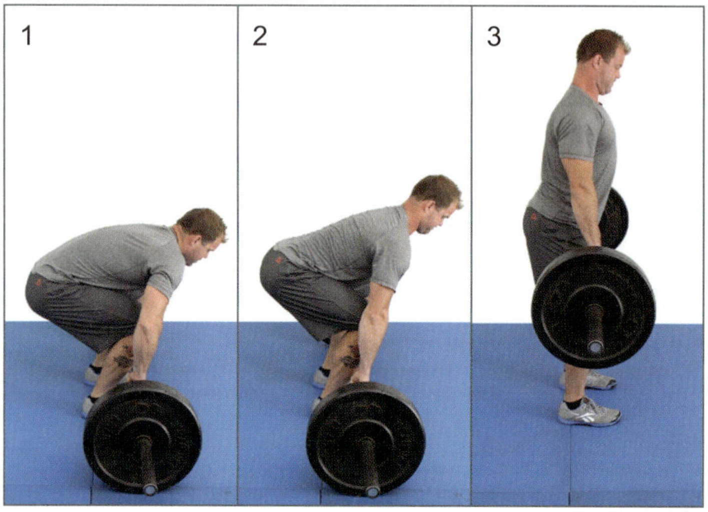

운동제어 교정:

그립을 잡은 후, 들어올리기 전에 무릎을 뒤로 당기고 후면사슬근육에 부하가 가도록 엉덩이를 들어올린다. 바를 쥐어짜듯이 잡아 어깨에서 충분한 외회전 토크를 만들어내고, 고관절과 햄스트링에 힘을 줌으로써 바에 먼저 힘을 가한다.

자세 오류: 텐션 헌팅

바닥 자세에서 데드리프트를 준비하면 등이 말린다. 그러나 이 잘못된 자세가 준비 자세에만 그치지 않는다. 탑 자세에서부터 준비 자세를 취했음에도 불구하고, 계속 나쁜 자세로 초기화된다면 전체 시스템에 긴장이 제대로 주어지지 못한다는 뜻이다. 필자는 이것을 '텐션 헌팅tension hunting'이라고 부른다. 만약 고관절과 햄스트링, 등이 타이트하지 않다면 몸에는 등이 말려진 것과 같이 느슨한 부분이 생기게 된다. 텐션 헌팅을 피하기 위한 핵심은 바를 당기면서 몸의 긴장을 최대화하는 것이다. 잊지 마라, 데드리프트는 천천히 수행하는 동작이다. 0에서 60으로 단숨에 힘을 내서 가는 것보다 40에서 60으로 천천히 가는 것이 낫다.

*주의: 만약 바에 미리 힘을 주지 않았다면 들어올릴 때, 딸깍하는 마찰음이 들릴 것이다. 이는 바와 범퍼 플레이트가 충돌해서 나는 소리다. 다시 말하지만, 바는 바닥에서 들어올리기 전에 살짝 떠 있는 느낌이 있어야 한다.

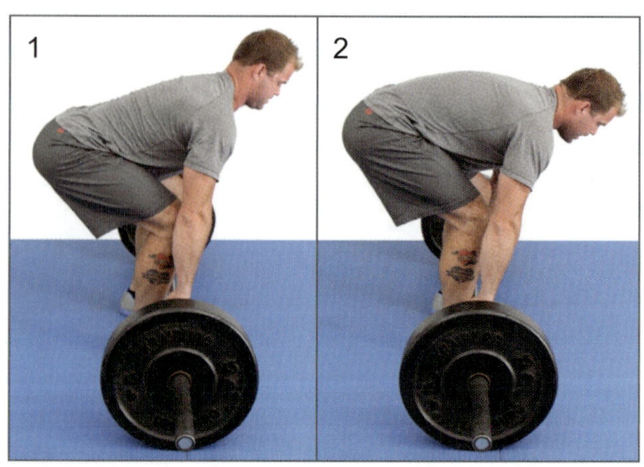

대부분의 파워리프터들은 윗등이 말린 상태로 무게를 들어올린다. 반면에 아랫등은 평평하게 유지된다. 파워리프터들은 윗등을 말아서 고관절의 락 아웃 자세까지 당겨야 할 거리를 짧게 만들기 때문이다. 여기서 사람들이 혼란을 느낀다. 윗등은 구부러진 상태로 고정되어 있는데 이것은 파워리프터들이 등을 앞으로 구부린 자세에서 긴장과 토크를 만든다는 의미다.

둥글게 말린 윗등에서 명심해야 할 것은 전문적인 파워리프터들이 의도적으로 등을 마는 자세를 취한다는 것이다. 게다가 파워리프터들은 그 자세가 초래하는 결과도 이해하고 있다. 대표적인 예로 프로 파워리프터이자 세계기록 보유자인 도니 톰슨Donny Thompson이 있다. 그는 등이 말린 상태로 바닥을 낮춘 데드리프트를 연습했고 결국 허리 디스크를 앓게 되었다. 그는 "이런 결과가 올 줄은 짐작을 했다. 말린 등으로 무게를 든 것이 나를 이렇게 만들었다" 심지어 프로 파워리프터 중에서는 데드리프트를 할 때, 아랫등이 말리는 사람도 있다. 이는 등에 시한폭탄을 짊어지고 있는 꼴이다. 그러나 파워리프터들은 약간의 이점을 얻기 위해서 안전을 희생하고 더 많은 무게를 들어올리기도 한다.

초보자나 건강을 위해 중량 운동을 하는 사람들은 더 많은 무게를 들기 위해 절대로 윗등을 말아서는 안 된다. 왜냐하면 부상의 위험성이 커지고 일상생활에서 잘못된 동작패턴이 습관화될 뿐만 아니라 역동적인 풀pull이나 점프 같은 다른 동작으로 전환이 되지 않기 때문이다.

필자는 윗등이 구부러진 채 무거운 중량을 들어올릴 때 제시 버딕Jesse Burdick의 규칙을 사용한다. 누군가 만약 600파운드(272킬로그램) 데드리프트를 할 수 있다면, 그때에는 흉추를 말아서 들어올리는 것을 고려해볼 만하다고 생각할 수도 있다. 사실 마이크 버게너Mike Burgener와 글렌 펜들레이Glenn Pendlay 같은 세계 최고의 올림픽 역도 코치들은 선수들에게 무거운 데드리프트를 싱글로 시키지 않는다. 선수들이 역도 동작으로 전환하기 힘든 어깨나 윗등의 자세를 당기는 패턴이 습관으로 남지 않기를 원하기 때문이다.

등이 말린 파워리프터

자세 오류: 긴장

올바르게 수행되는 데드리프트는 단 한 번의 움직임으로 표현할 수 있다. 동작에 이용하는 모든 부분이 동시에 일어나기 때문이다(고관절과 무릎이 일제히 펴진다). 바닥에서 무게를 들어올릴 때, 고관절이 먼저 펴지고 그 뒤에 몸통이 일어선다면, 시스템에 긴장이 새고 있는 부분이 있다는 것을 의미한다. 지금 텐션 헌팅하고 있는 것이다. 평평한 등을 유지했음에도 불구하고, 최대의 힘을 내는 능력이 손상된 것이다.

운동제어 교정:
중량을 바닥에서 들어올리기 전에, 엉덩이를 들고 무릎을 뒤로 보낸다. 이는 후면사슬근육에 긴장이 실리도록 한다. 고관절과 햄스트링을 최대한 개입시키면서, 고관절을 낮추고 무릎을 밖으로 밀어내면서 자세를 낮추고 바를 당긴다.

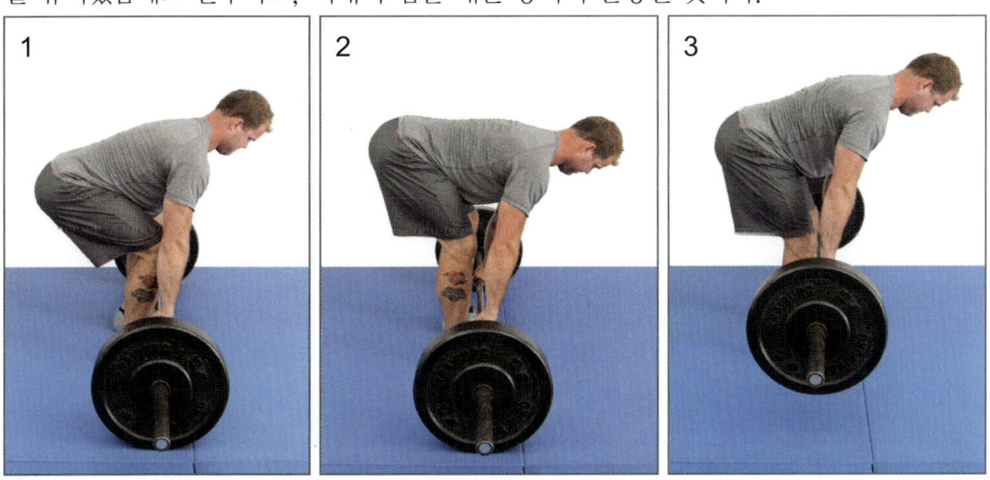

프레스 아키타입 / 프론트 랙 1 아키타입

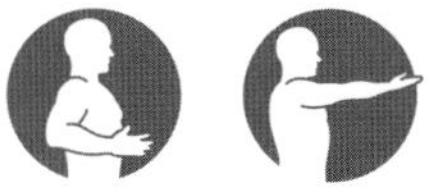

푸시업은 위의 아키타입과 관련 있다. 푸시업과 관련된 일반적인 제한들을 개선하려면 제4부의 해당 아키타입 처방을 참고한다.

푸시업

스포츠와 일상생활에 이바지하는 대부분의 상체 동작은 몸의 중간 범위와 전면에서 일어난다. 예를 들자면 수유, 잡기, 들고 나르기, 밀고 당기기 등의 행동이 있다. 이 행동들을 효과적으로 하려면 안정적인 어깨 자세를 만드는 방법을 알려줄 모델이 필요하다.

푸시업에 대해 알아보자.

에어 스쿼트에서처럼, 보강과 토크의 원리를 기반으로 푸시업을 할 수 있다. 또한, 푸시업은 운동제어 및 가동범위를 파악하기 위한 진단 수단으로도 활용된다. 푸시업은 고관절보다는 어깨, 팔꿈치, 손목에 무슨 일이 있는지 점검해줄 것이다. 다음과 같은 체크리스트가 있다. 중립 자세에서 척추를 지탱하고 보강하는 방법을 아는가? 또는 (어깨를 바른 자세에 두고) 땅에 손을 박아넣는 것처럼 돌려서 외회전을 만들 수 있는가? 동작을 수행할 때 손을 곧게 펴고 팔꿈치를 몸에 가깝게 붙일 수 있는 운동제어 능력과 가동범위를 가지고 있는가? 이 질문들을 통해 장비를 사용하지 않고도 보강과 토크의 기본 원리를 얼마나 잘 이해하고 있는지뿐만 아니라 모빌리티의 제한 또한 확인할 수 있다.

또한, 푸시업은 벤치프레스, 딥, 오버헤드 프레스 등과 같이 더 복잡한 프레스 동작이나 더 복잡한 운동패턴의 발사대 역할을 한다. 이러한 기본 개념을 이해하고 푸시업에 적용할 수 있다면, 더 복잡한 동작을 훈련할 때 나쁜 자세로 초기화될 가능성이 줄어든다.

수많은 운동선수들에게는 회전근개 손상, 어깨 탈골 부상을 겪고 프레스 운동을 할 때마다 어깨 앞쪽에 통증을 경험하는 것은 매우 흔한 일이다. 이 사람들은 어깨, 팔꿈치, 손목과 관련된 바른 자세를 총괄하는 원리를 이해하지 못했다. 푸시업은 근본이 되는 동작패턴을 심어주고 운동선수와 코치에게 어깨, 팔꿈치, 손목 문제를 해결하기 위한 견본을 제공한다.

운동선수, 코치, 물리 치료사는 어깨 문제의 원인을 약한 회전근개 또는 약한 어깨 탓으로 본다. 이들은 문제에 기여하는 요인이기는 하지만, 근본 원인은 아니다. 오히려 자세가 문제다. 안정된 자세를 만들기 위한 모델이 없는 경우, 즉각적인 토크와 힘을 만들어내기 어렵다. 제대로 푸시업을 하는 방법을 이해하면 손의 위치가 어디든, 손으로 어떤 걸 잡아 밀거나 당기든, 또는 팔 방향이 어느 쪽이든 간에 더 이상 문제 되지 않을 것이며 안정적이고 기계적으로 안정적인 자세를 만들 수 있다.

*주의: 푸시업은 스쿼트, 데드리프트와 공유하는 원리가 많다. 다만 고관절과 햄스트링에 힘을 주고, 정강이를 수직으로 유지하고 체중을 발의 중심에 분배하는 것이 아니라 가슴 근육과 삼두근에 힘을 주고, 전완을 최대한 수직으로 유지하며, 무게를 손의 중심(손목의 바로 앞부분)에 분배한다. 스탠스의 개념은 응용이 가능하다. 스쿼트와 데드리프트 자세와 마찬가지로 다른 프레스 동작에 응용할 수 있는 편한 자세를 찾아야 한다. 손을 어깨 너비만큼 벌려서 시작해보자. 목표는 올바른 기술로 동작을 수행할 수 있는 자세를 설정하는 것이다. 이것이 능숙해지면 새로운 자극을 주기 위해 수시로 손의 폭을 바꿔본다.

1

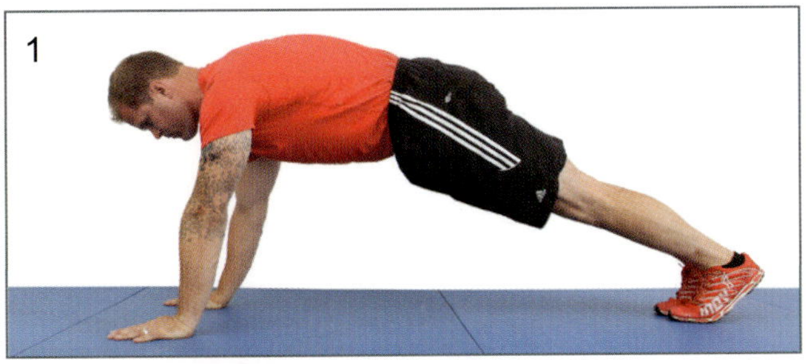

푸시업의 준비 자세는 무릎을 꿇고 손을 어깨 폭만큼 벌린 후, 손가락은 쭉 편 상태로 앞을 가리키게 하는 것이다. 그런 다음, 다리를 다시 뒤로 펴고 두 발을 가지런히 놓고 둔근에 힘을 준다.

*주의: 두 다리를 붙이면 둔근의 활성화가 극대화되고 몸통을 팽팽하게 긴장시킬 수 있다. 필자는 팔을 몸 앞쪽의 살짝 밖에 놓은 상태로 푸시업을 시작한다. 약간 뒤쪽에 무게중심을 두는 것은 어깨의 부담을 덜어주며, 손을 바닥을 더 쉽게 돌려 박아넣을 수 있게 하여 외회전을 만든다.

2

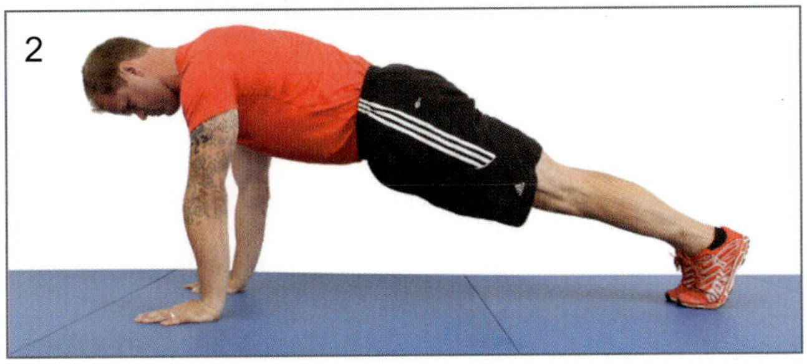

지속해서 손을 바닥으로 돌려 박아넣으면서 무게를 앞쪽으로 싣고 어깨는 손 보다 앞에 위치시킨다. 토크를 극대화하기 위해서는 팔오금이 앞을 향하게 한다.

3

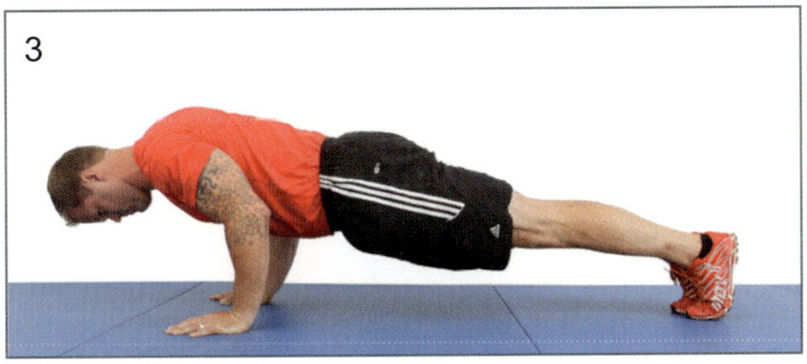

무게중심을 손목 앞에 위치한 손의 중심에 위치시키고 팔꿈치를 손목과 같은 선에 두어 전완을 수직으로 만든다. 사진처럼 몸을 점점 밑으로 내린다. 스쿼트에서 정강이를 수직으로 유지하는 것과 마찬가지로 힘을 극대화하고 팔꿈치를 보호해주는 역할을 한다. 가슴 근육과 삼두근에 힘이 실리도록 하는 것은 스쿼트에서 햄스트링과 둔부에 힘이 실리게 하는 것과 같다는 것을 명심하라. 가슴 근육은 어깨를 바른 자세로 유지시켜 삼두근이 팔꿈치를 펴는 것을 도와준다.

4

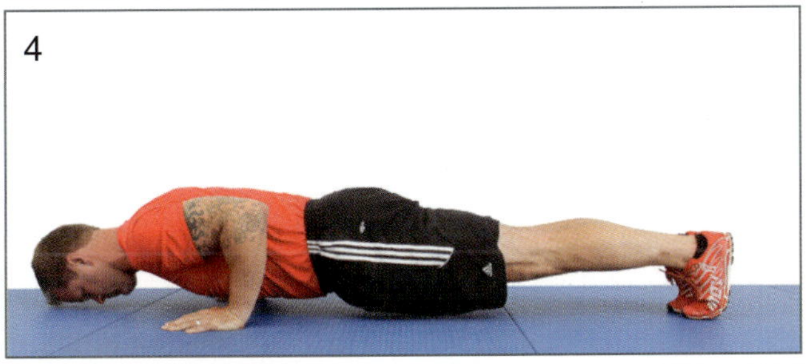

사진의 자세처럼 몸통을 내려서 엉덩이와 배에 힘을 주고 전완은 최대한 수직으로 유지한다.

5

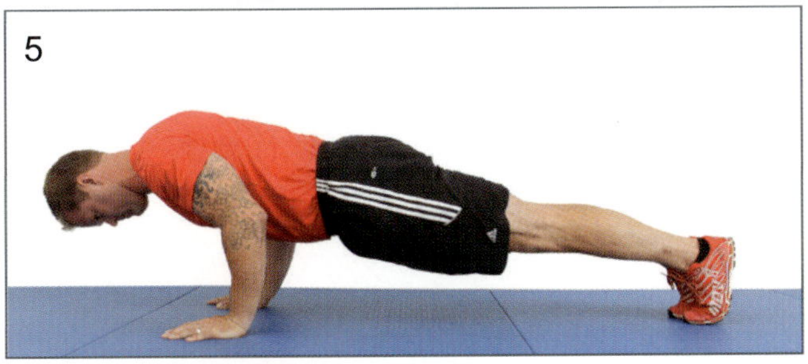

바닥 자세에서 밀어 올릴 때, 척추나 어깨의 위치는 변화가 없어야 한다. 등은 평평하게 하고 견갑골 주변의 근육에 힘을 주어 어깨는 뒤로 당겨져 있어야 한다.

6

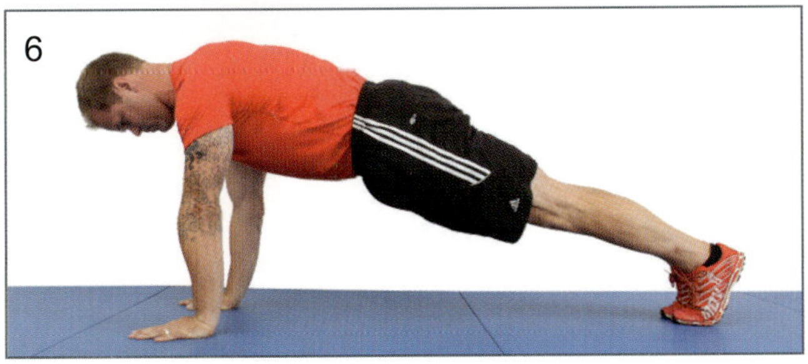

바닥을 손바닥으로 비틀어 돌리는 느낌으로 밀어 올리면서, 팔을 쭉 펴고 1번 자세로 돌아간다.

자세 오류: 밖으로 벌어지는 팔꿈치

대부분의 사람들이 푸시업 준비 자세를 잘 잡는다. 토크를 생성하고 등을 평평하게 만드는 것은 곧잘 한다. 하지만 스쿼트처럼 자세를 낮추면 오류가 발생한다. 예를 들어 운동선수들 대부분은 팔꿈치를 밖으로 벌리고 가슴을 내릴수록 어깨를 앞으로 내미는 자세를 취하면서 동작을 수행한다. 바닥에서 몇 센티미터 떨어진 자세이든, 완전한 바닥 자세이든 필자가 이런 잘못된 자세를 볼 때 가장 먼저 드는 생각은 어깨의 내회전이나 외회전이 부족하다는 것이다. 잘못된 시작 자세와 약한 삼두근이 잘못된 자세의 원인 중 하나이지만, 대부분의 원인은 항상 어깨 가동범위의 문제 때문이다.

아래 사진에서 보듯이 팔꿈치가 옆으로 벌어지면, 어깨는 나쁜 자세에서 힘을 받게 된다. 그래서 사람들이 손목, 팔꿈치, 어깨 앞쪽에 통증을 겪는다. 무거운 중량의 벤치프레스나 오버헤드 스쿼트에서 머리 위로 들어올린 중량을 안정화시킬 때나, 푸시업 또는 딥처럼 자신의 몸무게를 이용한 동작을 수행할 때 실수하는 사람들은 팔꿈치가 밖으로 나가고 어깨가 앞쪽으로 나갈 수밖에 없다. 그렇기에 밀어내는 동작에서 어깨 전면에서 타는 듯한 통증이 느껴지는 것이다. 이런 사람들은 동작의 내회전 범위를 100퍼센트 놓치고 있다.

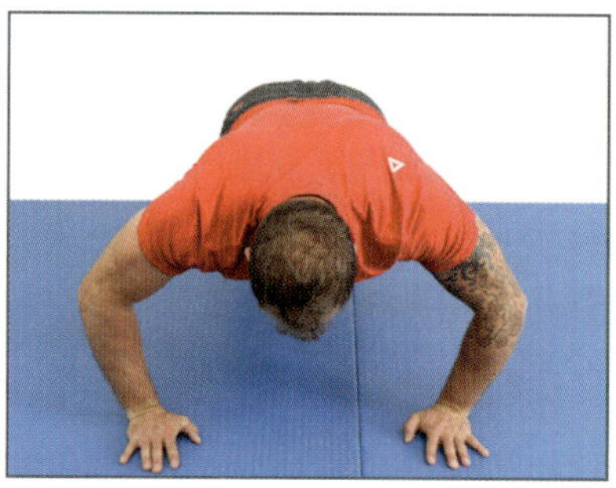

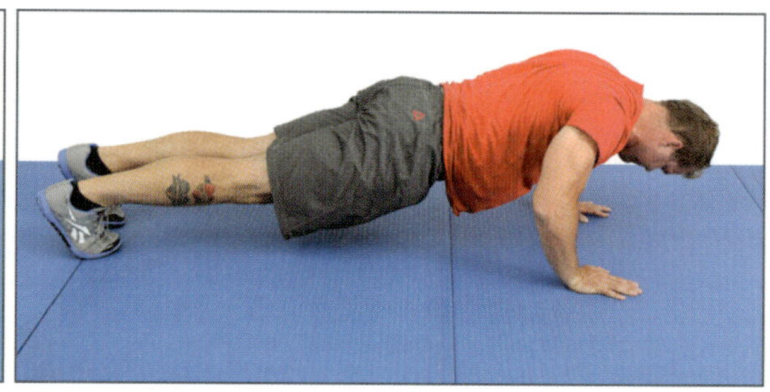

프레스
아키타입

밖으로 벌어지는 팔꿈치는 프레스 아키타입과 관련 있다. 모빌리티를 교정하려면 제4부의 해당 아키타입 처방을 참고한다.

운동제어 교정:

준비 자세는 탑 자세 참고. 엉덩이를 조이고, 손은 바닥에 돌려 박아넣듯 고정한다(팔오금이 앞을 향하게). 전완은 지면과 수직으로 유지한 채, 바닥 자세로 내려갔다 올라온다.

모빌리티 확보 부분:

전방 어깨와 광배근
후방 어깨와 가슴
팔의 아랫부분(팔꿈치와 손목)

자세 오류: 바깥으로 돌아간 손

토크에 대해 다룬 3장이나 스쿼트 기술에 대해서 설명한 바와 같이 발목이나 고관절의 가동범위가 제한된 운동선수는 발을 바깥으로 돌려 자신의 가동범위를 늘리려 한다. 푸시업에서도 똑같은 일이 발생한다. 선수가 어깨 내·외회전을 충분히 할 수 없거나 손목의 굴곡 범위가 부족한 경우, 일반적으로 손을 바깥으로 돌려 어깨가 앞으로 나오는 자세를 취할 것이다. 바깥으로 돌아간 발과 마찬가지로, 잘못된 자세인 바깥으로 돌아간 손도 구조적 문제를 발생시키며 다양한 부상과 고통을 야기할 수 있다.

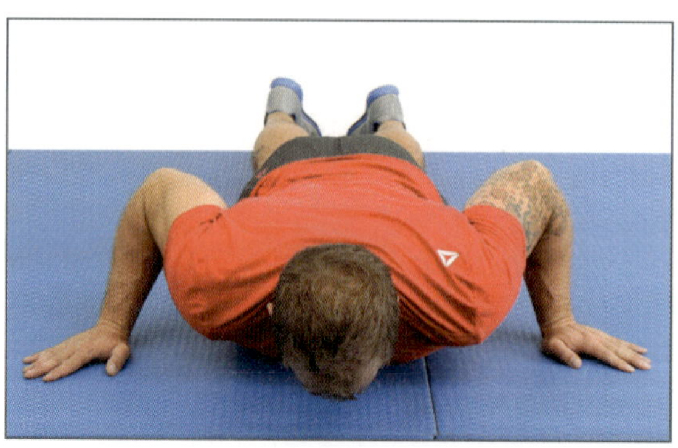

프레스
아키타입

손이 바깥으로 돌아간 오류는 프레스 아키타입과 관련 있다. 모빌리티를 교정하려면 제4부의 해당 아키타입 처방을 참고한다

운동제어 교정:

푸시업의 탑 자세에 집중한다.
손을 쭉 펴고 오른손은 12, 1시 방향과 왼손은 12, 11시 방향으로 위치시킨다.
손을 바닥에 대고 외회전 토크를 만들면서 팔오금을 앞으로 내민다.

모빌리티 확보 부분:

전방 어깨와 광배근
후방 어깨와 가슴
팔의 아랫부분(팔꿈치와 손목)

푸시업 스케일링

완전한 가동범위를 활용한 푸시업에서 바른 자세가 나올 만큼 강하지 않는다면, 두 가지 대안이 있다. 의자나 상자, 벽과 같이 높은 위치에 손을 올려놓고 하거나, 마크 벨 슬링샷을 이용하여 스케일링을 해 동작을 더 쉽게 한다. 슬링샷을 사용하면 좋지만 슬링샷을 구할 수 없는 경우, 팔꿈치 주위에 로그 몬스터 밴드rogue monster band를 감아서 수행해보자. 이 두 도구는 몸에 무리를 줄이고 동작을 쉽게 할 수 있도록 돕는 동시에 척추의 중립 자세를 만들어준다. 특히 슬링샷의 장점은 팔꿈치가 측면으로 벌어지는 것을 방지하고, 바닥 자세에서는 체중을 받쳐준다는 것이다. 부하를 줄여줄 뿐만 아니라 올바른 역학에 따라 동작을 하도록 만들어준다. 풀업을 할 때 로그 몬스터 밴드를 발에 감는 것과 같은 원리다. 자세를 망가뜨리지 않고 약간의 도움만으로도 올바른 동작을 비슷하게 따라 할 수 있다.

대부분의 사람들이 땅에 무릎을 대는 방법으로 푸시업의 난이도를 조절하는데 이는 잘못된 방법이다. 이 방법이 부하를 줄이고 푸시업을 쉽게 할 수 있도록 도와는 주지만, 엉덩이를 조이고 몸의 팽팽한 긴장을 생성하는 능력을 떨어트린다. 무릎으로 푸시업을 하는 것은 좋지 않은 자세다. 동작 중에 등을 단단하고 평평하게 유지하려면 엉덩이에 힘을 줘서 골반을 중립 자세로 만들어야 한다. 무릎으로 하는 푸시업으로는 이런 요소를 달성하는 것이 불가능하다.

잘못된 자세

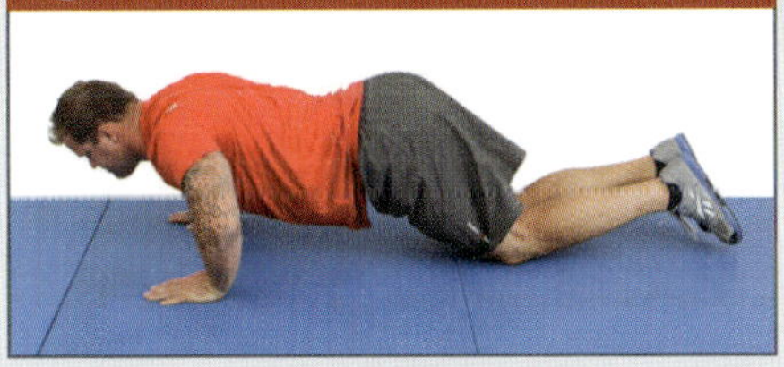

바른 자세

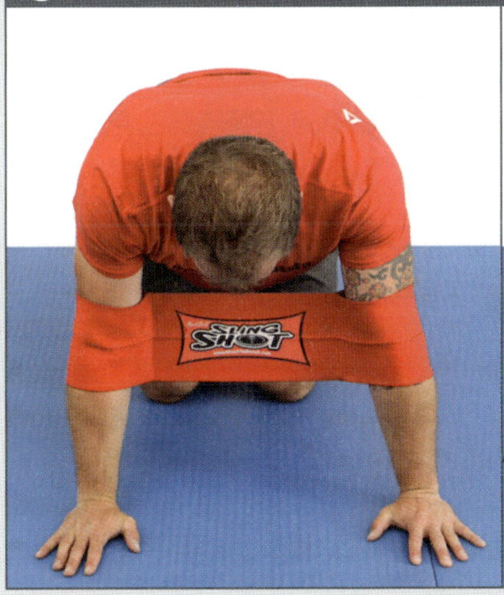

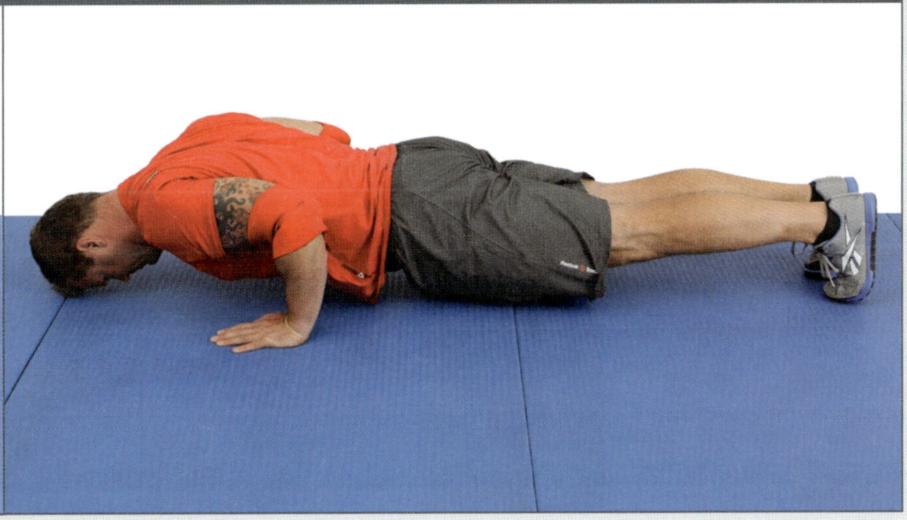

링 푸시업

운동에 링을 추가하는 것은 일종의 자백제truth serum 역할을 한다. 대부분의 사람들은 낮은 출력의 토크로 푸시업을 하고 넘어가지만 링을 이용하면 절대 어영부영 넘어갈 수 없다. 링을 잡으면 토크를 만들어낼 수밖에 없다. 손으로 링을 움켜잡고 팔꿈치가 손목 위에 오도록 자세를 취해야 한다. 운동선수들이 푸시업과 벤치프레스를 할 때 어깨 전면에 통증을 느끼지만, 링 푸시업을 할 때는 통증을 느끼지 않는 이유가 바로 이 때문이다. 링의 불안정성은 좋지 않은 역학에 의존해서 동작을 수행하기 어렵게 만든다. 안정성을 만들어내야만 한다.

또한, 링 푸시업은 푸시업과 벤치프레스에 적용할 수 있는 올바른 손의 위치와 팔이 움직여야 할 궤도를 알려준다.

링 푸시업에는 두 가지 이점이 있다. 우선 올바른 프레스와 관련된 역학을 습관화하는데 필요한 안정성을 기르는 데 도움이 된다. 왜냐하면 링 푸시업을 할 때 손이 자동으로 어깨 아래에 위치한다. 외회전을 만들기 위해 사진처럼 손을 바깥으로 향하게 하고 팔뚝은 수직으로 유지하여 팔꿈치가 몸에 밀착시킨다. 밀어내는 동작의 정확한 자세를 익히고, 균형 감각을 키울 수 있다. 즉, 링 위에서 균형을 잡기 위해 무의식적으로 몸통을 더 안정적인 자세로 만들고 외회전된 어깨 자세에 더 잘 적응하게 된다. 손이 내회전되어 있거나 팔꿈치가 뒤로 치우쳐져 있거나 바깥으로 벌어진 경우에는 팔이 흔들리기 시작하고, 균형을 잡기 어려워진다.

*주의: 링 푸시업은 선수들만을 위한 동작이 아니다. 초보자는 탑 자세에서 균형 잡는 방법을 배울 수 있다.

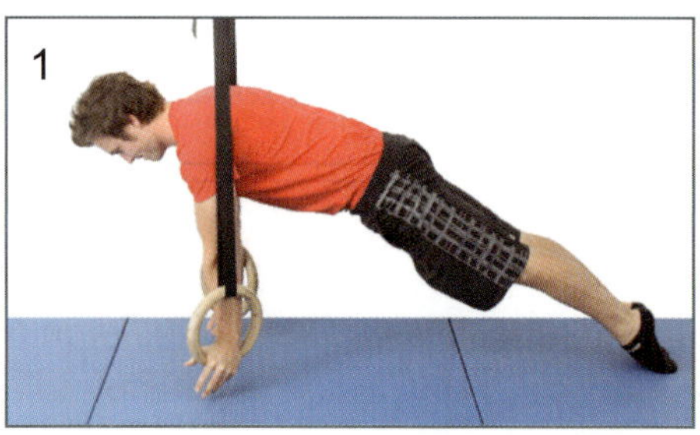

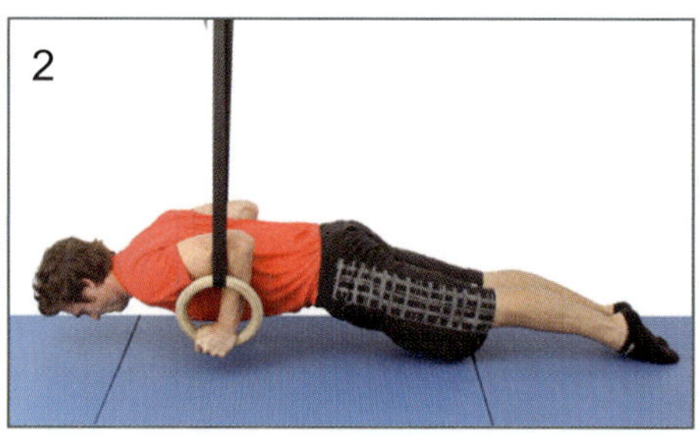

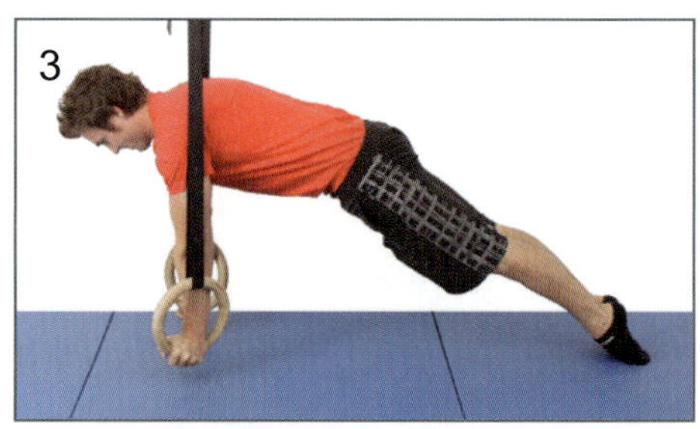

1. 대략 어깨 너비로 벌려 링에 손을 건다. 바닥에 무릎을 꿇고, 링을 잘 잡은 뒤에 발을 뒤로 뻗는다. 사진의 자세를 보면 두 발은 붙어 있으며 발가락 끝으로 균형을 잡고 있다(발의 앞볼이 아니다). 일반적인 푸시업보다 고도의 몸통 제어 능력이 필요하다. 발가락 끝으로 균형을 잡게 되면 엉덩이를 최대로 활용하게 되어 몸통을 안정적인 자세로 만든다. 안정적인 어깨를 만들려면 바깥으로 손을 돌려 엄지손가락이 몸 바깥을 향하게 해야 한다. 왼손은 약 11시 방향 오른손은 약 1시 방향이어야 한다.

2. 엉덩이와 배에 힘을 주고, 손은 바깥을 향한 채로 내려간다. 손목은 팔꿈치와 같은 선에 위치하고 전완은 수직이어야 한다. 팔꿈치는 몸에 밀착시킨다.

어깨의 가동범위가 부족하더라도, 링이 팔을 이상적인 위치에 놓아준다. 그러나, 어깨에서 내회전 가동범위가 부족한 상태라면, 손은 안쪽으로 돌아갈 것이다. 바닥 자세에서 올라올 때, 손이 안쪽으로 돌아가지 않도록 버티고 엄지손가락이 바깥 방향을 향하도록 만들어야 한다.

3. 손은 계속 바깥으로 향하도록 하고 등은 평평하게 유지한다. 바닥 자세에서 밀어내는 동작으로 탑 자세로 돌아온다.

벤치프레스

선수와 코치들은 일반적으로 얼마나 동작이 잘 수행되었는지보다 얼마나 많은 무게를 들었는지에 비중을 둔다. 이것이 벤치프레스의 문제다. 이는 고등학교 체육관의 300파운드(163킬로그램) 벤치프레스 클럽과 이 클럽 티셔츠를 얻으려고 하는 데에서부터 시작한다. 사실 '벤치 얼마나 드니?' 같은 질문은 프리웨이트를 다루는 체육관에서는 농담이나 마찬가지이다. 이런 질문보다는 실제 끝장날 정도로 높은 수준의 퍼포먼스를 추구하는 사람이라면 다음과 같은 질문에 집착해야 한다. 벤치프레스 자세가 얼마나 좋니?

프레스 아키타입 / 프론트 랙 1 아키타입

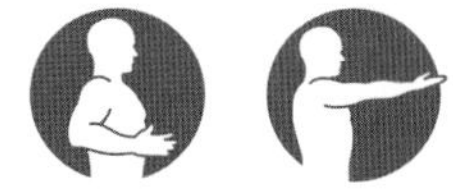

벤치프레스는 위의 아키타입과 관련 있다. 벤치프레스와 관련된 일반적인 제한들을 개선하려면 제4부의 해당 아키타입 처방을 참고한다.

올바른 벤치프레스와 관련된 변수를 이해하는 운동선수는 소수에 불과하다. 벤치프레스는 벤치에 누워 랙에 있는 바를 잡아서 가슴 쪽으로 내린 다음, 팔꿈치를 펴서 올리면 되는 동작이다. 매우 간단해 보이는 이 동작에 무슨 문제가 있을까? 그러나 벤치프레스에는 스쿼트나 데드리프트처럼 고려해야 할 변수가 많다. 누워 있는 동안 몸에 힘을 줘 보강하면서 어깨가 정확한 자세로 준비되어 있어야 한다. 이상적인 방향으로 바가 움직이도록 하기 위해서는 많은 연습과 숙달된 기술이 필요하다.

올바른 벤치프레스는 올바른 동작을 연습해야만 가능하다. 예를 들어 어깨를 안정적인 자세로 잡고 바에 토크를 만드는 방법을 알아야만 한다. 기본적으로 전반적인 아치 모양으로 몸에 힘을 줘서 보강하는 방법을 알아야 한다. 손목은 팔꿈치와 같은 선에 있어야 한다. 이 단계 중 하나라도 제대로 되지 않거나 주요 가동범위를 놓치고 있다면, 팔꿈치는 벌어지고, 어깨는 앞으로 말리고, 머리는 이상한 자세로 왔다갔다 하게 되고 머리, 등은 과신전되는 등 끔찍한 자세가 될 수 있다. 사람들이 대부분 벤치프레스를 할 때 기술은 전혀 염두에 두지 않고 본인에게 맞지 않는 큰 무게를 들려는 경향이 있어 사실 벤치프레스는 역사상 어떤 운동보다도 어깨부상을 제일 빈번하게 일으키는 운동이라 할 수 있다.

벤치프레스의 바른 자세를 사람들에게 가르치는 것만으로도 수많은 어깨 부상을 막을 수 있다. 벤치프레스는 단순히 바를 밀어내는 방법을 가르치는 것이 아니다. 어깨를 어깨관절 소켓 뒤로 뒤로 견인해서 토크를 만들어내는 청사진을 제공하는 것이다. 또한 벤치프레스는 진단 도구이기도 하다. 푸시업 같은 낮은 토크를 요구하는 상황에서는 동작 및 모빌리티 장애를 숨길 수 있지만, 하중이 올라가게 되면 더 많은 토크가 필요해지기 때문에 동작과 모빌리티의 장애를 숨길 수가 없다.

*주의: 스쿼트나 스트릭트 프레스와 마찬가지로, 랙에서 바를 들어올리는 것 자체도 기술이다. 바를 안전하고 성공적으로 들어올리기 위해서는 몇 가지 기술이 필요하다. 등을 아치로 만들고, 어깨를 뒤로 견인하고 바에 토크를 만들어낸다. 발을 바닥에 돌려 박아넣듯 고정하고 심호흡을 하고 배에 단단히 힘을 준다. 제대로 된 벤치프레스 준비 자세는 이러한 작업을 정확히 수행하는 데서 시작한다. 들어올리는 단계에서 잘못되면 바른 자세로 동작을 수행하기 어렵다. 더욱 쉬운 이해를 위해서 준비 자세를 세분화했다.

그립

그립의 너비를 파악하기 가장 좋은 방법은 링 푸시업에서 손으로 링을 잡고 바깥 방향으로 돌리면서 푸시업을 하는 위치를 파악하는 것이다. 운동선수에게 그립의 거리는 어깨너비보다 약간 넓은 정도로 이는 보통 사람들이 선호하는 거리보다 훨씬 좁다. 사실은 견갑골을 뒤로 당기고, 바에서 충분한 토크를 발생시키고, 팔꿈치가 몸에서 30~45도 각도로 벌어지게끔 만들고, 전완을 수직으로 유지할 수 있는 그립이 적절하다. 또한 바는 손목과 함께 나란히 정렬된 손바닥의 중앙에 위치해야 한다. 얼핏 직관적이고 이해하기 쉬워 보이지만 대부분의 사람들이 손가락으로 바를 잡는 괴상한 그립을 사용한다. 바가 손에서 미끄러져 목과 얼굴로 떨어진다고 상상해보자. 이러한 그립은 위험할 뿐만 아니라 손목과 엄지손가락에 굉장한 고통을 준다.

⊕ 올바른 그립

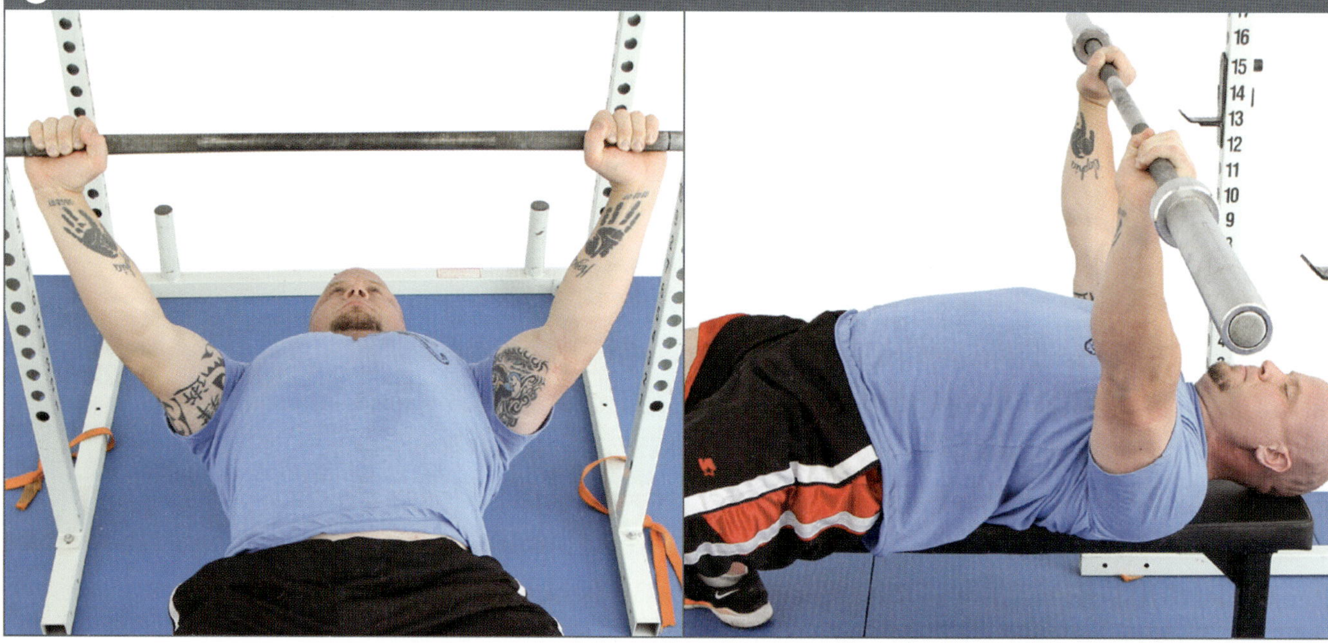

⊖ 잘못된 그립

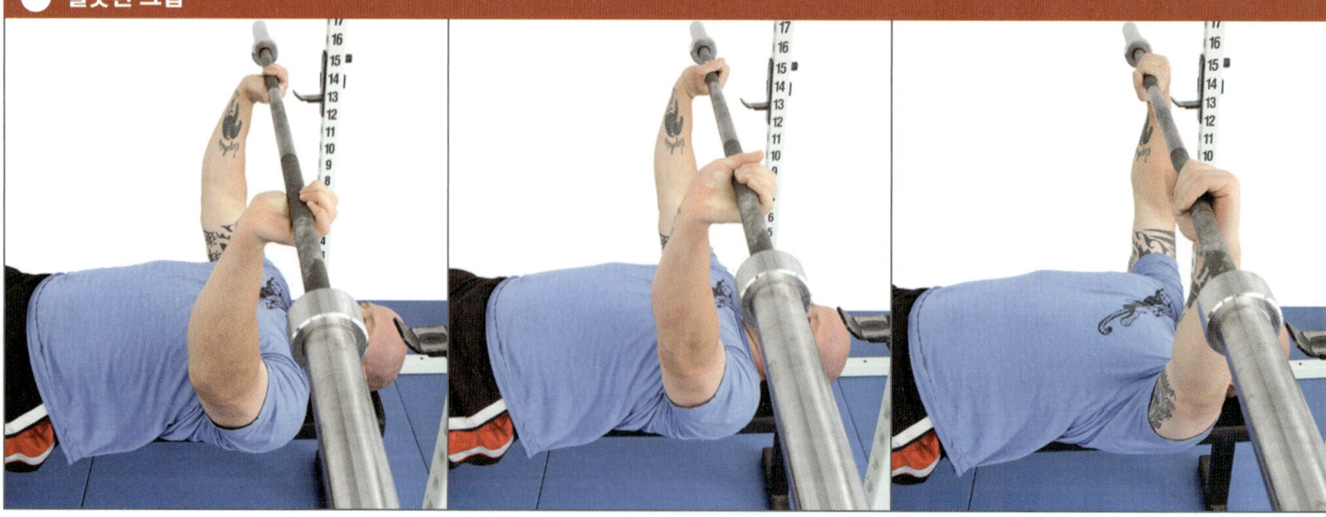

스탠스

어깨 자세를 바로 정렬하지 않으면 스쿼트의 효율성이 떨어지듯이, 고관절을 바로 정렬하지 않으면 벤치프레스 효율에 영향을 준다. 몸통을 단단히 유지하려면 충분한 토크를 만들 수 있는 자세가 필요하다. 스쿼트 자세와 매우 비슷하게 만들면 된다. 스쿼트와 같은 원리가 적용되기 때문이다. 정강이를 수직으로 유지하고, 바닥에 발을 돌려 박아넣듯 단단히 고정한 채, 무릎을 바깥으로 밀어내고 발 중심에 체중을 싣는다. 대부분의 사람들은 도무지 터무니없는 자세를 잡는 바람에 토크를 만들어내거나 보강된 자세를 유지할 수 없게 되곤 한다.

+ 올바른 스탠스

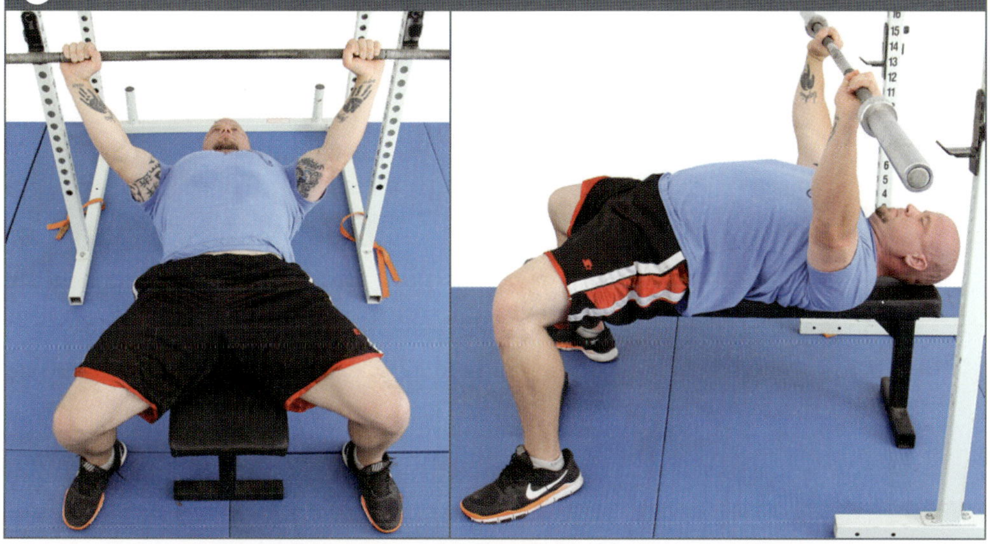

− 잘못된 스탠스

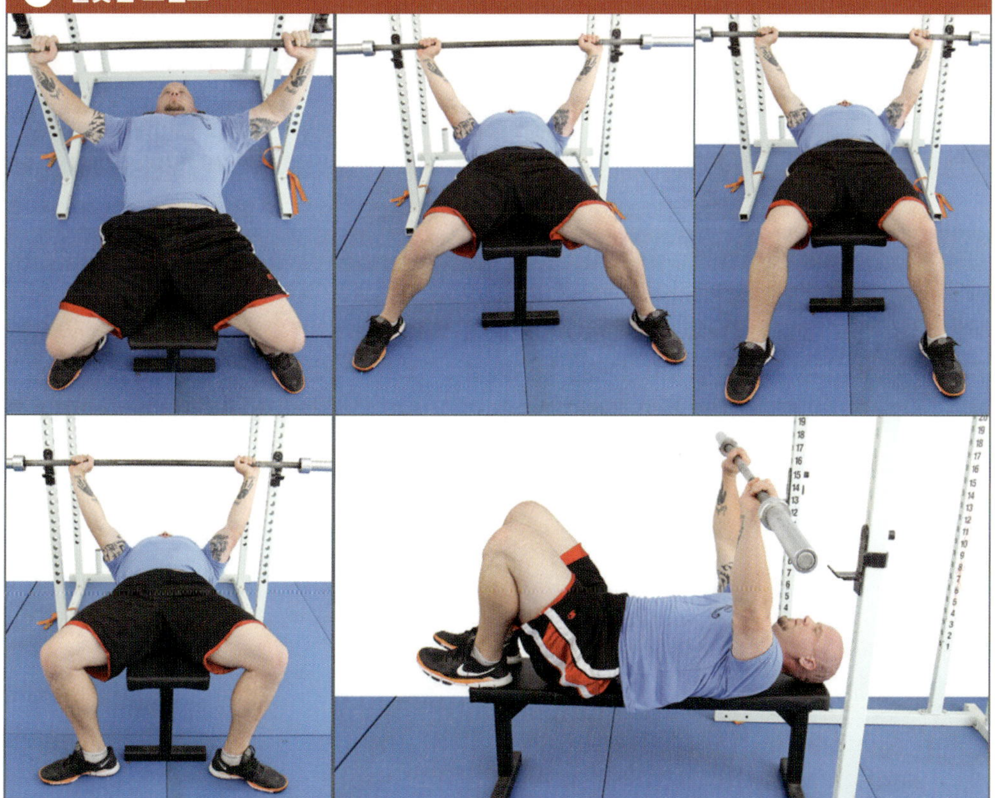

허리 보강해서 신전하기Braced Extension

벤치프레스를 제대로 수행하려면 허리는 아치 모양을 만들고 어깨는 뒤로 당겨야 한다. 그러나 몸을 과신전하라는 의미는 아니다. 핵심은 어깨 자세를 잡기 위해 허리를 아치 모양으로 만들고, 복근에 팽팽하게 힘을 주어 몸통을 보강하고, 벤치에 엉덩이를 붙이는 것이다. 흉곽을 낮추거나 등을 평평하게 만들 경우, 견갑골을 뒤로 견인하기 어렵다. 이 자세는 쉽지도 않을뿐더러 숙달되기까지 시간이 걸린다. 흉추가 뻣뻣한 경우에도 아치를 정확하게 만들기 어려울 수 있다.

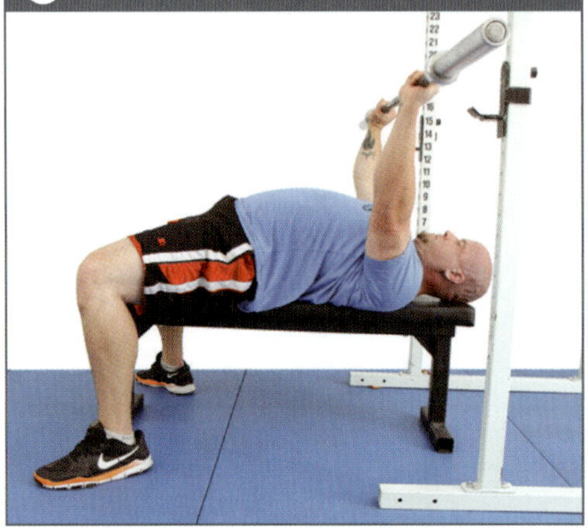
올바른 자세

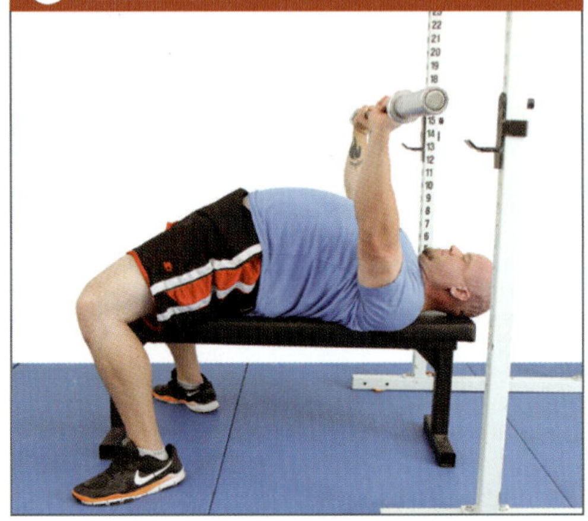
잘못된 자세

랙의 높이

랙의 높이를 적정 수준으로 맞춰야 한다고 이야기하는 게 좀 이상하게 들릴 수도 있지만 이 또한 짚고 넘어가야 할 중요한 부분이다. 본인에게 맞는 랙의 높이는 바를 잡았을 때 팔이 약간 구부러질 정도가 좋다. 이상적인 들어올리기 과정에서는 견갑골을 뒤로 견인한 상태에서 팔을 쭉 뻗어 무게를 밀어 올릴 수 있어야 한다. 랙이 너무 높으면 어깨를 앞으로 내밀어야 하고 이는 아주 잘못된 준비 자세다.

벤치프레스 시퀀스

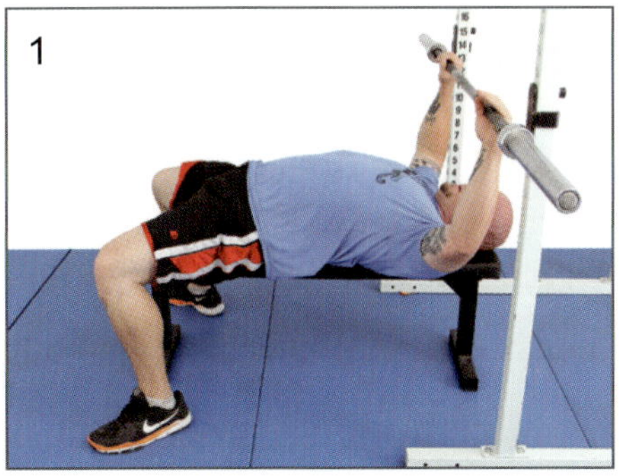

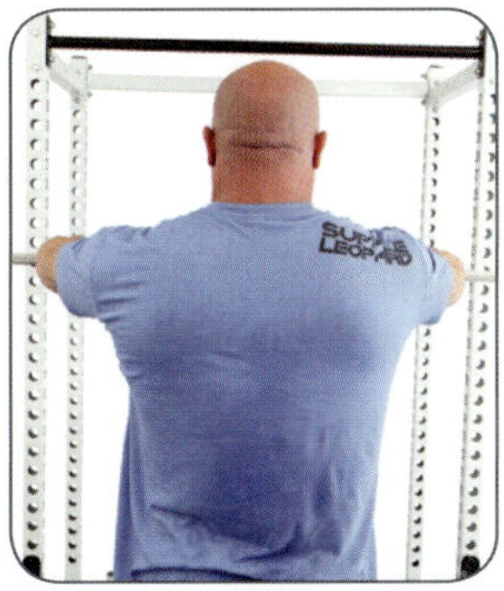

쇄골과 목을 반으로 나눈 위치가 바 아래에 오도록 눕는다. 발의 스탠스를 가늠한다.

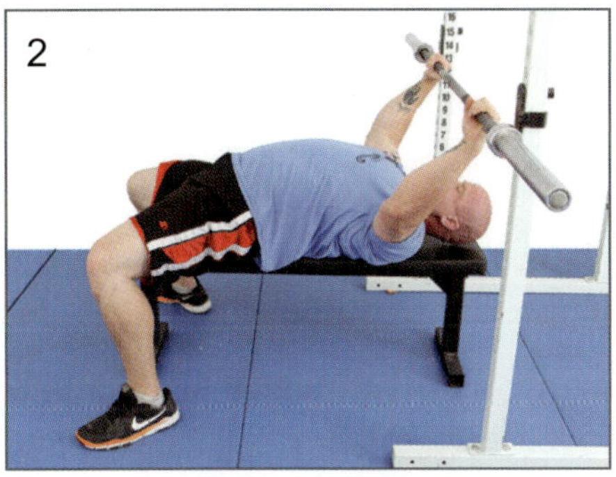

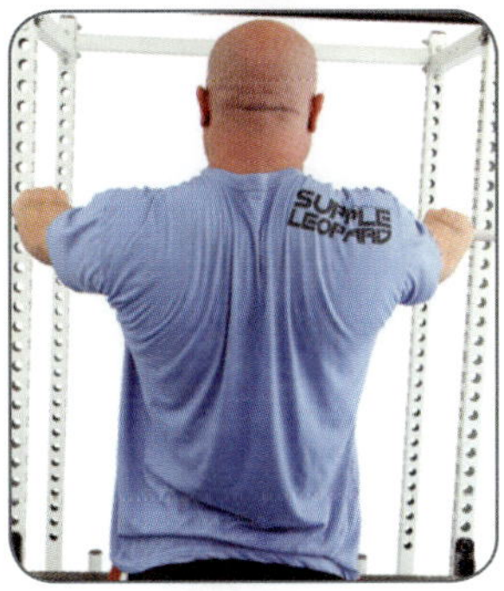

랙에서 무게를 들어올리기 전에 견갑골을 후인해서 토크를 만든다. 부러뜨리거나 구부린다는 생각으로 바를 잡는다. 이 과정이 등을 타이트하게 만들고 어깨를 안정적으로 만들어준다. 발을 땅에 돌려 박아넣듯 바닥에 고정한 채로 무릎을 바깥으로 보내고, 엉덩이를 쥐어짜듯 힘을 주고 고관절을 들어올린다. 벤치프레스를 하는 내내 이러한 자세를 유지한다.

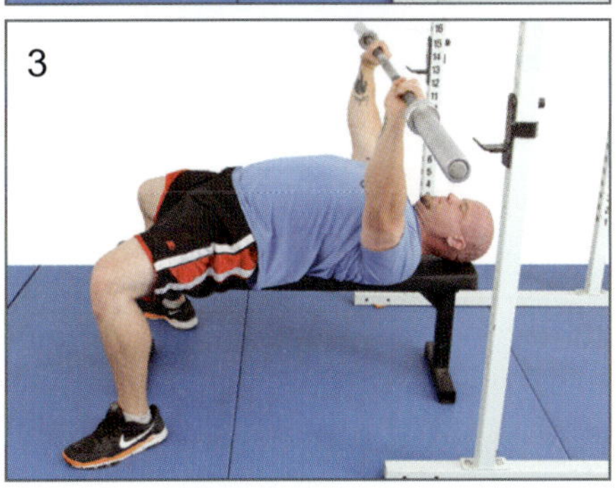

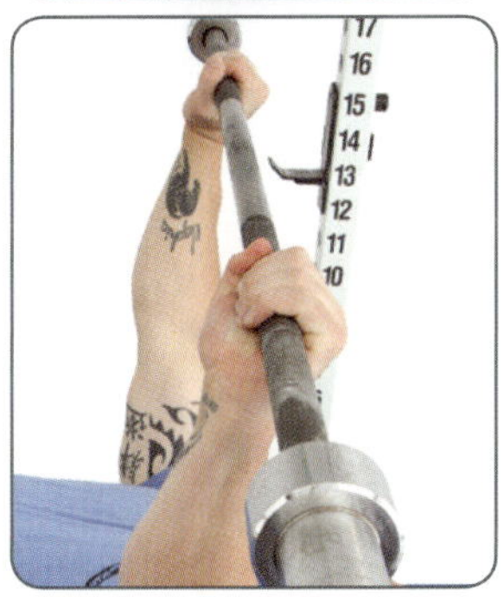

랙에서 바를 들어올려 어깨와 나란히 맞춘다. 사진을 보면 바가 손목 바로 위, 손바닥 중앙에 놓여 있음을 알 수 있다.

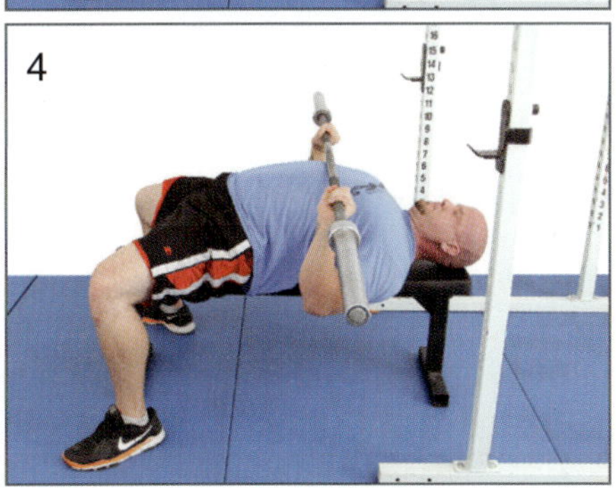

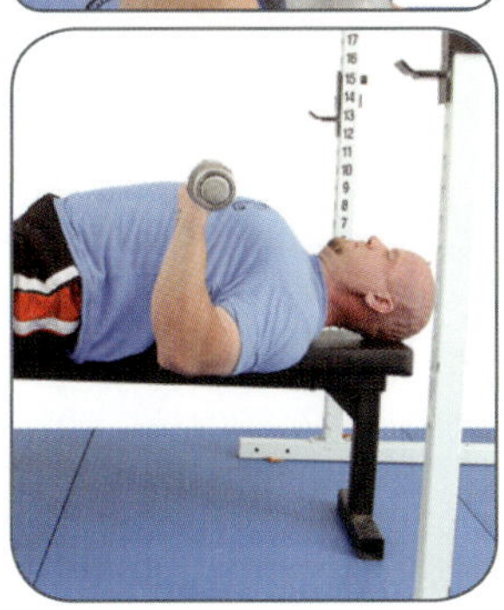

견갑골을 후인해서 유지하고, 가슴 쪽으로 바를 내린다. 삼두근과 가슴에 무게를 싣고 전완은 최대한 수직을 유지하면서 팔꿈치를 아래로 내린다.

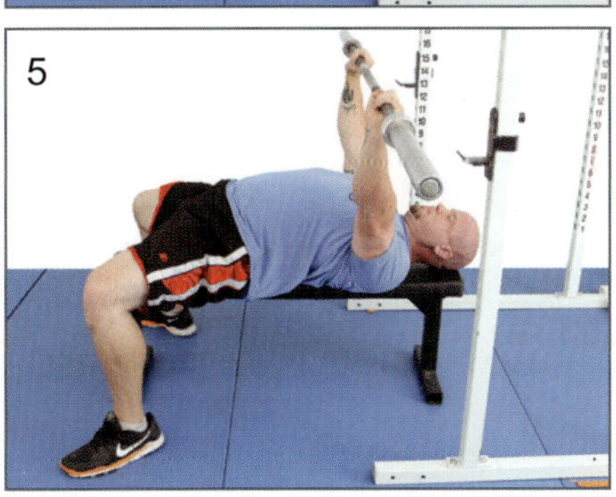

팔꿈치를 펴면서 다시 시작 자세를 취한다.

자세 오류: 벌어진 팔꿈치

프레스
아키타입

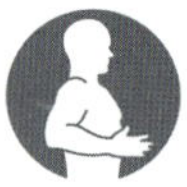

팔꿈치가 벌어진 오류는 프레스 아키타입과 관련 있다. 모빌리티를 교정하려면 제4부의 프레스 아키타입을 참고하자.

운동제어 교정:

손으로 바를 구부릴 듯이 잡고 견갑골을 뒤로 끌어당기도록 집중한다. 동작 수행 동안에는 토크를 높은 수준으로 유지한다. 팔꿈치와 손목은 같은 선상에 위치하도록 한다.

모빌리티 확보 부분:

흉추
전방 어깨와 광배근
후방 어깨와 가슴
팔의 아랫부분(팔꿈치와 손목)

푸시업과 마찬가지로 대부분의 운동선수들은 어깨의 내회전을 잃거나 준비 자세에서 충분한 토크를 만들고 유지하지 않아서 팔꿈치가 옆으로 벌어진다. 또한 어깨를 소켓 뒤에 정확히 맞춰놓지 않으면 이런 일이 발생한다. 어깨가 느슨해지면 팔꿈치는 긴장을 받아내기 위해 밖으로 벌어진다. 만약 가동범위를 잃었다면 대안으로 다음 페이지의 플로어 프레스를 시도해도 좋다.

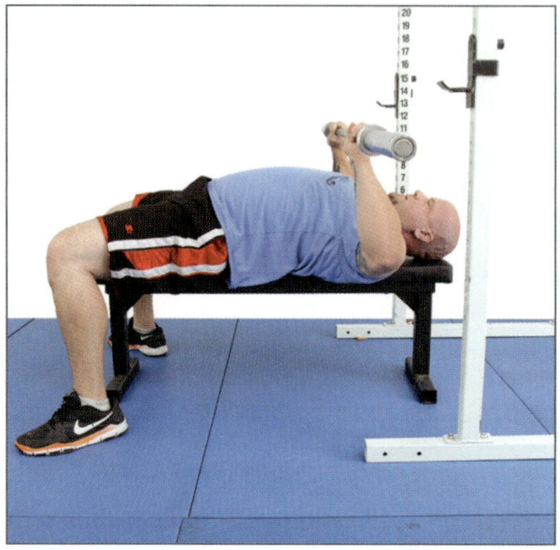

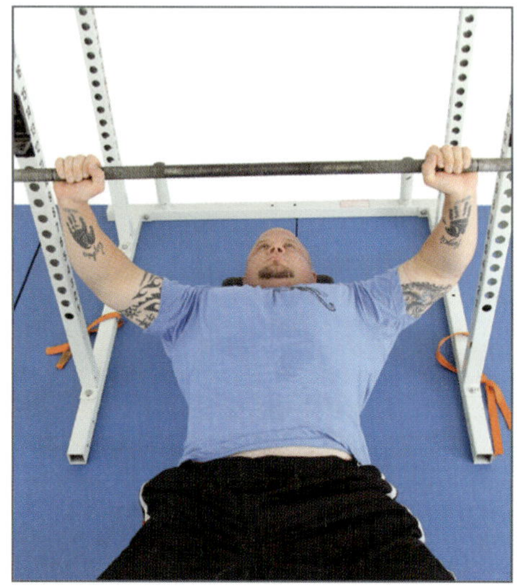

자세 오류: 뒤로 빠진 팔꿈치

프레스
아키타입

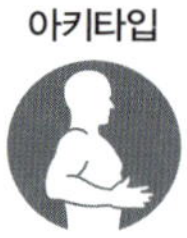

뒤로 빠진 팔꿈치는 프레스 아키타입과 관련 있다. 모빌리티를 교정하려면 제4부의 프레스 아키타입 처방을 참고한다.

운동제어 교정:

의식적으로 바를 구부릴 듯이 쥐어서 토크를 생성하고 유지한다.
어깨를 후인하면서 손목을 팔꿈치와 같은 선에 맞춘다.
정확한 바의 경로로 움직이도록 연습한다.
링 푸시업을 통해 벤치프레스 자세를 연습할 수 있다.

모빌리티 확보 부분:

흉추
전방 어깨와 광배근
후방 어깨와 가슴
팔의 아랫부분(팔꿈치와 손목)

벤치프레스에서 가장 어려운 것은 준비 자세다. 어깨가 준비되고 바가 어깨와 같은 선에 정렬되면, 팔꿈치만 구부렸다 펴면 대략적으로 벤치프레스 동작이 된다. 목표는 팔꿈치를 몸통에서 30~45도 각도가 되도록 구부리고 전완을 수직으로 유지하는 것이다. 문제는 바를 흉골까지 내리는 것이 높은 수준의 모빌리티와 힘, 제어 능력을 필요로 하기 때문에 많은 사람들이 힘들어 한다는 것이다. 모빌리티 제한과 삼두근의 부족한 힘을 메우기 위해 삼두근과 가슴 대신에 어깨로 무게를 받는다. 아래의 사진에서 볼 수 있듯이, 이 자세는 손목과 팔꿈치에 엄청난 양의 전단력을 준다.

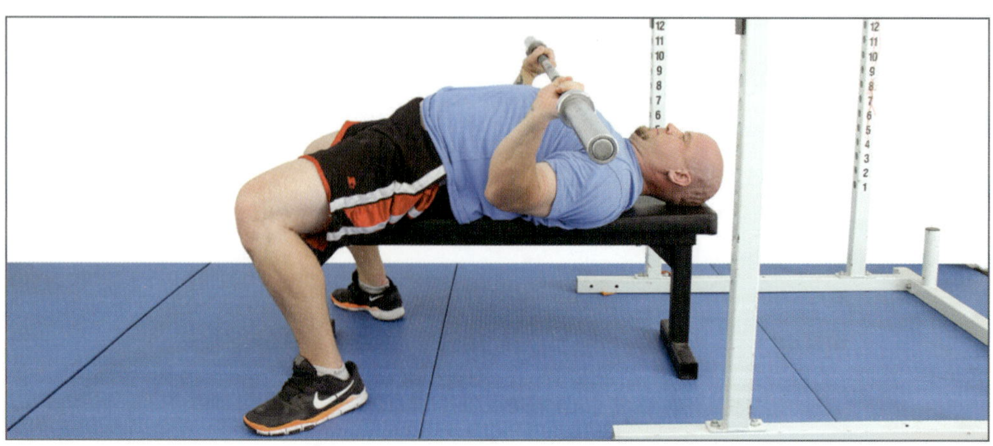

플로어 프레스

벤치프레스가 끝내주는 동작이기는 하지만 많은 사람들에게 문제를 야기하기도 한다. 벤치프레스는 어깨에 높은 수준의 신전과 팔을 몸 뒤로 움직일 수 있는 내회전을 요구한다. 대부분의 사람들에게 없는 삼두근의 힘도 필요로 한다. 어깨의 내회전 가동범위를 잃었거나 삼두근이 덜 발달되었다면 벤치프레스를 할 때 다음과 같은 잘못들이 두드러지게 나타날 것이다. 팔꿈치가 옆으로 나가거나, 어깨가 앞으로 말리거나, 바 밑에서 안정성과 파워를 만들어내기 위해 몸을 꿈틀거린다. 앞서 말한 것이 본인에게 해당된다면, 나쁜 습관이 몸에 배어 있다는 뜻이다. 플로어 프레스로 난이도를 조절하여 자세를 교정해보자.

플로어 프레스는 벤치프레스보다 가동범위에 있어 제한이 있지만 벤치프레스와 같은 자극을 준다. 소켓 뒤쪽으로 어깨를 뒤로 견인하고, 삼두근에 부하를 주고, 달리 모빌리티 문제를 해결하지 않아도 프레스를 연습할 수 있기 때문이다. 즉, 플로어 프레스는 어깨를 보호하면서도 중간 가동범위에서 프레스하는 방법을 가르쳐준다. 또한 사람들이 저지르는 수많은 잘못들을 고칠 필요가 없어 단체 수업에서 가르치기에 좋은 운동이다.

*주의: 벤치프레스와 동일한 원칙이 적용된다. 그립, 자세, 그리고 로드 오더 시퀀스(순차적인 하중 부담의 과정)가 벤치프레스와 똑같다.

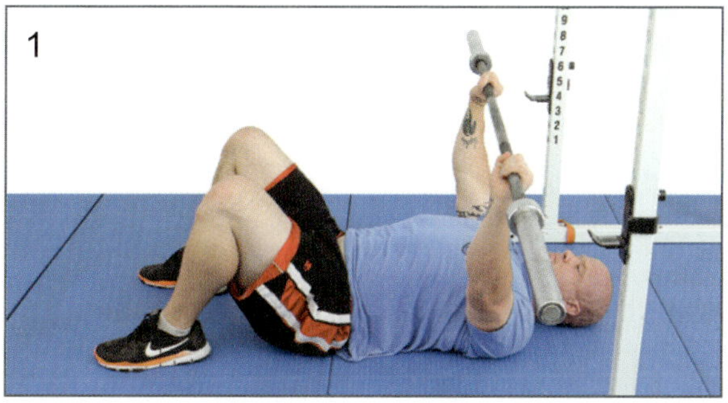

들어올리기는 벤치프레스와 같은 방법으로 한다. 로드 오더 시퀀스(순차적인 하중 부담의 과정)를 확인하려면 215페이지의 벤치프레스 시퀀스를 참고하자.

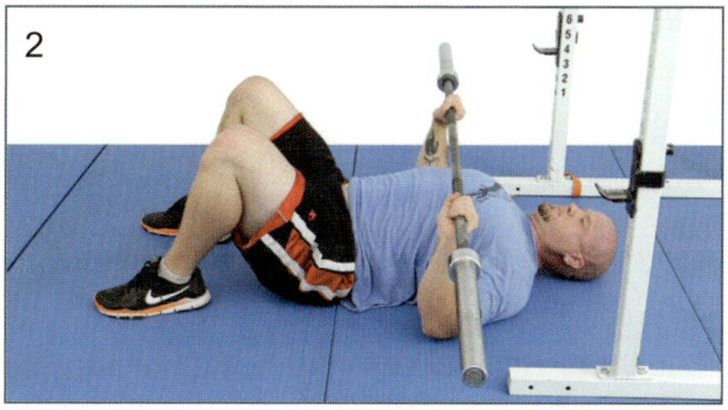

전완을 수직으로 만들고, 어깨를 뒤쪽으로 후인하고 배에 힘을 줘서 삼두근을 바닥까지 내린다. 핵심은 팔을 수직으로 유지한 채 가슴과 삼두근으로 무게를 받는 것이다.

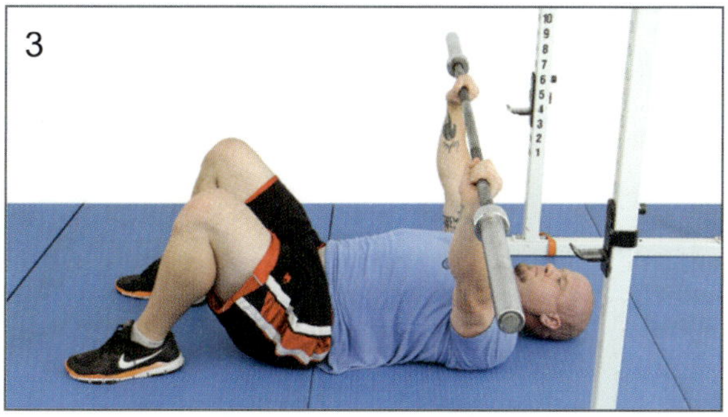

삼두근이 땅에 닿는 순간, 팔꿈치를 펴고 바를 들어올려 처음 자세를 취한다.

프레스 아키타입　행 아키타입

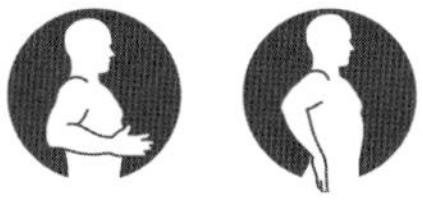

**딥은 위의 아키타입과 관련 있다.
딥과 관련된 일반적인 제한들을 개선하려면 제4부의 해당 아키타입 처방을 참고한다.**

딥

여기 어깨에서 최적의 출력을 낼 수 있도록 발달시킬 방법이 있다. 바로 다양한 가동범위에서 어깨 안정화에 도움을 주는 다양한 운동을 해보는 것이다.

푸시업과 벤치프레스는 몸 전방에서(프레스 아키타입) 어깨를 안정화시키는 방법을 알려준다. 스트릭트 프레스와 푸시 프레스는 머리 위에 있는 하중을 안정화시키는 법을 알려준다(오버헤드 아키타입). 그리고 딥은 팔이 몸의 양옆에 있을 때(행 아키타입) 안정성을 만드는 방법을 알려준다.

기술적으로 딥은 프레스 동작이지만, 무거운 물건을 들고 나르는 것과 같은 종류의 안정성을 필요로 한다. 딥은 짐을 운반하거나 팔걸이의자에서 일어나는 것과 같은 일상의 활동으로 전환할 수 있다.

딥의 기본 원리는 외회전을 만들고 견갑골을 뒤로 견인하는 중간 범위 및 오버헤드 동작의 원리와 같지만 어깨에는 새로운 자극을 준다. 이 신전 범위에서 연습하는 데 시간을 들이지 않으면 팔로 몸의 측면과 뒷면에서 기본적인 동작을 수행할 때 몸이 앞쪽으로 기울어져 나쁜 자세가 될 가능성이 높아진다.

또한, 완전한 가동범위의 완벽한 딥을 하는 것은 머슬 업 같은 다이내믹한 동작을 수행하기 위해 필요한 전제 조건이다. 딥의 바닥 자세에서 제어를 할 수 없다는 것은 머슬 업으로 전환시켜주는 자연스러운 토크를 생성할 수 없다는 뜻이다.

딥은 엄청난 양의 힘과 제어 능력, 어깨의 가동범위를 필요로 하는 복잡한 운동이다. 이러한 이유 때문에 동작의 난이도를 조절하는 법을 이해해야만 한다.

딥의 난이도를 조절하려면 탑 자세에서 어깨를 안정화하고, 정확한 자세로 팔을 고정할 수 있어야 한다. 바닥 자세로 내려가기 위한 힘 또는 가동범위가 없는 경우, 밴드나 마크 벨 슬링샷을 이용해 동작을 더 쉽게 수행할 수 있다. 평행봉이 있다면, 팔로 봉을 단단히 잡고 앞뒤로 이동하면서 해당 자세에서의 근력을 발달시킬 수 있다.

하지만 동작을 소화할 수 있는 힘이 있다고 해서 동작을 올바르게 수행한다는 것은 아니다. 대부분의 사람들이 잘못된 동작을 수행한다. 예를 들어 몇몇 사람들은 전완을 수직으로 만들고 가슴과 삼두에 부하를 준다. 왜냐하면 어깨 가동범위가 부족하거나 올바른 로드 오더 시퀀스(순차적인 하중 부담의 과정)를 따르지 못하기 때문이다. 그러다 보니 팔꿈치를 뒤로 보내고, 몸을 과신전하고, 가슴을 똑바로 유지한 채 역학적인 이득을 얻기 위해 바닥 자세에서 몸을 뒤튼다. 이때 어깨 손상이 가장 많이 발생하며 사람들은 흉골 통증을 겪게 된다.

준비

딥을 정확하게 하려면 딥을 시작하는 위치가 다리를 쭉 펼 수 있을 만큼 높아야 한다. 기구가 너무 낮다면 무릎을 구부리게 되고 발목이 몸 뒤로 교차되면서 척추가 과신전된다(다음 페이지 참조).

그립의 너비 또한 중요하다. 기존의 방법은 전완(팔꿈치에서 손가락까지)을 이용해서 그립 너비를 재는 것이었다. 그러나 이 방법은 시작점과 끝점을 구별할 수 없다. 자세를 위해 손 사이의 간격을 얼마나 벌려야 하는지 알기에 가장 좋은 방법은 똑바로 서서 몸 양 측면에 팔을 대고 손바닥이 바깥을 보도록 회전시키는 것이다. 이때 바를 새끼손가락 바로 안쪽에 위치시킨다. 링 푸시업처럼 링을 사용해서 적절한 그립 너비를 찾아도 좋다.

이 방법이 완벽하지는 않지만, 토크와 어깨의 안정성을 극대화하는 자세를 취할 수 있는 방법이다. 그립 너비가 자신의 전완 길이와 같다면 그야말로 금상첨화다. 굳이 애써서 그립 거리를 찾을 필요 없다.

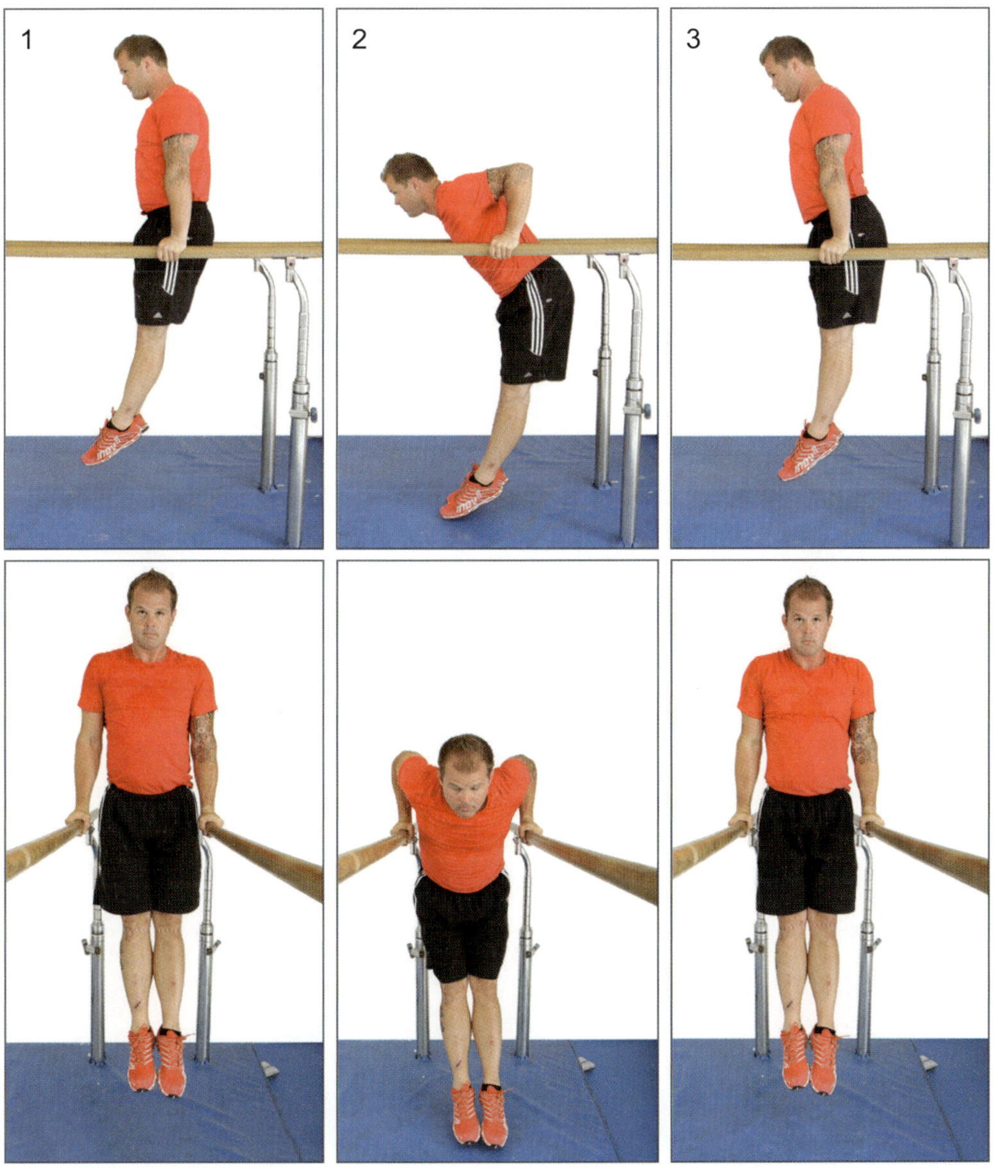

1. 시작 자세는 푸시업 및 프레스와 비슷하다. 바를 비틀듯이 손으로 단단히 잡고 팔오금이 앞을 향하게 하고 어깨를 소켓의 뒤로 외회전한다. 두 발을 모아서 발끝은 지면을 향해 뻗고 엉덩이에 힘을 줘서 골반을 중립 자세로 만든다. 발은 몸의 바로 앞에 위치해야 한다.
2. 발을 쭉 뻗고 발끝은 지면을 향하고, 엉덩이는 힘을 주고 배에 단단히 힘을 준 상태로 가슴이 앞으로 내려가도록 하면서 바닥 자세로 몸을 낮춘다. 가슴과 삼두근에 체중을 싣는다. 바에 손을 고정한 채 스쿼트처럼 아래로 몸을 낮춘다고 상상한다. 핵심은 어깨를 뒤로 당기고, 척추는 고정시키고, 전완은 수직 상태를 유지하는 것이다(몸을 앞으로 기울이면서 견갑골을 뒤로 모아 쥐어짠다고 생각해보자).
3. 계속 바를 비틀 듯이 잡고, 팔꿈치를 펴서 다시 탑 자세로 돌아온다. 몸통의 자세는 흐트러지면 안 된다.

행
아키타입

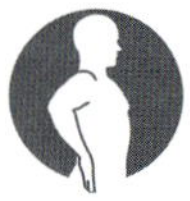

어깨 으쓱하기는 행 아키타입과 관련 있다. 모빌리티를 개선하려면 제4부 행 아키타입 처방을 참고한다

운동제어 교정:

딥을 진행하기 전에 적절한 어깨 균형법을 습관화하기 위해서 푸시업을 수행한다.
탑 자세만 따로 훈련한다. 엉덩이에 힘을 주는 데 집중하고 다리를 쭉 뻗은 후, 팔로 바를 비틀듯이 잡는다.
팔오금을 앞으로 향한 채, 어깨를 뒤로 당긴다.

모빌리티 확보 부분:

흉부 등뼈
전방 어깨와 광배근
후방 어깨와 가슴
팔의 아랫부분(팔꿈치와 손목)

자세 오류: 어깨 으쓱하기

어깨의 가동범위에 제한이 있다면 어깨를 뒤로 당겨 정확한 자세를 잡고 팔꿈치를 고정하는 것이 불가능하다. 푸시업 및 벤치프레스에서도 이 원리가 동일하게 적용되지만 요령을 써서 속이기 쉽다. 그래서 딥이 중요한 진단 방법으로 쓰인다. 어깨로 전체 체중을 지지하면 어깨 모빌리티의 한계를 숨길 수 없다.

정확한 자세에서 시작하더라도 딥의 바닥 자세로 내려가면서 잘못된 자세로 바뀐다면 자세를 정확하게 잡아주는 어깨의 신전과 내회전 및 동작을 정확하게 수행하기 위한 근력이 부족하다는 것을 의미한다.

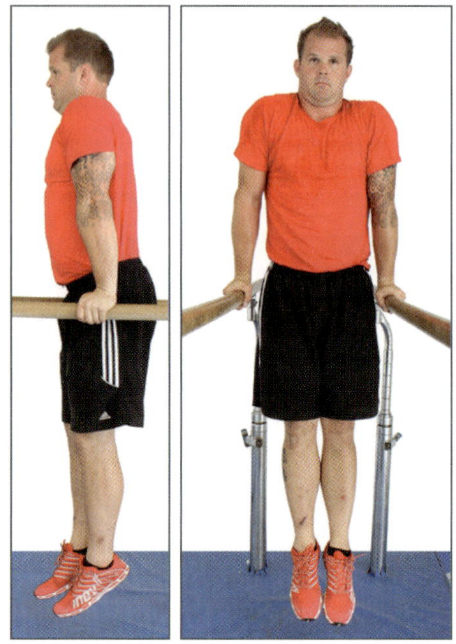

가슴 근육은 어깨가 외회전되어 있을 때 어깨를 안정화시키는 역할을 한다. 딥은 고도의 어깨 안정성을 요구하기 때문에 어깨가 외회전 자세에서 안정적으로 고정되려면 가슴 근육이 추가적으로 상당한 역할을 해야만 한다. 어깨가 앞으로 말리거나 으쓱한다면, 가슴근육이 축을 벗어나 당기게 되고 흉골이 벌어진다. 몇몇 사람들이 딥을 할 때 흉골에 통증을 느끼는 것도 이러한 이유 때문이다.

운동제어 교정:

다리를 모아서 곧게 뻗고, 발끝은 지면을 향하게 한다. 두 발은 몸통의 아래 또는 살짝 앞에 위치해야 한다.
둔근을 조이고 척추는 중립 자세로 만든다. 어깨를 후인하고 바에서 토크를 만든다.

자세 오류: 척추 과신전

준비 자세에서 무릎을 구부리고 몸 뒤로 발목을 교차하면 척추가 과신전될 수 있다. 두 다리를 쭉 펴고 나란히 위치시키지 않으면 둔부를 이용하거나 골반을 중립 자세로 안정화시키기 어렵다.

아래 사진을 보면 바닥 자세에서 올라올 때, 머리를 뒤로 젖혀 아치 모양으로 과신전된 자세를 취한 것을 볼 수 있다. 여기서 필자는 올라가는 탄력을 만들기 위해 척추의 자세와 어깨의 안정성을 포기했다. 아치 모양으로 굽은 등, 바깥으로 벌어진 팔꿈치, 앞으로 나온 어깨가 동작을 마무리 짓기 위해 사용된 안정성 확보 방법이다. 그래서 동작을 완수할 수 있었지만 좋은 방법은 아니다!

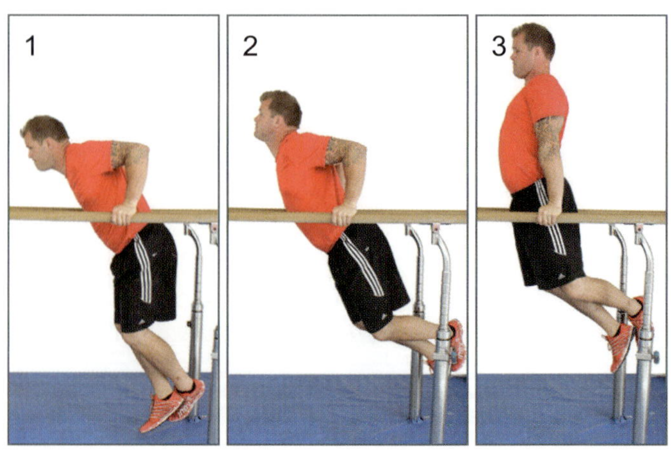

링 딥

움직임과 모빌리티 시스템의 가장 근본적인 기능 중 하나는 동작을 가르치고 개선시켜 다른 동작으로 전환하는 것이다. 링 딥이 바로 대표적인 예다. 도전의식을 불태울 자극을 줄 뿐만 아니라, 머슬 업 같은 더 다이내믹한 동작을 할 수 있는 준비 단계가 된다.

링 푸시업과 마찬가지로, 링 딥은 완성을 위한 추가 동작을 필요로 한다. 숨어 있던 모빌리티 문제가 나올 수밖에 없다. 누구나 외회전을 만들려고 몸부림치고 팔꿈치를 고정할 수 없었던 상황을 보면 어깨 내회전에 문제가 있다는 것을 알 수 있다.

또한 링 딥은 바른 자세를 위한 연습을 돕고 일반적인 실수도 자연스럽게 고쳐준다. 예를 들어 일반적인 딥에서 자주 나타나는 실수 중 하나는 내려갈수록 팔꿈치를 뒤로 당기는 것이다. 이렇게 되면 어깨가 내회전하게 되고 자세가 엉망이 된다. 그러나 링 위에서 균형과 안정을 찾으려면 전완을 수직 상태로 유지해야 한다. 팔꿈치를 손목 뒤에 위치시킨 상태로 몸을 밀어 올리는 것은 물리적으로 불가능하다.

링 딥은 최고의 진단 수단이지만, 고강도 · 고반복 운동 프로그램에 링 딥을 넣지는 않는 것이 좋다. 왜냐하면 단순히 지쳐 있는 상태일 때 이 동작을 여러 번 반복하는 것이 너무 어렵기 때문이다. 머슬 업도 마찬가지다(282페이지 참고). 링 딥을 스트렝스 운동으로 할 수 없다는 말이 아니다. 요점은 어깨 또는 척추 자세가 흐트러지는 순간 링 딥을 중단해야 한다는 것이다.

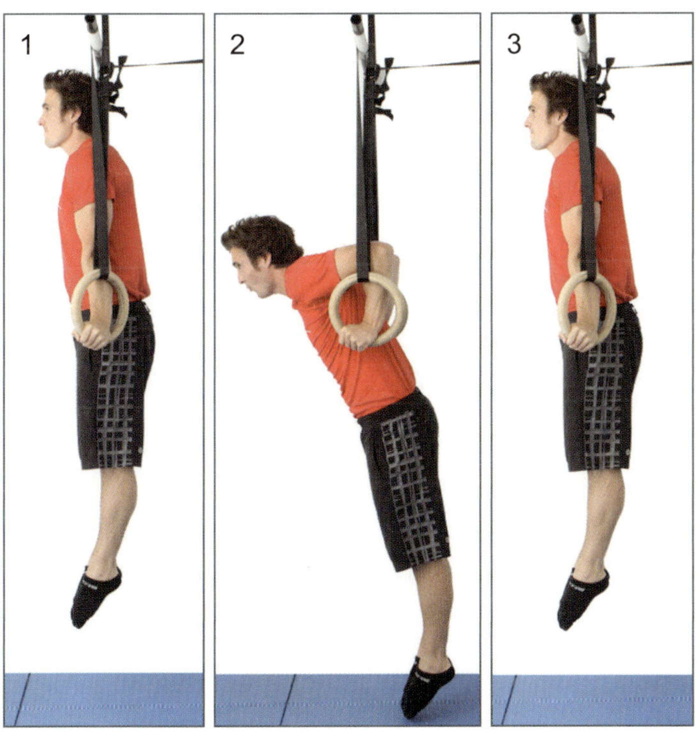

1. 어깨를 안정화하기 위해, 손을 바깥으로 회전시켜 엄지 손가락이 몸 바깥 쪽을 향하도록 한다. 이제 어깨를 후인한다. 왼손은 약 1시 방향, 오른손은 약 11시 방향에 위치시킨다. 두 발을 붙이고 발끝은 지면을 향하게, 둔근에 힘을 주고 코어를 단단하게 만든다.
2. 엉덩이를 조이고 배에 힘을 준 후, 손을 바깥쪽으로 돌려 바닥 자세까지 몸을 아래로 낮춘다. 사진을 보면 상체를 앞쪽으로 기울여 지탱하고 발은 몸 앞에 있는 것을 볼 수 있다. 가슴과 삼두근으로 무게를 받아 어깨와 몸통이 바른 자세를 유지하는 것을 볼 수 있다. 또한 사진의 팔 위치를 주목하자. 손목은 팔꿈치와 같은 선상에 있으며(전완은 수직이다) 팔꿈치는 몸에 밀착되어 있다. 내려갈수록 손을 12시 방향 쪽으로 회전할 것이다. 만약 어깨 내회전에 문제가 있는 경우에는 손이 계속 안쪽으로 돌아갈 것이다. 최대한 엄지 손가락은 바깥을 향하게 두고 손이 안쪽으로 회전하지 않게 버티면서 바닥에서 올라와야 한다.
3. 손을 계속 바깥으로 돌린 채로 등을 평평하게 유지하고 팔꿈치를 펴서 처음 자세로 돌아온다.

스트릭트 프레스

스트릭트 프레스는 팔을 오버헤드 자세를 취한 상태로 브레이싱 시퀀스(몸통 보강 과정)와 토크의 법칙을 연습할 수 있는 절호의 찬스를 제공하는 동작이다. 또한 운동제어의 문제점 및 모빌리티 제한을 평가하기 위한 돋보기이기도 하다. 예를 들어 바를 오버헤드 자세로 밀어 올릴 때 어깨를 적절한 자세로 만들지 못했다고 가정해보자. 그 사실이 운동제어 능력과 어깨의 가동범위에 대해 말해주는 것은 무엇일까? 그리고 무거운 중량으로 저크를 받으려고 하거나 혹은 메트콘으로 인한 피로로 온 몸이 불타오르고 있는 동안 오버헤드 동작을 빠르게 수행할 때 어떤 일이 발생할까? 만약 이상적인 시작과 마무리 자세를 이해하지 못했거나 동작을 수행하기 위한 가동범위가 부족하다면 이러한 기본적인 개념들은 더 복잡한 오버헤드 동작들에 적용되지 못할 것이다.

흉곽과 골반을 중립 자세로 두면서 등을 평평하게 유지할 수 있는가? 팔꿈치를 쭉 편 상태로 어깨를 가동범위의 한계 지점까지 굴곡시킬 수 있는가? 겨드랑이를 앞쪽으로 향하게 하고 안정적인 어깨 자세를 만들 수 있는가? 아주 간단하다.

스트릭트 프레스는 재활 수단으로도 유용하다. 예를 들어 전방십자인대 수술을 한 후 재활 중인 사람이나 무릎 부상을 당한 사람을 코칭할 때, 스트릭트 프레스는 필자가 처음으로 수행하도록 시도하는 중량 부하 운동이다. 스트릭트 프레스는 선수로 하여금 무릎을 바깥으로 밀어내고 발을 바닥에 돌려 박아넣는 형태의 낮은 수준의 외회전 토크만을 필요로 한다. 그래서 부상당한 관절과 주변 근육군을 강화하는 데 도움이 될 뿐만 아니라 기능적인 움직임 패턴을 다시 익히게 하는 데도 도움이 된다.

어깨안정화

필자의 체육관에서는 어깨안정화 운동 같은 것은 하지 않는다. 모든 어깨 동작은 안정화 요소를 가지고 있다. 이것은 코치와 물리치료사들이 종종 놓치는 핵심 부분이다. .

케이블 머신이나 가벼운 덤벨로 팔을 앞뒤로 외회전하는 것과 같은 보조 운동은 어떻게 안정된 어깨관절로 당기고, 밀고, 들고, 옮기는지에 대해서 알려주지 않을 것이다. 바른 자세로 어깨를 안정시키도록 만드는 동작들을 통합시켜야 할 필요가 있다. 그래서 푸시업 같이 중간 가동범위의 동작, 스트릭트 프레스와 같은 오버헤드 동작, 딥처럼 측면이나 등 뒤쪽의 동작을 수행하는 방법을 배우는 것이 너무나도 중요하다.

지금까지도 대부분의 코치들은 오버헤드타입의 동작을 많이 쓰는 타입의 수영선수, 투수, 배구선수들에게 프레스와 같은 운동을 하지 못하게 한다. 오버헤드 훈련이 위험하다고 생각하기 때문이다. 코치들의 이런 방식은 안정적인 어깨 자세가 어떤 형태를 취하고 있고, 어떤 느낌인지 이해하지 못한다면 유효할 수도 있다. 선수가 이미 오버헤드 동작을 엄청 나게 많이 반복했다고 치자. 만약 그 선수가 끔찍한 자세로 오버헤드 동작을 한다면, 코치는 당연히 그가 나쁜 테크닉으로 오버헤드 동작을 하는 것을 원치 않을 것이기 때문이다.

그렇다면 코치는 무엇을 해야 하나? 선수에게 어깨의 안정적인 자세를 가르치고, 그 뒤 좋은 테크닉으로 스트릭트 프레스를 하는 방법을 가르치면 된다. 이는 단지 오버헤드 자세의 효율성을 증가시킬 뿐 아니라 코치가 선수의 완전한 가동범위에서의 자세를 평가할 수 있게 한다. 선수는 무거운 무게나 터무니없이 많은 횟수로 프레스를 할 필요가 없다. 그러나 책임감 있는 코치는 근본적인 안정화 원칙을 가르치고 모빌리티와 운동제어 기능장애를 강조할 필요가 있다

바벨 vs 덤벨

사람들이 필자에게 묻는 질문 중에 이런 것이 있다 "왜 바벨로 프레스 하는 것을 장려합니까? 덤벨로 프레스를 배우는 것이 안전하고 쉽지 않나요? "

이 질문에 대답하기 전에, 중량을 중심선(일반적인 무게중심)에 가깝게 위치시킬수록 바른 자세로 프레스하는 것이 더 쉽다는 점을 말해야 될 것 같다.

어깨의 가동범위가 제한되거나 테크닉이 나쁘다면, 덤벨 프레스는 좋은 선택이다. 왜냐하면 자세를 망가뜨리지 않고 어깨를 바른 자세로 정렬할 수 있기 때문이다.

그래서 만약 바벨로 오버헤드 동작을 할 때 어깨 통증이 있다면, 덤벨로 프레스하는 것이 프레스 준비 자세를 취하기 쉽고, 덤벨이 머리 위에 있을 때 더 많이 회전될 여지가 있기 때문에 통증을 줄여주는 데 도움이 된다.

덤벨로 프레스 할 때 뚜렷한 장점이 있다는 것은 논란의 여지가 없다. 케틀벨도 마찬가지다. 사실 필자는 모든 선수들에게 덤벨 프레스를 하라고 장려한다. 그러나 덤벨 프레스는 머리 위로 프레스할 수 있는 최대 하중에는 궁극적으로 한계가 있다.

첨언하자면 지속적으로 관찰되는 문제들 중 하나가 선수들이 고정된 사물(바벨)에 토크를 만들어내는 모델을 모르고, 하중이 가해진 상태에서 동작들을 수행할 만한 스트렝스도 없으면서 푸시 저크와 스플릿 저크 같은 복잡한 리프팅 동작을 하려고 한다는 것이다. 그래서 발달 단계에서 바벨로 프레스를 하는 것이 중요한 것이다. 왜냐하면 바벨로 하는 프레스가 좀 더 복잡한 동작으로 전환할 수 있도록 근본적인 움직임 패턴을 몸에 익히게 돕고, 더 무거운 중량으로 프레스하기 위해 필요한 스트렝스를 키워주기 때문이다.

그러나 바벨은 다음과 같은 과제를 안고 있다. 중량을 머리 위로 들 때 얼굴을 치워서 길을 내야 하고 중량을 몸 앞에서 지탱해야 하고, 전완을 수직으로 만들어 가슴에서 바의 균형을 유지해야 한다. 그리고 완전히 정지한 시작 자세dead-start position로부터 힘을 만들어내야 한다. 그러나 이 책에 기술되어 있는 모든 다른 동작들과 마찬가지로 바벨 프레스는 다른 동작과 다른 사물들로 전이될 수 있는 로드 오더 시퀀스(순차적인 하중의 부담 과정)를 익히도록 도와줄 것이다.

목적은 전체 가동범위에 걸쳐서 관절들과 코어에서 안정성을 찾는 방법을 익히는 것이다. 바벨이 결코 자연적인 도구는 아니지만 오버헤드 동작 역량에 과제를 부과하기에는 가장 손쉬운 도구이다. 무거운 덤벨을 들다 보면 종국에는 단순히 지지할 수 없는 지점이 나타나게 된다.

오버헤드 아키타입 프론트 랙 2 아키타입

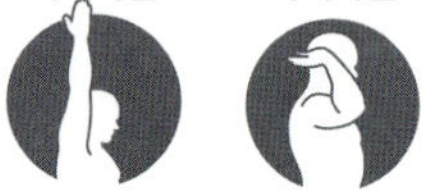

스트릭트 프레스는 위의 아키타입과 관련 있다. 스트릭트 프레스와 관련된 일반적인 제한들을 개선하려면 제4부의 해당 아키타입 처방을 참고한다.

스트릭트 프레스 준비 자세

스트릭트 프레스를 준비하는 것은 프론트 랙 자세를 취하는 것과 매우 비슷하다(189페이지 프론트 스쿼트 참고). 바에 토크(바를 부술 듯이, 바 아래 팔꿈치를 비틀면서)를 한 번에 한 팔씩 만들어야 한다. 마치 프론트 스쿼트하듯이 랙에서 중량을 들어올리고, 한 걸음 뒤로 나온다. 그러나 팔꿈치를 90도 각도로 올리고 손가락과 어깨에서 바의 균형에 맞추는 대신에 가슴과 손바닥을 바의 중앙에 놓는다.

몇 가지 미묘한 차이는 자세와 그립의 폭이다. 스탠스(발의 폭)를 가늠하는 것은 쉽다. 점프와 데드리프트 스탠스와 동일하다. 발을 똑바로 편 상태에서 어깨너비만큼 벌려 엉덩이 아래에 위치시키면 된다. 그립 폭을 알아내는 것은 조금 까다롭다. 몇 가지 다른 방법을 적용할 수 있다. 190페이지에 설명된 프론트 랙 준비 자세를 실시하거나, 링 푸시업(210페이지 참고)의 탑 자세 혹은 밴드 프레스 테스트(228쪽 참조)를 실행한다. 핵심은 전완은 수직이 되어야 하고, 어깨는 소켓의 뒤쪽에 박아넣어야 하고, 팔꿈치와 손목은 일직선상에 정렬시키고, 바는 손바닥 중앙에 위치시킨다.

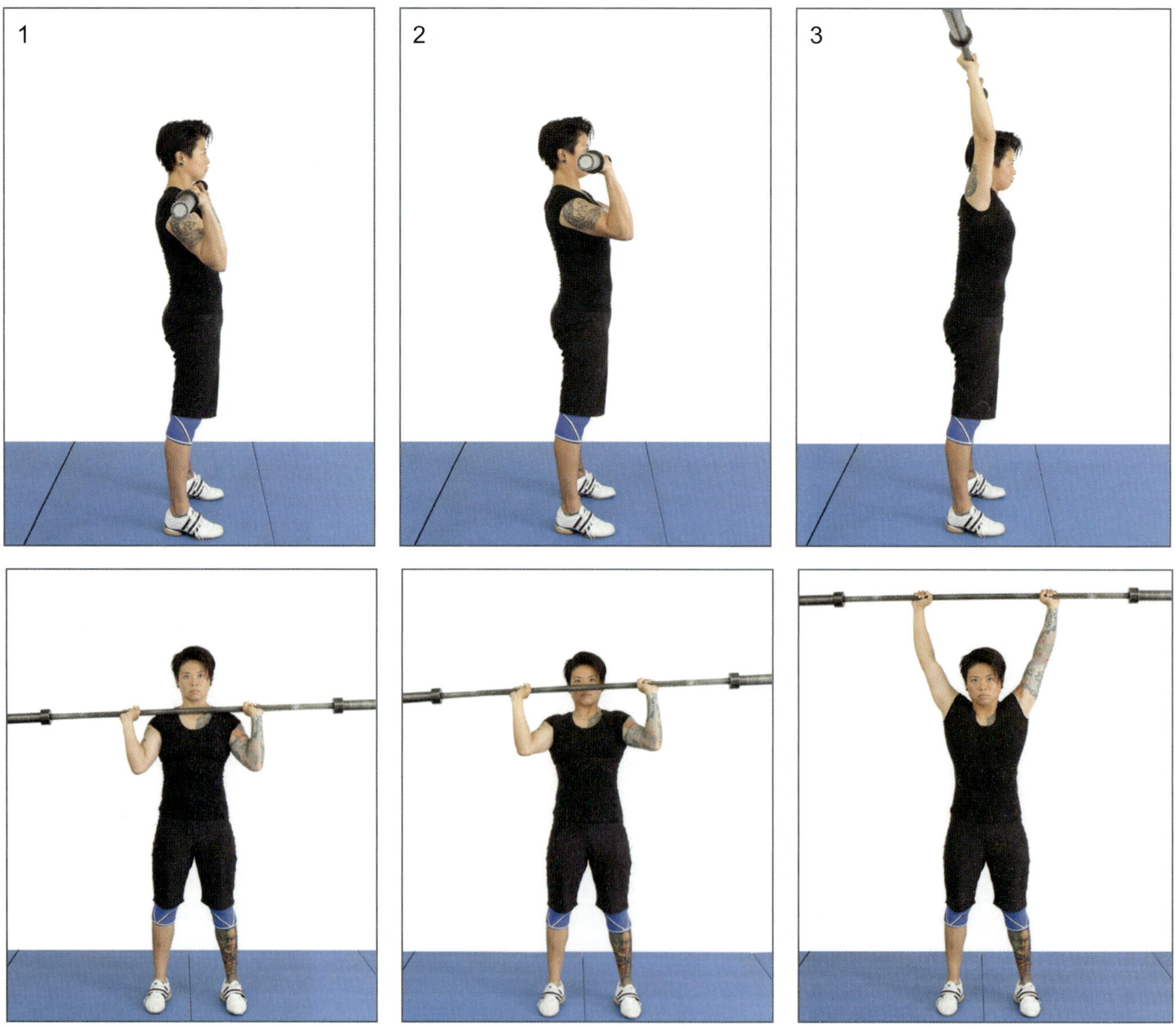

1. 프론트 스쿼트(189페이지 '프론트 랙 자세' 참고)를 할 때처럼 랙에서 무게를 들고 한 걸음 뒤로 나온다. 핵심은 바에 토크를 만들어내고, 소켓의 뒤쪽으로 어깨를 박아 넣고 몸통을 보강하는 것이다. 전완은 손바닥과 가슴의 중심에 있는 바와 함께 수직으로 만들고, 어깨는 꽉 감아진 상태이다. 선수들이 가장 크게 실수하는 부분은 랙에서 무게를 든 다음에 힘을 주려 하는 것이다. 이것은 몸통을 보강하지 않고 백 스쿼트를 하기 위해 등에 바를 올려두는 것과 같은 것이다. 스탠스를 한번 설정 하면 발을 바닥에 돌려 박듯이 힘을 줘서 둔근을 조인다.

2. 어깨를 뒤쪽으로 당기고, 엉덩이는 조이고, 복부는 타이트하게 유지한다. 머리를 약간 뒤로 당기고 중량을 똑바로 머리 위로 올린다. 바가 머리 주변으로 이동하는 것이 아니라 머리가 바 주변으로 이동해야 한다. 또한 팔꿈치를 단단히 유지하고 겨드랑이가 앞쪽을 향하도록 하는 데 집중한다. 어깨를 으쓱하지 말고 팔꿈치가 밖으로 퍼지지 않도록 하며, 등을 뒤로 기대지 않는다. 척추의 자세가 변하면 안 된다.

3. 팔꿈치를 고정할 때, 머리를 팔 사이로 밀어 넣어 중립 자세를 취한다. 겨드랑이가 정면을 향하는 자세가 토크를 극대화시킬 수 있다는 것을 생각해보자. 사진 상에서는 팔이 귀를 이등분시킨다는 것에 주의하자. 운동선수 대부분은 머리를 앞으로 내밀거나 뒤로 가 있는 상태를 유지한다. 두 경우 모두 몸통과 어깨 안정성에 문제를 야기한다.

4. 바를 내리면서 바의 경로를 수직으로 유지한 채 머리를 약간 뒤로 당긴다. 다시 말하자면, 바를 올릴 때와 마찬가지로 같은 방법으로 바를 내린다. 바를 내리면서 팔꿈치는 타이트하게 유지하고, 어깨를 뒤로 젖히고, 엉덩이를 쥐어짠다.

5. 토크는 동일한 수준으로 유지하고, 중량을 시작 자세까지 내린다.

4
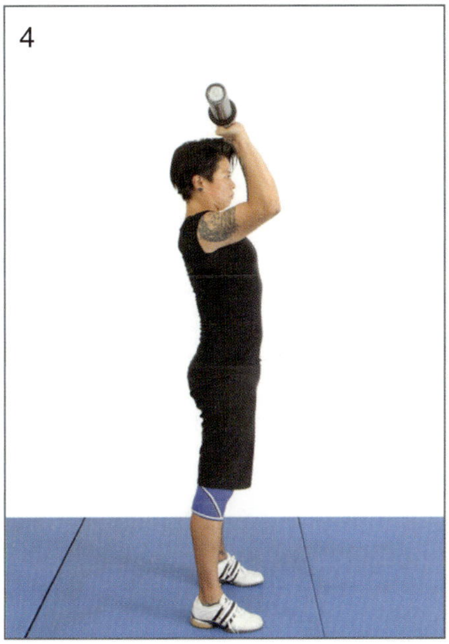

5
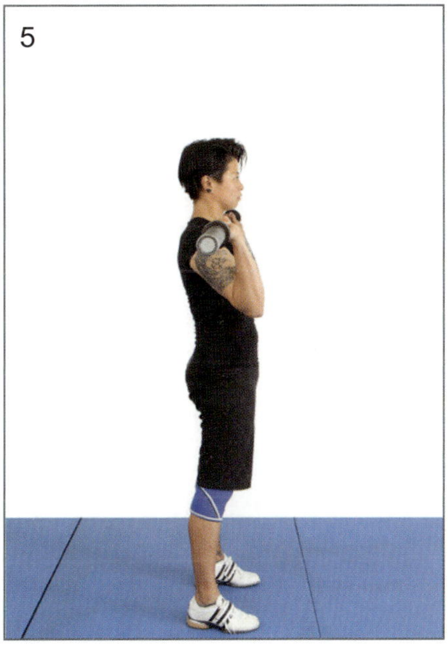

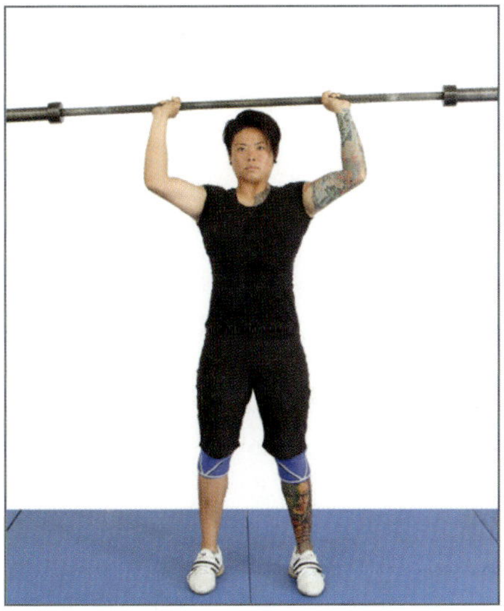

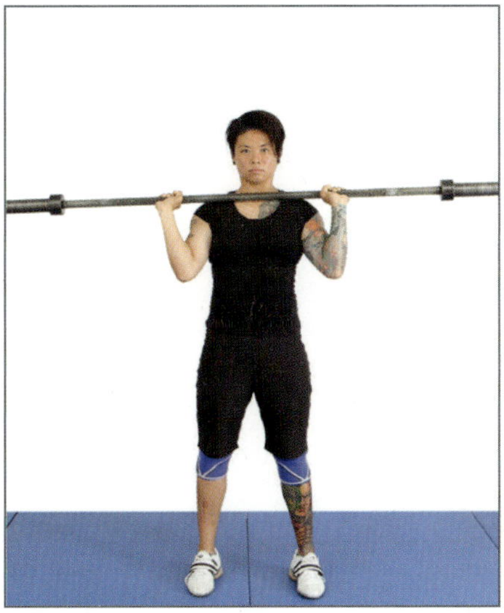

프론트 랙 2
아키타입

프론트 랙 오류는 프론트 랙 아키타입과 관련 있다. 모빌리티를 교정하려면 제4부의 해당 아키타입 처방을 참고한다.

운동제어 교정:

랙에서 나와 준비 자세를 취한다.
손바닥 가운데에 바를 위치시키고 팔꿈치가 손목, 바와 정렬되었는지 확인한다.
어깨를 소켓 뒤로 박아넣고 비틀어 바에서 토크를 만들어낸다.
밴드 프레스 테스트를 수행한다(228페이지)

모빌리티 확보 부위:

흉추
어깨관절 전면부와 광배근
어깨관절 후면부와 가슴
팔 아래쪽(팔꿈치, 손목)

자세 오류: 프론트 랙

일반적인 실수는 프론트 랙 자세에서 프레스를 시작하는 것이다. 푸시 프레스나 푸시 저크를 수행할 때에는 실수가 있어도 동작을 할 수 있지만, 스트릭트 프레스에서는 통하지 않는다. 바가 손가락 끝에서 균형을 잡고 있을 때, 시작 자세에서 중량을 가슴에서 들어올릴 때 충분한 힘을 만들어낼 수 없다. 사람들에게 팔을 수직으로 한 채 프레싱하는 모델이 없거나, 어깨 가동범위가 부족하거나, 흉추가 심하게 경직되어 있기 때문에, 혹은 이 모든 것들 때문에 프론트 랙 오류를 범한다.

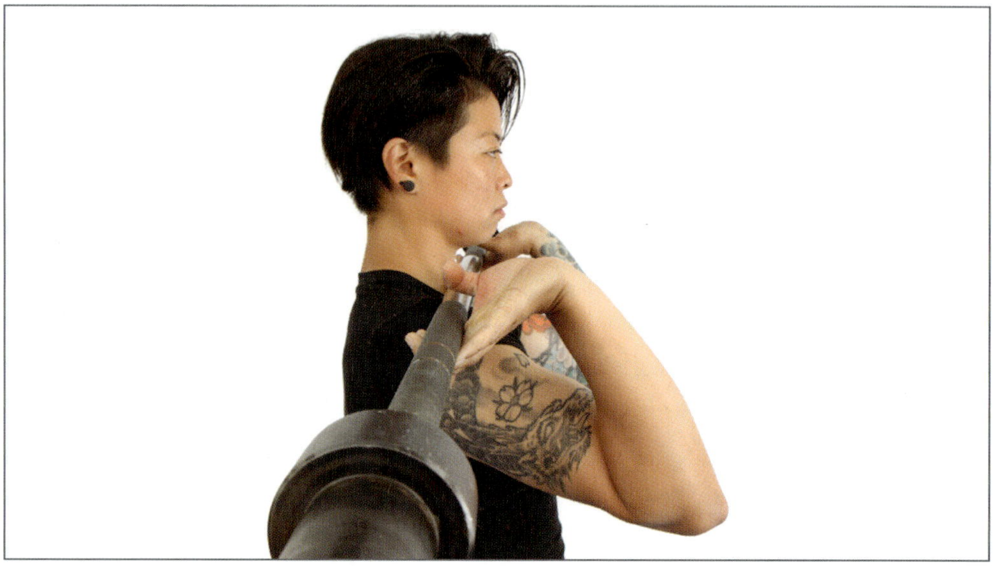

오버헤드
아키타입

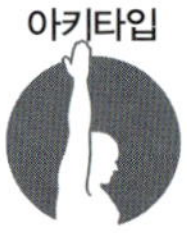

벌어지는 팔꿈치는 오버헤드 아키타입과 관련 있다. 모빌리티를 교정하려면 제4부의 해당 아키타입 처방을 참고한다.

운동제어 교정:

준비 자세에서 충분히 토크를 만들어내고 오버헤드 프레스를 할 때는 팔꿈치가 벌어지지 않도록 한다.

모빌리티 확보 부위:

흉추
어깨관절 전면부와 광배근
어깨관절 후면부와 가슴
팔 아래쪽(팔꿈치,손목)

자세 오류: 벌어지는 팔꿈치

팔을 오버헤드 자세로 폈을 때, 팔꿈치가 바깥쪽으로 벌어지게 된다면, 준비 동작에서 어깨를 바른 자세로 셋업하는 데 실패했거나, 충분한 토크를 만들어내지 못했다는 것을 의미한다. 그러나 만약 대부분의 경우처럼 머리 위로 들어올린 팔을 고정하지 못한다면 어깨의 가동범위가 부족하다는 증거이다. 이런 나쁜 역학의 패턴은 중량을 올리거나 푸시 프레스와 푸시 저크 같은 복잡한 동작을 완성하려 할 때 큰 문제가 된다.

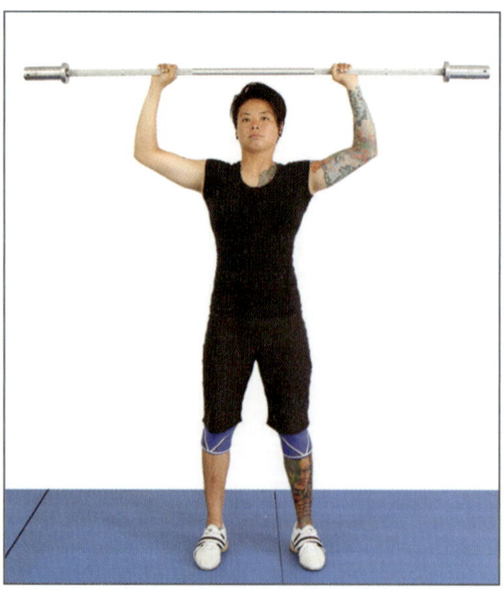

자세 오류: 아치

스트릭트 프레스에서 몸통의 안정화는 꼭 필요하다. 다리와 고관절의 힘을 이용하는 푸시 프레스와 푸시 저크와는 달리, 스트릭트 프레스는 어깨와 팔의 힘을 이용한다. 완전히 정지해서 시작되는dead start 단계는 스트릭트 프레스를 까다로운 동작으로 만든다. 우리 몸은 무게가 무거워질수록, 마치 벤치프레스를 하는 것처럼, 등을 아치로 만들어서 중량을 몸 앞쪽으로 프레스하는 식으로 역학적인 이득을 보려고 한다. 이런 방식은 가슴으로부터 무게를 들어올리기 쉽지만, 주요 엔진은 불안정해진다. 왜냐하면 팔꿈치는 밖으로 벌어지고 어깨는 앞으로 말리게 되기 때문이다. 이러한 오류는 머리를 바 뒤로 움직이려고 하는 대신 바를 머리 쪽으로 움직이려고 하는 사람들에게 흔히 일어난다.

대부분의 경우, 무게를 낮추고, 엉덩이를 쥐어짜고, 머리를 뒤로 옮겨서 바의 경로를 수직으로 유지하는 방식으로 오류를 간단하게 해결할 수 있다. 그러나 만약 흉추가 타이트하고, 어깨의 회전이 제한되어 있다면 어깨를 바른 자세로 준비할 수 없다. 이러한 경우, 몸의 전면부로 프레스를 하는 실수를 범하게 된다.

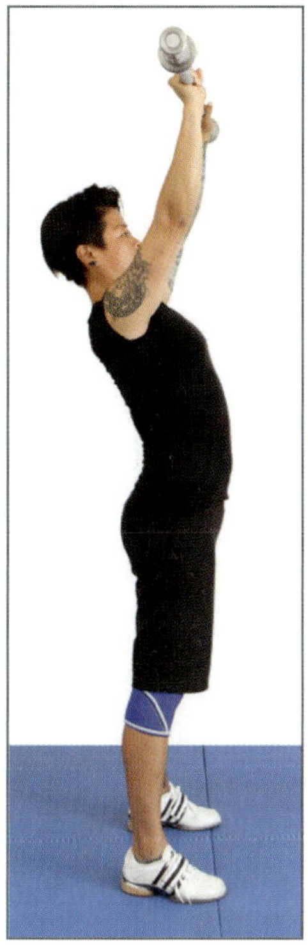

오버헤드
아키타입

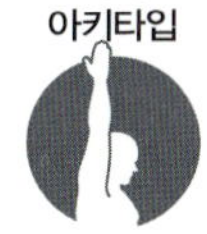

아치 오류는 오버헤드 아키타입과 관련 있다. 모빌리티를 교정하려면 제4부의 해당 아키타입 처방을 참고한다.

운동제어 교정:

둔근을 쥐어짜고 몸통을 단단하게 유지한다.

랙에 나와서 준비 자세를 취할 때, 어깨를 소켓 뒤에 박아넣고 비트는 것을 우선으로 한다.

모빌리티 확보 부위:

흉추

어깨관절 전면부와 광배근

어깨관절 후면부와 가슴

팔 아래쪽(팔꿈치, 손목)

자세 오류: 앞으로 나오는 머리

또 다른 일반적인 오류는 팔꿈치를 오버헤드 자세로 펼 때, 머리가 팔 사이로 나오는 경우다. 코치들은 종종 선수들에게 머리를 밀어넣으라고 지도한다. 왜냐하면 선수들이 종종 실수로 얼굴에 바가 닿지 않게 하려고, 머리를 뒤로 당긴 다음에 팔을 오버헤드 자세로 고정하면서 머리를 그대로 뒤에 두기 때문인데, 이 경우 아치 오류의 원인이 되기 때문이다. 이 오류를 수정하기 위해 바가 얼굴을 지나갈 때, 바 밑으로 머리를 이동시키도록 상기시켜서 선수들에게 머리를 집어넣으라고 지도하게 된다.

문제는 많은 사람들이 머리를 앞으로 내밀고 바벨을 뒤로 밀어내어 과잉 보상된 자세를 취한다는 점이다. 이 자세는 어깨관절이 고정되지 않을 뿐만 아니라 척추 자세에도 문제가 생겨 목의 경추 분절에 엄청난 전단력을 야기한다. 만약 프레스 할 때 바벨을 뒤쪽으로 움직여 팔이 넘어가고 머리가 앞으로 나온다면 목 부상을 얻기 쉬워진다. 올바른 기술은 몸통과 머리의 정렬을 계속해서 유지하고, 중량을 머리 위로 프레스할 때 머리를 충분히 뒤로 빼서 바가 얼굴 앞을 지나가게 하고 바가 지나가자마자 머리를 바의 바로 밑으로 이동시키는 것이다.

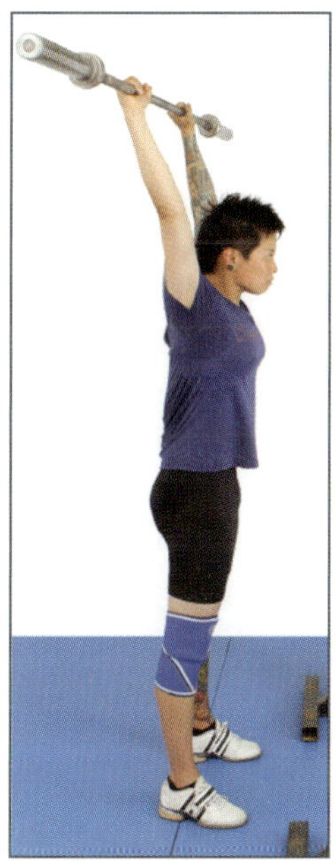

운동제어 교정:

머리와 몸통을 정렬시킨다.

바의 진로를 수직으로 유지하고 얼굴을 스치고 지나가기 충분할 만큼 머리를 이동시킨다.

이 기술이 충분히 숙달될 때까지 가벼운 중량으로 연습한다.

오버헤드 아키타입 프론트 랙 2 아키타입

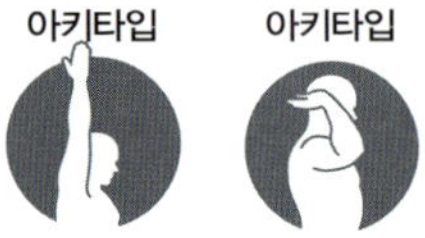

핸드스탠드 푸시업은 위의 아키타입과 관련 있다. 일반적인 제한들을 개선하려면 제4부의 해당 아키타입 처방을 참고한다.

핸드스탠드 푸시업

핸드스탠드 푸시업Handstand pushup은 자연스러운 움직임이 아니다. 체조, 브레이크 댄스, 그리고 크로스핏을 제외하면 사람들이 거꾸로 서 있는 경우는 거의 없다. 즉, 이 말은 핸드스탠드 푸시업이 훈련 프로그램에 집어넣기에 아주 훌륭한 동작이라는 것이다. 사실, 핸드스탠드 푸시업은 집에서 할 수 있는 동작 중에 흉곽과 골반을 정렬시키기에는 최고로 훌륭한 운동이다. 흉곽 위로 골반과 다리의 균형을 맞춰야 하는데, 이런 동작은 정중선의 안정화와 어깨관절의 정렬 전략에 어떤 제한이 있는지 명확하게 보여준다.

대부분의 동작과 달리, 핸드스탠드 푸시업은 다리부터 골반까지가 아니라, 어깨부터 손까지를 통해 몸통을 정렬시킨다. 예를 들어 스쿼트 준비 자세를 취할 때, 발을 바닥에 돌려 박듯이 힘을 주고, 흉곽과 골반의 균형을 맞춤으로써 고관절에서 토크(안정성)를 만들어낸다. 그러나 핸드스탠드 푸시업에서는 완전 정반대로 동작을 수행하게 된다. 기본적으로 프레스의 마무리 동작을 통해 자세를 정렬한다. 운동학습과 몸통의 안정화 관점에서, 핸드스탠드 푸시업에 견줄 만한 것은 없다.

밴드 프레스 테스트

밴드 프레스 테스트Band Press Test는 정말로 좋은 테스트다. 우선 안정적인 어깨가 얼마나 효율적이고 중요한지를 확실하게 알려준다. 둘째로, 멋지게 푸시 저크를 할 수 있는 프론트 랙 포지션에서 프레스로 전환할 수 있는지 여부를 보여준다.

테스트는 다음과 같은 절차로 진행된다. 밴드를 발에 걸고 프론트 랙 자세와 유사한 프레스 자세를 준비한다. 그 자세에서 팔을 오버헤드 자세로 편다. 그 즉시 어깨가 앞으로 나오면서 불안정한 자세가 될 것이고 팔을 오버헤드 자세로 올리기 위해 몸부림 칠 수밖에 없을 것이다. 다음은 어깨를 뒤로 당겨 바른 자세를 취하고 프레스한다. 프레스 하자마자 팔을 고정하는 것이 훨씬 쉽게 느껴질 것이다. 어깨를 뒤로 보내고 팔꿈치를 몸 쪽으로 타이트하게 고정시키면 프레스 동작을 취하는 것이 훨씬 쉬워진다. 어깨를 훨씬 안정적으로 활용할 수 있고, 에너지를 밴드에 효과적으로 전달할 수 있다. 간단히 말해서 밴드 프레스 테스트는 프레스의 효율을 높이고 올바른 프레스의 자세와 느낌이 어떤 것인지 알기에 좋은 방법이다.

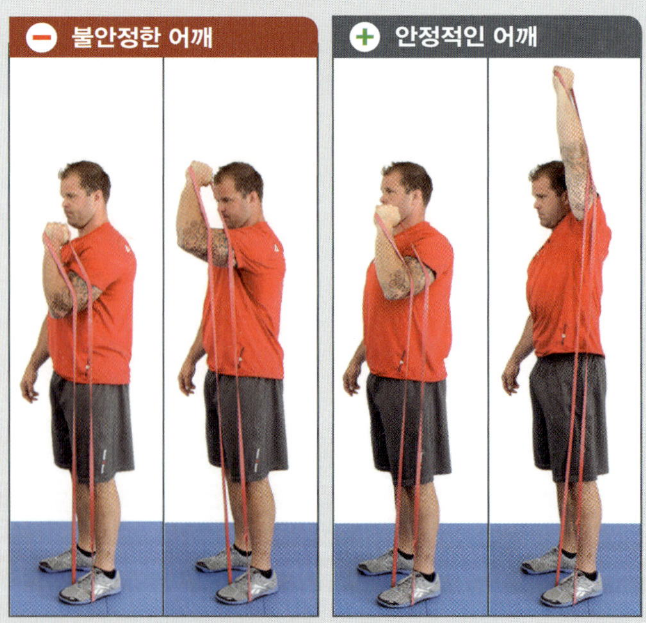

다시 말해서 운동선수로서의 역량을 개선하기 위해서는, 운동제어 능력에 다양한 방식으로 과제를 부여해야 한다. 동작이라는 무기고 안에 더 많은 트레이닝 도구를 넣으면 넣을수록, 그 선수는 보다 안정적으로 운동할 수 있다. 핸드스탠스 푸시업이 모든 운동선수들의 레퍼토리에 포함되는 걸까? 아니다. 파워리프터 혹은 역도 선수들은 핸드스탠드 푸시업을 하지 않기도 한다. 그들은 어깨 자세를 정렬하고 몸통 안정화를 가르쳐주는 기술-전환 운동을 더 많이 한다. 하지만 보통 사람에게 핸드스탠드 푸시업은 운동 능력을 개선하고 익숙하지 않은 자세에서 몸통과 어깨를 정렬하는 능력을 키워준다.

*참고: 핸드스탠드 푸시업의 자세한 내용을 알아보려면 칼 파올리Carl Paoli 코치의 블로그 GymnasticsWOD.com과 그의 베스트셀러 책 『Free+Style: Maximize Sport and Life Performance with Four Basic Movements』을 추천한다.

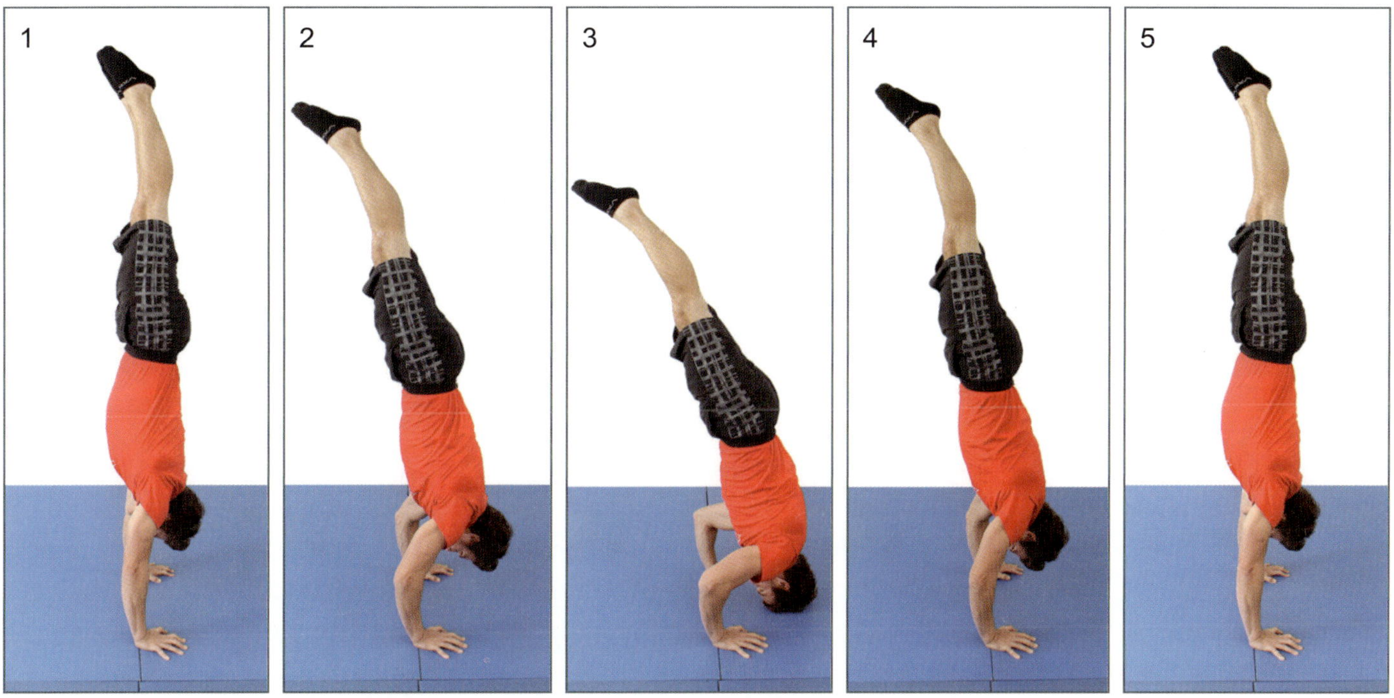

1. 준비 자세는 브레이싱 시퀀스(bracing sequence)와 싱글 레그 데드리프트를 수행하듯이 고관절을 앞으로 구부려서 시작한다. 진자운동하듯이 나머지 다리를 이용하여 푸시업 자세로 손을 위치시키고 나머지 한쪽 다리를 차올려 핸드스탠드 자세를 취한다. 다리는 쫙 펴진 상태를 유지하고, 핸드스탠드로 동작전환할 동안 손을 바닥에 돌려 박아넣듯이 힘을 줘서 외회전력을 만들어낸다. 핵심은 다리를 같이 붙여 발끝을 모으고, 둔근을 최대로 활성화하고, 안정성을 극대화하는 것이다. 엉덩이를 쥐어짜고, 복부를 타이트하게 만들고, 겨드랑이가 앞을 향하도록 집중한다.

2. 손은 계속 바닥에 돌려 박아넣듯이 힘을 주면서 팔꿈치를 구부려 몸 전체를 뒤쪽으로 기울이고, 몸을 단단하게 고정한다. 핸드스탠스를 할 때 문제점 중 하나는 머리를 완벽한 자세로 고정할 수 없다는 것이다. 사진에서는 머리를 약간 기울여 바닥을 보고 있다.

3. 머리가 바닥에 닿을 때까지 몸을 내린다.

4. 바닥을 밀어 올라올 때 몸을 단단히 고정시키고 팔꿈치를 몸 쪽으로 꽉 조여야 한다.

5. 팔을 고정하면서, 머리가 팔 사이를 통과시켜서 몸통의 밑으로 오도록 해 균형을 유지한다. 동시에 외회전 토크를 유지하기 위해서 겨드랑이가 정면을 향하도록 한다.

보조 핸드스탠드 푸시업

프리스탠딩 핸드스탠드Freestanding Handstand나 프리스탠딩 핸드스탠드 푸시업Freestanding Handstand Pushup을 목표로 삼자. 그러나 이 두 동작은 엄청난 힘과 안정성 그리고 몸을 벽으로 지지하지 않아도 될 만큼의 운동제어가 필요하다. 이러한 스킬을 숙달하기 위한 디딤돌은 벽 같은 보조물을 이용하는 것이다. 이는 일직선으로 올라오고 내려가게 도와주는 스미스 머신으로 하는 스쿼트나 벤치와 같다. 또 다른 옵션은 보조자가 발을 지지해주는 것이다. 이 경우 높은 수준의 안정성이 필요하고, 거꾸로 섰을 때 균형을 잡기 좋다.

실제로 푸시업 동작을 수행할 필요조차 없다. 그저, 시작 자세에서 바로 팔꿈치를 고정하고, 겨드랑이를 정면을 보게 한 다음, 몸통을 정렬시킨다. 이 과정은 어깨와 몸통의 안정성을 익히기에 좋은 기회이다. 필자가 말했던 것처럼 핸드스탠드 푸시업처럼 흉곽에서부터 골반까지의 연결을 단련시키는 동작은 없다.

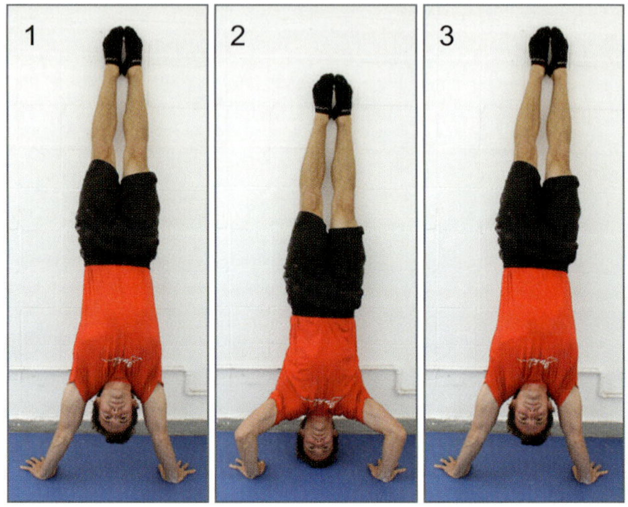

1. 벽에서부터 약 15센티미터 정도 떨어진 곳에 손을 위치시키고, 브레이싱 시퀀스(몸통의 보강 과정)를 수행한 후, 발을 차서 물구나무를 선다. 손은 일직선으로 유지하고, 엉덩이를 쥐어짜고, 양 다리를 붙여 발끝은 한 점으로 모은다. 흉곽와 골반의 균형을 맞추고, 겨드랑이는 정면을 향하게 한다.
2. 손을 바닥에 돌려 박아넣듯이 힘을 주고, 팔꿈치를 구부려 머리를 바닥에 닿게 한다. 밑으로 내려갈 때 전완을 수직으로 유지해야 하고, 팔꿈치에 단단하게 힘을 줘서 몸 쪽으로 향하게 한다. 등과 다리를 정렬시킨다.
3. 바닥 자세에서 프레스하여 팔을 고정하고 겨드랑이가 정면을 보게 한다.

자세 오류: 전갈 핸드스탠드 푸시업

핸드스탠드 푸시업에서 저지르는 오류는 스트릭트 프레스 시의 오류와 동일하다. 흉곽이 기울어지거나, 머리를 들거나, 팔꿈치가 바깥으로 빠지거나, 어깨가 앞으로 나가는 것들이다. 그리고 어떤 사람들은 푸시업처럼 엉덩이가 바닥으로 내려가 정렬을 벗어나고 다리를 벌리는데, 이는 심한 척추 과신전을 초래한다. 끔찍한 재앙이나 다름없다.

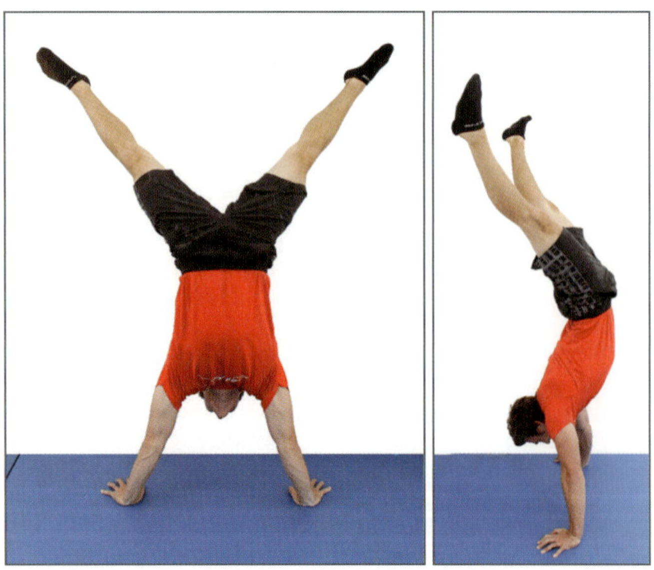

흥미롭게도 이 오류는 손으로 걸으려고 할 때 나타난다. 필자는 전갈 핸드스탠드 푸시업 오류를 저지를 사람을 보면서 마음속으로 생각한다. "축하해요. 당신은 지금 손으로 걷고 있어요. 그리고 당신의 모든 프레스 동작의 운동패턴을 망가뜨리고 덤으로 어깨랑 등도 망가뜨리고 있군요." 진지하게 말하자면 옆의 사진은 잘못된 점이 너무나도 많다. 심지어 어디서부터 다시 시작해야 될지도 모르겠다.

사실은 대개는 절대 이 자세에서 프레스를 하지 않을 것이다. 만약 옆의 사진을 위아래로 뒤집어서 바벨을 손에 들려준 뒤 자세를 평가해보라고 하면 무슨 이야기가 나올까? 뭐 하나 좋은 것이 없을 것이다.

여기 해결책이 있다. 우선 몸통을 정렬시키고 어깨를 정확한 자세로 만들어서 동작을 수행해야 한다. 겨드랑이가 정면을 향하도록 하고, 손을 쭉 뻗어서 토크를 최대화한다. 그리고 다리를 모아서 발가락이 한 점을 가리키도록 해서 둔근을 최대로 활성화시킨다. 만약 바닥을 꼭 봐야 한다면 동작이 과장해서 하지 않는다. 거기에 한 가지 더하자면, 운동제어 문제의 해결책과 모빌리티 처방은 스트릭트 프레스 오류 시의 그것들과 동일하다.

오버헤드 아키타입 프론트 랙 2 아키타입

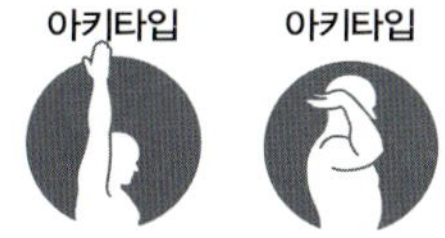

풀업은 위 아키타입과 관련 있다. 풀업과 관련된 일반적인 제한들을 개선하려면, 제4부의 해당 아키타입 처방을 참고한다.

풀업Pull-up

앞서 이야기한 바와 같이 "얼마나 무겁게"와 "얼마나 빠르게"를 중점으로 운동을 한다면, 나쁜 자세로 초기화될 확률이 급증한다. 적절한 예로 풀업이 있다. 대개의 경우 선수들은 마치 가랑비에 옷 젖는 것처럼 자신이 척추, 목, 어깨를 얼마나 망가트리고 있는지에 대해서 관심이 없다. 풀업의 질은 선수가 바 위로 턱을 넘겼는지 아닌지 정도의 수준으로만 평가된다.

중요한 것은 동작이 수행되었는지 여부가 아니라 바른 자세로 동작이 수행되었는지의 여부다.

무거운 무게로 데드리프트를 할 때, 코치가 등이 굽어도 상관없으니 일단 들기만 하라고 말하는 것을 들어본 적 있는가? 상상도 할 수 없는 일이다. 게다가 이 책의 주제와도 맞지 않다. 풀업도 마찬가지다. 나쁜 자세를 고치지 않고 동작을 수행한다면, 몸에 무리가 온다. 잠시 동안은 별 이상이 없겠지만, 팔을 완전히 펴지 않은 채 풀업을 하거나 요추를 과신전할 경우 결국 몸에 안 좋은 결과를 가져온다.

필자의 체육관에서는 스트릭트 프레스를 가르치는 것과 같은 이유로 선수들에게 스트릭트 풀업을 가르치고 있다. 스트릭트 풀업을 연습하면 부상 위험도가 낮은 환경에서 올바른 기술을 효율적으로 배워서 몸에 완전히 배도록 할 수 있다. 그러면 나쁜 자세로 초기화되는 위험을 줄이면서 키핑 풀업같이 더 다이내믹한 동작들도 할 수 있다. 즉, 키핑 풀업처럼 속도 요소가 개입되는 동작을 수행하기 전에 가동범위의 한계 지점에서 완전히 팔을 펴고 멈춘 자세로부터 동작을 시작할 수 있는 신체적 능력을 발달시키고자 하는 것이다.

일단 척추와 어깨를 꼿꼿이 하고 안정적으로 만들 수 있다면 남은 문제는 힘이다. 바른 자세로 동작을 시작할 수 없으면, 발에 밴드를 걸거나 풀업 바 밑에 박스를 놓아서 스케일링한다. 다리로 동작을 보조해서 좀 더 쉽게 풀업을 할 수 있다. 밴드는 힘을 키워줄 뿐만 아니라 풀업에 필요한 토크양도 줄여줘서 전체 가동범위를 활용해서 움직일 수 있다.

훅 그립

발 자세가 고관절에서 토크를 만들어내거나 중립척추neutral spine을 유지하는 능력에 영향을 주는 것처럼, 그립은 풀업을 수행할 때 어깨에서 토크를 만들고 흉곽을 아래로 눌러주는 능력에 영향을 끼친다. 대부분의 사람들은 어깨 너비만큼 손을 벌려서 바를 잡거나 푸시업 또는 스트릭트 프레스할 때와 같은 간격으로 그립을 잡는 것이 좋다.

다음은 바를 잡는 방법이다. 오른쪽 사진을 보면 독특한 그립을 사용하고 있다는 것을 알 수 있다. 바 위로 엄지손가락을 올리는 것이 아니라, 엄지로 검지 또는 중지를 감싸고 있다. 또한 손목을 살짝 구부려서 새끼손가락도 바 위에 두고 있다. 이 그립은 손을

+ 풀업 훅 그립

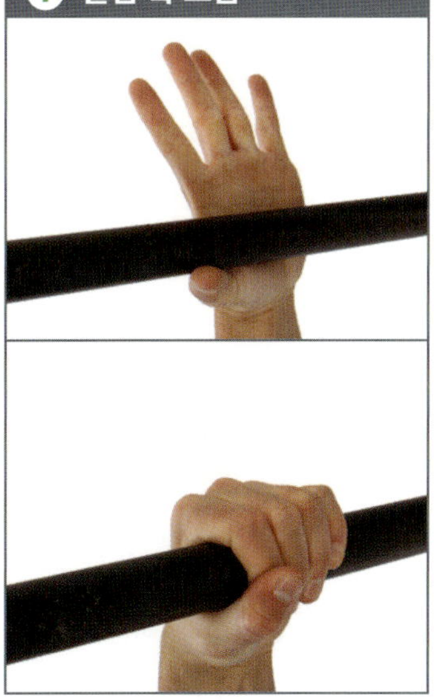

바에 고정시키고 토크를 만들어 어깨를 안정적인 자세로 만들 수 있어서 다른 그립보다 우수하다.

펄스 그립false grip을 변형시킨 이 그립에는 뚜렷한 장점이 있다. 우선 첫 번째로, 어깨를 회전시켜 외회전 위치에 놓을 수 있다. 이미 토크를 얻었기 때문에 바를 부술 듯이 쥐지 않아도 된다. 펄스 그립을 유지하지 못하고 손목이 바 바로 밑에 위치했을 때는 어깨에 토크를 만들기 위해서 더 많은 힘을 써야 한다. 두 번째로, 훅 그립으로 데드행 포지션dead-hang position을 취하는 것은 오버헤드 상태에서의 가동범위를 진단하기에 가장 좋은 방법이다. 풀업 훅 그립으로 매달린 채 몸통의 정렬을 유지할 수 있다면, 최대 오버헤드 가동범위를 가지고 있다는 뜻이다.

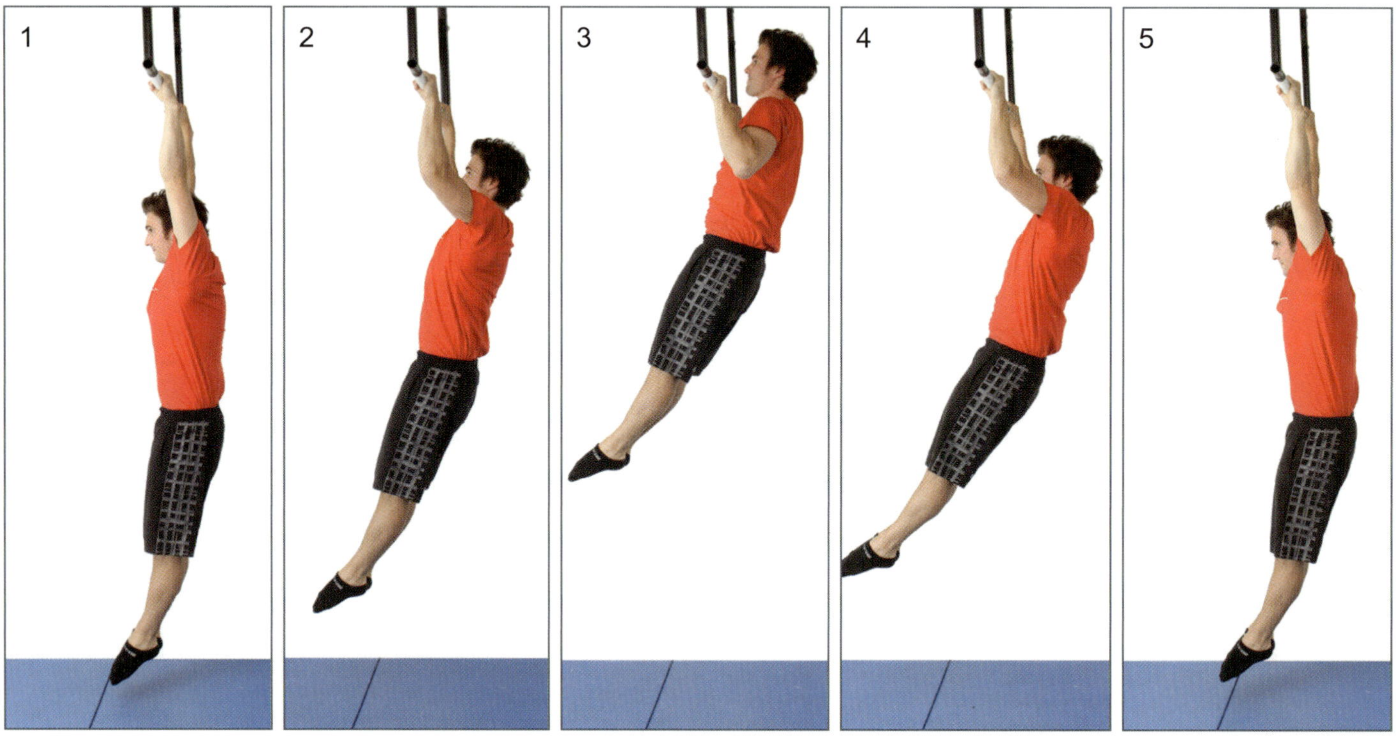

1. 풀업 훅 그립으로 잡는다. 그런 다음 둔근을 조이고 흉곽을 내려서 몸통을 보강한다. 다리를 모아서 발끝이 지면을 향하게 한다. 이렇게 하면 둔근과 코어에 긴장을 극대화할 수 있다. 사진을 보면 남자의 등은 평평하고, 흉곽은 골반위로 완벽하게 균형이 잡혀 있다. 어깨관절은 소켓 뒤로 박아넣었다(겨드랑이는 앞으로 향하게).

2. 복부는 타이트하게 만들고, 엉덩이를 조이면서 몸을 당긴다. 몸통과 어깨를 같이 움직이게 하려면 당기는 동작을 시작하면서 발을 앞으로 밀어낸다고 상상한다. 몸통이 뒤로 밀려나면서 코어의 긴장을 풀어버리는 실수를 할 수 있으니 주의한다.

3. 바 위에 새끼손가락을 계속 붙이고 머리는 중립 자세로 만들어서 바를 가슴 쪽으로 당긴다. *주의: 머리를 중립으로 유지하면서 바 위로 턱을 넘기지 못하면 동작을 멈춘다. 동작을 완수하려고 머리를 뒤로 젖혀서는 안 된다.

4. 시작 자세로 돌아갈 때, 1번 자세에서 변화가 있으면 안 된다. 등은 평평하게, 엉덩이는 조이고, 복부는 타이트하게 만들고, 바 위에 새끼손가락을 올린다. 머리는 중립 자세로, 다리는 가지런히 모아서 발끝이 지면을 향하도록 한다. 중립 자세로 몸통을 보강하고 그립을 유지한다면, 바를 부술 듯이 잡지 않아도 된다. 높은 토크가 계속 유지되고 있기 때문이다.

5. 시작했던 것과 똑같은 방법으로 동작을 끝낸다.

자세 오류: 움츠린 윗등

언급했듯이, 스트릭트 풀업 동작을 할 만큼 충분히 강한 힘이나 운동제어 능력을 가지고 있는 사람은 소수에 불과하다. 선수들은 역학적인 이득을 얻으려고 흉곽을 뒤로 기울이거나, 어깨의 고정을 풀고 요추를 과신전하곤 한다. 이러한 동작은 어깨의 내회전에 문제가 있거나 훅 그립이 익숙하지 않은 사람들에게 흔히 나타나는 현상이기도 하다. 이런 사람들은 토크를 만들기보다는 풀업을 더 쉽게 시작하기 위해 어깨에 힘을 뺀 상태를 유지해 하반신을 느슨하게 만든다.

동작을 시작했을 때 등, 어깨, 몸통에 긴장을 주지 않으면 몸이 안정성을 찾으려 할 것이다. 안정성을 찾을 때 나타나는 현상은 뒤로 젖혀진 흉곽, 밖으로 빠지는 팔꿈치, 앞쪽으로 말린 어깨, 뒤로 넘어간 머리가 있다. 신기하게도 스트릭트 프레스에서 나타나는 잘못된 자세와 똑같다. 과연 우연의 일치일까? 필자는 그렇게 생각하지 않는다.

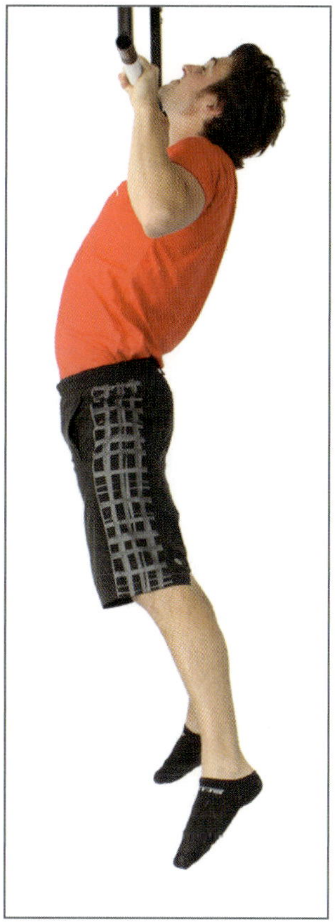

오버헤드 아키타입

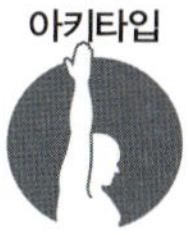

움츠린 윗등은 오버헤드 아키타입과 관련 있다. 모빌리티를 교정하려면 제4부의 해당 아키타입 처방을 참고한다.

운동제어 교정:

그립을 알아보자. 먼저 새끼손가락들을 바 위에 올린다. 엉덩이를 조이고, 흉곽을 골반 위로 끌어당기고, 두 다리를 가지런히 모아서 발끝이 지면을 향하게 한다.

모빌리티 확보 부위:

흉추
어깨관절 후면부와 광배근
어깨관절 전면부와 가슴
팔의 아랫부분(팔꿈치와 손목)

자세 오류: 교차된 다리

딥과 마찬가지로 대부분의 사람들이 몸 뒤로 발과 다리를 구부려서 풀업의 시작 동작을 취한다. 다리를 교차하면 다리가 벌어지는 것을 막을 수 있다. 이는 힘이 부족한 사람이 스트릭트 풀업을 할 때 일어나는 현상이다. 또한 무릎을 가슴 쪽으로 끌어올릴 추진력도 만들 수 있다.

바를 너무 낮게 설치해도 다리가 교차된다. 무엇 때문에 다리를 교차시키는지는 상관없다. 풀업할 때 다리가 교차되면 둔근을 사용할 수 없고 과신전된 자세가 되어 흉곽을 골반 위에 준비된 상태로 만들 수 없다. 과신전된 자세로 풀업을 시작하면, 어깨에서 토크와 안정성을 만들어낼 수 없다. 그래서 척추가 정위치에서 벗어날 뿐만 아니라 어깨가 귀까지 올라가고, 광배근은 비활성화된다. 간단히 말해서, 몸이 불안정한 어깨관절에 매달려 있는 꼴이 된다.

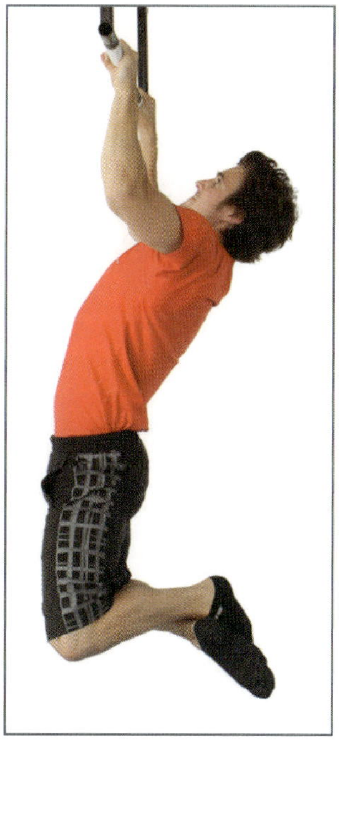

운동제어 교정:

그립을 알아보자. 먼저 새끼손가락들을 바 위에 올린다. 다리를 쭉 뻗고, 두 발을 모아서 발끝이 지면을 향하게 한다. 엉덩이를 조이고, 골반 위로 흉곽을 정렬해서 균형을 잡는다.

친업Chin-Up

우리의 목표는 손 위치에 상관없이 토크를 만들고 모든 동작에서 완전한 가동범위의 움직임을 수행하는 것이다. 사실, 손의 위치를 바꿔가면서 풀업을 하면, 동작에 대한 스스로의 이해 정도를 테스트할 수 있다. 게다가 테크닉을 망치는 기술을 배우고 싶지 않을 것이다. 이런 이유에서 기존의 손바닥이 앞으로 향하는 기존의 풀업 그립을 먼저 배우는 것을 추천한다. 이 그립은 토크를 만드는 방법, 어깨를 안정적인 위치에 두는 방법을 가르쳐주고 손쉽게 보강된 중립척추 자세를 유지해준다. 완전한 가동범위의 오버헤드에 자신감이 생긴다면, 친업으로 자세를 시험해보자.

친업 그립을 하면서 팔을 쭉 뻗어 고정하고 흉곽을 내리는 것이 안 된다면, 오버헤드에서의 가동범위를 잃었을 가능성이 크다. 팔을 최대한 외회전된 위치에 두면 더 확실한 안정성을 얻을 수 있다. 의도적으로 긴장을 만들어내지 않아도 되기 때문이다. 문제는 손을 외회전하면 가동범위의 한계 지점에서 토크를 만들어내기 어려워진다는 점이다. 뿐만 아니라 가동범위의 한계 지점에서 시작 자세를 취할 수 없다면, 팔꿈치는 구부러지고 흉곽은 기울어진다. 이는 결코 바른 자세가 아니다.

보상된 자세에서 동작을 할 뿐만 아니라 완전한 가동범위를 보일 수도 없다(이 자세가 더 쉽다는 것에는 의문의 여지가 없다).

1. 시작은 풀업 자세와 같다. 엉덩이를 조이고, 다리를 모아서 몸 앞으로 나오게 한다. 발끝은 지면으로 향하게 하고, 흉곽은 아래로 눌러주고, 머리는 중립 자세를 유지한다. 사진을 보면 어깨가 최대한 외회전하는 것을 알 수 있다. 이 자세가 어깨관절을 바른 자세로 만들어주지만 몸을 끌어당기기 시작하면 흉곽을 누르고 중립척추를 유지하기 위해서 더 노력을 해야 한다.
2. 팔꿈치를 타이트하게 만들고, 흉곽은 내린다. 머리는 중립 자세, 엉덩이는 조인다. 이 자세를 유지하면서 풀업바를 향해 몸을 당긴다. 지렛대처럼 몸이 뒤로 눌려서 다리가 몸 앞으로 나온다는 연상을 한다.
3. 풀업 바 위로 턱이 올라가게 한다. 머리는 중립 자세를 유지하고 턱이 바에 닿는 것은 피한다.

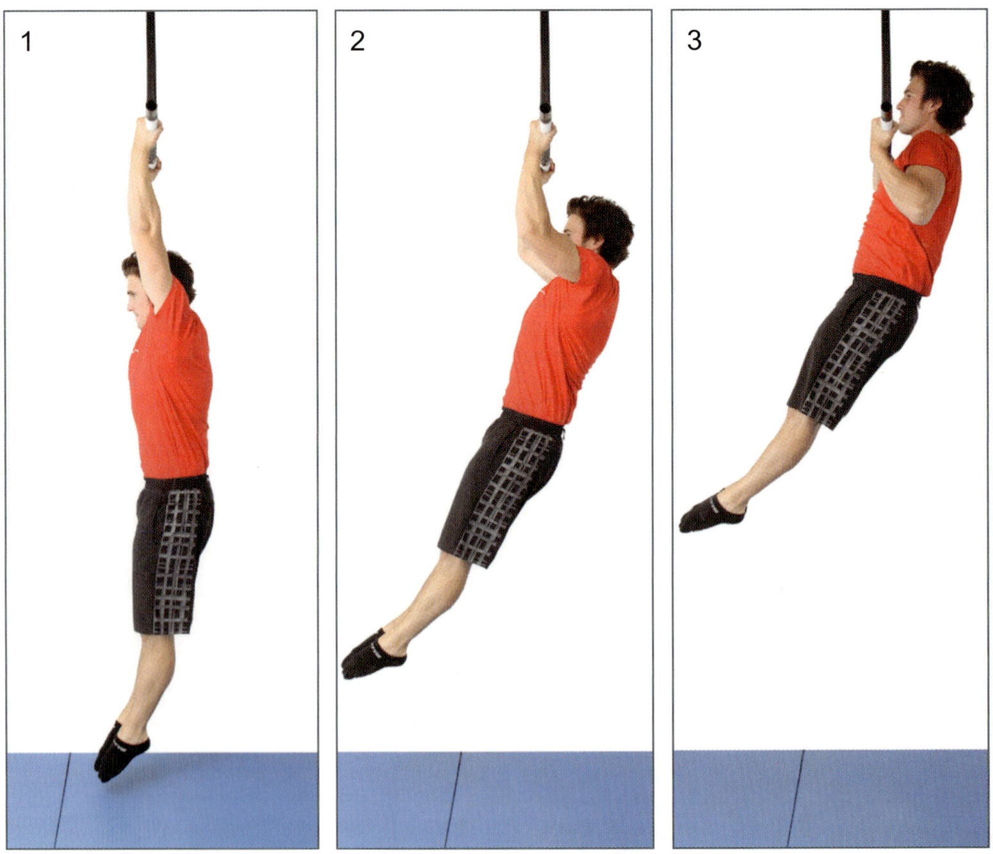

안정성이 높은 자세 (PHS) → 연결 제거 → 안정성이 높은 자세 (PHS)

카테고리 2 동작

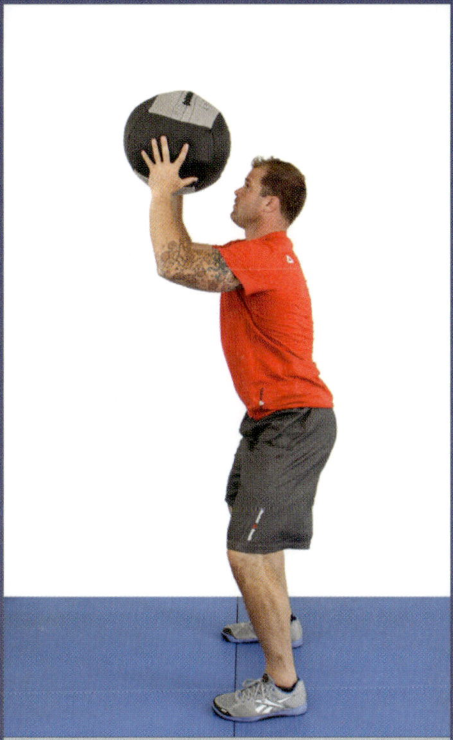

월볼(236페이지)

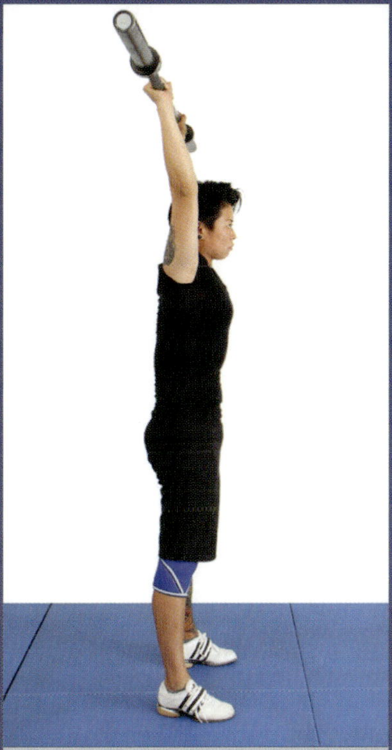

푸시 프레스(238페이지)

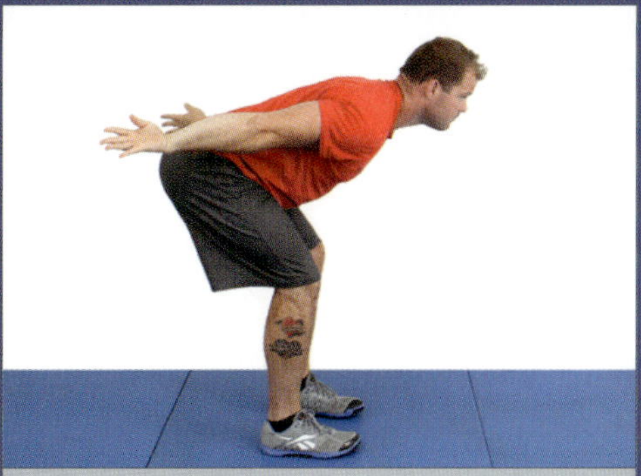

점프와 착지(240페이지)

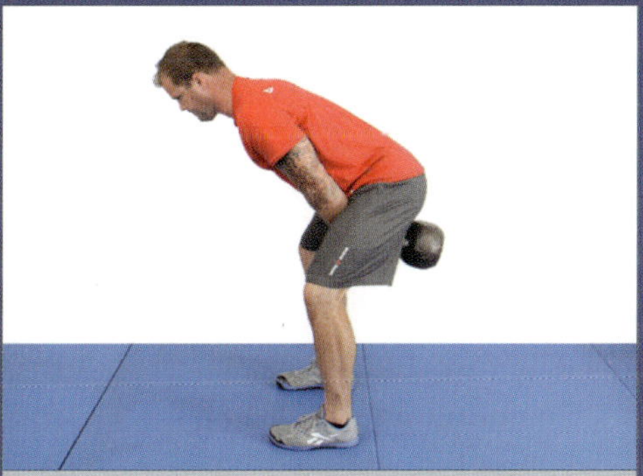

케틀벨 스윙(242페이지)

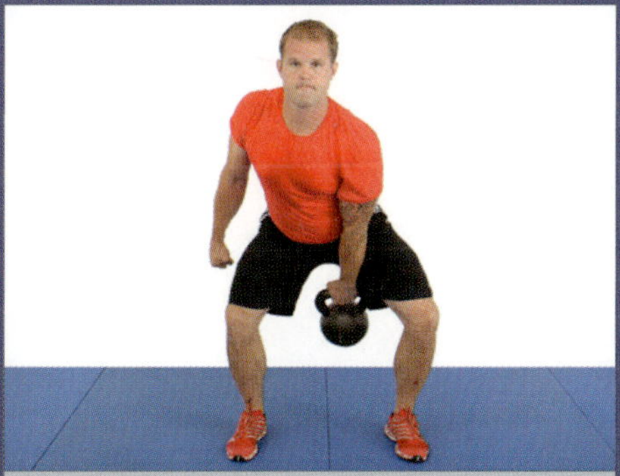

원 암 스윙(248페이지)

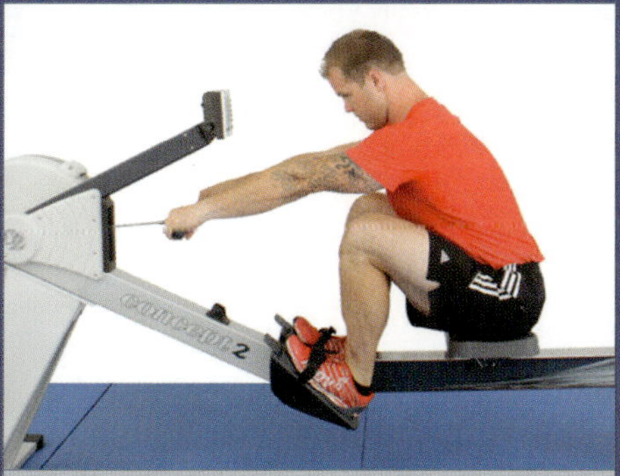

로잉(251페이지)

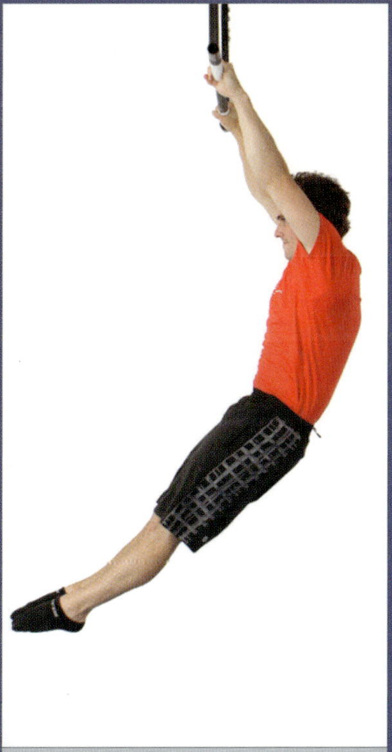

키핑 풀업(254페이지)

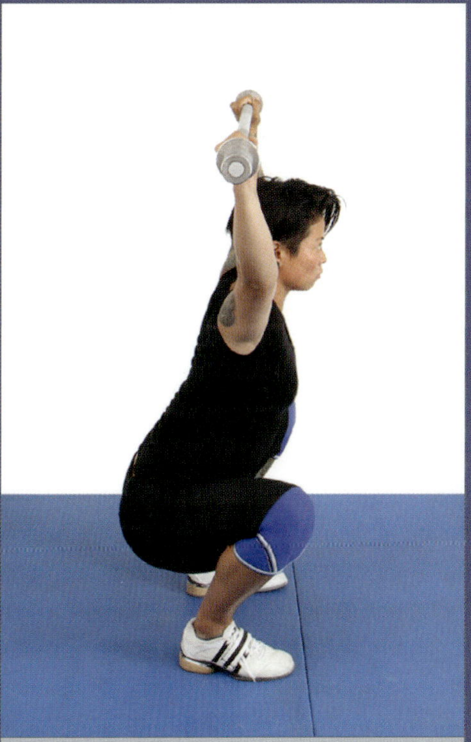

스내치 밸런스(259페이지)

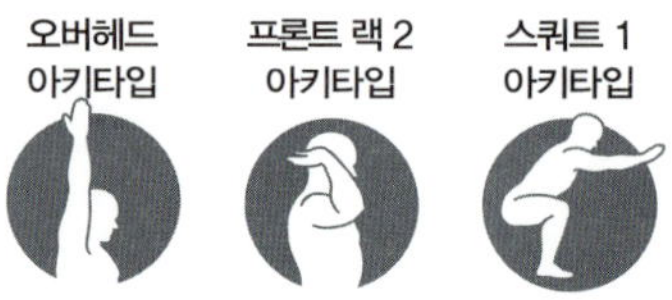

월볼은 위의 아키타입과 관련 있다. 월볼과 관련된 일반적인 제한들을 개선하려면 제4부의 해당 아키타입 처방을 참고한다.

월볼

간단히 요약하자면, 카테고리 2 동작들은 몸통을 단단히 고정하고 토크를 발생시키는 자세로 시작하고 끝난다는 점에서 카테고리 1 동작들과 매우 유사하다. 하지만 동작이 계속 연결(전체 가동범위에서 토크와 긴장을 유지하는 것)되어 있는 것이 아니라, 속도 요소가 더해지고 순간적으로 연결이 제거된다.

월볼은 필자가 초보자들이나 막 부상에서 회복된 사람들에게 처음으로 수행하도록 소개하는 카테고리 2 동작들 중 하나이다. 월볼은 몸통을 반듯하게 수직으로 유지하면서 메디신 볼을 던지고 받는 역동적인 자극이 더해진 간단한 스쿼트다. 게다가 운동제어 패턴과 부족을 평가하는 훌륭한 방법이기도 하다.

다음의 예를 보자. 지금 우리는 초보 선수를 훈련시키고 있다. 이 초보 선수는 기본적인 동작 원리와 카테고리 1 동작들을 능숙하게 익혔다. 게다가 지금은 꼿꼿하게 몸통을 바로 세워 하중을 부담하는 방법을 배우고 있다. 다음 단계는 월볼 같은 카테고리 2 동작들을 배우는 것이다. 이때 우리가 알 수 있는 것은 초보자들은 바벨이 아닌 물체에서 자연스럽게 토크를 만드는 것이 미숙하다는 것이다. 초보자의 요추lumbar spine는 과도하게 신전되고, 윗등은 말리고, 무릎은 앞으로 밀려나올 것이다.

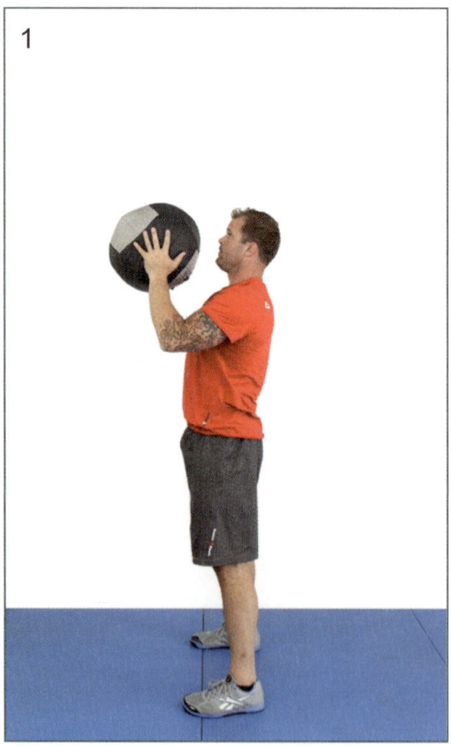

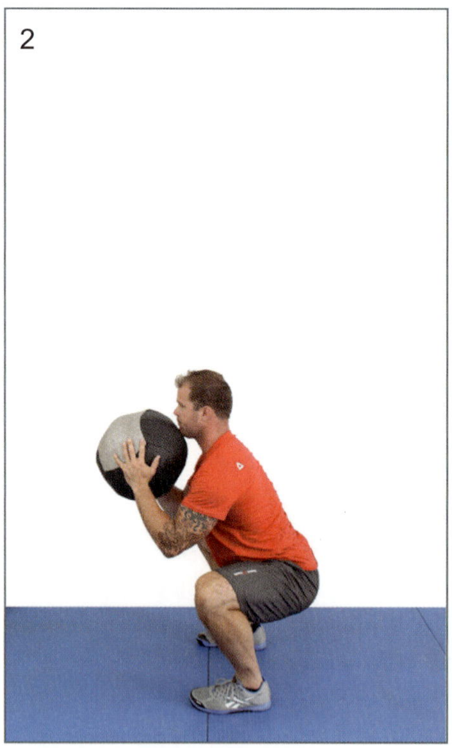

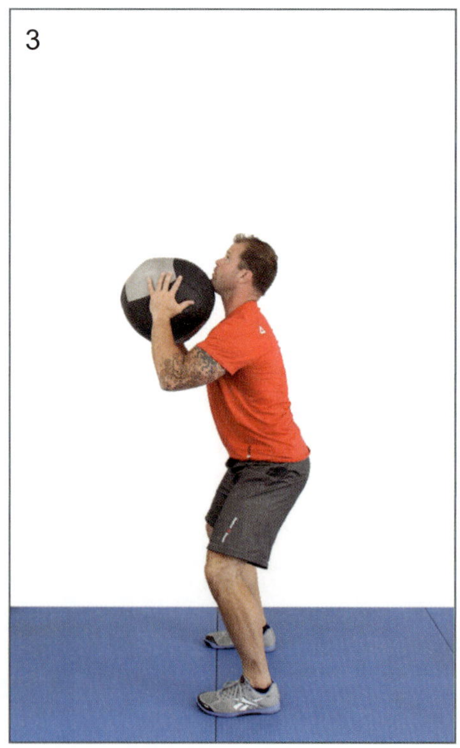

1. 월볼 자세를 잡으려면 손으로 볼을 조여 안정적인 어깨관절 자세를 만들고 메디신 볼을 머리 높이 정도로 들어올려 스쿼트 스탠스로 선다. 시작 자세에서 공을 안정적으로 받을 수 있도록 타깃에서 충분히 떨어져 선다. 공은 너무 앞이나 뒤가 아니라 머리 쪽으로 떨어져야 한다.

2. 몸통을 꼿꼿하게 유지하고 프론트 스쿼트(189페이지 참고)를 할 때처럼 바닥 자세까지 앉는다. 머리를 중립 자세로 유지하고 등을 평평하게 해야 한다. 타깃을 보려고 목을 길게 빼는 것은 금물이다.

3. 일어서면서 타깃에 시선을 집중한다. 타깃을 보기 위해서 머리를 뒤로 젖힐 필요는 없다. 정확히 준비 자세를 취했다면 던지기에 충분한 거리를 두고 일어설 것이고 타깃을 보기 위해 목을 길게 뺄 필요도 없을 것이다.

우리가 초보 선수에게 지시해야 할 것은 메디신 볼로 스쿼트를 하고, 타깃을 맞추고, 안정된 자세로 받는 것이다.

그렇다면 엘리트 운동선수들의 훈련 프로그램에서 월볼을 무조건 넣어야 하는 걸까? 꼭 그럴 필요는 없다.

핵심은 이렇다. 속도 요소가 더해지면 부상 위험이 매우 낮은 환경에서 선수의 약점을 발견할 수 있다(또한 이 방법에 대사요구량이 더해지면 동작의 문제점이나 모빌리티의 제한 같은 문제를 훨씬 확실하게 진단할 수 있다). 이는 코치들에게 매우 유용한 방법인데 선수들에게 어떻게 고관절로부터 어깨로 힘을 전달하는지를 설명할 수 있는 아주 간단한 모델이기 때문이다. 선수들의 역도 기술을 발전시키는 과정의 일부분으로 스쿼트 바닥 자세에서 자연스럽게 토크를 만드는 방법을 가르쳐줄 수 있다. 만약 8파운드(3.6킬로그램) 볼을 올바른 자세로 받아내지 못하는 선수가 95파운드(43킬로그램) 바벨로 운동하면 어떤 일이 일어날까? 이러한 까닭에 월볼은 매우 유용한 운동이라 할 만하다.

*주의: 월볼에서 흔히 발생하는 실수들에는 앞쪽으로 쏠리는 몸통, 어깨 내회전, 허리의 과도한 신전, 외반슬 붕괴 등등이 있다. 운동제어 및 모빌리티와 관련된 문제의 해결책을 찾으려면 에어 스쿼트(164페이지)와 프론트 스쿼트(189페이지)를 다시 참고하자.

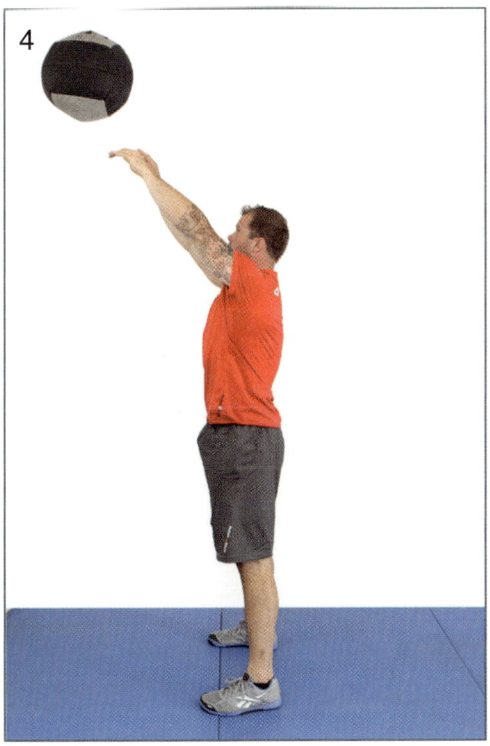

4. 몸을 펴고 섰을 때 팔을 뻗고 타깃에 공을 던진다. 핵심은 양팔을 똑같이 펴는 것이다. 즉, 농구에서 슛을 하듯이 공을 던지면 안 된다. 사람들 대부분이 자신이 주로 쓰는 손(오른손)을 과도하게 이용해 메디신 볼을 던지는데, 이렇게 된다면 공을 바른 자세로 받을 수 없다. 서 있는 자세에서 엉덩이를 확실하게 조이고, 공을 다시 받기 전에 반듯한 수직자세를 만든다.

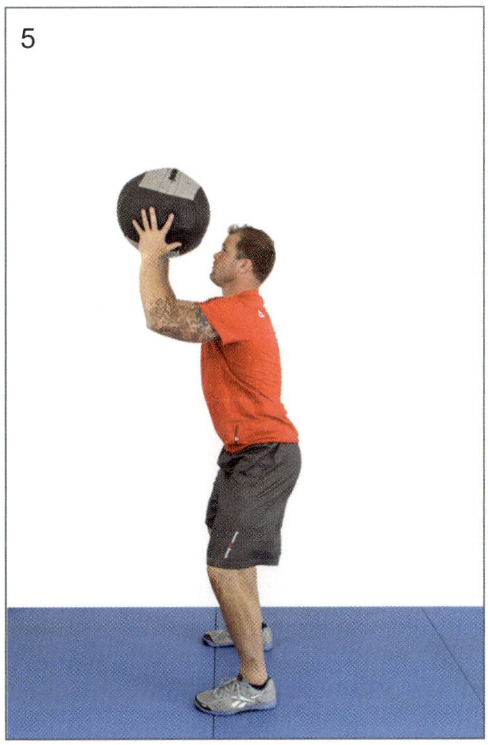

5. 정확히 공을 던졌던 자세와 같은 자세로, 몸의 약간 앞에서 공을 받는다. 포인트는 머리 위에서 공을 받아서 공과 함께 앉으면서 손으로 공을 조여 어깨를 다시 바른 자세로 만든다.

푸시 프레스

오버헤드 아키타입 프론트 랙 2 아키타입

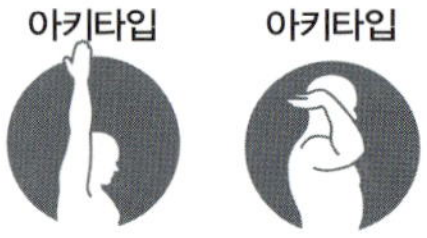

푸시 프레스는 위의 아키타입과 관련 있다. 푸시 프레스와 관련된 일반적인 제한들을 개선하려면 제4부의 해당 아키타입 처방을 참고한다.

푸시 프레스와 스트릭트 프레스의 준비 자세는 동일하다(222페이지 참고). 하지만 완전히 힘을 뺀 상태에서dead start 무게를 밀어 올리는 것이 아니라, 무릎을 굽혔다가 펴면서 생긴 힘으로 중량을 머리 위로 가속시켜 들어올린다. 이렇게 파워에 '딥과 드라이브'를 추가하면 더 무거운 하중를 다룰 수 있다. 또한 어떻게 고관절에서 어깨로 힘을 전달할 수 있는지를 익힐 수 있으며 클린과 저크처럼 보다 복잡한 동작에서 힘을 전달하는 패턴도 익힐 수 있다.

푸시 프레스의 경우 다리와 엉덩이의 힘을 사용해서 가슴에서 무게를 밀어 올리기 때문에 시작 자세에서 토크를 많이 만들어낼 필요가 없다. 모빌리티 문제가 있어 스트릭트 프레스 랙 포지션을 유지할 수 없다면, 푸시 프레스 랙 포지션으로 좀 더 여유롭게 오버헤드를 할 수 있다.

푸시 프레스는 무게를 지고 하는 수직 점프와 같다. 사실 푸시 프레스는 몸통을 꼿꼿하게 만들어 점프하고 착지하는 메커니즘을 가르치는 좋은 방법이기도 하다. 무릎을 바깥으로 밀어내고 등을 곧게 유지하면서 딥과 드라이브하는 방법을 이해한다면 등과 무릎이 다치지 않고 수직 점프와 착지를 하는 모델을 익힐 수 있다.

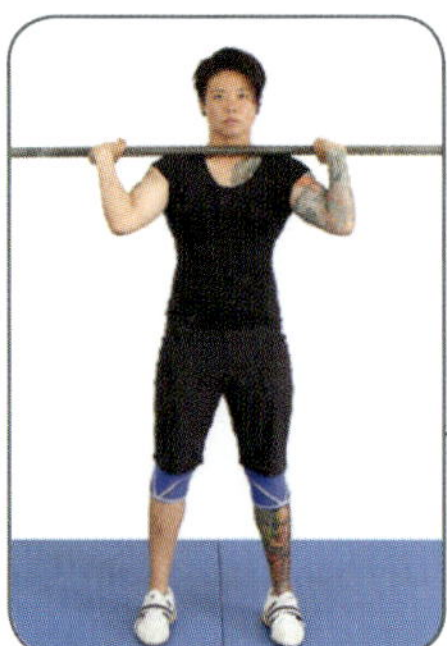

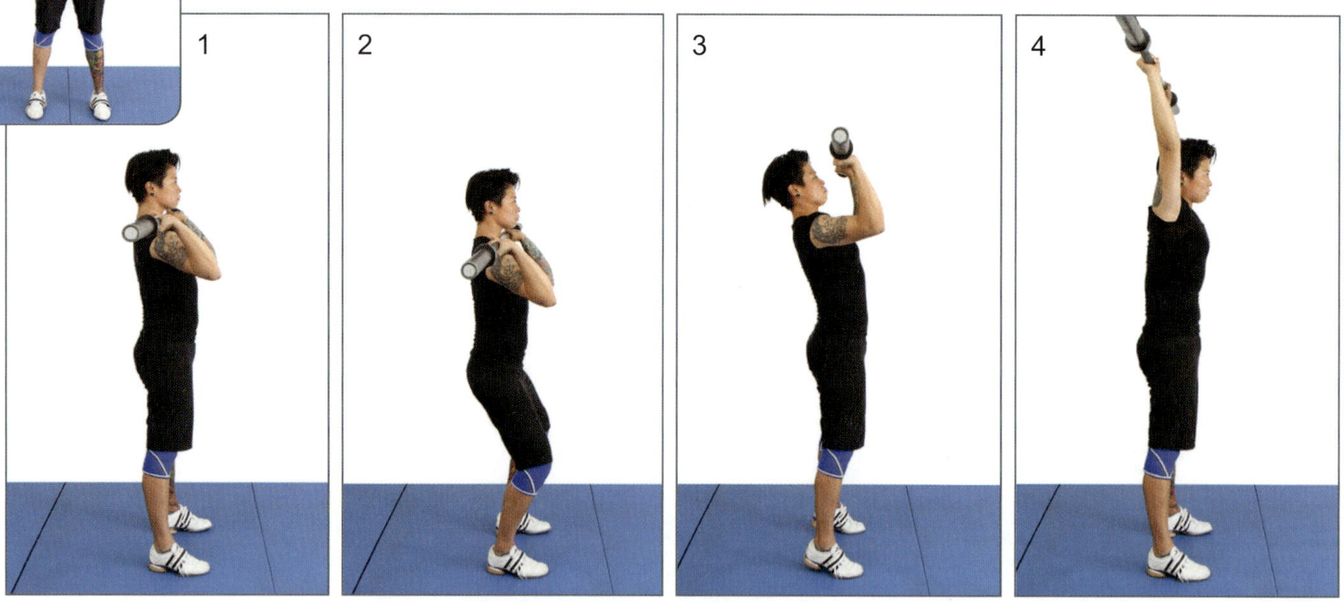

1. 준비 자세는 스트릭트 프레스의 준비 자세와 매우 비슷하다. 그립을 잡고(스트릭트 프레스와 똑같은 너비의 그립), 바른 자세로 바를 어깨 위에 얹어 프론트 랙 자세를 취하고, 무게를 들어올려 뒤로 살짝 물러나 스탠스를 취한다. 역시 스트릭트 프레스와 똑같은 규칙이 적용된다. 엉덩이를 조이고, 복부를 타이트하게 하며 숨을 들이마시고, 시작한다. 사진에서 볼 수 있듯이 푸시 프레스의 랙 자세는 스트릭트 프레스와 프론트 스쿼트 랙 자세의 중간이라고 할 수 있다. 사진에서 팔꿈치가 약 45도 각도를 이루는 것에 주목하자. 바는 손바닥 가운데에 위치하고 있으며, 가슴과 어깨가 지지하고 있다. 팔꿈치를 들어올려서 딥을 할 때 바가 가슴 쪽으로 미끄러져 내려가지 않도록 하고 충분한 토크를 유지해서 어깨를 안정적인 자세로 만들 수 있다.
2. 몸통을 곧게 유지하고, 발바닥을 바닥에 돌려 박아넣는 것처럼 디디며 무릎을 측면으로 내밀고, 양발 사이로 엉덩이를 내린다.
3. 바를 밀어 올리는 폭발적인 동작에서, 무릎과 고관절을 펴며 머리는 약간 뒤로 빼고 바의 수직 경로를 유지하면서 얼굴에 닿지 않게 한다. 그리고 바를 머리 위로 밀어 올린다. 목표는 최대한 몸통을 수직으로 유지하고, 무게중심을 양발에 싣는 것이다. 만약 발가락 쪽으로 중심이 쏠리면 앞으로 넘어지게 될 것이고, 뒤꿈치로 쏠리면 뒤로 구르게 될 것이다. 바가 가속도를 받아 위로 올라가는 동안 팔꿈치는 안으로 어깨는 뒤로 당겨서 토크를 유지한다.

이해를 돕기 위해 딥과 드라이브를 점프라 생각하고, 무게를 아래에서 받는 것을 착지로 생각해보자. 대다수 사람들은 바른 자세로 점프하고 착지하는 방법에 대해 배워본 적이 없다.

농구의 리바운드나, 배구의 스파이크, 크로스핏의 파이트 곤 배드Fight Gone Bad와 같은 박스 점프나 푸시 프레스 같은 고반복의 스트렝스&컨디셔닝 순환운동을 생각해보자. 무릎을 바깥으로 밀어내거나 등을 평평하게 유지하는 식의 모델이 없다면, 어떤 일이 벌어질까? 무릎이 앞으로 튀어나오고 등은 과신전될 것이다. 이런 식으로 운동을 하고 난 후에 슬개건염jumper's knee으로 고통 받는 사람이 얼마나 많은지 헤아릴 수가 없다.

*주의: 푸시 프레스와 관련된 가장 흔한 실수는 무릎을 앞으로 밀거나, 요추가 과도하게 신전되거나, 바벨을 몸의 앞쪽이나 뒤쪽으로 밀어 올리거나, 팔꿈치가 과하게 벌어지거나, 어깨가 내회전하는 경우다. 무릎이 앞으로 쏠리고 허리가 과도하게 신전되는 문제를 고치려면 딥과 드라이브를 알아야 한다. 에어 스쿼트(164페이지)와 프론트 스쿼트(189페이지) 부분을 다시 참고하자. 밀어 올리는 것과 관련된 문제는 푸시업(206페이지)과 스트릭트 프레스(222페이지) 부분을 참고하자.

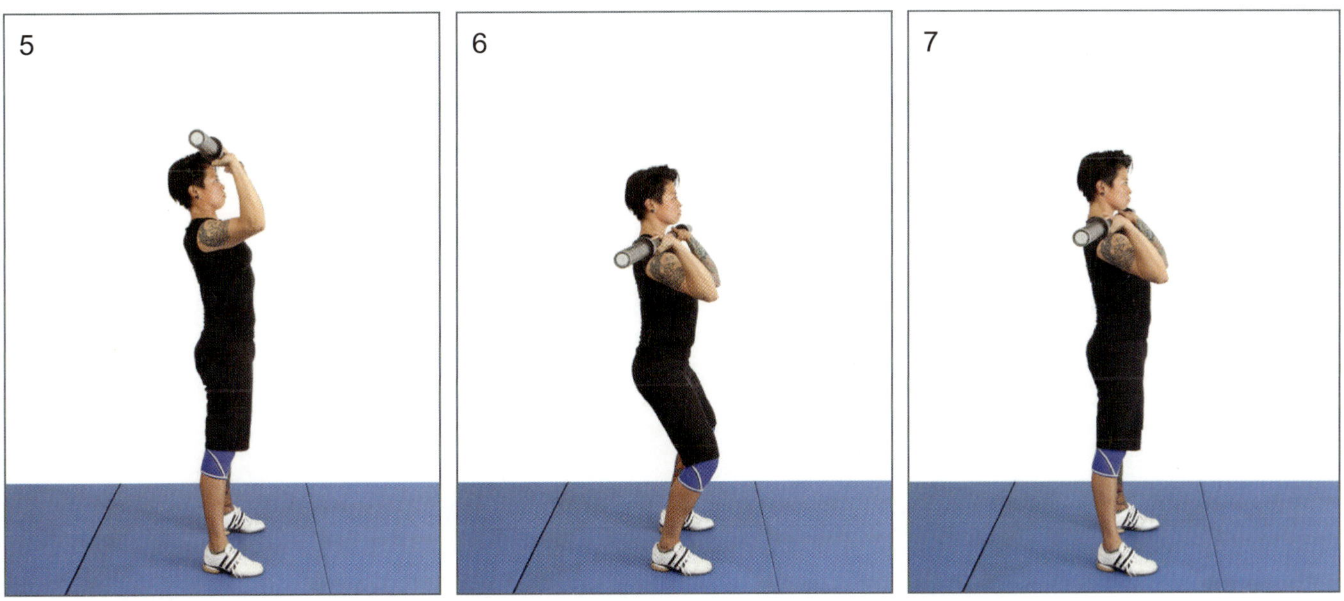

4. 사진처럼 팔을 머리 위로 완전히 뻗고, 바 아래에 몸통과 머리를 둔다. 계속해서 엉덩이를 조여서 코어의 긴장을 유지하고 고관절과 어깨관절에서 토크를 만들어낸다.

5. 중량을 받기 위해 머리와 몸통을 살짝 뒤로 당기고, 등을 지지하기 위해 엉덩이를 계속 조인다. 팔꿈치를 안으로 모으고 어깨를 뒤로 당기는 것은 토크를 만들고 유지하기 위한 필수조건이다.

6. 쿼터 스쿼트 정도로 딥을 하면서 가슴으로 무게를 받는다. 무릎을 바깥쪽으로 밀고, 엉덩이를 다리 사이로 내리면서 다시 푸시 프레스 랙 자세를 잡는다. 이 동작은 다음 동작을 준비하기 위한 과정이므로 의식적으로 토크를 형성하며 받는 자세를 만드는 것이 중요하다. 중량을 내려서 가슴 위로 올려놓을 때 팔꿈치가 바깥으로 벌어지고 어깨가 말려서 토크를 만들지 못하면 다음 동작은 나쁜 자세로 시작하게 될 것이다. 토크를 만들고 유지하는 방법을 배울 수 있기 때문에 고반복으로 동작을 수행하는 것이 중요하다. 푸시 프레스 15개를 수행할 때, 1회는 완벽하게 바를 들어 올릴 수는 있지만 다시 원위치시킬 때 토크를 유지하기 힘들다면, 남은 14개를 할 동안 자세는 엉망이 될 것이다.

7. 엉덩이와 무릎을 펴며 다시 시작 자세를 취한다.

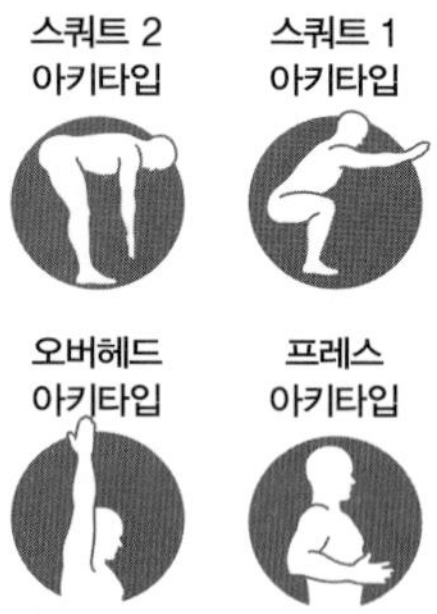

점프와 착지는 위의 아키타입과 관련 있다. 점프와 착지와 관련된 일반적인 제한들을 개선 하려면 제4부의 해당 아키타입 처방을 참고한다.

점프와 착지

제자리에서 위아래로 점프하기, 또는 제자리 멀리뛰기는 부하가 없는 역동적인 스쿼트 동작이다. 엉덩이를 빼며 접었다가 후면사슬근육에 체중을 싣고, 고관절에서 외회전을 만들고, 정강이는 최대한 수직으로 유지한다. 게다가 스쿼트에서 하는 실수들을 여기서도 볼 수 있다.

몇몇 사람들은 무릎을 앞으로 내민다. 발이 바깥쪽으로 벌어지면 발목이 무너지고, 외반슬 오류를 저지르거나, 요추가 과신전되기도 한다. 점프와 착지의 유일한 차이는 대가가 더 크다는 것이며 특히 높은 곳에서 내려올 때나, 한 운동 프로그램에서 점프와 착지를 많이 섞었을 경우에 그러하다.

농구나 배구 같은 스포츠에서 선수들은 셀 수 없이 많은 점프와 착지를 반복한다. 만약 선수들의 무릎이 앞으로 쏠리거나 발이 벌어지거나, 무릎이 벌어지는 것 같은 잘못된 자세를 취할 때 어떤 일이 일어날까? 조만간 그들의 선수 생명이 끝날 것이다. 그들의 무릎에 서서히 쌓이는 부하는 점점 치명적으로 변해서 슬개건염의 원인이 된다(주의: 슬개건염은 슬개건, 슬개골부터 정강이뼈까지 연결된 힘줄의 염증이 원인이며, 점프와 스쿼트 동작 중에 발생하는 무릎의 전방 및 외반 전위 때문이다). 그리고 전방십자인대와 내측측부인대 손상의 원인이기도 하다.

상부와 하부 조직들의 모빌리티를 확보하고 스매시하면 확실히 슬개건염의 원인인 수많은 염증들을 예방할 수 있으며 자세 교정에도 도움이 된다. 그러나 이 문제를 해결하는 유일한 방법은 테크닉을 다루는 것이다. 선 자세에서 점프하고 착지하는 것은 쉽다. 움직임의 원칙에 충실하고 무릎은 중립에, 정강이는 수직으로, 발은 나란하게 두는 데 초점을 맞춘다. 명심하라, 스쿼트와 풀, 푸시 프레스 같은 동작들은 올바른 점프와 착지 동작패턴을 만들어주는 훌륭한 방법들이다.

*주의: 몸통을 꼿꼿이 세워서 점프를 수행한다면, 예를 들면 농구의 리바운드 같은 점프를 한다면 무릎을 바깥으로 밀어내고(고관절에서 외회전) 무릎이 받는 압박력을 최소화하기 위해 더 높은 토크를 만들어야 한다.

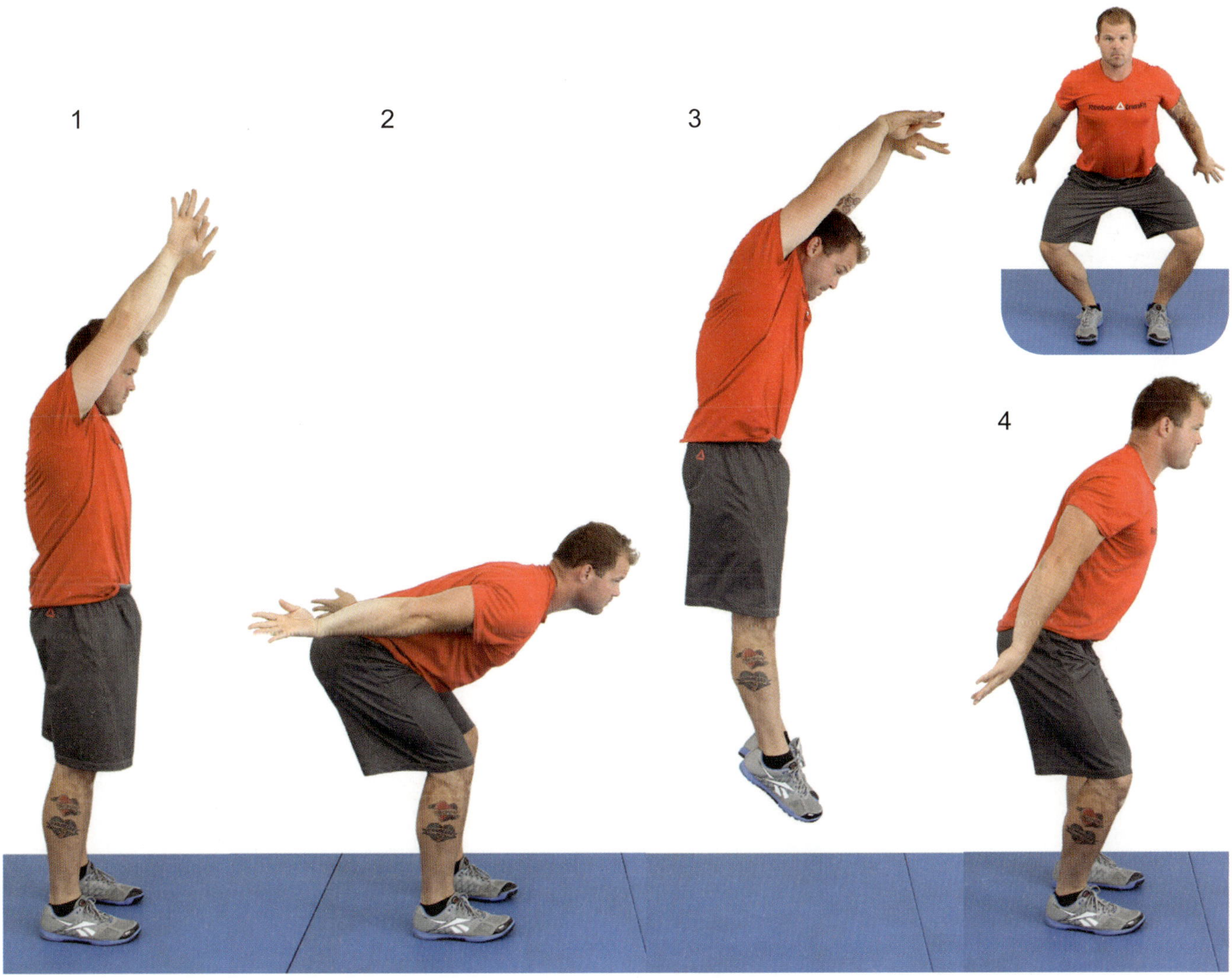

1. 선 자세에서 최대한 높게 뛰려면, 고관절 아래에 두 발을 놓고, 발을 나란하게 만든다. 그런 후 브레이싱 시퀀스(몸통의 보강 과정)를 거쳐 팔을 머리 위로 들어올린다. 사진에서 필자의 팔이 얼마나 내회전하고 있는지에 주목하자. 이는 어깨를 안정적인 자세로 만들고, 등을 평평히 유지해서, 몸을 앞쪽으로 기울이고 팔을 뒤로 돌리는 데 도움이 된다.

2. 몸통을 앞으로 굽히고, 고관절과 햄스트링에 부하를 걸고, 발로 바닥을 쥐어짜서 무릎이 바깥쪽으로 향하게 함으로써 점프를 준비한다. 정강이는 최대한 수직을 유지한다.

3. 엉덩이와 무릎을 펴는 동시에 팔을 스윙해서 머리 위로 높이 든다. 필자의 다리가 같이 움직이고 발끝은 모아져 있다는 것을 주목하자. 이 동작은 공중에 떠 있는 동안 둔근을 활성화하고 척추를 바르게 정렬시켜준다. 발끝을 모으는 것 역시 착지 준비를 위한 것으로, 안정적으로 착지할 수 있다.

4. 발이 바닥에 닿는 순간 무릎을 바깥으로 향하게 해서 외회전력을 만들어내고 바닥을 발로 쥐어짜면서 고관절과 햄스트링을 뒤로 빼 몸통을 앞으로 이동시킨다.

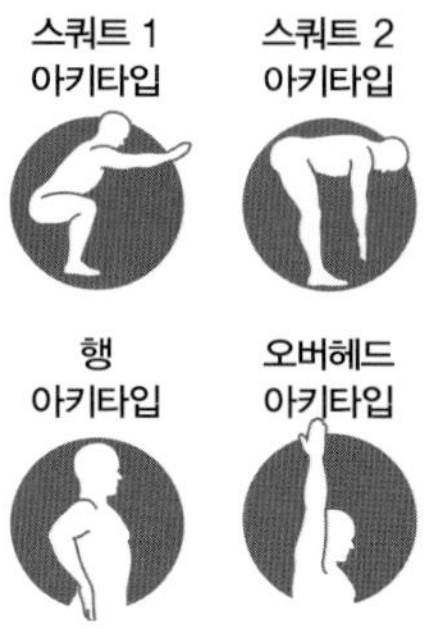

케틀벨 스윙은 위의 아키타입과 관련 있다. 케틀벨 스윙과 관련된 일반적인 제한들을 개선하려면, 제4부의 해당 아키타입 처방을 참고한다.

케틀벨 스윙

복잡한 동작들을 배울 때 핵심은 동작을 단순하게 하는 것이다. 한 동작을 단계별로 나눠서 차근차근 진행한다. 그 후에 각각의 단계에 집중해서 정확한 자세로 훈련하는 데 초점을 둔다. 이것은 배우기에 매우 빡빡한 과정이다. 이는 최적의 퍼포먼스를 위해 가장 기본적으로 요구되는 사항이며 부상도 예방한다.

백 스쿼트를 생각해보자. 백 스쿼트 동작을 통째로 가르치는 것 대신 백 스쿼트를 들어올리기, 뒤로 물러서기, 스쿼트의 세 동작으로 쪼개봤다. 이 작업은 동작을 단순화하고 매 단계를 의식화할 뿐만 아니라 진단 도구로도 매우 효과적이다. 게다가 동작 즉시 운동선수가 준비 과정에서 몸통에 힘을 보강하고 토크를 만들어내는 방법을 이해하고 있는지를 알 수 있다. 선수가 바벨로부터 토크를 만들어내지 못하고 바를 들어올리는 동안 골반을 중립 자세로 만들지 못한다면 척추에 부하를 주기 전에 오류를 고치는 작업을 할 수 있다. 이는 선수들이 완전한 가동범위의 동작을 시작하기 전에 오류 등을 고칠 수 있게 도와주기 때문에 매우 유용하다.

케틀벨 스윙은 또 다른 예다. 동작에 집중해서 실제로 스윙을 수행하려면 먼저 바닥에서 케틀벨을 들어올려야 한다. 이 단계는 데드리프트 시작 단계와 같다. 몸통을 단단히 보강하고, 등을 평평하게 하고 고관절을 앞으로 접어서 어깨에서 토크를 만든 후 일어선다. 이 단계에서 동작 연결에 실패하고, 무릎이 앞으로 튀어나온 채 등을 말아서 나쁜 자세를 만들자마자 바로 동작을 시작하는 사람과 불안정한 어깨로 무게를 들어올리는 사람이 누구인지 알 수 있다. 꽤 많은 사람들이 올바른 케틀벨 스윙을 위해 고군분투하고 있다. 이것은 운동제어 능력의 부족이라든가 동작을 수행하기 위한 관절 가동범위의 문제가 아니다. 그냥 나쁜 자세로 시작했기 때문이다.

그래서 카테고리 2 운동들이 매우 중요하다. 카테고리 2 운동은 역동적인 자극 속에서 운동선수들의 초기 운동제어 패턴의 결함이 무엇인지를 알려준다. 만일 운동선수들이 왜 슬개건염을 앓는지를 알고 싶다면 진단 테스트로써 케틀벨 스윙을 시켜보자. 햄스트링을 뒤로 보내는 대신 무릎이 앞으로 튀어나와서 동작을 수행한다는 것을 깨닫는 데 몇 초도 걸리지 않을 것이다. 이런 오류는 카테고리 1에서는 잘 조명이 되지 않았으나 카테고리 2에서 부각된다.

러시안 스윙 vs 아메리칸 스윙

스트렝스&컨디셔닝 운동에서 사용되는 스윙 중 중요한 두 가지 다른 스윙 방법이 있다. 아메리칸 스윙과 러시안 스윙이다. 아메리칸 스윙은 케틀벨을 머리 위까지 스윙해야 하며 러시안 스윙은 가슴이나 머리 정도까지 스윙하는 방식이다. 두 방식 모두 운동제어와 모빌리티를 평가하는 데 있어 매우 유용한 방법이지만 목적은 약간 다르다.

아메리칸 스윙은 분명히 보다 많은 어깨와 몸통, 고관절의 조절 능력을 요구하며, 러시안 스윙에 비해 관절 가동범위의 요구가 커지기 때문에, 러시안 스윙보다는 많은 결점이 보인다. 그러나 더 무거운 중량을 다룰 순 없다. 또한 머리 위까지 스윙하는 데 충분한 최대 관절 가동범위가 없다면 아메리칸 스윙은 몸통에 힘을 주어 보강하는 데 실패하거나 토크를 만들지 못하는 오류들을 더 두드러지게 보여줄 것이다(탑 자세에서 과신전, 어깨의 내회전).

완전한 관절 가동범위가 없다면 머리 위가 아니라 아무렇게나 들어올리는 아메리칸 스윙을 할 것이다.

러시안 스윙

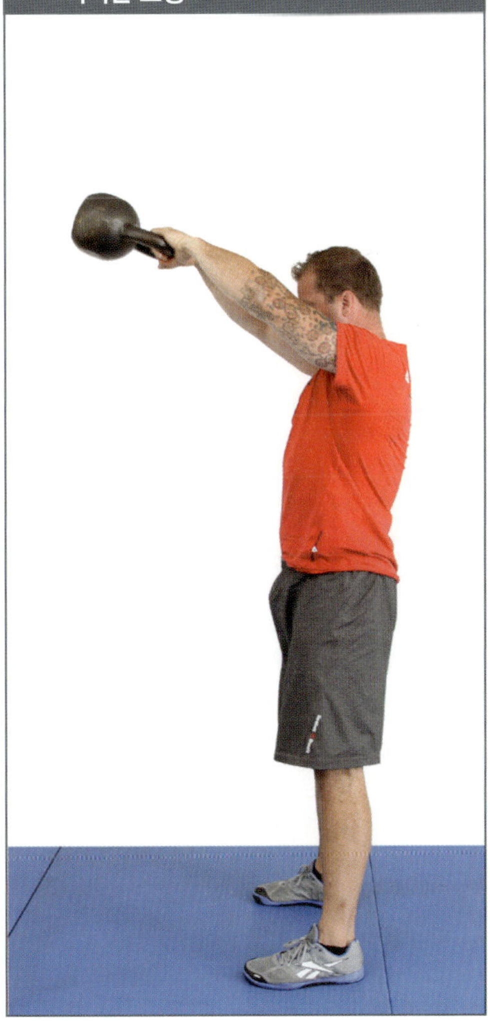

아메리칸 스윙

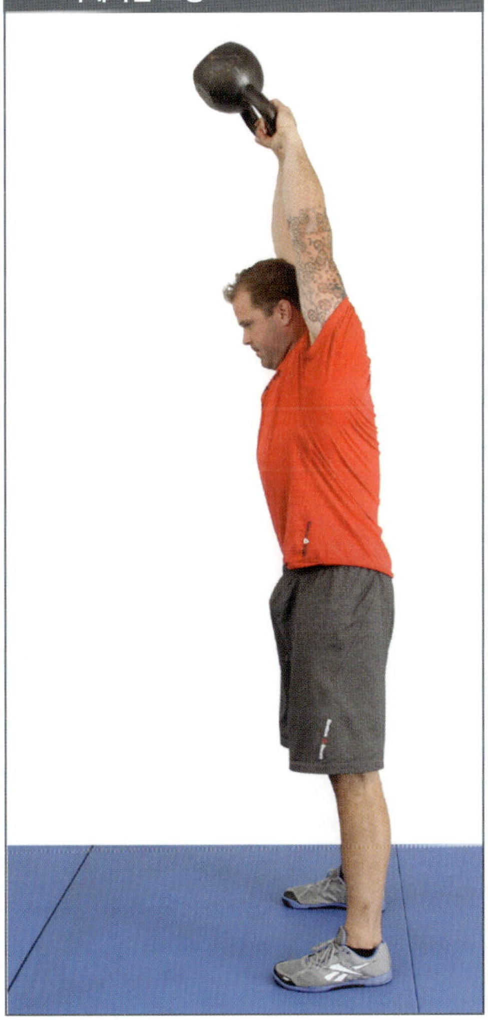

탑 다운 준비자세

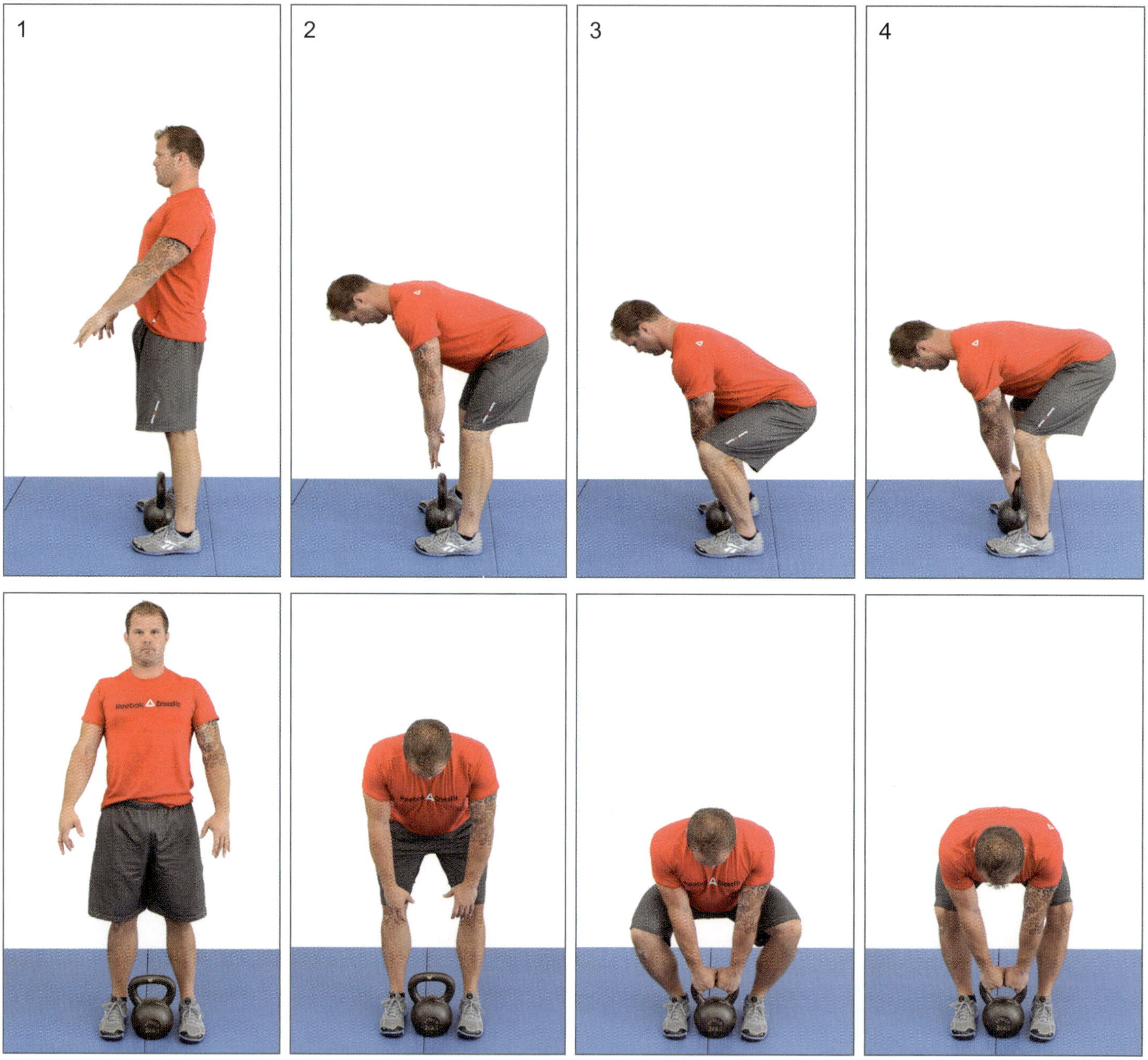

1. 케틀벨 스윙은 데드리프트를 수행할 때와 같은 탑 다운 접근법으로 시작한다. 발을 어깨 너비로 벌려서 나란히 정렬시키며, 몸통은 단단히 고정해서 중립 위치에 두고, 어깨는 외회전시킨다.
2. 어깨는 뒤로 당긴 상태로 정강이는 수직으로, 머리는 중립을 유지하고, 햄스트링은 뒤로 내밀고 등을 평평하게 유지한 상태로 몸을 구부린다.
3. 한계 범위에 도달하면 케틀벨을 잡기 위해 무릎을 구부리고 엉덩이를 낮추는데, 이때 복부를 타이트하게 유지하며, 정강이는 최대한 수직으로, 등은 평평하게 유지한다. 어깨를 안정적인 위치에 두기 위해 케틀벨의 손잡이를 손으로 비틀어 조임으로써 외회전을 만들어낸다. 내회전이 부족해 어깨를 뒤로 당긴 상태로 유지할 수 없다면, 케틀벨의 바깥쪽을 잡아도 된다(이 변형동작을 잘 확인한다).
4. 바른 자세를 유지하기 위해서 몸의 느슨한 부분을 모두 없애고, 몸에 긴장을 줄 필요가 있다. 무릎을 계속 바깥쪽으로 밀어내고, 엉덩이를 들어올리며, 정강이를 최대한 수직으로 유지한다.

스윙

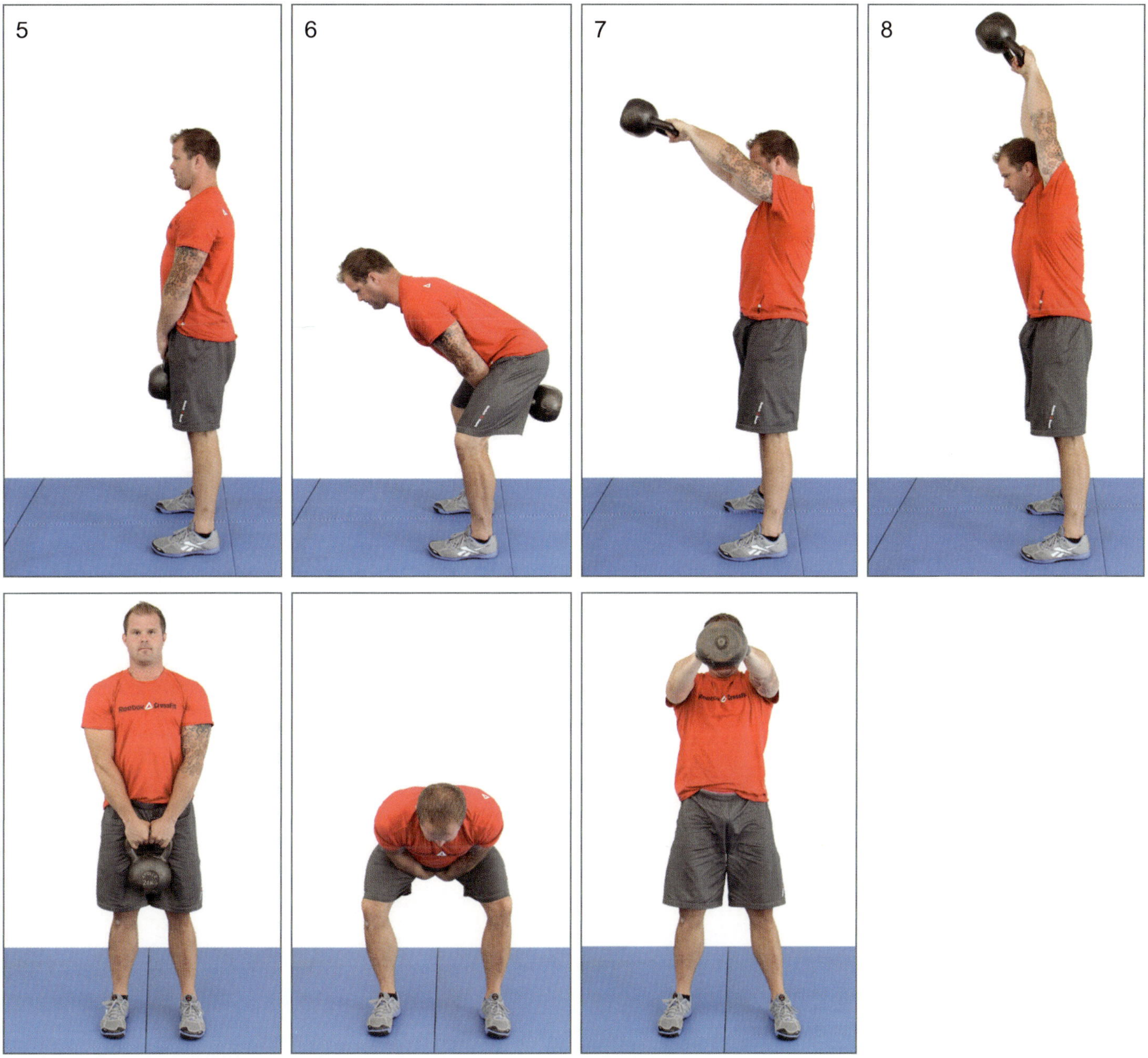

5. 데드리프트로 케틀벨을 들고 일어선다. 고관절을 완전히 펴주고 무릎을 고정시켜서, 탑 자세에서 엉덩이에 힘을 주고, 어깨는 뒤로 당겨진 상태로 유지하면서, 바닥에 양빌을 돌려 박아넣듯이 힘을 준다.

6. 스윙을 시작하기 위해서 무릎을 바깥쪽으로 밀어내고, 햄스트링을 뒤로 빼고 앉아서 고관절을 앞으로 접는다. 이것은 로우바 백 스쿼트에서 하는 6인치 스쿼트와 같은 동작이다(180페이지 참고). 이 과정을 하면서 양다리 사이에서 케틀벨을 끌어올린다. 이때 핵심은 머리는 중립위치에, 정강이는 수직으로, 어깨는 뒤로 당겨진 상태를 유지하는 것이다.

7. 체중을 발바닥 중앙에 분산시켜 유지하고, 고관절과 무릎을 동시에 펴서, 고관절이 최대 신전 상태에 도달할 때 둔근을 조인다. 요점은 고관절이 펴지면서 생긴 힘을 전완까지 전달하고 이 폭발적인 힘으로 팔을 스윙하는 것이다. 팔은 고관절이 최대한 신전되기 전까지 몸에서 멀리 떨어지지(벗어나지) 않게 한다.

8. 엉덩이에서 발생하는 힘을 이용해 팔을 머리 위로 들어올린다. 무게가 느껴지지 않는 순간이 있는데 이때 둔근을 조이고 자세를 잡는다. 여기서 정강이는 수직으로, 머리는 중립을 유지하면서 햄스트링을 뒤로 빼고 곧은 척추를 유지함으로써 스윙을 시작했을 때와 같은 방법으로 무게를 받는다.

행
아키타입

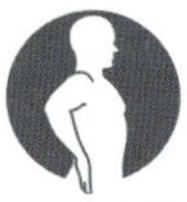

토크 오류는 행 아키타입과 관련 있다. 모빌리티를 교정하려면 제4부의 해당 아키타입 처방을 참고한다.

운동제어 교정:

땅에서 케틀벨을 들어올릴 때 탑 다운 데드리프트 준비 자세를 이용한다. 케틀벨의 손잡이를 손으로 비틀어 조이고 견갑골을 뒤로 당긴다.

모빌리티 확보 부위:

어깨관절 후면부와 광배근
어깨관전 전면부와 가슴

자세 오류: 토크

케틀벨 손잡이를 잡고 토크를 만들지 못한다면, 보상작용으로 어깨가 내회전할 것이다. 이 잘못된 자세는 탑 다운 준비동작으로 쉽게 교정할 수 있다. 그러나 어깨의 내회전 범위가 부족하다면 좁은 그립으로 안정적인 자세를 만들어내기 어렵다. 이런 경우에, 케틀벨 손잡이의 바깥쪽을 잡음으로써 그립을 스케일링한다. 이러면 어깨에 여유를 주며, 바른 자세를 취할 수 있다. 하지만 엄밀히 말해 이것이 정상적인 자세는 아니다. 스케일링으로 모빌리티의 부족을 외면하려 해선 안 된다. 어깨의 관절 가동범위 향상을 의무로 생각하고 훈련하자.

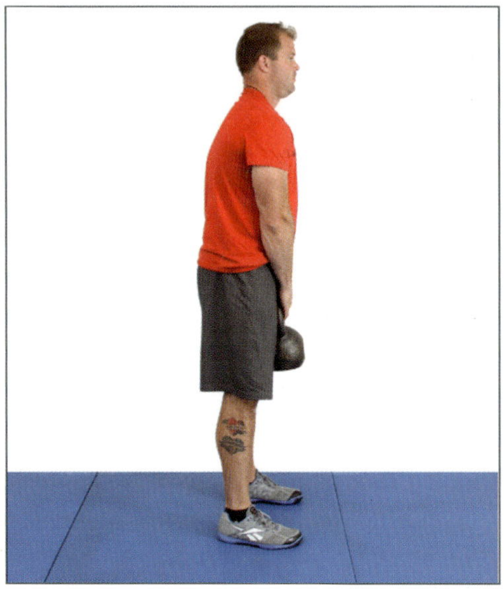

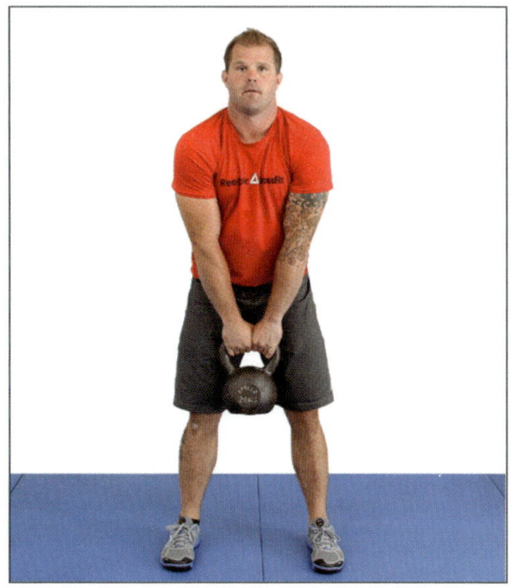

그립 스케일링

만일 내회전에 문제가 있어서 어깨를 바른 자세로 만들지 못한다면, 케틀벨 손잡이의 바깥쪽을 잡음으로써 쉽게 동작을 수행할 수 있다.

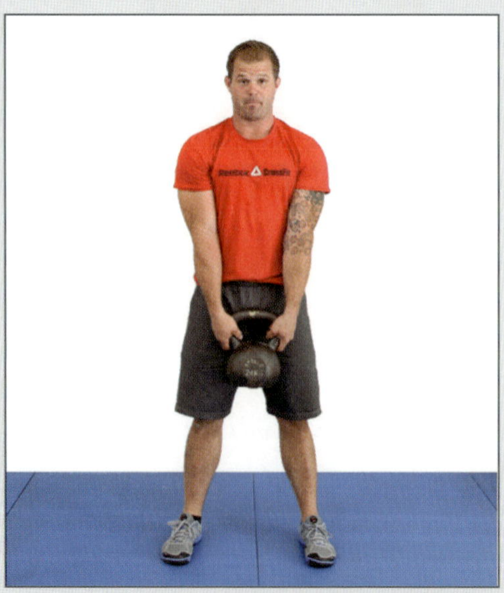

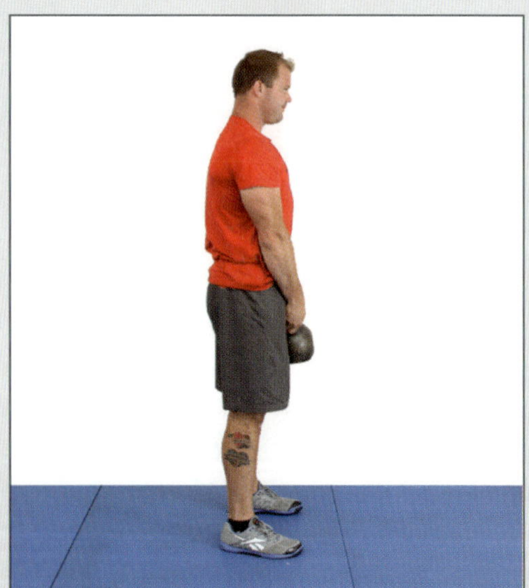

자세 오류: 머리

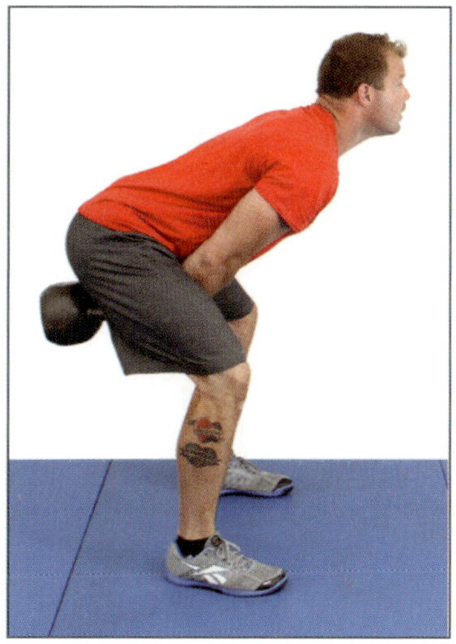

케틀벨 스윙을 위해 완벽한 준비 자세를 갖췄다. 그러나 동작을 시작하기 위해 고관절과 햄스트링에 부하를 거는데(혹은 탑 자세에서 무게를 받을 때), 머리를 뒤로 젖히면서 중립척추 자세를 망가뜨리는 경우가 있다. 이 오류는 케틀벨을 하는 사람들에게 비일비재하게 나타나는 일이다. 대부분의 경우, 원인은 선수들이 몸통이 앞으로 쏠리는 다운 스윙에서 반대로 저항할 때 일어나는 흔한 실수이다. 머리를 뒤로 젖히는 것은 몸통이 앞으로 쏠리는 힘에 저항해서 균형을 맞추기 위한 방법이다. 아래의 고관절 오류 부분을 참고하자.

다음과 같이 동작을 수행해보자. 케틀벨 스윙은 로 바 백 스쿼트Low-Bar Back Squat의 첫 6인치와 같은 운동패턴을 가지고 있다. 핵심은 머리는 중립으로 유지하고 시선을 약 180센티미터 정도 전방의 바닥을 응시하는 것이다. 만약 정면을 똑바로 응시한다면, 자세 오류를 저지르기 쉽다.

운동제어 교정:
머리를 중립으로 유지하고, 몸에서 약 180센티미터 정도 떨어진 전방의 바닥을 응시한다.

자세 오류: 고관절

또 다른 흔한 실수는 마치 다리 사이로 케틀벨을 미식축구에서 하이크 패스를 하듯이 뒤로 빼는 것이다. 원인은 토크를 제대로 만들지 못하거나, 몸통을 단단히 보강하지 못할 경우이거나, 허리가 약하기 때문이다. 아래 사진에서, 필자는 이 실수를 일부러 과장해서 보여주고 있다. 특히, 이 실수는 마지막 동작 이후에 발생한다. 무게를 컨트롤해서 내려놓는 것이 아니라 탑 자세에서 마지막 횟수를 세고 나면 어깨와 고관절의 모든 긴장을 풀어버려서 가속도가 붙은 중량이 몸을 끌어당기게 된다. 이 주옥 같은 실수는 허리를 삔 상태로 그날의 운동을 마치게 해준다. 부상은 주로 운동의 시작이나 끝에서 발생한다는 것을 명심하자. 옳은 판단을 하고, 바른 자세로 동작을 시작하고 끝내도록 하자.

운동제어 교정:
마지막 횟수를 끝낸 후에 케틀벨에 몸이 끌려간다거나, 바닥을 본다거나, 긴장을 푸는 일이 없도록 집중한다. 마치 아주 무거운 데드리프트를 하고 있는 것처럼 무게를 바닥에 내려놓을 때까지 콘트롤한다.

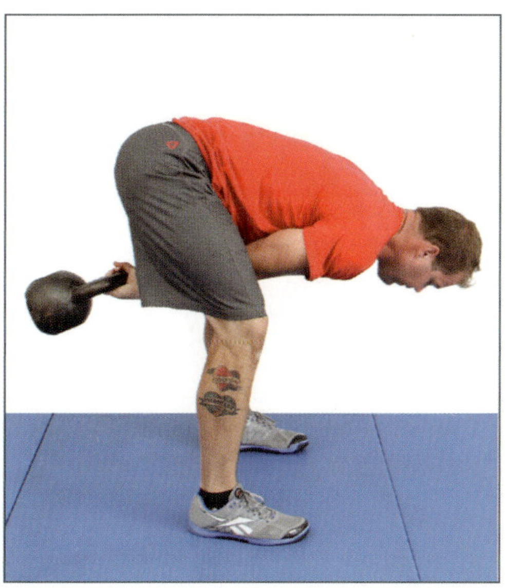

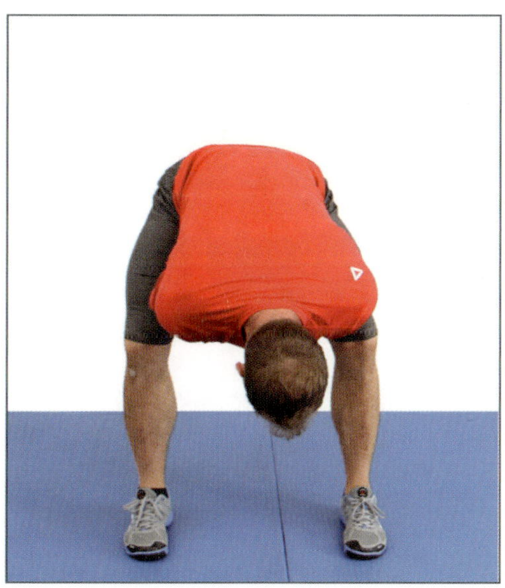

원 암 스윙One-Arm Swing

개인적으로는 케틀벨은 원 암 스윙이 고전적인 케틀벨 스윙보다 더 좋다고 본다. 원 암 스윙은 어깨와 몸통 안정화를 어렵게 만드는 회전 요소가 포함되어 있어 굉장히 매력적인 운동이다. 예를 들어서, 케틀벨이 다리 사이로 지나가는 다운스윙을 할 때, 무게로 인한 운동량이 어깨를 내회전된 자세로 끌어당긴다. 이때 어깨를 뒤로 당기며 이 힘에 저항해야 한다.

원 암 스윙은 스윙하지 않는 한 손의 안정화 전략에도 역시 초점을 맞춘다. 필자가 줄곧 얘기했던 내용이지만, 그래도 한 번 더 강조한다. 척추를 단단히 보강하고, 토크를 만들어서 안정된 자세를 만들어내는 것이 안 된다면, 몸은 다른 곳에서 안정감을 찾으려고 할 것이다.

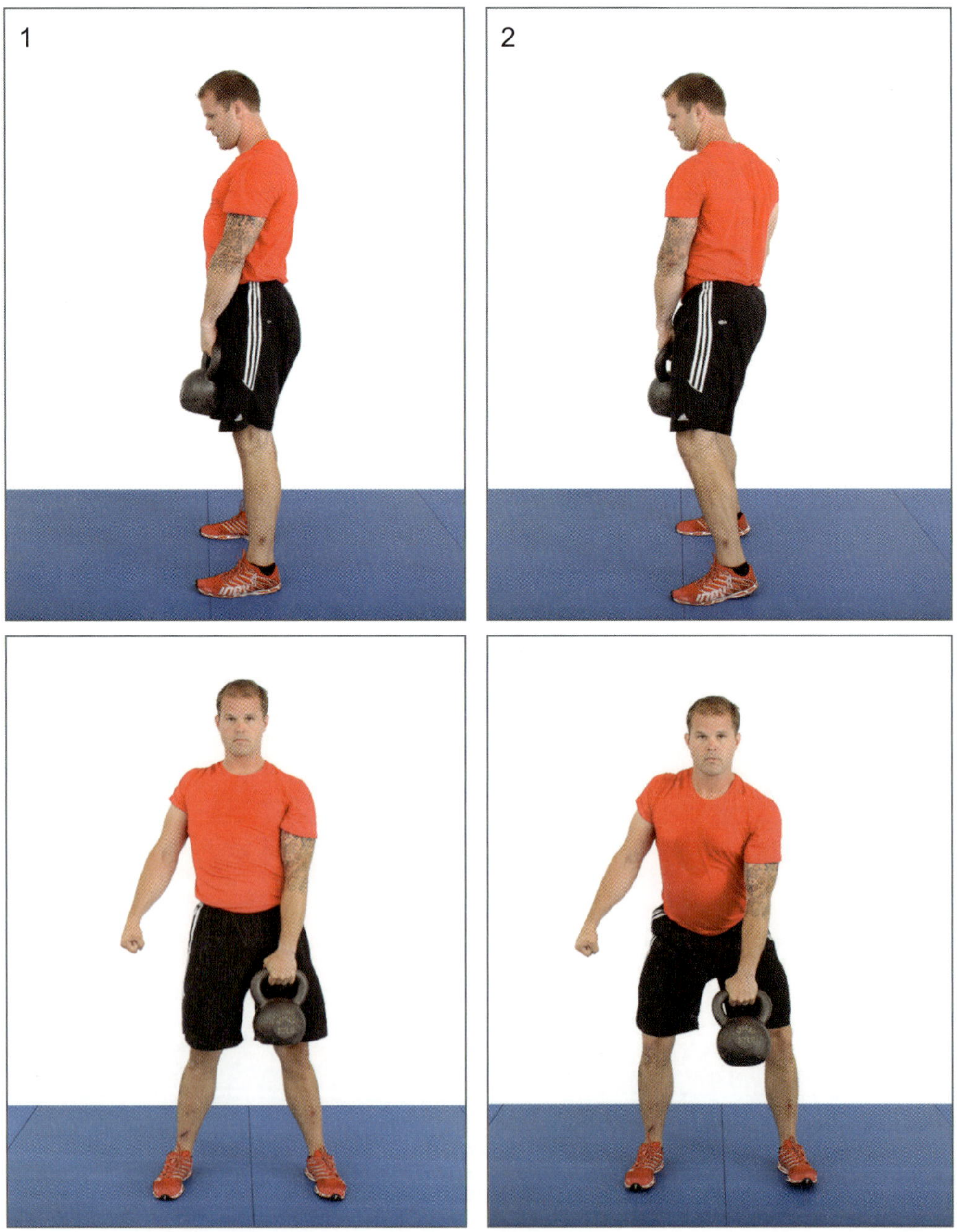

1. 케틀벨 스윙(242페이지)에서 보여준 것처럼 탑 다운 준비 자세를 만든다. 하지만 케틀벨을 양손으로 쥐는 것이 아니라, 한 손으로 손잡이의 가운데나 끝부분을 잡는다. 어깨를 뒤로 당기고 반대 팔을 돌려 동작 시스템에 긴장이 유지되도록 한다.
2. 어깨를 뒤로 당기고, 몸통을 바로 세우고, 몸은 케틀벨을 들지 않은 손 쪽으로 돌려 케틀벨이 몸의 중심으로 오게 한다. 왼손으로 케틀벨을 잡고 있다면 몸을 오른쪽으로 돌린다. 오른손으로 케틀벨을 잡고 있다면, 몸을 왼쪽으로 돌린다.

반대 손은 주먹을 쥐거나 펴고, 어깨는 소켓 뒤쪽으로 당긴다. 이 원리는 원 암 덤벨 프레스, 덤벨 스내치, 터키시 겟업처럼 한 팔로 하는 모든 운동에 적용된다.

중요한 것은, 특히 역동적인 요소들이 있을 때 두 어깨보다 하나의 어깨로 균형감을 만들어내는 것이 훨씬 어렵다는 것이다. 기구에서 토크를 만들어낼 수 없기에 근본적인 동작패턴에 대한 자신의 이해도가 드러난다.

*주의: 준비 자세는 탑다운 준비 자세를 사용한다는 점에서 양손 스윙과 똑같다.

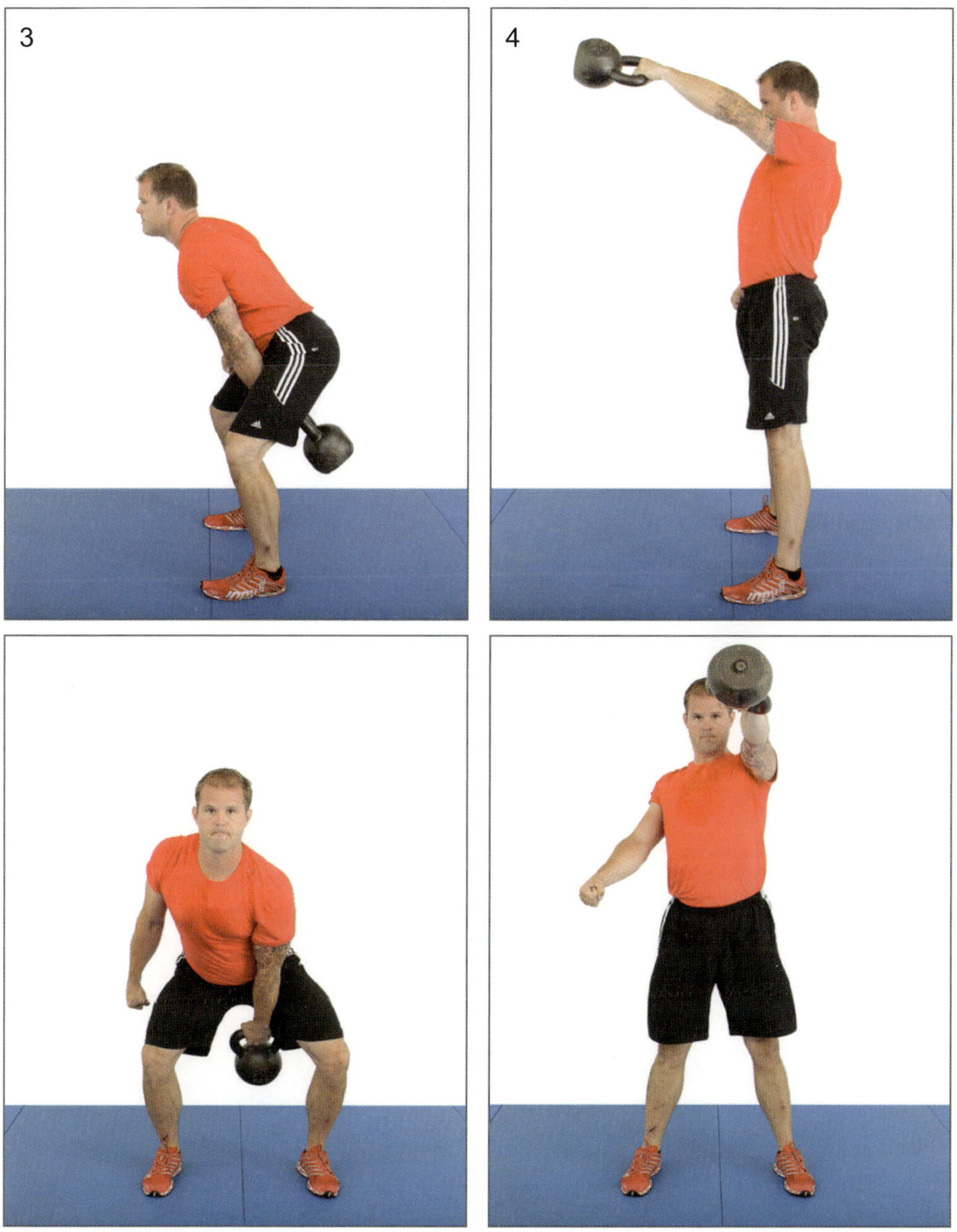

3. 케틀벨을 중심에 둔 후, 햄스트링을 뒤로 내밀어(등은 평평하게, 머리는 중립, 정강이는 수직으로 유지) 케틀벨을 다리 사이로 보낸다.
*주의: 일부 코치들은 이 단계에서 손을 내회전하라고 얘기한다. 개인적으로 필자는 손가락관절 마디가 앞쪽으로 향하게 하도록 집중하는데 이렇게 하면 안정적인 어깨 자세를 유지하면서도 다리를 피할 수 있기 때문이다. 만일 손이 내회전한다면, 어깨를 뒤로 당긴 상태로 유지하기가 더욱 힘들어진다.

4. 한 번의 폭발적인 동작으로 고관절과 무릎을 편다. 전형적인 양손 스윙처럼, 엉덩이를 써서 팔을 밀어낸다. 엉덩이에서 생성된 힘이 어깨까지 효과적으로 전달되도록 집중한다.

운동제어 교정:
머리는 중립으로 유지하고,
약 180센티미터 전방을 응시한다.

자세 오류: 불안정한 어깨

앞에도 언급했듯이 케틀벨을 들고 있지 않은 손을 제대로 사용하지 않으면 매우 이상한 자세로 뒤틀리는데, 이것이 갈고리처럼 굽은 손과 심하게 안으로 말려 있는 어깨로 나타난다. 정말 우스꽝스럽게 보일 뿐만 아니라, 개방회로 오류open circuit fault를 만든다. 개방회로 오류는 운동사슬 전체에 전달되고 안정성을 만들고 유지하기에 어렵게 만든다.

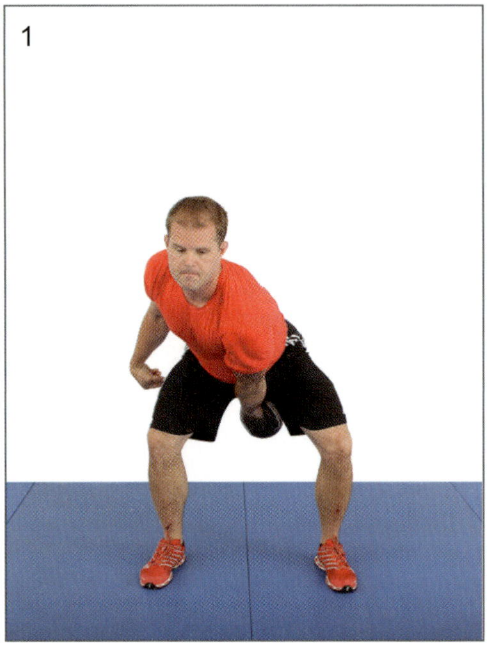

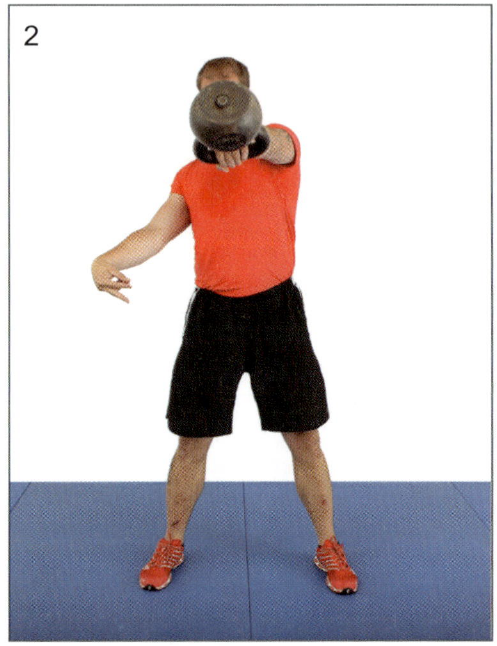

로잉

바른 자세로 데드리프트하는 법을 안다면, 로잉은 무척 간단하다. 두 동작 모두 로드 오더 시퀀스(순차적 하중 부담 과정)와 시작 자세가 동일하다. 그래서 1킬로미터 로잉을 언급하면 60~80회의 데드리프트를 떠올리는 것이 좋다. 이런 연상은 올바른 동작패턴의 순서를 더 쉽게 알려주고 매 스트로크stroke를 의식적으로 수행할 수 있게 해준다.

그러나 데드리프트와는 다르게 로잉은 저항이 더 적고, 고반복으로 수행하는 운동이다. 게다가 스피드와 타이밍, 대사적 자극metabolic stimulus 요소가 더해지며, 똑같은 시작과 마무리 자세를 만드는 과정을 반복하고 또 반복해야 한다. 이것이 로잉을 바로 지뢰밭으로 만드는 요소이다.

속도를 올리기 시작하면, 사람들에게 문제가 생기기 시작한다. 나쁜 자세로 로잉을 계속한 경우, 나쁜 자세로 한 데드리프트처럼 결과가 즉각적이진 않지만 결국 영향이 누적되어서 좋지 않은 결과로 나타난다. 예를 들어 로잉머신 손잡이를 잡고 당겼다가 시작 자세로 돌아갈 때 매번 발목이 무너진다고 가정해보자. 20분 동안 매 분마다 스트로크를 30번 했다면, 발목 붕괴로 인한 압박이 600번 발생하는 셈이다. 일시적으로 이런 상황을 견딘다 하더라도, 부상은 아주 오랜 시간 동안 우리를 괴롭힐 것이다. 게다가 나쁜 움직임 패턴이 몸에 익을 수도 있다.

로잉의 중요 포인트는 다음과 같다.

1. 로잉은 발목, 후면사슬근육, 그리고 고관절 굴곡 시의 가동범위를 드러낸다.
2. 로드 시퀀싱load-sequencing(하중 부담과정)의 오류들을 발견할 수 있다. 척추 정렬을 엄격하게 유지하면서 고관절과 햄스트링에 긴장을 주는 것이 아니라, 허리에 하중을 싣거나 상체를 앞으로 구부리는지 쉽게 파악할 수 있다.
3. 로잉은 다음의 원칙에 대한 선수들의 이해를 돕는다. 즉, 머리와 어깨, 척추가 바른 자세에서 벗어났다면, 좋은 자세로 동작을 수행하는 것은 불가능하다.
4. 로잉은 같은 자세에서 반복적으로 힘을 만들어낼 수 있는 선수들의 능력과 협응력을 평가하는 수단이다.

*주의: 로잉의 테크닉적인 측면에서 언급할 것이 많다. 특히 타이밍 요소가 중요하다. 그러나 스트로크 비율 같은 세부요소를 작게 쪼개 다루는 것은 이번 장의 관점에서 벗어나는 일이다. 필자의 의도는 보강과 토크, 기능적 동작과 관련 있는 동작의 전환 가능성을 이해시키는 것이다.

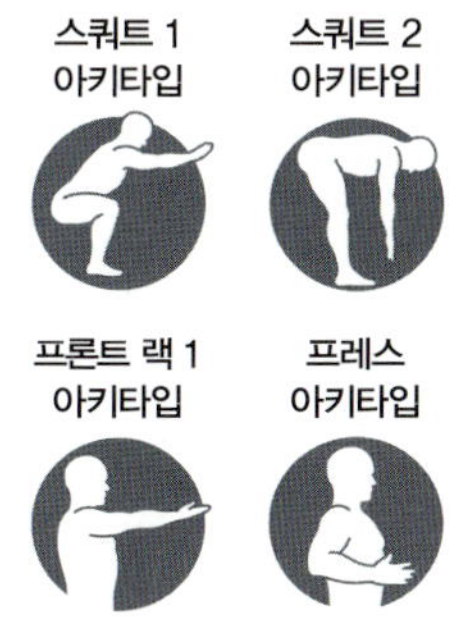

로잉은 위의 아키타입과 관련 있다. 로잉과 관련된 일반적인 제한들을 개선하려면, 제4부의 해당 아키타입 처방을 찾아본다.

데드리프트 준비 자세

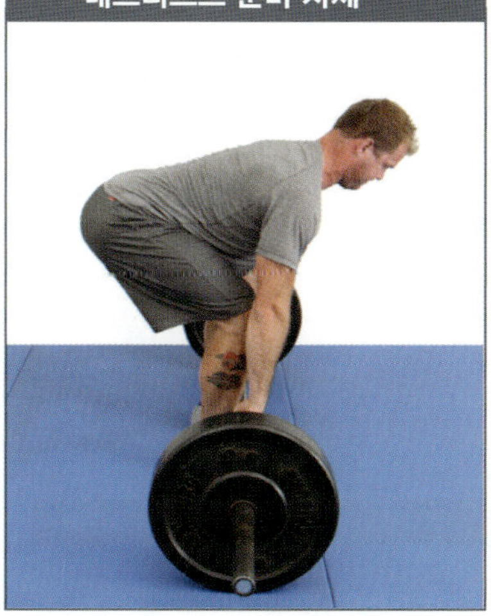

로잉 준비 자세

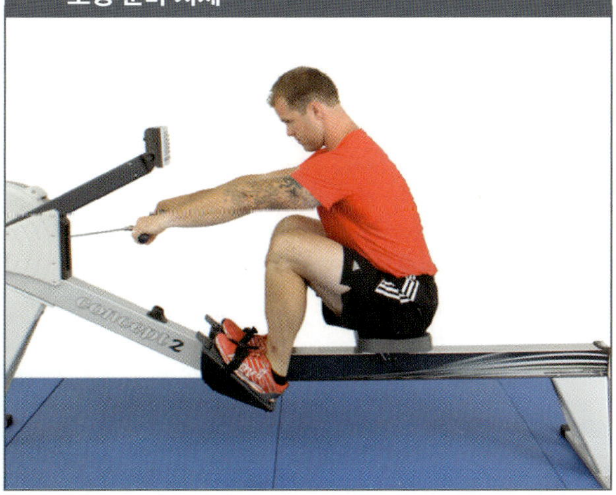

로잉 준비 자세는 데드리프트와 거의 동일하다.

로잉을 준비하기 전에, 먼저 스트랩이 발등을 감을 수 있게끔 발판을 조정한다. 발 주변을 스트랩으로 단단히 고정하고, 양손으로 로잉 손잡이를 잡고, 다리를 뻗고, 모노레일에서 안장을 뒤로 밀어낸다(이 동작의 원리는 등을 곧게 펴기 위해, 골반에 작용하는 압축력을 일부 제거하는 것이다). 다리를 곧게 펴고, 등을 평평하게 만든 상태에서 견갑골을 함께 뒤로 견인하고, 로잉 손잡이를 비틀듯이 잡는다. 토크를 극대화하기 위해서 엄지손가락이 검지나 중지를 감싸게 손잡이를 감아 쥔다. 등은 평평하게 유지하며 머리는 중립 자세로 만들고, 어깨는 뒤로 견인, 무릎은 바깥쪽을 향하게 하며, 엉덩이와 의자를 앞쪽으로 밀어 몸통이 약간 앞쪽으로 나오게끔 한다. 데드리프트처럼 정강이를 수직으로 만들어 엉덩이에 부하를 건다.

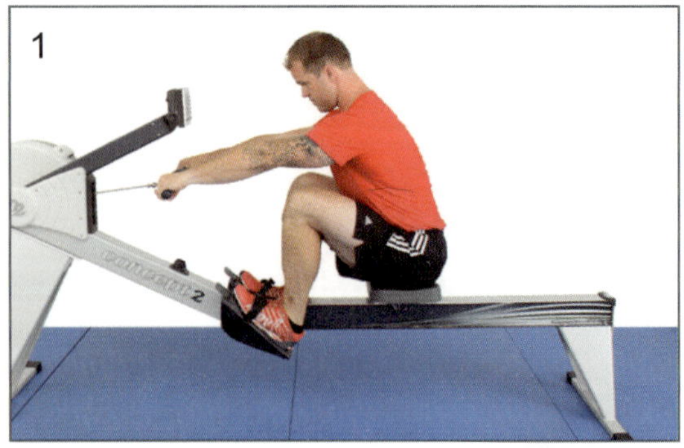

손잡이에서 토크를 만드는 동안 팔을 곧게 유지하며, 무릎을 펴고, 뒤로 살짝 기대며, 엉덩이를 뒤로 밀어낸다. 머리를 중립 자세로 유지하기 위해서, 로잉의 체인에 시선을 둔다.

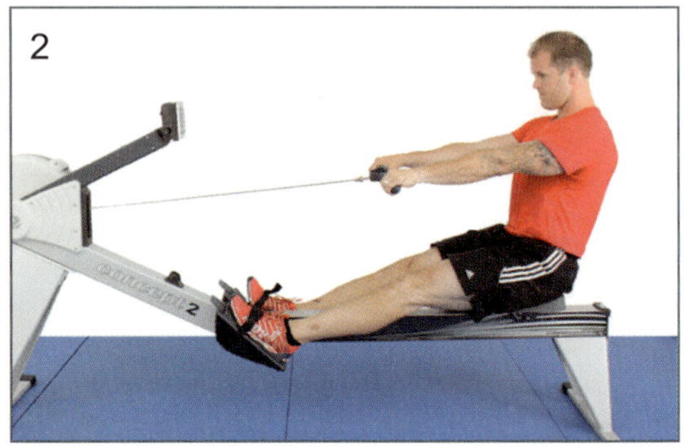

무릎을 펴면서, 손잡이를 흉골까지 당긴다. 필자의 전완은 거의 수평이며, 어깨가 뒤까지 젖혀진 것을 볼 수 있을 것이다. 사진을 반시계 방향으로 90도 돌려본다면, 딥의 바닥 자세같이 보일 것이다. 많은 규칙들이 딥과 동일하게 적용된다. 어깨를 뒤로 견인하고, 머리는 중립, 손목은 팔꿈치와 나란히 놓는다.

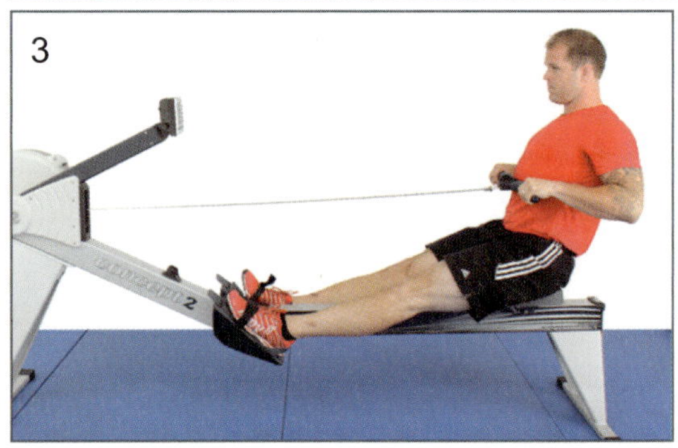

잠시 멈춘 후 팔을 곧게 편다. 이 구간을 회복 단계라고 부르지만 몸은 손잡이에서 토크를 만들고, 견갑골이 뒤로 견인된 상태를 유지하려 할 것이다.

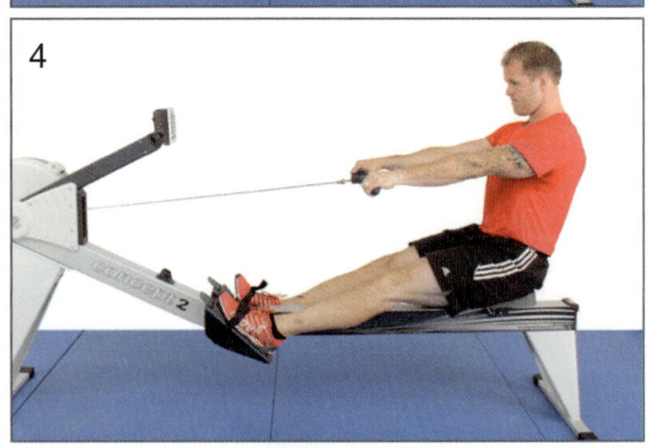

손이 무릎을 지나는 순간, 고관절을 접어서 몸이 앞으로 약간 기울게끔 하며, 엉덩이를 발꿈치까지 미끄러지듯 이동시킨다. 처음의 자세와 똑같은 자세가 되어야 한다.

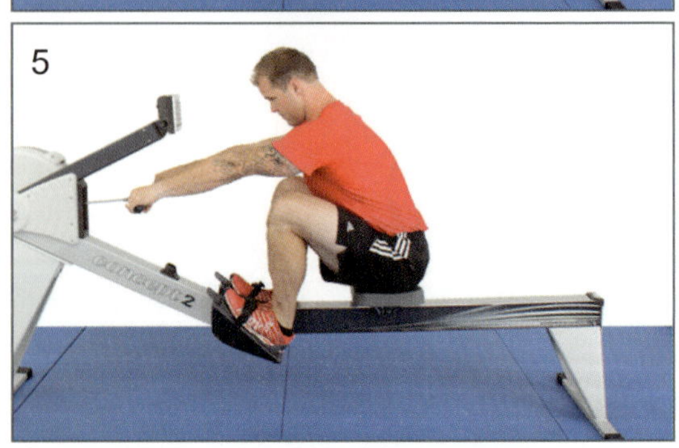

자세 오류: 머리, 척추, 어깨

머리 자세를 포기해버리면 등이 굽고 어깨의 긴장이 풀릴 것이다. 그런 상황이 발생한다면 힘이 고관절이 아니라 허리로 전달될 것이고 어깨가 내회전해서 잡아당기는 힘에 영향을 줄 것이다. 이러한 잘못된 자세를 만드는 원인 중에는 위에서 언급한 것 외에도 어깨관절 가동범위 부족이나 흉추 경직도 있다.

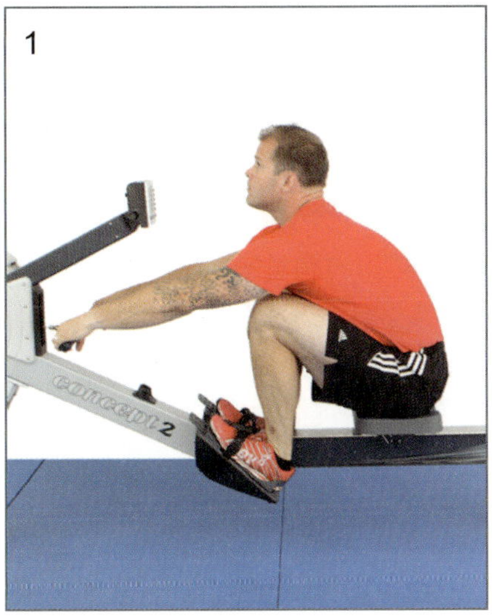

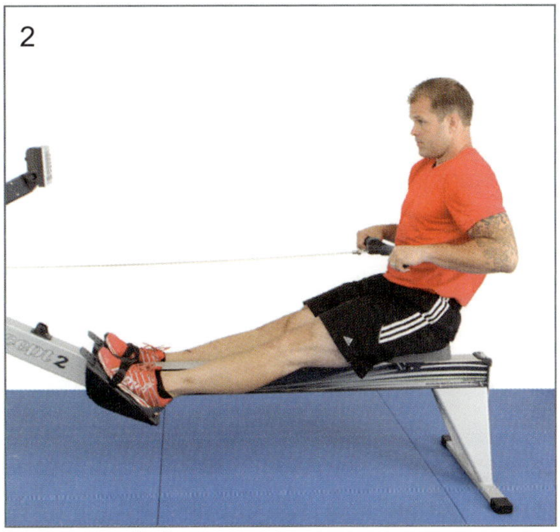

프레스 아키타입

머리, 척추, 어깨 오류는 프레스 아키타입과 관련 있다. 모빌리티를 개선하려면 제4부의 해당 아키타입 처방을 찾아보자.

운동제어 교정:

토크를 만들기 위해 견갑골을 함께 당기며, 손잡이를 비틀듯이 잡는다. 머리는 중립 자세를 유지하기 위해, 로잉의 체인을 응시한다. 최대한 등은 평평하게, 정강이는 수직으로 유지한다.

모빌리티 확보 부위:

어깨관절 전면부 및 가슴
어깨관절 후면부 및 광배근
흉추

자세 오류: 시퀀스(순서, 연속성 오류)

몸을 하나의 단위라고 생각하고 움직이면서, 무릎과 엉덩이를 동시에 신전시키는 데 집중한다.

로잉의 시작 자세와 당기기 시작하는 자세는, 무릎과 엉덩이를 동시에 신전시킨다는 점에서 데드리프트와 매우 유사하다.

그러나 로잉의 스피드와 타이밍 요소 때문에 운동선수 대부분이 이 순서sequence를 익히기 위해 고군분투하고 있다. 몸을 하나의 단위로 움직이기보다는 몸통은 앞으로 쏠린 채 엉덩이만 뒤로 보내면서 등으로 손잡이를 당기거나, 무릎을 구부린 채 상체만 뒤로 기울여 팔로 잡아당기곤 한다.

이런 모습은 회복 단계(손잡이를 시작 자세로 되돌리는 자세)에서도 보이는데, 이때 순서는 반대다. 엉덩이는 뒤에 두고 가슴은 앞으로 기울어져 있거나, 시작 자세로 돌아가려고 팔을 펴기도 전에 무릎부터 구부려서 손잡이를 잡은 손이 다리 위에 위치하게 된다. 이런 시퀀스 오류는 발생하는 순서나 단계에 상관 없이, 리듬을 방해하고 힘의 손실을 야기해서 선수들의 운동 연쇄에 여러 문제를 야기한다.

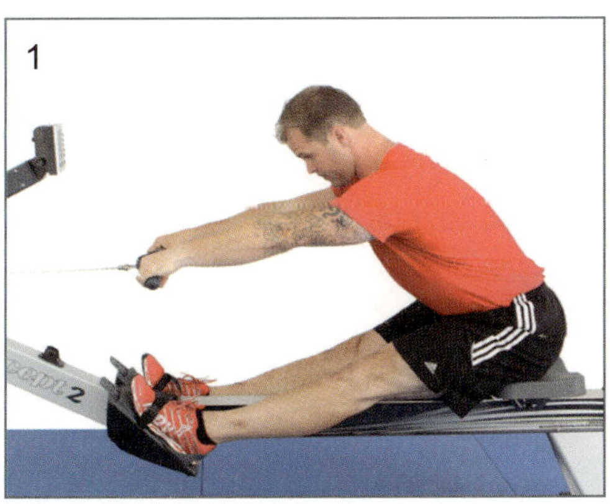

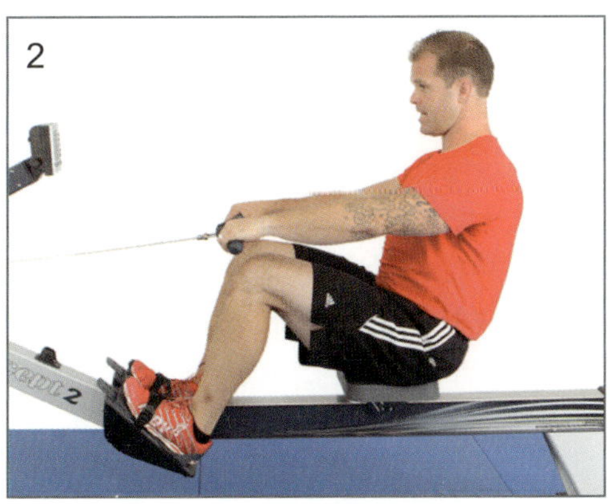

오버헤드 아키타입

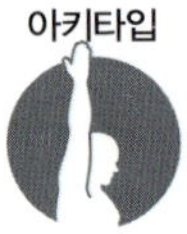

프론트 랙 2 아키타입

키핑 풀업은 위의 아키타입과 관련 있다. 키핑 풀업과 관련된 일반적인 제한들을 개선하려면 제4부의 해당 아키타입 처방을 찾아보자.

키핑 풀업

키핑 풀업은 앞뒤 수평으로 흔드는 스윙과 당기는 동작이 결합된 체조 기반의 테크닉이다. 이 스윙은 힙 드라이브와 다리의 킥에서 힘을 얻는다. 핵심은 수평면을 따라 생기는 탄력을 이용해서 좀 더 쉽게 턱을 바 위로 끌어올리는 것이다.

대다수 스트렝스&컨디셔닝 전문가들은 키핑 풀업이 위험하다고 비난한다. 그 말이 맞긴 하지만, 그것은 키핑 풀업을 부정확하게 수행했을 때의 이야기다. 오히려 키핑 풀업은 짧은 시간에 더 많은 반복 횟수를 수행할 수 있게 해준다. 다만 올바르게 수행되지 않을 경우 어깨와 팔꿈치, 등 아랫부분을 사정없이 망가뜨린다.

그렇다면 부상 없이 키핑 풀업을 할 수 있는 방법은 무엇일까?

첫째, 최대한의 어깨관절 가동범위가 필요하다. 어깨관절 가동범위가 최대이면 팔꿈치를 곧게 펴고, 겨드랑이는 앞을 향하게 하고, 척추는 중립 자세로 보강시킨 상태에서 바에 매달릴 수 있다(102페이지 오버헤드 아키타입 기초 퀵 테스트 참고).

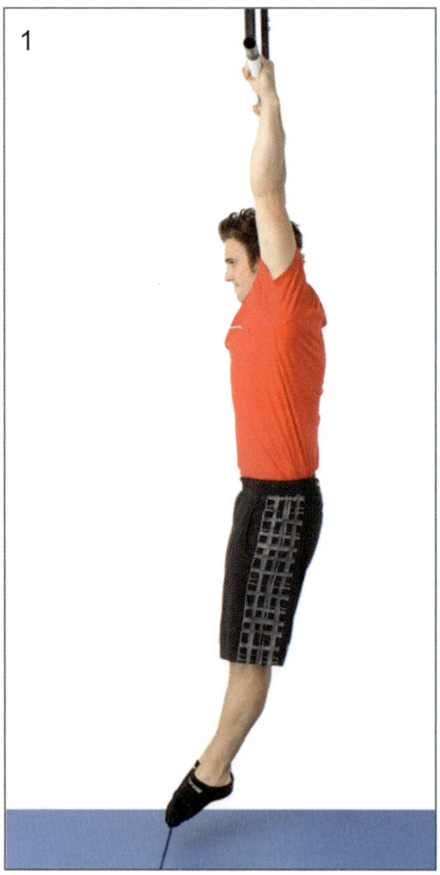

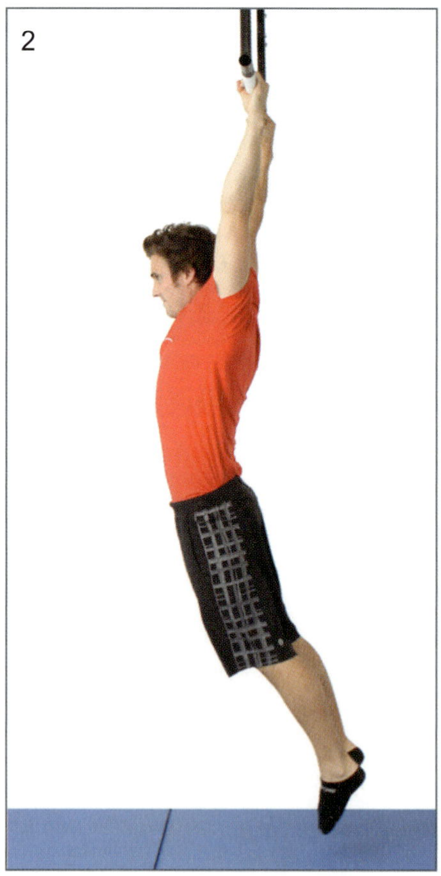

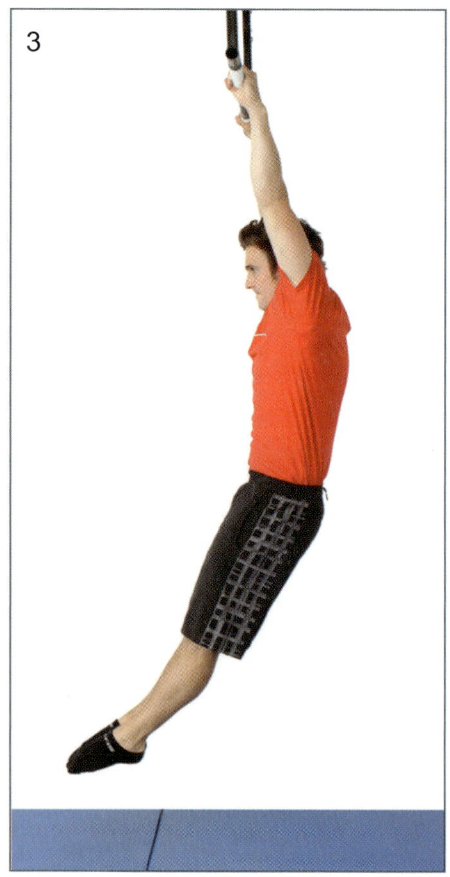

1. 바로 점프해서 훅 그립을 잡는다(231페이지 참고). 팔꿈치를 곧게 펴고 겨드랑이가 앞을 향하게 하며, 둔근을 조이고, 흉곽을 내리고 복부를 타이트하게 만든다. 다리를 모아서 발끝이 지면을 향하게 한다.

2. 엉덩이를 조이고 겨드랑이는 앞을 향하게 한다. 다리를 모아서 발을 뒤로 차고 머리와 가슴을 바의 아래로 당긴다. 둔근을 조이면 허리가 과도하게 신전되는 것을 막을 수 있다. 사진을 보면 전신이 아치 자세를 취하고 있음을 알 수 있다. 등은 신전되었지만 척추는 잘 보호되어 있다.

3. 겨드랑이가 앞을 향하게 하며 팔꿈치를 고정하고, 다리를 앞으로 스윙해 바에서 멀어진다.

둘째, 바에서 스윙을 시작하기 전에 스트릭트 풀업(231페이지 참고)과 기본적인 것들부터 시작해야 한다. 그립을 어떻게 잡고, 몸을 어떻게 좋은 자세로 정렬할지에 대한 근본적인 이해가 생겼다면, 키핑으로 훈련하는 것뿐만 아니라 어깨의 모빌리티와 운동제어를 진단할 수 있다. 바에서 스윙하는 선수의 팔꿈치와 어깨가 구부러지고 앞으로 말렸다고 상상해보자. 이 경우는 어떻게 동작을 준비하고, 스윙하는지 이해하지 못했거나, 어깨관절의 굴곡, 내회전, 흉추의 신전 가동범위가 부족하다는 것을 보여주는 증거이다. 키핑이 유용한 동작인 또 다른 이유는, 키핑이 다른 운동으로 전환하는 동작의 모델에 아주 적합하기 때문이다. 아래 사진을 자세히 보면, 백 스윙이 여러 스포츠에도 있는 동작, 특히 던지는 동작을 과장해서 나타내고 있음을 알 수 있다. 예를 들어서 테니스 선수가 서브할 때, 배구 선수가 스파이크할 때, 야구 선수가 공을 던질 때의 동작들이 모두 키핑 풀업과 똑같은 동작이다. 뿐만 아니라, 킵에서 고관절의 역동적인 열림과 닫힘은 클린이나 스내치 같은 역도 기술과도 매우 유사하다. 킵에서 고관절의 동작은 머슬 업 같은 다른 체조 동작들을 하기 위한 기초이기도 하다(282페이지 참고).

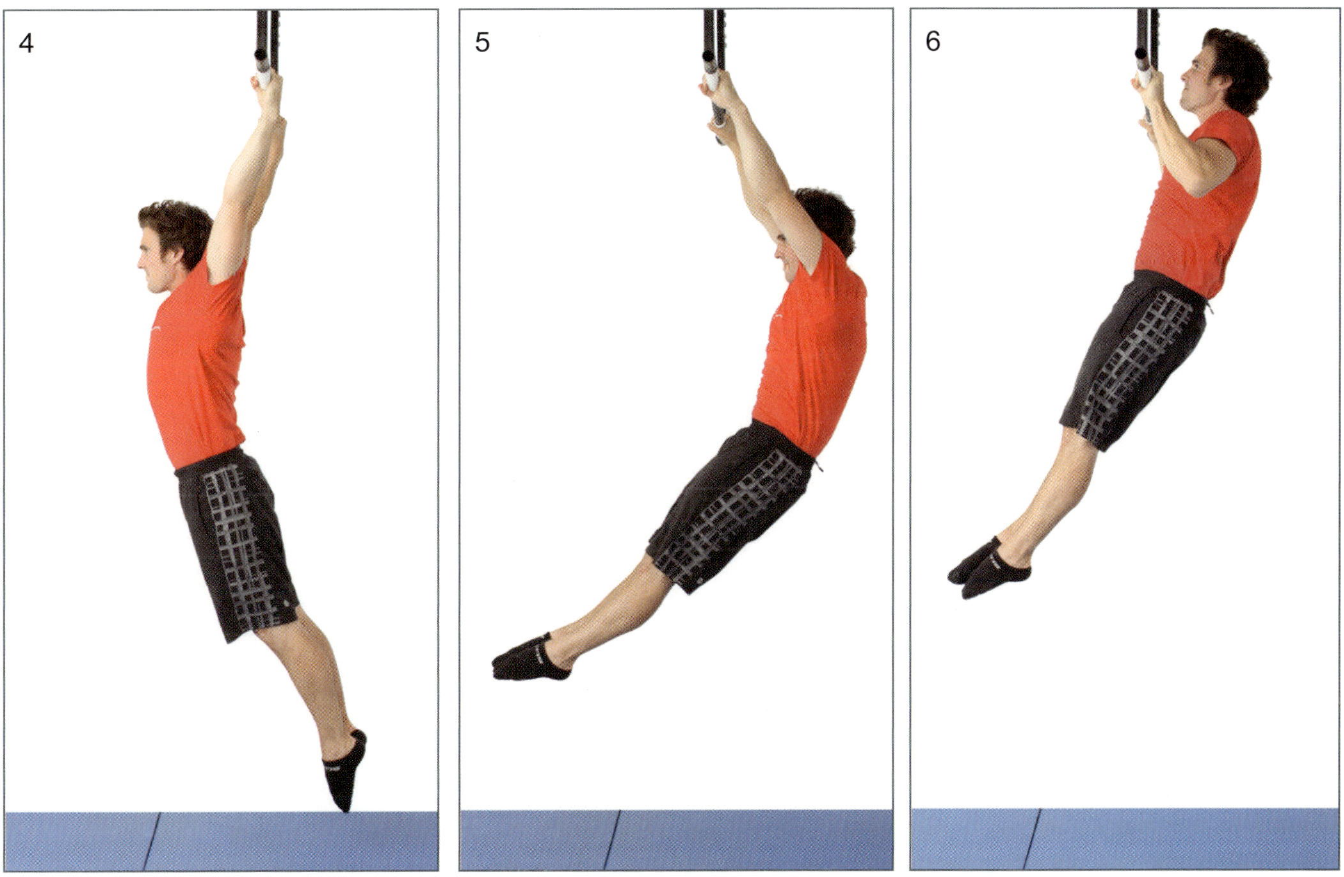

4. 엉덩이를 뒤로 당기면서 어깨를 앞으로 민다.

5. 계속 엉덩이를 조이며 복부를 타이트하게 유지하고, 발을 앞쪽으로 스윙해서 몸을 바로부터 멀어지도록 한다.

6. 뒤로 스윙하면서 바 위로 턱을 당기고, 팔꿈치에 타이트하게 힘을 주며, 척추는 중립을 유지한다. 앞에서도 언급했듯이 핵심은 뒤로 스윙할 때 생기는 에너지를 이용해 바 위로 턱을 올리는 것이다. 매끄럽게 다음 반복 동작으로 넘어가려면, 바를 밀어내면서 팔을 폈을 때 2, 4단계에서 설명한 것처럼 몸을 바 밑으로 당긴다. 카테고리 1, 2 운동과 마찬가지로, 내려오는 방법은 올라갈 때의 방법과 정확히 일치해야 한다.

스쿼트 1 아키타입 오버헤드 아키타입

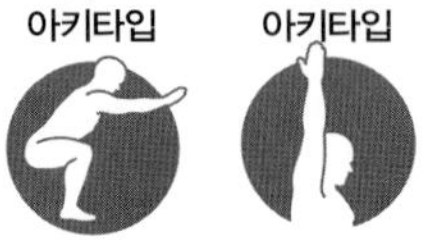

스내치 밸런스는 위의 아키타입과 관련 있다. 스내치 밸런스와 관련된 일반적인 제한들을 개선하려면 제4부의 해당 아키타입 처방을 참고한다.

스내치 밸런스 프로그레션Snatch Balance Progrssion

스내치 밸런스는 스내치의 받는 동작만 따로 떼어낸 역도 운동이다. 구체적으로 스내치 밸런스는 스내치 그립을 취한 백 스쿼트의 탑 자세top position에서 바 밑으로 재빠르게 들어가서 풀 오버헤드 스쿼트Full overhead squat 자세를 취하는 동작이다. 이 운동의 목적은 오버헤드 스쿼트의 바닥 자세에서 안정적으로 무게를 받아내는 것인데, 사실 이 부분은 스내치에서 가장 매력적이면서도 겁나는 부분이다. 척추를 단단히 보강하고, 몸통을 똑바르게 세워 유지하는 동안 고관절과 어깨를 바른 자세로 정렬해야 한다.

스내치 밸런스 테크닉에는 세 가지 버전이 있는데 첫 번째는 움직임의 계층에서 조금 다른 카테고리로 분류된다. 이는 세 가지 테크닉이 특정한 발달 과정을 거치고 이에 따라 전형적으로 계층화되는데, 필자가 생각하기엔 이 세 가지들을 순차적으로 보여주는 것이 가장 좋을 것 같다. 세 가지 움직임을 함께 묶음으로써 각각의 차이들에 대해 자세히 설명하고, 왜 카테고리 1 동작에서(프레싱 스내치 밸런스) 카테고리 2 동작(히빙 스내치 밸런스와 스내치 밸런스)으로 전환하는 것이 어려운지에 대해서도 밝힐 것이다.

*주의: 이 책에서는 바벨로 보여주고 있지만, 스내치 밸런스 프로그레션은 PVC파이프를 사용할 수 있다. PVC파이프는 나이와 능력에 상관 없이 모든 사람들에게 적절하다. 스내치 밸런스와 관련된 흔한 실수, 잘못된 자세들은, 194페이지에 있는 오버헤드 스쿼트 부분을 다시 참고하자.

프레싱 스내치 밸런스

첫 번째 순서는 프레싱 스내치 밸런스다. 이 기술을 수행하려면 오버헤드 스쿼트 스탠스 정도로 서고, 바의 움직임 없이 오버헤드 스쿼트의 바닥 자세까지 주저앉는다. 다음 페이지의 사진을 보면 머리 위로 바를 밀어 올리는 것이 아님을 알 수 있다. 대신에 몸을 바 아래로 밀어 넣는다. 프레스와 오버헤드 스쿼트라는 두 기술이 동시에 수행된다는 점에서 프레싱 스내치 밸런스가 카테고리 1 동작에서 가장 어렵다는 것에는 의문이 여지가 없다.

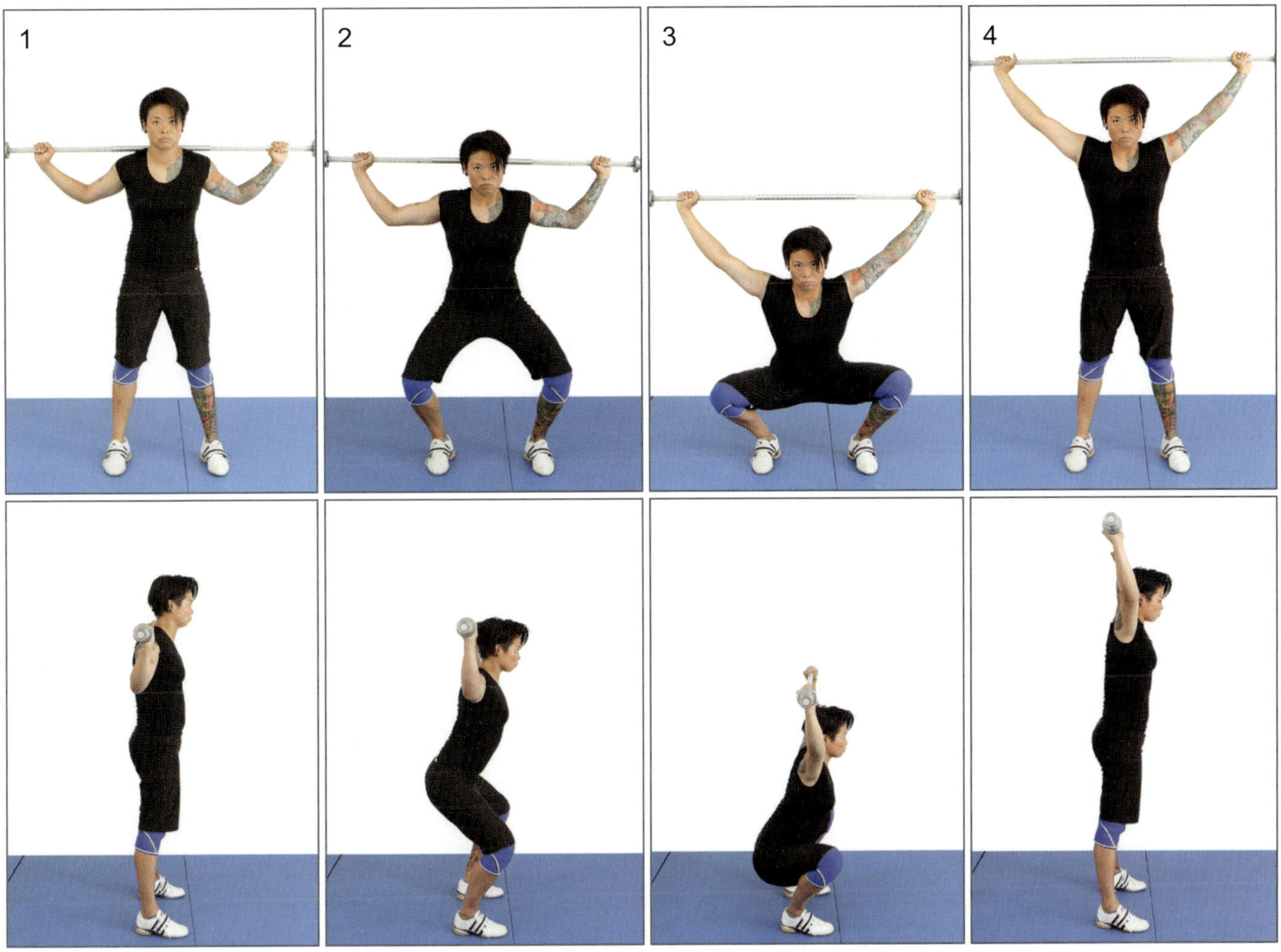

1. 스내치 그립으로 잡고, 백 스쿼트를 수행할 때처럼 랙에서 바벨을 들어올린다(180페이지).

2. 몸통은 꼿꼿하게 바로 세우고, 중립척추 자세를 유지하고, 햄스트링을 뒤로 내밀어 앉고 양다리 사이로 엉덩이가 내려가게 한다. 동시에 바벨을 정확히 같은 위치에 두기 위해서 적당한 힘으로 바를 위쪽으로 밀어낸다. 마치 바는 움직이지 않는 것처럼 두고, 바 밑으로 몸이 들어간다고 생각하자.

3. 바는 같은 위치에 둔 채, 바닥까지 주저 앉는다. 팔꿈치는 엉덩이가 무릎 아래로 내려갈 때까지 머리 위로 완전히 편다. 포인트는 무릎을 바깥으로 밀어내고, 견갑골을 뒤로 당기고, 겨드랑이를 앞으로 향하게 함으로써 고관절과 어깨의 토크를 유지하는 것이다.

4. 오버헤드 스쿼트를 해서 일어선다.

히빙 스내치 밸런스Heaving Snatch Balance

히빙 스내치 밸런스와 프레싱 스내치 밸런스는 스탠스를 바꾸는 것 없이 오버헤드 스쿼트 자세로 바 밑으로 들어간다는 점에서 매우 유사하다. 그러나 완전히 멈춘 시작 자세dead start에서 바 밑으로 몸을 밀어 내리는 대신에, 푸시 프레스나 푸시 저크에 사용했던 기술인 딥과 드라이브를 추가한다는 점에서 차이가 있다. 핵심 포인트는 등에서 무게를 들어올릴 때 고관절에서 발생하는 에너지를 이용하는 것이고, 바 아래로 들어가 팔을 뻗어 고정시킨 채 완전히 앉는다. 천천히 수행하는 프레스 스내치 밸런스와는 다르게, 여기서는 속도에 집중한다.

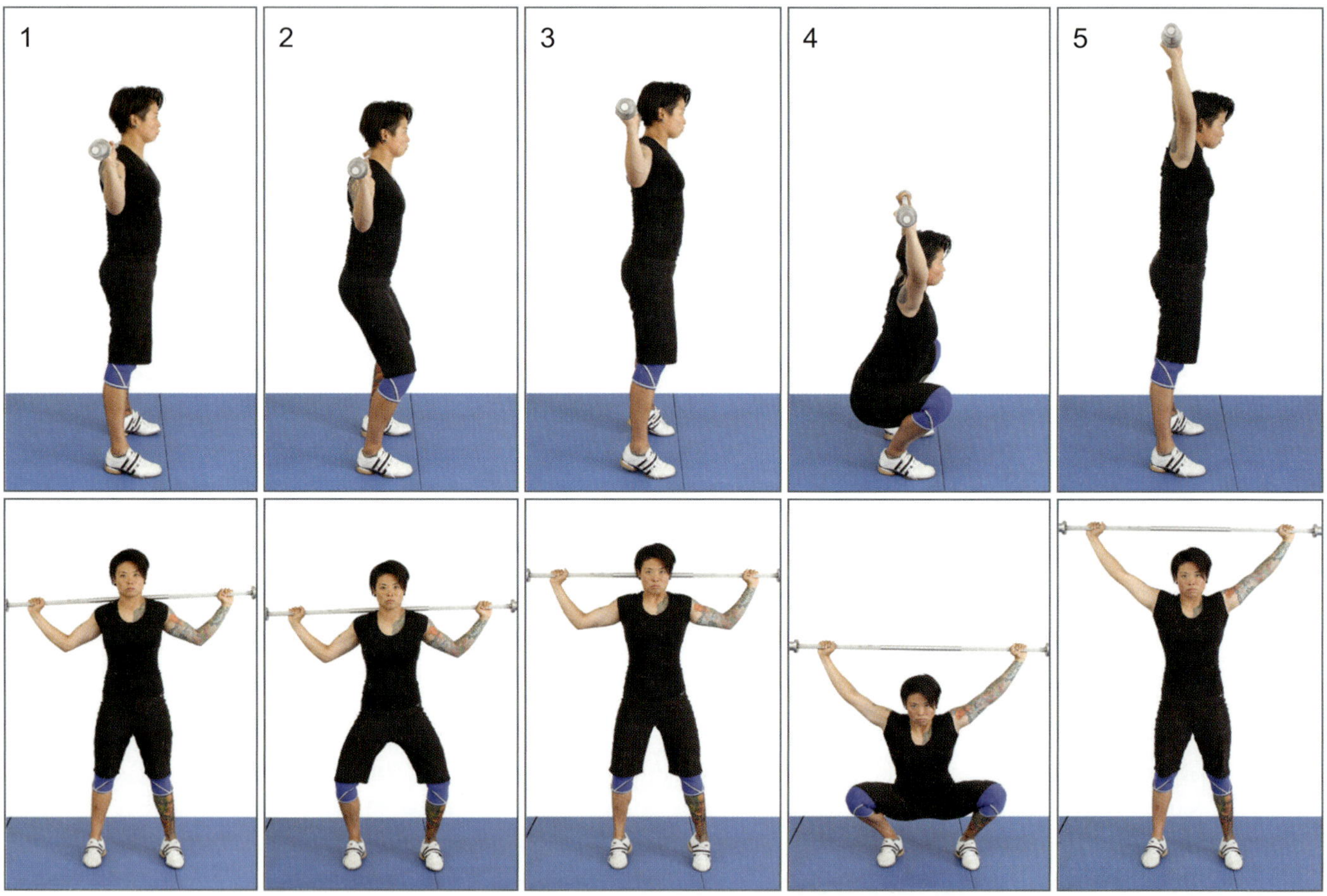

1. 스내치 그립으로 잡고, 백 스쿼트를 할 때처럼 랙에서 바를 들어올린다(180페이지).
2. 무릎이 바깥쪽으로 향하게 살짝 구부리며, 몸통을 최대한 수직으로 유지하고 엉덩이가 양발 사이에 들어오게끔 앉는다.
3. 폭발적인 동작으로 엉덩이와 무릎을 동시에 편다. 핵심은 딥과 드라이브를 할 때 생기는 힘을 써서, 무게가 등에서 바 밑으로 들어가기 적당할 정도의 높이로 올라가도록 가속하는 것이다.
4. 바가 위로 올라갈 때 오버헤드 스쿼트 자세로 주저앉는다. 목표는 무릎을 바깥으로 밀어내고, 팔꿈치가 곧게 펴져있으며, 겨드랑이가 앞을 향한 상태에서 바닥 자세로 앉는 것이다.
5. 오버헤드 스쿼트를 해서 일어선다.

스내치 밸런스

스내치 밸런스는 한 가지 요소가 더 추가된다. 오버헤드 스쿼트 스탠스에서 시작하고 끝나는 프레싱 스내치 밸런스나 히빙 스내치 밸런스와 달리, 스내치 밸런스는 무게의 밑으로 들어가면서 발의 자세를 바꿔야 한다. 따라서 오버헤드 스탠스를 유지하는 것보다 데드리프트, 클린, 스내치를 할 때의 풀링 스탠스로 생각하면 된다. 다시 말해서, 점프 스탠스로 시작(데드리프트)하여 착지 스탠스(스쿼트)로 끝난다고 생각하면 된다. 이것은 사람들이 풀 스쿼트로 앉을 때 모빌리티의 부족이나 토크를 만들지 못해서 벌린 발 자세가 되기 때문에 많은 결함들이 드러난다. 간단히 말해서, 선수들의 관절 가동범위와 토크, 보강에 대한 이해를 정말 빠르고도 적나라하게 드러내준다.

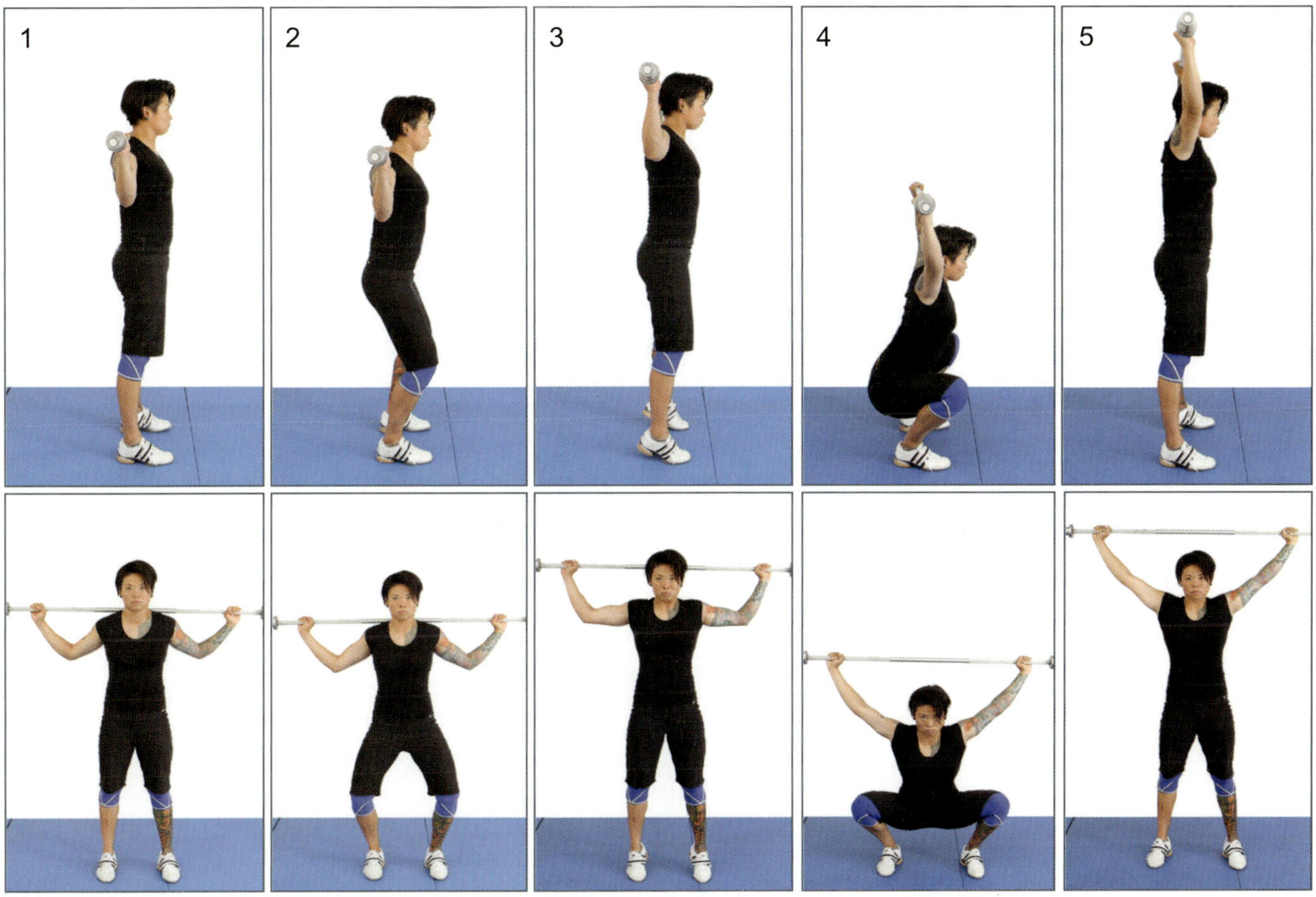

1. 스내치 그립으로 잡고, 백 스쿼트를 할 때처럼 랙에서 바를 들어올린다(180페이지). 발을 풀링 스탠스(스내치, 클린, 데드리프트)로 가늠한다.
2. 최대한 몸통을 수직으로 유지하며 무릎은 바깥쪽으로 밀어내고, 양발 사이로 엉덩이를 낮춘다.
3. 수직 점프를 하는 것처럼 동시에 무릎과 고관절을 편다. 핵심은 고관절에서 만들어진 힘을 어깨로 전달해 어깨 뒤에 있는 바를 위로 들어올리는 것이다.
4. 바가 가속도를 받아 올라갈 때, 오버헤드 스쿼트의 바닥 자세로 몸을 낮추면서 바 아래로 주저앉는다. 동시에 양발을 착지 스탠스(스쿼트 스탠스)로 밀고, 즉시 발을 바닥에 돌려 박아넣듯이 조이면서 완전히 뻗은 팔로 바를 받는다. 발을 나란히 두고, 무릎은 바깥쪽으로 밀어내고, 겨드랑이는 앞을 향하게 유지한다.
5. 오버헤드 스쿼트를 하는 것처럼 일어선다.

카테고리 3 동작

안정성이 높은 자세 (PHS) → 연결 제거 → 안정성이 높은 자세 (PHS)

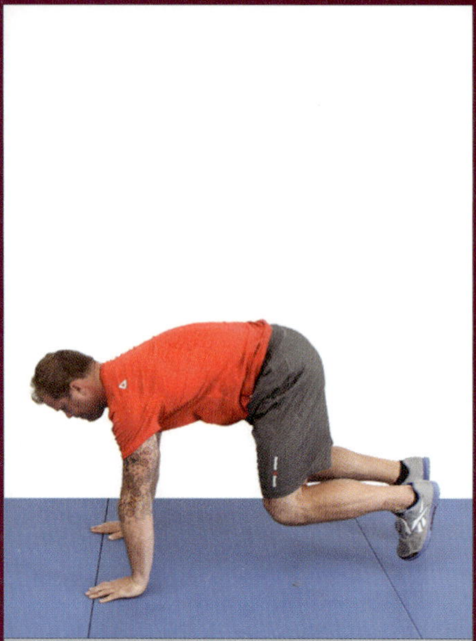
버피(261페이지)

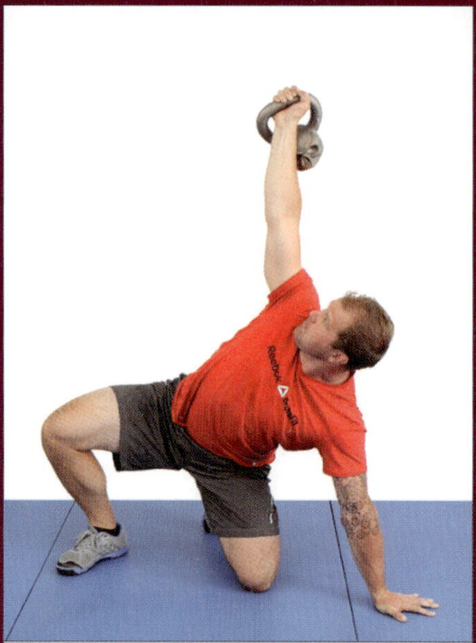
터키시 겟업(264페이지)

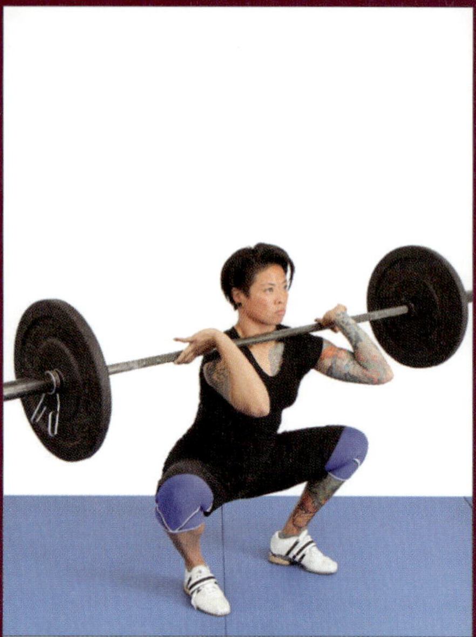
클린(266페이지)

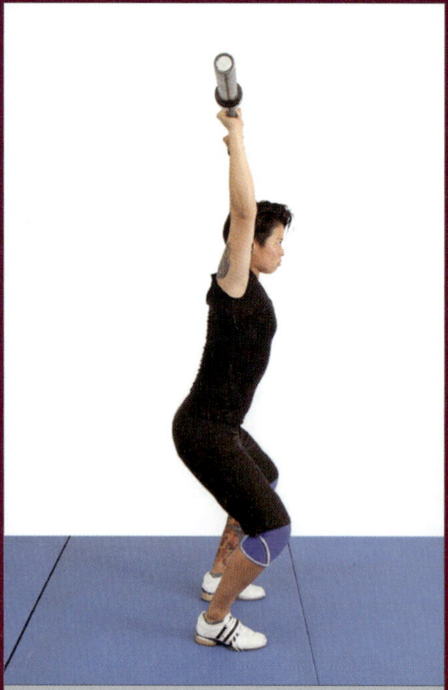
저크(274페이지)

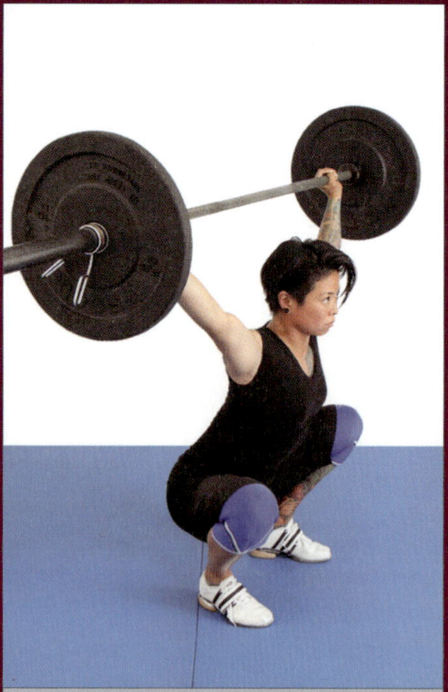
스내치(280페이지)

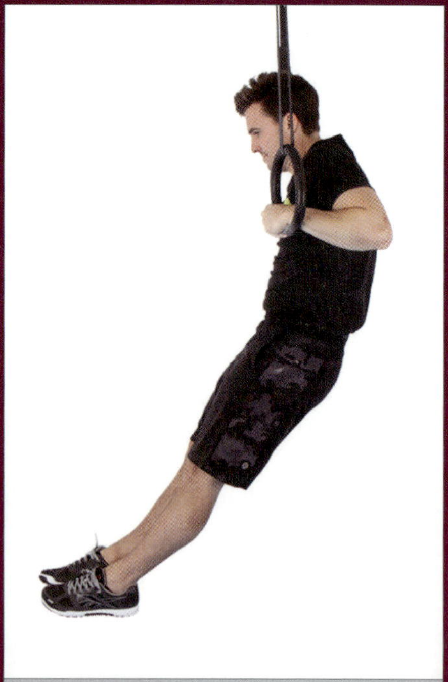
머슬 업(282페이지)

버피

버피는 기본적으로 푸시업, 스쿼트, 수직 점프가 매끄럽게 하나로 연결되어 있는 운동이다. 그래서 시작 자세와 마무리 자세가 익숙하기 때문에 문제점을 찾아내기도 쉽다. 그리고 흔히 발생하는 실수들도 알 수 있다. 우리가 해야 할 일은 기본적인 자세들을 다시 구성하고, 같은 동작을 보강하는 작업을 반복하는 것이다. 차이는 동작 전환의 유무다.

몸통이 안정되어 있고 어깨가 바른 자세를 취하고 있는 상태에서 역동적인 플랭크 동작을 취할 수 있는가? 전완을 바닥과 수직으로 만든 상태에서 푸시업을 할 수 있는가? 스쿼트 바닥 자세에서 자연스러운 토크를 만들어내며 몸통을 똑바로 세워 점프할 수 있는가?

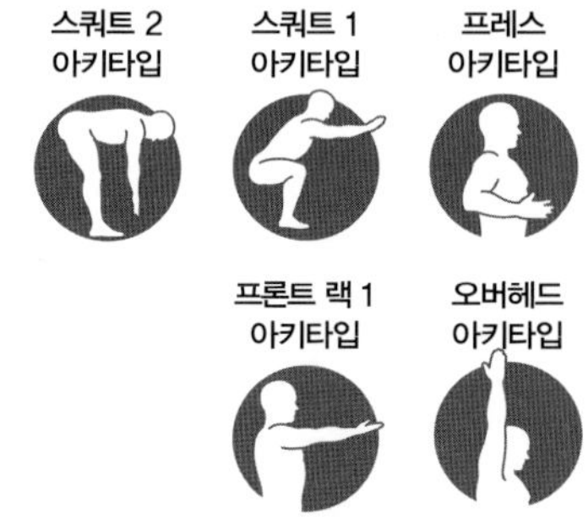

버피는 위의 아키타입과 관련 있다. 버피와 관련된 일반적인 제한들을 개선하려면 제4부의 해당 아키타입 처방을 참고한다.

흥미로운 점은 사람들이 푸시업과 스쿼트, 점프와 착지 같은 각각의 기술은 능숙하게 수행한다는 것이다. 그러나 이 사람들에게 위 동작의 자세들을 자연스럽게 연결해서 수행하도록 지시하면 모든 동작이 따로따로 논다.

이렇게 생각해 보자. 우리는 세 개의 다른 동작 터널을 들어갔다 나와야 한다. 푸시업을 나쁜 자세로 시작하면 스쿼트로 나쁜 자세가 옮겨갈 것이고 그렇게 된다면 점프가 엉망진창이 된다. 각 동작의 오류는 연속 동작의 오류로 이어진다. 버피를 스태미너를 테스트하는 고반복의 빠른 동작으로 수행한다면 자세가 망가짐에 따라 부상 위험이 증가한다.

매회 반복 때마다 정확하고 일관적인 스피드로, 안정적이면서 똑같은 자세를 계속해서 반복해야 한다. 이는 동작을 얼마나 많이 수행하는가의 문제라기보다는 얼마나 잘 수행할 수 있느냐하는 '질quality'의 문제다. 그래서 버피를 자주하는(혹은 자주 해야만 하는) 사람이라면, 훈련을 체계화해서 신중하게 접근해야 한다.

크로스핏 그룹 수업을 예로 들어보자. 운동선수 그룹에게 버피 25개를 연속으로 수행하도록 코칭한다고 가정해보자. 선수들에게 버피 25개를 최대한 빨리 연속적으로 수행하게 하는 것보다는(이 훈련을 하는 사람을 보면 죽어가는 동물이 연상된다) 가장 빠른 시간 내에 끝낸 사람이 아니라, 가장 좋은 동작으로 올바르게 끝낸 사람에게 포상하는 식으로 워크아웃을 재구성한다. 예를 들어 그룹을 두 명씩 짝지어주고, 한 명에게 파트너가 버피를 하는 동안 저지르는 실수를 카운트하게 한다. 목표는 실수를 최대한 줄이는 것이다.

훈련의 방식만 변화를 줬지만 선수들의 마음가짐을 바꿀 수 있다. 이제 선수들은 자신이 하는 동작의 질을 생각하고, 바른 자세를 계속 똑같이 반복하는 것에 초점을 둘 것이다. 이것이 버피의 핵심이다!

꼭 짚고 넘어가야 할 중요한 포인트는 버피의 보편성이다. 스포츠와 일상생활에 적용되는 스트렝스&컨디셔닝 동작의 활용이라는 주제에서, 버피는 무술이나 격투기에서 많이 볼 수 있다(MMA격투기 선수들이나 레슬러들이 테이크 다운 당했을 때 다리를 이용해 다시 뛰어 올라 격투 스탠스를 취하는 것을 떠올려보자). 또한 서핑이나, 풋볼처럼 충돌이 있는 스포츠 경기에서도 버피를 볼 수 있다.

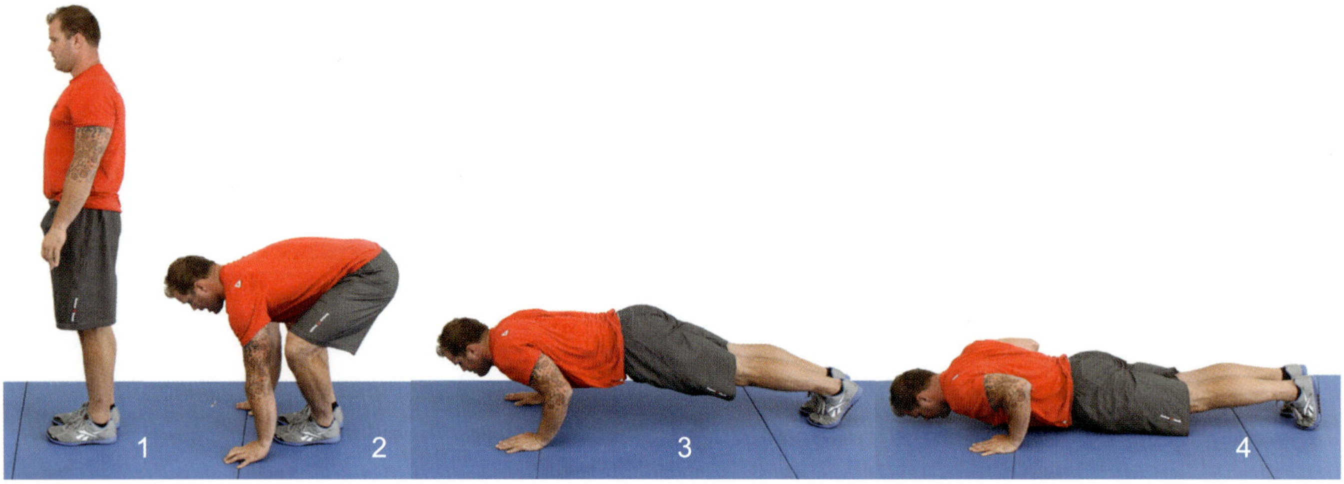

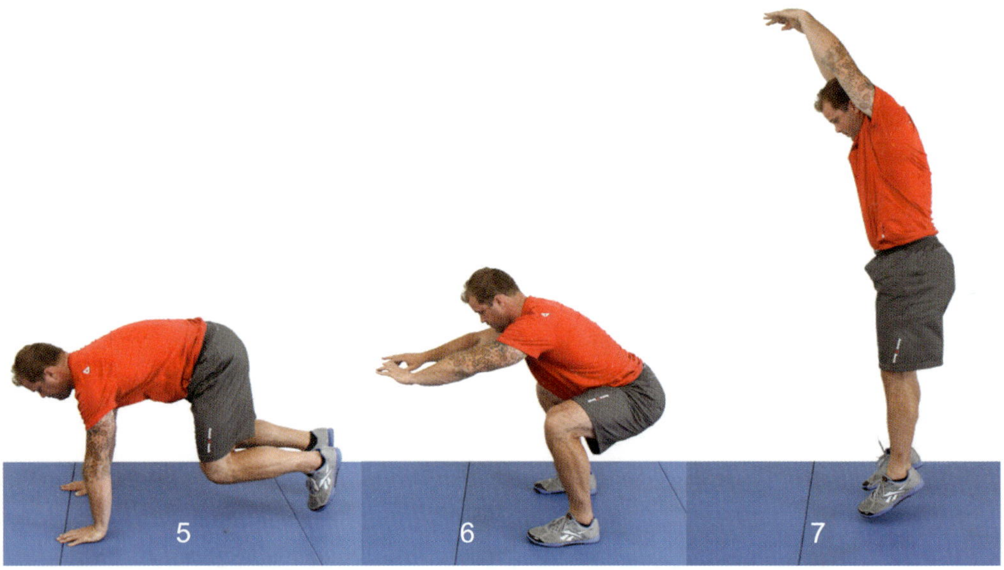

1. 점핑 스탠스를 잡고 몸통을 보강한다.

2. 햄스트링을 뒤로 뻗고, 정강이는 최대한 수직을 유지한 상태에서 무릎은 중립을 유지한다. 고관절은 앞을 향하게 하여 접고 손가락을 쭉 뻗은 채로 손바닥을 바닥에 올려놓는다. 핵심은 아래 등을 평평하게 만들고, 손이 바닥에 닿을 때 다리를 뒤로 쭉 뻗는 것이다.

3. 두 발을 뒤로 쭉 뻗고, 푸시업의 탑 자세를 취한다. 손으로 바닥을 조이고, 엉덩이도 조여서 복부를 타이트하게 만든다.

4. 가슴이 바닥에 가까워지는 동안 팔꿈치를 몸통에 바짝 붙이고 어깨는 손목 위로 정렬시킨다.

5. 한 번의 폭발적인 동작으로 팔꿈치를 펴고 최대 신전 지점에 도달했을 때 엉덩이를 위로 보내며 무릎을 가슴까지 끌어온다.

6. 다리를 몸 아래까지 끌어왔을 때, 손을 떼고 그 자리에 발을 둔다. 핵심은 스쿼트의 바닥 자세를 잡되, 발을 나란히 만들고, 등은 평평하게 만드는 것이다.

7. 스쿼트의 바닥 자세에서 튀어올라 수직 점프를 한다. 사진에서 다리가 하나로 모아져 있다는 것과, 어깨는 뒤로 견인되어 있으며(겨드랑이가 앞쪽을 보도록), 발끝은 쭉 뻗어 있다는 것에 주목하자. 여기서 자신에게 맞는 스탠스로 착지하고 다음 버피 동작으로 연결된다. 착지하는 방법을 보려면 점프와 착지 기술편을 다시 참고하자(240페이지).

잘못된 버피

버피는 매우 많은 동작들로 구성된 하나의 끊임없이 연결된 협응 동작이기 때문에 엄청나게 많은 실수들이 발생한다. 예를 들어 등을 굽혀 몸을 구부리고, 체중을 아무렇게나 실어 바닥에 풀썩 누워버리고는 마치 겁에 질린 개가 볼일을 보는 자세로 뛰어들고, 일어서면서 무릎에 지나치게 많은 무리를 준다. 그리고 마지막으로 점프하면서 마치 당나귀가 뒷발 차듯 발을 뒤로 차올린다.

마치 데드리프트, 푸시업, 스쿼트, 점핑 시의 모든 실수들을 하나로 모은 재앙 종합 선물세트와 같다.

만일 자신이 하는 버피 동작 중 하나라도 아래 사진과 비슷한 것이 있다면, 잠시 멈추고 각 동작이 능숙해질 때까지 그 부분만 따로 훈련한다.

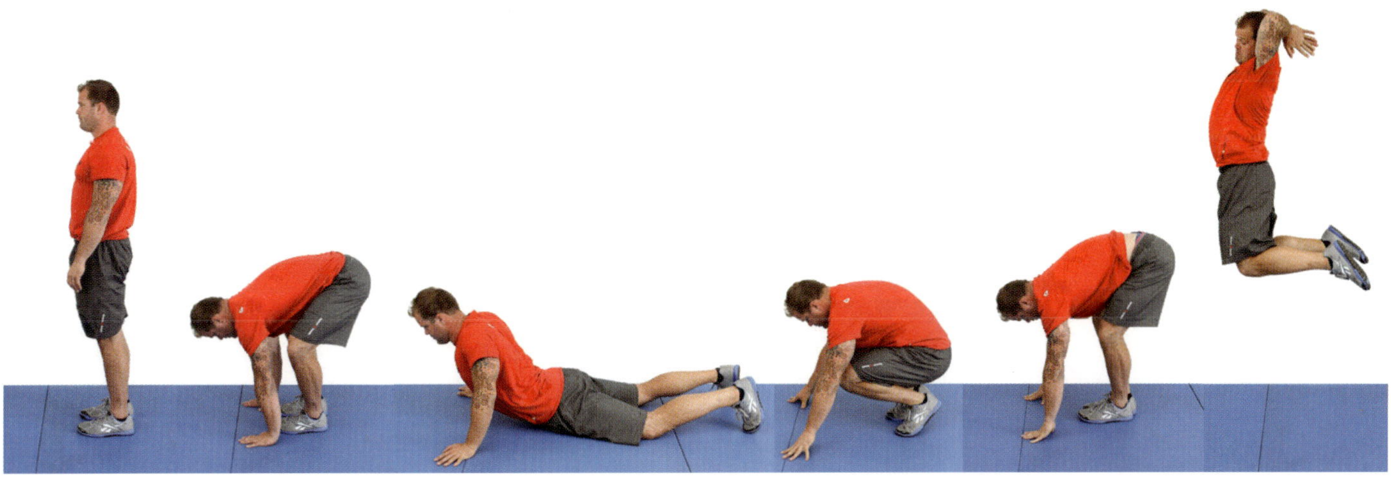

버피 스케일링하기

초기 설정된 움직임

36킬로그램의 군장을 메고 바닥에 누워 있는 군인을 생각해보자. 어떻게 하면 가장 효과적으로 일어날 수 있을까? 정답은 버피다. 푸시업으로 바닥에서 일어나면서, 전완을 최대한 수직으로 만들고 몸은 전반적인 아치형으로 만든다. 그리고 단번에 한 다리를 끌어당긴 다음 일어난다. 런지로 일어설 수도 있다. 목표는 발을 바닥에 대고 정강이는 수직으로 만들어서, 잘 정렬되고 안정된 척추 자세로 일어나는 것이다. 체육관에서는 이런 방법을 사용해 푸시업에서 스쿼트의 바닥 자세까지 바른 폼으로 전환하지 못하는 사람들을 가르친다.

난이도가 조절된 버피 동작을 엎드린 자세에서 일어나는 공식적인 자세로 생각하자.

오버헤드 아키타입

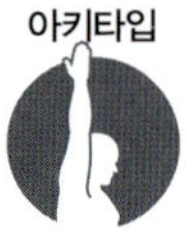

피스톨 아키타입

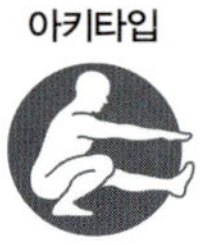

런지 아키타입

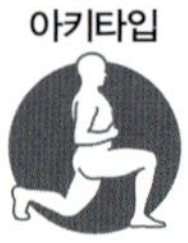

터키시 겟업

격투선수들, 특히 브라질리언 주짓수 수련자들은 터키시 겟업을 '테크니컬 겟업'이라고 부른다. 터키시 겟업은 선수들이 최소한의 에너지로 발을 써서 일어나 다른 동작을 할 수 있도록 돕는다.

그래서 일상에서 터키시 겟업을 적용하는 것은 매우 중요하다. 터키시 겟업은 사람들에게 바닥에서 일어날 수 있는 가장 효율적인 방법을 알려준다. 예를 들어 일어나기 위해 남들의 도움을 받아야 하는 노인들에게 터키시 겟업이 어떤 가치를 가질지 생각해 보자.

터키시 겟업은 또한 아주 유용한 진단방법이기도 하다. 어깨부상 때문에 재활 중인 선수를 치료할 때나, 단순히 상대방의 어깨 안정에 대해 얼마나 이해하는지 확인하고 싶을 때 터키시 겟업은 카테고리 3에서 소개한 운동 중에서도 가장 먼저 소개하고 싶은 운동이다. 터키시 겟업을 수행하면 바벨이나 바닥처럼 고정되어 있는 사물로부터 토크를 만들어내는 이점 없이도 안정적인 자세로 어깨를 고정시켜야만 할 뿐만 아니라 완전 가동범위에 걸쳐서 움직여야만 한다. 그리고 다른 카테고리 3 동작과는 달리 터키시 겟업은 천천히 수행하는 동작이기 때문에 안전하고 안정성의 개념을 이해시켜주는 데 효과적이다.

터키시 겟업은 동작을 수행하던 중 어떤 지점이라도 멈춰서 어깨를 바른 자세로 교정할 수 있다. 머리 위로 들어올린 팔뿐만 아니라 밑에서 지지하고 있는 팔도 교정할 수 있다. 덤벨을 쥐고 있는 팔은 겨드랑이를 앞으로 향하고, 몸을 지지하고 있는 팔은 어깨를 뒤로 빼서 바닥에 돌려 박는 느낌으로 자세를 잡는다. 그렇기 때문에 효과로 양 어깨를 진단할 때 일석이조의 좋은 동작이다. 뿐만 아니라 어깨가 자세를 잃으면 어떻게 다른 문제로 연결되는지도 알 수 있다. 어깨가 고정되지 않으면 발목이 무너지고 무릎은 안쪽으로 말리고, 척추는 과신전되는 문제를 겪기에 딱 좋다.

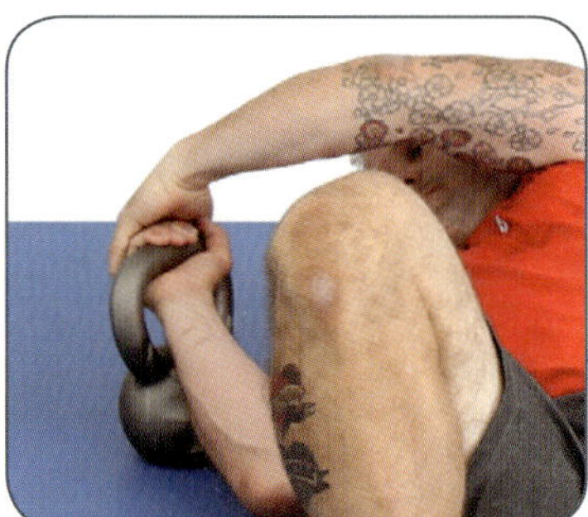

1

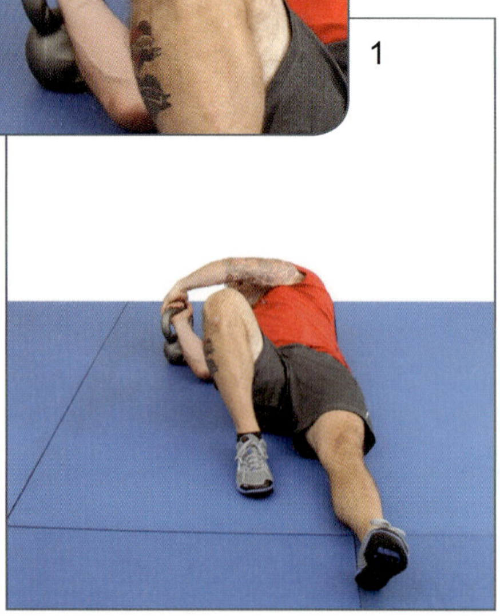

2

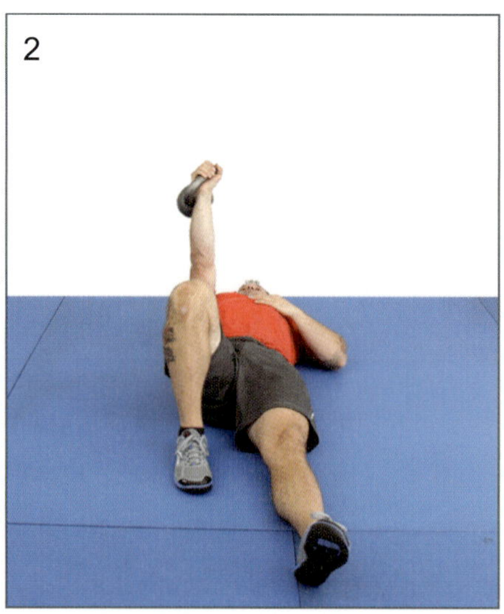

3

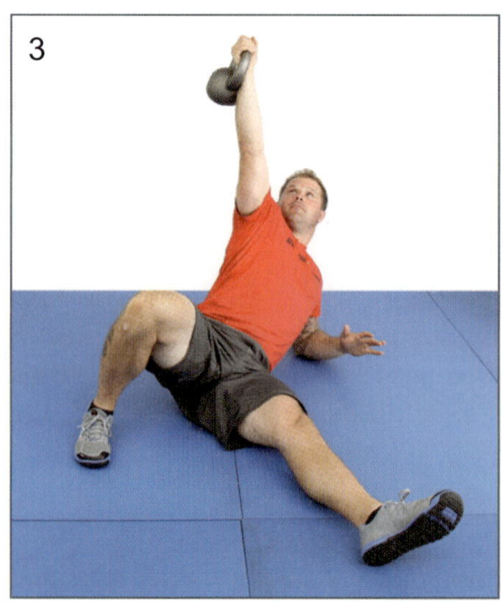

1. 등을 대고 누워 케틀벨이 어깨 오른쪽(혹은 왼쪽)에 오게 하고 손잡이를 잡는다. 필자가 오른쪽 발을 어떻게 놓았고 케틀벨을 잡은 왼팔로 몸을 어떻게 뻗고 있는지를 잘 보자. 둔근을 조이고 복부를 타이트하게 한다. 런지를 하고 일어나기 좋은 자세로 전환할 수 있게끔 발을 일자로 편다.

2. 왼손을 이용해 케틀벨을 몸의 중심 쪽으로 끌어오고 오른팔꿈치를 펴서 케틀벨을 들어올린다. 팔꿈치를 몸통에 최대한 밀착시킨 상태에서 엄지손가락이 머리를 향하게끔 한다. 팔이 단단히 고정되었으면 어깨를 소켓 뒤로 넣고 왼팔을 회전시켜 안정적인 자세를 만든다. 동작 내내 눈을 케틀벨에 고정시킨다.

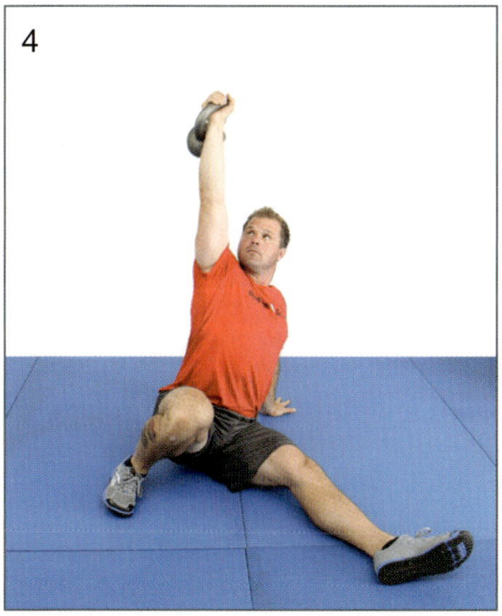
4

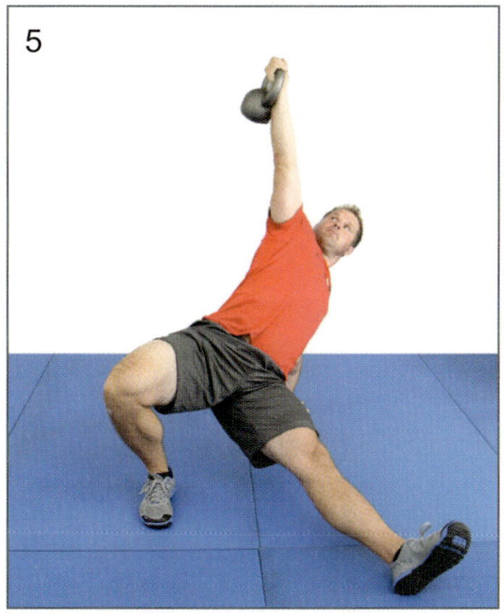
5

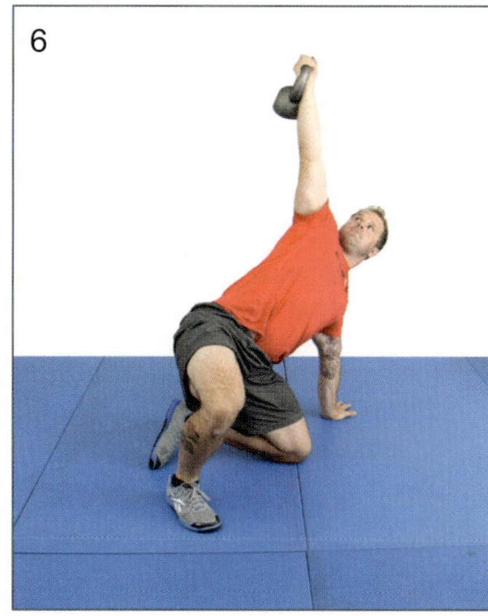
6

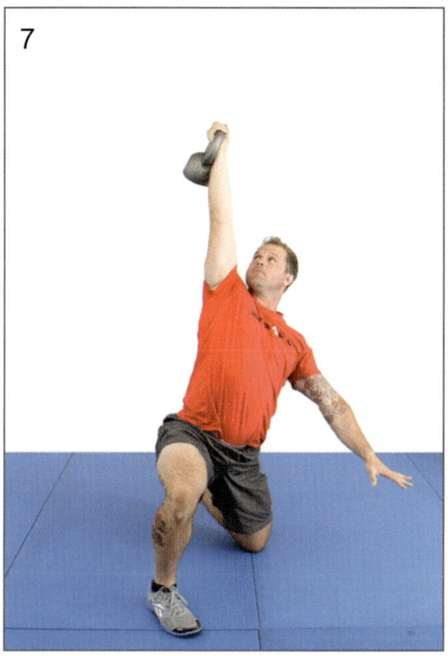
7

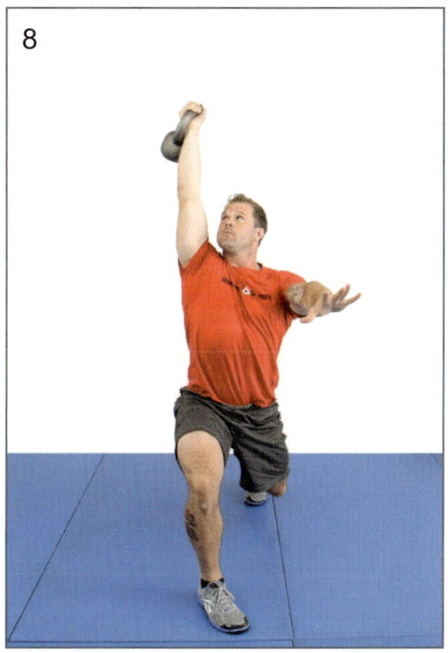
8

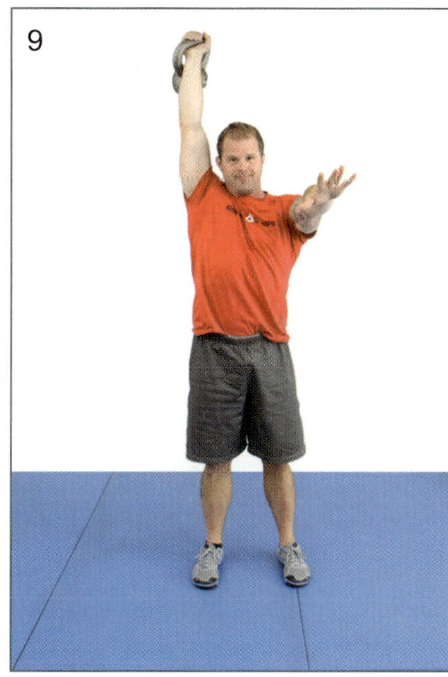
9

3. 오른팔을 곧게 뻗고 엄지손가락을 몸 바깥쪽으로 돌리고, 오른발을 써서 바닥에서 몸을 떼면서 왼팔꿈치로 일어난다. 목표는 팔꿈치가 어깨와 나란히 되는 것이다. 견갑골을 뒤로 견인하고 몸통을 단단히 보강하는 것이 중요하다.

4. 앉아서 왼손으로 바닥을 지지한다. 왼쪽 어깨와 손을 나란히 놓는다. 오버헤드 자세로 바꿀 때 겨드랑이가 앞쪽을 향하도록 집중한다.

5. 계속해서 둔근을 짜내고, 오른발로 바닥을 밀어내며 고관절을 편다.

6. 왼팔과 오른발로 체중을 지탱하며 엉덩이 아래로 왼발을 끌어당겨 무릎이 무게중심 밑에 오도록 만든다(케틀벨과 나란히 정렬을 맞춘다).

7. 눈은 케틀벨에 계속 고정시키면서 체중을 오른쪽으로 옮기고 몸통을 수직으로 만든다. 왼손을 땅에서 떼는 순간 어깨를 뒤로 당겨 팔을 외회전시킨다. 왼발은 내회전시킨다.

8. 오른쪽 무릎은 중립위치를 유지하면서 오른발로 바닥을 밀어내 똑바로 선다. 중량은 무게중심에 위치해야 한다. 왼팔을 이용해 균형을 잡고 어깨의 안정성을 유지한다.

9. 똑바로 서면서, 왼발을 한 걸음 앞으로 디디고 둔근을 조이면서 마무리 자세를 취한다.

클린

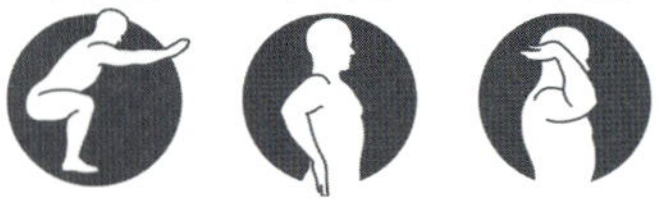

클린은 위의 아키타입과 관련 있다. 클린과 관련된 일반적인 제한들을 개선하려면 제4부의 해당 아키타입 처방을 참고한다.

클린이 우리에게 많은 것을 알려준다. 척추를 중립으로 유지하면서도 역동적이고, 빠르게 들어올릴 수 있는가? 매 동작마다 동일한 로드 오더 시퀀스(순차적인 하중 부담 과정)를 재현할 수 있는가? 한 자세에서 다른 자세로 넘어갈 때, 몸통과 고관절, 어깨관절을 안정적으로 유지할 수 있는가?

이러한 부가적인 복합성이 가미되면 기술적인 실수를 저지를 가능성이 높아진다. 그러나 동시에 퍼포먼스를 개선하고 잠재적인 약점을 고칠 수 있는 좋은 기회이기도 하다. 이는 카테고리 3에서 소개하는 동작을 도입, 단계화, 훈련을 하면서 명심해야 할 개념이다.

이는 다음과 같다. 자신이 데드리프트와 프론트 스쿼트를 할 수 있다? 이보다 더 좋을 수 없다. 자, 그럼 이제 바를 빠르게 끌어올릴 수 있고, 바가 움직이는 와중에 토크를 만들어낼 수 있다는 것을 보여줄 차례다. 프론트 스쿼트의 바닥 자세로 빠르고 정확하게 내려갈 수 있는 운동제어 능력과 모빌리티가 있음을 보여주자.

바닥에서 물건을 들어올려 어깨로 받아내고 싶다면, 그러한 기술을 배우고 가르칠 모델이 필요하다. 클린은 어깨로 중량을 받아내는 동작의 패턴을 단계화해서 보여줄 청사진이다.

배드믹스A Bad Mix

탑 다운 접근법top-down approach은 의문의 여지없이 데드리프트를 위한 최고의 준비 자세다. 그러나 이것이 역도에 반드시 잘 적용되는 것은 아니다. 사실 세계적으로 유명한 역도 코치인 글렌 펜덜레이Glen Pendalay는 선수들이 무거운 무게로 싱글 데드리프트를 하지 못하게 한다. 왜냐하면 글렌은 윗등의 신전 부족과 '데드리프트 숄더Deadlift shoulders'가 역도의 동작패턴을 망가뜨린다고 믿기 때문이다

비록 이는 특정 스포츠에서의 접근법이긴 하지만, '연습이 영속적인 것을 만든다' 라는 우리의 철학과 부합한다. 만일 몸을 앞으로 숙인 자세에서 중량을 들어올린다면 바가 허벅지를 지나가는 동안 몸통을 수직으로 유지할 수밖에 없고 그러면 케틀벨 스윙처럼 전면으로 엉덩이를 밀어내는 동작이 나타난다. 이는 고관절에서 만든 에너지를 위가 아니라, 앞으로 전달한다는 뜻이다. 그렇게 되면 무게를 들어올리는 것에 실패하고, 무게를 받기 위해 앞으로 점프하는 일이 발생해버린다.

데드리프트 준비 자세

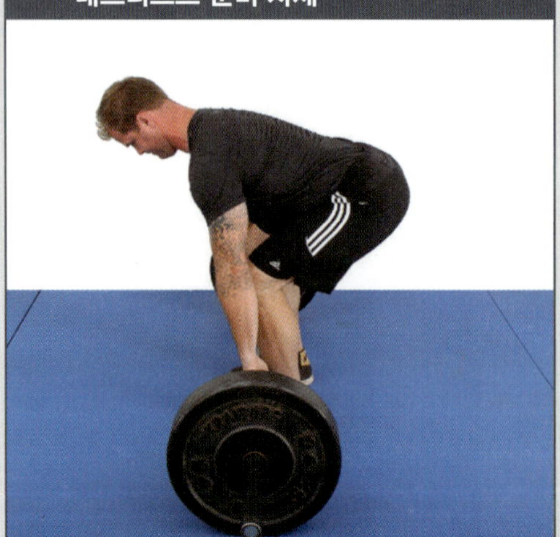

클린 준비 자세

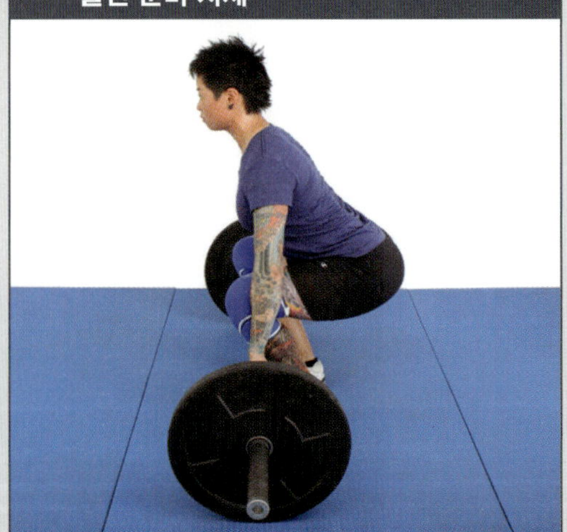

바텀 업 준비 자세Bottom-Up Setup

탑 다운으로 하는 데드리프트 준비 자세와는 달리, 클린은 바텀 업으로 준비 자세를 취한다(탑 다운 준비 자세를 보려면 카테고리 1을 다시 참고하자). 이 두 동작 사이의 로드 오더 시퀀스(순차적인 하중 부담의 과정) 사이에는 몇 가지 유사점이 있다. 평평한 등과 뒤로 견인된 어깨를 유지한 채로 고관절과 햄스트링에 부하를 주고 자세를 조절하기 위해 무릎을 사용한다. 그러나 고관절과 햄스트링에 긴장을 준 채, 몸을 굽혀서 바를 잡기보다는 스쿼트의 바닥 자세로 앉아서 준비 자세를 취한다.

그 이유는 다음과 같다. 첫째, 바텀 업 준비 자세는 역도에서 사용되는데, 이는 흉추의 신전을 최적화한다. 스쿼트 바닥 자세로 앉음으로써 견갑골을 효과적으로 뒤로 당길 수 있다. 이때 바를 마치 닻처럼 사용할 수 있다. 또한 윗등에도 최대한의 긴장을 유지할 수 있다. 왜 이것이 중요할까? 답은 간단하다. 바로 자신이 부하를 받기 편한 프론트 랙 자세를 준비하는 것이기 때문이다.

우리는 마무리 자세를 준비 자세 전략이 명확히 보여주는 것으로 여겨야 한다. 바른 자세로 터널에 들어가는 것뿐만 아니라 바른 자세로 동작을 마무리하는 것과도 관련되어 있다. 동작을 마무리(스쿼트의 바닥 자세 등)하는 자세와 동일한 자세로 준비 자세를 취함으로써 받는 자세에서의 안정성을 향상시킬 수 있다.

두 번째 이유로, 바텀 업 접근은 똑바로 선 몸통 자세를 만드는 것을 최우선시하는데, 이 자세는 끌어올리는 동작(바닥에서 중량을 엉덩이와 가슴까지 들어올리는 동작)과 받는 단계(프론트 랙 자세로 중량을 받는 도중 스쿼트 바닥 자세로 앉는 동작)에서 매우 중요한 역할을 한다.

가장 중요한 점은 바텀 업 준비 자세가 매 동작을 수행할 때마다 똑같은 자세로 재현할 수 있는 틀을 제공한다는 것이다.

*주의: 바텀 업 준비 자세를 수행할 만한 모빌리티를 가진 사람은 별로 없다. 그런 경우는 탑 다운 접근이 가장 좋은 방법이며, 기능적이기도 하다. 미국의 뛰어난 역도선수들도 탑 다운으로 훈련한다. 그러나 탑 다운은 윗등과 어깨가 역학적으로 최적의 자세를 잡을 수 없어서 이상적인 자세라고 하기에는 무리가 있다. 무엇이 퍼포먼스를 저해하고 문제를 해결해주는지 찾아보자.

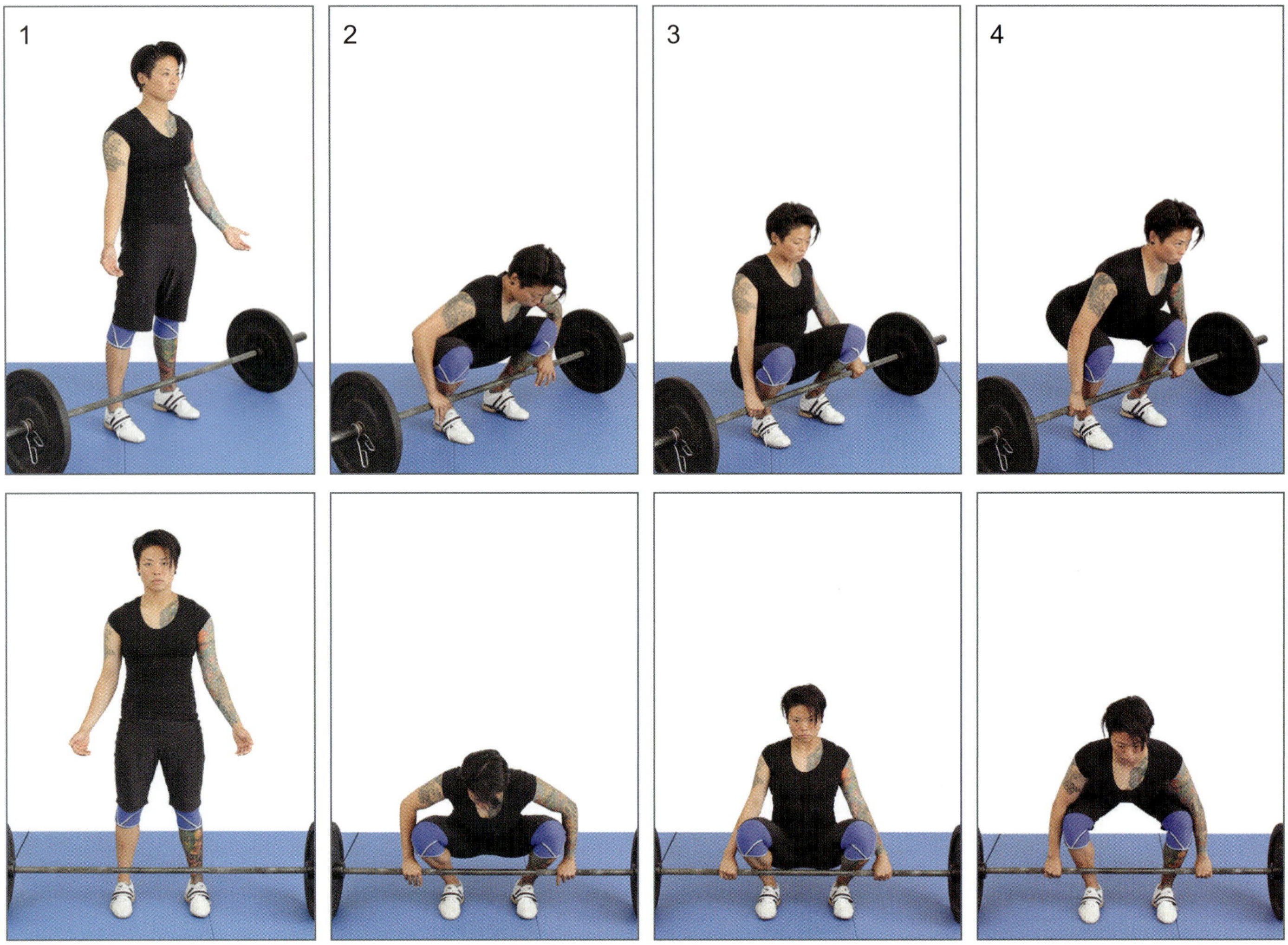

1. 클린 스탠스를 찾아보자(점프, 데드리프트할 때의 스탠스와 같다). 어깨를 후인하고, 브레이싱 시퀀스를 수행한다.

2. 등은 평평하게, 어깨는 반듯하고 타이트하게 유지하면서 스쿼트 바닥 자세로 앉는다. 그리고 훅 그립(203페이지 참고)으로 바를 잡는다. *주의: 클린할 때의 그립은 반드시 프론트 랙 그립과 같아야 한다. 프론트 랙을 어떻게 준비하는지는 보려면 189페이지를 참고한다.

3. 무릎은 바깥으로 밀어내면서 엉덩이를 내린다. 몸통은 수직으로 세우고, 어깨를 후인하고, 손으로 바를 비틀듯이 쥔다. 이 과정은 윗등의 긴장도를 최대화하고 어깨를 안정적인 자세로 만든다.

4. 계속해서 바에 긴장을 만들면서 숨을 들이마시며 복부를 타이트하게 만든다. 그러고 나서 엉덩이를 들어올리면서 고관절과 햄스트링에 부하를 준다.

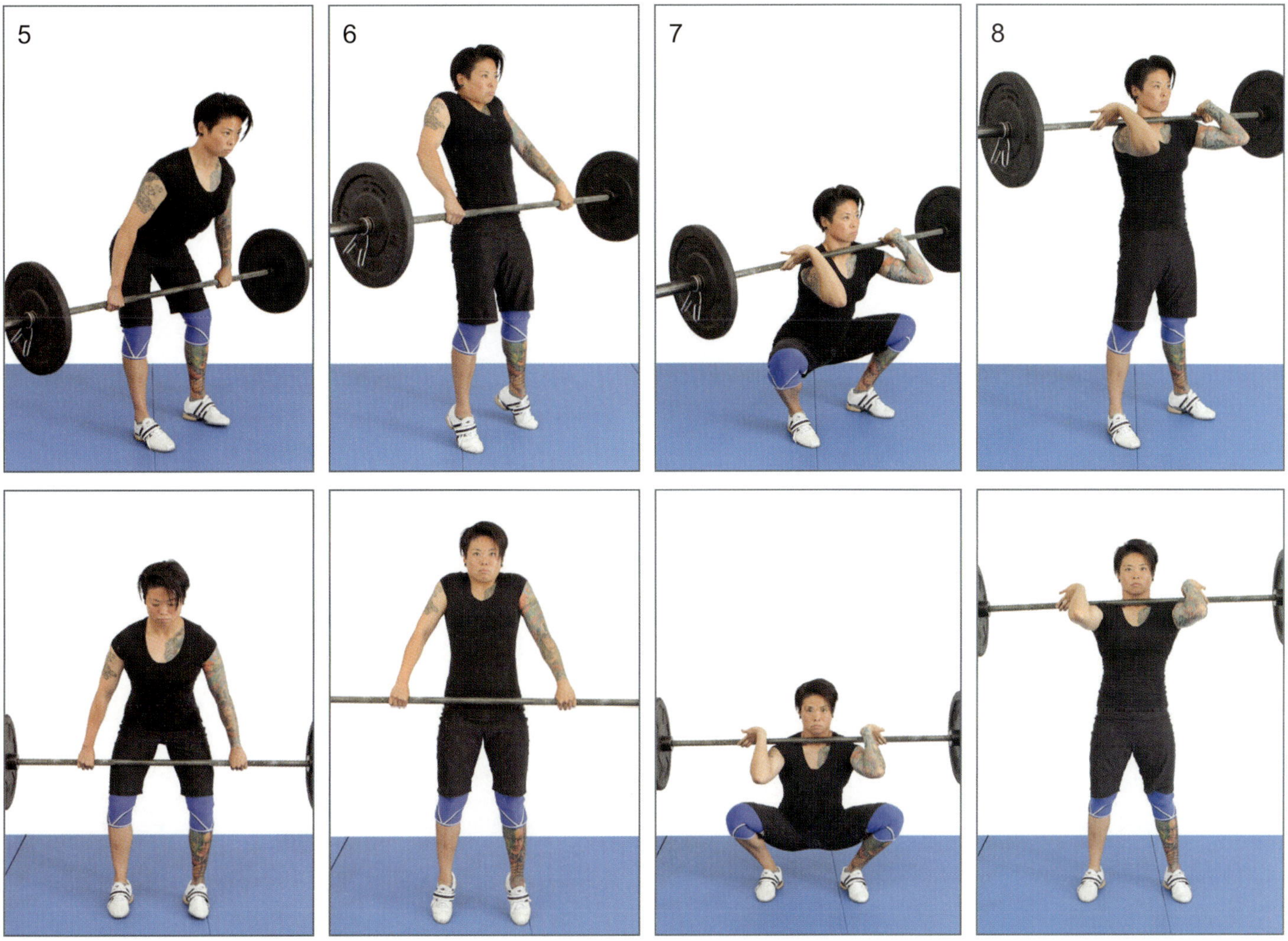

5. 등은 평평하게, 무릎은 중립, 어깨는 꽉 조인 상태를 유지하며 고관절과 무릎을 동시에 편다. 다시 한 번 강조하지만 바닥에서 바를 들어올릴 때 척추(허리)에는 변화가 없어야 한다. 엉덩이가 먼저 들린다면 바에서 소리가 나거나, 무릎이 안쪽으로 말릴 것이다. 이것들 모두 잘못된 자세다.

6. 바가 무릎을 지날 때 고관절은 전방을 향해 펴지고(스쿠핑), 바는 가능한 몸에 가깝게 유지한다. 3중의 신전(발목, 무릎, 고관절의 신전)에 도달했을 때, 어깨를 으쓱한다. 사진을 보면 팔을 일직선으로 쭉 뻗고, 다리와 엉덩이에서 만들어진 에너지가 100퍼센트 바벨로 전달되고 있음을 알 수 있다.

7. 바가 위로 올라감에 따라 발을 미끄러진 것처럼 밖으로 디뎌 착지 자세를 취한다. 그리고 바 아래로 몸을 밀어넣는다. 흔히 하는 실수 중에 뒤꿈치를 뒤로 차고 발을 쿵쿵 구르는 것이다. 이를 '당나귀 킥'이라고 한다. 발을 구르면 후면사슬근육이 자극 받고 최적화된 착지 자세를 만들지만, 당나귀 킥과 같은 실수를 피하는 것을 목표로 해야 한다. 중요한 점은 발을 바깥으로 미끄러지듯 벌려 착지하고 착지와 동시에 발로 바닥을 조이듯 디디는 것이다.

8. 프론트 스쿼트를 수행해서 탑 자세로 돌아온다.

파워 클린

미식 축구의 라인맨lineman이라면, 4포인트 스탠스 준비 자세에서 어깨를 잘 정렬한 채 몸통을 수직으로 만들어 충돌에 대비하는 방법을 알아야 한다. 선수라면 이 과정을 거의 빛의 속도로 해내야 한다. 파워 클린은 이러한 운동패턴을 훈련하는 데 도움이 된다.

파워 클린은 클린의 난이도를 낮춘 변형 동작이다. 바닥에서 스쿼트로 무게를 받아내는 것이 아니라 쿼터 스쿼트나 탑 자세에서 무게를 받는다. 클린을 하기 위한 모빌리티를 가진 사람은 많지 않다. 그래서 파워와 행이라는 변형 동작은 올바른 운동패턴으로 조정하기 위한 훌륭한 방법이다.

사람들은 완벽한 클린과 스내치는 반드시 해야 한다고 말한다. 만일 클린이나 스내치를 못한다면, 무엇이 문제인지를 찾아내야 한다.

목표는 완전 가동범위를 통해 운동제어 능력을 기르는 것이다. 계속해서 운동제어 능력의 부족과 좁은 가동범위 내에서의 모빌리티라는 결점을 감춘다면, 한계 가동범위에서 자세를 취해야 할 때 결국 나쁜 자세로 보상할 것이다. 결국 경험의 한계 지점에서 실패로 끝날 것이다. 간단히 말해서, 한계 가동지점에서의 운동제어 능력을 기를 필요가 있다.

약점을 숨기지 마라. 자존심은 치우고 갈망하고, 추구해야 한다.

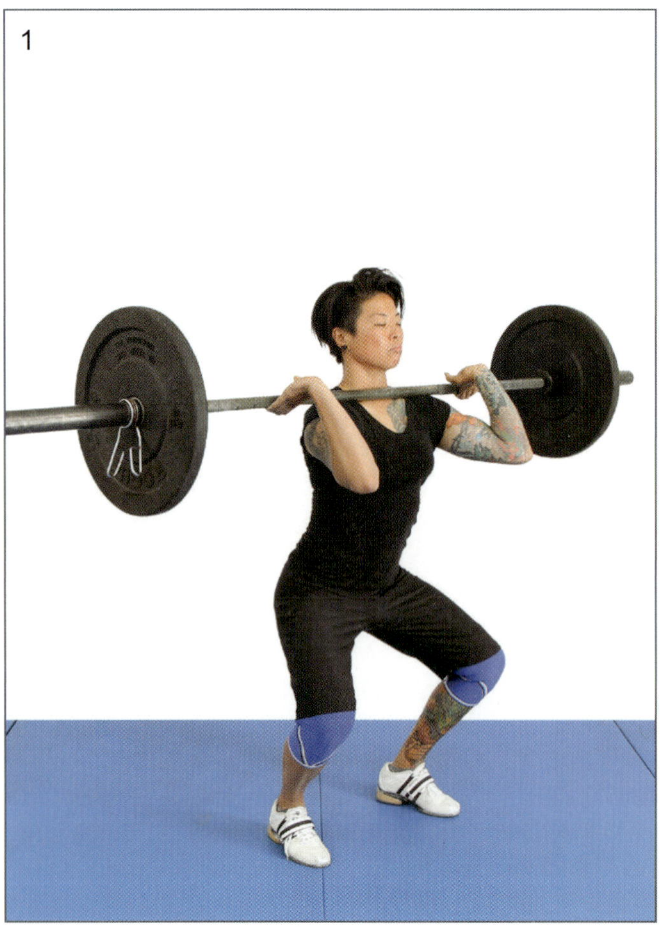

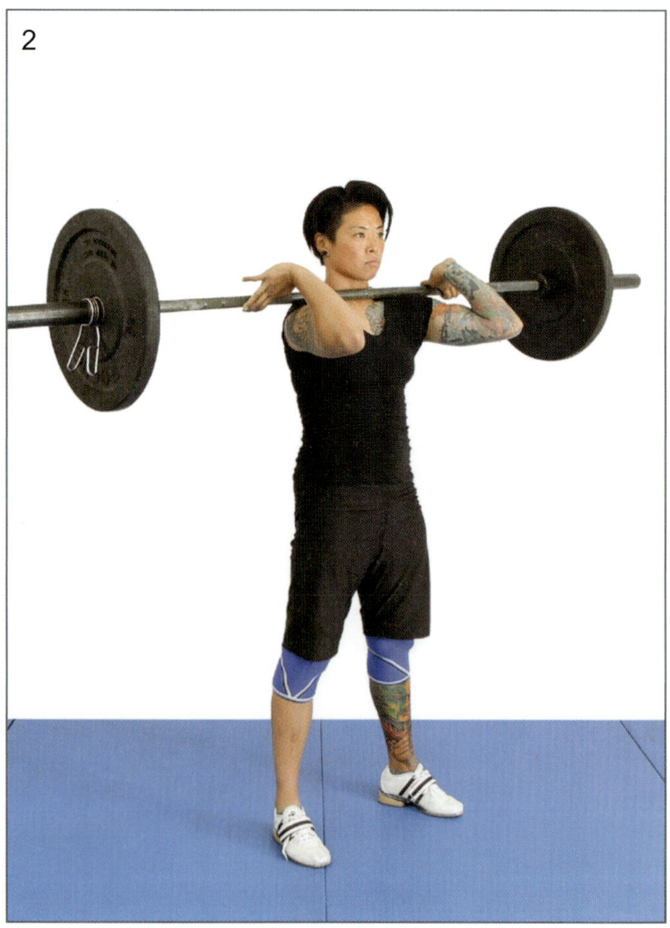

행 클린

클린과 스내치같이 복합적인 동작은 반드시 단계별로 나눠서 살펴보아야 한다. 진지하게 역도를 하고자 한다면, 각 단계를 개별 연습해야 한다. 예를 들면, 서 있는 자세에서 시작하는 행 클린의 경우 세컨드 풀 단계(3중의 신전), 받기 단계(프론트 랙), 착지에 집중해야 한다.

이 작업은 굉장히 효율적인데 그 이유는 아래와 같다.

1. 동작을 세밀한 단계로 쪼갬으로써 매 학습곡선을 단축시킬 수 있다.
2. 자신이 힘들어하는 부분과 영역들이 확실히 강조된다.
3. 운동의 다른 측면을 훈련하는 와중에 모빌리티 문제(준비 자세가 불가능하거나, 바닥 자세에서 무게를 받을 수 없는 문제 등)를 다룰 수 있다.

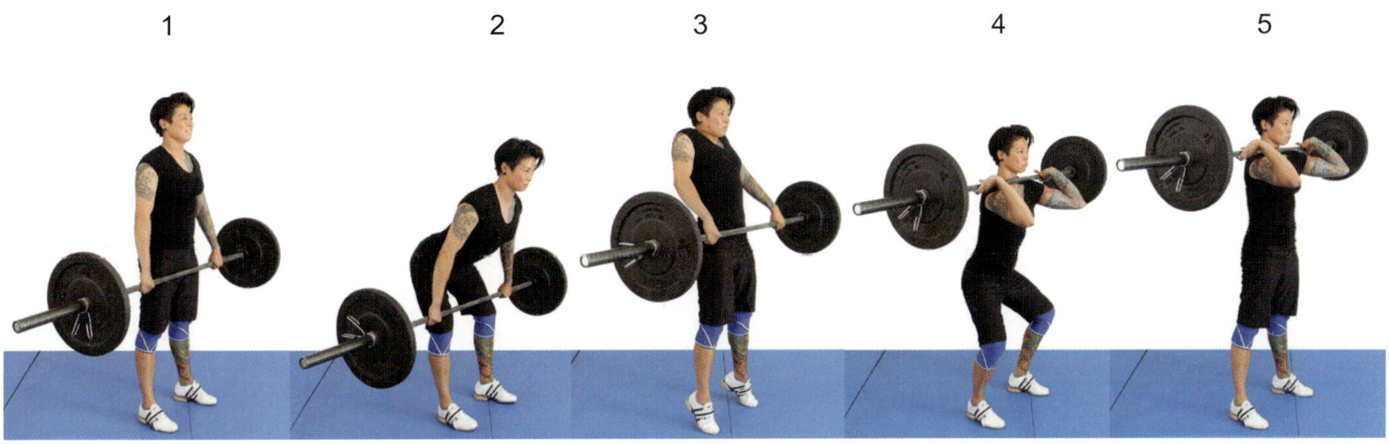

1. 데드리프트로 들어올려 스탠딩 자세를 취한다.

2. 햄스트링를 뒤로 내밀어 앉고 바를 무릎 위까지 내린다. 어깨가 뒤로 견인된 상태를 유지하고 몸통은 최대한 수직을, 무릎은 중립을 유지한다.

3. 폭발적인 움직임으로 한 번에 고관절과 무릎을 마치 위로 점프하듯 펴서 어깨를 으쓱한다(쉬러그).

4. 바가 위로 올라가면 바 밑으로 몸을 넣어서 프론트 랙 자세로 받는다.

5. 프론트 스쿼트를 수행해서 탑 자세로 돌아온다.

스쿼트 2 아키타입 스쿼트 1 아키타입

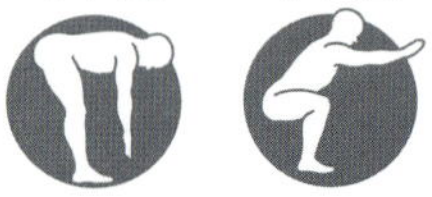

텐션 헌팅은 위의 아키타입과 관련 있다. 모빌리티를 교정하려면 제4부의 해당 아키타입 처방을 참고한다.

운동제어 교정:

바닥 자세에서 무릎을 바깥쪽으로 밀어내고, 들어올리기 전에 고관절과 햄스트링에 부하를 준다.

모빌리티 확보 부위:

고관절 전면과 대퇴사두근
후면사슬근육 상부(둔근)
후면사슬근육 하부(햄스트링)
종아리와 아킬레스건

자세 오류: 텐션 헌팅Tension-Hunting

무릎을 바깥쪽으로 밀어내는데 실패하거나, 관절의 굴곡 혹은 외회전 가동범위에 문제가 있다면, 바를 들어올리기 시작할 때 엉덩이가 높이 치켜 올라가면서 척추를 과신전시키게 된다. 이것은 몸이 시스템에 긴장도를 부여하는 과정에서 나타나는 현상이다. 바닥 자세에서 무릎을 바깥으로 밀어냄으로써 느슨한 부분들을 제거한다.

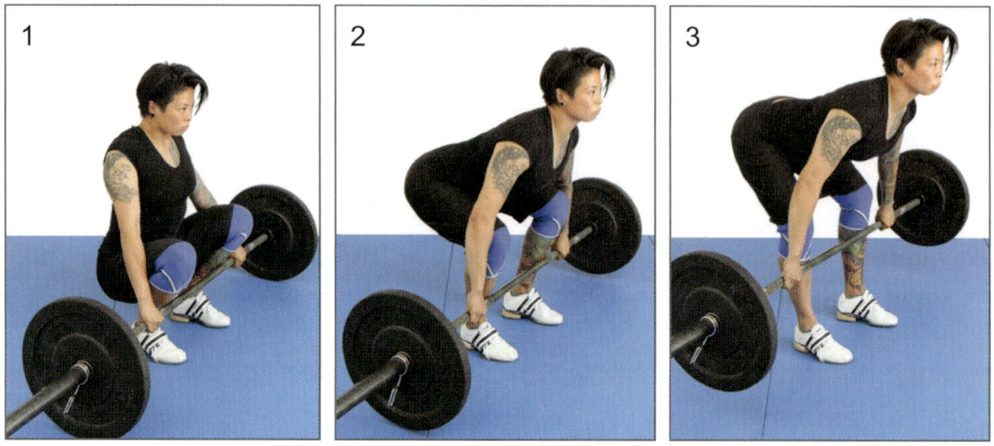

운동제어 교정:

클린 풀이나 행 클린 변형 동작을 수행하면서 풀에서 가장 문제가 되는 단계만 따로 훈련한다.
고관절을 고정하고 어깨를 으쓱한 다음에 팔꿈치가 높이 올라가도록 한다.

모빌리티 확보 부위:

고관절 전면과 대퇴사두근

자세 오류: 빨리 들어올리기

바가 무릎을 지나면, 몸통을 최대한 수직으로 유지하여 고관절이 완전히 펴지게끔 해야 한다. 이 과정을 통해 고관절에서 바벨로 위로 향하는 에너지가 전달된다. 만일 등을 구부리고 있거나(탑 다운 준비 자세 방식을 취하는 경우) 전면사슬근육(고관절 굴곡근과 대퇴사두근)의 가동범위가 부족하다면, 고관절을 완전히 신전시키기 어려워질 것이다. 그러면 어떤 일이 생길까? 고관절에서 발생한 힘 대신 팔의 힘으로 바를 들어올릴 것이다.

이 자세를 교정하려면 데드리프트로 중량을 들어서 스탠딩 포지션을 취하고, 허벅지를 낮춘 후 끌어올리는 행 클린 변형 동작이나, 클린 풀같이 받아내는 자세로의 전환이 없는 단순한 고관절의 신전운동만을 수행하도록 한다. 혹, 고관절이나 대퇴사두근이 타이트해서 자세를 방해한다면, 무슨 수를 써서라도 타이트한 조직을 풀어줘야 한다.

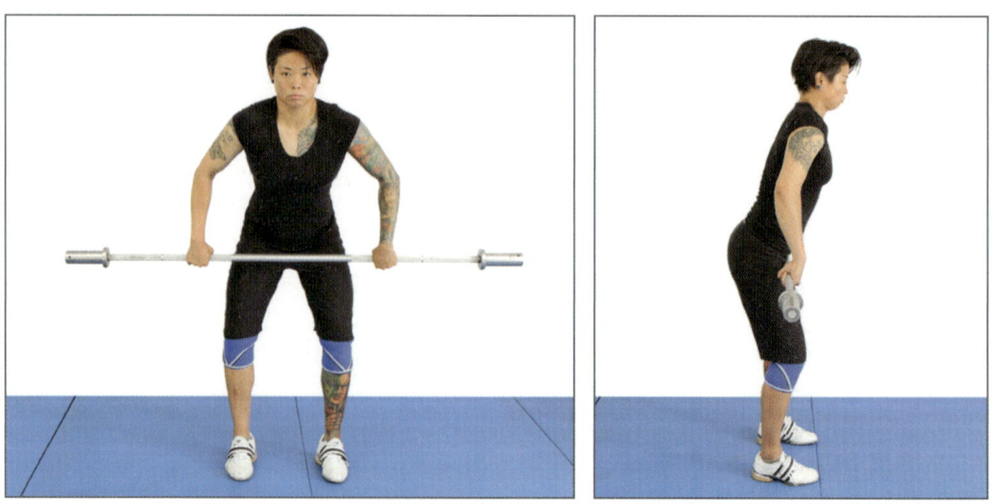

다음 렙으로의 전이

여러 렙을 반복한다면 중량을 바닥으로 내릴 때 어깨 자세를 의식해야 한다. 항상 어깨를 뒤로 당기고, 손으로는 바를 비틀듯이 조이면서 시작 자세로 돌아간다. 이 방법을 쓰면 나쁜 자세로 초기화되지 않고도 다음 렙으로 완벽한 전환이 가능하다.

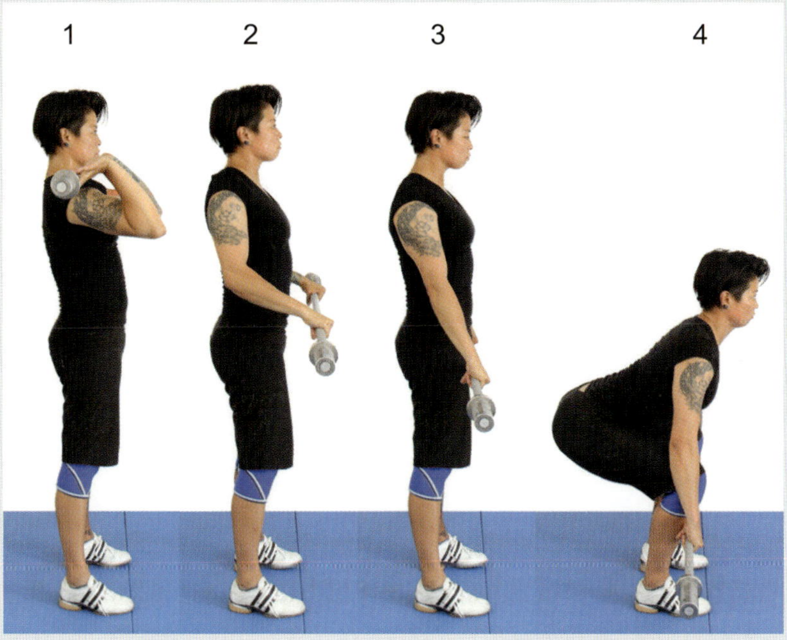

자세 오류: 긴장이 풀린 어깨 Soft Shoulders Fault

많은 사람들이 바를 바닥으로 내릴 때 어깨를 제대로 고정하지 못한다. 아래 사진에서 볼 수 있듯이, 척추의 안정성을 해치고 어깨를 나쁜 자세로 만들어버린다.

운동제어 교정:
바벨을 허벅지까지 내릴 때, 어깨를 뒤로 당기고 바를 비틀 듯이 잡는다. 행 클린을 할 때는 등은 평평하게, 무릎은 바깥쪽으로 밀어낸다.

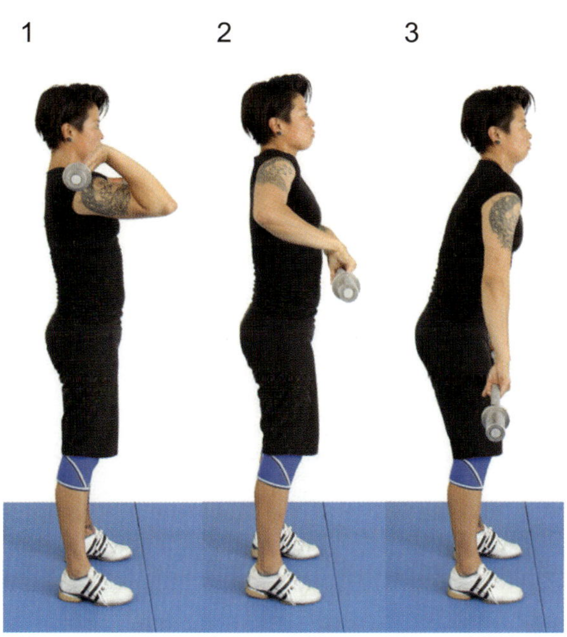

저크

코치들이 체육관에서 하는 말이 있다. "저크가 안 된다면 어깨에 이상이 있는 것이다."

기초적이고 안정적인 오버헤드 자세를 익히는 것도 중요하지만, 그것만으로는 오버헤드 자세 시에 완전한 가동범위를 가지고 있다거나 프레스와 푸시 프레스를 할 수 있다고 말하기에는 부족하다. 오버헤드 자세를 효율적이고 안정적으로 수행하기 위해서는 신속하고 정확하게 안정적인 어깨 자세를 취하는 동시에 팔을 고정할 수 있어야 한다. 즉, 저크를 할 수 있어야 한다.

만일 어깨를 늘리면서 동시에 안정화시키는 저크를 할 수 있다면, 이 책에서 수없이 반복되는 개념인 안정화를 이해하고 있는 것이며 수영이나, 던지기, 블로킹과 같은 역동적인 오버헤드 동작들에 적용 가능한 모델을 가지고 있다는 뜻이다. 그리고 저크는 다른 모든 카테고리 3 동작처럼 기본적인 오버헤드 프레스 요소들을 수행할 때 간과되는 어깨 모빌리티 문제뿐만 아니라 토크 저하와 힘의 낭비에 대해서도 집중적으로 조명한다.

이제 막 저크하는 법을 배웠다면, 랙에서 바를 가져오는 방법을 훈련하는 것이 도움이 된다. 이 과정은 자신에게 맞는 준비 자세를 찾아주고, 동작을 쪼개서 훈련하도록 돕는다(랙에서 바를 가져오는 법은 189페이지의 프론트 스쿼트 참고). 그러나 역도를 염두에 두고 있는 사람이라면 클린에서 저크로 전환하는 방법을 배워야 한다. 이를 위해서 발 너비를 조정해 스탠스를 가늠하고 팔꿈치를 내려서 프론트 랙 자세를 조정해야 한다. 팔꿈치가 약 45도 각도를 이루는 것이 좋다(프론트 랙 자세와 스트릭트 프레스랙 자세 사이의 중간 정도).

푸시 프레스와 마찬가지로, 웨이트를 위로 들어올리는 것을 가속하기 위해 딥과 드라이브(무릎을 굽혔다 펴는 동작)를 활용해야 한다. 하지만 점프 스탠스에서 머무는 것이 아니라 몸이 바 밑으로 살짝 들어와서 스쿼트(착지 자세)나 스플릿 스쿼트 자세로 받는다. 어떤 방식으로 수행하는지를 떠나서 바가 최고 높이에 도달했을 때 확실하고 안정적인 자세로 중량을 받는 것을 목표로 해야 한다. 일반 선수들에게 있어 락 아웃 자세에서 잠깐 머무는 시간은 귀중한 자극제이며, 코치들이 선수들의 자세를 평가하도록 도와주는 시간이기도 하다.

프론트 랙 2 아키타입 | 오버헤드 아키타입 | 스쿼트 1 아키타입

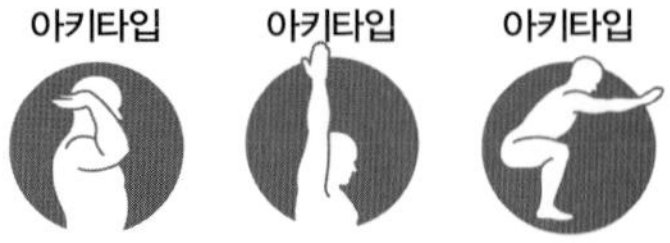

저크는 위의 아키타입과 관련 있다. 저크와 관련된 일반적인 제한들을 개선하려면 제4부의 해당 아키타입 처방을 참고한다.

푸시 저크Push-Jerk

푸시 저크 변형동작은 역동적인 오버헤드 자극을 통해 수직 점프와 착지역학을 평가할 수 있다. 푸시 저크를 올바르게 수행하는 방법은 몸통을 똑바로 세워 꼿꼿하게 유지하고, 딥과 무게를 받을 때 무릎을 바깥으로 밀어내며, 점프 후 착지 스탠스를 가늠할 때 발을 일자로 만드는 것이다. 요추의 과도한 신전과 앞으로 튀어나온 무릎, 구부러진 팔꿈치와 안으로 말린 어깨, 당나귀 킥은 푸시 저크를 수행할 때 주의 깊게 확인해야 하는 실수들이다.

*주의: 푸시 저크는 보통 저중량, 고반복 운동프로그램에서 활용되는데 이는 푸시 저크가 빠른 회복과 준비 자세를 취하기 쉽기 때문이다. 스플릿 저크를 활용하면 보다 더 무거운 중량을 받을 수 있다.

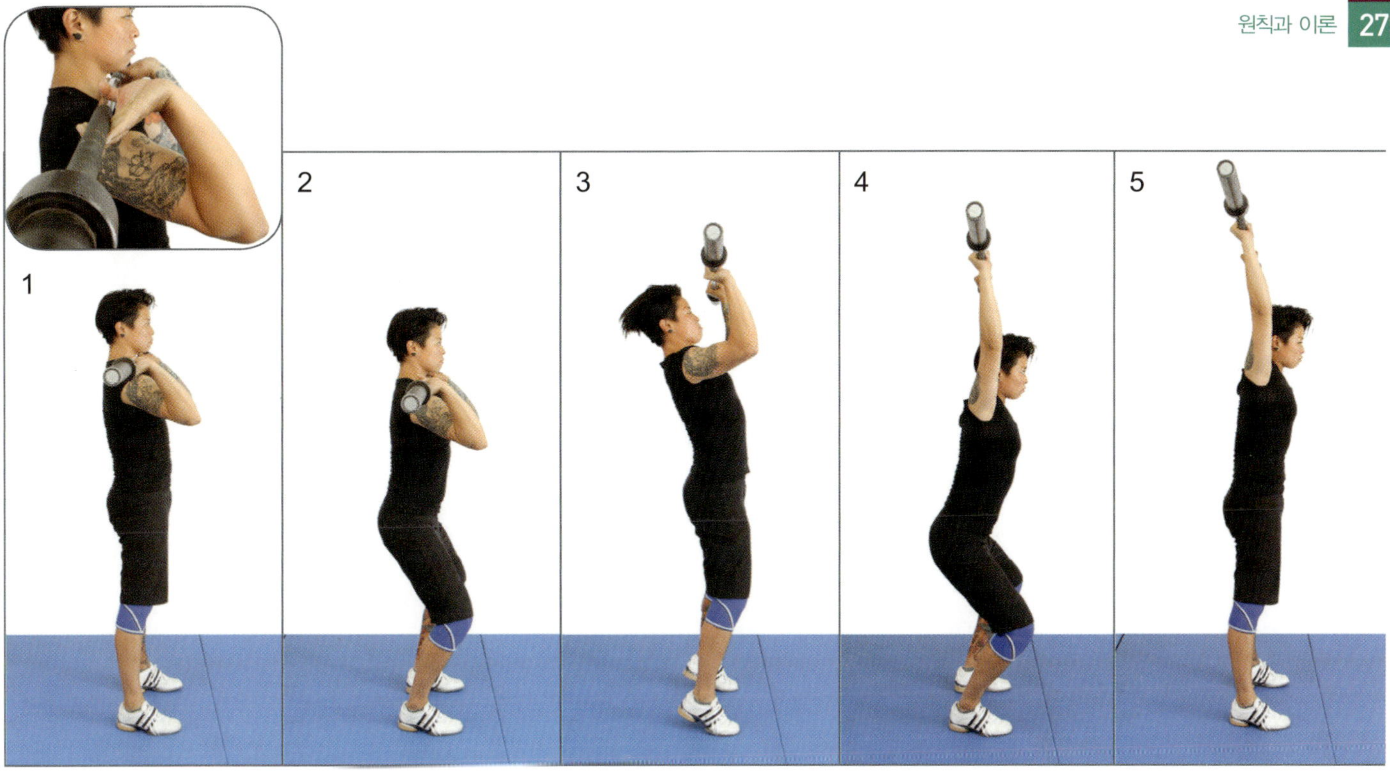

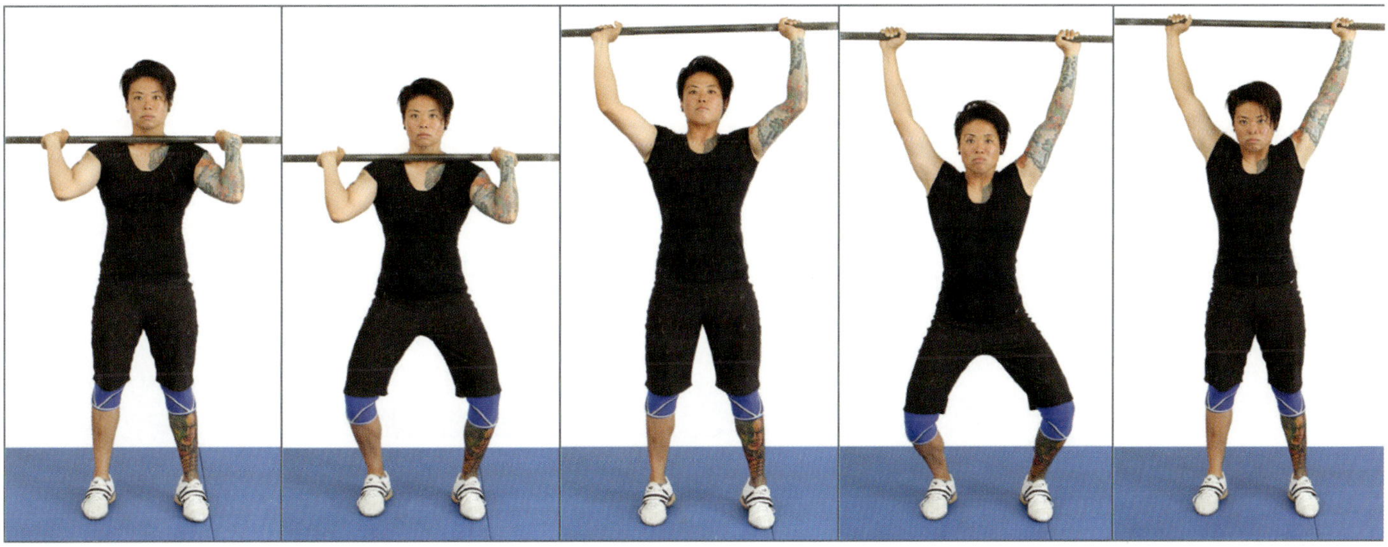

1. 바를 랙에서 가져오든 클린으로 어깨까지 들어올리든 준비 자세는 같다. 엉덩이는 조이고 복부는 타이트하게 만들고, 발은 나란하게, 어깨는 뒤로 당긴다. 사진을 보면 들어올리기 위한 스탠스나 점핑 스탠스를 만들었으며 손끝과 삼각근 위로 바의 균형을 잡았음을 알 수 있다. 팔꿈치는 스트릭트 프레스와 프론트 랙 자세의 중간 정도로, 약 45도의 각도를 이루고 있다. *주의: 저크 그립의 폭은 프론트 스쿼트 랙 자세에 가까워야 한다.

2. 몸통을 최대한 반듯하게 세워 유지한다. 햄스트링을 약간 뒤로 보내 앉고 무릎은 바깥쪽으로 밀어내며 다리 사이로 엉덩이를 낮춘다. 딥은 6인치 스쿼트를 할 때와 자세가 비슷해야 한다.

3. 단번에 폭발적인 동작으로 발목, 무릎, 고관절을 함께 편다. 바벨이 어깨 위로 띄워지는 동시에 얼굴을 바의 경로에서 떨어뜨려 살짝 뒤로 당기고, 바는 수직경로를 유지한다.

4. 바가 가속도를 받아 위로 올라감과 동시에 양발을 미끄러지듯 벌려 착지 스탠스를 취한다. 발을 바닥에 고정시킴과 동시에 무릎이 바깥으로 향하게끔 밀고 몸을 바 아래로 넣는다. 팔꿈치를 똑바로 펴고 어깨는 뒤로 견인, 겨드랑이는 앞을 향하게 한 상태에서 무게를 받아낸다.

5. 오버헤드 스쿼트로 무게를 받아낸 후 일어선다.

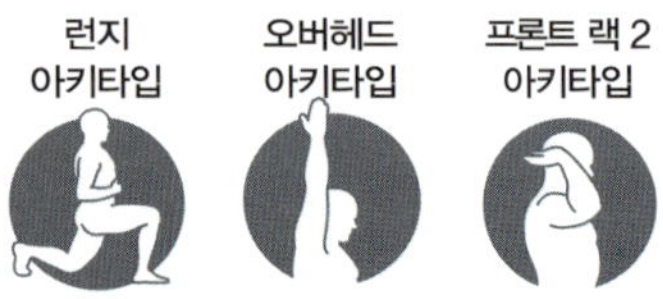

스플릿 저크는 위의 아키타입과 관련 있다. 스플릿 저크와 관련된 일반적인 제한들을 개선하려면 제4부의 해당 아키타입 처방을 참고한다.

스플릿 저크

스플릿 스탠스에서 몸통을 똑바로 세우고 어깨를 안정적으로 유지하기 더 쉽다. 그래서 스플릿 저크에서 보다 많은 무게를 들 수 있다(역량이 뛰어난 중국인 역도 챔피언이 아니어도 가능하다).

이것만으로도 멋진 일이지만, 스플릿 저크의 진짜 마법은 한 다리가 몸 뒤로 신전되고 다른 다리는 구부렸을 때 안정적인 고관절 자세를 만들어내는 유용한 모델을 제공한다는 것이다. 얼핏 보면 마치 빠르게 방향을 전환하며 달리는 동작처럼 보이는 자세다.

스플릿 저크를 수행할 때 기억해둬야 할 몇 가지 중요사항이 있다.

1. 안정적인 발의 자세를 만든다. 이를 위해선 양발을 약간 내회전해서 착지해야 한다. 앞으로 디딘 발은 발목 바로 앞에 무게를 실어서 몸 안쪽을 향하게 하고, 뒤에 있는 발은 발볼에 무게를 실어서 내회전한다. 앞발의 자세는 너무 무

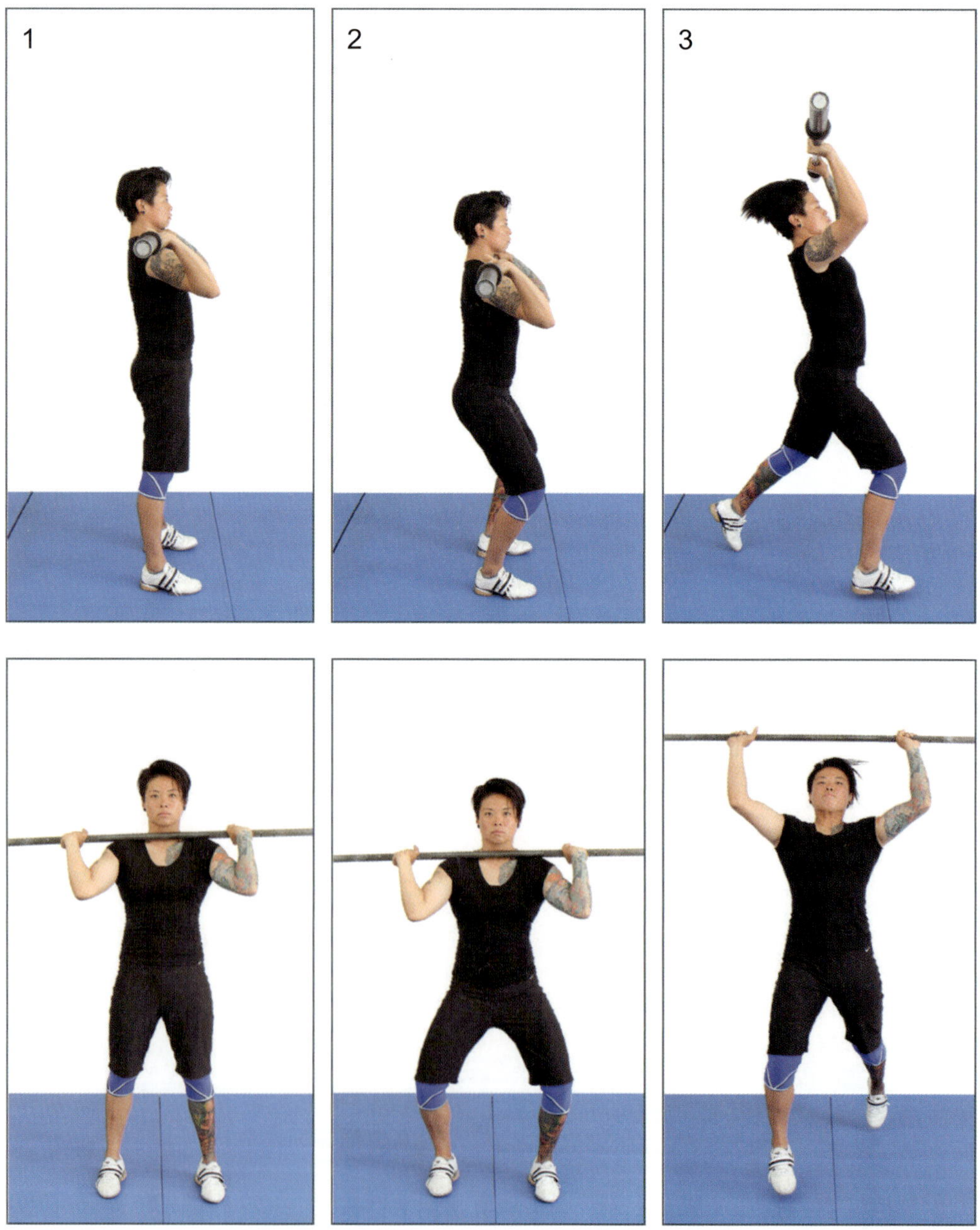

1. 저크 프론트 랙 자세를 잡는다. 랙에서 바를 가져오는 법을 보려면 189페이지 프론트 스쿼트를 참고한다. 클린에서 저크로의 전환을 위해 발의 자세를 바벨을 들어올리는 스탠스로 조정하고 팔꿈치를 저크 프론트 랙 자세 정도까지 내린다.

2. 무릎을 바깥쪽으로 밀어내고, 햄스트링을 약간 뒤로 보내서 앉으며, 두 다리 사이로 엉덩이를 낮춘다. 어깨는 뒤로 견인, 등은 평평하게 유지하며 최대한 몸통을 수직으로 만든다.

3. 무릎과 고관절을 동시에 신전시켜서 바를 가슴 위로 띄워 올린다. 동시에 고개를 약간 뒤로 젖혀서 바의 수직경로를 확보하고 한 발을 뒤로 다른 발은 앞으로 미끄러트린다.

릎이 바깥쪽으로 나가지 않은 채 외회전을 할 수 있고, 뒷발의 자세는 고관절을 안정시켜서 골반을 중립 자세로 만들어 몸통을 꼿꼿이 세울 수 있다.

2. 앞발을 먼저 디디며 리프팅의 마지막에 두 다리를 함께 움직인다. 서두르면 안 된다. 앞발을 원래 위치로 가져오고 뒷발을 스쿼트 스탠스로 되돌려놓는다. 스쿼트를 할 때 랙에서 바를 들고 걸어나올 때처럼 이 과정을 습관화해야 한다.

3. 올림픽 역도 선수가 아닌 이상 스탠스를 교대로 한다. 양손 타자, 양손 투수 같은 스위치 히터가 되는 것이다. 처음에는 왼발이 앞으로 나오게끔 저크를 하고, 다음에는 오른발이 앞으로 나오게끔 저크를 한다. 본래 몸의 오른쪽과 왼쪽에는 약간의 불균형이 있다. 하지만 정자세와 왼손 자세를 연습하는 훌륭한 파이터와, 왼발과 오른발의 위치를 자유자재로 바꾸는 뛰어난 스케이트보더처럼, 균형 잡힌 선수는 오른발과 왼발의 스탠스를 모두 연습해야 한다.

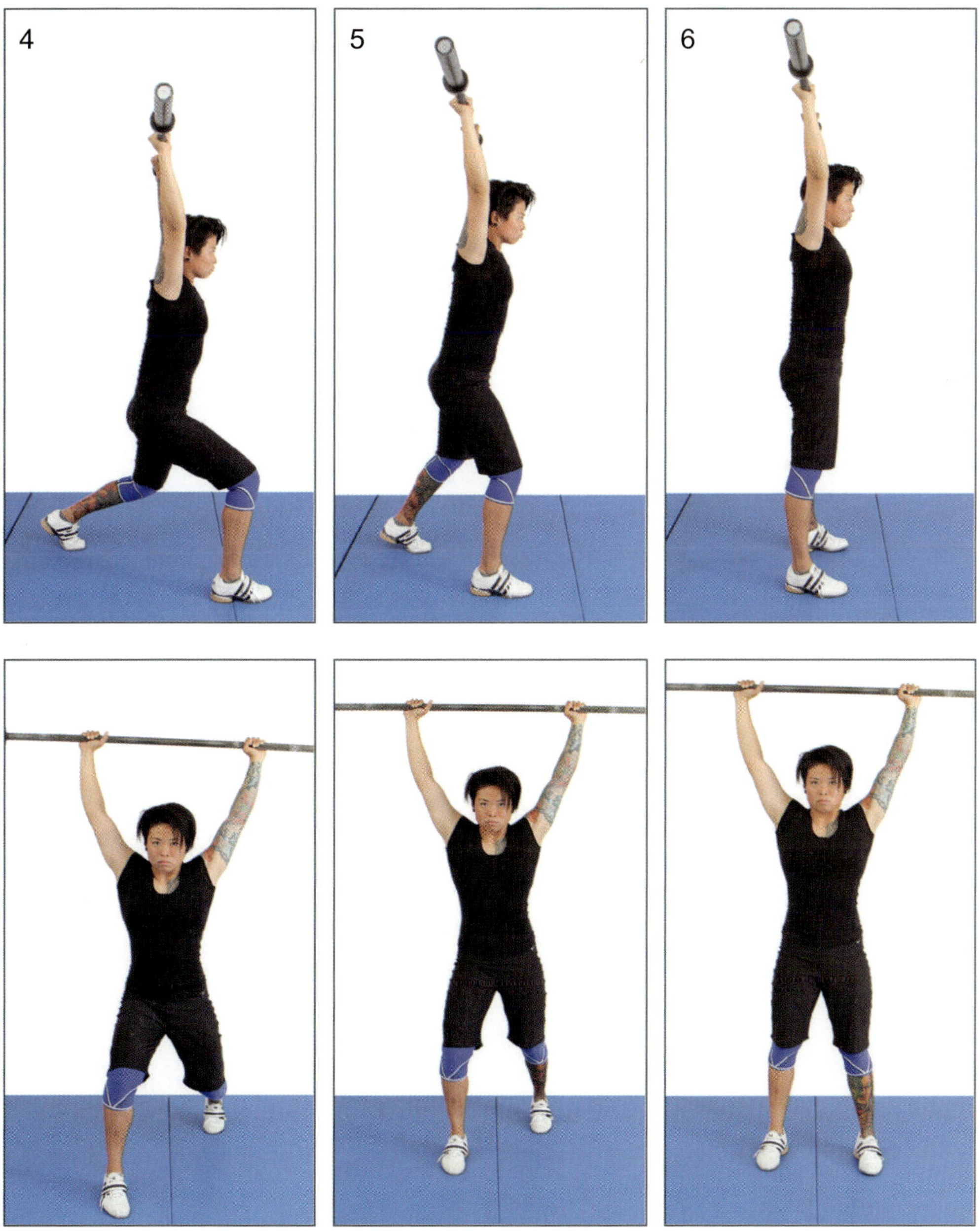

4. 바가 얼굴을 지나면 머리를 다시 팔 사이로 넣으며(거북이 목처럼 만들면 안된다), 바가 최고 높이에 도달했을 때 팔꿈치를 고정하고 겨드랑이가 앞을 향하게끔 한다. 사진을 보면 뒷발은 발볼을 디디고 서 있고 약간 내회전했음을 알 수 있다. 앞발은 약간 안쪽으로 향해 있으며 정강이는 수직을 유지하고 있다. 양다리는 모두 약 45도 각도를 유지하고 있다. 이는 발목과 무릎, 고관절에 가장 안정적인 자세다. 핵심은 엉덩이를 조이고 고관절의 직각을 유지하면서 앞발의 무릎을 바깥으로, 뒷발의 무릎은 안쪽으로 넣는 것이다.

5. 복부를 타이트하게 만들고, 겨드랑이가 앞을 보게끔 유지하며 팔꿈치를 고정하고, 앞발을 다시 뒤로 끌어온다.

6. 발을 디디며 처음 스탠스로 돌아온다.

런지
아키타입

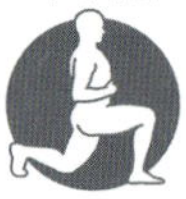

벌어진 발은 런지 아키타입과 관련 있다. 모빌리티를 교정하려면 제4부의 해당 아키타입을 참고한다.

운동제어 교정:

얇은 밴드를 써서 뒷다리의 내회전에 집중한다.

모빌리티 확보 부위:

후면사슬근육 상부(둔근)
고관절 전면과 대퇴사두
후면사슬근육 하부(햄스트링)

자세 오류: 벌어진 발

많은 선수들, 특히 초보자들이 뒤쪽의 발을 바깥을 향하도록 해서 런지와 같은 자세를 취하곤 한다. 사진에서 보듯이 뒷다리를 잘못된 자세로 놓는 것은 힘을 만들어내는 데 있어 굉장히 크나큰 실수다. 모든 동작과 마찬가지로 PVC 파이프나 가벼운 무게로 올바른 자세와 단계들을 연습한다. 만일 고관절에서 내회전이 부족해 바른 자세를 취하지 못한다면, 고관절 내회전과 관련된 모빌리티 파트(381페이지)를 참고하고 연습해야 한다.

*주의: 달리기에서도 벌어진 발 같은 패턴들이 많이 일어나는 것을 볼 수 있을 것이다. 모빌리티 처방도 역시 같다. 고관절부터 시작해서 아래로 내려오며 교정한다.

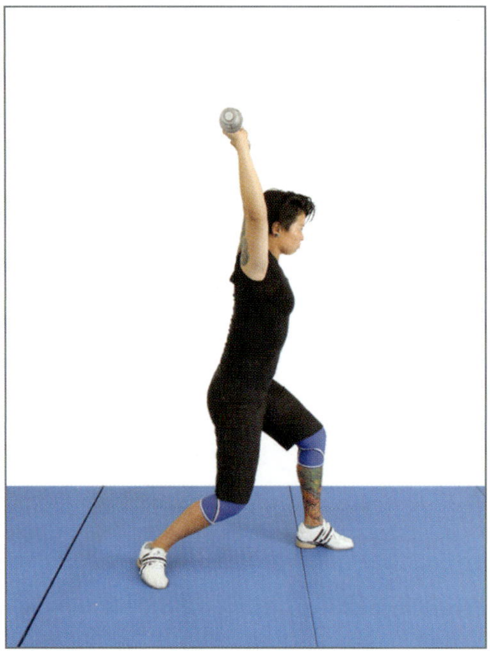

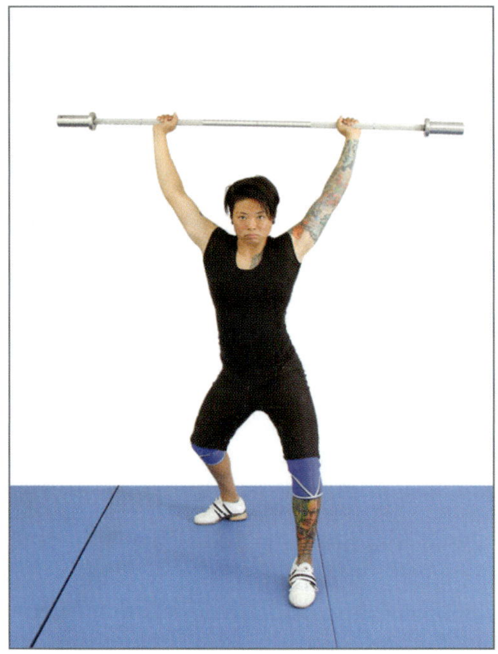

자세 오류: 무릎

런지 자세로 들어가면서, 특히 처음 저크하는 법을 배울 때, 많은 사람들이 불안정하다는 느낌을 받는다. 너무 깊이 들어가는 것을 피하기 위해 선수들은 상체를 수직으로 세우려고 뒷다리를 일자로 쭉 펴서 과신전한다. 대부분의 운동제어 실수들처럼, 한 발 물러서서 PVC 파이프나 빈 바 혹은 가벼운 무게로 동작을 연습할 필요가 있다. 간단하다. 혹시 테크닉을 연습하는 동안 모빌리티의 한계로 인해서 자세에 문제가 있다고 느껴진다면, 어떤 문제가 발목을 잡는지 찾아내고 그 점을 고친다. 이런 특정 문제는 주로 고관절 전면부 주변의 경직된 신체구조물들이 원인으로 지적된다.

운동제어 교정:

오른쪽 무릎을 굽혀서 몸 안쪽을 향하도록 연습한다. 명심하라, 다리는 약 45도 각도를 이뤄야 한다.

모빌리티 확보 부위:

고관절 전면부와 대퇴사두
몸통

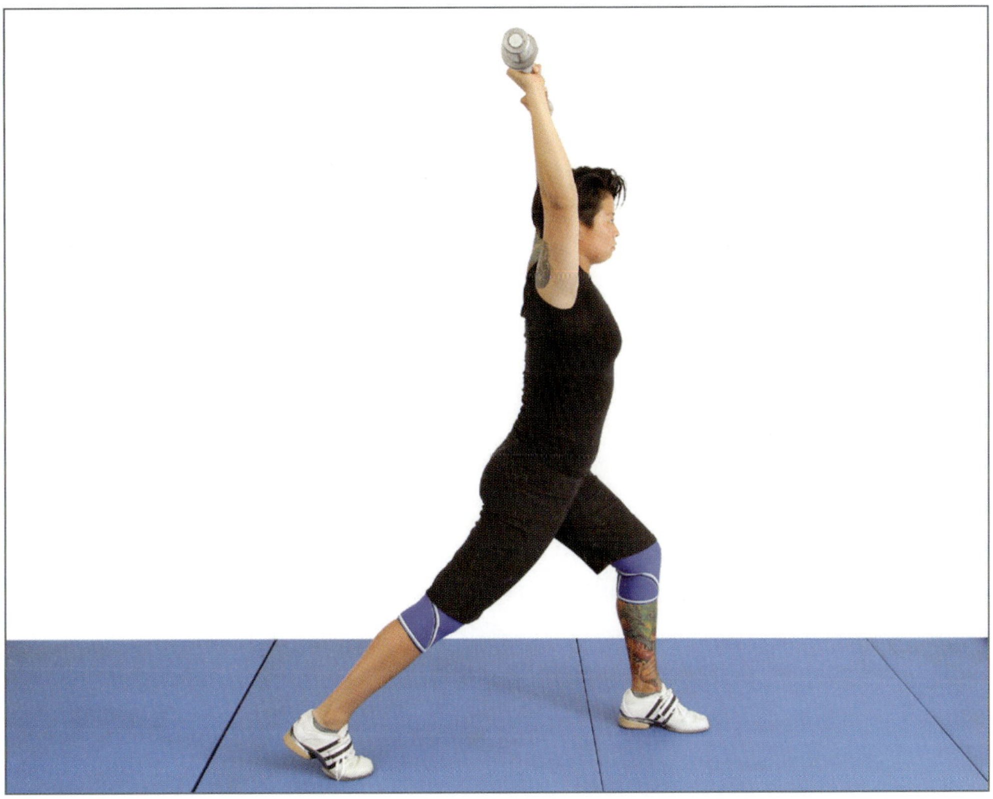

스내치

스쿼트 1 아키타입 / 행 아키타입 / 오버헤드 아키타입

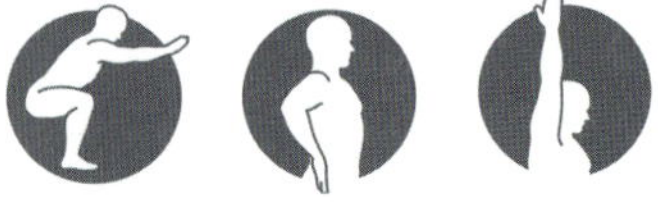

스내치는 위 아키타입과 관련 있다. 스내치와 관련된 일반적인 제한들을 개선하려면 제4부의 해당 아키타입 처방을 참고한다.

운동선수의 관절 가동범위, 몸통 안정화와 토크의 원리를 배울 때, 스내치만한 것이 없다. 스내치는 코치에게 있어 궁극의 평가수단이고, 선수에게는 카테고리 3 동작 중 가장 도전적인 동작이다.

스내치는 클린과 같은 바텀 업 준비 자세를 취하지만, 보다 높은 수준의 운동제어 능력과 모빌리티가 필요하다. 더 넓은 그립으로 들어야 하며, 오버헤드 자세로 무게를 받아야 한다. 달리 말하면 더 깊이 스쿼트를 해야 하며, 더 넓은 그립으로 토크를 만들어 내야 한다. 여기에 또 하나 어려운 점이 있는데, 바를 훅 그립으로 비틀듯이 쥐고 들어올

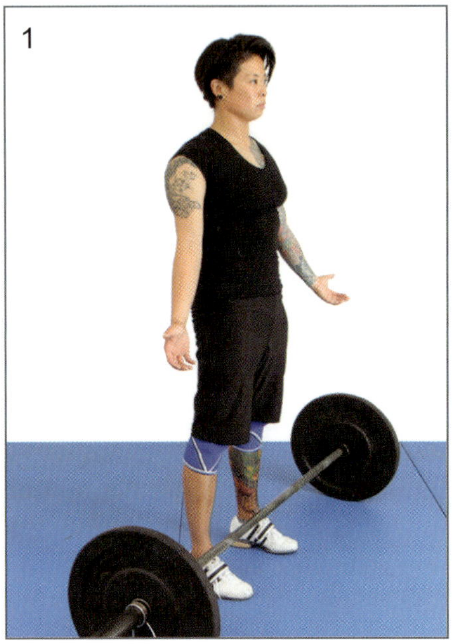

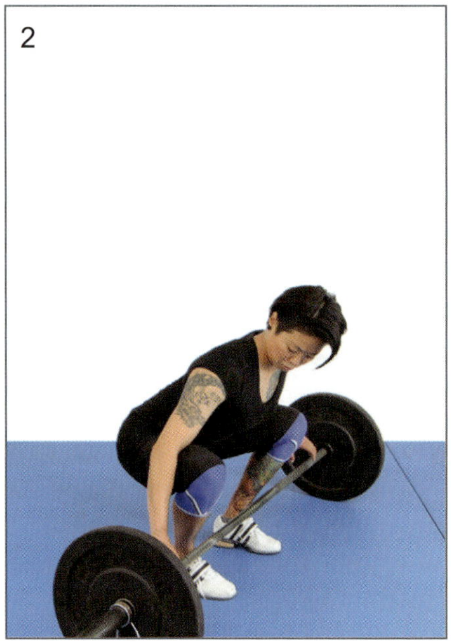

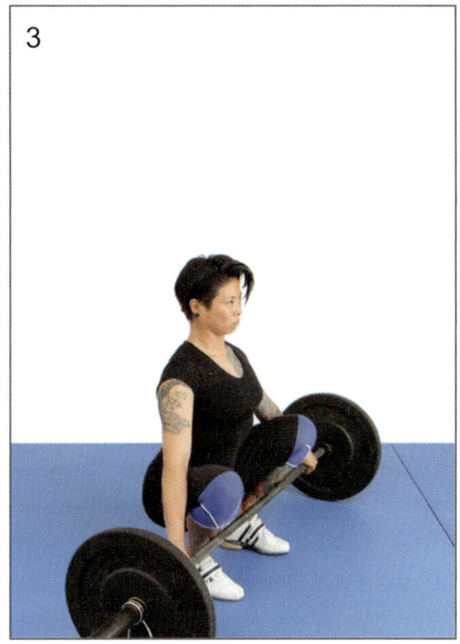

1. 스내치 스탠스를 가늠한다(점프, 데드리프트 스탠스와 같다). 어깨를 외회전하여 뒤로 견인하고, 몸통에 단단하게 힘을 준다.

2. 등은 평평하게, 어깨는 바르고 타이트하게 유지하고 무릎은 바깥을 향하도록 하며 스쿼트 바닥 자세로 앉는다. 그리고 훅 그립을 취한다(203페이지 참고).

3. 윗등의 긴장을 최대화하고 몸통을 수직으로 유지하기 위하여, 바에서 손을 조여 외회전력을 만들고, 어깨를 뒤로 견인하고, 엉덩이를 발꿈치까지 내린다.

4. 엉덩이를 들어올려서 고관절과 햄스트링에 긴장을 준다. 이 자세에서 등은 곧게, 어깨는 바르게, 정강이는 수직으로, 무릎은 바깥쪽으로 밀어낸다. 바를 들어올리기 전에 이러한 과정들을 다 거쳐서 시스템에 느슨함을 없앤다.

5. 고관절과 무릎을 동시에 편다. 바를 바닥에서 들어올리는 이 자세에서 척추 자세에는 아무런 변화가 없어야 한다.

6. 바가 무릎을 지나고 고관절이 정자세로 펴질 때(스쿠핑) 바를 최대한 몸에서 가깝게 둔다. 발목, 무릎, 고관절이 신전되는 순간 어깨를 으쓱한다(쉬러그). 사진을 보면 팔이 쭉 뻗어 있고 엉덩이와 다리에서 만들어진 에너지가 위로 향하면서 바로 전달되는 것을 알 수 있다.

7. 바가 위로 올라갈 때 발을 밖으로 미끄러지듯 디뎌서 착지 자세를 취한다(발을 바닥에 돌려 박아넣듯이 잘 조인다). 스쿼트 자세로 앉으며 바 밑으로 몸을 끌어당기듯 넣는다.

8. 오버헤드 스쿼트 바닥 자세에서 무게를 받는다. 어깨를 뒤로 견인하고, 팔꿈치는 쭉 뻗고, 겨드랑이는 앞으로 향하게끔 만든다.

9. 오버헤드 스쿼트 자세에서 일어난다.

려서 안정적인 오버헤드 자세로 넘어갈 때 외회전을 통한 힘을 유지해야 한다는 것이다. 이는 결코 쉬운 일이 아니다.

때문에 사람들은 어깨를 바른 자세로 안정화하고, 몸통을 수직으로 바르게 세우고, 척추를 꼿꼿하게 만들려고 한다. 만약 작은 실수를 하거나, 모빌리티가 조금이라도 부족하다면, 동작 전부가 실패할 것이다.

*주의: 스내치 그립의 폭을 적절하게 잡으면 훨씬 더 안전하다. 그립을 잡아 자세가 위태로워지면 바를 뒤로 버려서 바가 머리를 때릴 위험을 방지할 수 있다. 스내치 그립에서는 어깨의 유연성이 일반적인 문제이며, 코치와 함께 무엇이 가장 최선이며, 가장 안전할지 상의하고 찾아내는 것이 좋다.

4
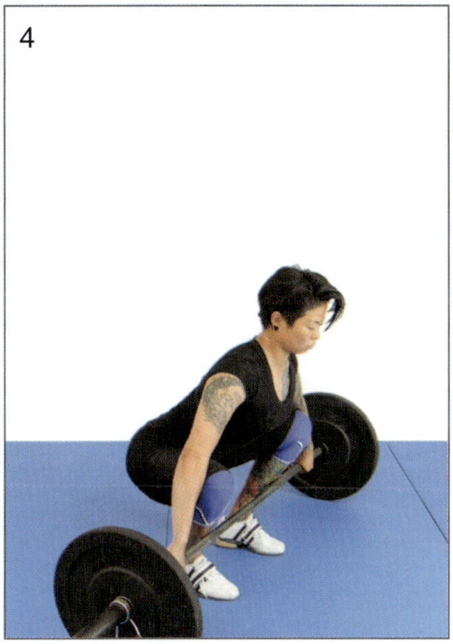
5
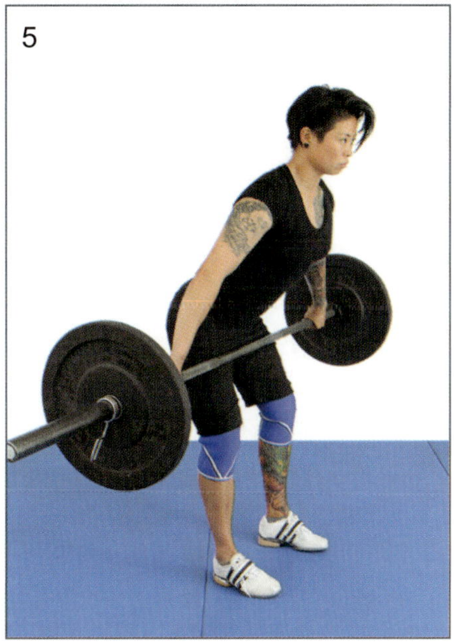
6
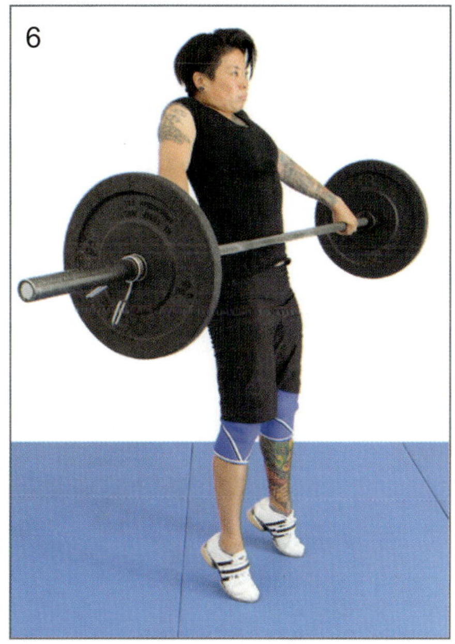
7
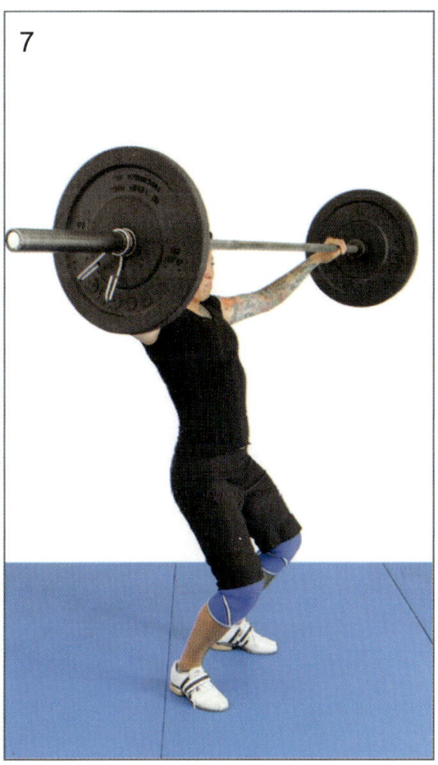
8
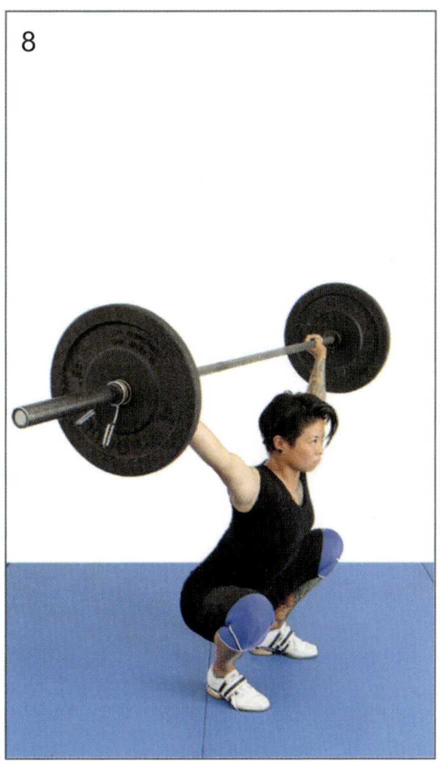
9
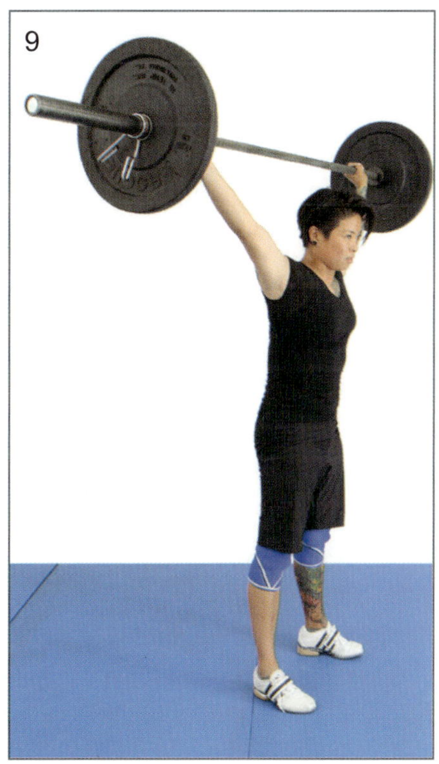

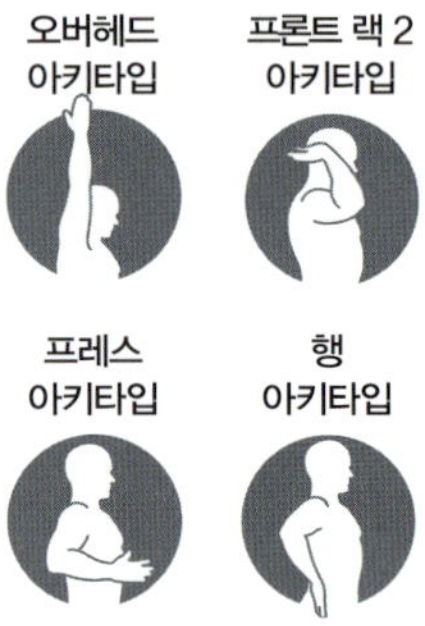

머슬 업은 위의 아키타입과 관련 있다. 머슬 업과 관련된 일반적인 제한들을 개선하려면 제4부의 해당 아키타입 처방을 참고한다.

머슬 업Muscle up

스트릭트 풀업과 링 딥을 큰 무리 없이 할 수 있다면? 훌륭하다! 그럼 그 두 동작을 아주 매끄럽게 조화시켜 잘 협응된 하나의 동작으로 수행할 수 있는가? 게다가 등을 평평하게, 어깨 정렬을 잘 유지하면서 동작을 수행할 수 있는가?

스트릭트 머슬 업을 수행하기 위해 필요한 몸통과 어깨의 콘트롤은 실로 엄청난 수준이다. 킵 같은 역동적인 요소와 피로가 더해지거나, 여러 세트를 연속동작으로 수행해서 얻는 것은 쓰레기 같은 운동제어 습관이다.

그러나 링은 우리에게 어떤 배려도 해주지 않는다. 토크를 만들어서 당기고 밀어내는 동작에서 안정성을 유지해야만 한다. 일종의 줄타기 같은 운동제어 능력이 필요하다고 할 수 있다. 이것은 흔들리고 회전하는 플레이트 위에서 균형을 잡으면서 스내치를 시도하는 것과 같다. 요점은 불안정한 물체(흔들리는 링)에서 토크를 만들어내는 방법을 모른다면, 힘을 낭비하고 자세도 엉망이 되어 심각한 부상에 노출될 수 있다.

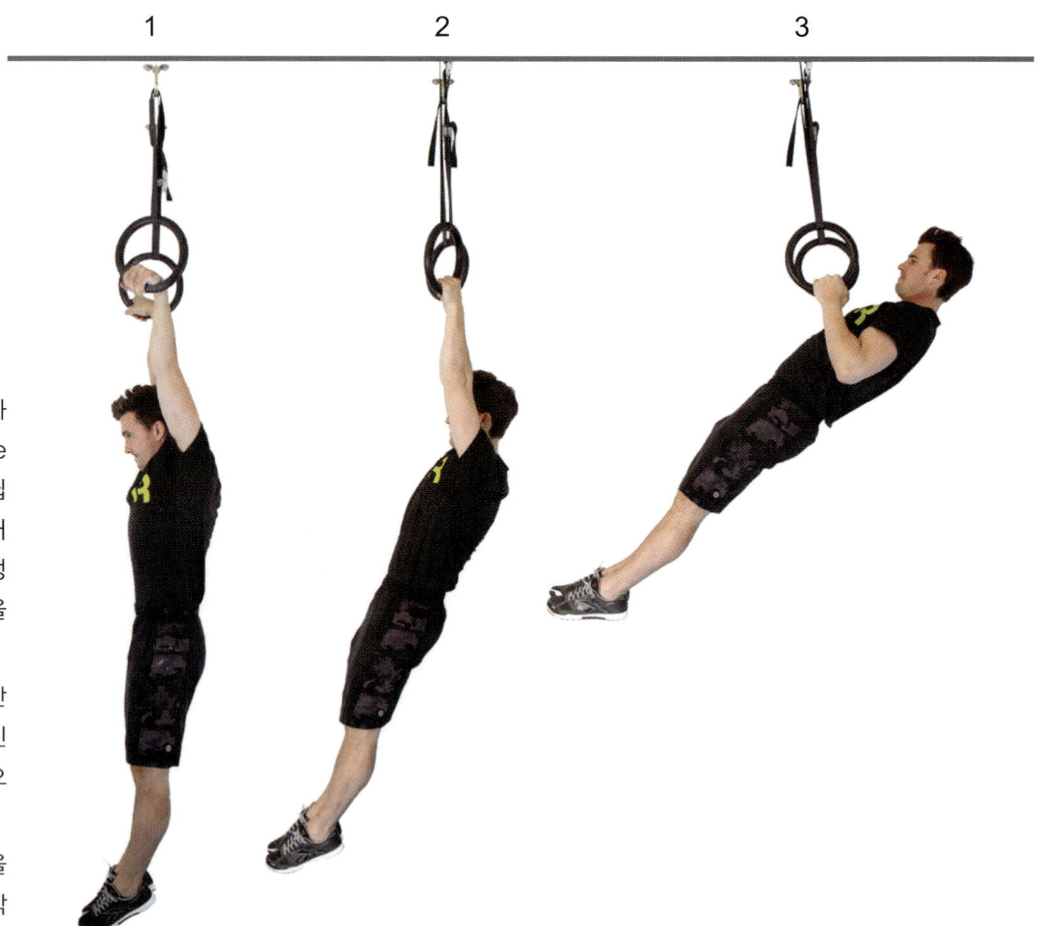

1. 머슬 업을 준비하려면 손목의 가장자리를 링에 거는 펄스 그립(false grip)을 만든다. 펄스 그립을 통해 딥으로 매끄러운 전환이 가능하며, 어깨가 충분히 외회전할 수 있다. 엉덩이를 조이고, 다리를 모으고, 흉곽을 내리고 복부를 타이트하게 만든다.

2. 링을 당기기 시작할 때 손을 안쪽으로 회전시킨다. 견갑골은 견인시킨 상태를 유지하고 발은 몸 앞으로 내민다.

3. 팔꿈치를 몸에 밀착시키고 몸을 끌어올린다. 몸을 끌어올리기 시작할 때 발을 앞으로 밀어낸다는 연상을 함으로써 몸통과 어깨를 함께 움직인다.

스트릭트 풀업과 완전 가동범위의 링 딥을 할 수 있다고 해서 머슬 업을 할 수 있는 것은 아니다. 모든 카테고리 3 동작과 마찬가지로, 요점은 바로 동작의 전환에 있다. 학습곡선을 단축하기 위해서 선수들은 바닥에서 하는 링 로우로 동작 전환을 연습한다. 바닥에서 링 로우를 하면 다리로 자신의 체중을 지탱할 수 있기 때문에 동작이 더 쉬워진다. 또한 히빙 딥 밸런스를 단계화하기도 한다. 히빙 딥 밸런스는 선수들로 하여금 긴장을 통한 연결을 제거하고 딥의 탑 자세에서 바닥 자세까지 내려가도록 한다. 이는 선수들에게 필요한 토크를 딥의 바닥 자세에서 자연스럽게 만들어내는 방법에 대해 가르쳐줄 뿐 아니라 머슬 업 전환 준비 동작을 가르쳐준다. 그동안 우리의 또 다른 목표인 어깨 회전 가동범위를 발달시켜야 한다.

*주의: 키핑 머슬 업은 키핑 풀업과 매우 유사하다(킵하는 방법은 254~255페이지 카테고리 2 동작의 키핑 풀업 부분을 참고한다).

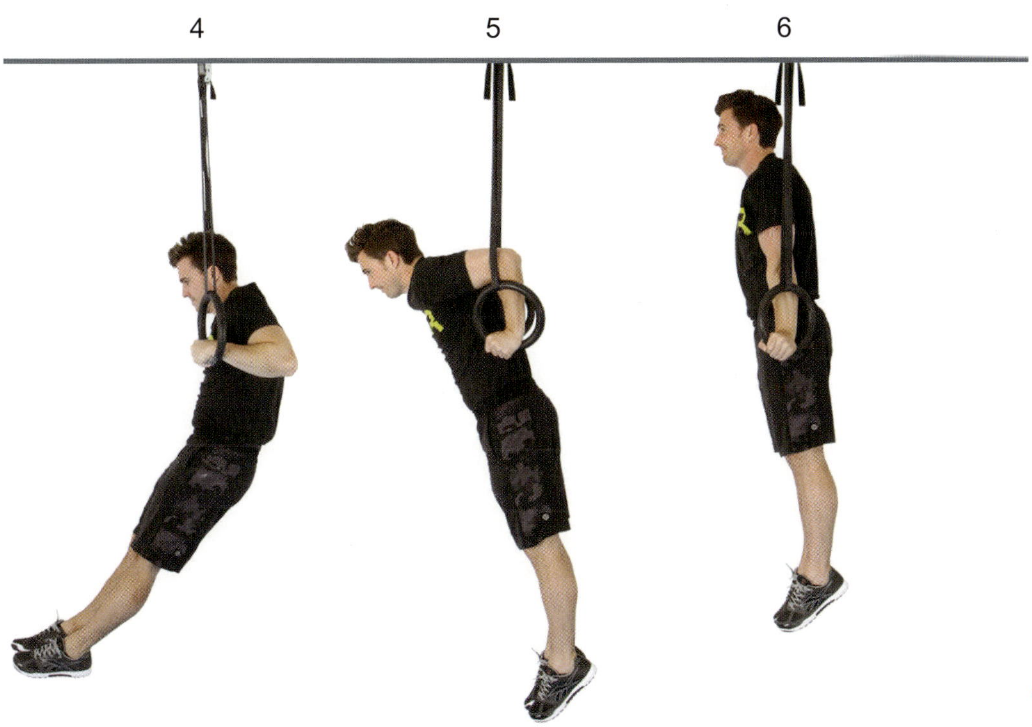

4. 링까지 가슴을 당겼다면 몸통을 앞으로 뻗는다. 다시 발끝을 쭉 펴서 다리를 모으고, 발이 몸 앞을 향하도록 한다.

5. 딥의 바닥 자세가 만들어진 순간 엄지손가락을 몸의 바깥쪽으로 돌려서 어깨에 토크를 만든다.

6. 손은 계속 바깥으로 돌리며 팔을 펴고, 딥의 탑 자세를 취한다.

제 3 부 모빌리제이션 테크닉

번역: 차민기

몸 한 군데, 혹 그 이상의 부위에서 가동범위가 나오지 못하고 있는가? 혹시 아픈 관절 부위가 있는가? 당신이 1부를 읽고 왔다면, 이 문제를 해결하기 위해서 무엇을 해야 할지 알고 있을 것이다. 그것은 바로 기능부전적인 자세와 움직임 패턴을 고치고 움직임을 만드는 것이다. 이에 관한 지식은 이미 가지고 있을 테니 이제 실전에 들어갈 시간이다.

3부에서는 내가 고안한 시스템에서 사용되는 모든 모빌리제이션 테크닉들을 어떻게 하는지 배우게 될 것이다. 이 테크닉들은 단축되고 타이트한 근육들, 연부조직과 관절낭 제한, 운동제어 문제, 그리고 관절 가동범위 제한과 같은 문제들을 해결해줄 것이다. 요약하자면, 당신은 이번 섹션을 통해 통증을 줄이고, 자세와 움직임 역학을 향상시켜줄 도구들을 갖추게 되며 기본적인 몸 상태를 유지시켜 줄 것이다.

내용에 들어가기에 앞서 미리 설명하자면, 이번 섹션에서는 모빌리제이션 테크닉들을 신체 부위별로 나누어 분류하였다. 당신은 신체 부위별(등 상부, 어깨 후면, etc)로 내용을 찾아보거나 혹은 4부에서 제시하는 처방을 따라 내용을 찾을 수 있다. 이에 따라 해당 테크닉을 통해 어떤 아키타입archetype이 향상될지 알 수 있을 것이다. 예를 들어 어떤 테크닉을 소개하는 페이지에 오버헤드 자세의 아키타입이 표기되어 있다면, 그 테크닉은 오버헤드 자세를 향상시키는 테크닉에 해당한다. 그러므로 만약 당신이 특정 자세에서 가동범위를 상실했다면, 해당 아키타입 아이콘이 표기된 테크닉을 찾으면 되는 것이다.

각각의 모빌리제이션 테크닉들은 그 자체로도 하나의 시퀀스를 가지고 있지만, 대부분의 테크닉들은 복합적으로 사용될 수 있고 또 그래야만 한다. 예를 들어 대퇴사두 스매시와 대전근 스매시를 묶어서 수행할 수 있고, 흉추에 관한 모든 모빌리제이션 테크닉들을 하나의 긴 시퀀스로 만들어 한 번에 수행할 수도 있다. 테크닉들을 묶는데 특별한 규칙의 제한이 있는 것은 아니다.

아는 것이 힘이긴 하지만, 실제로 해보는 것이 변화를 만들어 낸다는 점을 기억하라. 자세와 가동성을 위해 매일 하루에 최소한 10분에서 15분 정도를 투자하도록 하라. 자, 이제 때가 왔다. 당장 시작하자.

신체 부위 지도

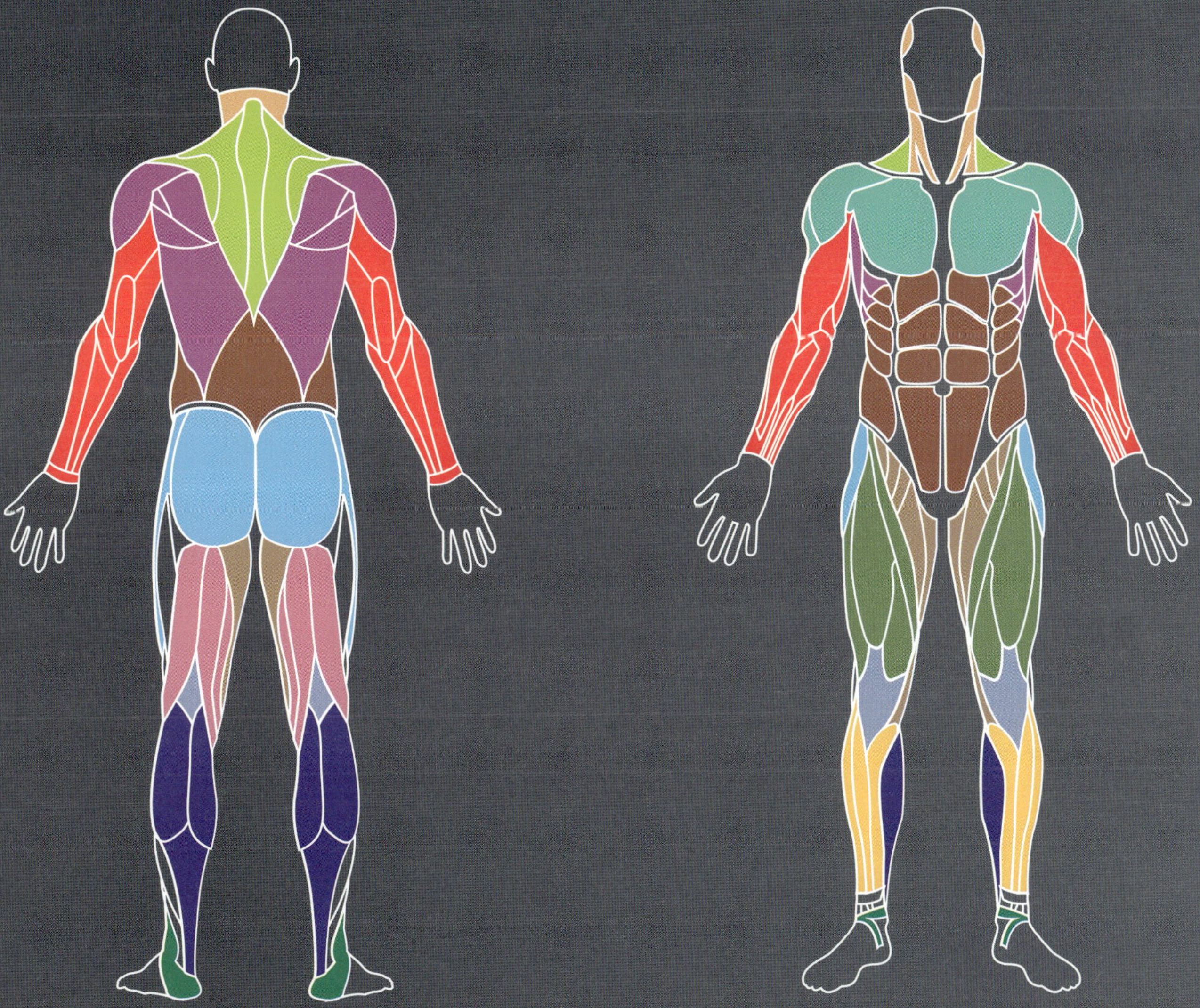

모빌리제이션 타깃 부위

- 부위 1: 턱, 머리, 그리고 목 (289페이지)
- 부위 2: 등 상부 (흉추, 흉곽, 승모근, 견갑골) (294페이지)
- 부위 3: 어깨 후면, 광배근, 전거근 (311페이지)
- 부위 4: 어깨 전면과 가슴 (324페이지)
- 부위 5: 팔(삼두근, 팔꿈치, 전완부, 팔목) (337페이지)
- 부위 6: 몸통(장요근, 허리, 복사근) (350페이지)
- 부위 7: 엉덩이, 고관절낭 (369페이지)
- 부위 8: 고관절 굴곡근, 대퇴사두근 (386페이지)
- 부위 9: 내전근 (399페이지)
- 부위 10: 햄스트링 (405페이지)
- 부위 11: 무릎 (414페이지)
- 부위 12: 정강이 (421페이지)
- 부위 13: 종아리 (426페이지)
- 부위 14: 발목, 발, 그리고 발가락 (433페이지)

모빌리티 도구들

이번 장에서 소개하는 테크닉들을 활용하기 위해선 몇 가지 도구가 필요하다. 만약 아래에서 소개하는 것과 정확히 같은 도구를 갖추고 있지 않다고 하더라도, 주변에서 대체할 물건들을 찾을 수 있을 것이다. 와인병, 반죽 밀대, 강아지 장난감, 운동 용품. 이 외에도 대체할 물건들은 넘쳐난다. 예를 들어 부두 플로스 밴드가 없다고 하더라도 자전거 타이어 튜브를 반으로 잘라 펑셔널 컴프레션 밴드로 활용할 수 있을 것이다. 필자는 절대로 "라크로스 볼이나 근막이완 파이프를 구할 수 없어서 모빌리티 작업을 못했어요."라는 변명을 듣고 싶지 않다. 창의력을 발휘하여 손에 닿는 것들을 활용하도록 하라. 도구가 없다고 변명하지 마라.

폼롤러

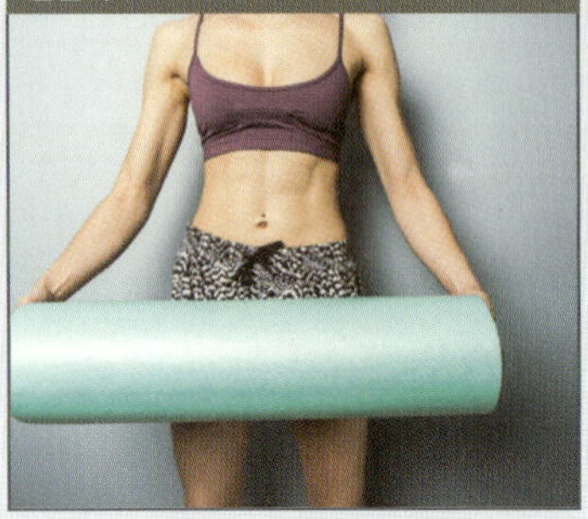

요가 튠업 볼

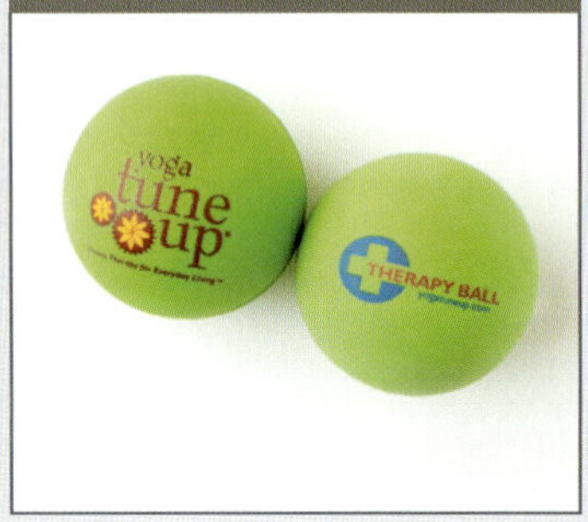

알파 볼

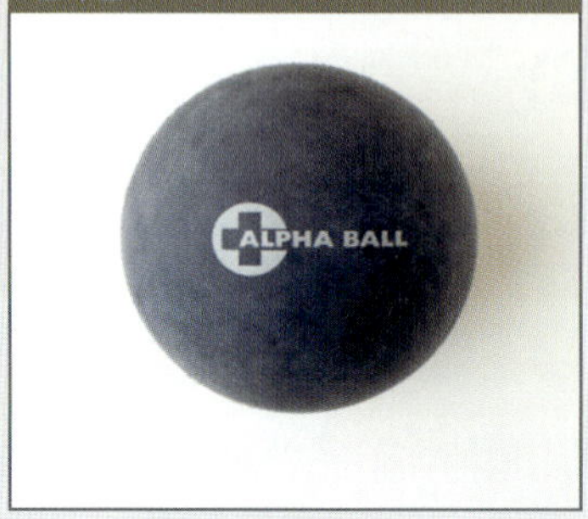

코어저스 볼

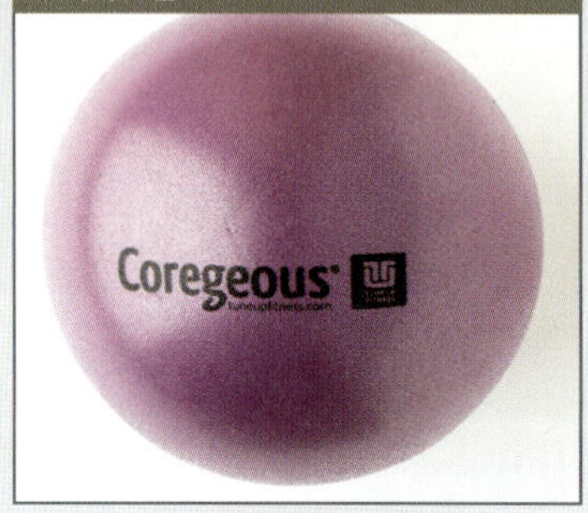

레벨 1 모빌리제이션 도구

여기서 소개하는 도구들은 가장 단순하고 통증이 적은 모빌리제이션 도구들이다. 만약 모빌리제이션 운동을 처음 해보거나, 통증을 심하게 느낀다면, 이 도구들을 사용하도록 한다. 그러나 레벨 1 도구들만 사용해선 확실한 변화를 절대 만들 수 없을 것이다. 이 도구들은 웜업과 레벨 2, 그리고 레벨 3 모빌리제이션 도구로 들어가기 전 입문용으로 활용하도록 한다.

폼롤러

용도: 수축과 이완, 압력파, 스매시&플로스

솔직히 말하자면, 폼롤러는 초보자나 아이들에게 적합한 도구라 생각한다. 하지만, 선수들에게 필요한 최고의 퍼포먼스적 변화를 주기 위해선, 좀더 조직에 깊게 침투하고 조직을 잘 늘리는 도구가 필요하다. 하지만 몇몇 종류의 폼롤러 역시 필요한데, Battlestar, 파이프, 혹은 바벨 바와 같이 좀더 자극이 깊은 종류가 좋을 것이다.

요가 튠업 볼

용도: 수축과 이완, 압력파, 스매시&플로스, 택&스핀

이 공들은 근막과 통증 이완의 전문가인 질 밀러Jill Miller가 고안한 도구인데, 라크로스 볼과 비슷한 크기이지만 좀더 부드럽고 약간 더 끈적이는 표면을 가지고 있다. 이 공으로 라크로스 볼로 할 수 있는 것과 유사한 테크닉을 할 수 있지만, 특히 발등과 같이 근막 조직이 지나가거나 방향전환을 하는 부위에 유용하며, 근막에 생기를 불어넣어줄 것이다. (www.yogatuneup.com에서 구입할 수 있다.)

알파 볼

용도: 수축과 이완, 압력파, 스매시&플로스, 택&스핀

질 밀러가 고안한 또 다른 공으로 지름은 3.5인치이며, 조금 부드럽고, 조금 끈적이는 특징이 있다. 그러므로 고정되어 잘 미끄러지지 않는 조직의 표면에 사용하기 좋다. (www.yogatuneup.com에서 구입할 수 있다.)

코어저스 볼

질 밀러가 고안한 공기가 들어 있는 고무공으로 주로 광범위하게 복부쪽으로 스매시 기법을 사용할 때 이용한다. 약간 끈적이는 성질이 있어, 끔찍하게 아픈 장요근 부위에 적용하는 데 사용할 수 있다. (www.yogatuneup.com에서 구입할 수 있다.)

라크로스 볼

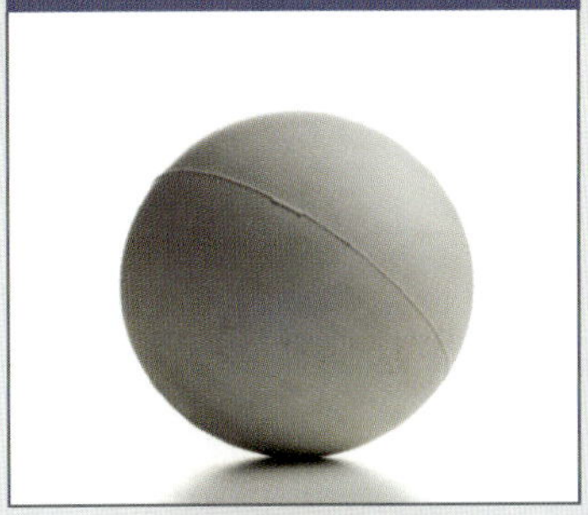

바벨

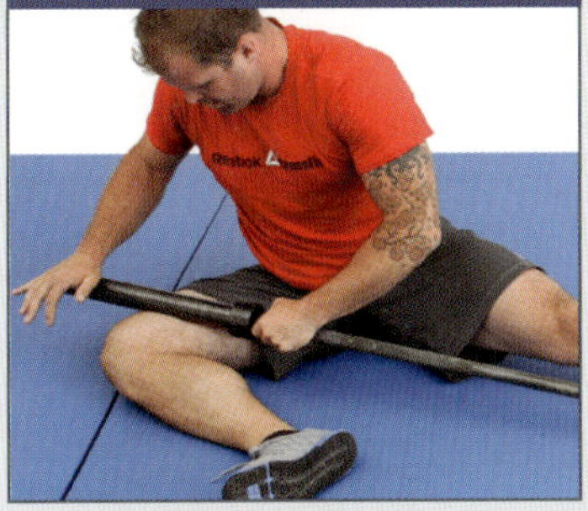

케틀벨

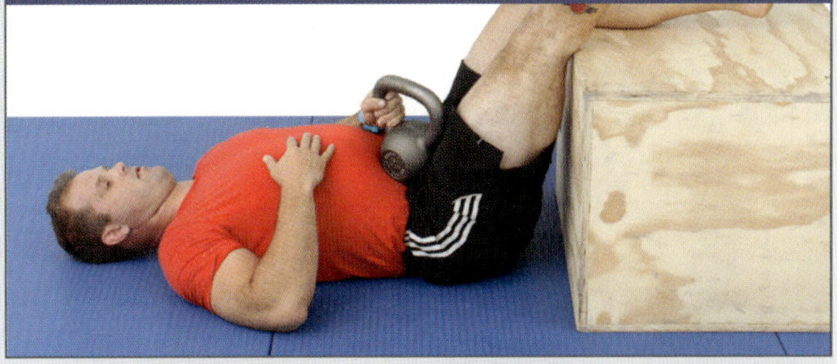

소프트볼

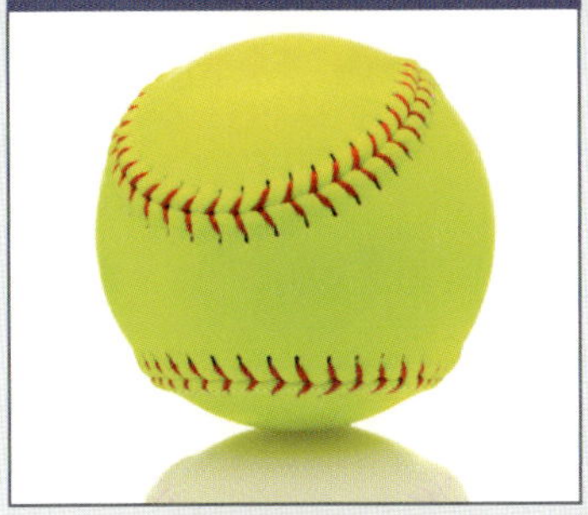

축구공

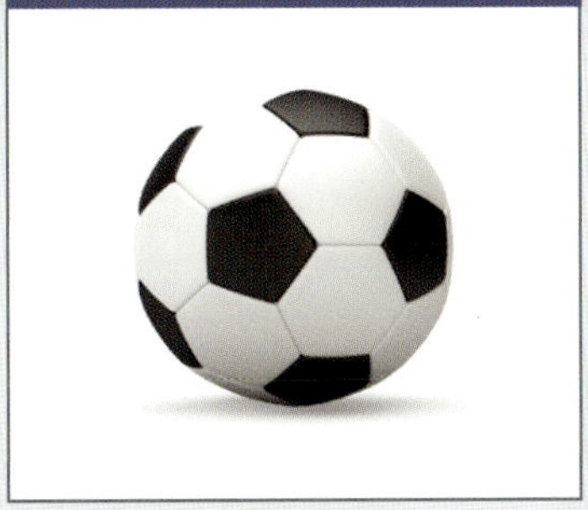

로그몬스터 밴드

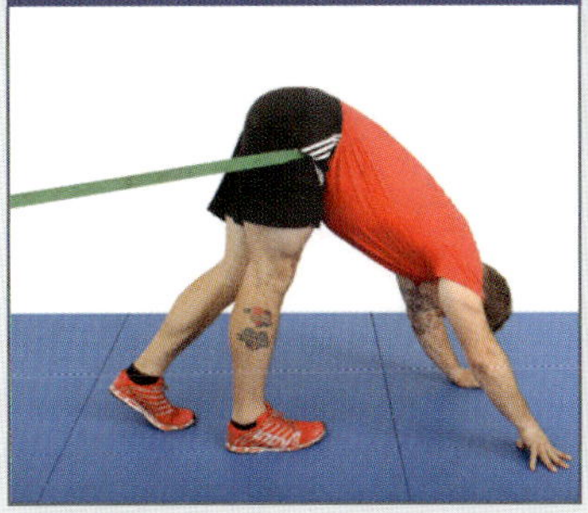

더블 라크로스 볼

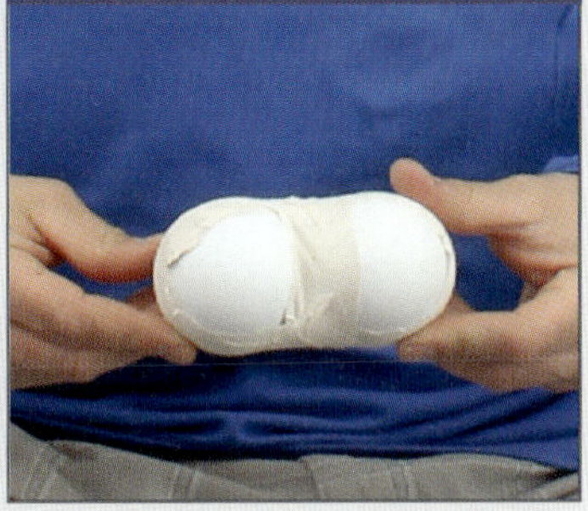

레벨 2 모빌리제이션 도구

밴드나 혹은 표면이 매끄럽지만 단단한 도구들(PVC 파이프, 라크로스 볼, 그리고 소프트볼)은 레벨 2 분류에 속한다. 이러한 도구들은 좀더 아프게 작용하지만 그만큼 레벨 1 도구들보다 효과적이며, 레벨 3 도구들로 가는 연결 다리가 되어준다.

라크로스 볼

용도: 수축과 이완, 압력파, 스매시&플로스, 플렉션 개핑, 택&스킨(고정시키고 비틀기)

라크로스 볼은 단단하므로 조직 깊숙이 작용할 수 있다. 라크로스 볼 하나만 가지고도 몇몇 놀라운 모빌리티 작업을 할 수 있다. 테이프를 이용해 라크로스 볼 두 개를 연결(아래 그림 참조)하면 흉추를 대상으로 한 모빌리제이션을 할 수 있다.

바벨과 케틀벨

용도: 스매시&플로스, 수축과 이완, 압력파

바벨은 거칠어 보이지만 스매시 기술을 적용함에 있어선 놀라울 정도로 효과적인 도구이다. 거의 모든 체육관에서 바벨 하나 정도는 바닥에 굴러다닐 것이다. 만약 롤러나 더블 라크로스 볼을 구할 수 없다면 바벨은 훌륭한 선택 사항일 것이다.

소프트볼

용도: 수축과 이완, 스매시&플로스, 압력파

때로는 스매시 기술을 적용하기 위해 라크로스 볼보다 좀더 큰 도구가 필요한 경우가 생길 것이다. 소프트볼은 커다란 엉덩이 근육에 스매시 기술을 적용하는 데 훌륭한 도구이다.

축구공

용도: 수축과 이완, 스매시&플로스, 압력파

선수들에게 장요근은 놀라울 정도로 타이트하고, 광범위한 모빌리티 문제를 일으키는 부위이다. 살짝 바람이 빠진 축구공으로 복부에 스매시 기술을 적용하면 이 부위의 유연성 회복에 큰 도움을 줄 것이다.

로그 몬스터 밴드

용도: 수축과 이완, 밴드를 이용한 플로스

이 강력한 고무 밴드는 주로 밴드를 이용한 플로스를 위해 사용한다. 이 도구는 관절이 알맞은 위치로 자리 잡도록 하고 관절낭 제한을 푸는 데 도움을 준다. (www.roguefitness.com에서 구매할 수 있다.)

더블 라크로스 볼을 만드는 법

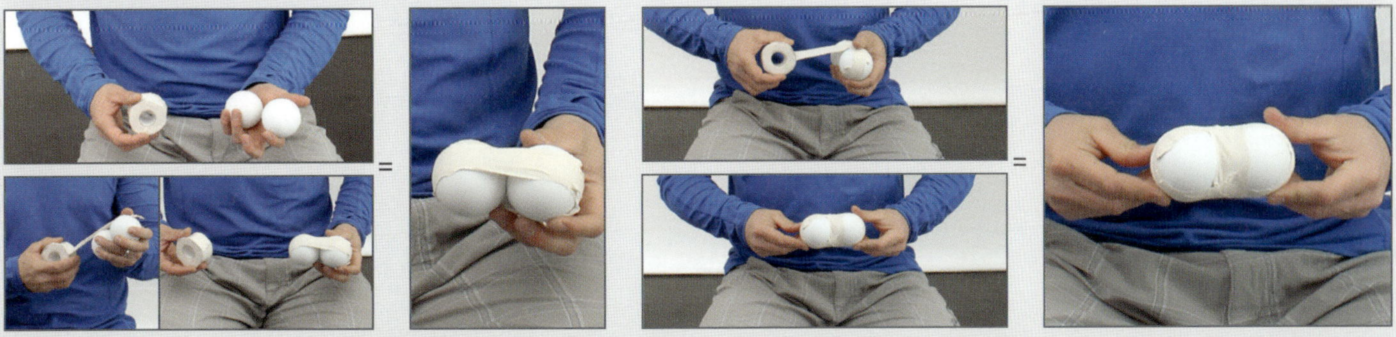

배틀스타 & 리틀 배틀스타

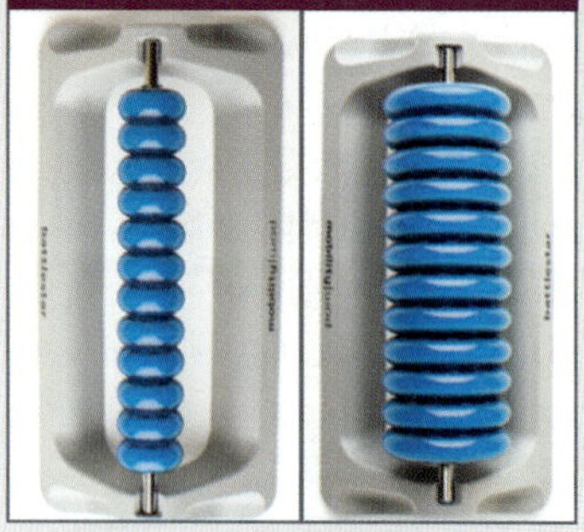

슈퍼노바 & 슈퍼노비토

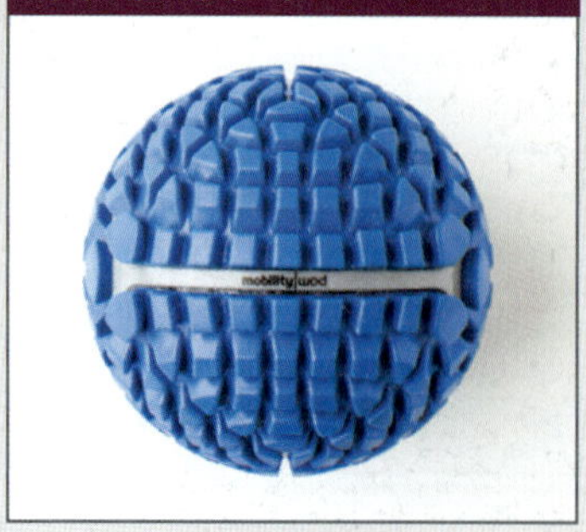

제미니

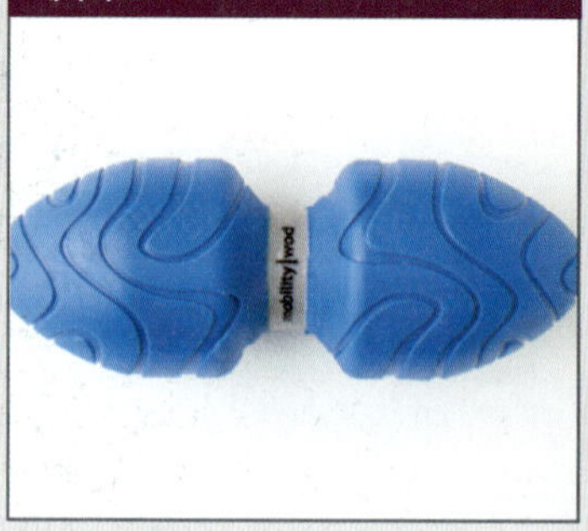

부두 플로스 밴드

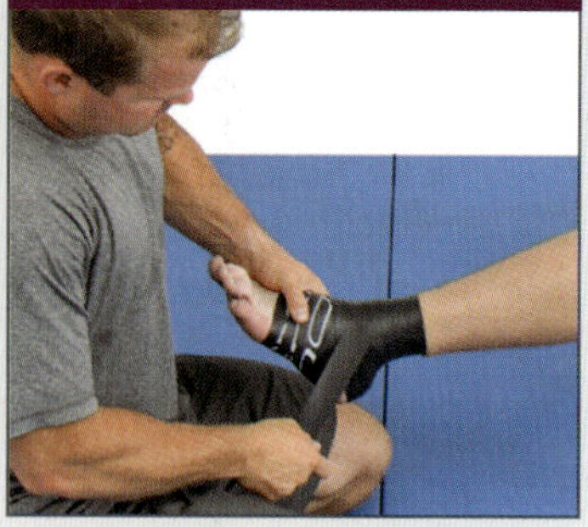

레벨 3 모빌리제이션 도구

이 단단하고 절대 부서지지 않을 것처럼 보이는 모빌리제이션 도구들은 종종 높은 압력을 가하고 가동범위를 늘리는 테크닉들에 쓰인다. 이 도구들을 이용하면 엄청나게 아플 것 같아 보이지만 겁내지 마라. 이 도구들은 가장 효과적이며 비용과 노력 대비 가장 큰 보상을 가져다줄 것이다.

배틀스타와 리틀 배틀스타

용도: 수축과 이완, 압력파, 긁어내기, 스매시&플로스, 광범위하게 전단력 가하기

일반적인 폼롤러의 극단적인 업그레이드 버전의 도구이다. 나는 배틀스타를 전기톱, 울버린, 그리고 (도로 공사용) 증기 롤러와 동급의 효과를 주는 도구로 간주한다. 나는 광범위하게 근막을 풀어내는 하드 폼롤러의 역할과 예리하고 세부적인 부분을 긁어내는 역할을 모두 만족시키기 위해 이 도구를 고안했다. (www.roguefitness.com에서 구매할 수 있다.)

슈퍼노바와 슈퍼노비토

용도: 스매시, 수축과 이완, 압력파, 긁어내기, 스매시&플로스

소프트볼의 업그레이드 버전으로, 슈퍼노바는 엉덩이 근육이나 햄스트링처럼 많은 조직들이 모여 있는 곳을 작업할 때 훨씬 높은 수준의 그립과 전단력을 제공한다. 슈퍼노바의 이빨들은 적절한 모빌리티 작업을 위해 조직층이 여러 겹 겹쳐 있는 부분을 분리하면서 깊숙이 작용할 것이다.

제미니

용도: 스매시, 수축과 이완, 긁어내기, 스매시&플로스

필자는 흉추 모빌리티 작업을 할 때, 더블라크로스 볼로 시작하는데, 이 도구가 후관절facet joint를 풀기에 적합하기 때문이다. 제미니는 더블 라크로스 볼보다 더 세부적으로 작용하며 압통점을 잘 잡아낸다. (www.roguefitness.com에서 구매할 수 있다.)

부두 플로스 밴드

용도: 부두 플로스 밴드 컴프레션

부두 플로스 밴드는 문제가 있는 부위와 부종이 있는 관절에 치료적 압박을 가하기 위해 고안되었다. 부두 플로스 밴드가 없다면 자전거 바퀴 튜브를 세로로 잘라서 대용품으로 사용하면 된다. (www.roguefitness.com에서 구매할 수 있다.)

부위 1 턱, 머리, 그리고 목

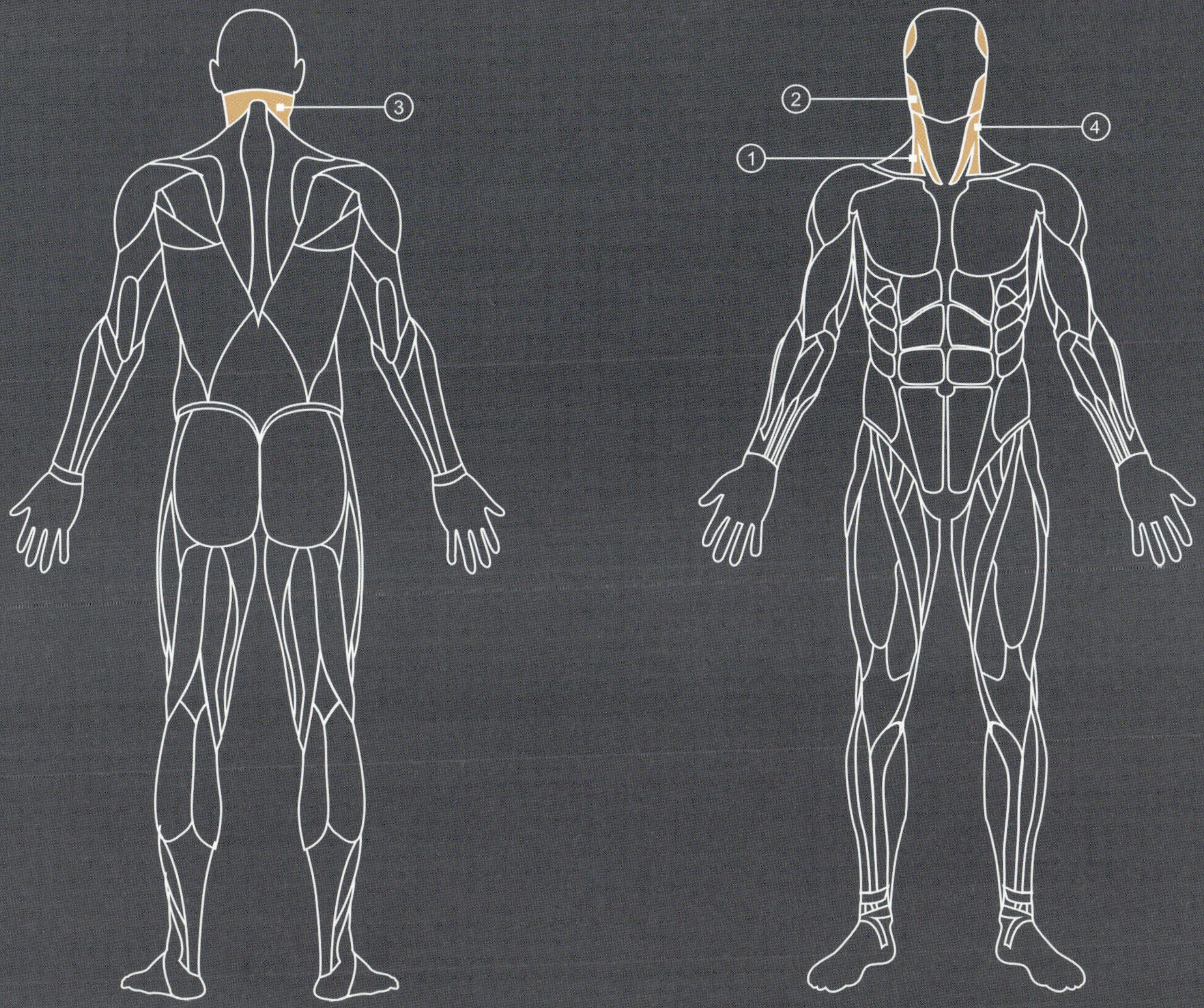

모빌리제이션 대상 부위

1

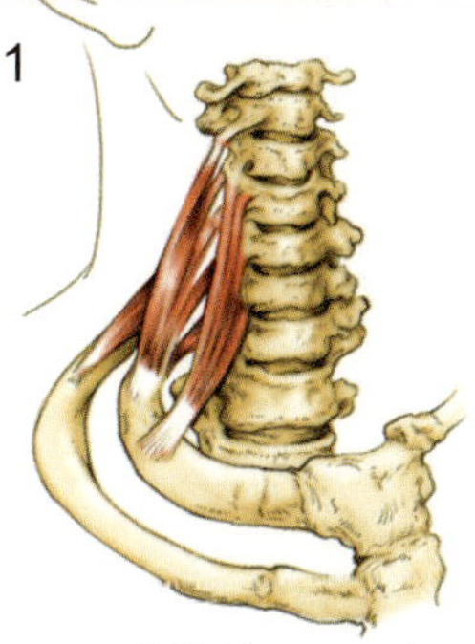

사각근(scalenes)

2

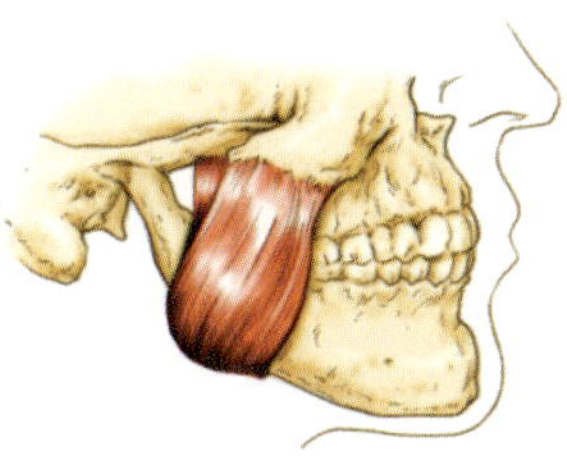

교근(masseter)

3

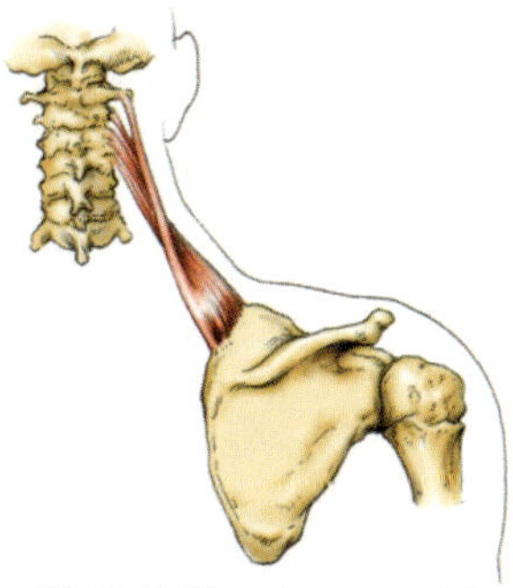

견갑거근(levator scapula)

4

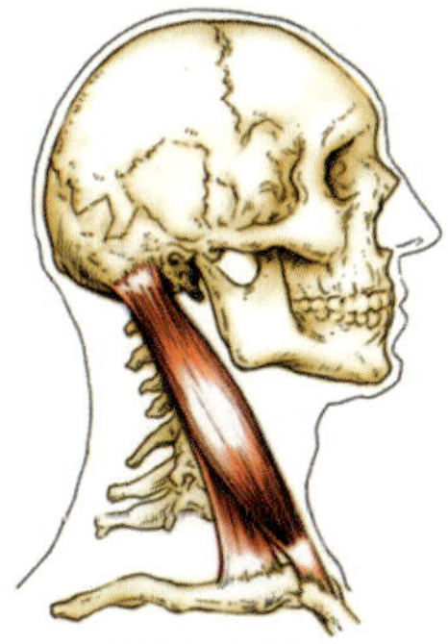

흉쇄유돌근
(sternocleidomastoid)

개선사항:

두통
턱관절 기능
턱관절 통증(TMJD)

방법:

택&스핀
수축과 이완

턱과 머리jaw and head

만약 밤에 이를 갈거나, 이를 꽉 다물고 자거나, 입을 벌린 채로 밤새 자거나, 혹은 턱 위치를 잘못한 채 리프팅을 한다면, 이 모빌리제이션 기술을 적용해야 할 것이다. 하지만 턱 문제가 있을 때 이러한 모빌리제이션에 너무 의지해선 안 된다. 결국 습관을 고쳐야 할 것이다. 그렇지 않으면 입은 전신의 파워와 안정성이 새어나가는 곳이 될 것이다. 물론 먹거나, 이를 갈거나, 이를 꽉 다무는 행위를 통해 턱이 점차적으로 타이트해지는 것 역시 문제이다.

다른 곳들과 마찬가지로, 턱과 머리에 있는 근육들도 타이트해지며, 이로 인해 많은 문제들이 발생할 수 있다. 사실, 만약 당신이 운동유발성 두통 혹은 긴장성 두통exertion or tension headaches이 잘 생긴다면 이 기술을 모빌리제이션 목록 상단에 놓아야 할 것이다.

사실, 우리는 그 중요성에 비해 턱관절을 쉽게 간과하곤 한다. 이 문지르기 기술을 적용하여 머리와 턱에서 발생한 텐션이 그 아래 부위의 문제로 번지기 전에 막아야 할 것이다.

주의: 운동 유발 두통 혹은 긴장성 두통을 효과적으로 치료하기 위해 다음 섹션에서 소개하는 기술들 중 하나를 이용하여 흉추를 열도록 하자. 그러고 나서 이번 섹션에서 소개하는 모든 모빌리제이션 기술들을 결합하여 사용하자. 469페이지의 운동 유발 두통과 긴장성 두통에 대한 처방을 보라.

턱 모빌리제이션Jaw Mob

1. 턱의 모서리에 오도록 공을 놓는다. 이때 손바닥이 몸 바깥을 향하도록 한다.
2. 공으로 강하게 턱을 누르고, 비튼다. 이렇게 하여 공 아래와 주변에 있는 모든 근막과 근육을 잡아낸다.
3. 턱을 모든 방향으로 움직이다.

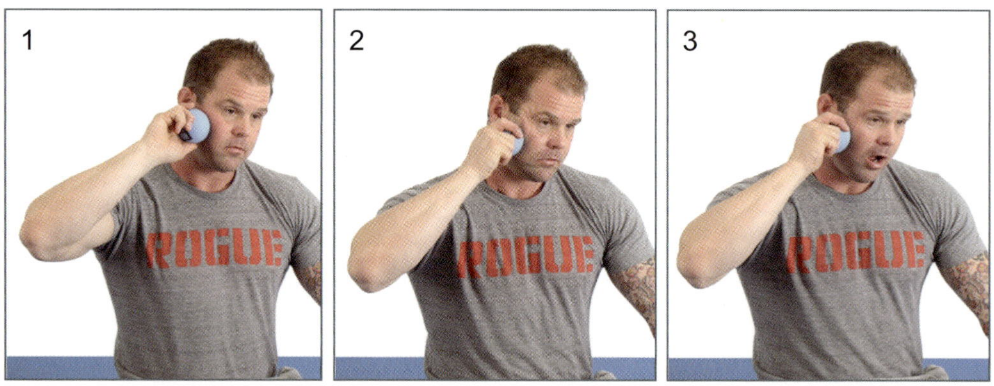

머리 모빌리제이션Head Mob

1. 공을 관자놀이(측두근)에 놓고, 이어서 눈쪽으로 가져간다.
2. 공을 회전시키며 머리를 누르고, 가능한 웃긴 얼굴을 만들려고 한다. 눈을 크게 돌리고, 눈썹을 치켜뜨고, 입을 활짝 벌리는 등.

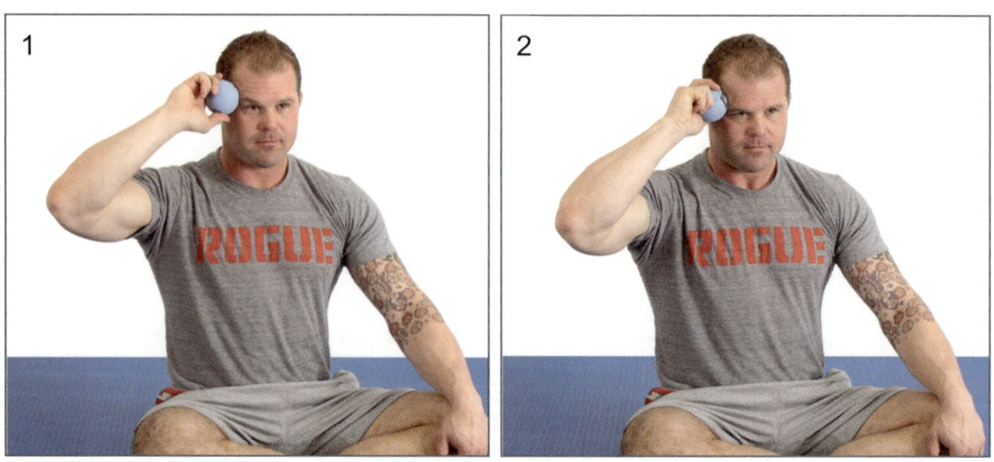

목 전면부 모빌리제이션Anterior Neck Mob

비행기 좌석에서 머리를 떨어뜨리고 자본 적이 있는가? 썩 유쾌하진 않은 경험이다. 수면의 질도 떨어지고, 짧은 목 굴곡근 상태도 엉망이 된다. 구부정한 자세로 앉는 것도 비슷한 문제를 만든다. 구부정하게 앉으면(어깨가 앞으로 나오고 안쪽으로 말리며 머리가 앞으로 나오는 자세가 되면) 목 앞쪽 근육들이 단축되고 뻣뻣해진다. 침대에서 잘못된 자세로 잠을 자든, 구부정한 자세로 앉든, 혹은 잘못된 운동을 하든, 어떠한 원인으로든 목 앞쪽 근육이 짧아지면 그곳에다 공을 대고 문질러 문제를 해결해야 한다. 만약 문제가 해결되지 않는다면 호흡과 자세에 나쁜 영향을 미칠 뿐만 아니라, 심지어 두통까지 유발할 수도 있다.

이 문지르기 기술을 적용하면 목 굴곡근의 가동범위와 근육 간의 미끄러짐 상태를 회복시킬 수 있다. 목 굴곡근은 턱에서부터 시작해 내려와 쇄골에 붙고 목 앞쪽에 분포하고 있는 근육군이다. 여기에선 택&스핀 테크닉이 주로 사용된다. 목 굴곡근이 타이트할 때 전통적으로 해왔던 해결방법은 머리를 잡고 옆으로 당기는 스트레칭 법이었다. (머리 왼쪽편을 오른손으로 잡고 오른쪽 귀가 오른쪽 어깨 쪽으로 가게 당기는 모습을 생각하면 된다.) 필자 역시 이러한 방법을 물리치료 대학에서 배웠지만, 여전히 그다지 좋아하는 기술은 아니다. 뻣뻣하고 고정된 신경들에 가동성을 부여하기 위해선 공으로 유착된 조직들을 고정시키고 움직임을 만들어야 한다.

개선 사항:

긴장성 또는 운동 유발성 두통
전방 머리 자세
목의 모빌리티
목의 통증

방법:

고정하고 비틀기

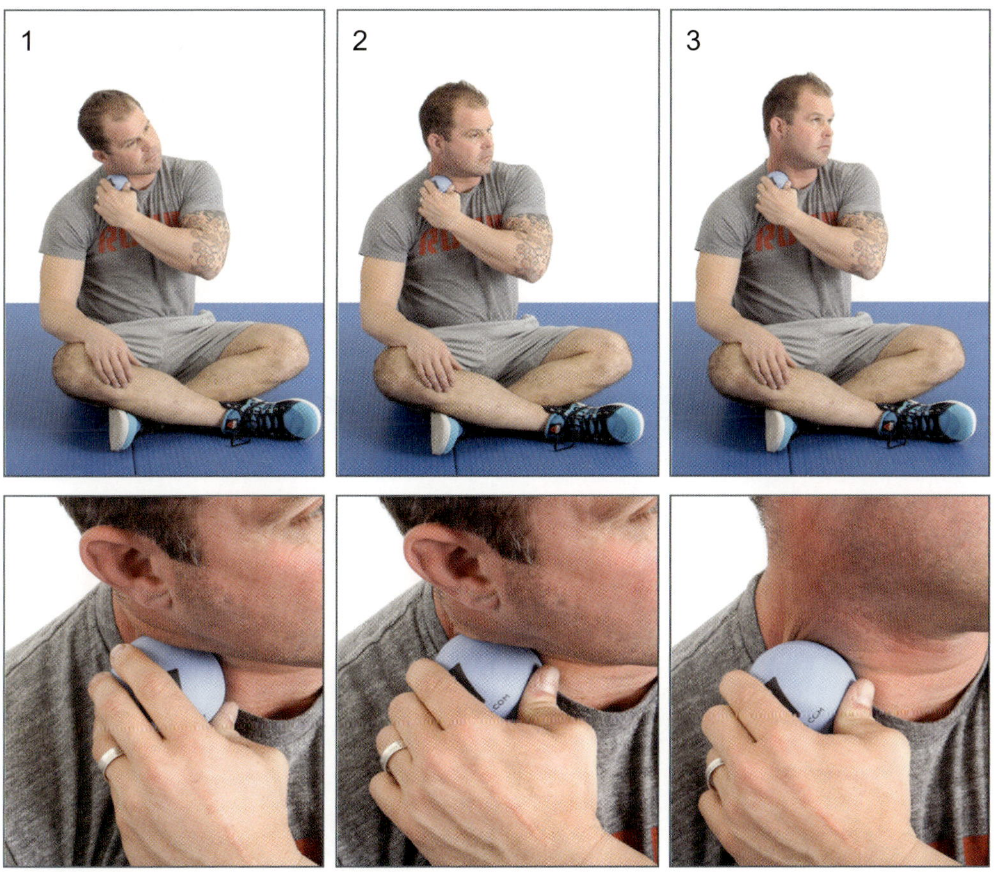

1. 머리를 옆으로 기울여서 공이 목의 측면에 고정되도록 한다. 이때 공의 위치는 쇄골 바로 위에 오도록 한다. 주의: 이 기술은 목 앞쪽 전체와 측면, 귀에서부터 쇄골 외곽 부위를 타깃으로 하여 적용할 수 있다.
2. 압력을 유지하면서, 공이 위치한 곳을 비틀어 조직을 고정시키도록 한다.
3. 공이 있는 곳의 반대편으로 시선을 보내고 머리를 여러 방향으로 움직여라. 공으로 주변을 문질러 유착된 조직들을 뜯어낼 수도 있다. 만약 좀더 강도를 높여야 할 필요가 있다고 생각되면 공으로 문지르고 있는 쪽 팔을 몸 뒤로 보내도록 한다.

목 후면부 모빌리제이션Posterior Neck Mob

개선사항:

긴장성 두통, 운동 유발성 두통
전방머리자세
목 염좌, 또는 목 신전근 굳음
목의 모빌리티

방법:

압력파
수축과 이완

데드리프트, 케틀벨 스윙, 또는 스쿼트를 할 때 머리를 뒤로 젖히는 선수의 모습을 보라. 또는 어쩔 수 없이 또는 기본적으로 하루종일 구부정한 자세로 앉아 있게 되는 사무직 종사자를 생각해보라. 머리를 뒤로 젖히든 또는 구부정하게 숙이고 있든 간에, 이들의 목은 과신전되거나, 압박 받고 있으면 목 뒷부분이 지나치게 타이트해져 있을 것이다. 목 신전근들이 제 기능을 하지 못하면, 너무나도 우울한 일들이 벌어지게 될 것이다. 목의 통증, 염좌, 그리고 긴장성 두통이 흔히 예상할 수 있는 문제들이다.

사람의 머리를 중립 자세로 유지하는 것이 어렵다는 것은 누구나 이해할 수 있는 사실이다. 특히나 사람의 머리의 무게를 생각한다면 말이다. 사람의 무게는 대략 10파운드(약 4.5kg) 정도 된다. 목이 피곤할 수밖에 없다. 목 뒷부분은 모든 사람들이 타이트해질 수밖에 없는 곳이므로 이곳을 편하게 만들 수 있는 방법을 꼭 알아야만 할 것이다. 그리고 이를 해결할 수 있는 방법은 매우 쉽기도 하다. TV를 보거나 운동을 하는 중 세트와 세트 사이에 이 문지르기 기술을 적용할 수 있을 것이다.

공이라면 어떤 것이든 활용해도 좋다. 알파 볼, 슈퍼노바 볼 또는 라크로스 볼을 AB 매트(작은 매트)에 올려서, 두개골의 윤곽을 따라 두개골 기저부에서 귀에 이르기까지의 부위를 살살 돌려가며 문질러라. 만약 타이트한 특정 부위를 찾게 되면, 그 조직이 뭉친 부위knotted-up tissue를 위아래로 문질러 풀어내라. 더 많은 압력을 가하기 위해 머리의 무게를 이용할 수도 있고 혹은 손을 머리 위에 얹을 수도 있을 것이다. (옵션 2를 보라.)

이 문지르기 기법은 두개골 기저부 가까이 있는 목 뒷부분, 특히 목 신전근을 풀어주는 최고의 방법이다. 그러나 경추 자체에 접근하기 위해선 더블 라크로스 볼, 요가 튠 업 볼 한 쌍 또는 제미니Gemini를 사용해야 할 것이다. 이러한 도구들을 머리의 기저부에 놓도록 한다. 이 방법은 경추의 추체를 목표로 하여, 해당 추체를 고정시키고 머리를 모든 방향으로 움직여 관절에 움직임을 만들어내는 것을 기전으로 한다. 또한 AB 매트 위에 이 도구들을 올리고 체중을 이용하여 효과적으로 조직들을 풀어낼 수 있으며, 턱을 가슴쪽으로 당겨 머리를 들 수도 있다. 마지막 옵션은 손수건을 말아 경추의 추체 사이를 두르고, 머리를 좌우, 앞뒤로 움직이는 것이다.

대상 부위

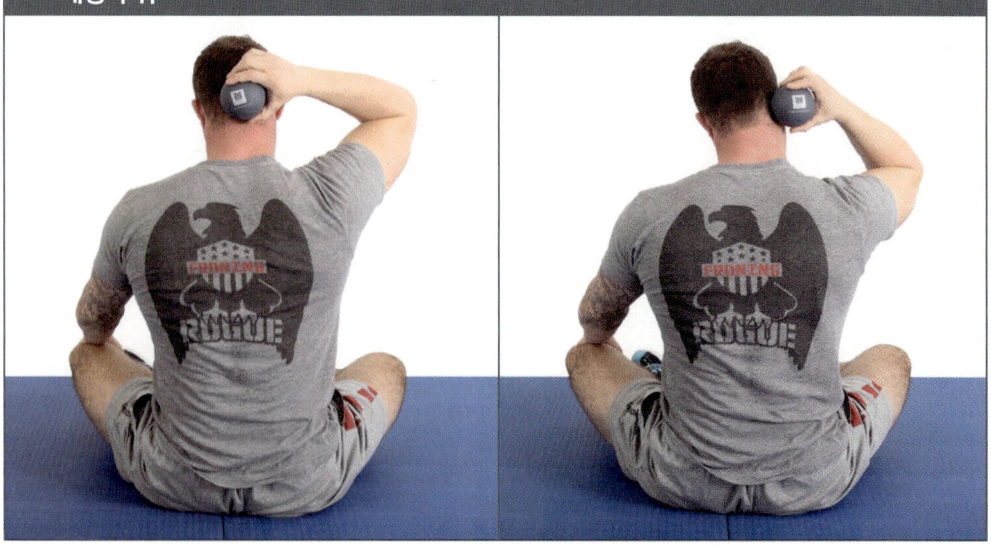

목과 두개골(후두부) 사이의 기저부에서 시작해 귀 뒤쪽까지 머리 윤곽 부위를 따라간다.

목 후면부 모빌리제이션: 옵션 1

1

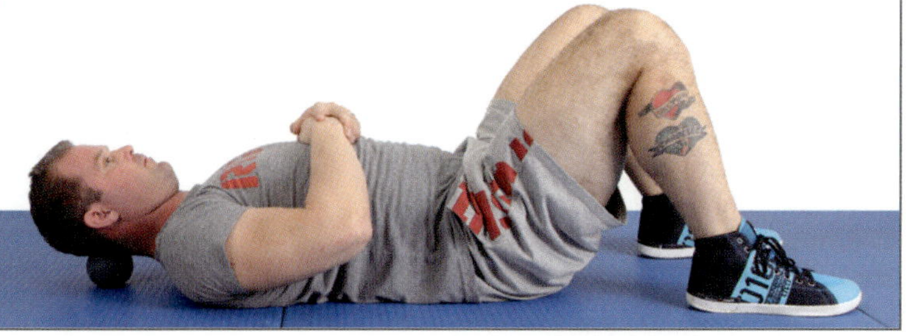

등을 바닥에 대고 누워 공이 두개골 중앙에 오도록 놓는다. 작은 패임이 느껴질 것이다.

2

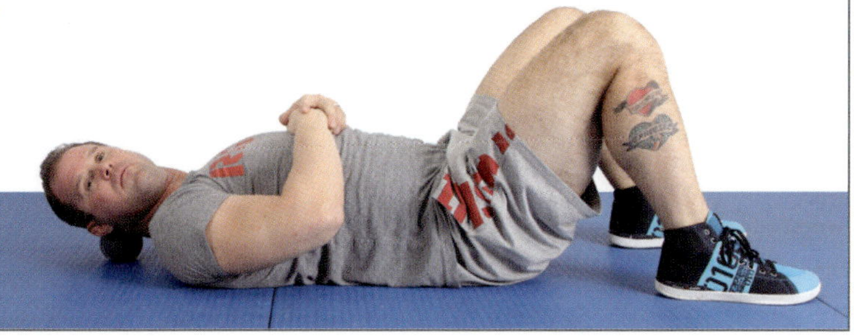

두개골 기저부에서 귀가 있는 모서리 부분을 따라, 천천히 머리를 한쪽 방향으로 돌린다.

3

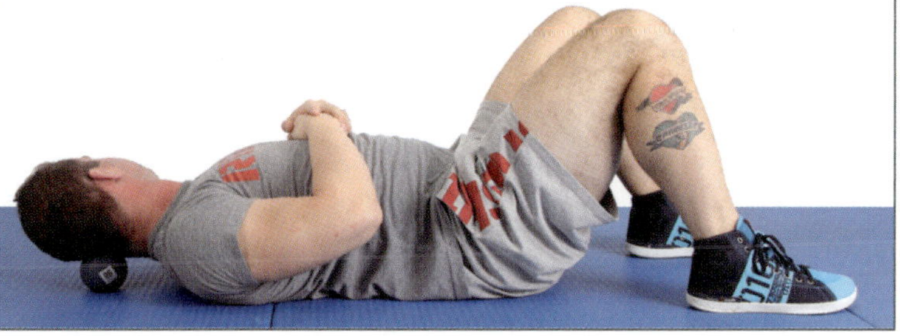

반대 방향으로 머리를 돌려서 두개골 기저부 전체를 탐색하듯 문지른다.

목 후면부 모빌리제이션: 옵션 2

1

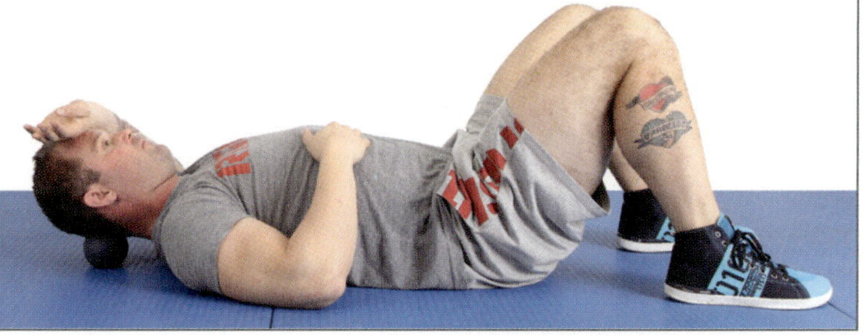

아래로 향하는 압박을 높이기 위해 손등을 이마 위에 놓는다. 손바닥이 천장을 향하도록 한다.

2

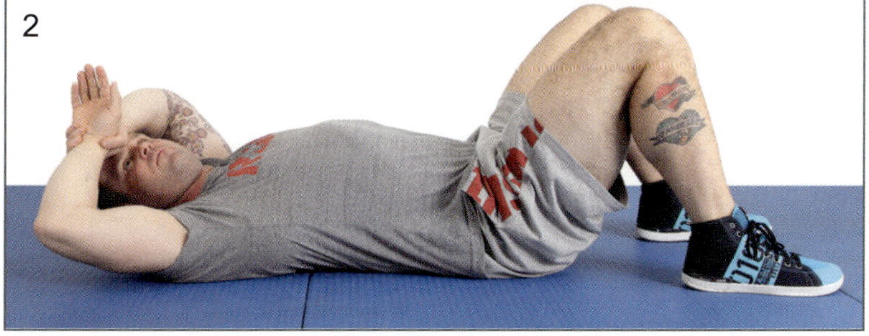

다른 쪽 팔을 잡고 두개골 기저부를 따라 왔다 갔다 하면서 천천히 문지른다.

부위 2

등 상부(흉추, 늑골, 승모근, 견갑골 부위)

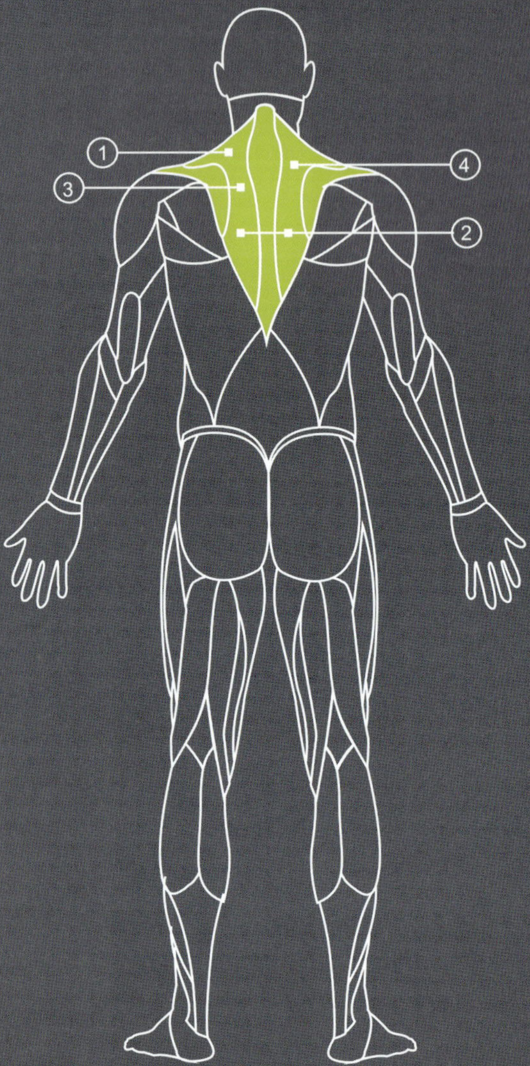

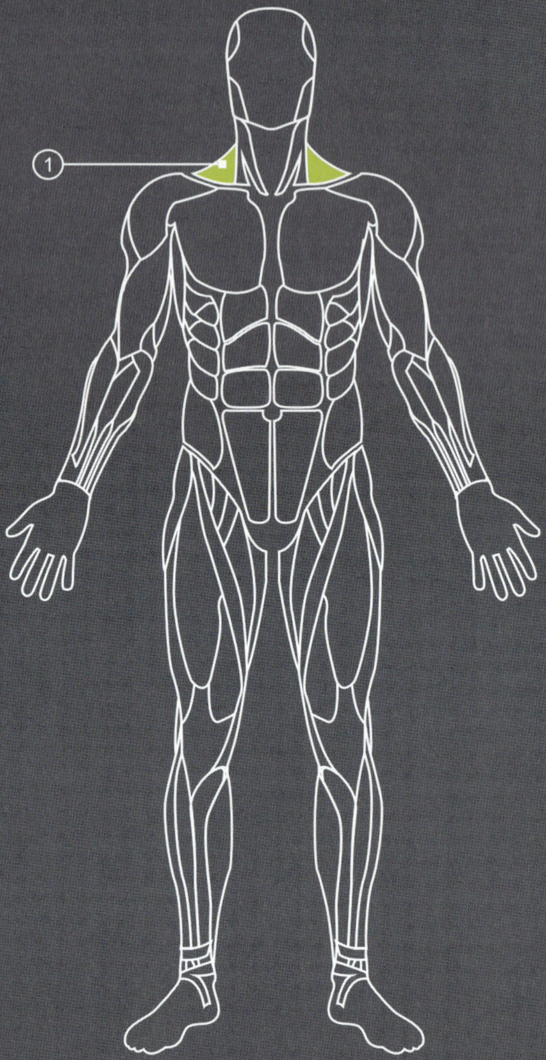

모빌리제이션 대상 부위

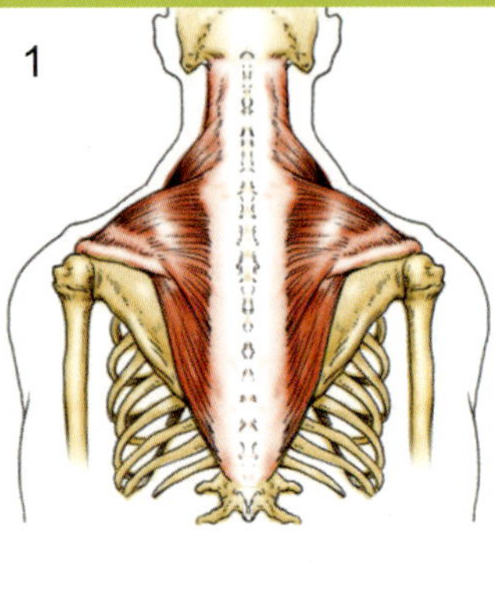

승모근(trapezius)

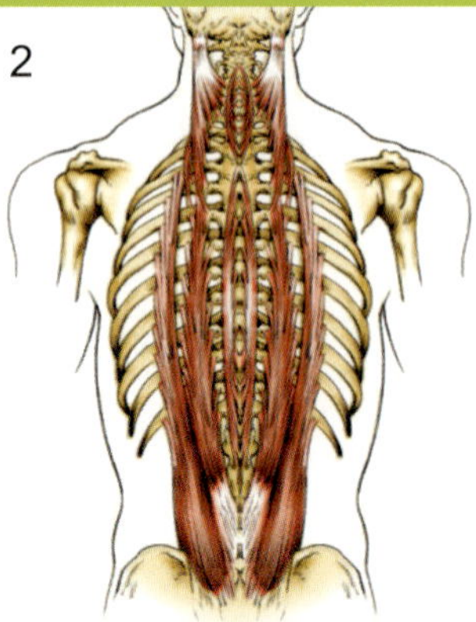

척추기립근(erector spinae)

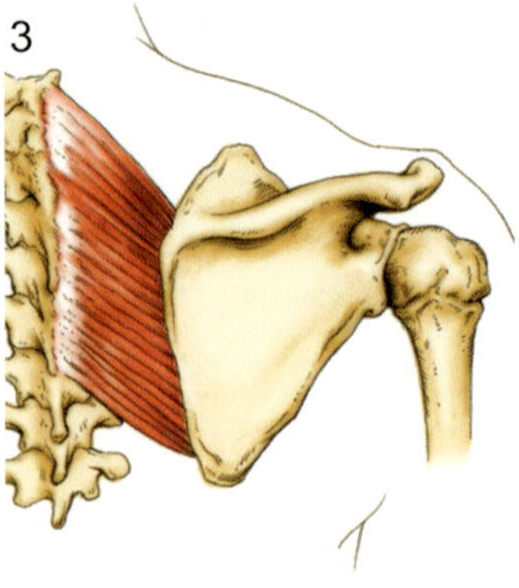

능형근(rhomboids)

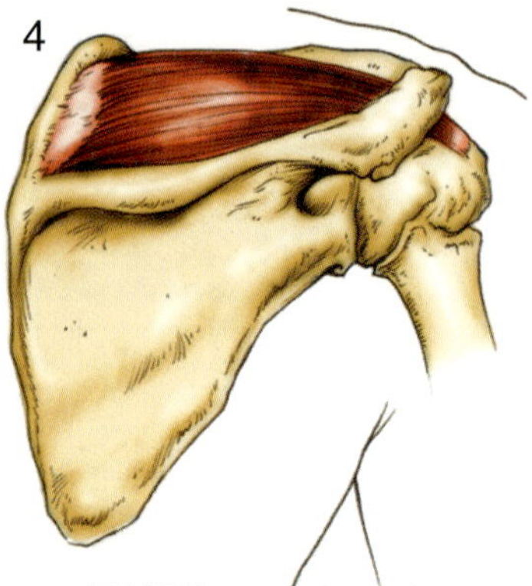

극상근(supraspinatus)

흉추 롤러 스매시 모빌리제이션T-Spine Roller Smash Mobilizations

흉추가 뻣뻣해지면 어깨와 머리를 좋은 자세에서 안정화시키기 힘들다. 또한 목과 어깨의 통증으로 이어질 수 있다. 흉추 롤러 스매시 모빌리제이션 기술들은 흉추 운동성을 만들기 위한 첫 관문이다.

이 모빌리제이션 기술들은 전반적인 신전 움직임global extension을 만드는 운동들이라고 부를 수 있다. 여러분은 더블 라크로스 볼을 이용했을 때와 마찬가지로, 어떤 단일한 조직이나 움직임 분절만을 대상으로 삼지 말아야 한다. 즉, 이 기술의 목표는 전체 흉추 체계를 활짝 열려는 것에 있다. 공을 이용하면 좀더 세밀하게 타이트한 문제 부위를 접근할 수 있는 반면, 폼롤러나 배틀스타는 허리의 2~3개 이상의 움직임 분절, 흉추의 후관절rib facet joints, 그리고 등 상부의 연부조직들을 다룬다.

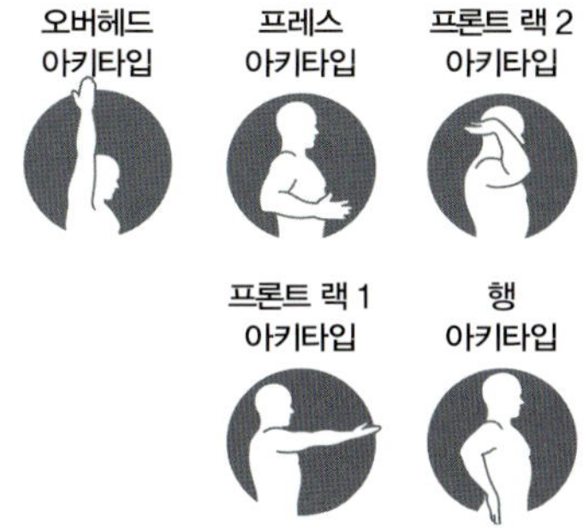

이 모빌리제이션 기술은 위 아키타입들을 개선하는 데 도움을 줄 것이다.

개선사항:

척추 중립자세
어깨 기능
흉추 모빌리티(전신적인 굴곡과 신전)
목, 등 상부와 어깨의 통증

배틀스타에 관한 사항:

폼롤러는 우리가 사용하는 가장 기본적인 모빌리티 도구이다. 이 책에서 배틀스타를 이용한 사진을 본다면, 폼롤러로도 그 동작을 할 수 있다는 것을 기억하라.

옵션 1: 익스텐션 스매시Extension Smash

이 모빌리제이션의 핵심은 롤러 위에서 등에 아치를 만들어 커다란 신전력을 발생시키는 데 집중하는 것이다. 체육관에서, 사람들이 웜업이라는 이름하에 의미없이 폼롤러를 하고 있는 모습을 자주 볼 수 있다. 그것도 새로운 TV쇼를 보면서 말이다. 이건 아무것도 하고 있지 않은 것과 마찬가지다. 진정한, 그리고 지속되는 변화를 만들기 위해선, 이러한 조직들 위로 가능한 많은 신전력과 시소처럼 왔다 갔다 하는 움직임을 가해야 한다.

타이트한 부위를 발견하면, 롤러를 받침대처럼 사용하여 허리가 아치형으로 휘어지도록 하는 데 사용한다. 롤러가 당신의 몸을 신전 상태로 구부린다고 상상하라. 크게 호흡하고 몸을 뱀처럼 꿈틀거려 구부렸다 폈다 하고, 엉덩이를 들어 압력을 더하고, 그러고 난 뒤 엉덩이를 바닥에 놓도록 한다. 등과 허리에 타이트한 부분을 탐색하여, 그 부분에서 어떤 변화가 느껴질 때까지 그 위치에서 머무르도록 한다.

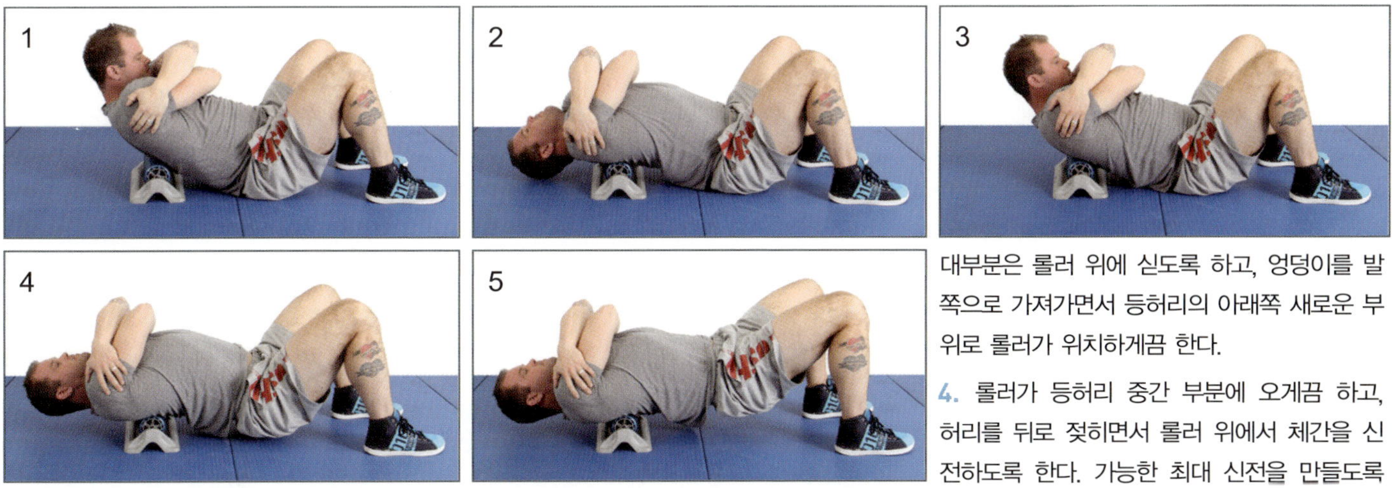

1. 흉곽 기저부에 롤러를 놓고 양팔로 가슴을 감싼다. 두 팔로 가슴을 크게 껴안고, 체간을 구부리며 모든 조직과 견갑골을 당겨 내어 그 아래에 위치한 등허리의 움직임 분절들을 공략할 수 있을 것이다.
2. 등 상부 조직을 단단히 텐션시키면서, 등허리를 아치로 만들어 롤러 위에서 신전력을 만들도록 한다. 이 자세에서 해당 부위에 변화가 느껴질 때까지 롤러 위에서 체간을 신전하고 있도록 한다.
3. 양팔은 그대로 몸을 단단히 감싸면서 마치 크런치를 하듯 몸을 일으킨다. 체중의 대부분은 롤러 위에 싣도록 하고, 엉덩이를 발 쪽으로 가져가면서 등허리의 아래쪽 새로운 부위로 롤러가 위치하게끔 한다.
4. 롤러가 등허리 중간 부분에 오게끔 하고, 허리를 뒤로 젖히면서 롤러 위에서 체간을 신전하도록 한다. 가능한 최대 신전을 만들도록 한다.
5. 등허리에서 충분한 변화가 일어났다고 생각되면 경추 기저부로 작업을 진행하도록 한다. 더 큰 신전 자세를 만들기 위해서, 엉덩이를 조이고 고관절을 들어 허리에 아치를 만들도록 한다.

옵션 2: 사이드 투 사이드 스매시Side-to-Side Smash

단순히 롤러 위에서 몸을 젖히는 것만으로 가장 타이트한 부분을 해결하지 못할 수도 있다. 큰 신전력으로도 반응하지 않는 뻣뻣한 부위를 발견했다면, 그 조직 위에서 좌우로 굴러보도록 하라. 이 사이드 투 사이드 스매시 기법은 신전과 회전 움직임을 제한하는 척추 주변 연부 조직들에 좌우로 압력을 가한다. 만약 당신이 골프, 테니스, 야구와 같은 회전동작이 필요한 운동을 한다면, 사이드 투 사이드 스매시 기술을 모빌리티 루틴에 넣도록 하라.

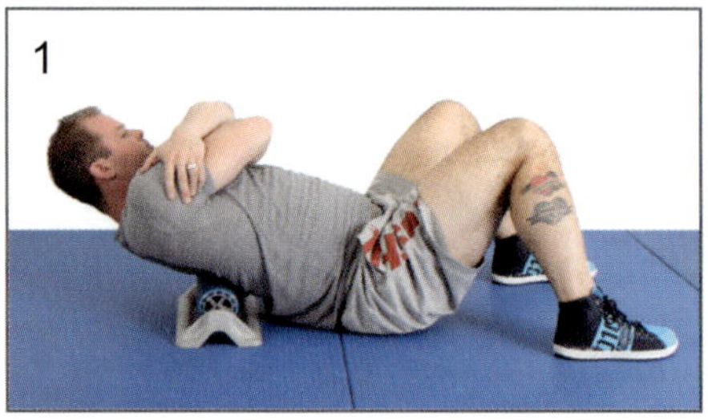

1 양팔로 몸을 감싸 등 상부 조직들을 고정시키고 롤러를 흉곽 기저부에 위치시킨다.

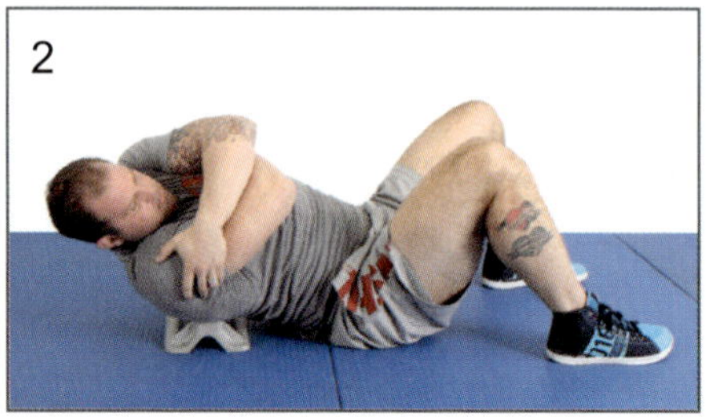

2 몸을 위아래로 움직이면서 뻣뻣한 부분을 탐색한다. 양팔은 단단히 몸을 감싸고 있어야 한다. 고관절이나 전신을 이용해서 몸을 비틀어도 된다.

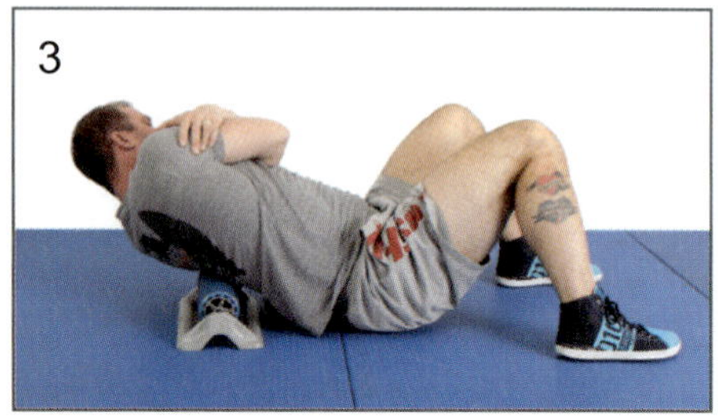

3 몸을 왼쪽으로 돌려본다. 그리고 충분한 변화가 느껴질 때까지 이러한 동작을 좌우로 번갈아가면서 반복한다. 만약 몸 한쪽 편이 다른 쪽보다 더 타이트하다고 느껴지면, 그쪽에서 사이드 롤 스매시 기술을 적용하도록 한다. (옵션 3)

옵션 3: 사이드 롤Side Roll

한쪽 척추가 다른 쪽보다 더 타이트하다면, 긴급 치료가 필요하다는 신호이다. 등허리에서 더 뻣뻣한 쪽은 그 방향으로 몸을 돌리는 능력을 손상시킬 것이다. 그 문제를 해결하지 못하면 해당 부위의 위아래로 문제가 확산되게 된다.

예를 들어 만약 왼쪽 등 상부가 오른쪽보다 더 타이트하다는 것을 발견했을 때 이 문제를 해결하는 한 가지 방법은 왼쪽으로 돌아누워 그 부위를 푸는 것이다. 근본 문제를 진단해보려고 머리쓰지 마라. 그저 왼쪽이 오른쪽과 같은 느낌이 들게만 하면 된다. 이게 훨씬 더 간단하다.

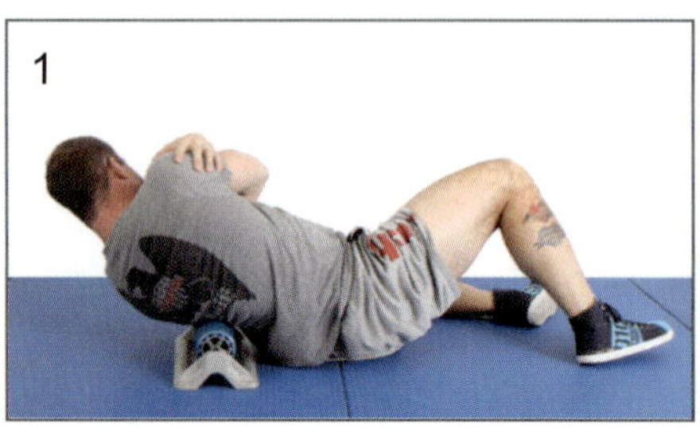

1 더 타이트한 쪽으로 돌아눕고 그 위아래로 천천히 움직여 풀어준다.

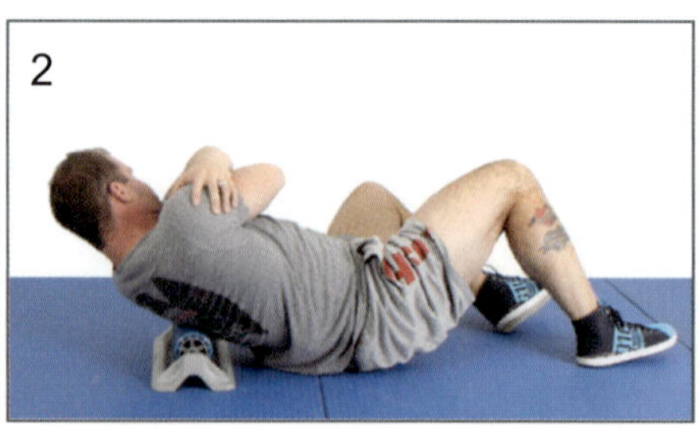

2 등의 측면을 위아래로 움직이면서 그 타이트한 부위에 다양한 크기의 압력을 가한다.

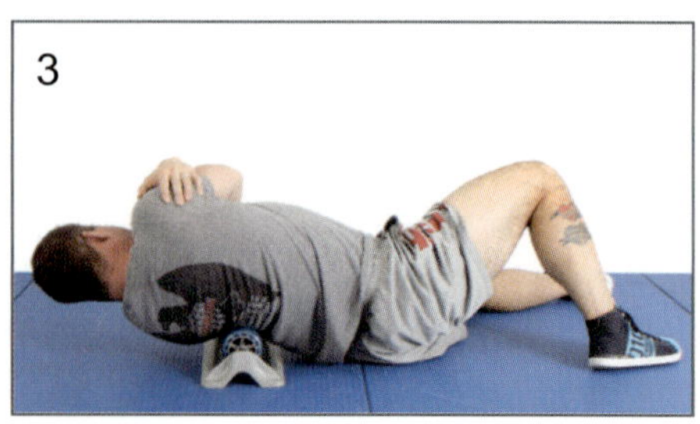

3 꼭 위아래로만 움직이는 것이 아니라, 다양한 압력을 가하고 또 해당 부위를 측굴(side bend)해야 한다는 것을 기억하라.

흉추 볼 스매시 모빌리제이션T-Spine Ball Smash Mobilizations

롤러로 등 상부를 다루는 것은 흉추를 전체적으로 손보는 것이다. 반면 더블 라크로스 볼이나 제미니로 등 상부를 다루는 것은 한 번에 한 움직임 분절을 손보는 것을 목표로 한다. 이 기법은 좀더 세밀한 흉추 모빌리제이션 테크닉이다. 등허리 전체를 불편하게 하는 한두 개의 척추 분절을 찾을 수 있을 것이다.

롤러를 이용한 것과 마찬가지로 이 테크닉에도 다양한 적용법이 있다. 허리에 아치를 만든 상태로 고관절을 들고 내리면서 몸을 좌우로 돌리기도 하고, 팔을 머리 위로 들기도 하며, 또는 이 모든 방법을 조합할 수도 있다. 앞으로 설명할 모든 기술들에도 적용되는 사항이지만, 책에 나오는 사진에 한정해서 움직이지 말도록 한다.

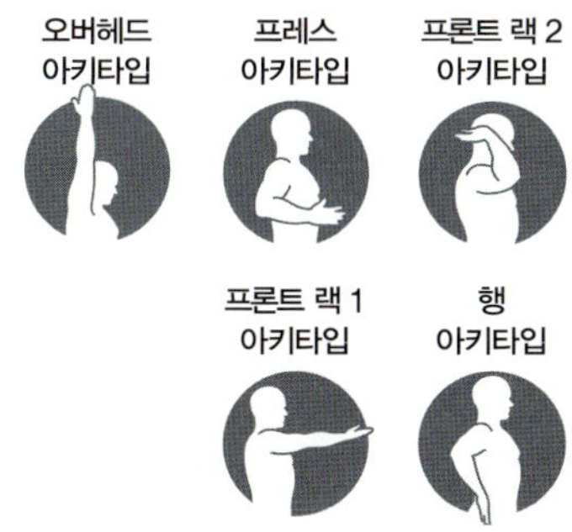

이 모빌리제이션 기술은 위 아키타입들을 개선하는 데 도움을 줄 것이다.

개선사항:

척추 중립자세

국소적 흉추 모빌리티(한 번에 한 움직임 분절을 공략)

옵션 1: 스매시 익스텐션Smash Extention

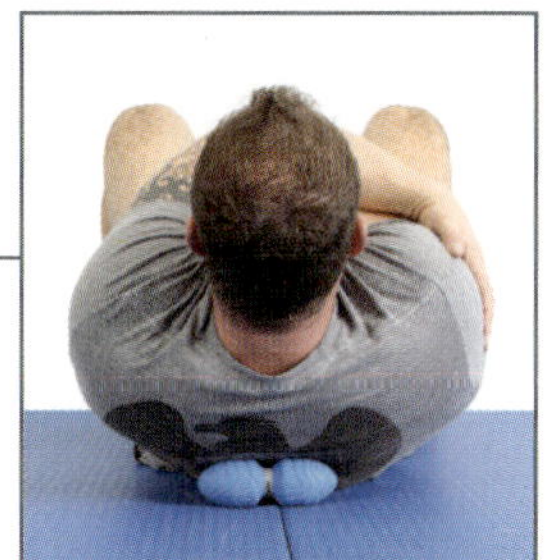

몸의 느슨한 부분을 잠그고 견갑골들을 드러내기 위해 양팔로 몸을 감싼다. 흉추를 가동시키기 위해선 더블 라크로스 볼 또는 제미니의 볼록한 두 부분을 척추 분절들 사이에 위치시키도록 한다.

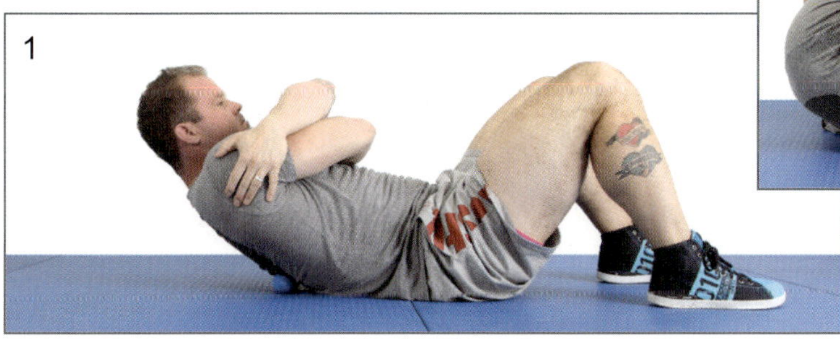

등 상부에 텐션을 만든 뒤, 몸을 더블 라크로스 볼 또는 제미니 위에서 천천히 신전시킨다. 이 도구들은 롤러보다 더 날카로운 받침점을 만들기 때문에, 동작 내내 흉곽의 기저 부분이 골반에 뿌리박혀 있어야 한다. 요추에서 과신전이 나오지 않게 하기 위해 코어를 잠그고 있어야 한다. 여기서부터, 싯업을 하고 난 뒤 라크로스 볼 또는 제미니 위로 더 신전하는 동작을 지속할 수 있을 것이다. 만약 더 많은 압력을 만들기 원한다면, 뒤로 아치를 만드는 동안 고관절을 들어라.

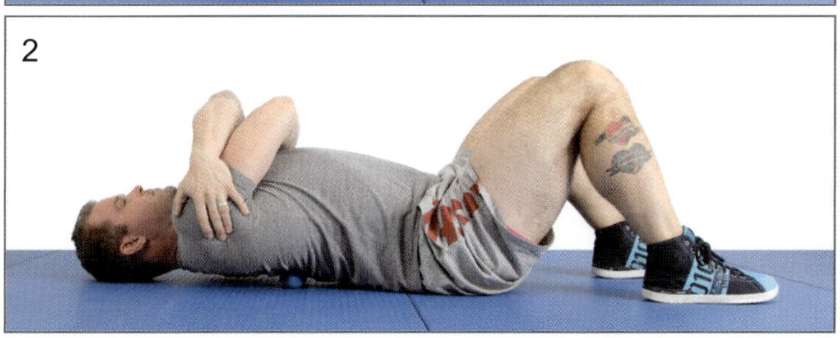

더 많은 압력을 가하기 위해 뒤꿈치를 매트로 밀면서 엉덩이를 들어라. 변화를 주기 위해 몸을 좌우로 회전시키고, 어깨를 돌리고, 뱀처럼 꿈틀거릴 수도 있다.

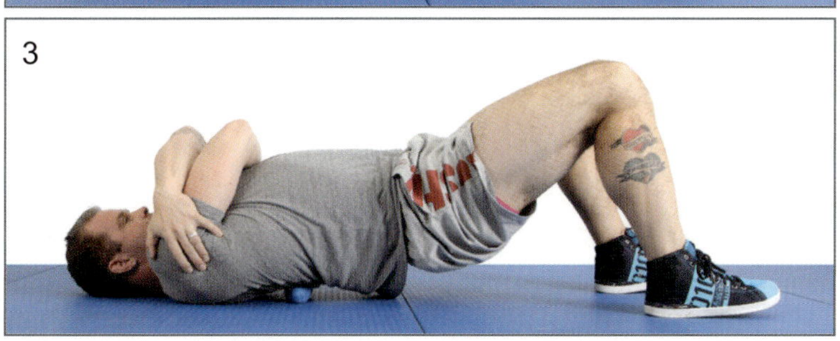

계속 몸을 신전시킨 채로, 엉덩이를 천천히 매트로 내린다.
주의: 엉덩이를 드는 동작과 등에 아치를 만드는 동작을 일련의 과정으로 엮을 수도 있고, 따로따로 독립된 기술로 시행할 수도 있다. 즉, 아치를 만들고, 싯업을 하고, 그리고 이 동작을 반복하거나, 또는 아치를 만들고, 엉덩이를 들고, 엉덩이를 내리고, 이 동작을 반복할 수 있다. 앞의 동작은 타깃 부위의 위쪽을, 뒤의 동작은 타깃 부위의 아래쪽 조직에 보다 집중한 동작들이다.

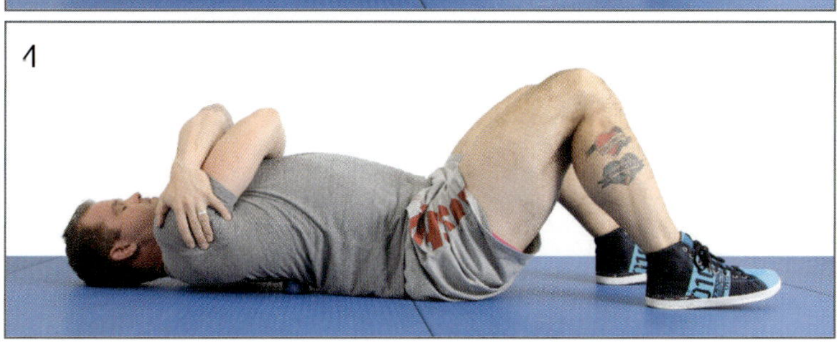

개선사항:

선수들의 흉추의 제한을 강하게 풀어준다.

옵션 2: 플레이트 스매시Plate Smash

고강도 트레이닝을 하는 선수들의 제한 부위stiff는 일반인들보다 더 복잡하며 여러 층의 문제를 가지고 있다. 만약 덩치가 크고, 강한 선수라면, 변화에 박차를 가하기 위해 더블 라크로스 볼 스매시에 추가적인 중량을 더해야 할 것이다. 이때 사용할 수 있는 이상적인 도구는 45파운드짜리 범퍼 플레이트나 고중량 메디신 볼(옵션 3를 보라)로, 가슴위에 올려 두 팔로 감싸도록 한다. 가슴에 부하를 더하면 늑골이 관여하게 되고 이로 인해 흉추와 오버헤드 숄더 모빌리티를 만드는 데 도움을 준다. 물론 아래쪽으로 가해지는 힘이 증가하므로 더 날카롭고 강력한 흉추 모빌리제이션이 일어나게끔 한다.

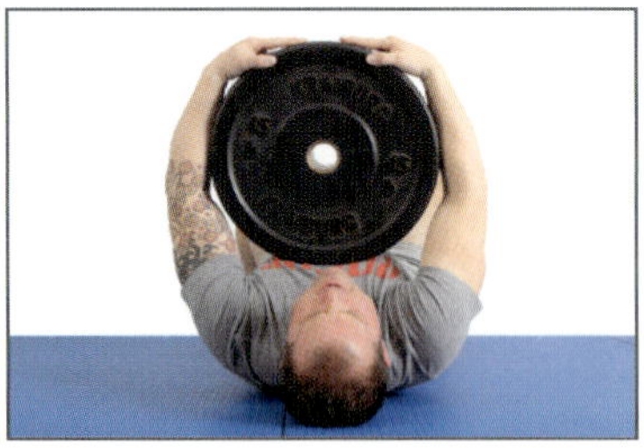

1. 45파운드 범퍼 플레이트를 가슴 위에 올리고 양팔로 감싼다. 플레이트를 안음으로써 등 뒤의 연부조직들을 당기고 척추의 움직임 분절에 집중하게 해준다. 변화가 일어나기를 원하는 부위에 더블 라크로스 볼을 위치시키고, 그 위에서 등을 뒤로 젖혀 아치를 만든다.
2. 천천히 옆으로 몸을 굴린다. 플레이트가 몸을 측면으로 당길 것이므로 천천히 그 힘에 맞서야 한다. 최상의 결과를 얻기 위해선, 변화를 만들려고 하는 움직임 분절에 집중하도록 하라.
3. 중량을 타이트하게 감싼 상태를 유지하면서 반대편으로 몸을 돌린다.
4. 조금 다른 자극을 주기 위해서, 턱을 가슴으로 당기고 마치 크런치를 시도하려는 듯이 몸을 약간만 일으키도록 한다.
5. 추가적인 압력을 만들기 위해, 중량을 얼굴 쪽으로 기울이고 엉덩이를 들도록 한다.
6. 오버헤드 가동범위를 향상시키기 위해, 등 뒤로 아치를 만들고 한 쪽 팔을 위로 든다. 이때 들어올린 팔은 외회전시키고 반대쪽 팔은 중량을 잡아 고정시키도록 한다.

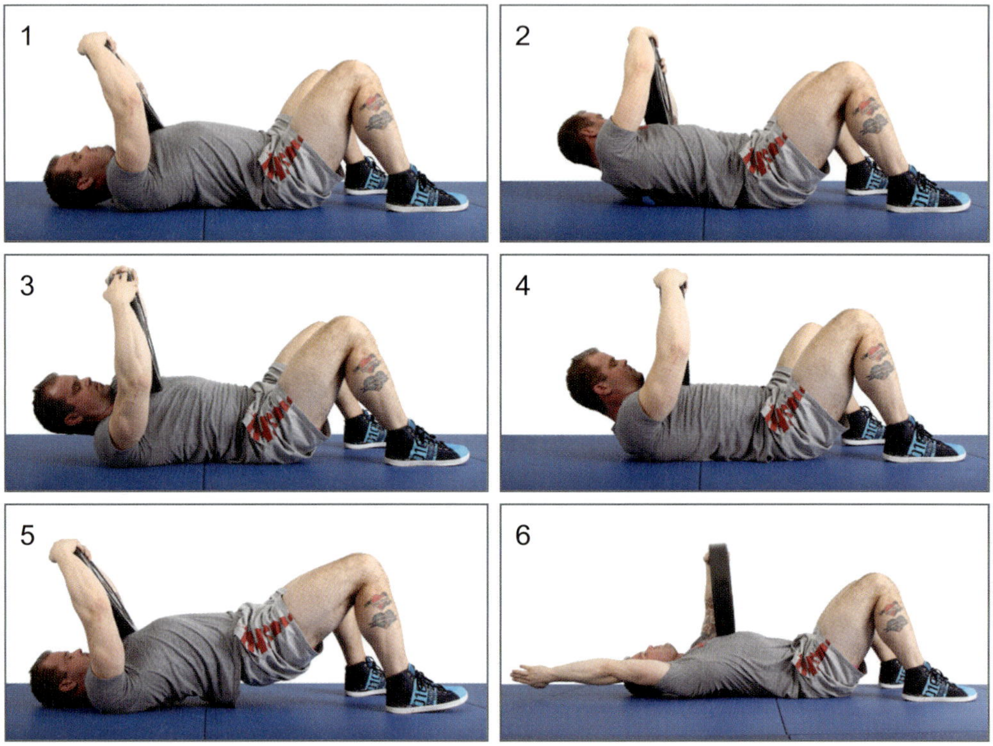

옵션 3: 메디신 볼 스매시Med Ball Smash

메디신 볼로도 유사한 자극을 만들어낼 수 있다. 비록 메디신 볼이 범퍼 플레이트와 정확히 같은 정도의 날카로운 압력을 만들어내진 못하지만, 가슴에 부하를 올리기 더 편하고 가동성을 만드는 동안 중량을 통제하기도 훨씬 수월하다. 메디신 볼은 흉추 상부를 목표로 할 때 특히 유용한 도구이다. 왜냐하면 메디신 볼은 가슴에서 좀더 높이 위치시킬 수 있기 때문이다. 최상의 결과를 얻기 위해선, 메디신 볼의 부하가 가슴 위에 가해질 때 흉추 상부에 집중하라. 타이트한 부위에 가할 압력을 높이기 위해 해당 부위로 숨을 들이마시고, 타이트한 분절을 풀기 위해 수축과 이완 방법을 사용하도록 한다.

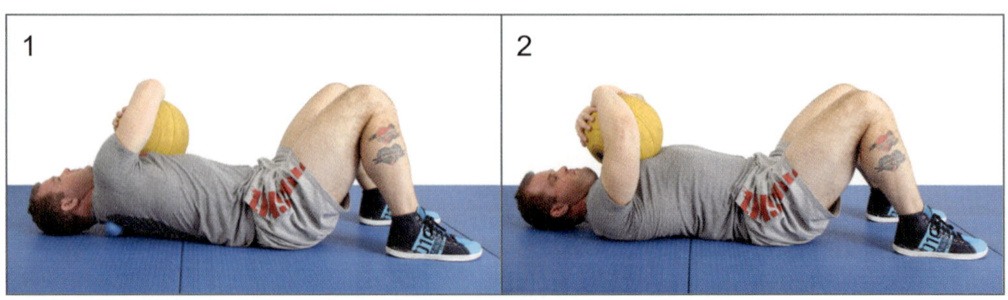

흉추 오버헤드 익스텐션 스매시 모빌리제이션

T-Spine Overhead Extension Smash Mobilizations

오버헤드
아키타입

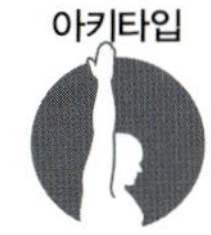

이 모빌리제이션 기술은 위 아키타입들을 개선하는 데 도움을 줄 것이다.

개선사항:

오버헤드 자세
흉추 신전과 상체 회전 움직임
던지기 동작의 역학

비록 양팔로 몸을 감싸는 것이 흉추 모빌리티를 향상시키는 효율적인 방법이지만, 이는 등 상부에 특성화되어 있다. 팔을 머리 위로 드는 자세는 어깨 굴곡과 흉추 신전, 회전 간의 관계를 향상시킨다. 야구 투수의 강속구, 테니스의 서브 동작, 또는 배구 선수의 스파이크 동작을 떠올려보라. 이 모든 동작들은 오버헤드 포지션, 흉추 신전, 그리고 상체의 회전 움직임을 요구한다.

등 상부는 서로 관련되고, 반응하고, 소통하는 일종의 복잡한 네트워크라 할 수 있다. 등에서 오작동이 일어나게 되면 어깨를 안정시키기 힘들어지거나 팔을 머리 위로 들기 힘들어질 것이다. 그러므로 오버헤드 자세를 개선시키려 한다면, 등 상부의 타이트한 부분의 모빌리티를 회복해야 할 것이다. 흉추 오버헤드 익스텐션 스매시는 이러한 개념에 완벽히 부합하는 예라고 할 수 있다.

처음부터 이 오버헤드 익스텐션 동작들을 해도 되지만, 굳이 이전에 소개한 동작들과 따로 떨어뜨려서 할 필요는 없다. 즉, 팔로 몸을 감싸안고 하는 동작으로 시작해서 오버헤드 동작들을 하고, 다시 처음으로 돌아갔다가 다시 오버헤드 동작들로 마무리해도 된다. 그저 두 어깨들을 안정적인 위치에만 유지시키고 신체 정중선을 동작에 참여시키기만 하면 된다. 팔꿈치를 구부리거나 흉추 기저부가 접하지만 않도록 주의하라. (아마 이 동작을 함에 있어 가장 흔히 저지르는 실수일 것이다.) 팔꿈치를 구부리면 어깨가 불안정한 자세를 취할 수밖에 없게 되며, 흉추 기저부를 접으면 허리에서 과신전이 일어날 수밖에 없게 된다. 이와 같은 실수들을 피하기 위해선, 흉추와 요추 연접부위가 접히지 않도록 복부를 단단히 조이고 팔꿈치를 완전히 편다. 이때 겨드랑이가 전면을 향하도록 해야 한다.

옵션 1: 오버헤드 익스텐션Overhead Extension

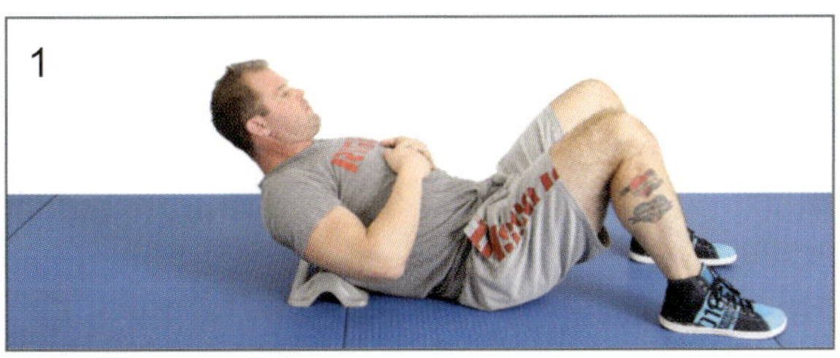

1

흉곽 기저부 아래에 폼롤러나 배틀스타를 위치시킨다. 오버헤드 자세를 취하게 되면 추가적인 신전력이 발생된다는 것을 기억하라. 이 때문에 흉추의 과신전이 일어날 수도 있다. 이를 피하기 위해선 척추의 중립 위치를 지키려 노력하고 정중선에서 움직임이 일어나게끔 해야 한다.

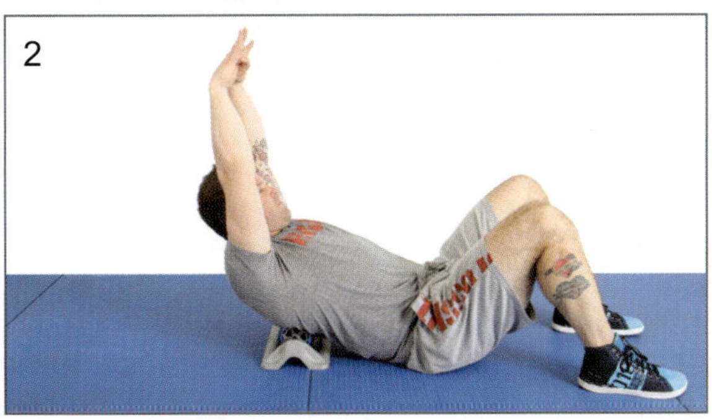

2

두 팔을 머리 위로 들도록 한다. 사진을 보면, 두 팔꿈치가 완전히 펴져 있고(lock out), 겨드랑이가 앞쪽을 향하고 있다는 것을 알 수 있을 것이다. 그리고 두 손을 능동적으로 천장을 향하도록 하고 있다.

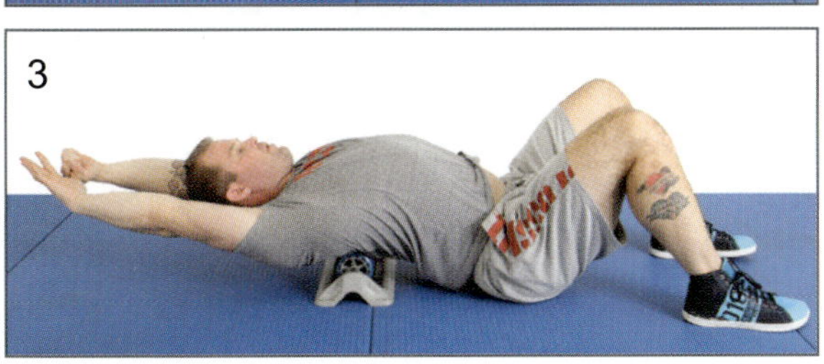

3

움직임이 인체 정중선에서 일어나도록 하면서 어깨를 안정적으로 위치시키고, 폼롤러 또는 배틀스타 위에서 뒤로 아치를 만들어 눕는다. 압력을 높이기 위해서 엉덩이를 바닥에서 들 수도 있을 것이다.

옵션 2: 오버헤드 앵커Overhead Anchor

아래 그림을 보면 두 손으로 바벨을 잡아 몸을 고정시키고 있는 것을 알 수 있을 것이다. 바벨이 아니더라도 쇼파 아랫부분을 잡아도 된다. 그러고 나서 흉추의 신전을 키우기 위해 엉덩이를 바닥으로 내린다. 신전력을 만들기 위해 어깨를 조이고 하체를 이용한다.

많은 사람들이 폼롤러나 라크로스 볼 위에 누울 때 두 팔을 올바르게 오버헤드 자세로 놓지 못하고 가동성 부족으로 바닥에서 손이 떨어지게 된다. 이 때문에 바벨 등을 이용해 두 손을 바닥에 고정해야 하는 것이다. 이로써 이 운동의 효과가 증진되는 것이다.

자, 이 동작에서 볼 수 있는 중요한 컨셉에 대해서 알아보도록 하자. 겉모습은 비슷해 보이지만 다른 효과를 보이는 운동들을 떠올려보라. 핸드 스탠스 푸시업 vs 바벨 프레스를 예로 들 수 있을 것이다. 두 동작은 모두 오버헤드 자세가 잘 나와야 한다. 그러나 각각의 동작은 다른 부분에서 과장된 움직임이 나온다. 한 운동은 오버헤드 자세로 동작을 시작하는 반면, 다른 운동은 오버헤드 자세로 동작을 마무리한다. 이론상 두 운동은 매우 유사한 것 같다. 그러나 둘 중 한 운동만 하진 않을 것이다. 자존감 있는 모든 선수들과 코치들은 퍼포먼스와 건강을 극대화하는 수단으로 운동 균형의 중요성을 인지하고 있다. 이는 직관적인 문제이다. 그러나 내가 여기서 보내고자 하는 메시지는, 사람들은 모빌리티에 관해선 한 가지 면에만 사로잡혀 있다는 것이다.

핵심은 모빌리티를 만드는 작업을 할 때에는 움직임 스펙트럼의 양 끝 모두를 해결해야 한다는 것이다. 만약 목표가 단순히 흉추의 신전 움직임을 만들고 그 과정에서 팔의 굴곡 움직임도 향상시키는 것이라면, 앞서 소개한 운동들만으로도 훌륭한 선택일 것이다. 그러나 만약 전신에 걸친 변화를 만들고 싶다면, 움직임의 양 끝단 모두(바벨 프레스와 핸드 스탠드 푸시업을 이용해 다차원적인 훈련 효과를 자극하는 것과 같이)를 다뤄야 할 것이다. 최적의 결과를 얻고자 한다면, 균형 있는 선택을 해야 한다.

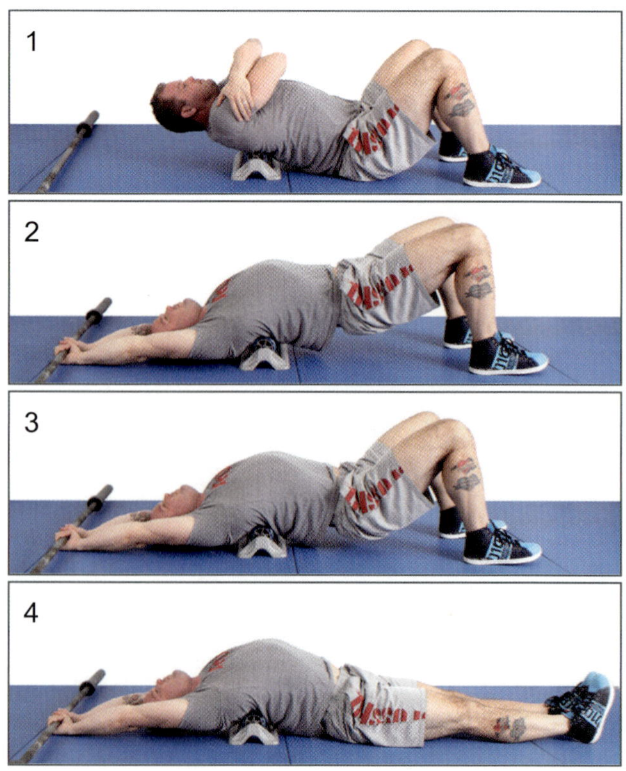

1. 두 팔로 몸을 감싸고 등 상부의 느슨한 부위가 없어지도록 한다. 그러고 나서 흉곽을 롤러 위에 올리고 엉덩이를 들어서 골반과 같은 높이가 되도록 한다. 등 뒤로 아치를 만들어 신전시키지 않도록 한다.

2. 엉덩이를 든 상태에서, 팔꿈치를 완전히 펴고 겨드랑이를 앞쪽으로 향하게 하면서 두 손으로 바벨을 잡아 고정한다. 그러고 난 뒤 엉덩이를 천천히 바닥으로 내리도록 한다. 두 손을 가까이 잡을 수록 효과는 더 뛰어날 것이다. 이렇게 함으로써 먼저 오버헤드 자세를 만들고 그 뒤에 하체를 이용해 신전력이 일어나게끔 하라.

3. 엉덩이를 계속해서 바닥으로 내린다.

4. 엉덩이가 바닥에 닿으면, 두 다리를 펴고, 엉덩이를 바닥에 고정시켜라. 이 자세 그대로 몸의 변화를 느끼거나, 또는 다른 부위로 움직일 수도 있다. 핵심은 좋은 오버헤드 자세를 유지하고, 인체 정중선을 지키며, 그리고 받침대를 중심으로 엉덩이를 들고 내리거나 또는 전체적으로 신전된 자세로 인해 변화가 느껴질 때까지 기다리는 것이다.

옵션 3: 더블 라크로스 볼Double Lacrosse Ball

어깨 굴곡의 마지막 움직임을 흉추 신전과 함께 만든다는 점에선 같은 아이디어라 할 수 있다. 다만 위의 동작은 여러 움직임 분절들 주위를 다루는 반면, 이 동작은 개별 척추 분절 단위를 다루는 점에서 차이가 있다.

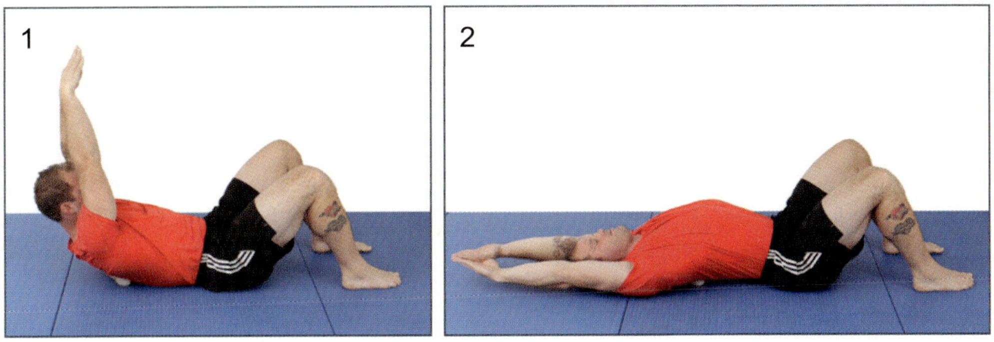

1 척추의 특정 움직임 분절에 더블 라크로스 볼을 놓고 두 팔을 머리 위로 든다. 신체 정중선을 지키면서, 팔꿈치는 완전히 펴고 겨드랑이는 앞을 향하게 한다.

2 오버헤드 자세를 유지하면서, 공 위로 몸을 신전시킨다. 여기서부터, 몸을 좌우로 돌리거나 엉덩이를 들어서 추가적인 압력을 만들 수 있다.

옵션 4: 더블 라크로스 볼 오버헤드 앵커Double Lacrosse Ball Overhead Anchor

이 동작은 옵션 2와 완전히 같은 움직임이지만, 특정 부위를 공략하는 데 롤러 대신 더블 라크로스 볼을 사용한다. 최상의 결과를 얻기 위해선, 더블 라크로스 볼을 등 상부에서도 목 기저부 근처에 놓도록 한다.

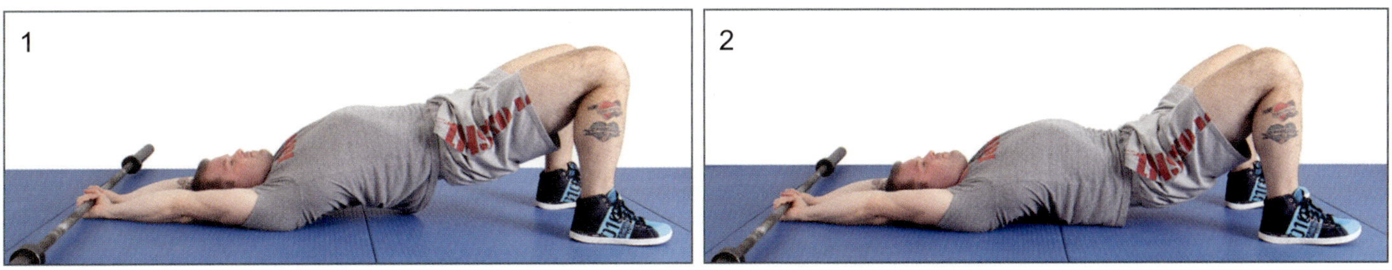

1 더블 라크로스 볼을 목 기저부에 놓고 엉덩이를 든다. 그리고 팔꿈치를 완전히 펴고 겨드랑이가 앞을 향하게 하면서 두 손으로 바벨을 잡아 고정한다.

2 요추 과신전을 피하기 위해 인체 정중선을 지키면서, 엉덩이를 천천히 바닥으로 내리도록 한다.

흉추 글로벌 익스텐션 모빌리제이션T-Spine Global Extension Mobilizations

오버헤드 아키타입

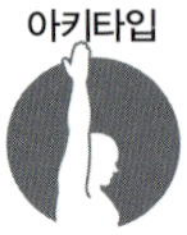

이 모빌리제이션 기술은 위 아키타입들을 개선하는 데 도움을 줄 것이다.

개선사항:

흉추 모빌리티(전체적인 굴곡과 신전 움직임)

드럼통을 이용하면 다양한 모빌리티 테크닉을 사용하여 퍼포먼스 향상에 도움이 될 수 있다. 이번 섹션에선 드럼통을 이용해 척추 전반에 걸쳐 큰 신전 움직임을 만들 것인데, 여기에는 두 가지 이점이 있다.

첫째, 드럼통을 이용하면 척추의 모든 움직임 분절들을 아우르는 전체적인 자세를 만든다. 예를 들어 폼롤러나 파이프를 이용하는 경우에, 척추 전체적인 신전 움직임을 만들려고 해도 척추에선 오직 2~3개의 움직임 분절들만이 동원될 것이다. 드럼통을 이용한다면, 척추 전반에 걸쳐 모든 움직임 분절들을 다룰 수 있다. 많은 사람들이 브릿지 자세로 이 움직임을 과장되게 만들곤 하는데, 어깨, 등, 그리고 허리에 적절한 신전 상태를 만들기 힘들다. 드럼통은 좋은 자세를 유지하기 위해 다른 부분들을 무리하지 않고도 신전 자체에 집중할 수 있게 도와준다.

드럼통을 이용함에 있어 두 번째 이점은 야외에서도 활용하기 적절하다는 것이다. 야외에서 롤러나 라크로스 볼을 사용하는 경우 지면의 상태에 따라 원하는 결과를 얻지 못하는 경우가 있다. 그러나 드럼통이나 다른 크고 둥근 물건들(바벨 플레이트 몇 장 위에 메디신 볼을 얹어 만든)은 이러한 환경에서도 허리에 큰 아치를 만들 수 있게 해줄 것이다.

옵션 1: 오버헤드 익스텐션Overhead Extension

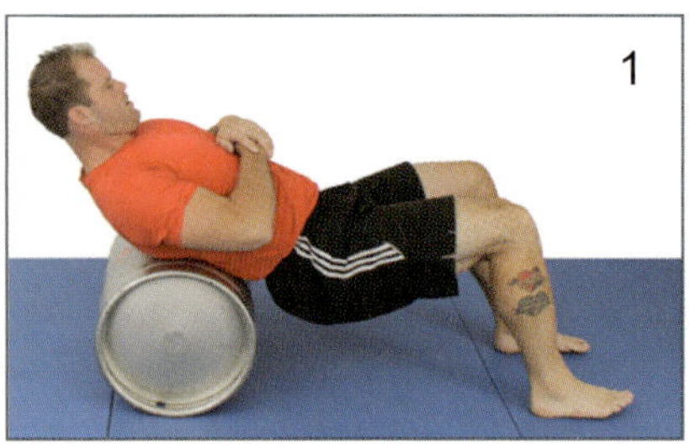

드럼통에 등을 대고 기댄다. 흉곽과 골반의 높이를 같게 하고 정중선을 맞춘다. 그리고 어깨는 바른 위치에 놓는다.

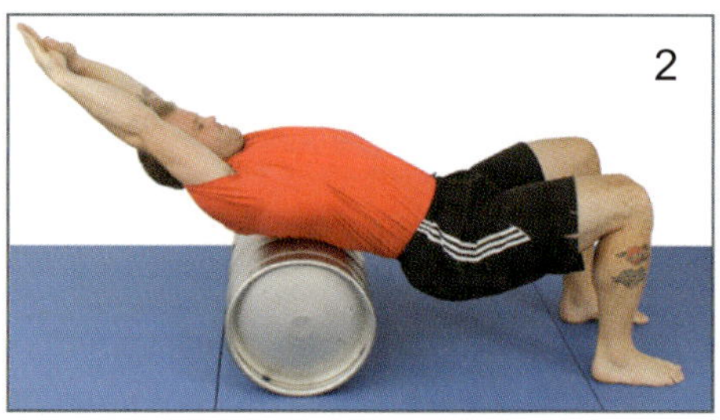

두 팔을 머리 위로 올린다. 두 손은 모으고, 팔꿈치는 완전히 펴고, 겨드랑이는 앞을 향하게 한다.

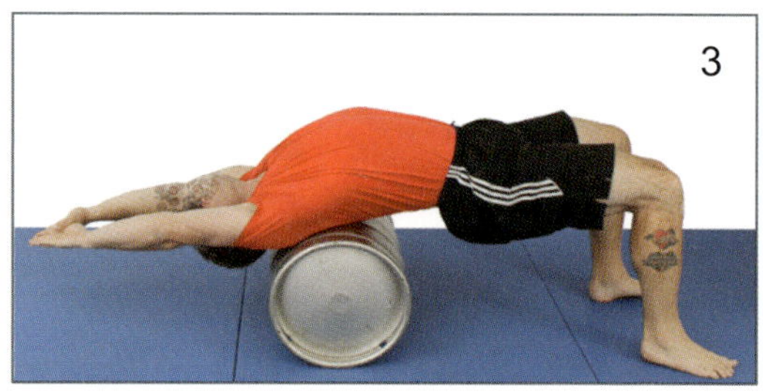

두 손을 머리 위로 뻗으면서 어깨는 안정적인 위치로 유지하고, 엉덩이를 들고 드럼통 위에서 몸을 신전시킨다.

옵션 2: 케틀벨 또는 바벨 앵커Kettlebell or Barbell Anchor

드럼통을 폼롤러와 같이 다뤄서 이전에 소개한 모든 기술들을 활용할 수도 있다. 이러한 일련의 과정 중, 이전 테크닉과는 반대로 동작하는 버전을 소개하고자 한다. 먼저 두 손을 고정하기 위해 케틀벨을 잡고 그 뒤 엉덩이를 내린다. 이 동작에선 엉덩이가 바닥에 고정되어 있지 않고 받침대가 높으므로 척추와 어깨 전체에 보다 큰 전반적인 신전 움직임이 일어나게 된다.

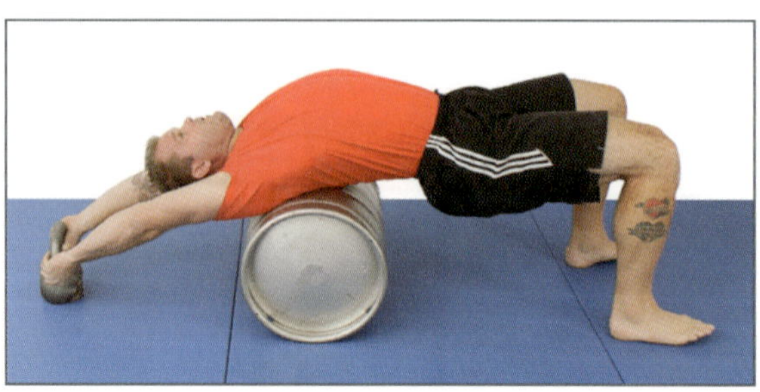

옵션 3: 밴드를 이용한 오버헤드 디스트랙션Overhead Banded Distraction

옵션 1과 같은 개념의 움직임이다. 그러나 거기에다 어깨 관절을 조금 당기는 작용이 추가된 동작이다. 비록 이 동작을 취하기가 조금 더 어렵고, 제대로 된 자세를 취하기가 어색할 수도 있지만, 굉장히 훌륭한 효과를 발휘하는 운동이다. 크고 광범위한 신전력을 요구하는 모든 기술들이 그러하듯, 능동적으로 동작하고 집중력을 발휘해야 한다.

필자가 해군과 일하고 있을 때, 교관 중 한 명이 몸을 안정화시키지 못하면서 바에 매달려 있는 병사들을 가리키며 말했다. "저기 정육점의 고기 덩어리들처럼 매달려 있는 자들을 보라." 당신은 이 교관이 가리켰던 그 병사들처럼 보이고 싶진 않을 것이다. 스스로의 자존감을 지키도록 하라!

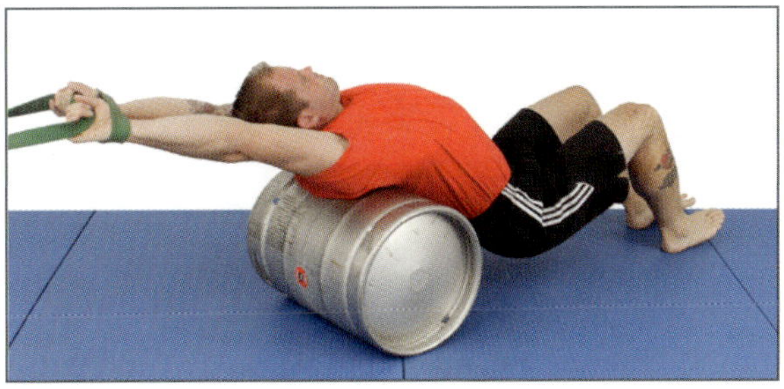

오버헤드 늑골 모빌리제이션Overhead Rib Mobilization

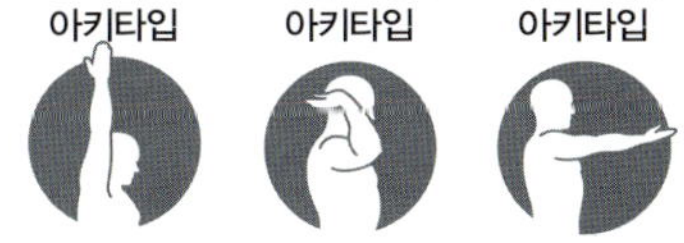

이 모빌리제이션 기술은 위 아키타입들을 개선하는 데 도움을 줄 것이다.

개선사항:

어깨 가동범위
어깨, 등 상부와 목 통증
흉곽 뻣뻣함
흉추 모빌리티

방법:

압력파
수축과 이완
스매시&플로스

척추의 움직임을 회복함과 더불어, 늑골이 잘 움직이고 유연해져야 한다는 것을 깨닫게 되었을 것이다. 우리는 늑골이 척추에 붙어 있으며 척추의 관절 역학에 지대한 영향을 미치고 있다는 사실을 잊기 쉽다. 뻣뻣한 흉곽은 흉추의 핵심적인 움직임 분절들을 방해할 뿐만 아니라, 그 위에 위치한 견갑골의 움직임 역시 제한하여 어깨를 안정화시키는 능력을 방해한다. 앞으로 소개할 간단한 모빌리제이션들을 통해 흉곽의 유연성을 회복할 수 있게 될 것이다.

다음 페이지에서 소개할 일련의 과정들은 흉곽의 제한을 고쳐줄 가장 기초적이고 효과적인 기술들이다. 아래 그림을 보면 알 수 있듯이 목표 부위는 2번째 늑골에서부터 시작할 것이다. 이곳에서부터 시작하여 승모근 중앙에서 (맨 위 사진) 견갑골의 내측을 따라 내려올 것이다. (맨 아래 사진) 일반적으로 시간은 각 늑골당 최소한 30초는 소요할 것이며 15~20회 정도 팔을 천천히 휘두르게 될 것이다.

일반적으로 뻣뻣하고 움직임이 제한된 부위를 가동시키기 위해 시간을 보내고 싶어할 것이다. 그러나 때로는 워크아웃을 들어가기 전 모든 문제를 해결할 충분한 시간이 없을 때도 있다. 등 전체가 완전히 굳어 뻣뻣한 상태이지만, 본 운동에 들어가기 전 웜업과 자세 잡기를 위한 시간이 1분 정도밖에 없을 수도 있는 것이다. 이러한 상황에서, 시간과 에너지를 어디에다 집중해야 하는지 알고 있는 것이 도움이 될 것이다. 이를 통해 수행해야 할 움직임에 가장 큰 영향력을 행사할 수 있기 때문이다. 물론 모든 문제들을 해결하는 것이 훨씬 좋겠지만, 스스로를 고칠 수 있는 시간은 제한되어 있다. 그러므로 우리는 전략적으로 전체를 부분들로 나눠야 한다. 다음은 권고하는 사항이다.

대상 부위

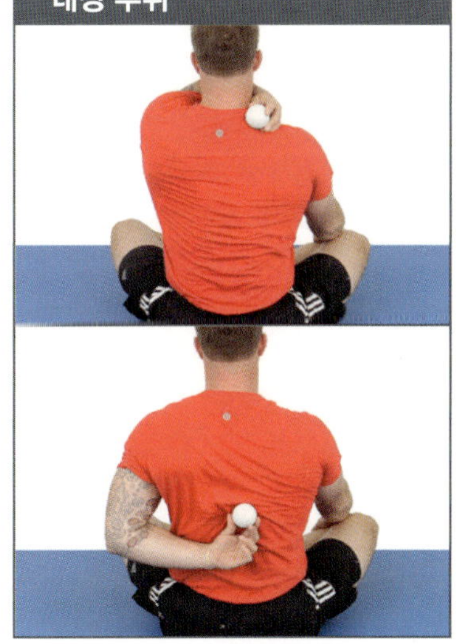

만약 앞으로 오버헤드 동작이 필요한 운동을 해야 한다면, 상부 늑골에 집중하라. 만약 딥스, 벤치프레스, 또는 푸시업처럼 팔꿈치를 신전 또는 내회전시켜야 한다면 늑골 하부들에 집중하라. 그 이유는 간단하다. 만약 안정적인 오버헤드 자세를 방해하는 어깨 충돌징후를 가지고 있다면, 견갑골이 잠겨서 팔이 움직이는 경로를 막을 수도 있는 것이다. 비록 견갑골과 경계를 이루는 모든 늑골이 팔의 움직임과 연계되어 있지만, 늑골 상부가 팔을 위쪽으로 올리는 데 좀더 방해를 하는 경향이 있다. 이러한 상황에선 중부 승모근에서 시작해서 쭉 손보는 것이 가장 좋은 방책일 것이다.

반대로, 어깨 신전과 내회전이 필요한 워크아웃을 하려 한다면, 흉곽 하부에서 시작해야 하는데, 왜냐하면 늑골 하부가 뻣뻣해지면 견갑골의 좋은 움직임을 막기 때문이다.

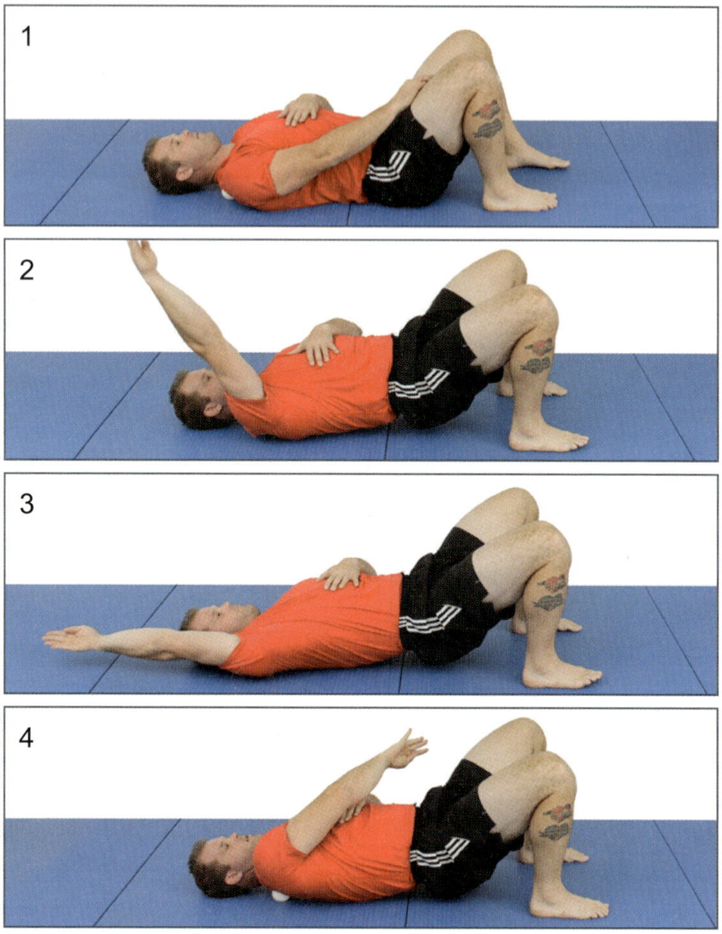

1. 라크로스 볼은 견갑골의 내측연, 즉 오른쪽 견갑골과 척추 사이에 위치시킨다.
2. 추가적인 압력을 만들기 위해, 두 발꿈치를 매트로 눌러 엉덩이를 들도록 한다. 한쪽 손을 천장으로 뻗고, 팔꿈치를 잠그고, 팔을 머리 위로 보낸다. 어깨는 안정되게 위치시켜야 한다는 것을 기억하라. 즉, 팔을 머리 위로 보낼 때 내회전하거나 팔꿈치를 구부려서는 안 된다. 만약 팔이 안쪽으로 돌아가려 하거나 팔꿈치가 구부러지려 한다면 멈춰라. 거기까지가 당신의 가동범위이다. 팔꿈치가 구부러진다는 것은 어깨가 내회전한다는 신호이다.
3. 팔꿈치를 잠근 상태로 팔을 머리 위로 밀어낸다.
4. 엉덩이를 든 상태에서 오른쪽 팔이 몸을 가로질러 왼쪽 고관절 쪽으로 오게 하라. 팔을 쭉 펴서 몸을 가로지르게 되면 연부조직을 당기고 견갑골을 더 많이 움직이게 할 것이다. 어깨와 견갑골 사이를 벌림으로써 해당 부위의 조직들의 최대 길이를 만들 수 있는 것이다.

견갑골 위치 정렬하기

많은 선수들, 코치들, 그리고 물리치료사들은 어깨의 충돌징후를 자동적으로 회전근개 문제와 연관시키려 한다. 하지만 진짜 벌어지는 일은 다음과 같다. 견갑골이 잘못된 위치에 있으면, 회전근개들의 작용이 멈추게 된다. 그러므로 누군가 회전근개가 제대로 작동하고 있지 않다고 말한다면, 먼저 견갑골의 위치를 되잡아 회전근개들이 활성화될 수 있도록 해야만 한다.

견갑골 맨 위쪽에서 시작한다면 공을 견갑골과 척추 사이에 놓도록 하라. 엉덩이를 가능한 높이 들고, 공이 몸 깊숙이 들어올 수 있도록 하고, 팔을 머리 위로 든다. 팔꿈치는 완전히 펴서 잠근다. 이제 팔이 몸을 가로질러 반대쪽 고관절 쪽으로 올 수 있게 한다. 능형근, 승모근, 척추주위근들이 정말 타이트해질 것이다. 팔이 몸을 가로지르게 함으로써 이러한 근육들을 분리시킬 수 있을 것이다. 견갑골 내측연을 따라 이 작업을 하면서, 팔은 위 사진과 같이 위아래로 계속 움직여라. 반면, 만약 어깨의 신전과 내회전 움직임을 만들려고 노력하려 한다면 다음에 소개하는 기술들이 더 많은 효과를 발휘할 것이다.

늑골 하부 스매시Lower Rib Smash: 내회전 동작 동반Internal Rotation

늑골 하부의 움직임들이 제한되어 있으면, 어깨의 신전과 내회전 시 필요한 견갑골 안정화 능력에 영향을 미치게 된다. 늑골 하부들이 뻣뻣해지면, 능형근 하부 주변 조직들이 잠기고 척추와 견갑골 사이의 조직들이 서로 연계되지 못하게 된다. 그 결과 어깨의 신전, 내회전을 위해 어깨 안정화를 유지하는 능력이 사라지게 된다. 예를 들어 만약 당신이 뻣뻣한 늑골 하부를 가진 채로 벤치프레스, 딥스, 또는 올림픽 리프팅(특히 high-hang 포지션을 취하는)을 한다면, 당신의 견갑골을 통제하기가 극도로 어려울 것이다. 견갑골을 통제하는 능력이 떨어지면 자동적으로 내회전 상태로 들어가, 어깨가 앞으로 말려간 자세가 될 것이다. 당신은 파워와 토크를 잃고, 부상에 노출될 것이다. 그리 좋지 않은 소식 아닌가! 움직이는 동안 어깨를 안정화시키기 위해 견갑골을 통제하는 능력을 유지해야 하며, 이를 위해선 견갑골 주위의 조직들과 늑골의 유연성을 만들어야 한다. 이것은 이 모빌리제이션이 의도하고 있는 바이기도 하다.

프레스
아키타입

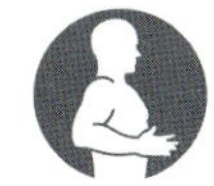

행
아키타입

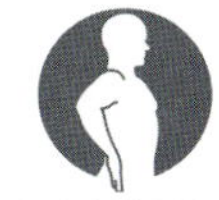

이 모빌리제이션 기술은 위 아키타입들을 개선하는 데 도움을 줄 것이다.

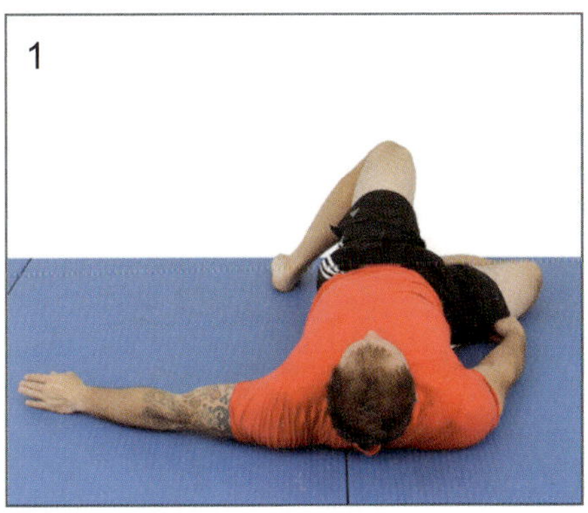

1. 라크로스 볼은 늑골 하부의 견갑골과 척추 사이에 위치시킨다. 왼손으로 바닥을 지지하고 엉덩이를 오른쪽으로 돌린다.
2. 공의 위치는 그대로 놓고, 왼손을 등 뒤로 가져온 뒤 왼쪽 엉덩이를 바닥에 붙인다.
3. 팔을 등 뒤에 고정시킨 채, 몸을 오른쪽으로 돌리고, 공이 견갑골 내측연으로 파고드는 것에 집중한나.
4. 몸을 왼쪽으로 돌린다. 여기서부터 몸을 위아래로 움직여 하강된 견갑골의 내측연으로 공을 찔러넣어 타이트한 부분들을 찾을 수 있을 것이다. 늑골 주위 뻣뻣한 조직들의 체표면 활주 기능을 회복하는 데 집중해야 한다.

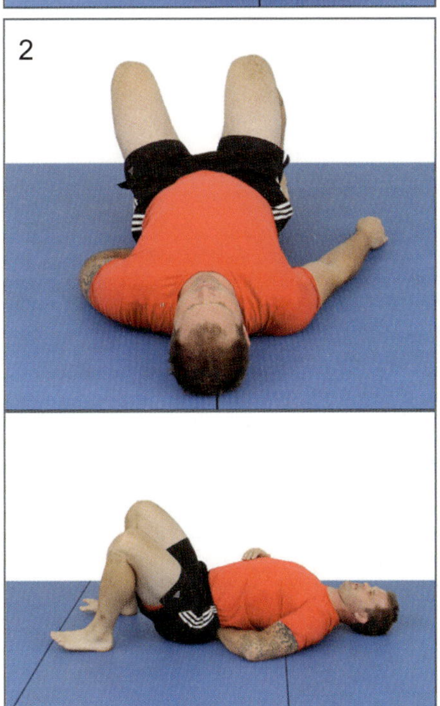

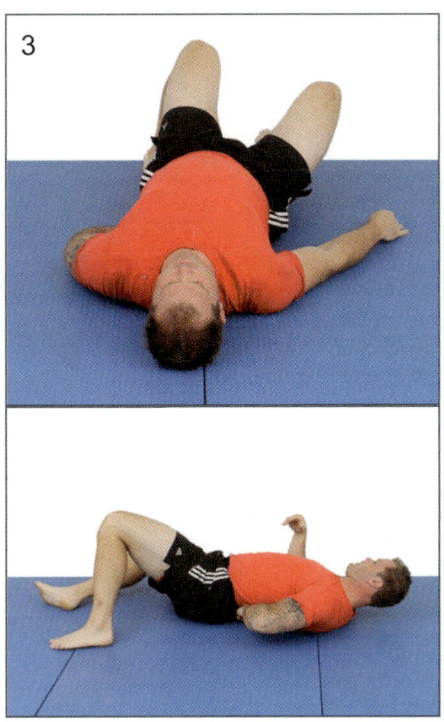

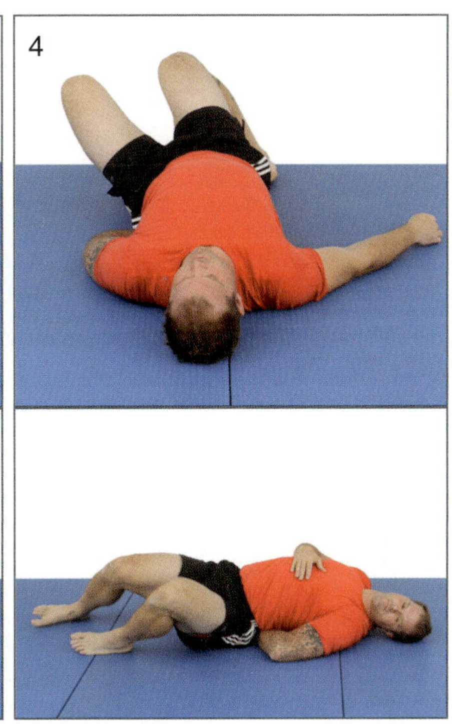

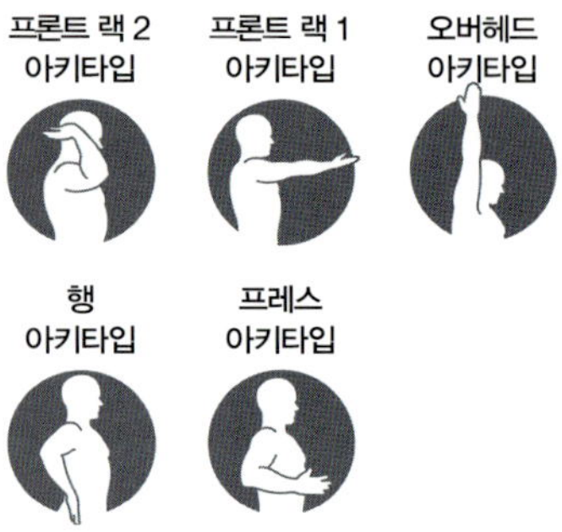

이 모빌리제이션 기술은 위 아키타입들을 개선하는 데 도움을 줄 것이다.

개선사항:

상부 승모근 뭉침
목, 흉추와 어깨 복합체의 통증과 뻣뻣함
근막의 체표면 활주와 승모근의 근육 조직
목과 어깨 안정성

방법:

압력파
수축과 이완

승모근 문지르기Trap Scrub

때때로 뻣뻣한 흉추는 유연성을 잃어 움직임을 제한하는 승모근과 끈끈히 붙어 있기도 하다. 우리는 하나의 큰 시스템으로 이루어져 있다는 사실을 기억하라. 모빌리티 작업의 성과를 높이기 위해선, 항상 변화시키고자 하는 부위나 조직이 어떻게 연결되어 있는지를 생각하라. 예를 들어 만약 흉추를 자유롭게 하고, 어깨의 가동범위(회전, 신전, 그리고 거상)를 향상시키고자 한다면, 이 두 부분을 연결하고 있는 승모근을 건드려야만 한다.

승모근은 어깨와 목을 안정시키는 역할을 하고 있기에, 이 근육 조직에는 어깨, 목, 그리고 등을 연결하는 조직이 엄청나게 큰 비중을 차지하고 있다. 따라서 승모근은 잘 뻣뻣해지는 경향이 있고 위, 아래로 이어지는 수많은 문제들의 원인이 된다. 특히 상부 승모근 상부는 잘 뭉친다. 훈련 시 잘 일어나는 이 증상을 예방하고 고치기 위해선, 고기를 다지듯 이 조직을 두드릴 필요가 있다.

이 모빌리제이션을 제대로 하기 위해서는, 공(라크로스 볼이나 슈퍼노바와 같은 큰 공)을 승모근과 견갑거근에 잘 위치시켜야 하고, 공 위로 가능한 많은 체중을 실을 수 있도록 해야 하며, 그 뒤엔 좌우로 문질러야 한다. 한 번에 두 가지 효과를 내기 위해서, 같은 크기의 공 두 개를 한 대상 부위에 놓는다. 목표는 횡적으로, 또 교차 마찰이 일어나게 하는 것이다. 만약 아픈 부위를 찾아냈다면, 편한 느낌이 들 때까지 수축 이완 기술을 적용하도록 한다.

주의: 고중량 당기기 운동을 많이 해왔다면(올림픽 리프팅과 같은) 이 문지르기 기술이 매우 아플 수도 있다. 당신은 해당 부위의 상태가 얼마나 엉망인지 즉각적으로 알게 될 것이다.

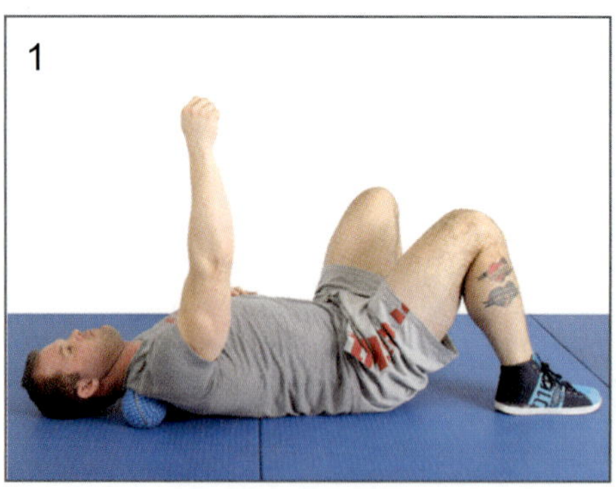

공을 승모근(견갑골 위, 어깨와 목 사이)에 위치시키고 양팔을 든다.

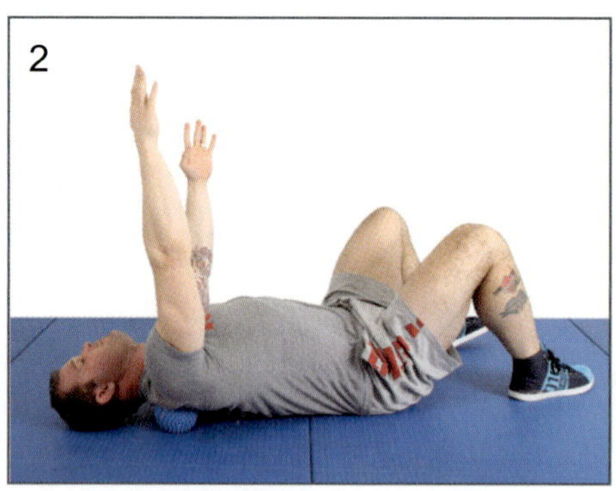

팔을 옆으로 벌린 채 횡적, 교차 마찰 압력이 일어나게 몸을 좌우로 꿈틀댄다. 질 밀러는 다음과 같은 설명으로 이 동작에 대한 이해를 도왔다. 즉 큰 운전대가 있는 학교 버스를 운전하듯 움직이도록 한다. 이렇게 하면 천천히 움직일 수 있어 체중으로 완전한 압력을 만들어낼 수 있을 것이다.

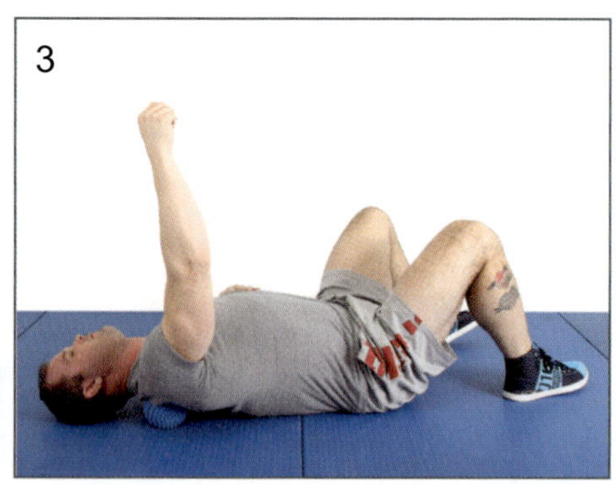

특별히 타이트한 지점을 찾았다면, 그곳에 멈추고, 공을 더 깊이 박기 위해 수축 이완 기술을 사용한다. 또한 플로스 효과를 내기 위해 팔을 모든 방향으로 움직일 수도 있다. 추가적인 압력을 만들어내기 위해서 발뒤꿈치로 매트를 눌러 엉덩이를 들도록 하라.

승모근 바벨 모빌리제이션Barbell Trap Mob

오버헤드 아키타입

이 모빌리제이션 기술은 위 아키타입들을 개선하는 데 도움을 줄 것이다.

승모근 가장 윗부분을 공략하기란 매우 까다로운 일이다. 바벨 밑에 들어감으로써 이 부분을 잡아내기 위한 한 가지 최상의 방법을 찾아냈다. 스쿼트랙 아래로 들어가 승모근을 중량이 걸린 바벨을 향해 위쪽으로 박아넣거나, 또는 빈 바벨을 어깨 위에 걸쳐 시작 자세를 취한다. 앞의 세팅은 동작을 좀더 통제하기 쉬우며, 특정 부위를 타깃팅하기 용이하다. 만약 키가 작은 사람이라면, 이 세팅을 고수하는 것이 좋을 것이다. 왜냐하면 압력을 조절하기 쉽고 쇄골이 부딪힐 염려가 적기 때문이다. 두 번째 세팅 또한 고유의 장점이 있다. 바벨을 승모근과 목 위에서 움직여 자극을 만들 수 있고 지지하고 있는 손을 이용해 바벨을 비틀고 흔들어서 문지르기 효과를 낼 수 있기 때문이다.

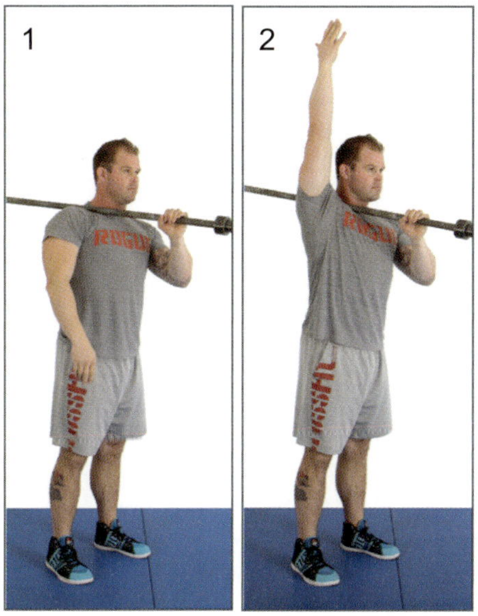

1. 두 세팅에서 보는 바와 같이 승모근과 목 위에 바벨을 걸치도록 한다. 또는 바벨을 스쿼트랙에 놓고 그 아래에서 들어가도 된다. 만약 두 번째 세팅이 더 편하다면, 바벨을 목 기저부에 가깝게 승무근 위쪽에 놓도록 한다.
2. 팔을 오버헤드 위치로 놓고, 팔을 외회전 그리고 내회전시키도록 한다. 이를 통해 승모근과 목뿐만 아니라, 첫 번째 늑골도 공략할 수 있다. 그리고 바벨을 잡은 손을 이용해 바벨을 마치 시소처럼 위아래로 움직일 수도 있다. 바벨을 비틀고 앞뒤로 움직이는 것도 함께 할 수 있는 좋은 방법이다.

첫 번째 늑골 모빌리제이션First Rib Mobilizations

오버헤드 아키타입

이 모빌리제이션 기술은 위 아키타입들을 개선하는 데 도움을 줄 것이다.

개선사항:

오버헤드 동작 범위, 특히 어깨 거상(elevation) 움직임을 개선한다.
어깨 기능
어깨와 목의 통증과 뻣뻣함

방법:

수축과 이완(팔 움직임)

당신이 안 좋은 자세로 하루 종일 컴퓨터 앞에서 작업한다고 생각해보자. 또는 적절치 못한 오버헤드 움직임으로 운동한다고 생각해보자. 어깨와 그 주위 조직들은 단축되고, 첫 번째 늑골은 뻣뻣해질 것이다.

첫 번째 늑골의 기능은 펌프 손잡이와 같다. 오버헤드 자세를 취하기 위해선, 팔이 올라갈 때, 첫 번째 늑골이 내려와야 한다. 만약 이 늑골의 움직임이 제한된다면, 어깨 불안정성에 잠재된 충돌징후가 발생하고 팔을 올릴 때마다 좀비처럼 보일 것이다.

이 문제를 해결하기 위해선 첫 번째 늑골의 위치를 찾아야 한다. 첫 번째 늑골은 쇄골과 승모근, 그리고 목 기저부 사이에서 딱딱하게 만져진다. 손을 목 기저부를 따라 내려 승모근 쪽으로 눌러보면 항상 첫 번째 늑골을 만지게 될 것이다. 만약 이 부분을 찾게 된다면, 이제 몇 가지 모빌리제이션 옵션을 적용해볼 수 있을 것이다. 이 부분을 누르는 가장 유용한 도구는 밴드, 바벨, 또는 공이다. 어떤 도구를 사용하든지 간에 오버헤드 자세로, 팔을 앞뒤로 움직이면서, 또는 호흡을 크게 마시고 몸을 공으로 누르는 것이 중요하다. 핵심은 아프게 하는 것이 아니라, 첫 번째 늑골에 가능한 많은 움직임을 일으키는 것이다.

만약 당신이 50~100파운드의 장비를 매고 다녀야 하는 군인, 소방 대원 등과 같은 직종의 종사자라면, 이 모빌리티에 가장 큰 별점을 매기고 중점을 둬야 할 것이다. 생각해보라. 무거운 가방은 당신의 목과 어깨 위에 실려, 첫 번째 늑골을 누를 것이다. 이 부분이 극도로 타이트해지는 것은 물론이고, 목에서 나오는 신경도 누르게 될 것이다. 당신의 손이 저리고 팔을 머리 위로 드는 게 힘든 것은 당연한 것이리라. 첫 번째 늑골을 공략함으로써, 견갑골의 정상적인 기능도 회복할 수 있을 것이다.

주의: 이 부분에는 목에서부터 많은 신경들이 나오는 곳으로, 여기가 눌리면 손과 팔 등에 저림과 찌릿찌릿한 증상이 발생하게 된다. 만약 모빌리제이션 중 이런 느낌이 든다면 누르는 강도를 줄이고 잠시 한걸음 물러나도록 하라.

옵션 1: 첫 번째 늑골의 스매시&플로스 기본 버전Basic First Rib Smash and Floss

이 기법은 그 간단함과 효과 때문에 필자가 가장 좋아하는 첫 번째 늑골 모빌리제이션이다. 문이나 벽 코너, 또는 기둥이나 철제빔에서도 활용할 수 있을 것이다. 필자는 스쿼트 랙에서 하는 것을 선호하는데, 왜냐하면 여기서 하는 것이 머리와 팔이 움직이기 편하고, 기둥을 잡아 공쪽으로 몸을 밀어넣으면 더 많은 압력을 발생시킬 수 있기 때문이다. 핵심은 어깨와 첫 번째 늑골 복합체로의 추가적인 움직임을 만들어내기 위해 수축과 이완 기법을 사용하고 해당 부위에 호흡을 보내는 것이다. 이완시켜 공을 밀어넣을 때, 팔을 허공에 놓거나 사진에서와 같이 움직임 끝 범위까지 움직이도록 한다. 또한 머리를 목과 함께 측면으로 움직일 수도 있다. 참고로, 단순히 이 기술을 첫 번째 늑골에 국한하여 적용해야 한다고 생각지 마라. 이 기술은 승모근과 목 부위를 공략하는 훌륭한 모빌리제이션이다.

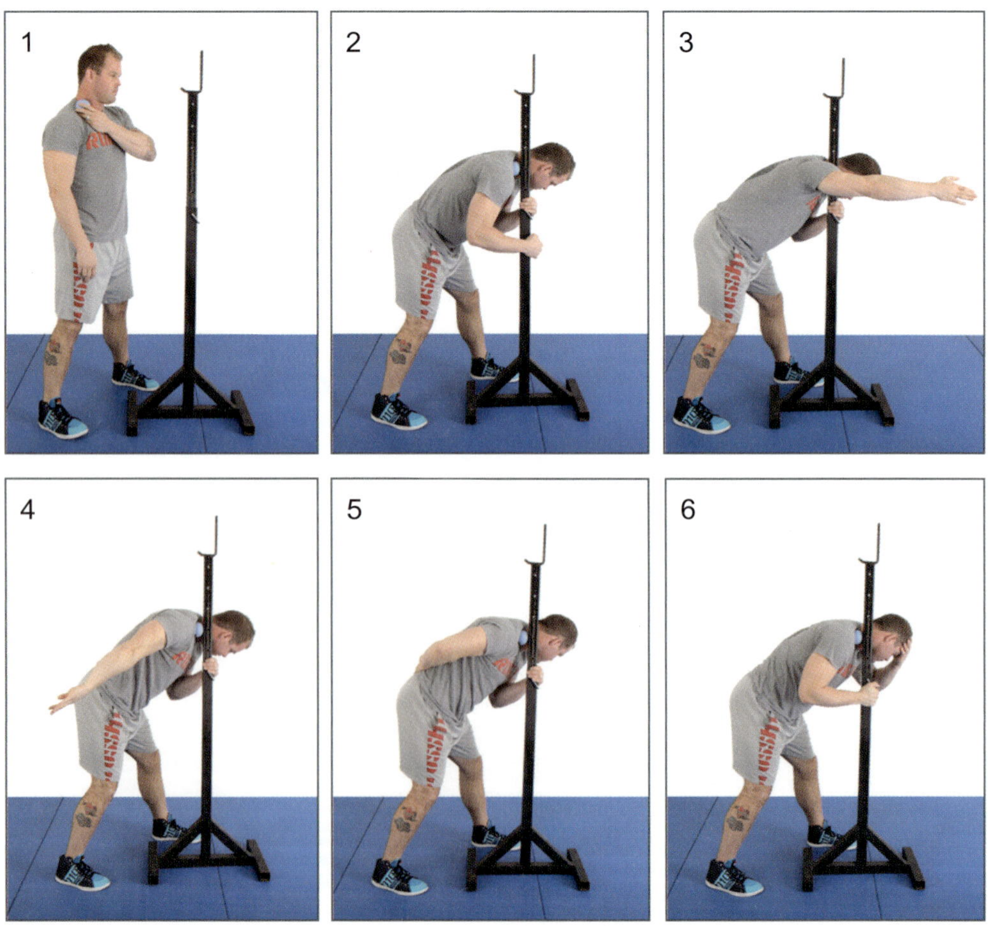

1. 먼저 첫 번째 늑골의 위치를 찾아라. 쇄골과 승모근, 목 기저부 사이에 위치한다. 이곳에 라크로스 볼이나 요가 튠업 볼을 놓는다.
2. 공을 그 자리에 고정시키고, 몸을 공으로 밀어넣는다. 두 팔을 당겨 공으로 몸을 밀어넣는 것을 참고하라. 이렇게 하면 더 많은 압력을 만들어 낼 수 있다.
3. 몇 차례 수축을 하고 난 뒤, 팔을 머리 위로 들고 외회전시켜라.
4. 팔을 신전하여 뒤로 보내고 내회전하라.
5. 완전 가동범위를 완성하기 위해 손을 등 뒤로 보내라.
6. 목과 승모근에 영향을 주기 위해 수동적으로 머리를 공 바깥으로 움직여라. 이 모든 움직임들을 수축과 이완 기술과 함께 적용하면 매우 짧은 기간 안에 큰 성과를 이룰 수 있을 것이다.

옵션 2: 첫 번째 늑골 바벨 부보Barbell Bubo First Rib

우리 몸을 건강히 유지하려면, 접근하기 어려운 부위를 가동시키는 현명한 방법들을 찾을 수 있어야 한다. 예를 들어 첫 번째 늑골에 압력을 가하거나 또는 소흉근이나 장요근에 스매시 기술을 적용하기란 쉽지 않은 일이다. 이러한 부위를 꿰뚫기 위해선, 특별한 모빌리티 도구가 필요하다. 바벨 부보를 이용해보자. 바벨 부보는 매우 기능적인 모빌리티 도구들을 활용한다. 그것은 바로 라크로스 볼과 바벨이다. 이 특이한 혼합물은 다양한 목적과 엄청난 기능을 가지고 있다. 나의 체육관에서는 오래된 바벨, 봉, 또는 딥스 스테이션에 공들을 붙여놨다. 이것이 얼마나 좋은 방법인지 알면 놀랄 것이다. 운동 하는 주변에 이런 도구들이 있으면 많은 사람들이 세트와 세트 사이에 필요한 부위에 가동성 작업을 하지만 그렇지 않다면 하지 않는다. 일시적으로 이 도구를 만들기 위해선 아래와 같은 방법으로 부두 플로스 밴드를 이용해 공을 바벨에 연결할 수 있을 것이다.

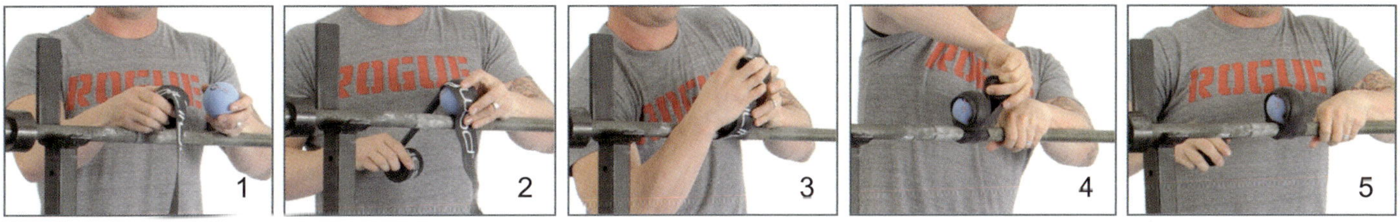

만약 주변에 오래된 바벨이 굴러다닌다면, 라크로스 볼이나 요가 튠업 볼을 영구히 붙여 놓을 것을 추천한다. 그렇게 하는 게 이 도구를 지속적으로 손쉽게 사용하는 방법이다. 만약 바벨이 하나밖에 없거나 일시적으로 사용할 방법을 찾는다면, 위 그림처럼 부두 플로스 밴드를 사용하면 될 것이다.

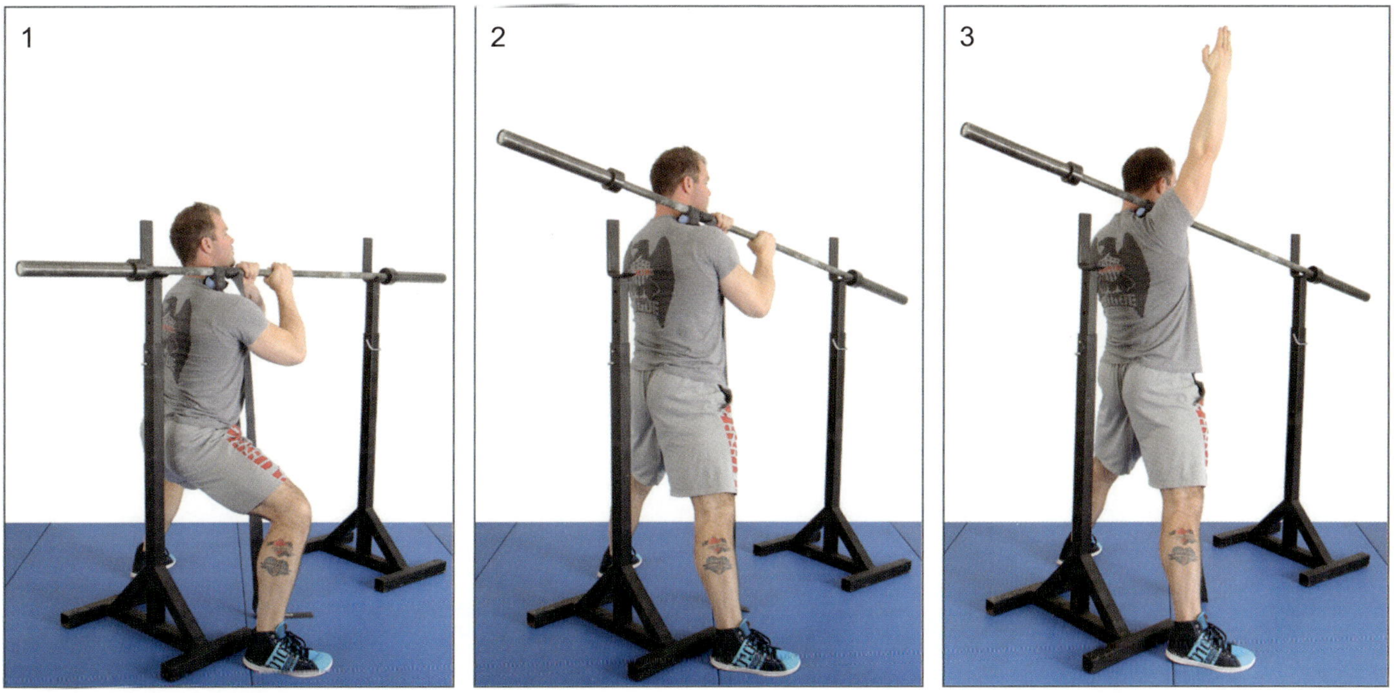

공을 바벨에 붙인 다음, 공이 승모근과 쇄골 사이에 오도록 하고 바벨 밑으로 들어간다. 자세를 여기서 시작하고 몸을 바벨 쪽으로 민다.

바벨을 가지고 일어나는 것은 또다른 옵션이다. 수축과 이완 기술 그리고 머리를 옆으로 기울여 첫 번째 늑골에 움직임을 만들어낼 수 있을 것이다.

어깨를 외회전하면서 팔을 머리 위로 든다. 이 자세에서부터 어깨를 위로 올린다. 오버헤드 자세에서 수축과 이완 기술을 적용할 수도 있다. 어깨를 완전 가동범위로 움직이기 위해 팔을 등 넘어로 움직여라.

옵션 3: 밴드를 이용한 첫 번째 늑골 모빌리제이션Banded First Rib

밴드를 이용해 공을 첫 번째 늑골에 붙이는 것은 또 다른 창의적인 생각이다. 이 방법은 세팅이 조금 까다롭지만, 한번 공을 제 위치에 놓을 수만 있으면, 나머지 작업은 원활히 진행될 것이다. 바벨 부보 버전처럼, 수축과 이완 기법을 사용하면서 어깨와 목을 움직이도록 한다. 이 기술의 가장 좋은 점은 짧은 시간 안에 변화를 확인해볼 수 있다는 것이다. 1~2분 정도면, 특히 오버헤드 자세를 취하면 큰 성과를 볼 수 있을 것이다.

주의: 반드시 공을 이용하지 않아도 된다. 밴드만 사용하더라도 승모근과 첫 번째 늑골을 공략할 수 있을 것이다. 공을 사용하는 것보다는 강력하진 않지만, 변화를 만들기엔 충분할 것이다.

1. 밴드를 이용해 공을 승모근과 쇄골 사이에 안착시키는 것이 가장 이상적이다.
2. 셋업을 하기 위해 한 손으로 공과 밴드를 함께 잡고 카메라 가방이나 핸드백을 매듯이 어깨에 걸쳐라.
3. 오른손으로 공과 밴드를 잡고, 밴드를 왼발 아래에 놓는다.
4. 일어섬에 따라 밴드에 텐션이 가해지므로, 공의 위치를 조절하여 첫 번째 늑골에 제대로 안착하도록 한다.
5. 밴드가 감긴 팔을 머리 위로 든다. 완전한 어깨 가동범위를 위해 팔을 외회전시켜라. 그리고 머리를 반대편으로 돌린다. 여기서부터, 어깨를 위아래로 움직여서 수축과 이완 기법을 사용한다. (승모근을 수축했다가 이완한다.) 그리고 팔을 돌려서 움직임을 만들어낸다. 팔을 몸 뒤로 보내고, 머리를 옆으로 기울인다.

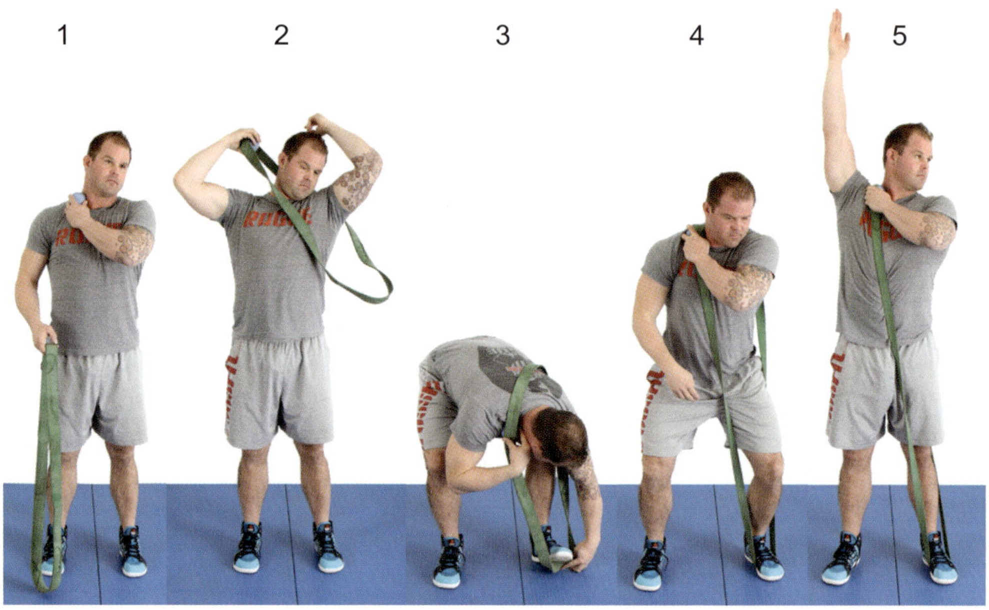

옵션 4: 첫 번째 늑골의 클래식 모빌리제이션Classic First Rib

이 방법이 첫 번째 늑골을 모빌리제이션하는 오리지널 방법이다. 비록 앞에서 소개한 기술들이 체육관에선 좀더 실용적이긴 하지만, 이 방법 역시 첫 번째 늑골을 가동시키는데 여전히 유용하고 효과적이다.

1. 나무 봉 한쪽 끝을 벽 코너에 고정시키고 반대쪽 끝을 첫 번째 늑골에 위치시킨다. 숨을 크게 들이마시고, 뒤꿈치를 바닥으로 눌러 몸을 벽 쪽으로 밀어낸다.
2. 이 위치에서 팔을 들어 머리 위로 보낸다. 만약 팔을 움직이다 걸리는 곳이 생긴다면, 앞뒤로 움직여 조직에서 가능한 많은 움직임이 일어나도록 한다.
3. 팔꿈치를 잠그고, 팔을 머리 위로 뻗는다. 여기에서부터, 팔을 내렸다 올릴 수도 있고, 어깨를 위로 들 수도 있으며, 혹은 팔을 몸 뒤로 보낼 수도 있다.
4. 다른 부위들을 공략하기 위해 손을 몸 뒤에 위치시키도록 한다.

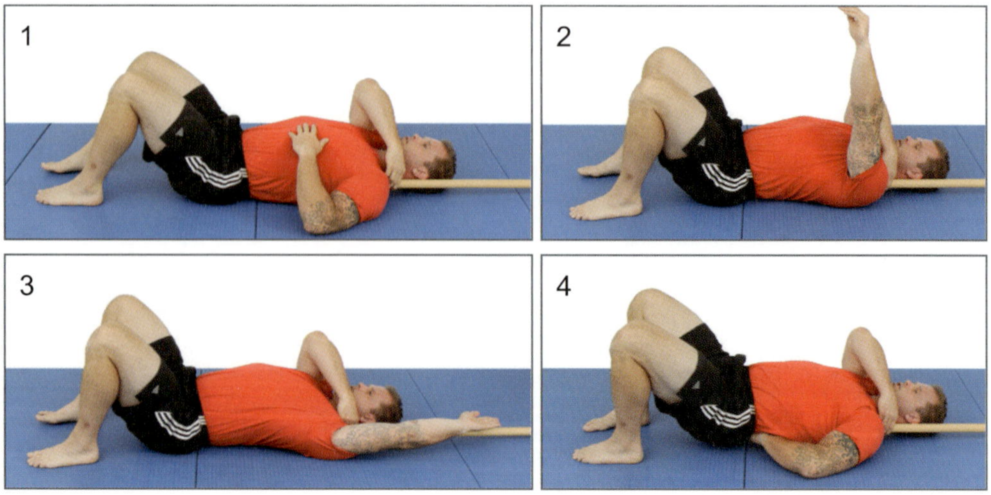

부위 3 어깨 후면, 광배근, 전거근

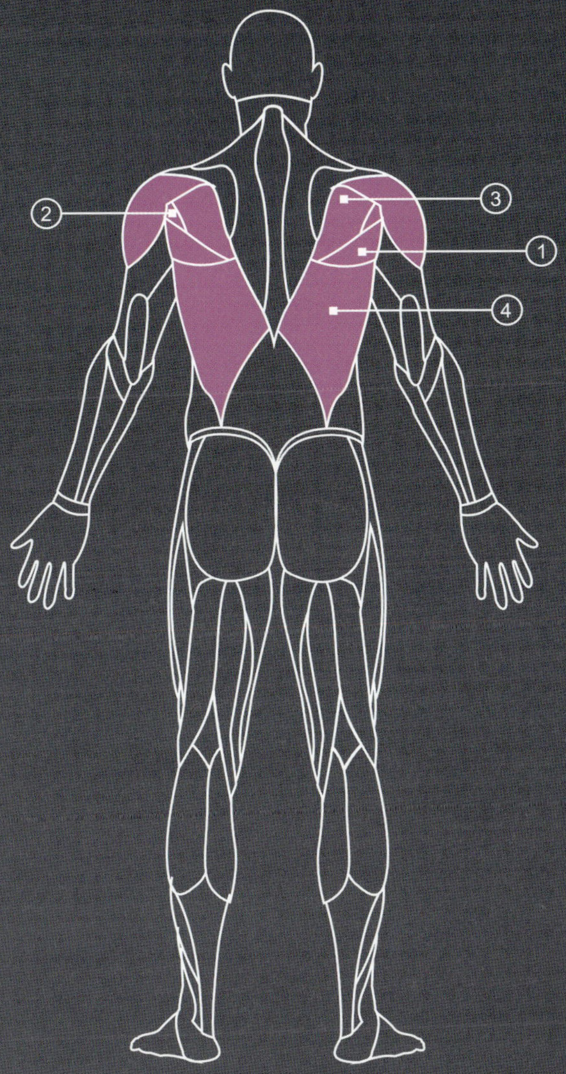

모빌리제이션 대상 부위

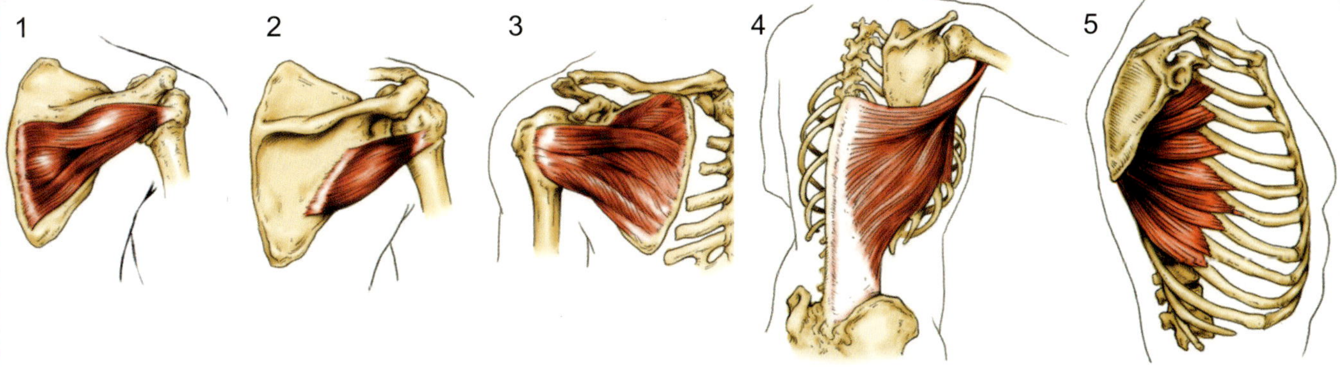

극하근(infraspinatus) 소원근(teres minor) 견갑하근(subscapularis) 광배근(latissimus dorsi) 전거근(serratus anterior)

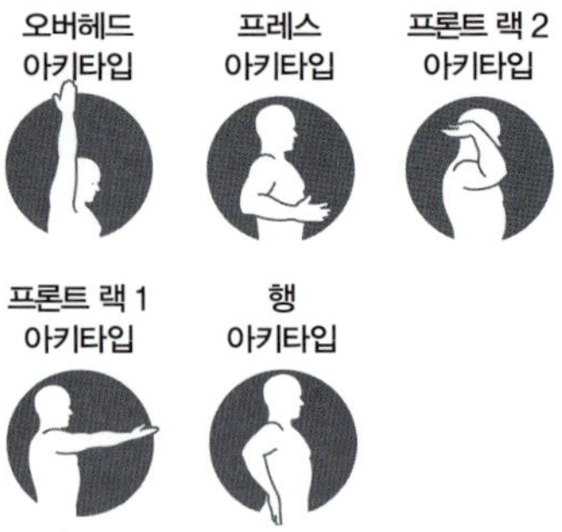

이 모빌리제이션 기술은 위 아키타입들을 개선하는 데 도움을 줄 것이다.

개선사항:

어깨 위치와 기능
어깨 뭉침 회복
어깨 통증

어깨관절낭 모빌리제이션Shoulder Capsule Mobilization

현대 사회의 인간이 처하게 되는 문제 중 하나는 결국 어깨관절낭 앞쪽으로 치우쳐 산다는 것이다. 만약 당신이 운전, 컴퓨터 작업을 하는 데 많은 시간을 보낸다면 어깨는 관절낭 앞쪽으로 치우쳐 있게 되고 그로 인해 어깨관절낭 후면은 극도로 타이트하게 된다. 이렇게 되면 어깨를 관절 소켓 뒤쪽으로 당기기 힘들어질 뿐 아니라, 어깨를 효과적으로 움직이게 하는 능력을 잃게 될 것이다. 이 문제를 해결하기 위해선 어깨를 관절 소켓의 뒤 부분으로 세팅시켜 관절낭 후면이 효과적으로 가동하게끔 해야 한다.

사람들은 오랫동안 이 어깨 후면의 뻣뻣함을 해결하려고 노력해왔다. 선수들은 팔을 몸을 가로지르게 당겨하는 고전적인 어깨 스트레칭을 하고 있다. 이는 자신의 어깨관절낭 후면을 가동시키려는 본능적인 방법이다. 하지만 이렇게 하는 것은 어깨의 충돌징후를 일으키는 원인이 되고 문제를 심각하게 만드는 것이다. 어깨를 앞으로 말아 형편없는 자세를 만들고 팔이 몸을 가로지르도록 당기는 것이 정말 도움이 된다고 생각하는가? 당연히 아니다! 잘못 세팅된 자세로 하는 모빌리제이션은 절대로 좋은 영향을 발생시키지 않는다. 만약 어깨관절낭 후면에 변화를 주려 한다면, 어깨를 올바른 위치에 놓은 뒤 당겨야 할 것이다.

문제는 어깨가 관절낭 앞쪽에 주로 위치해 있거나 어깨 염좌나 뭉침이 있다면 관절낭 후면이 타이트해질 가능성이 높다는 것이다. 이러한 상황에선, 어깨를 안정적인 위치인 관절 소켓 뒤쪽으로 세팅해야 하는데 이 부분이 어려운 것이다. 그렇기 때문에 어깨관절낭 모빌리제이션이 필요하다. 무거운 케틀벨을 이용하면 효과적으로 어깨를 관절 소켓 뒤쪽으로 위치시킬 수 있고, 그 뒤에 관련 조직들이 외회전할 수 있도록 동원해야 한다. 이렇게 하면 어깨가 좋은 위치에 놓이게 되고, 관절낭 후면이 스트레칭되며, 부가적인 수동적 관절 운동이 일어난다. 어깨의 외회전은 벤치프레스나 푸시업과 같은 많은 프레스 기술에서 힘을 발생시키는 신경근적 차원의 도움(프레스를 할 때 바를 구부리라는 큐잉을 생각해보라)이 되는 움직임이다.

+ 클래식 어깨 스트레칭

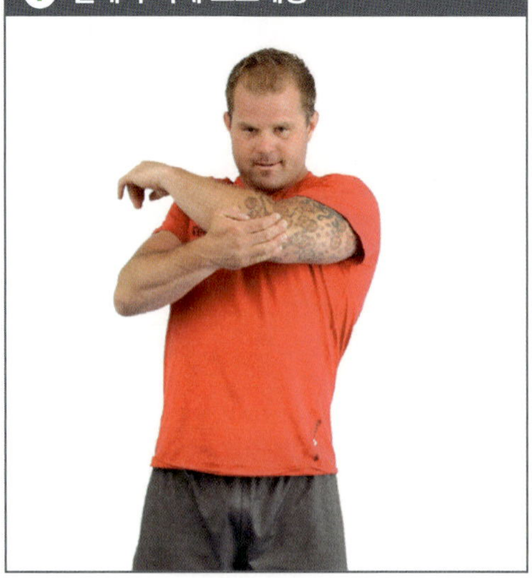

− 클래식 어깨 스트레칭 오류

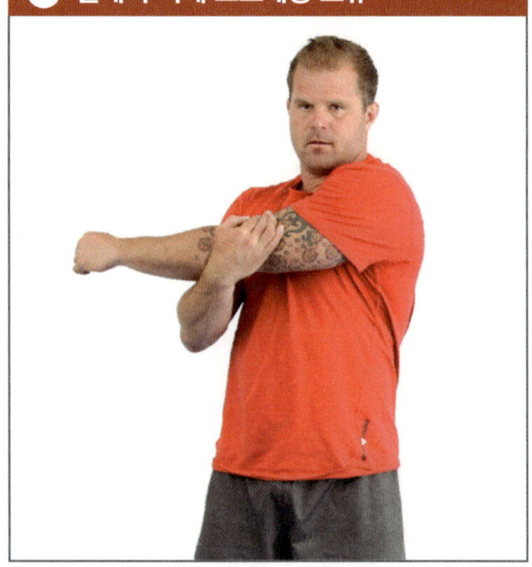

1

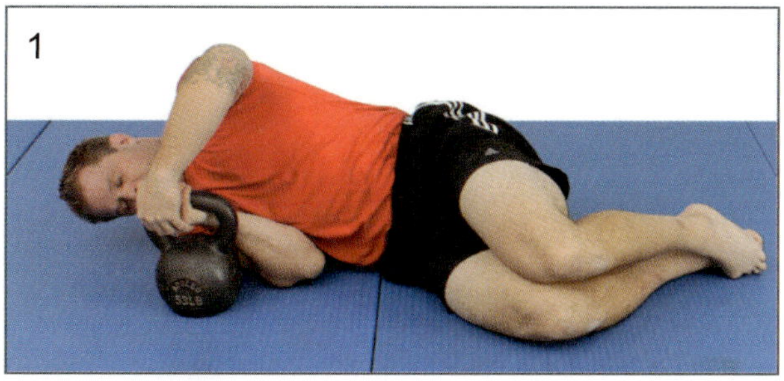

케틀벨을 오른쪽 어깨 바로 옆에 두고 주먹의 너클이 바닥을 향하게 한 채로 핸들을 쥔다. 왼손으로 핸들과 오른손을 덮는 것을 보라.

2

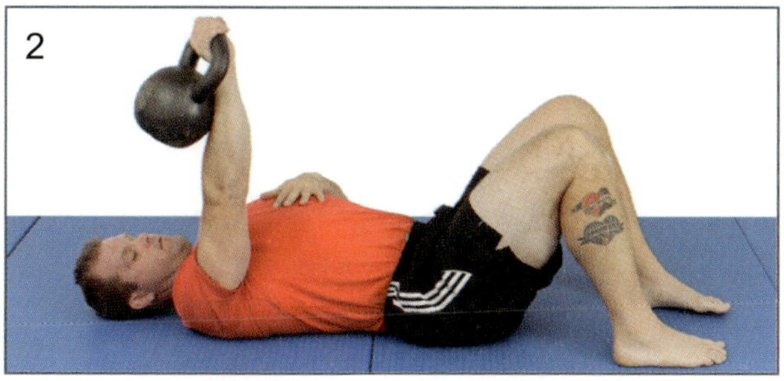

몸을 굴려 등을 바닥에 대고 케틀벨을 오른쪽 어깨 위로 당기면서 동시에 팔을 펴서 밀어낸다.

3

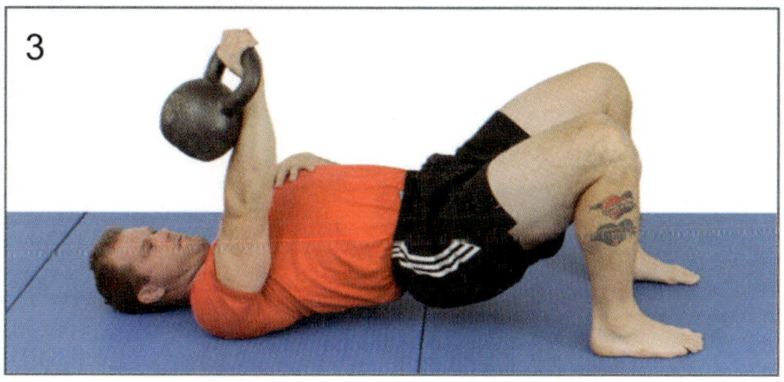

어깨를 소켓 뒤쪽으로 세팅하기 위해서, 엉덩이를 들고, 방해되지 않도록 견갑골을 조절한다. 그리고 오른쪽 어깨를 매트로 당긴다. 이는 벤치프레스나 플로어 프레스 셋업 자세와 매우 유사하다.

4

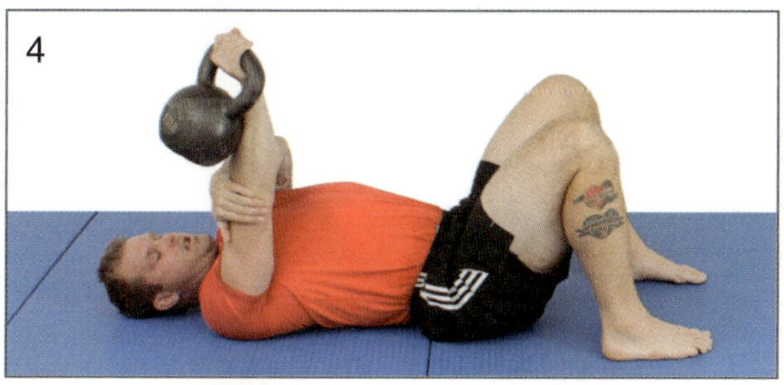

몸이 흐트러지지 않게 고정하고 어깨를 소켓 뒤쪽에 위치시키고, 엉덩이를 바닥으로 내린다. 어깨와 매트 사이에 아무런 공간도 생기지 않게 바싹 붙인다. 팔꿈치는 완전히 잠궈 팔을 바르게 펴고, 왼팔이 가슴을 가로질러 팔꿈치를 감싸 잡도록 한다.

5

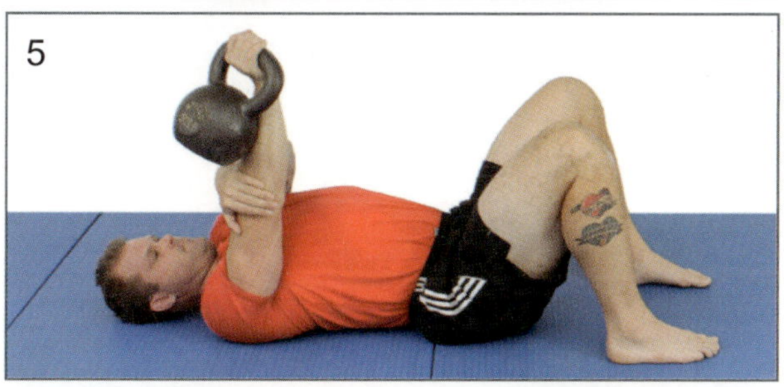

어깨를 뒤쪽으로 당기면서 동시에 손을 외회전시켜라. 어깨의 정상적인 기능을 회복하기 위해 팔을 계속 내회전, 외회전시키도록 한다.

디스트랙션을 이용한 변형 동작

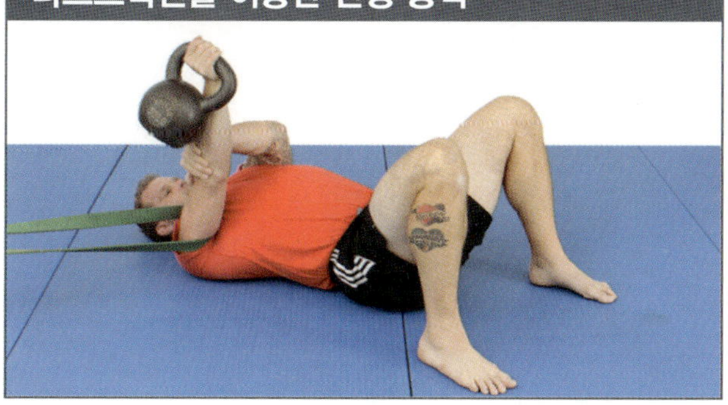

만약 당신의 관절낭 후면이 극도로 타이트하다면, 이 방법으로 어깨를 완전히 다시 세팅하기 어려울 수도 있다. 이러한 경우, 조직을 열어젖히기 위해 외측으로 당겨내는 힘을 추가해야 한다. 이렇게 하면 어깨가 관절낭 뒤쪽으로 내려오게 될 것이다.

어깨 회전근 스매시&플로스Shoulder Rotator Smash and Floss

행 아키타입 / 프론트 랙 2 아키타입 / 프레스 아키타입

이 모빌리제이션 기술은 위 아키타입들을 개선하는 데 도움을 줄 것이다.

개선사항:

어깨 기능
어깨 통증

방법:

스매시&플로스
수축과 이완

대상 부위

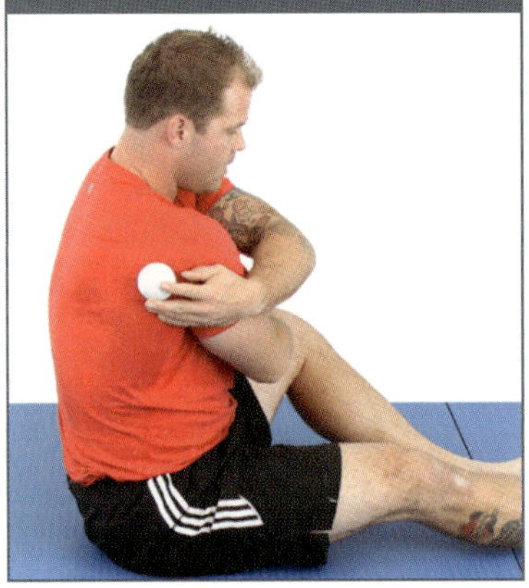

1. 오른쪽 겨드랑이 근처 광배근이 시작하는 부분 위쪽에 라크로스 볼을 놓는다. 이곳이 바로 어깨 뒤, 외회전근이 붙은 곳이다. 하지만 딱 잘라 정답인 위치는 없다고 생각하는 것이 중요하다. 목표는 공으로 어느 정도 압력을 만드는 것이다. 만약 좀 더 강한 압력을 만들려고 한다면, 어깨 위로 체중이 좀더 실릴 수 있도록 몸을 옆으로 돌리도록 하라.
2. 어깨 뒤쪽 조직을 고정시킨 채 손을 바닥으로 내린다.
3. 가동범위 끝까지 팔을 내회전시킨다. 여기서부터 계속 손을 앞뒤로 움직이도록 한다.

만약 MobilityWOD.com을 구독하거나 필자의 세미나를 들어봤다면, 지긋지긋한 어깨 자세인 앞으로 말린 지긋지긋한 어깨 자세에 대해 들어봤을 것이다. 어깨는 앞으로 말려 나와 있으면서 가슴을 떡 벌리고 터프한 척하고 다니는 덩치들을 본 적이 있는가? 그런 사람들을 봤을 때 당신의 머릿속을 스치는 생각은 아마도 "젠장, 허세 쩌네."일 것이다. 이러한 이유로 이러한 자세를 "허세 쩌는 어깨douchebag shoulders"라고 부른다.

만약 당신이 나쁜 자세로 하루종일 책상에 앉아 있어서 어깨가 앞으로 말린 자세가 되거나, 등이 굽은 자세를 취해야 하는 사이클 선수라면 허세 쩌는 사람은 아니겠지만, 그런 어깨를 하고 있긴 할 것이다. 허세 쩌는 어깨 증후군의 문제는 어깨가 앞으로 말려 나와 있는 것은 어깨엔 불안정한 위치며 외회전하는 힘을 제한한다는 점이다. 이렇게 되면 당신도 알다시피, 기능부전적 움직임 패턴이 생기게 되어, 힘과 토크 등이 새어나가게 된다. 이뿐만 아니라, 어깨가 내회전된 자세가 지속되면, 어깨 외회전근들이 과신장되고 취약해지며 극도로 뻣뻣해진다. 이것은 곧 심각한 어깨 통증으로 이어지게 되는 것이다.

다행히도 이 부분의 유연성 회복과 통증 완화는 어려운 일이 아니다. 딱딱한 공(라크로스 볼이 이상적이다) 하나만 있으면 필요한 도구는 모두 갖춘 것이다. 그럼 신체 역학을 방해하고, 통증을 일으키고, 얼간이처럼 보이게 만드는 조직들을 효과적으로 풀어낼 수 있을 것이다.

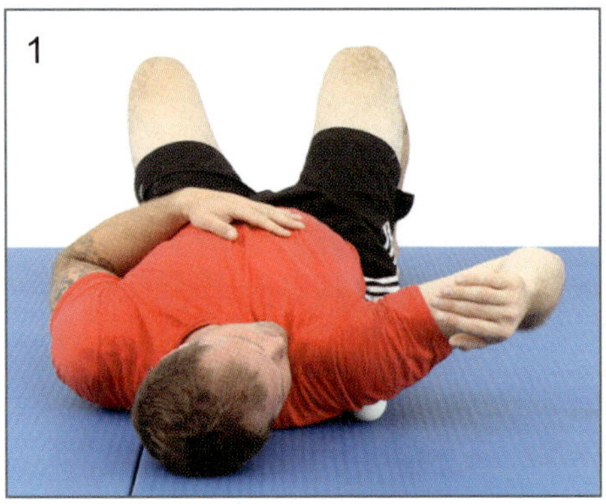

1

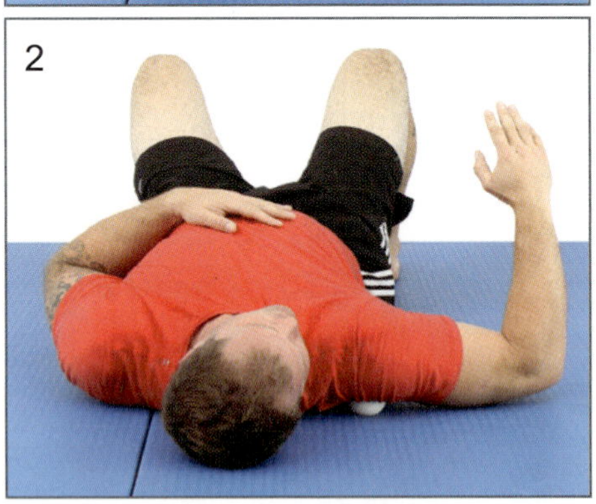

2

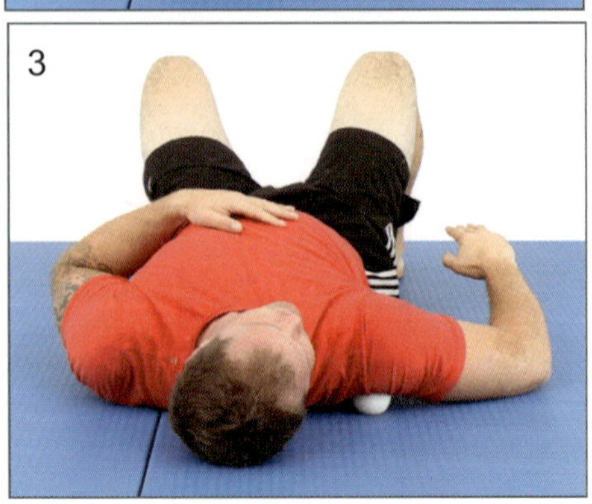

3

인체의 큰 근육들은 주로 내회전 움직임에 집중되어 있다는 사실을 기억하라. 매우 소수의 근육들만이 외회전에 집중한다. 이러한 외회전 근육들이 비효율적인 위치에 놓여 있어도 될 만한 여지가 없다는 뜻이다. 바꿔 말해, 허세 쩌는 어깨 자세 때문에 당신의 외회전 근육들이 무력화된다면, 곧 어깨 통증이 발생하고 회전근개 손상을 입을 수도 있다는 말이다. 이러한 점 때문에, 누군가 내게 어깨가 아파 찾아왔을 때 어깨 뒤쪽과 관련한 조치를 취했냐고 물어보는 것이다. 만약 그가 그렇지 않았다고 한다면 나는 이렇게 말한다. "그럼 그곳에 모빌리제이션을 해보고 어떤 변화가 생겼는지 말해주세요." 대부분의 경우 몇 분간 조치를 취하고 나면 어깨 통증이 완화되고 얼간이 같은 어깨 자세가 개선된다. 정말 큰 변화가 일어나는 것이다.

오버헤드 티슈 스매시 모빌리제이션Overhead Tissue Smash Mobilizations

가능할 때마다 개선시키고자 하는 움직임이나 자세와 유사한 형태의 모습으로 모빌리제이션하라. 예를 들면 오버헤드 자세를 개선하고자 한다면 팔을 머리 위로 들고 가동범위를 제한하는 것을 해결하려는 시도를 해야 할 것이다. 대부분의 경우, 겨드랑이 안으로 광배근과 회전근개가 붙는 부위인 팔 아래쪽 부위가 가장 뻣뻣하고 불쾌한 곳일 것이다. 이에 대한 접근법은 간단하다. 만약 오버헤드 자세를 취하지 못하거나 팔을 올렸을 때 통증이 생긴다면, 스스로에게 다음과 같이 물어보라. 어떤 조직이 오버헤드 자세를 방해하는가? 공이나 롤러 위에 누워 팔을 머리 위로 들고 타이트한 지점들을 찾아라. 정말 뻣뻣하고 아픈 부위를 찾을 수 있을 것이다.

이러한 일련의 과정에서, 상체의 외측 액와선, 특히 팔 아래쪽 부위와 광배근을 가동시키는 몇 가지 옵션들을 제안하고자 한다. 광배근은 어깨를 안정화시키는 핵심적인 역할을 한다. 그러므로 오버헤드 자세에서 어깨 통증을 느끼거나 또는 좋은 자세로 어깨를 안정화시키는 것이 어렵다면, 공이나 롤러 위에 누워서 손보도록 하라.

오버헤드 아키타입 프론트 랙 2 아키타입

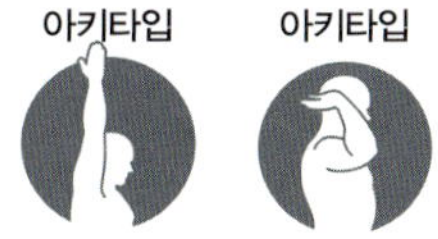

이 모빌리제이션 기술은 위 아키타입들을 개선하는 데 도움을 줄 것이다.

개선사항:

어깨 기능

어깨 통증

방법:

수축과 이완

압력파

스매시&플로스

옵션 1: 라크로스 볼 스매시Lacrosse Ball Smash

타이트한 광배근은 어깨를 안정화시키는 능력을 손상시키고 어깨 통증을 일으키는 원인이 된다. 때때로 상태가 안 좋은 부분을 앞뒤로 교차하며 문지르고 어깨의 움직임 기전을 회복시켜라. 그리고 겨드랑이에서부터 허리까지 이어지는 광배근 전체의 가동성을 만들어야 한다는 점을 명심하라.

대상 부위

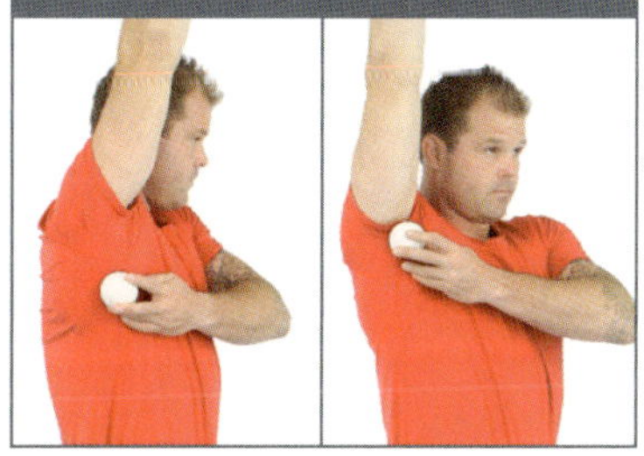

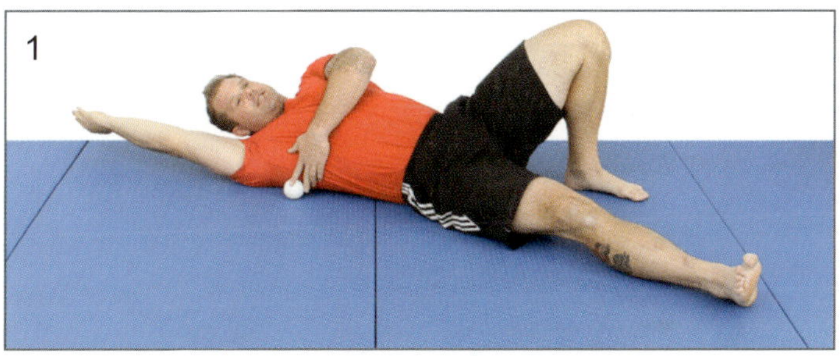

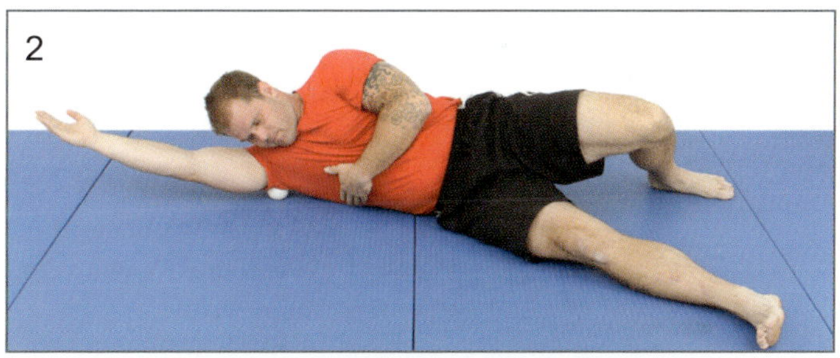

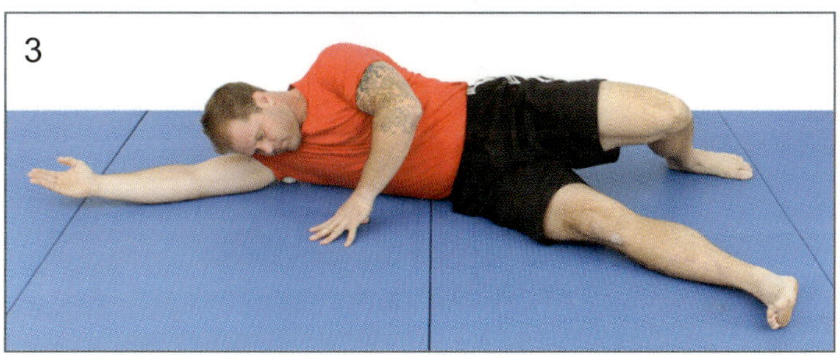

1. 라크로스 볼을 광배근과 회전근개가 붙는 근처 위치의 겨드랑이에 위치시켜라.
2. 천천히 몸을 오른쪽으로 돌려서 공과 몸 사이의 조직을 스매시하라.
3. 공 위로 체중을 실어서 더 많은 압력을 만들고, 겨드랑이 주변을 천천히 움직여라.

변형: 슈퍼노바 볼 스매시

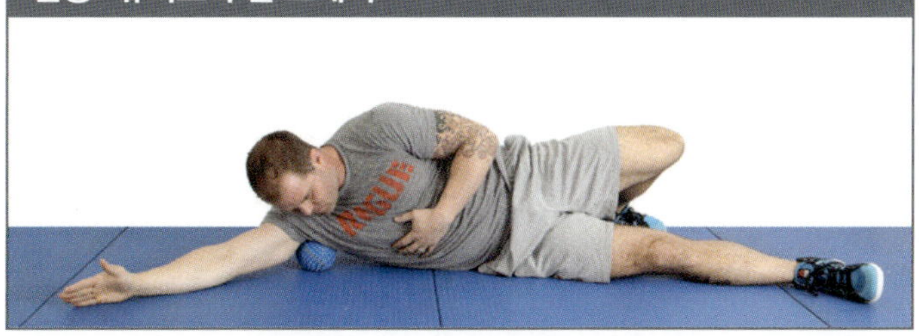

변형: 리틀 배틀스타 스매시

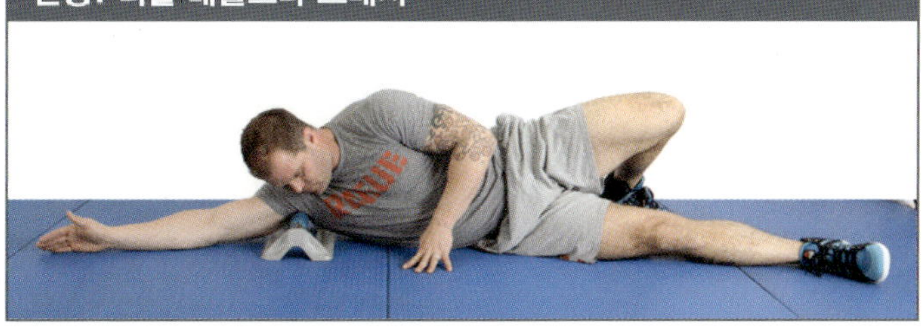

옵션 2: 월 스매시Wall Smash

오버헤드 자세를 위한 또 다른 스매시 방법은 라크로스 볼이나 소프트볼을 벽에 대고 하는 것이다. 목표 부위는 동일하나, 일어선 자세는 광배근의 타이트한 조직으로 더 깊은 자극을 만들어낼 것이다. 추가로, 선 자세는 팔의 굴곡 범위를 조금 더 증가시켜 늘어진 조직들을 당겨줄 뿐만 아니라 색다른 자극을 제공할 것이다.

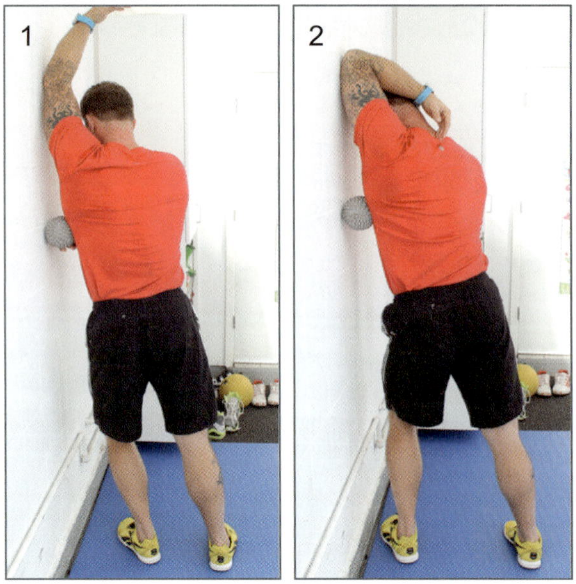

1. 팔을 머리 위로 바로 펴고, 다른 한 손으론 광배근이 뻣뻣한 곳에 공을 놓는다. 그리고 체중을 이용해 해당 부위를 압박한다.
2. 여기서부터 좌우로 압력파 기법을 사용하고, 수축과 이완 기법, 팔을 구부려 스매시&플로스 기법을 사용한다.

옵션 3: 슈퍼프렌드 오버헤드 티슈 스매시Superfriend Overhead Tissue Smash

친구를 불러서 팔 아래쪽을 스매시하는 것도 훌륭한 옵션이 된다. 우리 친구들의 임무는 간단하다. 한쪽 발로 당신의 오버헤드 자세를 취한 팔을 고정시키고 다른 쪽 발로 당신의 겨드랑이와 광배근 부위를 교차하듯 천천히, 지그시 아래쪽으로 누르는 것이다. 친구가 뒤꿈치와 발 바깥 부위를 이용하여 근막을 교차하듯 벗겨내고 조직을 아래로 누르는 것이다. 서로 다르지만 효과적인 두 가지 접근 방법이 있다. 당신의 친구는 마치 담뱃불을 발로 끄는 듯한 동작으로 당신의 겨드랑이 조직에 압력파 기술을 적용하거나, 또는 뒤꿈치로 해당 부위에 스핀을 박아 조직을 잡아 고정하고 압력파 기술을 적용할 수도 있다.

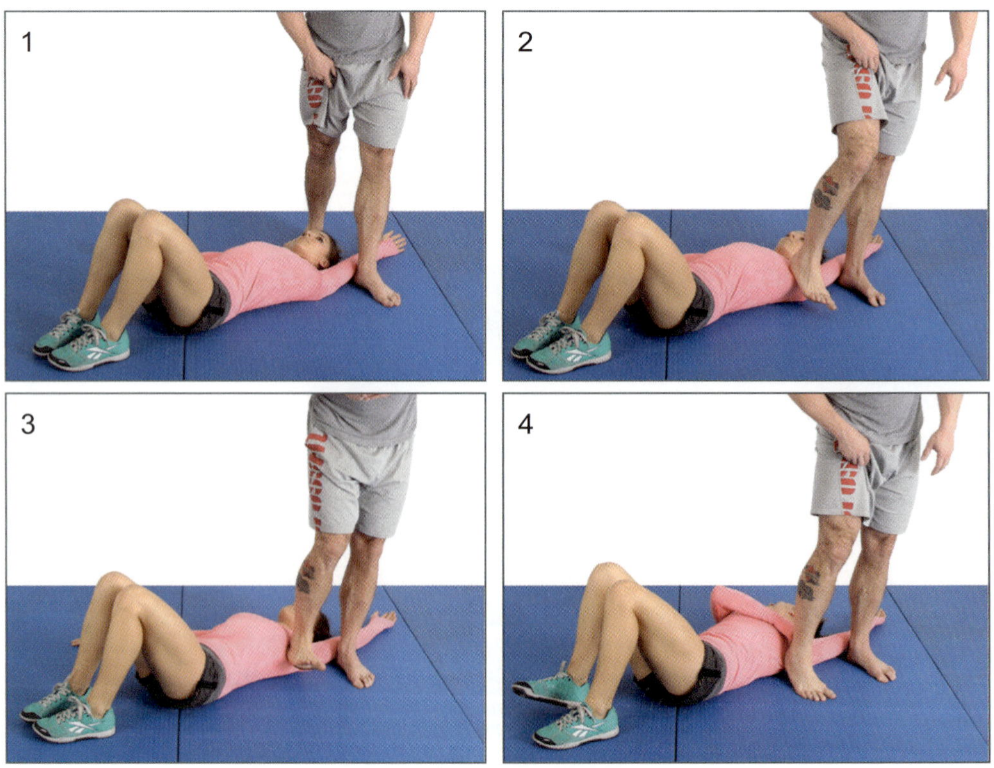

1. 바닥에 누워 한쪽 팔을 머리 위로 든다. 훈련 파트너가 한쪽 다리를 당신의 팔꿈치 옆에 둬 고정시킨다.
2. 파트너는 그의 뒤꿈치와 발 바깥 부분을 이용해 당신의 광배근에 천천히 압력을 가하도록 한다.
3. 만약 파트너가 뻣뻣한 지점을 찾거나 당신이 더 많은 압력을 받길 원한다면, 파트너는 발에 힘을 주고 이리저리 돌릴 수도 있다.
4. 이 기법은 파트너가 자신의 발을 바닥에 누르는 듯한 느낌으로 당신의 광배근을 마구 문지는 것이다. 여기서부터, 그는 자신의 체중을 지탱하기 위해 발 앞볼을 바닥에 대는 동시에 발뒤꿈치로 당신의 광배근을 문지를 수 있다.

바벨 부보 겨드랑이 스매시Barbell Bubo Armpit Smash

겨드랑이에는 팔과 어깨를 지지하는 수많은 근육들이 들어 있다. 그중 몇 가지를 꼽자면 삼각근, 삼두근, 이두근, 흉근, 광배근, 그리고 회전근개의 건들이 이곳에 부착하고 있다. 스포츠와 웨이트 리프팅에서 보이는 대부분의 움직임들은 이러한 근육들의 근력을 필요로 한다. 이러한 부착 부위들이 뜨거워지면(타이트해지고 염증이 생기면) 일반적으로 근육 손상, 어깨 통증, 그리고 팔 당김을 불러일으킨다.

이전 테크닉들이 인체의 후면과 측면 액와선을 다뤘던 반면, 팔 안쪽 깊숙이 붙은 근육들 특히 오훼완근coracobrachialis과 견갑하근subscapularis과 같은 근육들은 접근하기 어렵다. 이를 위해선 바벨 부보가 필요하다. 가장 좋은 바벨 부보 셋업은 바벨 위에 팔을 걸쳐 팔을 해당 부위에서 앞뒤로 움직일 수 있게 하는 높이이다. 이를 통해 필요한 근육들을 잡아내고 결합조직들을 부드럽게 만들 수 있다.

주의: 비록 바벨에 공을 부착하여 사용하는 것이 어깨 아래에 위치한 작고 접근하기 힘든 근육들을 다루는 데 이상적이긴 하지만, 일반 바벨로 광배근과 그 주변 근육들을 문지를 수도 있다.

대상 부위

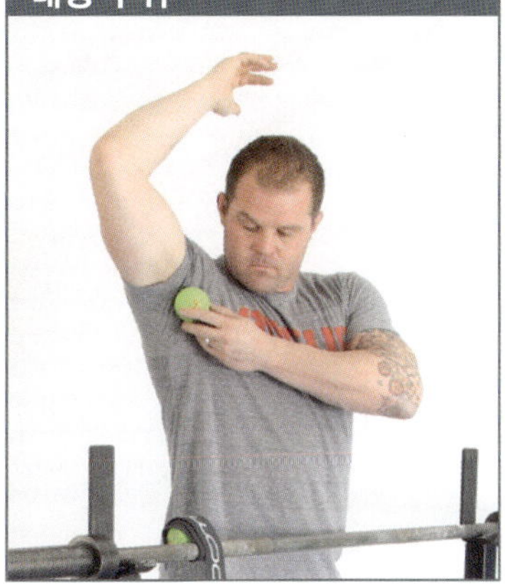

오버헤드 아키타입 / 프론트 랙 2 아키타입

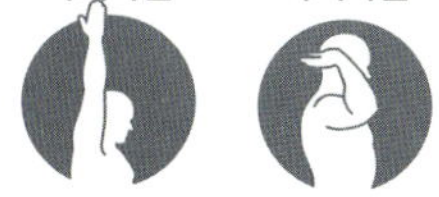

이 모빌리제이션 기술은 위 아키타입들을 개선하는 데 도움을 줄 것이다.

개선사항:

어깨 기능
어깨 통증

방법:

수축과 이완
압력파
스매시&플로스

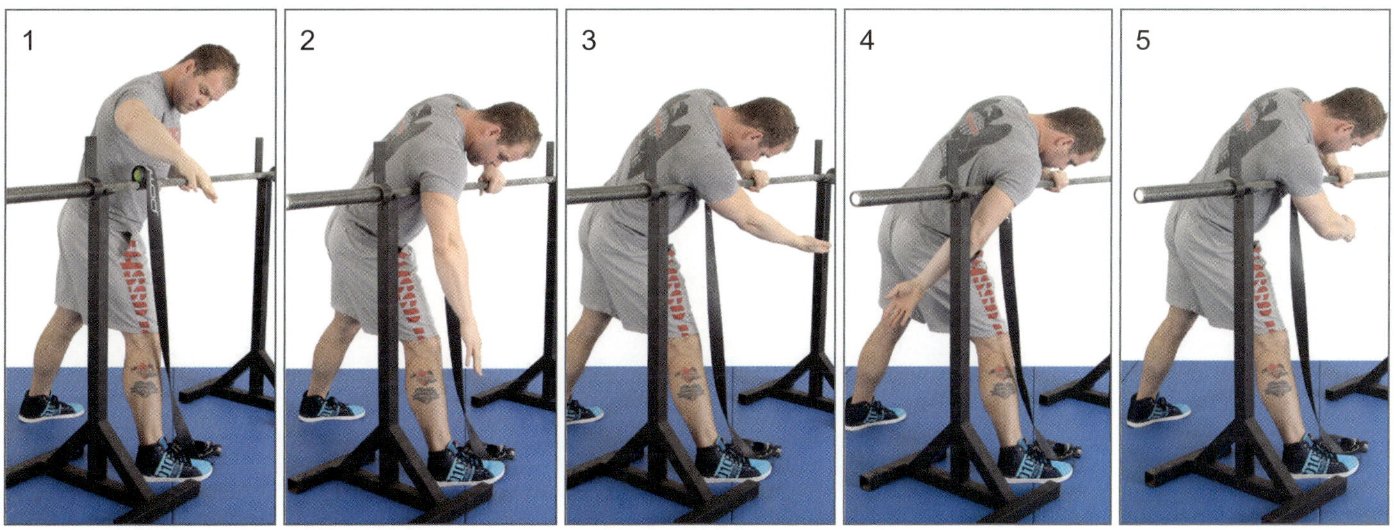

1. 공을 바벨에 부착하고(일시적인 사용을 위해선 부두 플로스 밴드를 이용할 수 있을 것이다. 309페이지를 참조하라.) 바벨을 허리 높이 정도로 세팅하라.

2. 바벨 위에 팔을 걸치고, 공이 겨드랑이 가운데에 오게끔 한다. 공 위로 최대한 다룰 수 있는 만큼의 체중을 싣도록 한다.

3. 팔꿈치를 타이트하게 몸에 붙이고 체중을 바벨 위에 분산시킨다. 그리고 팔을 머리 쪽으로 들어올린다. 팔을 들 때 어깨를 외회진시킨다. 여기서부터 머리 쪽으로 걸 동작을 하여 팔을 수축하고 난 뒤, 공으로 몸을 더 가라앉히면서 이완시킨다.

4. 팔을 몸 뒤로 보내면서 어깨 신전과 내회전을 만든다.

5. 모든 방향으로 힘을 적용하도록 한다. 팔을 바벨 아래에서 엉덩이 쪽으로 멀리 보내고, 바닥으로 보내고, 그리고 어깨에서 회전이 가능한 많이 일어나게끔 한다.

전거근 스매시Serratus Smash

오버헤드 아키타입 프레스 아키타입

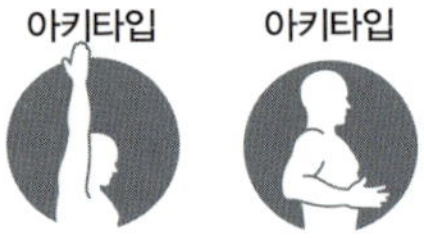

이 모빌리제이션 기술은 위 아키타입들을 개선하는 데 도움을 줄 것이다.

개선사항:

던지기, 펀치, 휘두르기 동작의 역학
어깨 통증

방법:

스매시&플로스
수축과 이완

공으로 광배근과 팔 아래쪽 부위를 공략하고 있다면, 아마도 이제 광배근 안에 위치한 전거근에 대해서도 다루고 싶어 할 것이다. 전거근은 늑골에서 시작하여 견갑골 안쪽에 부착하는 근육으로, 견갑골을 전인, 후인하는 작용에 동원되어 팔이 움직일 때 공간을 만드는 역할을 한다. 이러한 이유에서 전거근이 '복서의 근육'이라고 불리는 것이다. 즉 펀치와 손 뻗기와 같은 움직임 패턴들은 견갑골이 전인, 후인함으로써 가능하다. 던지기, 스파이크, 휘두르기와 같은 일반적인 스포츠 움직임들 역시 이러한 근육에서 근력이 동원된다. 만약 이러한 조직들이 뻣뻣해지거나 약해지며, 어깨 회전이나 모빌리티가 손상된다.

전거근의 모빌리티를 시험하기 위해선, 아래 검사, 재검사 사진과 같이 팔을 좌우로 휘둘러본다. 팔을 머리 위로 휘둘렀을 때, 전거근에 힘이 실리는 순간이 있는데, 이를 통해서 즉각적인 피드백을 받을 수 있을 것이다. 당신은 본능적으로 이 부분이 타이트하고 고정되었는지 느낄 수 있기에, 이 운동이 모빌리제이션의 효과를 측정할 수 있는 훌륭한 방법이 되는 것이다. 추가로, 이 동작은 어깨 회전을 위한 훌륭한 웜업 동작이기도 하다.

주의: 이 부위는 조금 민감할 수 있어서, 필요하다면 좀더 부드러운 공을 사용하도록 한다. 나는 슈퍼노바를 사용하는 것을 좋아하긴 하지만, 이보다는 작고 부드러운 요가 튠업 볼 또한 훌륭한 선택이 될 것이다. 왜냐하면 이러한 종류의 공은 늑골 사이의 늑간근육을 다룰 수 있기 때문이다.

1. 팔을 바깥으로 뻗고 공 위에 엎드린다. 공은 광배근과 가슴근육 사이, 겨드랑이 바로 아래에 위치시킨다.
2. 다룰 수 있는 한 많은 체중을 공 위에 실으면서, 바깥으로 뻗은 손 쪽으로 몸을 밀어낸다. 신중한 움직임을 사용해 전거근과 늑간근을 천천히 교차해 문지른다.

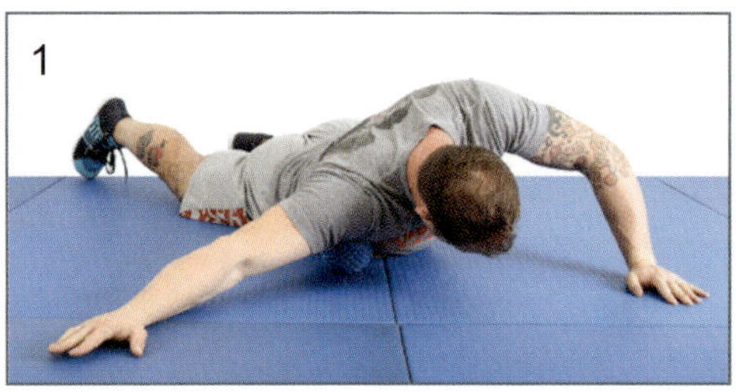

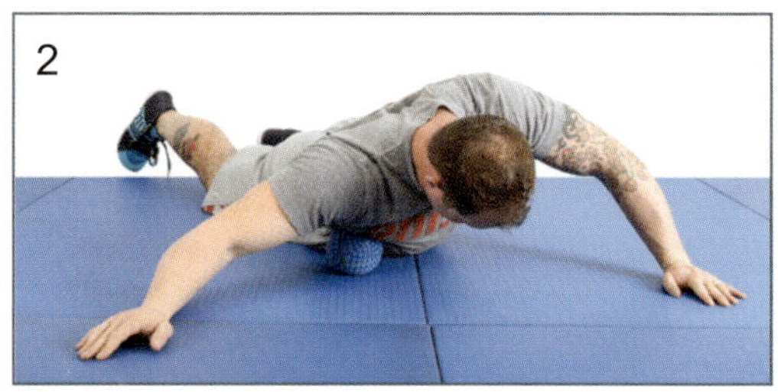

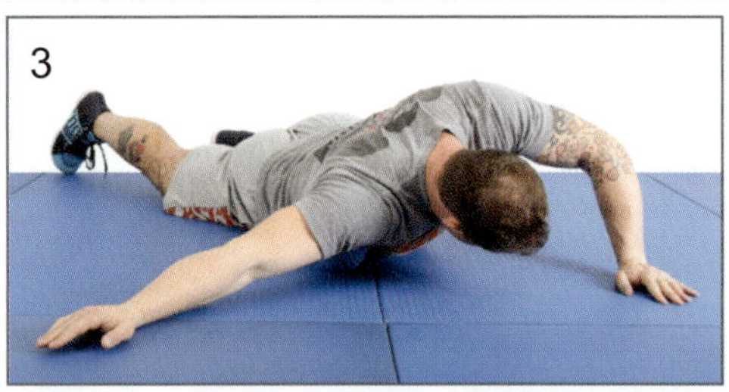

3. 양팔을 이용해 좌우로 움직임을 조절하고, 해당 부위를 왔다 갔다 하면서 문지른다. 손을 바닥에서 돌려 박아넣듯이 힘을 줘서 수축하고(체중은 공 위에 싣고 있는다) 그 뒤에 바깥으로 뻗은 팔을 바닥으로 붙이면서 이완한다. 플로스 효과를 위해 팔을 매트 위에서 위아래로 미끄러지듯이 움직이도록 한다.

검사와 재검

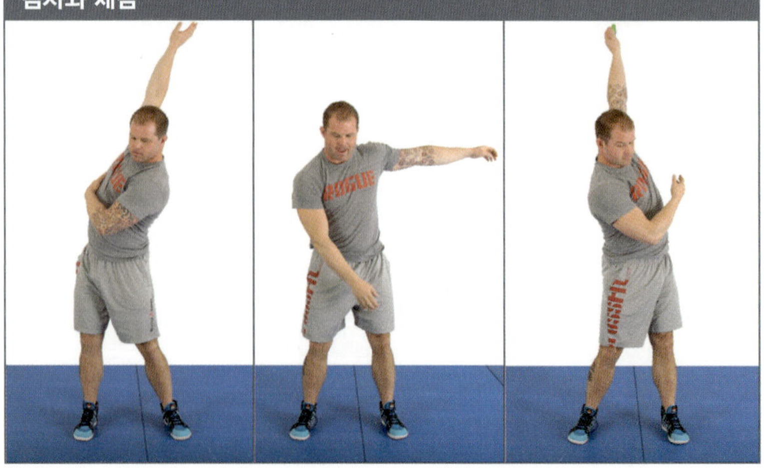

이 기법의 효과를 검사 및 재검사하려면, 마치 골프 스윙 웜업처럼 팔을 좌우로 휘두른다. 이 동작의 목적은 양팔이 이완된 상태를 유지하고, 어깨들은 외회전되어 있으며, 몸을 바르게 세우는 것이다. 몸 앞뒤를 유리판이 막고 있어 동작을 하는 동안 몸이 앞뒤로 기울어지지 않는다고 상상하라.

밴드를 이용한 오버헤드 디스트랙션Banded Overhead Distraction

만약 오버헤드 자세를 방해하는 것이 운동제어motor control 문제가 아니라면, 결국 모빌리티에 장애가 있다는 것을 시사한다. 오버헤드 자세를 개선시키는 기본적인 틀은 복잡하지 않다. 그저 연관 조직의 모빌리티를 향상시키는 동시에 그 동작을 연습하는 것이다. 비록 이러한 컨셉이 이해하기 쉽긴 하지만, 사람들은 여전히 잘못하고 있다. 만약 오버헤드 자세가 제대로 나오지 않은 사람에게 이를 고치기 위해서 오버헤드 자세로 어느 정도 시간을 보내냐고 물어본다면, 일반적으론 고작 몇 초만을 사용한다고 답할 것이다.

다음은 이러한 대화의 예시이다.

선수: "코치님! 스쿼트 바닥 자세를 취하는 데 문제가 있습니다."

나: "스쿼트 바닥 자세에서 모빌리제이션을 해봤습니까?"

선수: "물론이죠. 저는 에어 스쿼트를 좀 했었어요. 그렇게 하는 게 맞지 않나요?"

나: "에어 스쿼트에서 당신의 엉덩이는 스쿼트를 할 때마다 고작 0.1초 동안만 스쿼트 바닥 자세에 노출됩니다. 그러니, 그건 옳지 않습니다. 이렇게 한번 해봅시다. 스쿼트 바닥 자세로 앉고 당신에게 문제가 되는 이 자세에서 가동성을 만드는 진정한 시간을 좀 보내보는 겁니다."

비록 이와 같은 사실이 논리적으로 명백해 보이지만, 본능적으로 따라주진 않는다. 오버헤드 움직임이 제한된 사람이 찾아왔을 때, 지금 소개하는 모빌리제이션을 첫 번째로 처방한다. 왜냐하면 이 기술은 움직임 끝 범위에서 상당한 시간을 보내게 해주기 때문이다.

이 모빌리제이션을 제대로 수행하려면, 어깨에 부하를 싣기 전에 손바닥을 위쪽으로 돌려 외회전 토크를 만들어야 한다. 혹은 엄지손가락을 쥐고 손바닥을 위로 향하게 하거나 또는 파트너에게 주짓수에서 사용하는 손목 잠그기wrist lock 기술을 부탁하여 팔을 외회전 자세로 만들 수도 있다. 너무도 많은 사람들이 그저 밴드를 잡고 팔을 오버헤드

오버헤드
아키타입

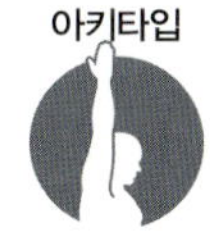

이 모빌리제이션 기술은 위 아키타입들을 개선하는 데 도움을 줄 것이다.

방법:

수축과 이완

1. 밴드 안으로 손을 집어넣어 걸고 그 끝을 쥔다. 밴드 끝을 잡는 실수를 하지 말도록 하라!
2. 왼손을 이용하여 오른팔을 위히전 자세로 돌리도록 한다. 즉 손바닥이 자신을 향하게 하고 엄지손가락은 몸 바깥쪽을 향하게 해야 한다.
3. 팔이 외회전된 자세에서 팔꿈치를 잠근다. 엉덩이를 뒤로 보내고 몸을 매트 쪽으로 내려 텐션을 만든다. 오버헤드 자세에서 팔을 외회전 시켜놓고, 수축과 이완 기법을 사용하고 어깨를 새로운 가동범위로 신연시킨다.
4. 이제 뻣뻣한 부위를 찾아보도록 하자. 예를 들어 오른쪽 다리를 뒤로 보내 해당 근막 라인을 늘어뜨리고, 스트레칭 강도를 높이도록 한다. 핵심은 뻣뻣한 부위를 탐색하는 동안에도 오른쪽 손바닥은 위로, 엄지는 바깥으로 향한 위치를 유지해야 한다는 점이다.

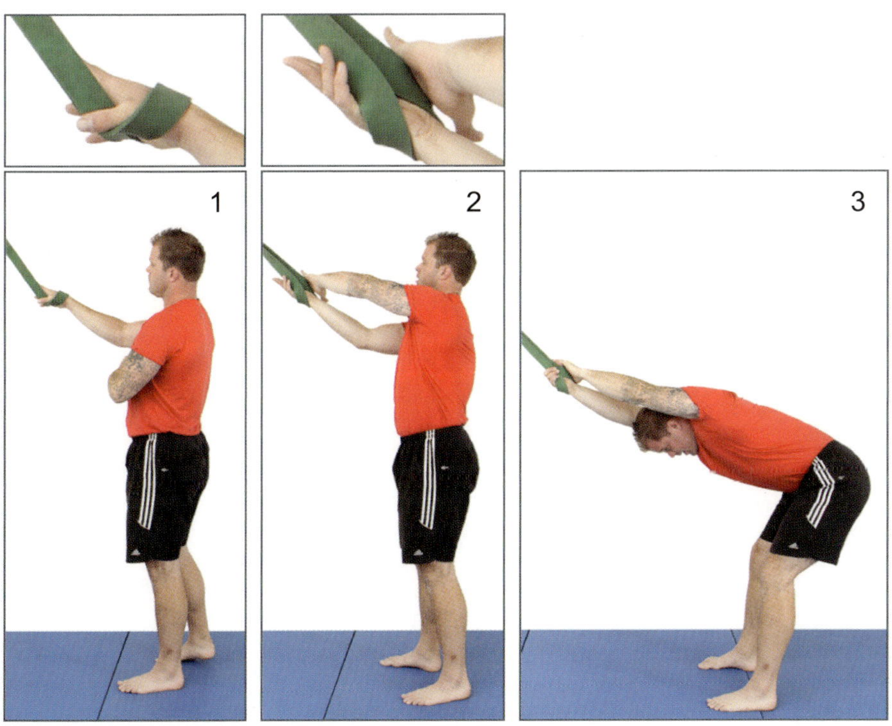

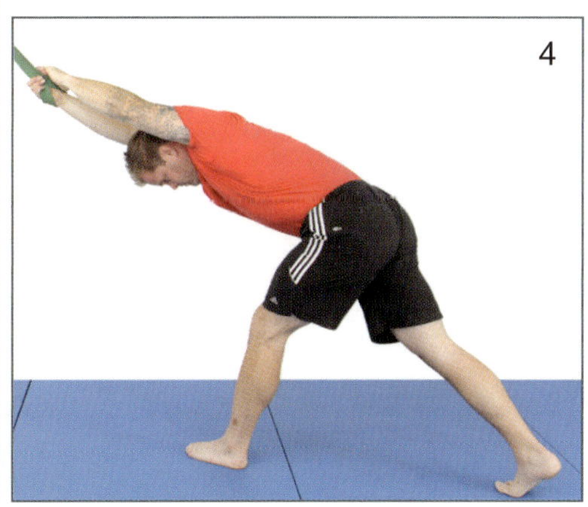

오버헤드 아키타입 / 프론트 랙 2 아키타입

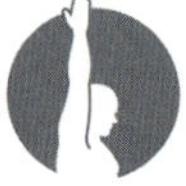

이 모빌리제이션 기술은 위 아키타입들을 개선하는 데 도움을 줄 것이다.

방법:

수축과 이완

자세로 당기기만 한다. 이래선 완전 가동범위를 만들어낼 수 없다! 그저 고기를 매달아 놓은 것과 큰 차이가 없는 동작이다. 완전 가동범위란 단순히 팔을 머리 위로 보내는 것이 아니다. 이렇게 하는 것은 여전히 불안정한 어깨 위치를 만든다. 완전 가동범위란 어깨의 회전 동작과 함께 팔을 머리 위로 들어 그 움직임 끝 범위까지 보내는 것이다.

어깨 외회전을 동반한 오버헤드 디스트랙션Overhead Distraction with External Rotation Bias

이 테크닉은 밴드를 이용한 오버헤드 신연 기법에 동반할 수 있는 기법이다. 아래 사진과 같이, 팔꿈치는 밴드에 고정되고, 더 깊은 어깨 굴곡을 만들어낸다. 단순히 자세를 바꿈으로써 어깨에 동적인 변화를 만들어낼 수 있다. 이는 또 다른 바벨 푸시 프레스와 핸드 스탠스 푸시업 관계라 할 수 있다. 두 테크닉은 매우 유사해 보이지만, 완전히 다른 자극을 만들어낸다.

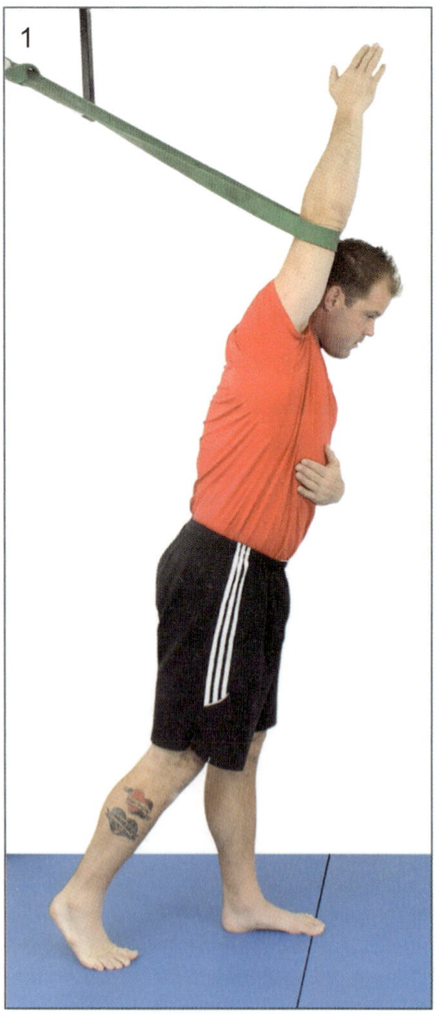

1 밴드 안으로 팔을 넣고 팔꿈치에 걸친다.

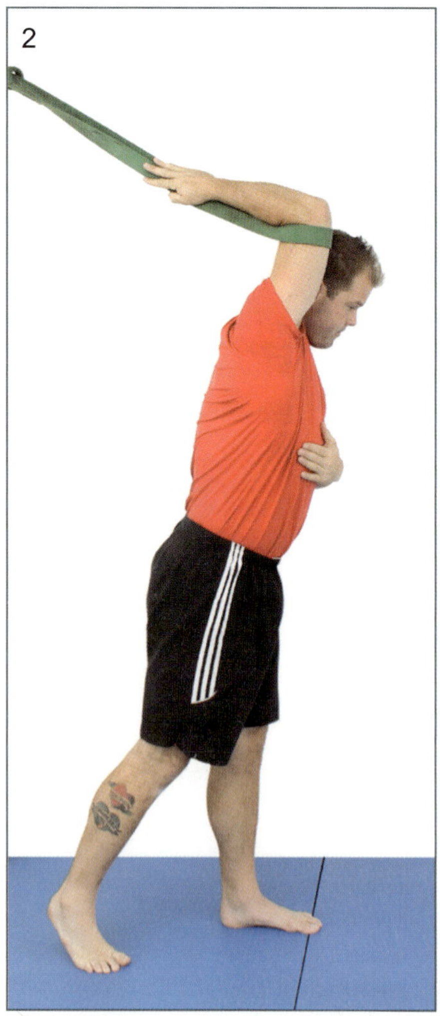

2 밴드가 팔을 당기게 하면서, 오른손으로 밴드 바깥을 잡는다. 핵심은 몸통을 바로 잡고 흉곽을 아래로 내린 상태를 유지하는 것이다.

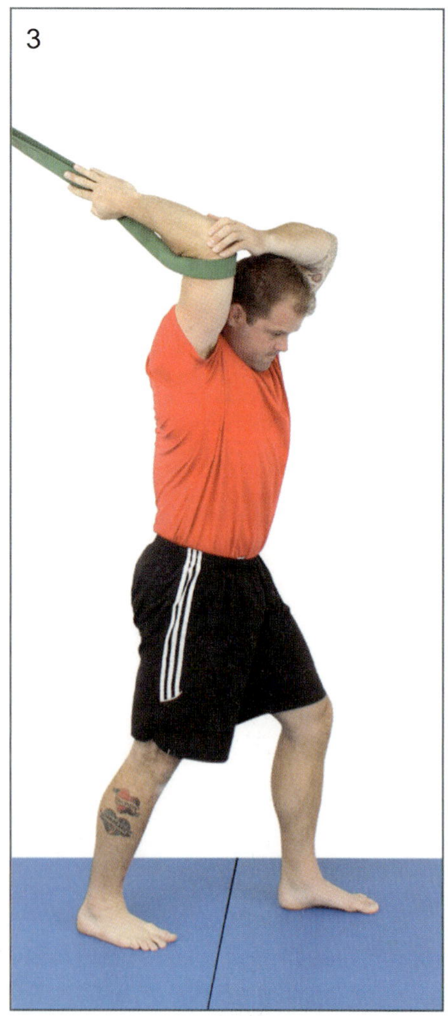

3 모빌리제이션의 강도를 높이고 텐션을 추가하기 위해, 팔꿈치가 머리 쪽으로 가게 하고 몸을 낮춘다. 이렇게 하면서, 팔은 외회전 토크를 유지할 수 있도록 노력한다.

양 어깨 굴곡 모빌리제이션 Bilateral Shoulder Flexion

이 기법은 오버헤드 자세뿐만 아니라 벤치프레스와 푸시업과 같은 중간 범위의 어깨 굴곡 움직임을 만들어주는 환상적인 모빌리제이션이다. 다른 기법의 자세와 차별점은 양팔을 몸의 정중선으로 가깝게 가져오고 난 뒤 외회전 동작을 넣는 것이다. 외회전은 어깨관절낭 후면을 잡아줄 것이다. 그러므로 이전 모빌리제이션들과는 달리, 이 기법은 어깨 굴곡의 끝 가동범위에 중점을 두고 그 뒤에 외회전을 하는 것에 중점을 두는 것이므로, 외회전 끝범위가 나오는 것이 먼저이고 그 뒤 텐션을 높이기 위해 굴곡을 추가하는 것이다.

외회전근를 건드리기 위해선 될 수 있는 한 많은 토크를 발생시켜야 할 텐데, 이는 두 팔꿈치를 서로 가깝게 가져온 상태를 유지함으로써 만들 수 있다. 그 이유는 다음과 같다. 텐션을 추가하려 할 때, 팔꿈치는 어쩔 수 없이 옆으로 벌어지려고 할 것이다. 그 자세에서 텐션을 적용하려 할 때 많은 토크가 발생하고, 이에 따라 팔꿈치는 넓게 벌어지려고 하고 토크는 사라진다. 이해를 돕기 위해, 어떤 사람이 팔꿈치를 옆으로 하고 고중량 오버헤트 프레스를 하는 모습을 상상해보라. 챕터 3을 읽었다면, 이러한 자세에서 엄청난 양의 토크가 줄줄 샐 것이란 걸 알 것이다. 이 모빌리제이션을 할 때에도 같은 일이 벌어진다. 당신이 팔꿈치를 벌리면, 외회전근에 걸리는 토크가 줄어들고 스트레칭 효과는 떨어지게 될 것이다.

팔꿈치가 벌어지는 것을 막기 위해, 파트너에게 부탁하거나 밴드로 양팔을 묶도록 한다. 밴드를 사용한 버전은 아래에 있다.

오버헤드 아키타입 / 프론트 랙 2 아키타입

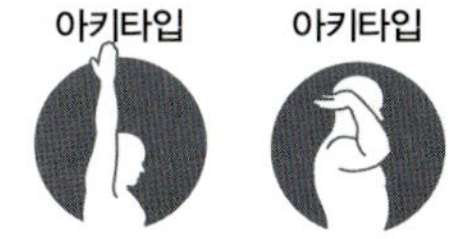

이 모빌리제이션 기술은 위 아키타입들을 개선하는 데 도움을 줄 것이다.

방법:

수축과 이완

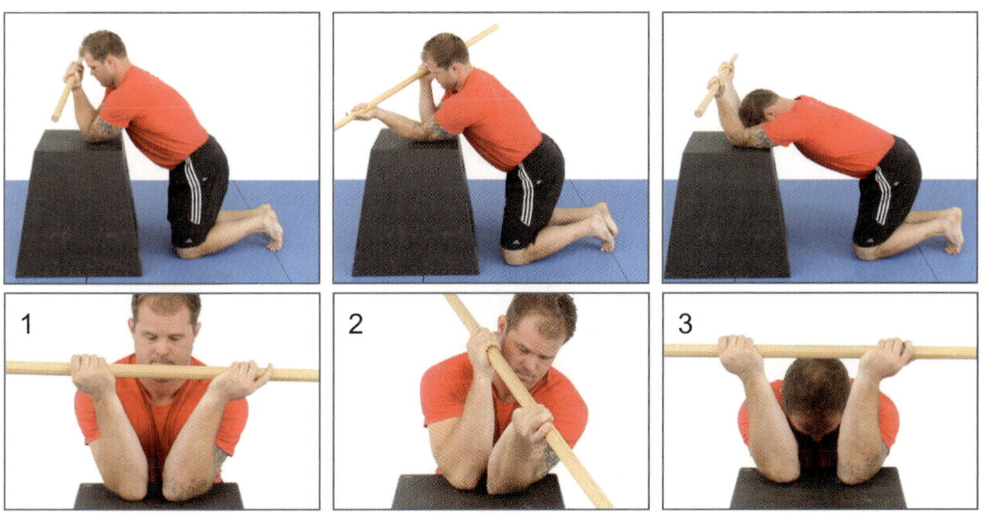

1. 박스 앞에 무릎을 꿇고 손바닥이 얼굴을 향하게 봉을 잡은 뒤 팔꿈치를 모은다.
2. 팔꿈치를 가능한 모은 상태를 유지하면서, 외회전 끝 범위가 나올 때까지 봉을 회전시키고 두 손을 멀리 벌린다.
3. 양 어깨를 외회전시킨 자세에서 텐션을 주면서 몸을 뒤, 아래로 낮춤으로써 부하를 높인다. 이 동작은 광배근의 모든 큰 연부조직을 건드릴 뿐만 아니라 어깨의 외회전적 요소도 다룬다.

양측성 어깨 굴곡 모빌리제이션: 밴드 사용 버전

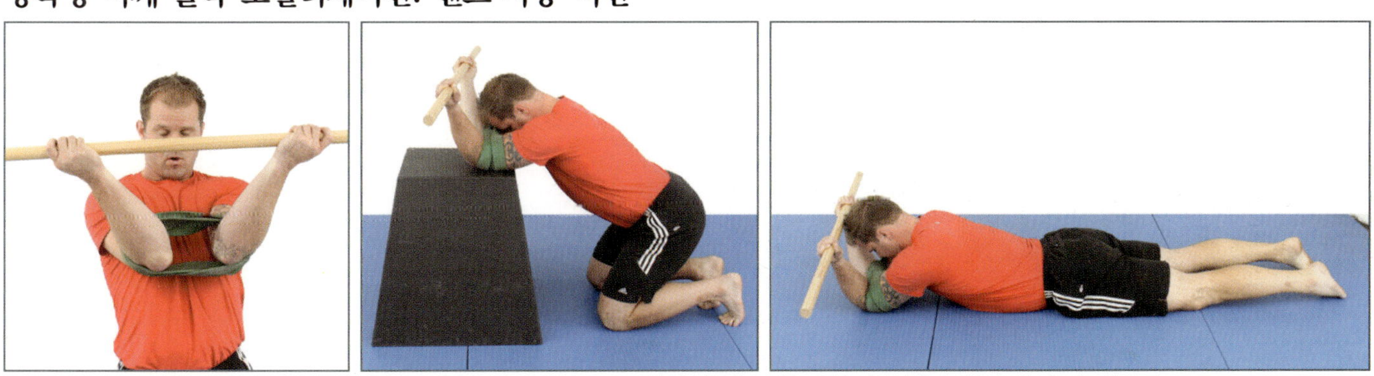

밴드를 여러 겹으로 해서 두 팔꿈치에 둘러싸고, 그 뒤 봉을 비틀고 양손을 멀리 벌리면서 외회전 움직임을 만든다. 밴드가 팔꿈치들이 벌어지는 것을 막기 때문에, 박스에서 엉덩이를 뒤로 빼고 머리를 양팔 사이에 넣음으로써 같은 전략을 구사할 수 있다. 같은 모빌리제이션을 바닥에서도 할 수 있다.

슈퍼 프론트 랙Super Front Rack

오버헤드 아키타입 / 프론트 랙 2 아키타입

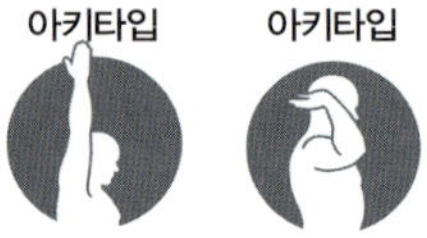

이 모빌리제이션 기술은 위 아키타입들을 개선하는 데 도움을 줄 것이다.

방법:

수축과 이완

슈퍼 프론트 랙은 오버헤드 포지션을 향상시키는, 특히 프론트 랙 포지션을 만들어주는 특별기술이다. 이 테크닉의 핵심은 손이 위로 가고 팔꿈치는 안쪽 위치를 유지하는 것이다. 텐션을 만들기 위해 한 발 앞으로 나아가면 손이 아래로 돌아가고 팔꿈치가 바깥으로 벌어지는 것을 알 수 있을 것이다. 이 두 가지는 토크를 상실시키는 움직임이다. 이러한 실수들은 우리가 중립자세를 유지하는 것을 어렵게 만들기도 한다. 만약 어깨가 불안정한 상태에서 텐션을 높인다면, 허리 과신전이 일어나기 쉬워진다. 프론트 랙 자세를 하는 중 안정한 기반을 만드는 데 실패했을 때에도 이와 같은 일이 벌어진다. 당신의 어깨가 말려 있는 상태에선 팔꿈치를 위로 들 수 없기 때문에, 몸을 바로 세우기 위해선 허리를 과신전해야 하는 것이다.

이러한 실수를 피하기 위해선, 손을 위로 드는 자세를 취하고, 반대편 손으로 팔꿈치가 옆으로 벌어지는 걸을 막고, 앞으로 걸어나가 텐션을 만들 때에 이 통합적인 동작을 유지해야 한다.

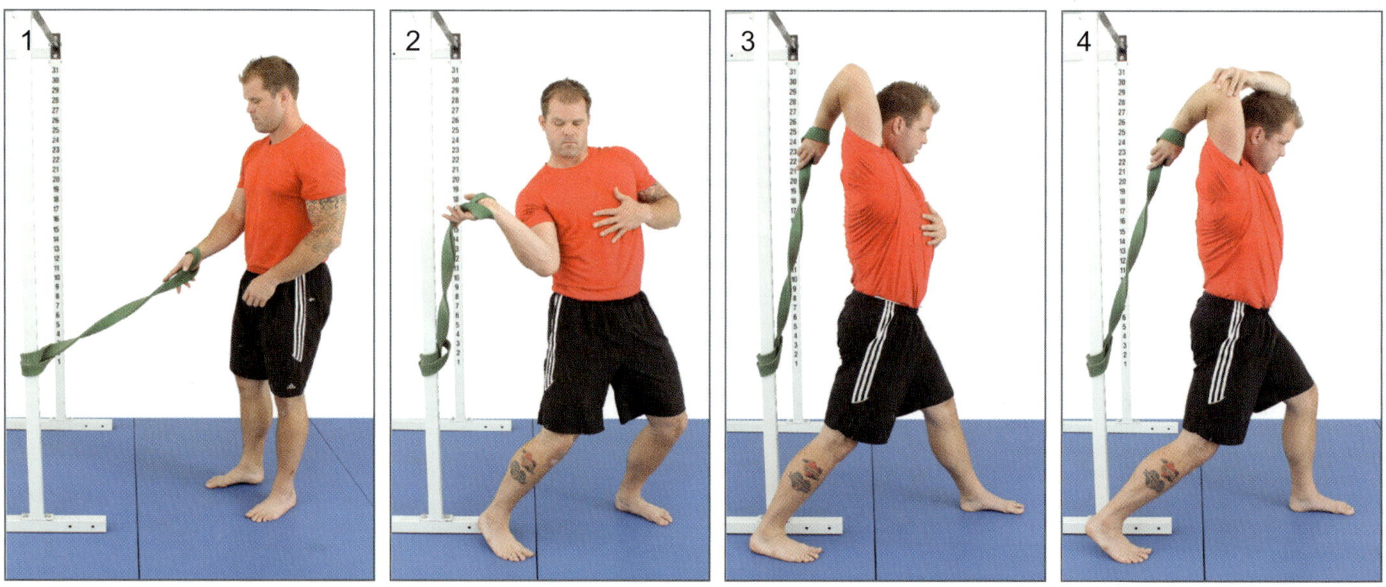

1. 밴드에 손을 넣어서 건다.
2. 손바닥을 위로 돌리고 어깨를 외회전 상태로 만든다. 이 자세를 취할 때 마치 유도의 던지기 동작을 하듯이 몸을 돌려 밴드 밑으로 들어간다.
3. 손바닥을 위로 향한 채, 어깨가 밴드 아래에 위치하게끔 하고 몸을 바로 세워 텐션을 만든다. 허리의 과신전을 막기 위해 오른쪽 엉덩이를 쥐어짜고 복부에 힘을 준다.
4. 손바닥이 위를 향하게끔 노력하면서, 반대편 손으로 오른쪽 팔꿈치 바깥쪽을 잡는다. 이를 통해 팔꿈치가 바깥으로 벌어지는 것을 막을 수 있을 것이다. 그리고 체중을 앞으로 옮긴다.

삼두근과 광배근의 클래식 스트레칭Classic Triceps and Lat Stretch

오버헤드 아키타입 프론트 랙 2 아키타입

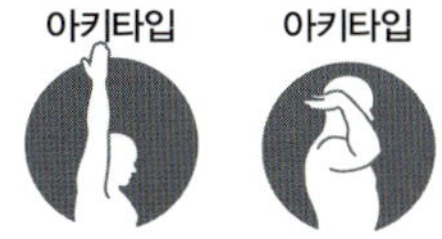

이 모빌리제이션 기술은 위 아키타입들을 개선하는 데 도움을 줄 것이다.

방법:

수축과 이완

상당 시간 공들여서 당신의 삼두근을 스매시하고 모빌리제이션을 해본 게 언제가 마지막이었나? 잠깐, 나는 이미 그 답을 알고 있다. 한 번도 그런 적이 없었다는 것을.

고전적인 삼두근, 광배근 스트레칭은 삼두근의 장두, 광배근, 그리고 어깨에서 오버헤트 움직임을 막는 몇몇 구조들을 건드린다. 이 테크닉을 더욱 효과적으로 하기 위해선, 부두 플로스 밴드를 상완에 감고 삼두근을 플로스 해야 한다. 부두 플로스는 평생 방치해뒀던 당신의 삼두근이 새 생명을 얻게 해줄 것이라고 장담한다. 부두 플로스 밴드는 이 운동의 효과를 100배 아니 그 이상 높여줄 것이다.

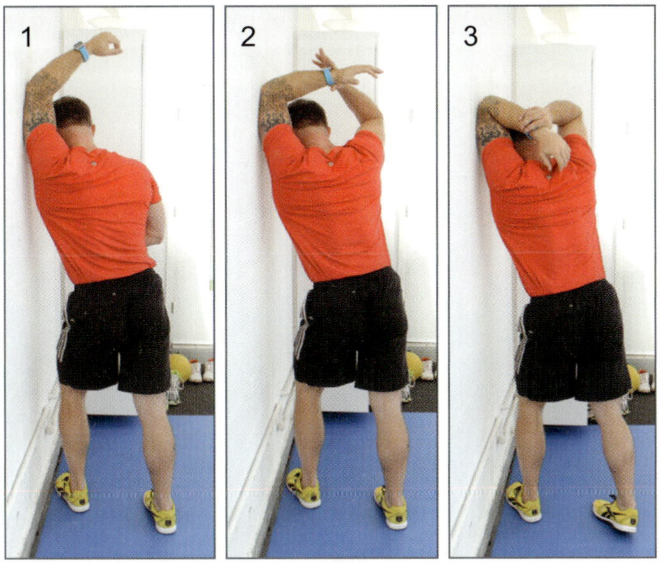

1. 삼두근 끝쪽, 혹은 팔꿈치를 벽에 댄다.
2. 체중을 벽쪽으로 밀어 삼두근 장두 전체에 스트레칭을 하고 오른손을 왼손의 손목을 잡는다.
3. 왼손을 왼쪽 어깨쪽으로 밀어내어 왼쪽 팔이 굴곡되도록 한다.

리버스 슬리퍼 스트레칭Reverse Sleeper Stretch

행 아키타입

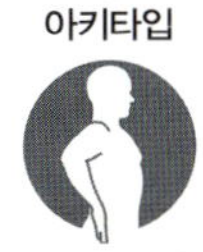

이 모빌리제이션 기술은 위 아키타입들을 개선하는 데 도움을 줄 것이다.

방법:

수축과 이완

우리 모두는 바쁜 삶을 살아가고 있다. 그렇기 때문에 비행기 창가 쪽 자리, 책상 등의 환경에 갇혀 있을 때에도 모빌리티를 증진시키는 법과 자세를 향상하는 방법을 찾아야 한다. 이 테크닉은 어깨에 내회전을 만들어주는 쉬우면서도 효과가 뛰어난 방법이다. 이 기술은 자동차/비행기/좁은 의자에 갇혔을 때에도 어깨 내회전을 만들어주는 모빌리제이션이다. 나는 이 테크닉을 오랫동안 그리고 지금도 하고 있다. 구관이 명관이다.

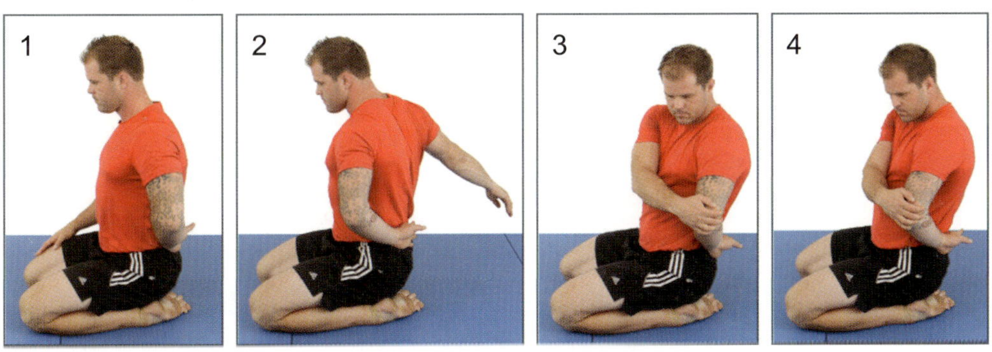

1. 왼쪽 어깨를 타이트한 위치로 당기고, 그 뒤에 왼손을 허리 뒤에 놓는다. 이때 손바닥을 뒤쪽을 향하게 한다.
2. 때로는 반대쪽 손을 몸을 가로질러 뒤로 보낸 팔에 닿기 힘들 수 있다. 만약 이러한 자세를 취하려 할 때 어깨가 말리려고 한다면, 먼저 팔을 뒤로 젖혔다가 앞으로 보내도록 한다.
3. 오른쪽 팔이 몸을 가로지르게 움직여 왼쪽 팔꿈치를 잡도록 한다.
4. 팔꿈치를 몸 가운데로 당겨서 내회전 움직임을 만든다. 이때 어깨는 뒤쪽으로 위치하게끔 집중한다. 만약 팔꿈치를 당길 때 왼쪽 어깨가 앞으로 말린다면, 충돌징후가 발생하고 이 테크닉의 효과가 떨어지게 될 것이다.

부위 4 어깨 전면과 가슴

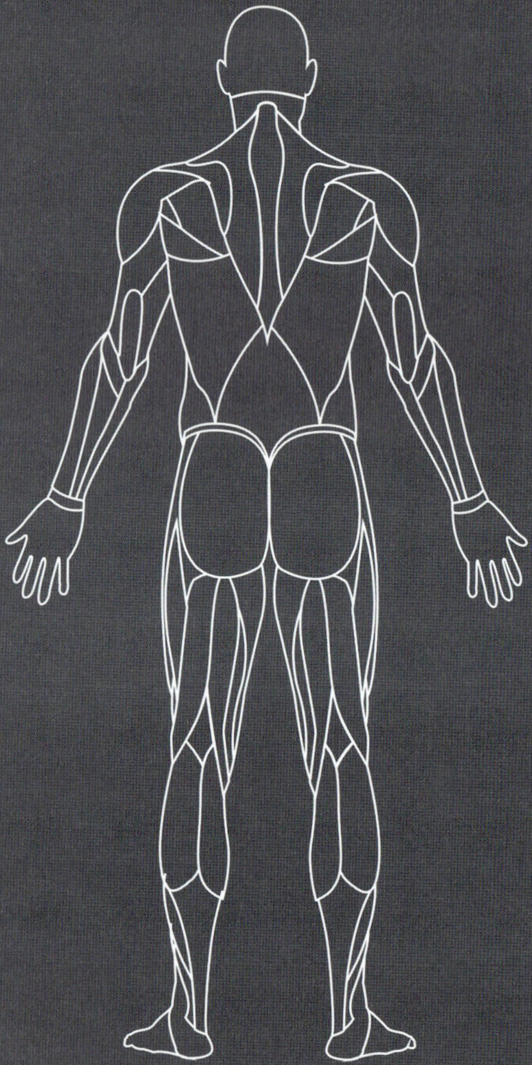

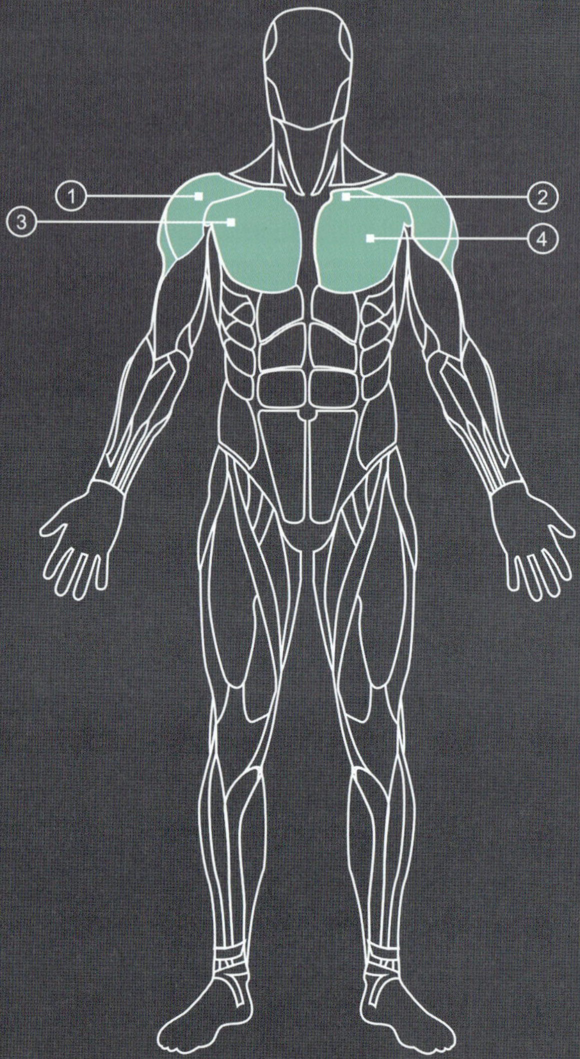

모빌리제이션 대상 부위

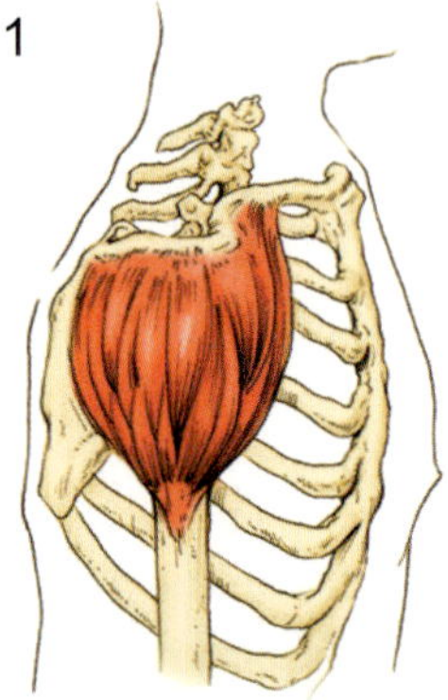

1 삼각근(deltoids)

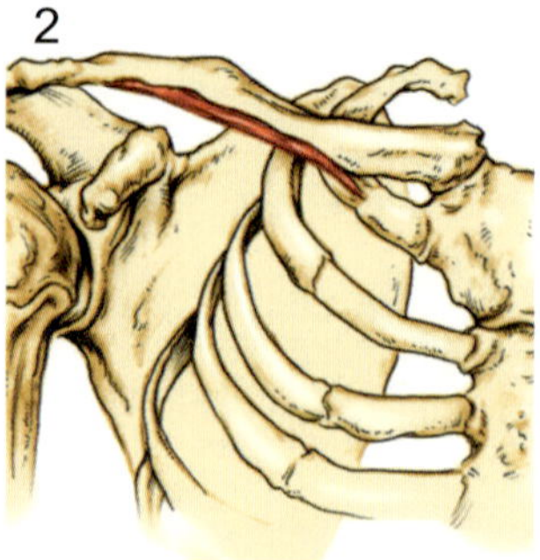

2 쇄골하근(subclavius)

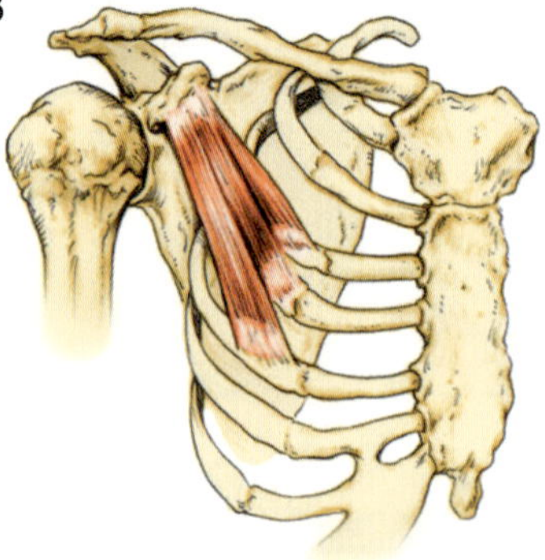

3 소흉근(pectoralis minor)

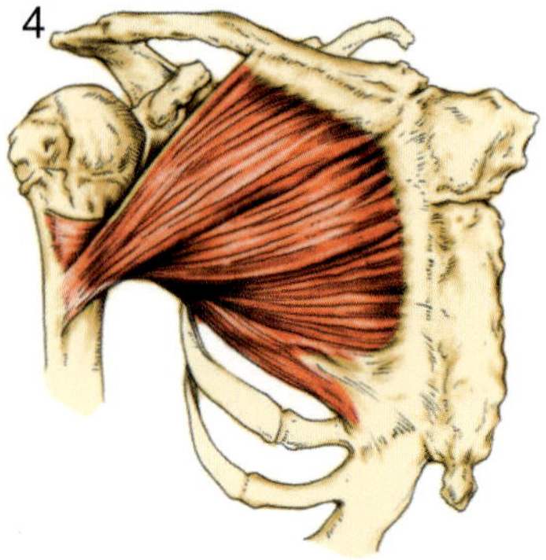

4 대흉근(pectoralis major)

전면 구획 모빌리제이션 Anterior Compartment Mobilizations

선수들은 항상 바른 어깨 자세를 만드는 데 고충이 있다고 내게 털어 놓는다. 그들은 심지어 흉추와 어깨 뒤쪽 구조들에 여러 작업을 했는데도 이러한 문제를 해결하기 어렵다고 한다. 그들은 바른 어깨 자세를 만들기 위해선 견갑골, 늑골, 그리고 흉추만큼이나 어깨 전면 부위의 상태도 뒷받침되어야 한다는 것을 잊었던 것이다. 어깨는 상호연결 시스템이다. 만약 견갑골에 연결된 조직 중 어떠한 것들이라도 타이트해지거나 짧아지면, 어깨를 안정적인 위치로 놓는 능력이 제한되게 된다. 예를 들어 하루종일 책상에 앉아서 시간을 보내거나, 차에서 시간을 보내거나, 또는 당신이 사이클 선수이거나, 혹은 단순히 내회전 움직임을 잃어버리고 있다면, 많은 시간을 어깨가 앞으로 빠진 상태로 보내고 있는 것이다. 이런 좋지 못한 자세는 흉추, 견갑골에 피해를 주고 늑골, 소흉근과 같이 견갑골과 흉골을 연결하는 근육들이 지나치게 뻣뻣하게 되어, 어깨를 불안정한 상태로 고착시킨다.

이러한 상태에 빠지면, 당신의 팔이 어깨를 안정화시킬 수단으로 내회전될 것이고 이는 가동범위 축소로 이어지기에 중대한 문제가 된다. 이는 당신의 몸이 불안정한 어깨 회로를 개방해보려는 시도이다. 어깨의 내회전은 어깨가 소켓에서 무너지는 것보다는 덜 불안한 상태이긴 하다. 그러므로 만약 이렇게 변형된 자세에서 부하나 텐션 아래에 어느 정도 시간을 보내게 되면, 당신의 소흉근은 어깨를 안정화시키기 위해 지나치게 힘들게 일해야 하고, 그 결과 영구적으로 단축 상태에 빠지는 것이다.

일련의 모빌리제이션 과정을 통해, 이 부분의 유연성과 기능을 회복시키는 몇 가지 방법을 소개하고자 한다.

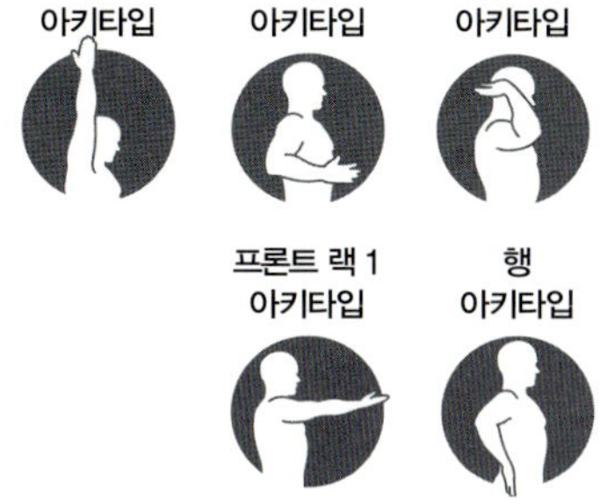

이 모빌리제이션 기술은 위 아키타입들을 개선하는 데 도움을 줄 것이다.

개선사항:

어깨 자세와 기능
굴곡 오류(둥글게 말린 어깨)
어깨와 목 통증

방법:

압력파
수축과 이완
스매시&플로스
택&스핀

대상 부위

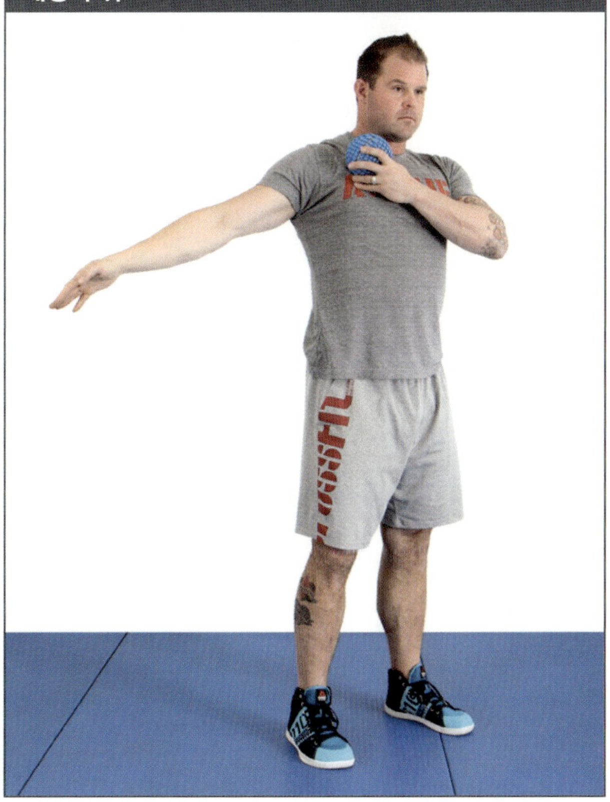

옵션 1: 블루 앤젤Blue Angel

블루 앤젤은 가슴과 어깨 전면 부위를 다루는 필자가 가장 좋아하는 동시에 가장 싫어하는 모빌리제이션이다. 이 테크닉을 가장 좋아하는 이유는 모든 기법들(택&스핀, 수축과 이완, 압력파, 그리고 플로스)을 하나로 묶어 매우 짧은 시간 안에 엄청난 변화를 가져다주기 때문이다. 한편 싫어하는 이유는 너무 자극이 강하고 아프기 때문이다. 엎드려서 이 테크닉을 하기 때문에 고통에 얼굴이 찡그려지는 것을 숨길 수 있다는 것이 다행스러운 일이다.

아래 사진에서 볼 수 있듯이, 눈밭에서 누워 천사 형상을 만들 때처럼 팔을 움직이면 된다.

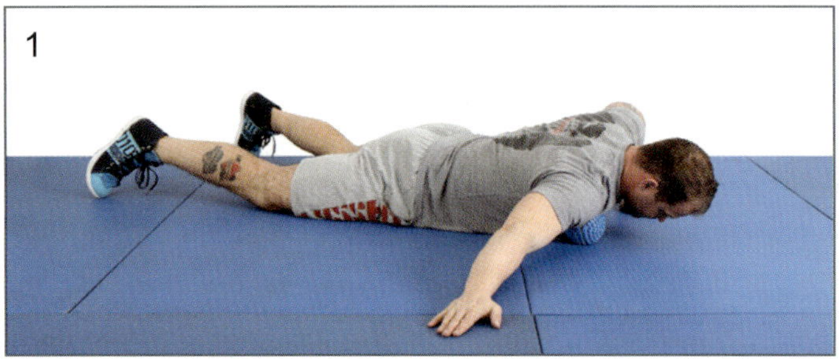

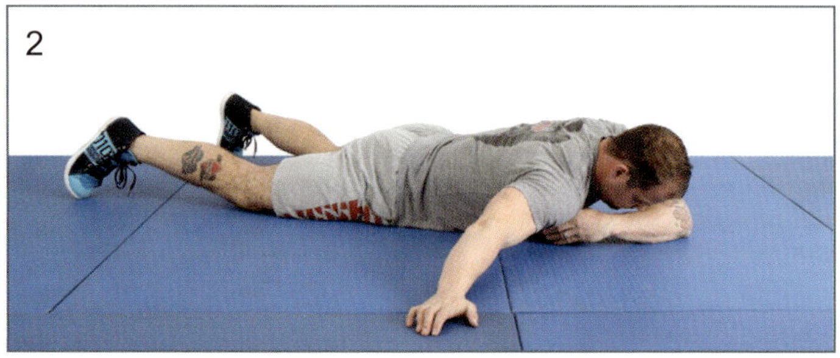

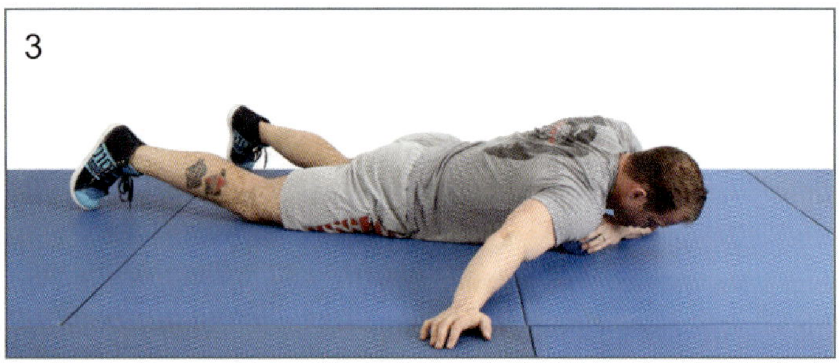

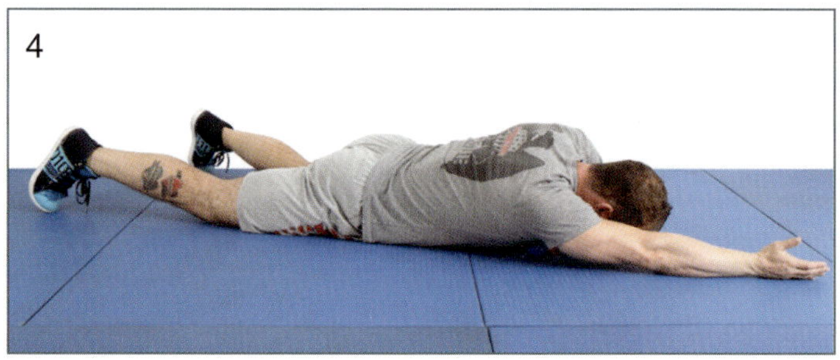

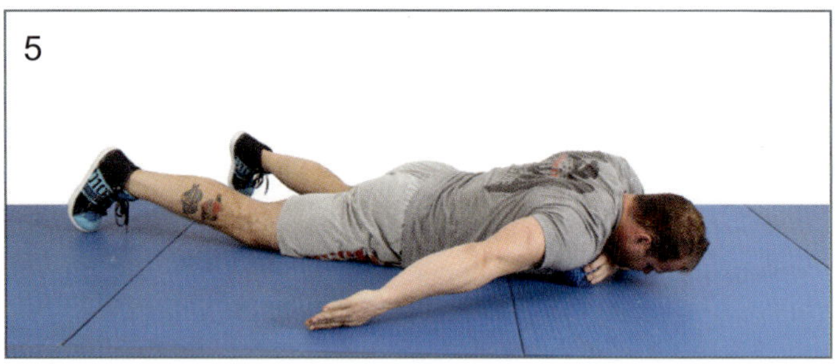

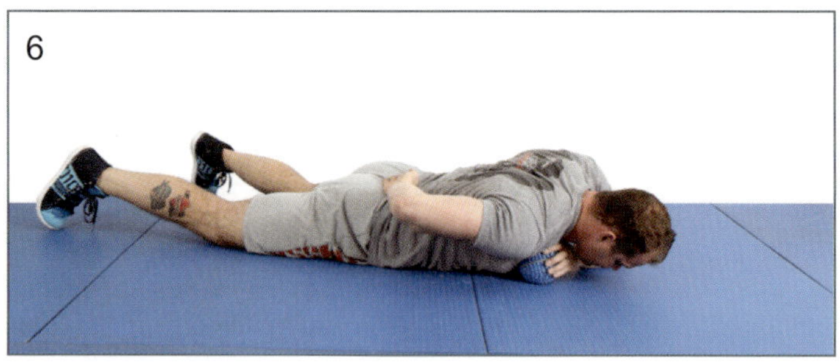

1. 바닥에 엎드려 쇄골 아래, 가슴과 어깨 사이에 공을 위치시킨다. 팔을 바깥으로 뻗으면서 다룰 수 있는 가능한 한 많은 체중을 공 위에 싣는다. 이 자세에서부터 뻗은 손을 마치 푸쉬업 하듯이 매트에 누르면서 수축하고, 그 뒤 더 많은 체중을 공 위에 가라앉듯 눌러 이완한다.

2. 반대 손으로 공을 잡는다.

3. 공을 가동시키려는 어깨에서 멀어지는 방향으로 회전시켜 느슨한 모든 조직들을 잡아낸다.

4. 팔을 밖으로 계속 뻗으면서 어깨를 외회전하고 동시에 바닥을 쓸 듯이 머리 위로 움직인다.

5. 어깨에서 일어나는 모든 벡터들을 다루기 위해 팔을 등 뒤로 보내 내회전 움직임을 만든다.

6. 오른팔을 등 뒤로 보낸 뒤, 왼손을 뒤로 보내 오른팔의 손목을 잡고 등 위쪽으로 당긴다. 이를 통해 움직임 끝 범위까지 갈 수 있을 뿐만 아니라, 공 위로 더 많은 부하를 실을 수 있다. 거짓말은 않겠다. 끔찍하게 아플 것이다.

옵션 2: 블루 앤젤 월 스매시Blue Angel Wall Smash

벽이나 문에서 전면 부위 스매시 테크닉을 사용할 수 있다. 문의 출입구는 팔을 몸 앞으로 자유롭게 움직일 수 있으므로, 바닥에선 접근할 수 없었던 골치 아픈 부분도 다룰 수 있어 이상적인 장소이다. 단, 바닥에서만큼의 압력이나 체중은 가할 수 없다는 점이 있다.

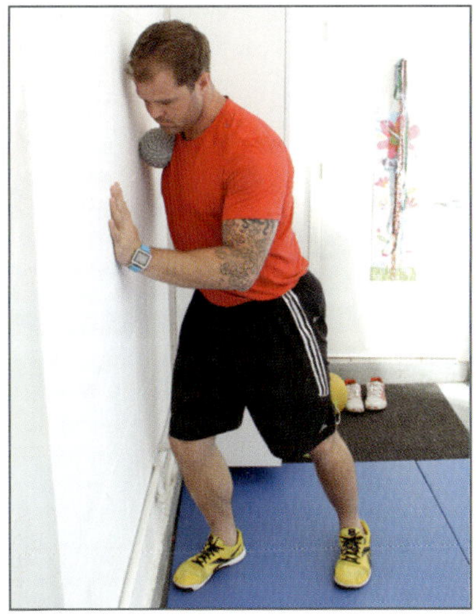

이전에 설명한 것과 같은 움직임을 사용하도록 한다. 가슴과 어깨 앞쪽 부위를 샅샅이 탐색하라. 가능한 많은 어깨 움직임을 이용하도록 한다. 그리고 타이트한 부위에 수축과 이완 기법을 적용하라.

옵션 3: 제미니 가슴 스매시Gemini Pec Smash

쇄골과 어깨 경계 근육 조직들의 경우, 슈퍼노바같이 큰 도구로는 다루기 힘들 수 있다. 큰 공들로 닿기 힘든 부위들을 마무리 짓기 위해, 제미니나 작은 공들과 같이 뾰족한 도구들을 사용해야 할 것이다. 요약하자면, 가슴(대흉근)과 어깨의 큰 덩어리나 큰 근육들은 블루 앤젤로 공략하고, 쇄골, 또는 가슴(소흉근)과 삼각근 사이에 있는 좁은 부위들은 제미니 가슴 스매시 테크닉으로 공략하라.

대상 부위

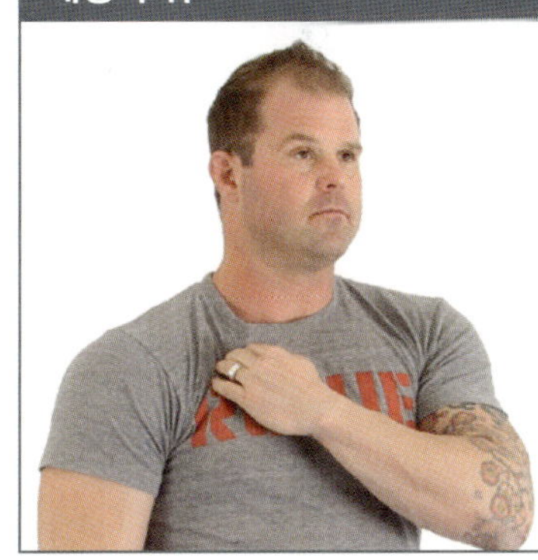

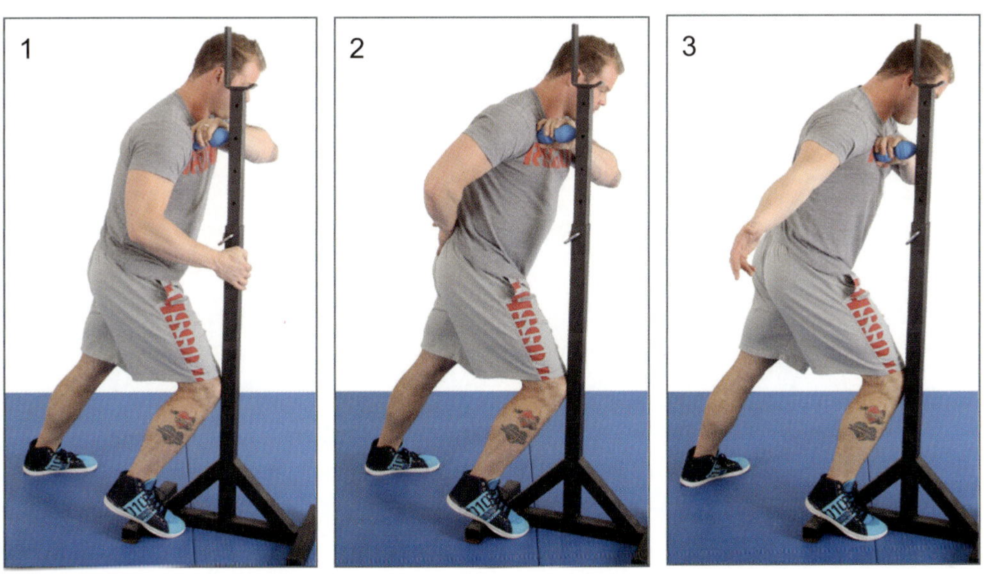

제미니를 어깨 구석, 쇄골 아래, 또는 삼각근과 가슴 근육 경계 부위에 찔러넣는다. 수축과 이완 기법, 또는 플로스를 하기 전에, 근막조직과 느슨한 연부 조직들을 잡아내기 위해 제미니를 회전시켜라. 그러고 나서 가슴 부위를 탐색하고 타이트한 지점을 찾아라. 신전과 내회전 동작에 치우치게 하기 위해 팔을 등 뒤로 움직일 수도 있다. 또는 어깨를 외회전시키고 바깥으로 손을 뻗어 가슴을 열 수도 있다.

부보 바벨 가슴 스매시Bubo Barbell Pec Smash

행 아키타입 프레스 아키타입

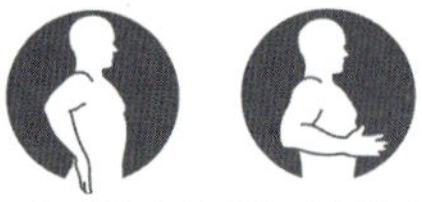

이 모빌리제이션 기술은 위 아키타입들을 개선하는 데 도움을 줄 것이다.

개선사항:

어깨 자세와 기능
굴곡 오류(둥글게 말린 어깨)
어깨 통증

방법:

수축과 이완
스매시&플로스

부보 바벨 가슴 스매시는 다음 단계 테크닉으로, 삼각근의 체표면 활주 기능을 회복시키는 목적을 가졌다. 라크로스 볼이나 요가 튠업 볼을 바에 부착하고 날카로운 가슴 스매시 테크닉을 구사할 수 있다. 이전 테크닉들과 마찬가지로, 가슴과 삼각근 경계에 있는 근육 부착부, 특히 소흉근들이 어깨에 붙은 곳을 공략하게 해준다.

주의: 한 번에 두 가지 모빌리제이션을 하기 위해, 라크로스 볼은 어깨 밑에 두도록 하자. 314페이지의 어깨 회전근 스매시&플로스를 참고하라.

1

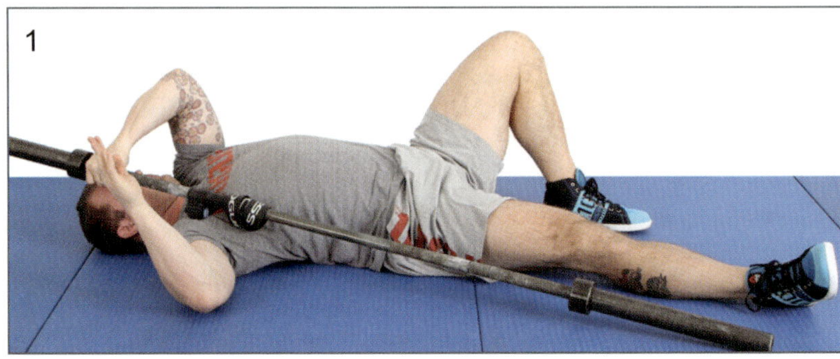

바닥에 눕고 바벨을 소흉근이 어깨 안으로 들어가는 전삼각근에 위치시킨다.

2

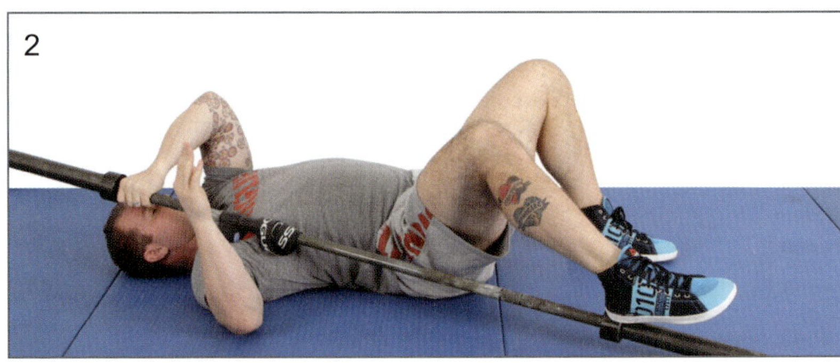

오른쪽 발을 바벨 위에 놓는다. 이를 통해 바벨을 제 위치에 고정시켜주고 추가적인 압력을 가해줄 뿐만 아니라, 어깨를 소켓 뒤쪽으로 밀어내주기도 한다.

3

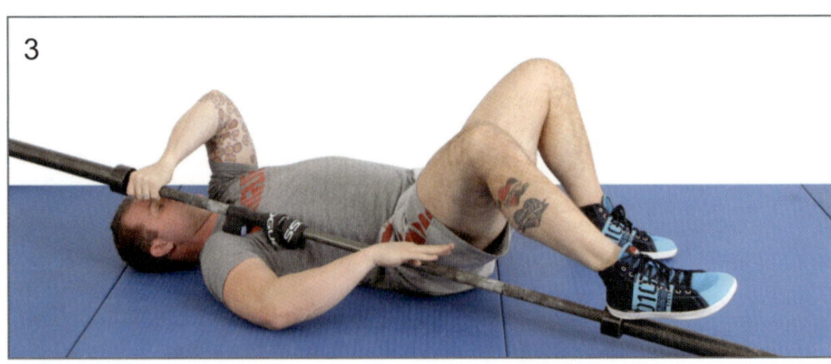

앞쪽 조직들을 아래로 고정시켜 누른 뒤, 어깨를 내회전시킨다. 압력을 유지하기 위해 왼손으로 바벨을 누른다.

4

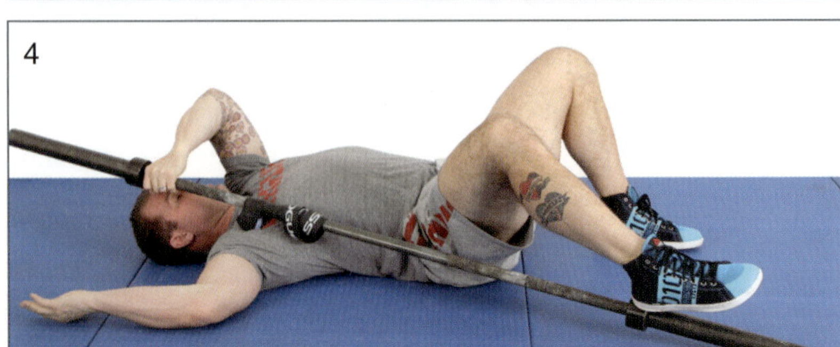

완전 가동범위로 팔을 움직이게 하기 위해, 어깨를 외회전시킨다. 이때 팔꿈치는 구부린 상태를 유지한다. 그리고 바닥을 쓸 듯이 팔을 움직여 본다.

바벨을 이용해 어깨 전단력 가하기Barbell Shoulder Shear

만약 어깨의 내회전 움직임을 상실하게 되면, 전체 어깨 복합체는 손상 받을 수밖에 없다. 불안정한 자세에서부터 어깨 통증, 또는 더 심각하게는 부상으로 이어지는 순환에 빠질 것이다. 필자는 그동안 필수적인 어깨 내회전 범위를 만들지 못하는 수많은 선수들을 고쳐왔다. 제일 먼저 손봐야 하는 것 중 하나는 어깨 위쪽에 있는 전면 삼각근이다. 이 부분들 효과적으로 수리한다면 대부분의 선수들이 전형적으로 호소하는 어깨 기능 부전 역학을 고칠 수 있을 것이다.

사실 우리는 생활의 대부분을 어깨가 앞으로 나온 자세를 취하고 있다. 그리고 문제는 일상의 삶과 훈련 대부분에서 어깨 복합체의 앞쪽에 부하가 실리는 동작을 요구하며, 이로 인해 이 부위가 극도로 타이트해진다는 것이다. 이 부분을 부드럽게 하고 유착된 곳들을 떨어뜨리는 가장 쉽고도 효과적인 방법 중 하나는 스매시 또는 슈퍼프렌드 내회전 스매시 기술이다. 만약 충분히 자주, 그리고 제대로 적용한다면, 마치 새 어깨를 장착한 느낌을 가지게 될 것이다. 나는 아직까지 이 기술들보다 어깨 내회전을 빠르게 회복하고 만들어내는 기술들을 보지 못했다. 특히 부두 플로스를 어깨에 하고 파트너의 도움을 받는 기술들은 정말 마법과 같다.

이 모빌리제이션의 핵심은 바벨을 사용하던, 슈퍼프렌드 종류의 기술을 사용하던 간에, 등을 바닥에 대고 눕는 것이며, 그리고 옆으로 누워서 슬리퍼 스트레칭 자세를 하는 것을 피하는 것이다. 슬리퍼 스트레칭의 문제점은 잘못된 자세로 내회전 움직임을 고치려 하는 것이다. 팔이 몸 앞을 가로지른 상태에서 내회전을 고치려 할 필요가 없다. 이런 동작은 아무 의미도 없다. 운동 시 보이는 움직임과 같은 자세에서 가동성을 만들어야 한다. 모빌리제이션은 하이 행 포지션, 수영의 스트로크 회복기, 딥스, 또는 점프와 같은 움직임에 근거해야 한다. 아마 내 말을 이해하리라 생각한다.

수의: 한 번에 두 가지 효과를 내기 위해서, 라크로스 볼을 어깨 밑에 두도록 한다. 314페이지의 어깨 회전근 스매시&플로스를 참고하라.

행
아키타입

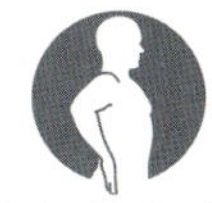

프레스
아키타입

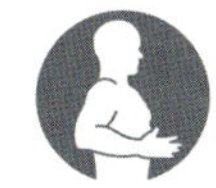

이 모빌리제이션 기술은 위 아키타입들을 개선하는 데 도움을 줄 것이다.

개선사항:

어깨 자세와 기능
굴곡 오류(둥글게 말린 어깨)
어깨 통증

방법:

수축과 이완
스매시&플로스

대상 부위

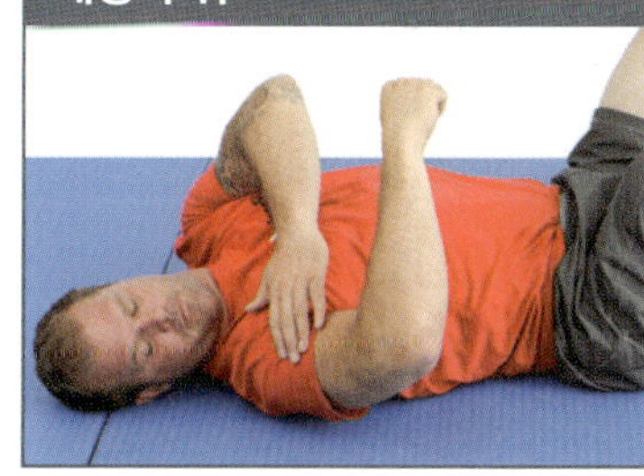

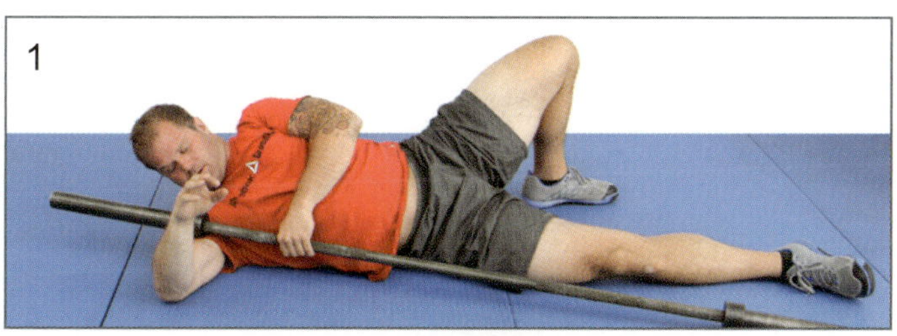

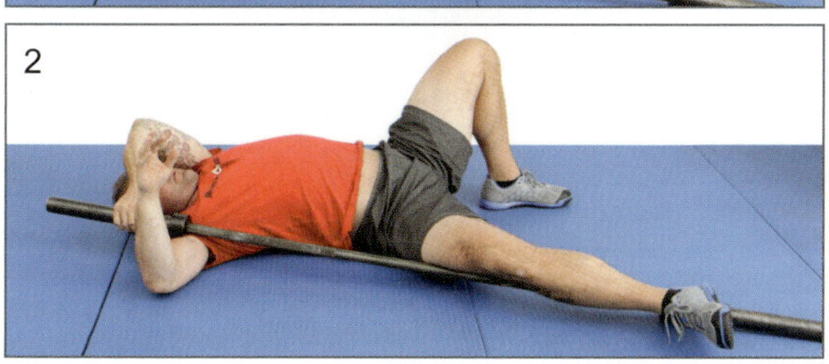

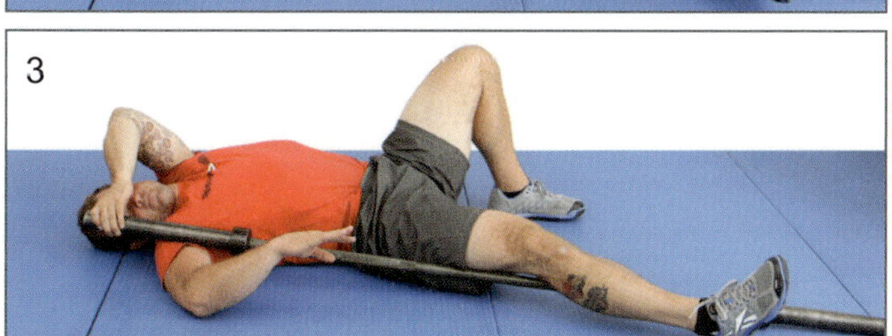

1. 바닥에 등을 대고 눕고 바벨의 노치(플레이트가 걸리는 튀어나오는 부분)을 전 삼각근 부위에 놓는다.
2. 오른쪽 다리를 바벨 위에 올린다. 이는 바벨을 고정시키고 압력을 높일 뿐 아니라, 어깨를 소켓 뒤쪽으로 밀어준다. 오른쪽 어깨를 좋은 위치로 놓기 위해 뒤로 눕고 왼손으로 바벨의 슬리브(플레이트가 끼워지는 곳)를 잡는다.
3. 앞쪽 조직을 눌러 고정시키고 난 뒤, 오른팔을 내회전하고 왼손으로 바벨을 아래로 누른다. 이 복합적 동작은 더 많은 전단력을 만들어 어깨 전면의 조직층을 분리시켜줄 것이다.

⊖ 슬리퍼 스트레칭 오류

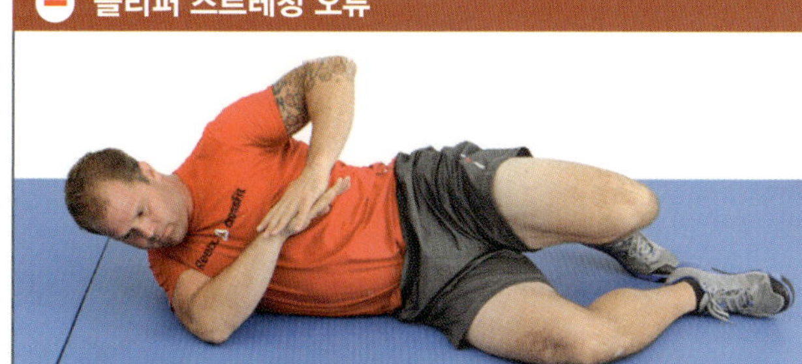

행 아키타입

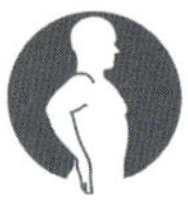

프레스 아키타입

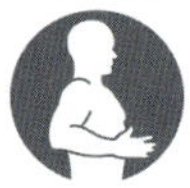

이 모빌리제이션 기술은 위 아키타입들을 개선하는 데 도움을 줄 것이다.

개선사항:

어깨 자세와 기능
어깨 통증과 부종

방법:

부두 플로스 밴드 압박법

슈퍼프렌드 내회전 스매시 Superfriend Internal Rotation Smash

선수들로 구성된 팀을 가지고 있다면 이 방법은 매우 효과적이다. 한 그룹은 다른 그룹의 어깨에 밴드를 감고 어깨를 밟아주고, 몇 분이 지난 뒤 서로 역할을 바꿔서 수행한다. 말 그대로 어깨 내회전 움직임을 개선하고 회복하는 가장 빠르고 쉬운 방법이다.

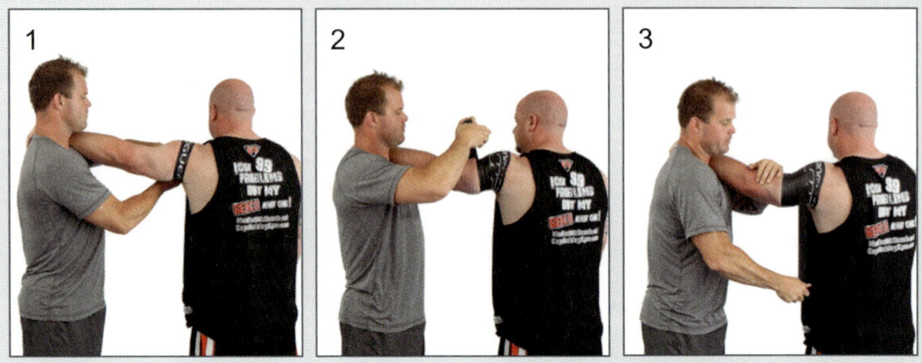

어깨의 가장 높은 곳에서 시작하여, 부두 플로스 밴드로 어깨를 감아 압박력을 만든다. 밴드를 감는 테크닉은 151페이지를 참고하라.

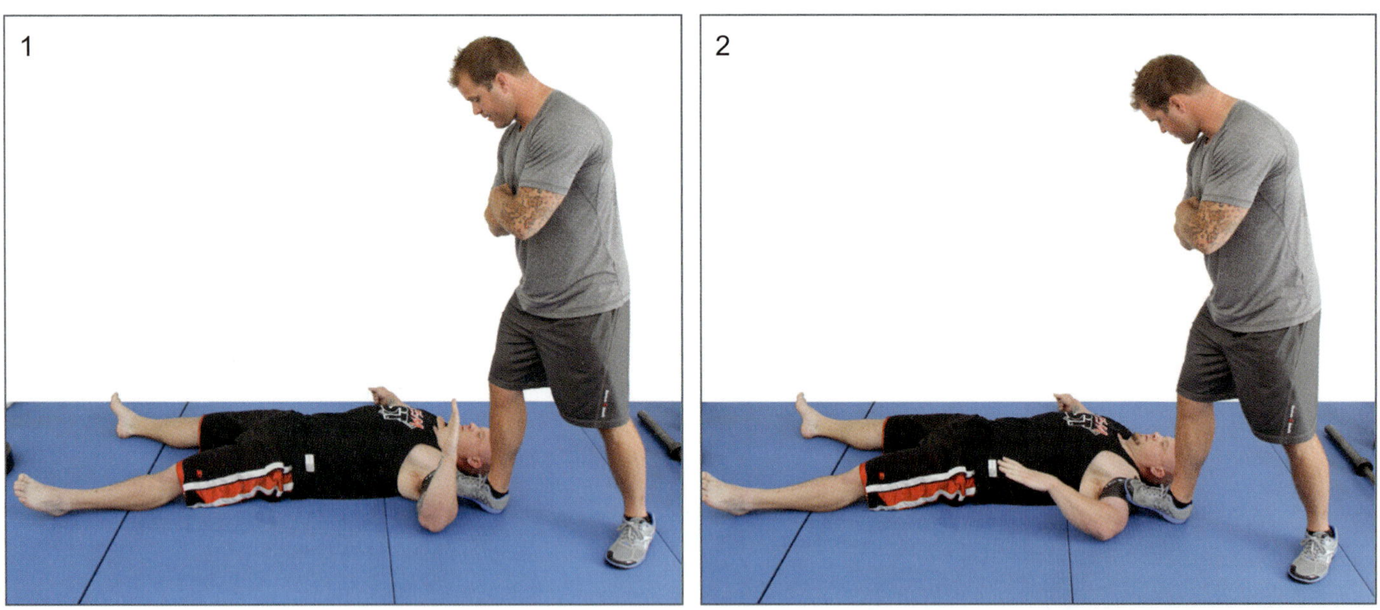

밴드를 어깨에 감고 바닥에 등을 대고 누워 팔이 90도가 되도록 세운다. 어깨를 좋은 위치에 놓고 분리된 조직들을 고정시키기 위해 오른발의 앞볼로 어깨를 누른다.

파트너는 발로 어깨를 고정시키고, 피시술자는 어깨를 내회전시켜 엉켜 있는 어깨 조직들을 효과적으로 떨어뜨린다.

양 어깨 내회전 모빌리제이션Bilateral Internal Rotation Mobilization

양 어깨 내회전 모빌리제이션은 어깨 신전과 내회전을 만드는 빠르고 지독한 방법이다. 부두 모빌리제이션과 함께 하면 많은 선수들을 대상으로 훌륭한 그룹 수업으로 세팅할 수 있을 것이다.

단지 한 가지 정적인 스트레칭으로 단단히 굳어 있는 근육을 풀거나 관절에 많은 움직임을 회복할 수는 없다는 점을 인지하는 것이 중요하다. 최상의 결과를 위해서는 수축과 이완 기법을 함께 적용하고 움직임 끝 범위 내외에서 작업을 해야 한다. 추가로, 어깨는 매트에 고정시켜놓고 엉덩이를 손으로 내릴 때 어깨가 앞으로 말리지 않도록 해야 한다. 특히 핵심적인 어깨 내회전과 신전 움직임에 문제가 있을 때 이렇게 하기 힘들 수 있다. 이 문제를 해결하는 최선의 방법은 훈련 파트너가 어깨를 눌러주는 것이다. 어깨를 제 위치에 유지시켜줄 수 있을 뿐 아니라, 더 강한 자극을 줄 수 있을 것이다.

사실 필자는 이 기술을 동료가 있을 때만 하는데, 왜냐면 어깨를 뒤로 고정시켜놓기 힘들기 때문이다. 비록 당신을 도와줄 그런 사람이 근처에 없다고 하더라도, 우리 몸이 가동범위가 부족할 때 어떻게 보상 작용을 하는지 확인할 수 있을 것이다. 어떤 일이 벌어지고 있는지 느낄 수 있을 것이다. 때때로 엉덩이를 깊이 내렸는데도 명확한 느낌이 들지 않을 수도 있을 것이다. 보상작용을 사용하고 있기 때문이다. 반면, 이 자세를 세팅하는 것으로 문제가 운동제어 문제 때문인지 모빌리티 때문인지의 여부를 확인할 수 있을 것이다. 이 기술은 눈에 보이지 않는 것들을 눈에 보이게 해준다.

행 아키타입

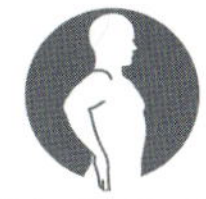

프레스 아키타입

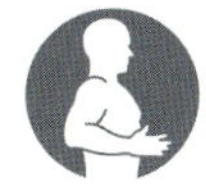

이 모빌리제이션 기술은 위 아키타입들을 개선하는 데 도움을 줄 것이다.

방법:

수축과 이완

일반적인 오류

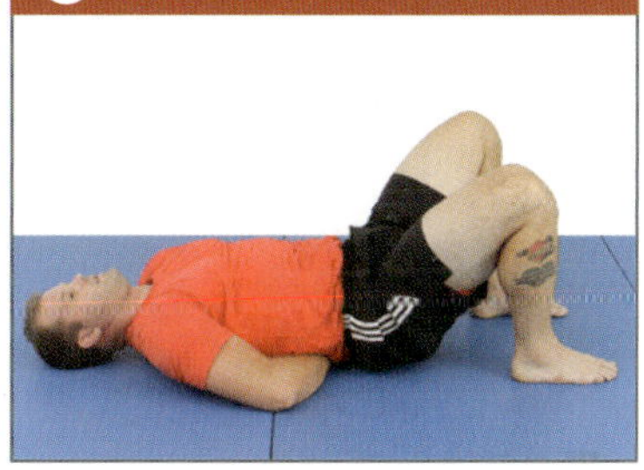

1

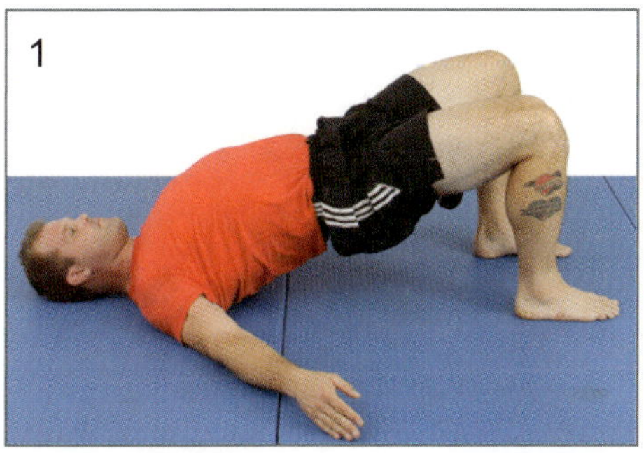

2

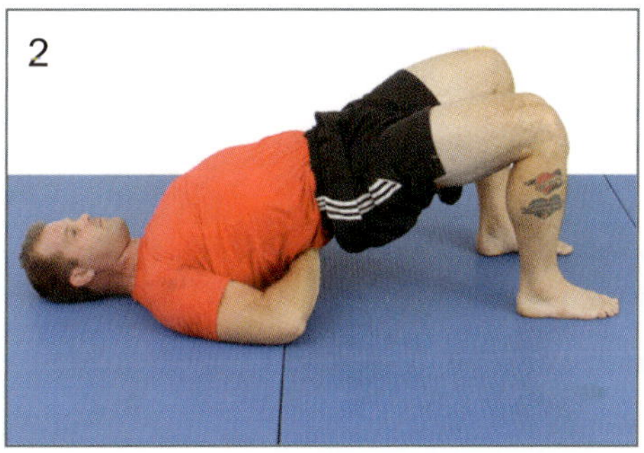

3

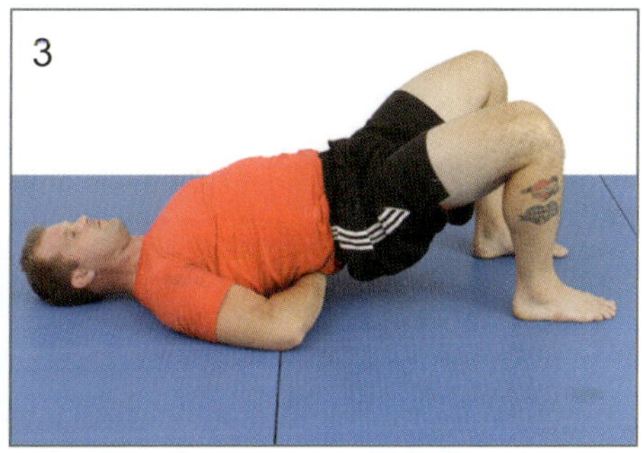

1. 바닥에 등을 대고 눕고, 발뒤꿈치로 매트를 눌러 브릿지 자세로 엉덩이를 든다. 그리고 어깨를 뒤로 밀어 소켓에 넣는다.
2. 손을 허리 밑으로 넣는다.
3. 텐션을 추가하기 위해 엉덩이를 매트로 내리고 허리를 손으로 낮춘다. 여기서부터 텐션의 마지막 범위에서 수축과 이완, 그리고 안팎으로 꿈틀대도록 한다. 어깨가 말리지 않도록 주의하라. 텐션을 조절하고 신장되는 힘과 맞서도록 한다.

친구의 도움을 받는 변형 동작

1

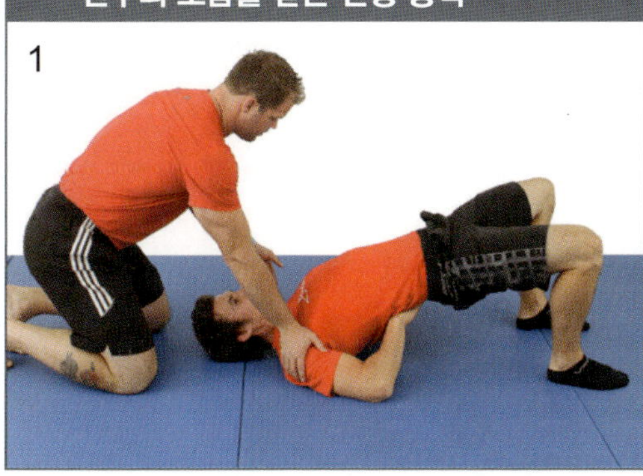

2

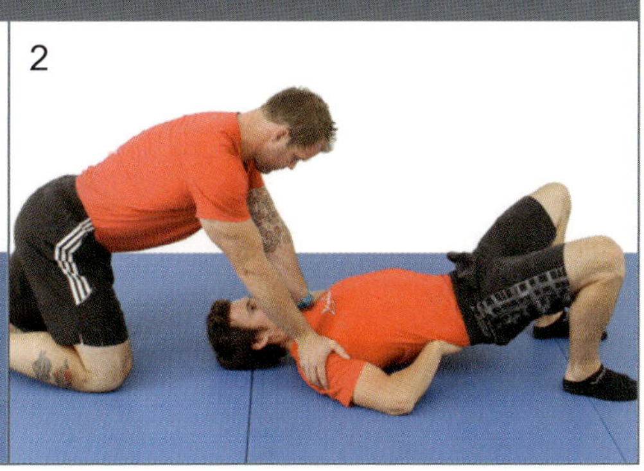

1. 훈련 파트너는 손은 동료의 어깨 전면에 둔다. 엉덩이가 내려가기 전, 어깨를 누르도록 한다.
2. 어깨가 바닥에 박히면, 엉덩이를 손쪽으로 내려 텐션을 적용하도록 한다.

밴드를 이용한 불리Banded Bully

행
아키타입

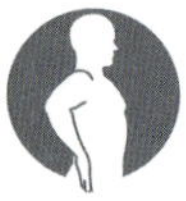

프레스
아키타입

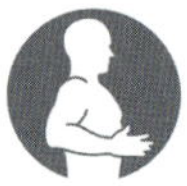

이 모빌리제이션 기술은 위 아키타입들을 개선하는 데 도움을 줄 것이다.

방법:

수축과 이완

어깨 위치를 제대로 설정하고 나서야 신전과 내회전 움직임을 향상시킬 수 있다. 이 때문에 슈퍼프렌드 변형 동작들을 추천하는 것이다. 어깨 위치를 설정하고 나면, 토크와 텐션이 새어나가는 것을 막고 어깨가 앞으로 나간 자세를 방지할 수 있다.

만약 슈퍼프렌드 테크닉을 할 만한 상황이 아니라면, 밴디드 불리Banded Bully가 그 대안이 될 수 있다. 아래 사진처럼 밴드는 어깨를 당겨 소켓 안에 넣을 것이며, 이를 통해 어깨를 안정적인 위치에서 가동화할 수 있을 뿐만 아니라 모빌리제이션 강도도 높일 수 있다.

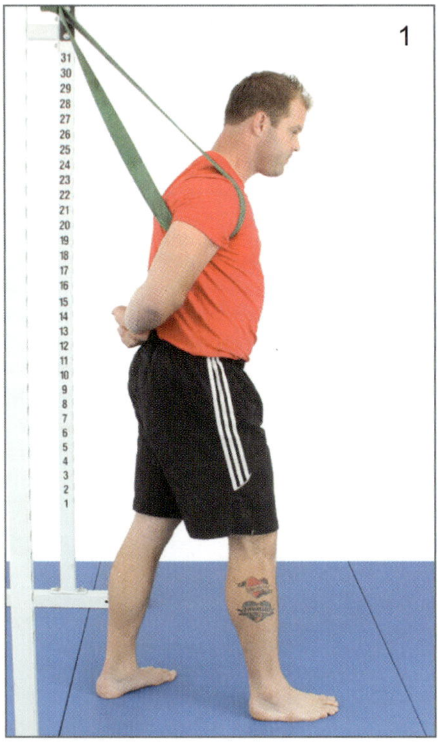

오른쪽 어깨, 전삼각근에 밴드를 걸고 팔을 허리 뒤에 놓는다. 팔 위치를 고정하기 위해 왼손으로 오른쪽 손목을 잡는다.

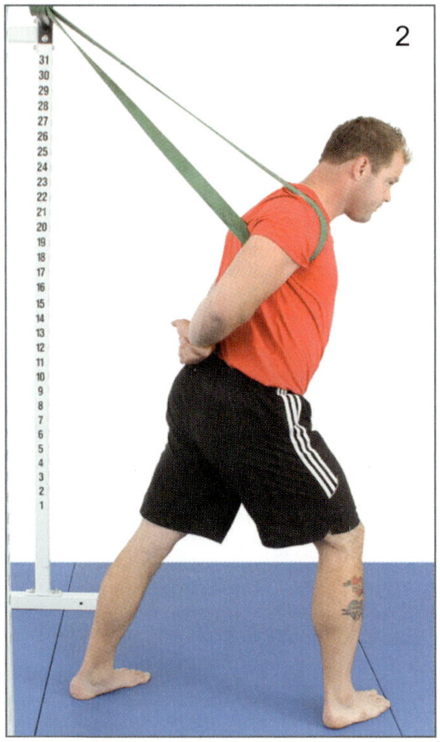

밴드에 텐션을 발생시키기 위해 몸을 앞으로 기울이고 밴드가 어깨를 소켓으로 당길 수 있게 한다.

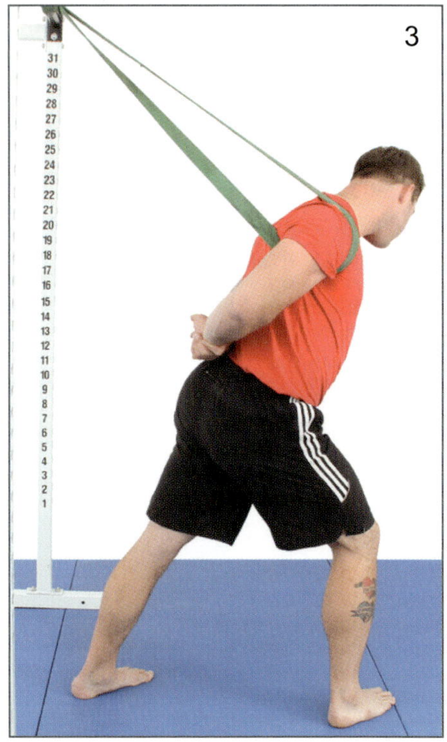

오른쪽 어깨를 이상적인 위치에 고정시키면서, 뻣뻣한 곳을 찾기 위해 왼손으로 오른팔을 위로 당기고 또 몸을 가로질러 당기도록 한다. 이를 통해 어깨 내회전과 신전을 만들 수 있을 것이다. 여기에다 목도 가동시키기 위해 머리를 측면으로 기울일 수도 있다.

트리플 불리Triple Bully

불리Bully 모빌리제이션은 마치 경찰이 날치기범에게 수갑을 채우는 듯한 모습과 같다. 만약 당신이 이 기술에, 특히 제대로 된 방법과 적절한 힘으로 걸려봤다면 얼마나 아픈지 알게 될 것이다. 이 잠금 기법은 당신이 여태까지 움직여보지 않았던 지점으로 팔을 가져가기에 효과를 발휘한다. 만약 당신의 어깨에 내회전 움직임이 부족하다면 금방 항복 선언을 하게 될 것이다!

트리플 불리Triple Bully는 세 가지 핵심적인 움직임을 이용해 이러한 지점들을 다룬다. 한 손으로 기둥이나 랙을 잡고, 신전 동작을 만들기 위해 한 발 앞으로 나간다. 두 번째, 내전 움직임(몸의 중심선 방향으로 움직임)을 조금 더 만들기 위해 몸을 비틀어 어깨로부터 멀어지게 움직인다. 그리고 세 번째, 내회전을 더 만들기 위해 몸을 낮추고 팔이 위로 올라가게끔 몸으로 당기고 또 팔이 등 뒤로 가로질러가게끔 한다.

다른 모빌리제이션들과 마찬가지로, 효과를 높이기 위해선 복합적인 움직임을 사용해야만 한다. 단순 굴곡과 같이 단일 움직임 면으로 움직이는 것은 실수를 저지르는 것이다. 이러한 생각으론 절대 관절의 자연적인 움직임을 표현할 수 없다. 그러나 트리플 불리는 다르다. 이 복합적인 세 가지 움직임은 어깨를 뻣뻣함을 느끼는 자세로 감아놓고 관절이 필요로 하는 뻣뻣하고 고통스러운 방향 안팎으로 플로스할 수 있게 한다. 굳이 경찰의 도움을 받지 않더라도 이러한 방법을 통해 쉽게 어깨를 가동화시킬 수 있다.

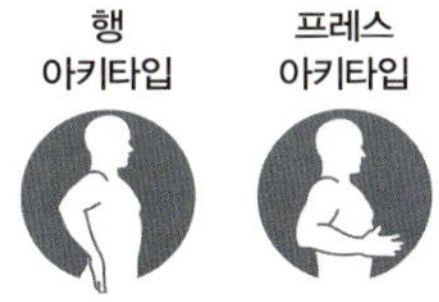

이 모빌리제이션 기술은 위 아키타입들을 개선하는 데 도움을 줄 것이다.

방법:

수축과 이완

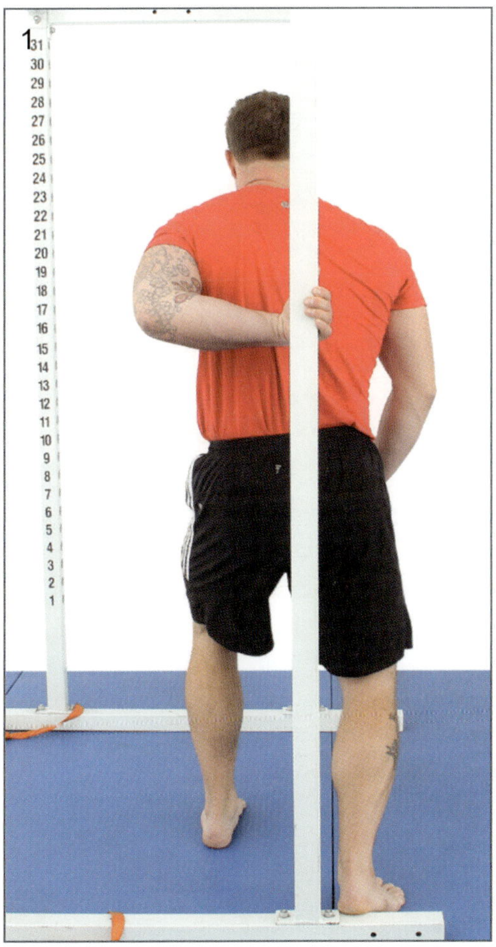

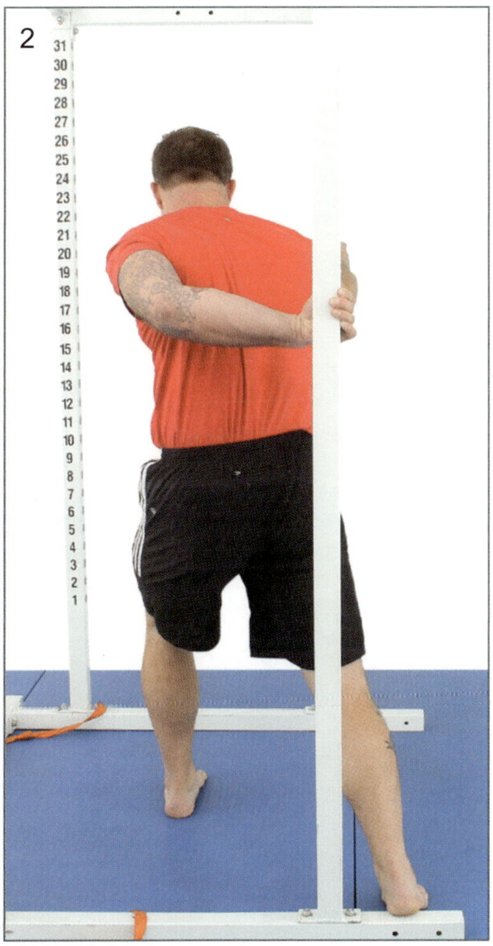

1. 왼손으로 랙을 잡되 엄지손가락이 위를 향하도록 한다. 어깨를 능동적으로 뒤로 당겨 소켓에 들어가게 하고 한 발 앞으로 내딛어 텐션을 만들도록 한다.
2. 몸을 시계 방향으로 회전시키고 아래로 낮춰 어깨에 텐션을 가하고 신전을 만들어라. 몸을 시계 방향으로 돌리면 내전 움직임, 몸을 아래로 낮추면 내회전 움직임이 만들어진다. 여기서부터 어깨에서 쉽게 다루지 못했던 지점들에 도달하기 위해 손은 동일한 곳에 고정시키고 몸의 회전과 하강 움직임을 만들고, 그리고 기둥으로부터 멀어지게 몸을 당겨라. 핵심은 동작을 하는 동안 어깨가 이상적인 위치에 고정되어 있어야 한다는 것이다. 어깨에 지나치게 큰 토크가 걸린다고 느껴지는 지점에서, 텐션을 낮추고 다시 안정적인 자세를 취할 수 있도록 한다.

익스텐션 불리Bully Extension Bias

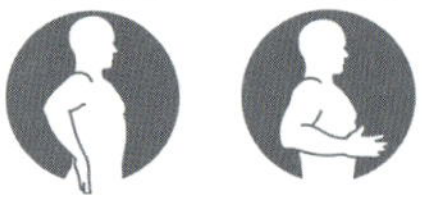

이 모빌리제이션 기술은 위 아키타입들을 개선하는 데 도움을 줄 것이다.

방법:

수축과 이완

어깨 모빌리제이션들 사이에는 상당히 겹쳐지는 부분들이 있다. 이것은 좋은 점이다. 왜냐하면 각 모빌리제이션이 약간씩 다른 자극을 주기 때문이다. 여러 가지 모빌리제이션들을 해보고 가장 최상의 결과를 주는 것들을 사용하면 된다.

신전에 집중된 불리 역시 어깨 내회전과 신전 움직임을 만들지만, 여기선 신전 움직임이 우선이고, 그러고 난 뒤 내회전 움직임이 텐션을 만들게 된다. 게다가, 손이 밴드에 고정되어 있으므로, 관절을 소켓으로 신연distract시킬 수 있어, 좀더 어깨 친화적이고 신전에 집중되게 한다. 트리플 불리와는 또 다른 느낌을 느낄 수 있을 것이다.

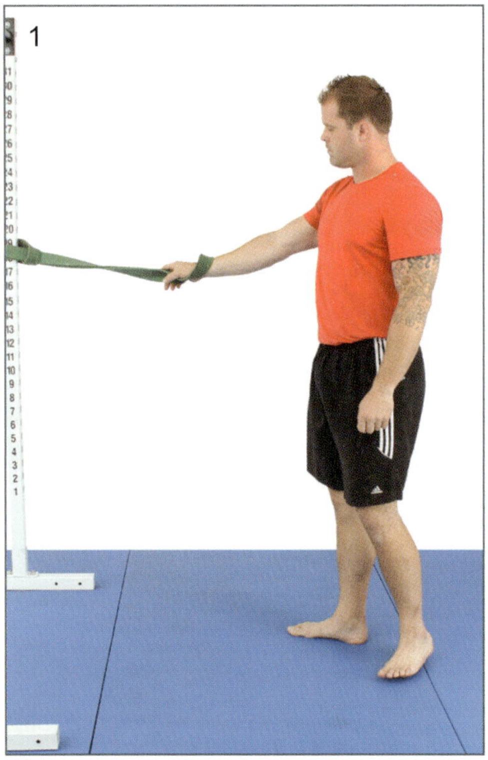

오른손을 밴드에 건다.

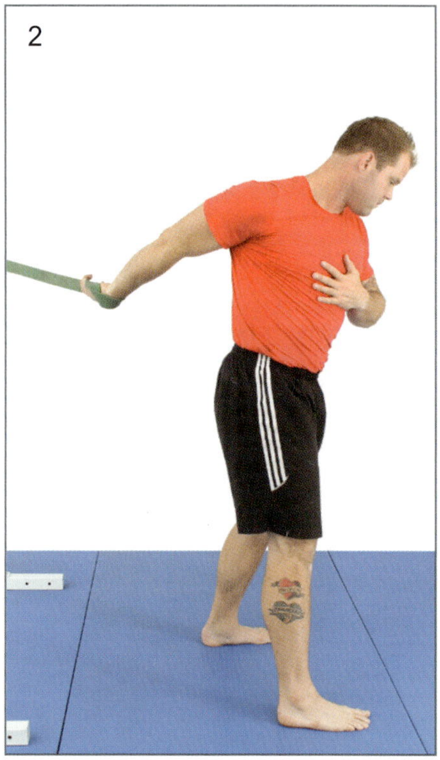

몸을 반시계 방향으로 180도 돌려 등이 고정된 곳을 향하게 하여 오른쪽 어깨가 신전 방향으로 텐션되게 한다. 오른발로 한 걸음 나아가면서 오른손을 돌려 손바닥이 천장을 향하도록 한다. 이 동작을 통해 어깨 내회전이 만들어지게 될 것이다. 어깨가 신전됨에 따라, 수축과 이완 기법을 사용하고, 몸을 낮추고 회전시키면서 타이트한 부분을 찾아라.

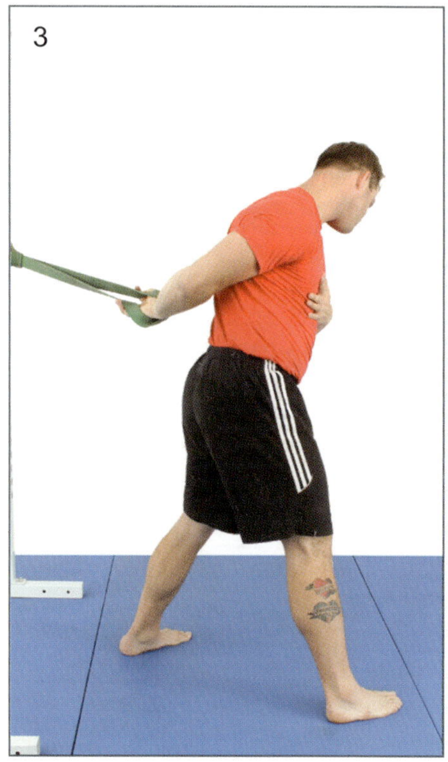

신전을 크게 만드는 데 집중하고 난 뒤, 마치 밴드로 몸을 감으려는 듯, 팔로부터 멀어지게 회전하면서 새로운 지점들을 찾도록 한다. 이를 통해 내회전을 더 만들 수 있다. 또한 목과 어깨 복합체를 묶어 다루기 위해 머리를 측면으로 기울일 수도 있다.

싱크 모빌리제이션Sink Mobilization

싱크 모빌리제이션은 특성화된 기술이 아니다. 즉 관절에 집중되어 있다기보다는 어깨의 타이트함과 신전 동작을 제약하는 모든 요소들을 다루는 기술이다. 이 기술은 글로벌 모빌리제이션이다. 복잡한 의미를 생각지 않고 언제 어디서나 할 수 있는 방법이다. 허리 높이로 손을 짚을 수 있는 곳이라면 어디서든 어깨 신전 움직임을 향상시킬 수 있다.

싱크 모빌리제이션은 달리기 선수들에게 특히 유용하다. 왜냐하면 이 기술을 통해 달리기 도중 필요한, 팔꿈치를 곧장 뒤로 당기는 동작을 향상시킬 수 있기 때문이다. 만약 어깨 신전 범위가 상실되면, 달리기 중 팔을 뒤로 당길 때 벽이 생기며, 팔꿈치가 밖으로 벌어지게 될 것이다. 이는 어깨에 보상 자세를 만든다. 여기서 많은 사람들은 다음과 같은 상황에 처하게 된다. 정상적인 테크닉인 팔을 앞뒤로 휘두르는 대신, 옆 방향으로 휘둘러, 달리기 속도가 줄어들고, 피로도가 높아지며, 조직들에 부하가 가해진다. 그리고 달리기 자세도 매우 어색해진다. 이런 모습으로 달리지 마라. 제대로 달리는 법을 배우도록 하자.

행 아키타입　　프레스 아키타입

이 모빌리제이션 기술은 위 아키타입들을 개선하는 데 도움을 줄 것이다.

방법:

수축과 이완

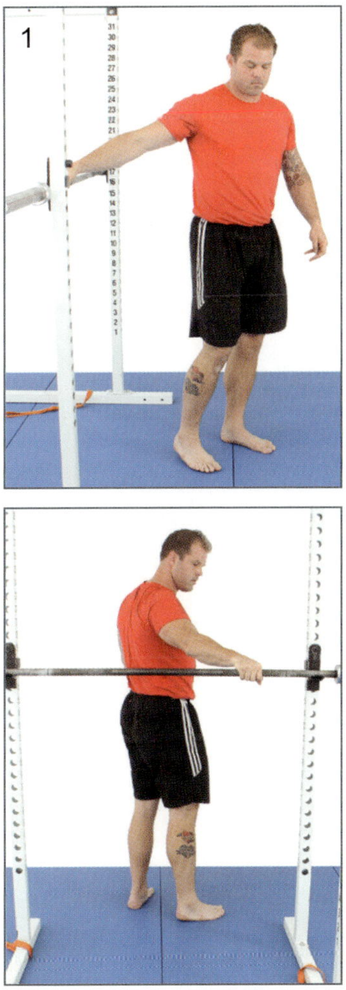

오른손으로 바벨을 잡는다.

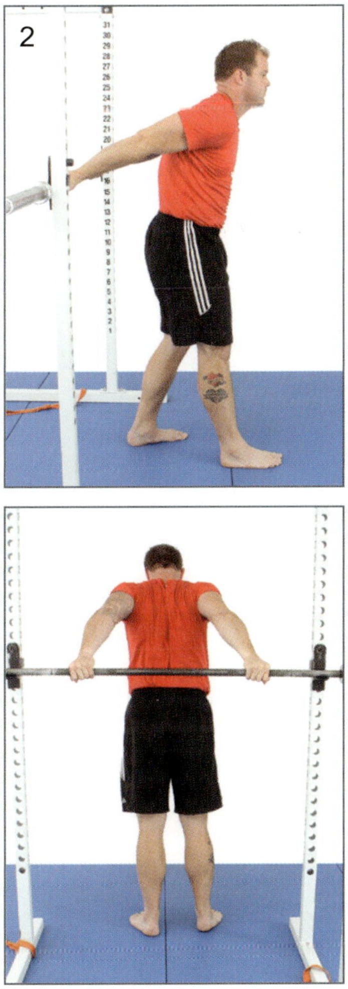

어깨의 자세가 무너지지 않는 한도에서, 왼손으로 바벨을 잡되 가능한 양손이 가까운 위치에 올 수 있도록 한다.

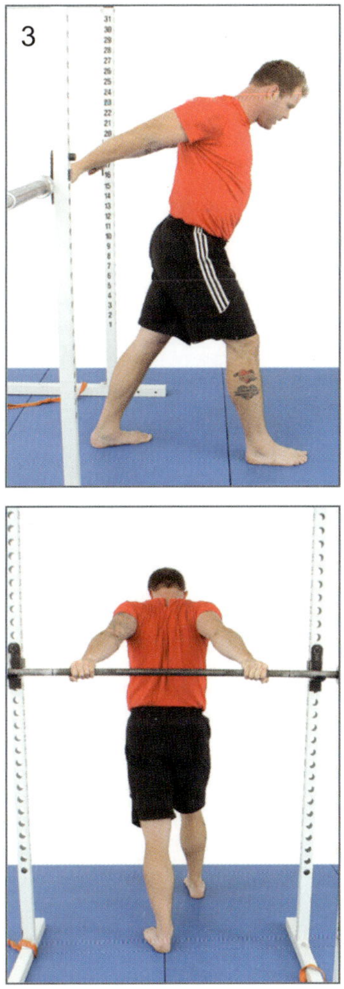

양 어깨를 뒤로 보낸 자세를 유지하면서 양팔을 쭉 펴고 몸을 앞으로 기울여 텐션을 적용한다.

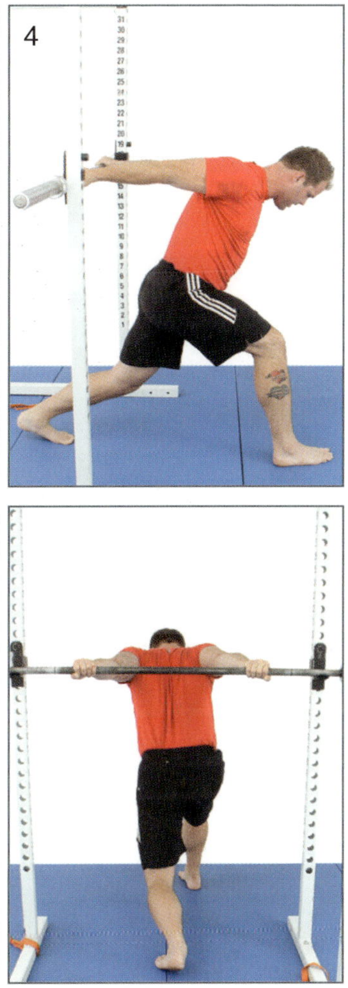

몸을 앞으로 기울인 상태에서, 몸을 낮춰 텐션을 높인다. 보상적 자세가 나타나지 않게 하면서 손과 어깨가 같은 수평선상에 오는 것을 목표로 한다.

밴드를 이용한 래터럴 오프너Banded Lateral Opener

프론트 랙 2 아키타입 | 프론트 랙 1 아키타입 | 프레스 아키타입

이 모빌리제이션 기술은 위 아키타입들을 개선하는 데 도움을 줄 것이다.

방법:

수축과 이완

밴디드 래터럴 오프너는 팔의 신전을 만드는 또 다른 글로벌 모빌리제이션이다. 그러나 이번엔 내회전이 아닌 외회전으로 어깨를 신연시키며, 가슴 앞쪽도 함께 다뤄 흉근에 완전 스트레칭을 만든다. 이 기술은 빠르고, 쉬우며, 프레스 동작, 특히 푸시업과 벤치프레스를 하기 전에 할 수 있는 훌륭한 사전 운동이 된다.

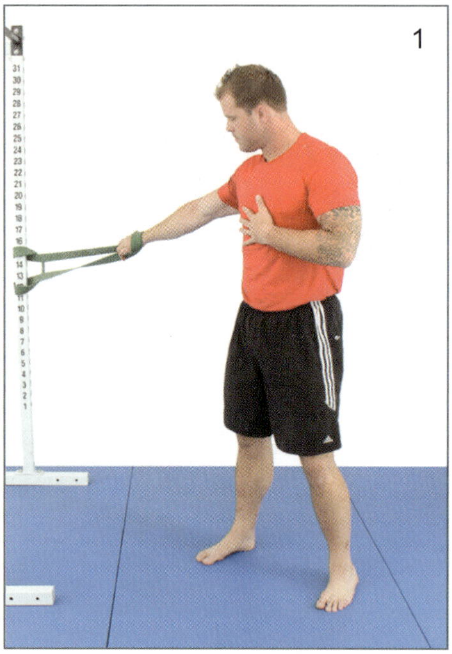

오른쪽 손을 밴드에 걸어 텐션을 만든다.

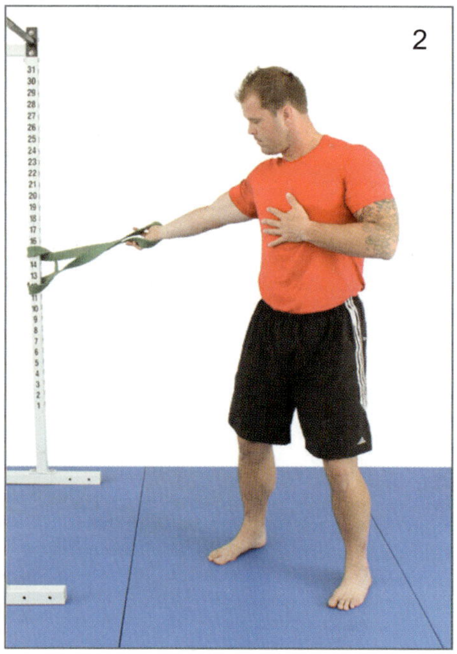

손바닥이 위를 향하게 하여, 어깨의 외회전을 만든다.

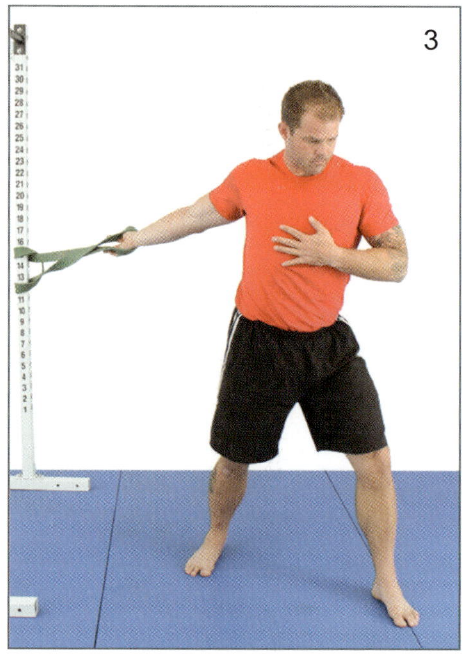

팔은 외회전, 어깨는 뒤로 보낸 상태를 유지하면서, 몸이 밴드로부터 멀어지도록 돌리고, 상체를 시계 반대 방향으로 회전한다. 이를 통해 가슴과 팔이 열리고 이쪽 근막면에 있는 결합 조직 및 연부 조직들에 자극이 가게끔 한다.

부위 5 팔(삼두근, 팔꿈치, 전완, 손목)

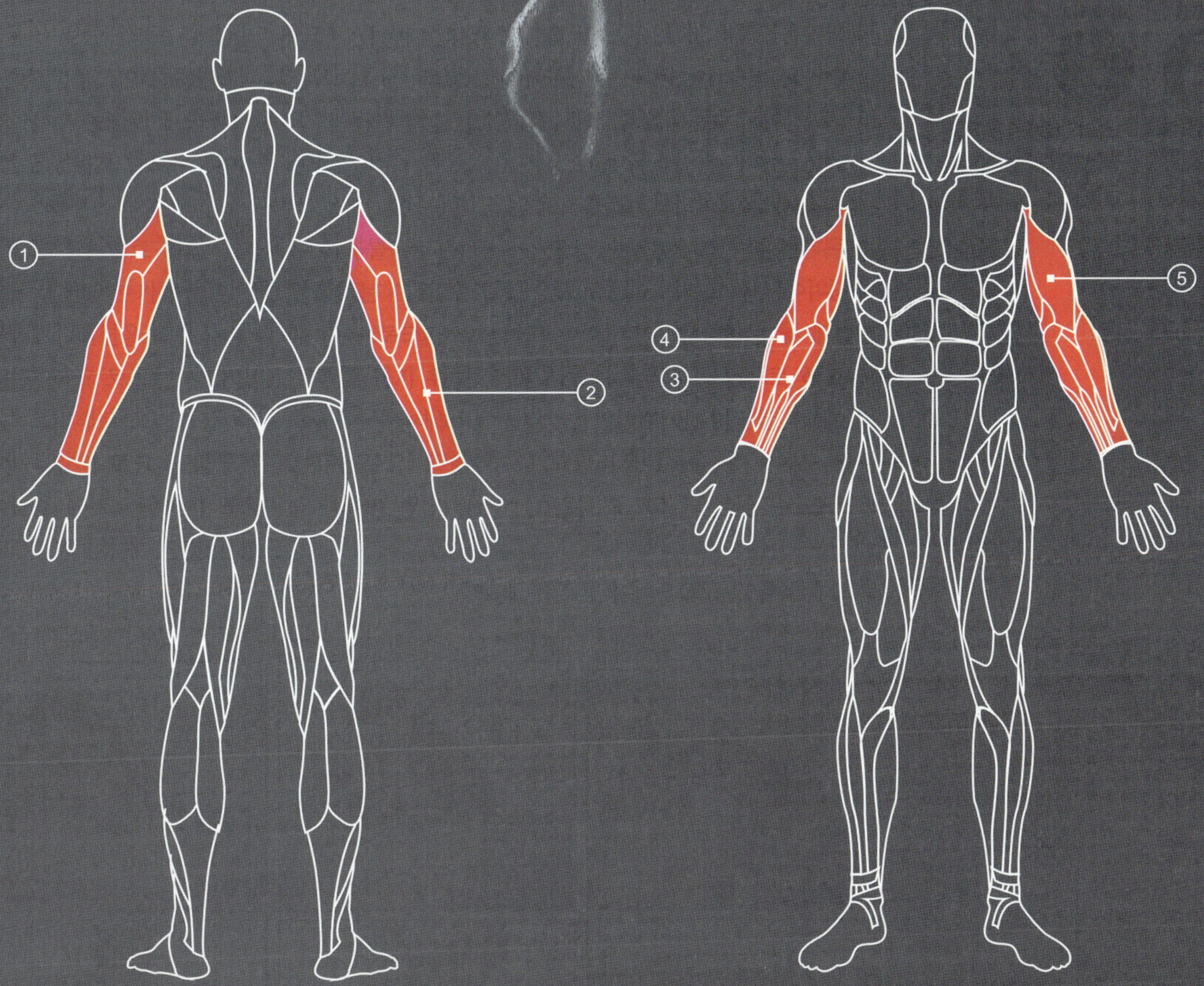

모빌리제이션 대상 부위

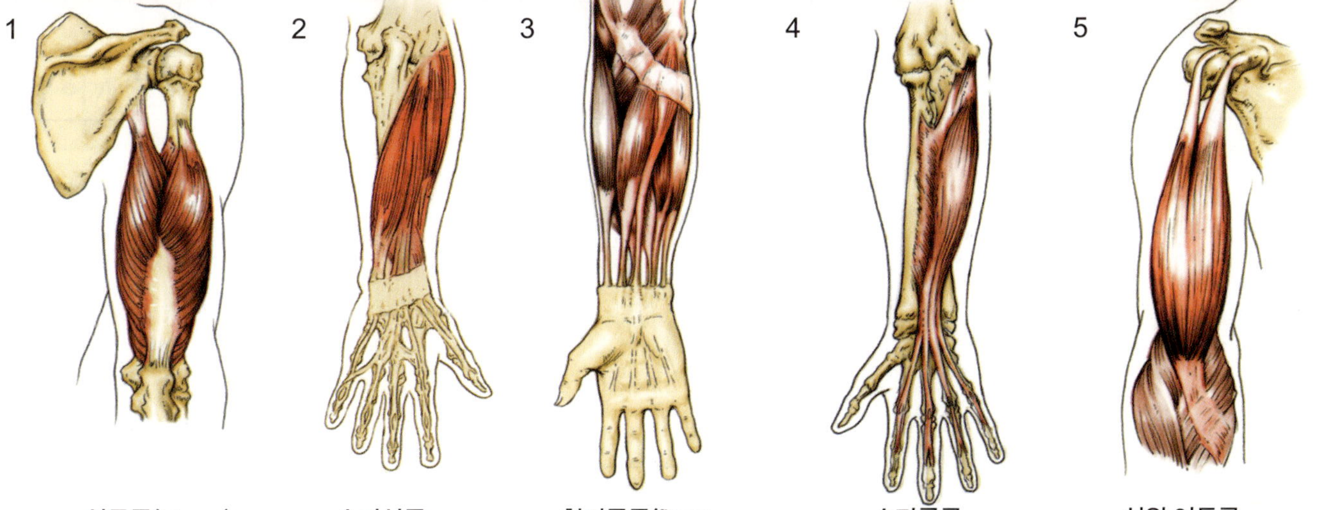

1 삼두근(triceps)
2 수지신근(extensor digitorum)
3 천지굴근(flexor digitorum superficialis)
4 수지굴근(flexor digitorum)
5 상완 이두근(biceps brachii)

삼두근 익스텐션 스매시Triceps Extension Smash

오버헤드 아키타입 프론트 랙 1 아키타입 프론트 랙 2 아키타입

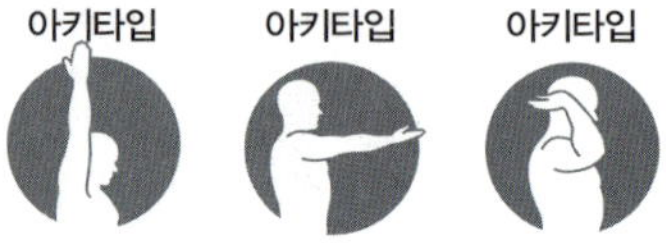

이 모빌리제이션 기술은 위 아키타입들을 개선하는 데 도움을 줄 것이다.

개선사항:

삼두근 유연성
팔꿈치와 어깨 통증

방법:

수축과 이완
압력파
스매시&플로스

고관절 주동근(고관절 굴곡근, 대퇴사두근, 또는 햄스트링)이 타이트해지고 제한되면, 가동범위와 전체적 움직임 메커니즘에 어떤 영향이 미칠 것이라 생각하는가? 그 영향은 다음과 같이 발생할 수 있다. 고관절 전면이 타이트해지면 신전 움직임이 제한되어 런지, 또는 보행 시 다리는 바깥으로 돌아가게 될 것이다. 만약 타이트한 대퇴사두근으로 스쿼트를 하게 되면, 완전한 깊이로 내려왔을 때, 무릎이 안쪽으로 무너지게 될 것이다. 우리는 고관절에 대해선 많은 생각을 하고 고관절에 연결된 주동근들에 대해서도 많은 시간을 들여 작업을 한다. 그런데 어깨와 팔의 주동근에 대해선 어떻게 하고 있는가? 삼두근에 대해 모빌리제이션을 해본 게 언제인가? 만약 당신이 다른 선수들과 마찬가지라면, 주로 햄스트링과 대퇴사두근에는 많은 집중을 해왔겠지만, 삼두근엔 시간 투자를 거의 안 했었을 것이다. 이게 실수다.

삼두근이 타이트한데도 아무런 조치를 취하지 않는다면, 삼두근은 짧아지고 팔의 신전 움직임을 줄게 할 것이다. 만약 삼두근이 완전한 길이를 가지고 있지 않다면, 특히 삼두근의 장두에서 외회전 토크가 만들어지고 팔꿈치를 완전히 펴서 잠그기 힘들 것이다. 팔꿈치는 바깥으로 벌어져 잘못된 자세를 취하게 될 것이다. 특히 고중량, 높은 스피드의 움직임(푸시 프레스와 스내치와 같은)을 다룰 때 이 점은 중요해진다. 이와 같은 일은 다리에 뻣뻣한 대퇴사두근을 가졌을 때도 일어난다. 즉 외회전 움직임이 상실되고 무릎이 안으로 무너져 토크가 유실된다.

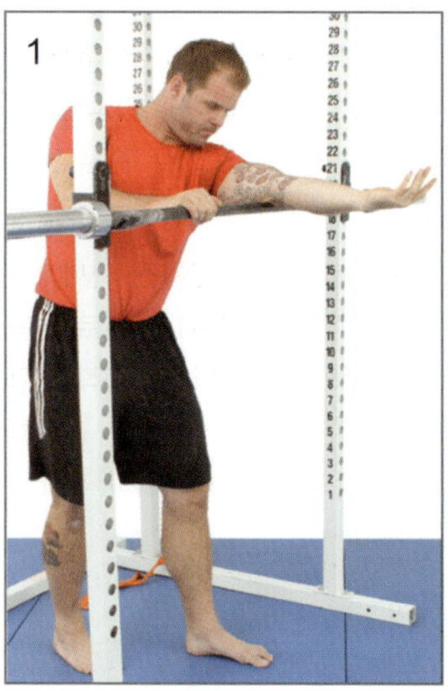

팔을 펴고 삼두근의 머리(팔꿈치 관절 바로 위)를 바벨 위에 놓는다. 팔꿈치 피부들이 느슨하지 않게 하기 위해, 몸쪽으로 바벨을 시계 반대 방향으로 돌린다. 피부 아래 조직들을 고정시킬 수 있도록 몸을 아래로 누른다.

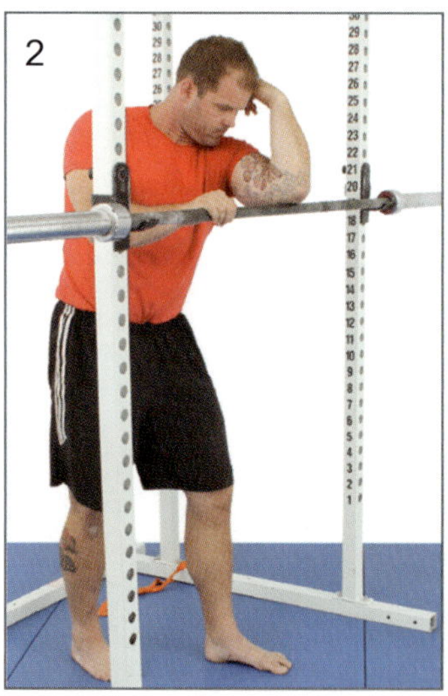

왼쪽 팔꿈치 기저부에 있는 뻣뻣한 조직을 고정시키면서, 왼손을 머리 왼편으로 당긴다.

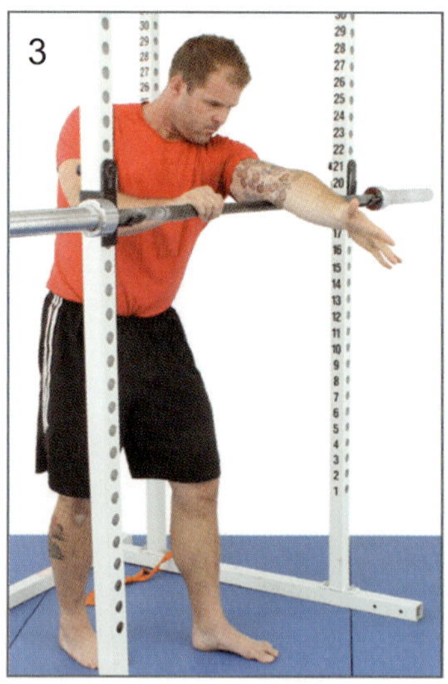

뻣뻣한 조직을 누른 상태로 팔을 편다. 팔을 구부리고 펴면서 타이트한 지점을 찾고 그 지점을 누르고 당기도록 한다.

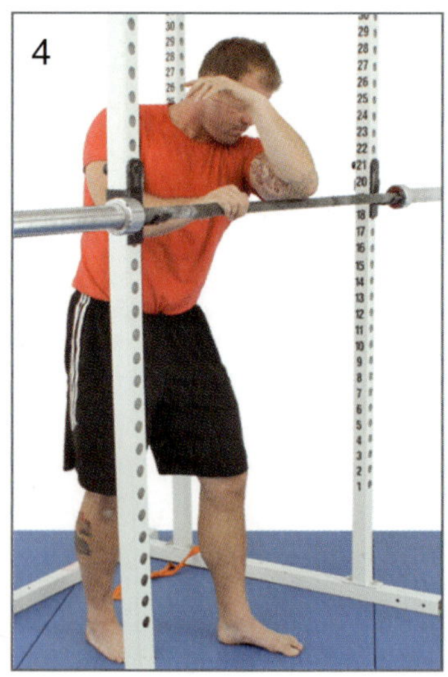

조직을 완전히 움직이기 위해 몸의 반대편으로 팔을 구부린다.

이러한 큰 조직들은 주요 엔진에서 안정성을 만드는 능력에 기여한다. 대퇴사두근이 고관절에 영향을 미치는 것처럼, 삼두근은 어깨에 영향을 미친다. 만약 이러한 부위들이 뻣뻣해지면, 움직임 메커니즘에 영향을 미치고 결국 통증으로 나타나게 될 것이다. 이 말은 이러한 제한점들을 때려부셔 다시 안정적인 상태를 만들어야 한다는 뜻이다. 여기서 소개하는 삼두근 신전 스매시 옵션들은 이를 위한 최고의 방법들이다.

비록 내가 서로 다른 도구를 이용해 시범을 보이고 있지만, 이 테크닉과 방법들은 같은 룰을 공유하고 있다. 이쪽저쪽 조직을 가로지르는 압력파를 사용하고, 타이트한 지점들엔 수축과 이완 기법을 사용하고, 팔을 구부리고 펴는 동작을 통해 플로스를 적용하는 것이다.

주의: 삼두근을 스매시할 땐, 변화를 만들고자 하는 운동 아키타입과 부위를 고려하도록 하라. 만약 오버헤드 타입을 만들고자 하면, 바닥에 엎으려 팔을 펴면서 삼두근 장두를 건드려라. 만약 프론트 랙 타입을 만들려고 한다면, 팔을 구부린 상태에서 팔꿈치 주변을 다뤄라. 바닥에서 스매시를 적용하는 데 몇 가지 다른 방법들이 존재한다. 팔을 구부리거나 펴서 플로스를 할 수도 있고, 또는 팔을 구부린 상태나 편 상태로 팔을 좌우로 굴릴 수도 있다. 핵심은 팔을 구부리고 펼 때 팔꿈치의 내회전과 외회전에 집중하는 것이다.

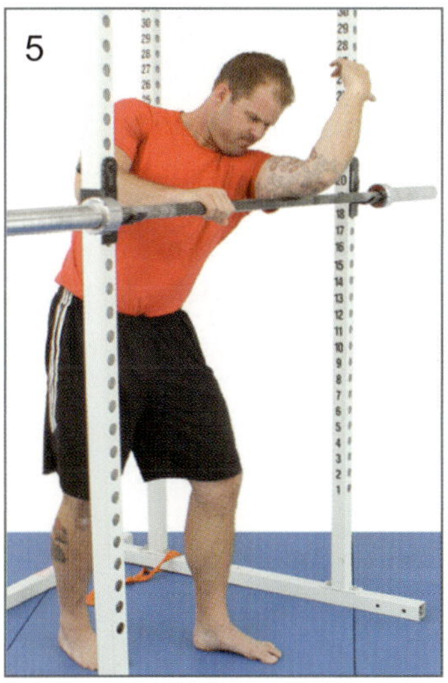

팔을 구부린 상태에서 팔을 왼편으로 굴려 스매시를 계속하는 것이다. 이는 압력파를 사용해 조직의 바깥쪽을 스매시하는 것이다.

옵션: 배틀스타 또는 제미니를 이용한 삼두근 스매시 Battlestar or Gemini Triceps Smash

만약 랙을 사용하기 여의치 않다고 해도 당황하지 마라. 롤러나 제미니, 바벨, 리틀 배틀스타, 더블 라크로스 볼, 반죽 밀대, 와인병 등 주변 도구들을 이용해서 바닥에 엎드려 삼두근 스매시를 할 수 있다.

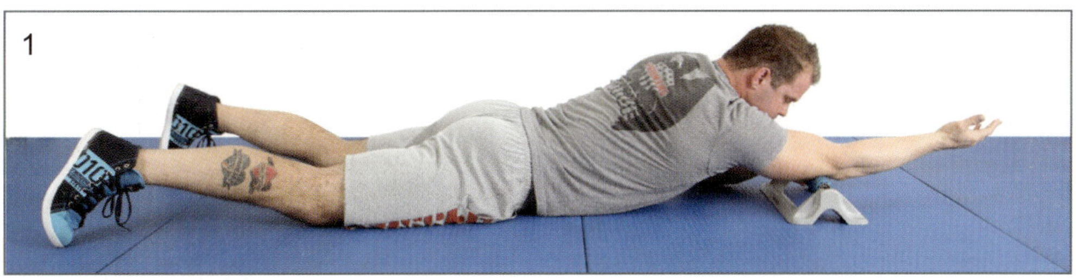

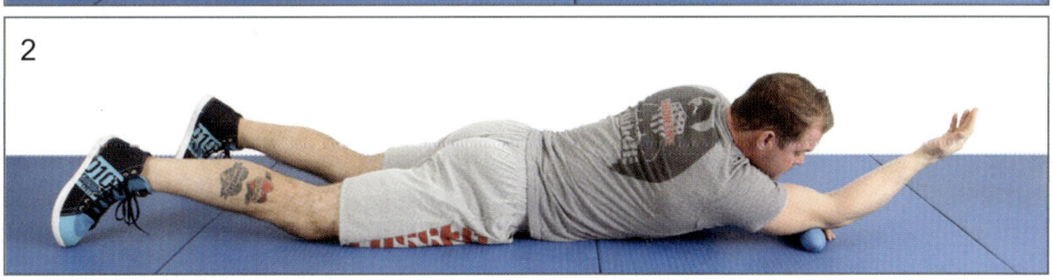

슈퍼프렌드 삼두근 스매시 Superfriend Triceps Smash

삼두근 슈퍼프렌드 스매시는 살짝 다른 자극을 만든다. 근막의 체표면 활주를 따르기 보단, 삼두근의 머리 부분들을 가로질러 문질러 근육 깊은 층을 다루도록 한다. 시술자나 피시술자 모두 발로 팔을 굴릴 때 팔에서 소리가 나는 것을 느낄 수 있을 것이다. 비록 많은 사람들에게서 투둑거리는 소리가 나긴 하지만, 정상적인 사인이라곤 볼 수 없다. 우리는 뼈를 만지고 있는 것이 아니다.

주의: 이 기술에는 매우 작은 압력을 사용하도록 한다. 참을 수 없을 정도의 압력을 가해선 안 된다. 팔 아래에 AB 매트나 패드를 깔고, 대화를 해가면서 조심스럽게 하도록 하라.

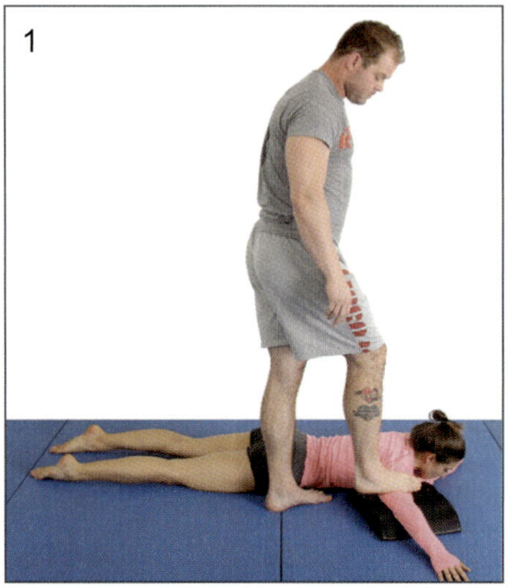

1

바닥에 배를 깔고 엎드려 팔을 바깥으로 벌리고 손바닥은 매트 쪽을 향하게 한다.

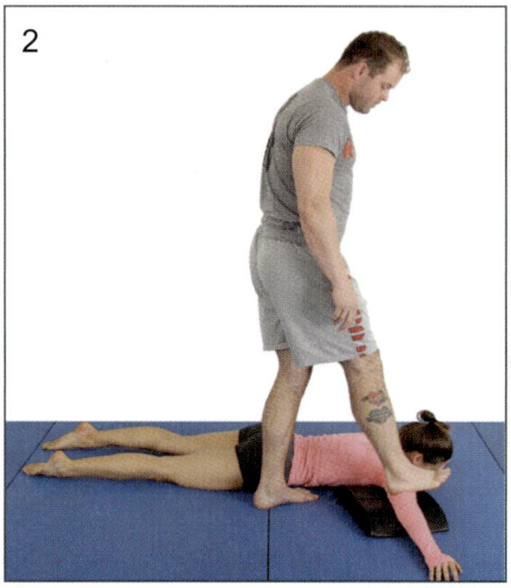

2

팔꿈치를 보호하기 위해 팔 아래에 AB 매트나 패드를 깐다. 삼두근 위에 시술자의 발바닥 중간이 오도록 하고, 너무 많은 체중을 싣지 않도록 하면서, 발을 천천히 위로 쓸어올리도록 한다.

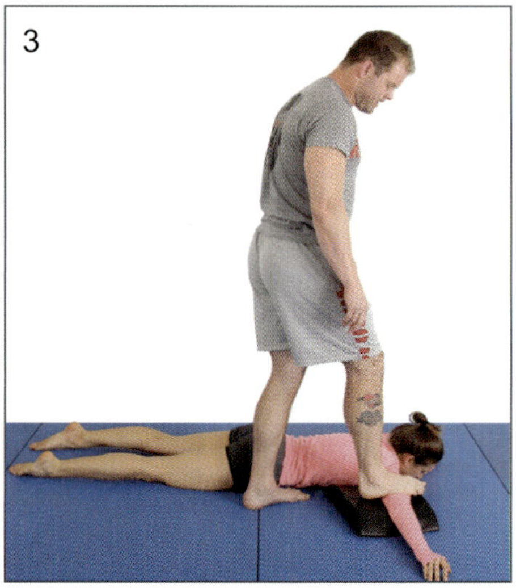

3

삼두근의 머리 부분 위에서 발로 앞뒤로 문지르고, 발로 팔을 눌러 가벼운 압력을 유지하도록 한다.

팔꿈치 부두 밴드 감기Elbow VooDoo

부두 플로스 밴드를 팔꿈치 위와 아래에 감고 난 뒤 몇 분 동안 완전 가동범위로 움직이는 것은 팔꿈치 통증과 삼두근 그리고 전완의 유연성을 해결하는 가장 빠르고 효과적인 방법 중 하나이다. 만약 팔꿈치에서 통증이 느껴지거나 모빌리티의 핵심적인 요소(신전 혹은 굴곡)를 놓치고 있다면, 이 기술이 가장 먼저 고려해야 할 선택지일 수도 있다. 사실, 팔꿈치 상과염(테니스 엘보우)으로 고통 받는 선수가 있다면, 나는 이 기술을 가장 먼저 시행한다. 솔직하게, '팔꿈치 통증'에 있어, 지금까지 보고, 경험하고, 배운 기법들 중 엘보우 부두만큼 빠르고 효과적인 해결법은 없었다. 밴드를 적절하게 감는 법을 배우고자 한다면 149페이지를 보도록 하라.

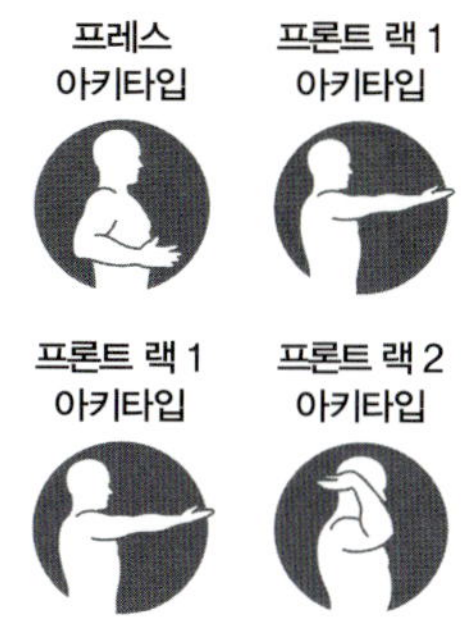

이 모빌리제이션 기술은 위 아키타입들을 개선하는 데 도움을 줄 것이다.

개선사항:
팔꿈치 통증과 부종
팔꿈치 굴곡과 신전 동작

방법:
부두 플로스 밴드 압박

친구가 해주는 고문

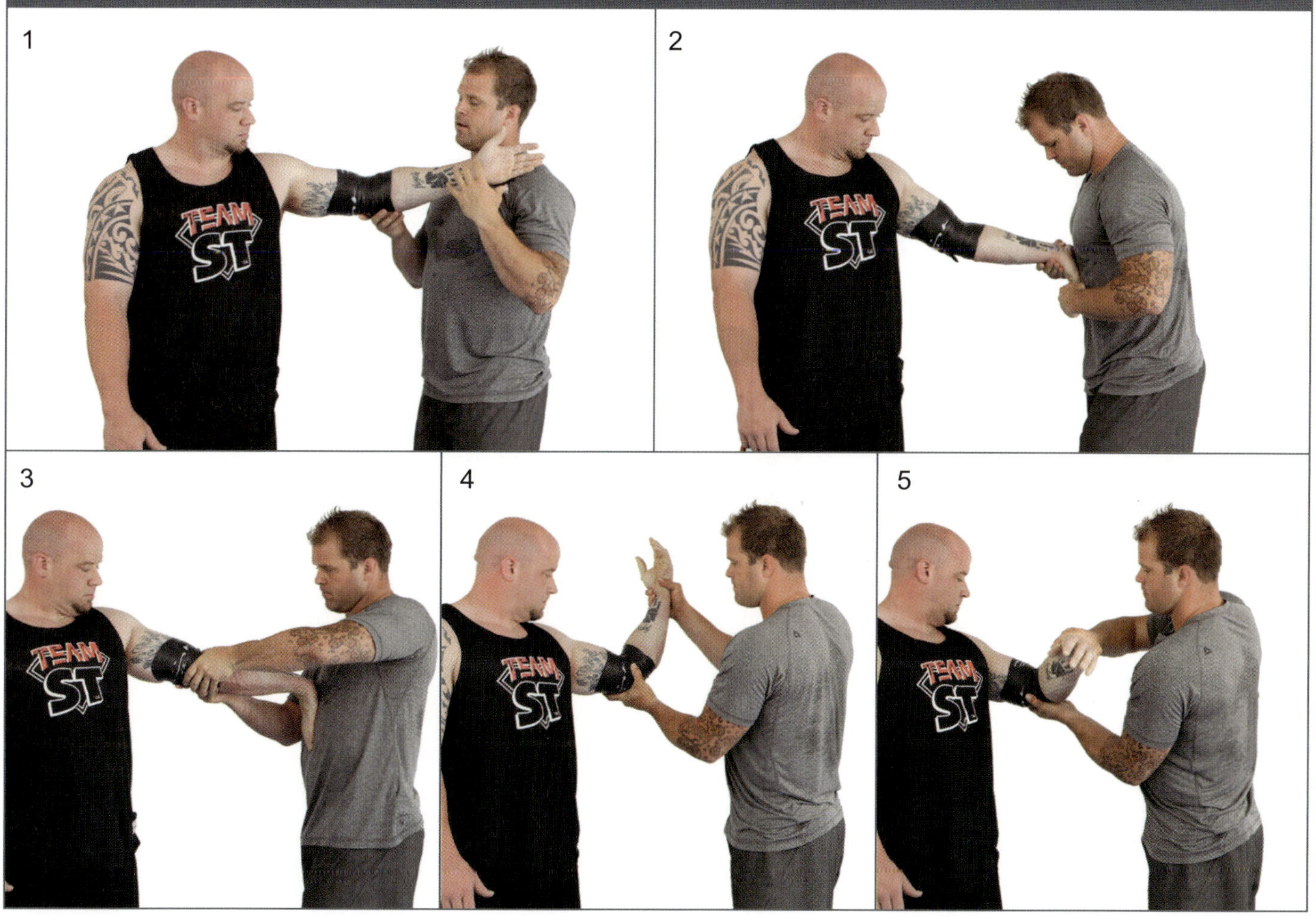

피시술자의 팔꿈치를 감고 난 뒤, 처음 해야 하는 것은 팔꿈치를 바닥 방향으로 돌리고, 손바닥으로 시술자의 가슴을 누르게 하고, 그 뒤 그의 팔을 완전 신전 범위로 당기는 것이다. 이렇게 함으로써, 피시술자의 팔에 관절의 모든 외회전 움직임을 만들게 한다. 시술자의 역할은 가능한 만큼의 팔꿈치 움직임을 만들어내는 것이다. 다른 효과적인 모빌리제이션 테크닉들과 마찬가지로, 팔꿈치 부두 플로스는 썩 기분 좋은 느낌이 아닐 것이다. 통증 때문에 혼자서는 완전한 기술을 완수할 수 없기에 파트너가 필요한 것이다. 그러나 모든 슈퍼프렌드 모빌리제이션에선 안전을 위해 항상 모빌리제이션 중에 자신의 상태에 대해 지속적으로 대화를 나눠야 한다.

강제된 굴곡과 신전

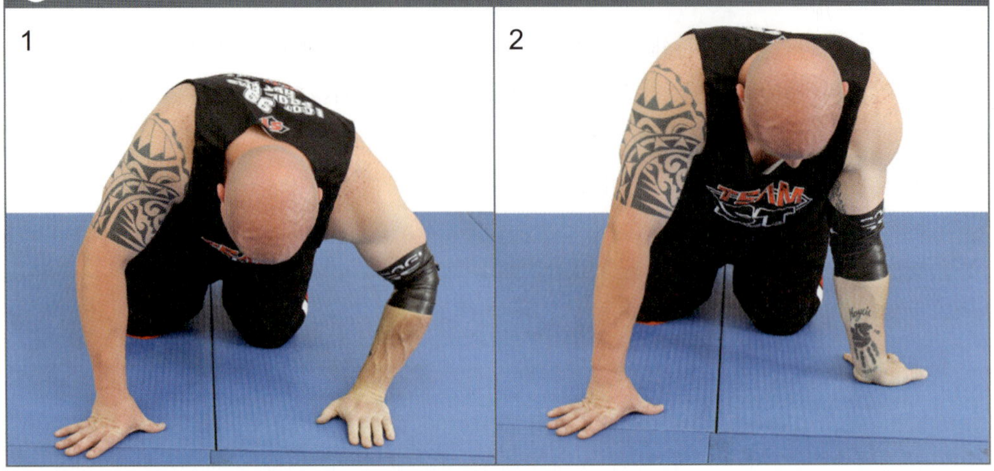

손바닥을 바닥에 붙이는 것은 팔꿈치의 굴곡과 신전을 만드는 훌륭한 방법이다. 다른 자세로 탐색하고 15~20번 팔을 구부리도록 한다.

교정하려는 자세에서 모빌리티 훈련하기

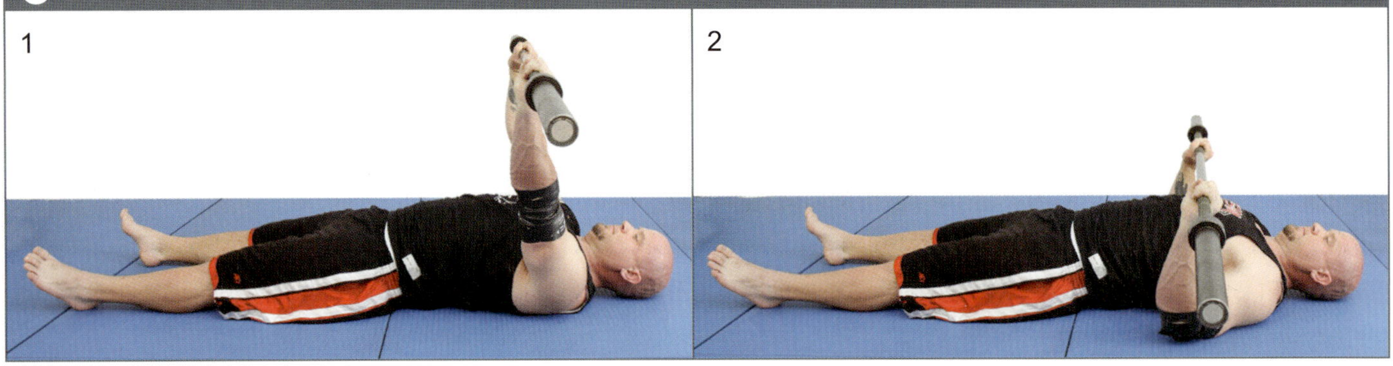

변화를 보고자 하는 자세에서 모빌리제이션을 하도록 한다. 부두 플로스의 최고의 장점 중 하나는 내가 변화를 만들고자 하는 자세에서 가동성을 만들 수 있다는 것이다. 예를 들어 만약 벤치프레스, 프레스를 하거나 푸시업 동작이 많은 워크아웃을 한다고 할 때, 팔꿈치에 부두 플로스를 적용하고 운동하고자 하는 동작을 수행하도록 한다.

바에 매달리기

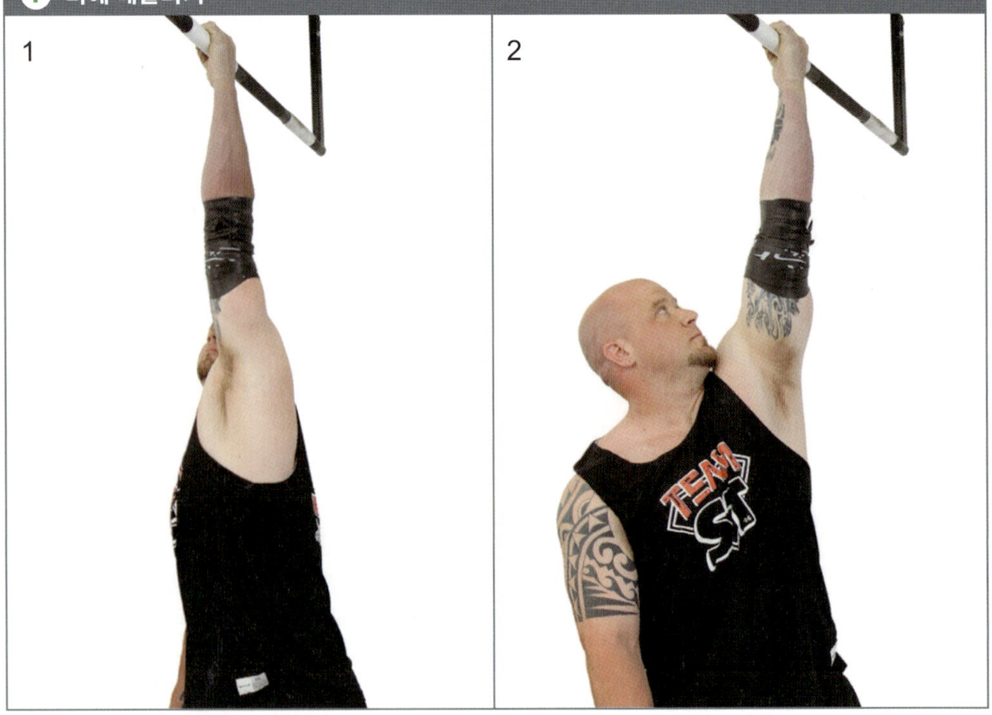

바를 붙잡고 몸을 비트는 것은 팔꿈치의 회전 요소를 건드리는 훌륭한 방법이다. 핵심은 회외 그립(친업 그립) 회내 그립(풀업 그립)을 번갈아 가면서 사용해 매달리는 것이다.

밴드를 이용한 팔꿈치 익스텐션Banded Elbow Extension

팔꿈치는 정말 많은 일을 한다. 평소 팔꿈치를 얼마나 많이 사용하고 있는지 생각해보라. 우리 생활의 대부분 동작들은 팔꿈치를 구부리고 펴는 동작을 포함한다. 팔꿈치가 뻣뻣해지고 통증이 생기며 완전히 펴려고 할 때 인상을 찡그릴 일이 생기는 것은 당연한 일이다.

문제는 다른 곳에 영향을 준다는 것이다. 팔꿈치로 바벨을 머리 위로 드는 동작의 범위가 제한되는 선수를 보라. 그는 팔꿈치를 잠그려 하는 순간, 팔꿈치가 밖으로 벌어지고, 어깨가 앞으로 말리게 될 것이다. 리프팅을 마무리 하려 하면 더 많은 통증과 부상 위험에 노출되게 되는 것이다.

사람들은 팔꿈치가 그저 구부리고 펴는 단순한 관절이라고 생각하지만, 이 관절에는 어깨의 안정성에 기여하는 회전적인 요소가 들어 있다. 여기서도 부속 구조물들이 주요 엔진의 안정성을 만드는 능력에 기여한다는 컨셉이 드러나는 것이다. 이 경우엔 주요 엔진은 어깨이다.

프론트 랙 자세를 보자. 안정한 기반을 만들기 위해 올바른 자세에서 어깨를 외회전시킬 수 있으려면 팔꿈치와 손목과 같이 아래에 위치한 관절들이 완전 가동범위를 만들 수 있어야 한다. 즉, 팔꿈치 신전의 상실은 팔을 락 아웃시키는 것뿐만 아니라, 어깨를 안정화시키는 팔꿈치 외회전 능력도 망치는 것이다.

사람들은 팔꿈치 신전이 조금 부족한 것은 커버할 수 있을 것이라 생각한다. 그러나 그렇지 않다. 자, 간단한 검사를 해보자. 푸시업 자세를 취하고, 팔을 살짝 구부린 상태에서 안정적인 어깨 자세를 만들기 위해 양팔을 외회전시켜보라. 이번에 같은 동작을 하되 두 팔을 완전히 펴 락 아웃을 하고 해보라.

오버헤드 아키타입 프론트 랙 1 아키타입

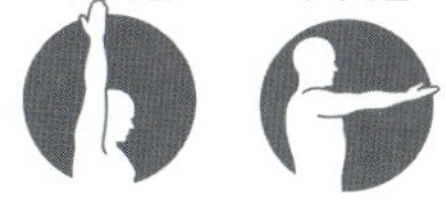

이 모빌리제이션 기술은 위 아키타입들을 개선하는 데 도움을 줄 것이다.

개선사항:

팔꿈치 신전

방법:

밴드를 이용한 플로스

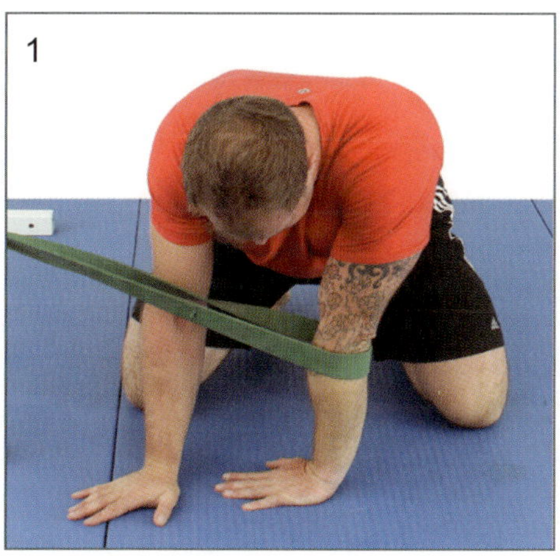

밴드를 팔꿈치에 걸고 팔을 뒤로 밀어 텐션을 만들어라. 손가락이 밴드의 방향으로 돌아가 있는 것을 주목하라.

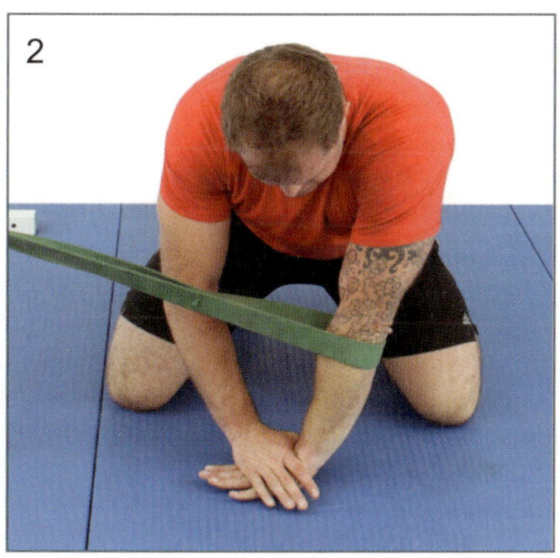

왼손을 오른손 위에 올려 손바닥이 매트에 안정적으로 붙어 있도록 한다.

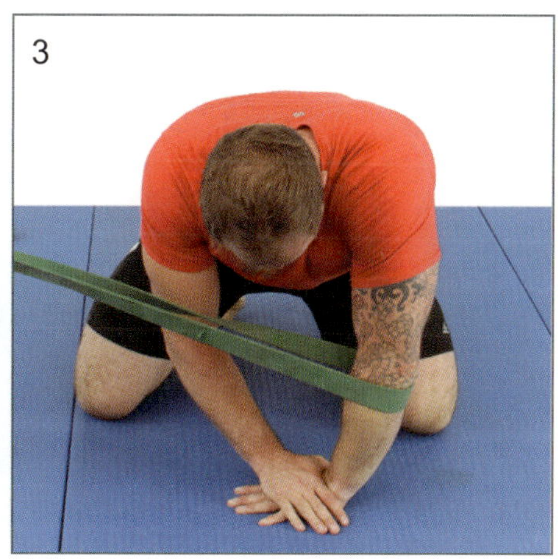

어깨를 안정적인 위치에서 유지시키면서, 밴드 쪽으로 팔꿈치를 구부려라.

당신이 알아차린 바와 같이, 팔을 락 아웃 하는 것이 훨씬 더 강한 힘을 낼 수 있고 더욱 안정적인 자세를 취할 수 있다. 만약 팔꿈치를 완전히 펼 수 없는 상태라면, 같은 검사를 스쿼트로 해보라. 무릎을 살짝 구부리고 무릎을 바깥으로 보내 외회전 힘을 만들어라. 이번엔 무릎을 완전히 펴 락 아웃을 하고 해보라. 무릎을 락 아웃 했을 땐, 엉덩이 근육이 활성화되고 자세에서 안정감을 느끼게 될 것이다. 단관절 규칙(챕터 2)이 어깨에도 똑같이 적용되는 것을 알 수 있다.

자, 이제 팔꿈치의 완전 가동범위를 회복해보도록 하자.

사진에서 보여주듯 이 모빌리제이션은 외회전 요소를 위해 두 가지 다른 자세로 팔꿈치에 접근한다. 핵심은 팔꿈치를 밴드쪽으로 구부려 안팎으로 플로스를 적용하고, 그 뒤 동작을 통제하면서, 천천히 팔을 완전히 펴서 밴드가 관절낭의 마지막 가동범위로 신연시킬 수 있도록 한다.

주의: 최선의 결과를 내기 위해서, 부두 밴드 플로스를 팔꿈치에 적용하고 팔꿈치 모빌리제이션을 하라. 사라 호핑Sarah Hopping(미국 해머던지기 선수이자 뛰어난 크로스피터)이 내가 일하는 San Francisco CrossFit을 방문했다. 그녀는 팔꿈치를 교정하고 통증을 없애기를 원했다. 그녀는 끔찍한 부상으로 요골두가 골절되었던 적이 있었고, 팔꿈치를 락 아웃, 즉 완전 범위로 신전시키지 못했다. 필자는 한 세션 동안 그녀의 팔꿈치에 부두 플로스를 하고 이 모빌리제이션을 시켰다. 부두 주술의 힘을 빌려, 그녀의 팔꿈치에 완전한 가동범위를 만들 수 있었다. 곧 그녀는 NorCal CrossFit 2012 Regional snatch ladder에서 우승하였다. 그녀의 물리치료사들은 이 사실을 믿지 못했다.

이 이야기의 교훈은 다음과 같다. 만약 컴프레션 밴드를 팔꿈치에 감을 수 있고 부두 플로스 기술로 이러한 테크닉을 할 수 있다면 즉시 하라. 마법과 같은 효과를 보게 될 것이다!

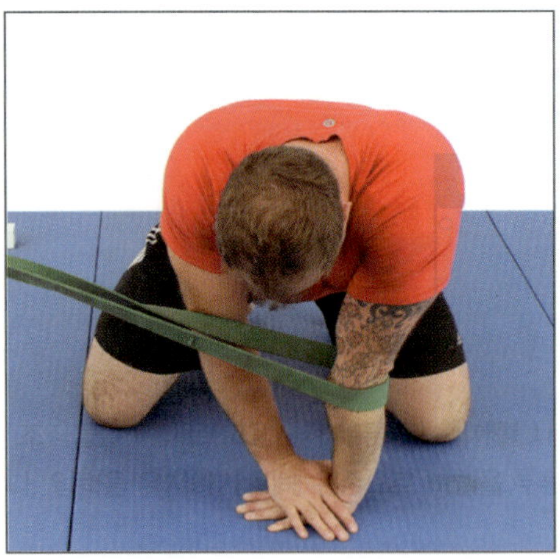

팔을 신전된 상태가 되도록 조절하면서, 밴드가 팔꿈치의 움직임 끝 범위로 당길 수 있도록 하라. 여기서부터 완전 가동범위, 혹은 관절낭에 변화가 느껴질 때까지 팔꿈치를 굽혔다 펴라.

변형: 밴드를 이용한 팔꿈치 익스텐션

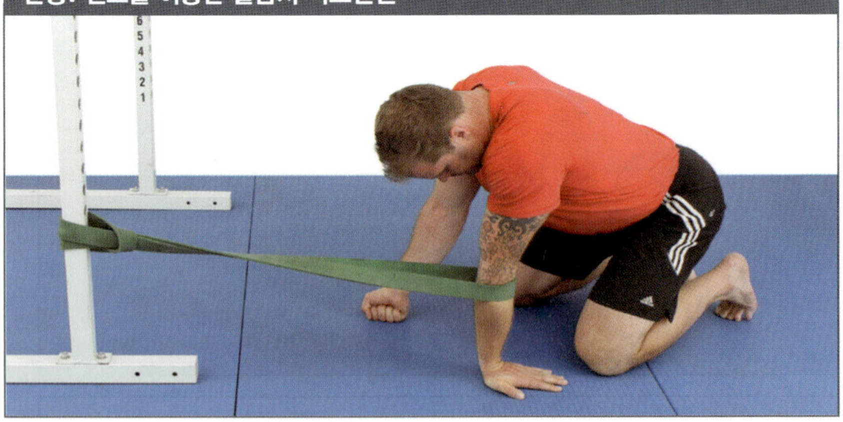

관절낭 전체를 다루기 위해서는 개방형 손바닥 자세와 폐쇄형 손바닥 자세 모두를 취해야 할 것이다. 즉 완전 회내 동작과 완전 회외 동작에서 기술을 적용하도록 한다. 팔꿈치의 회전 요소를 다룰 수 있게 하고 전완과 손목의 구조들도 혜택을 볼 것이다.

밴드를 이용한 팔꿈치 디스트랙션Banded Elbow Distraction

밴드를 이용한 팔꿈치 신연은 팔꿈치의 가동성 부족을 개선하고 통증을 치료하는 또 다른 방법이다. 이 테크닉은 또한 팔꿈치의 완전 굴곡에도 도움을 준다. 아래 사진에서 보이는 것처럼, 밴드는 팔꿈치 관절을 신연하고 관절 안에 공간을 만든다. 밴드가 신연하는 힘은 관절낭 안에서 팔꿈치를 좋은 위치로 놓고 관절 안의 충돌을 해결하고 제한을 풀어낸다. 핵심은 팔을 다양한 방향으로 움직이는 것이다. 이렇게 함으로써 팔꿈치 구조물의 회전 요소들을 다루며 가능한 많이 팔을 구부릴 수 있다.

종이 클립 컨셉에 대해 생각해보라. 앞뒤로 몇 번 구부렸다 폈다고 해선 클립을 자르지 못 할 것이다. 종이 클립을 부수기 위해선, 30~60회 이상 이리저리 구부렸다 폈다 해야 할 것이다. 이게 바로 우리가 원하는 개념이다. 어떠한 변화를 만들기 위해서는 움직임 끝 넘위를 넘나들고, 손바닥이 나를 향하거나 아니면 밖을 향하게 하는 등, 팔꿈치에서 나올 수 있는 모든 움직임을 이용해야 한다. 이 기법은 고정된 경로가 있는 기법이 아니다. 손을 돌리고 팔꿈치 관절이 낼 수 있는 모든 범위의 움직임을 통해, 팔꿈치가 가동되는 동적인 변화를 완전히 이끌어 낼 수 있는 것이다. 이뿐만 아니라, 손의 위치를 바꾸는 것은 친업 그립(손바닥이 나를 향하는)과 랙, 그리고 풀업 그립(손바닥이 바깥을 향하는)에도 도움을 준다.

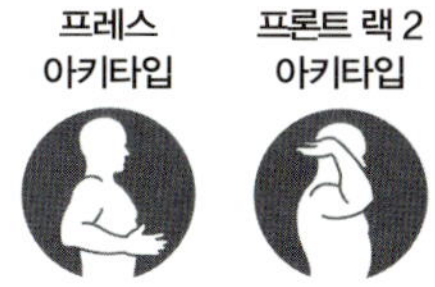

이 모빌리제이션 기술은 위 아키타입들을 개선하는 데 도움을 줄 것이다.

개선사항:

팔꿈치 신전
팔꿈치 통증

방법:

공간을 만드는 신연 기법
밴드를 이용한 플로스

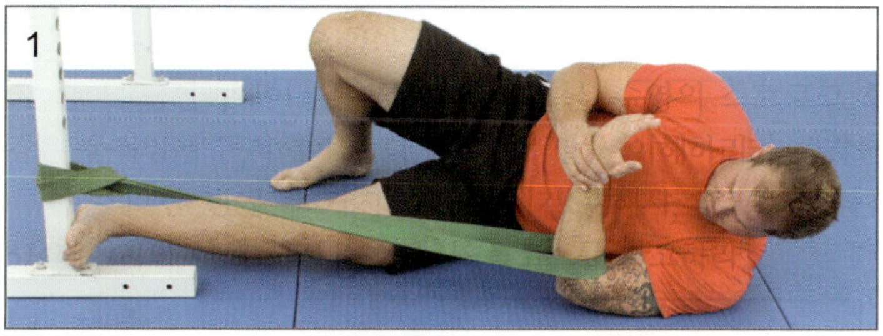

밴드가 필꿈치 인쪽 끝에 오도록 걸고, 그 뒤 몸을 랙으로부터 멀리 밀어내서 텐션을 만들도록 한다.

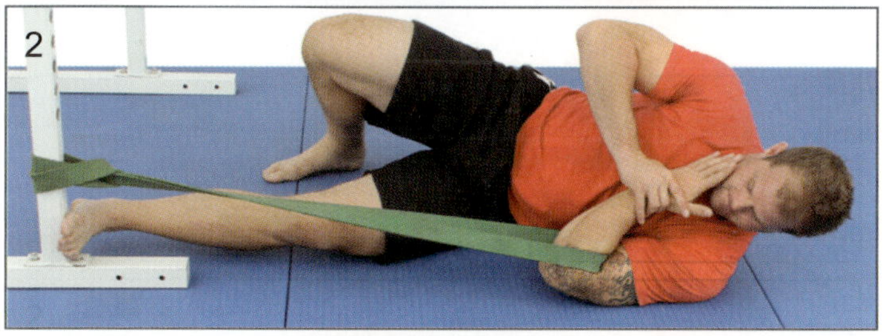

오른손을 이용해 왼손을 얼굴로 당긴다. 거짓말은 하지 않겠다. 아플 것이다. 통증에 개의치 말고 변화가 느껴질 때까지 마치 종이 클립을 끊어내는 것처럼 팔꿈치를 움직여라.

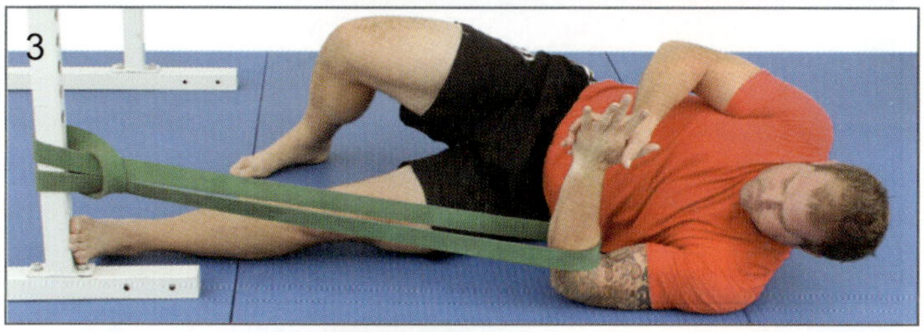

모든 부위를 다루기 위해서, 왼손을 잡은 위치를 바꿔라. 이번엔 손바닥을 쥐도록 한다.

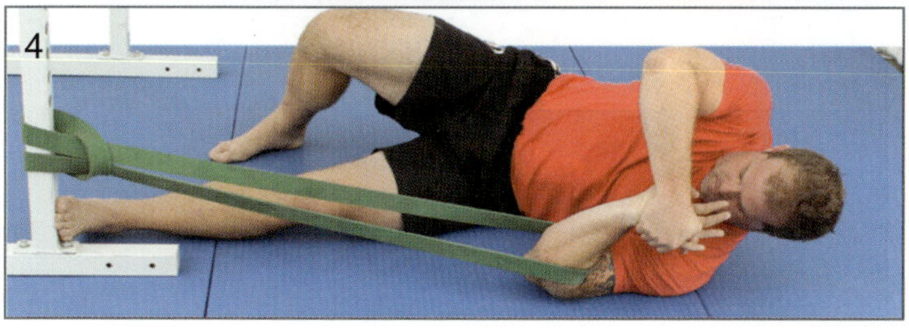

왼손을 얼굴로 다시 당겨라. 이번엔 손바닥은 바깥을 향하게 해야 한다.

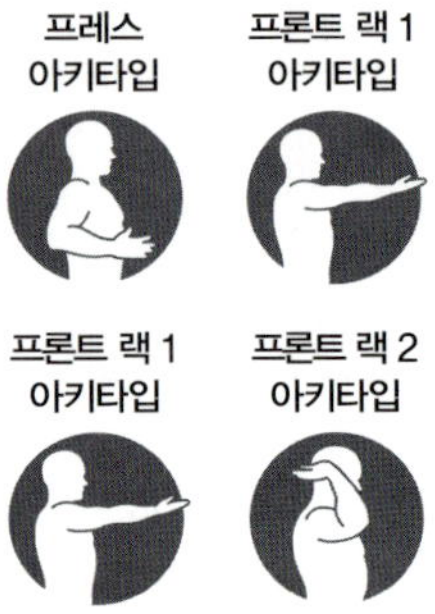

이 모빌리제이션 기술은 위 아키타입들을 개선하는 데 도움을 줄 것이다.

개선사항:

손목과 팔꿈치 통증
손목과 팔꿈치 관절의 역학
(신전, 굴곡, 그리고 회전 능력)

방법:

스매시&플로스
택&스핀
수축과 이완

전완 스매시 모빌리제이션Forearm Smash Mobilizations

만약 당신이 하루 종일 정적인 자세로 굳어 있어야 하는 불쌍한 영혼이라면, 스트레칭만으론 부족할 것이다. 근육들이 어떤 자세에 고정되고 적응되면(근육이 짧아지고 뻣뻣해진다면) 근육의 탄력성을 회복하기 위해선 뜯어내는 작업이 필요하다.

예를 들어 책상에 앉아 지내는 사람들에겐 손목 통증이 흔하게 나타난다. 이를 해결하기 위해서 이들은 어떤 방법을 취하는가? 손목을 구부리거나 펴는 스트레칭들을 할 것이다. 하지만 당신은 이보다 더 나은 방법을 해야 한다. 문제를 치료하기 위해선, 자세를 고쳐야 할 뿐만 아니라, 스매시, 플로스, 그리고 관절 신연 기법들을 적용해야 한다.

더 나은 선택은 손목관절의 위 부분들을 고려하고 팔꿈치에서 손을 당기는 조직들을 손보는 것이다. 전완은 손에 대해 믿을 수 없을 정도로 관여하고 있지만, 당신은 아마 전완에 대해서는 신경쓰고 있지 않을 것이다. 당신이 테니스 엘보우를 가지고 있거나 좋은 프론트 랙 자세를 취하지 못하는 것도 놀랄 일이 아니다. 당신의 손을 조정하는 끈들이 강철 케이블처럼 뻣뻣해졌기 때문이다.

요약하자면 다음과 같다. 만약 손목과 팔꿈치 통증을 가졌다면, 전완부를 살펴봐야 할 것이다. 다음 네 가지 옵션들을 통해 이 부위의 조직들을 풀어보자.

옵션 1: 전완 택&트위스트Forearm Tack and Twist

이 간단하고 효과 빠른 모빌리제이션은 급성 팔꿈치 통증을 치료하는 데 좋다. 아래 사진은 전완부의 신전근들을 공략하고 있는 모습이다. 이 부위가 뻣뻣하고 아프다면 이 기술이 많이 불편할 것이다.

만약 당신이 팔을 구부린 채로 하루 종일 키보드를 두드리는 사람이거나 고중량, 높은 볼륨으로 당기는 운동을 하는 선수(풀업, 로잉, 또는 올림픽 리프팅)이거나 혹은 펀치를 날리고 그래플링을 하는 무술가라면, 이 페이지를 잘 접어두고 자주 이 모빌리제이션을 하도록 하라.

주의: 대부분의 선수들에겐 팔꿈치에 부두 플로스를 적용하길 권한다. 왜냐하면 팔꿈치에 붙은 모든 근육들을 잡을 수 있기 때문이다. 문제는 자신의 팔을 묶는 것이 어렵고 때로는 상황이 여의치 않을 수 있다는 것이다. 이 모빌리제이션은 실용적이고 효과적인 대체 방안이다. 사무실에서 혼자 적용해볼 수 있고, 워크아웃 전후, 또는 해당 부위에 문제가 생겼다면 언제나 적용해볼 수 있을 것이다. 필요한 것은 라크로스 볼이나 요가 튠업 볼 그리고 몇 분간의 자유시간뿐이다.

1. 라크로스 볼이나 요가 튠업 볼을 팔꿈치 주름이 잡히는 바로 옆, 전완의 가장 높은 곳에 위치시킨다.
2. 느슨한 연부조직과 피부들을 모두 조이기 위해, 아래로 누르면서 공을 회전시킨다.
3. 손목을 구부리고 손목과 팔꿈치를 내외로 회전시켜 외전 움직임을 추가하라.
4. 손목을 펴고 손가락들을 벌린다. 손을 신전 상태에 두고 손목과 팔꿈치를 내외로 회전시켜 움직임을 만들어라.

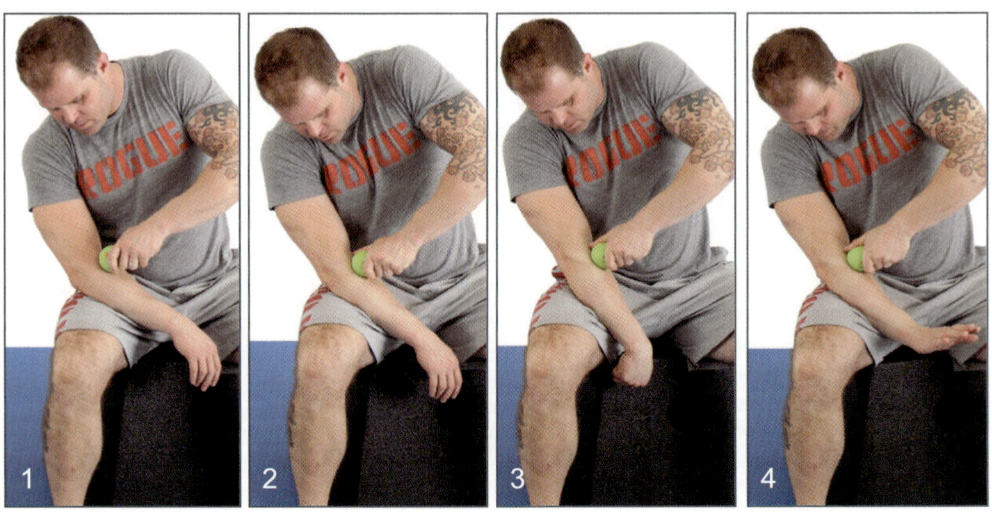

옵션 2: 전완신전근 스매시Forearm Extensor Smash

말했다시피 전완의 신전근들은 과사용되고 뻣뻣해지면, 팔꿈치와 손목에 많은 문제를 일으킨다. 이 기술은 또 다른 매우 효과적인 전완 스매시 테크닉이며 사무실, 집, 또는 체육관에서 할 수 있다. 비록 더블 라크로스 또는 라크로스 볼 하나로도 할 수 있지만, 나는 요가 튠 업 볼을 사용하는 것을 선호한다. 요가 튠업 볼의 유연성과 그립력은 팔꿈치에서부터 손목까지, 전완의 뒤쪽 구획 전체를 가로질러 스매시한다.

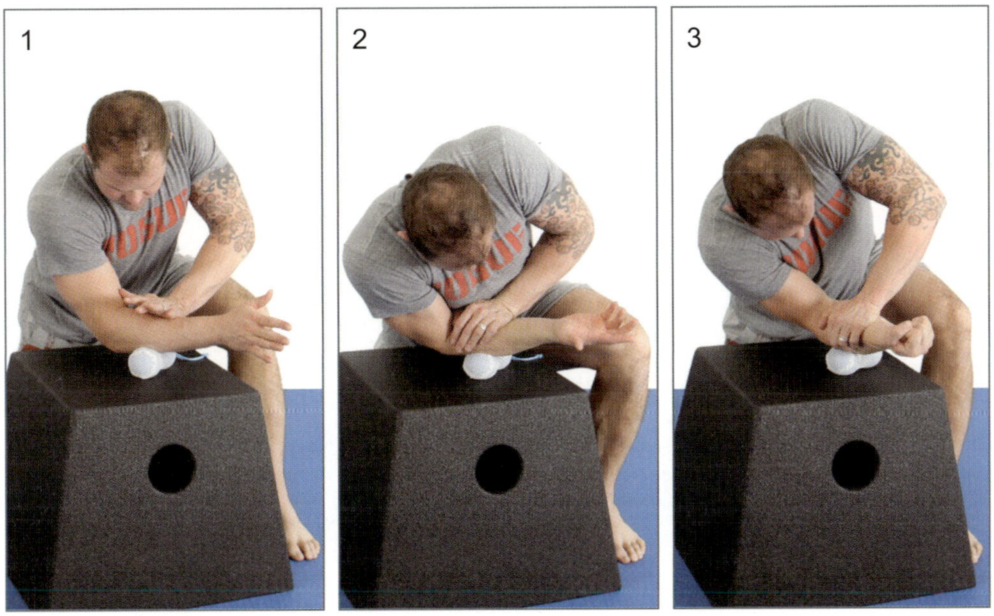

1. 엄지가 천장을 향하도록 전완의 바깥 모서리를 두 개의 요가 튠업 볼 사이에 위치시켜라.
2. 전완에 충분한 압력을 가하기 위해 반대쪽 손으로 전완을 바로 공들 쪽으로 밀고 상체의 체중을 팔 위로 옮겨라. 동시에 전완을 외회전시켜, 전완의 뒤쪽 구획을 가로지르게 스매시하라. 위에 올린 손으로 전완의 회전을 돕도록 한다.
3. 통증이 있는 압통점을 찾았다면, 주먹을 쥐어 수축하고 손을 펴서 이완하라. 변화가 일어나거나 체중의 압력을 조절할 수 있을 때까지 이를 지속한다.

옵션 3: 전완 스택&스매시Forearm Stack and Smash

전완의 전면과 후면의 구획을 모두 다룰 수 있는 일석이조의 모빌리제이션이다. 이전 옵션과 마찬가지로, 핵심은 근육들을 가로질러 스매시(압력파)만 하지 않고, 손목을 모든 방향으로 움직여 필요한 부위에 수축과 이완기법, 플로스를 적용하는 것이다.

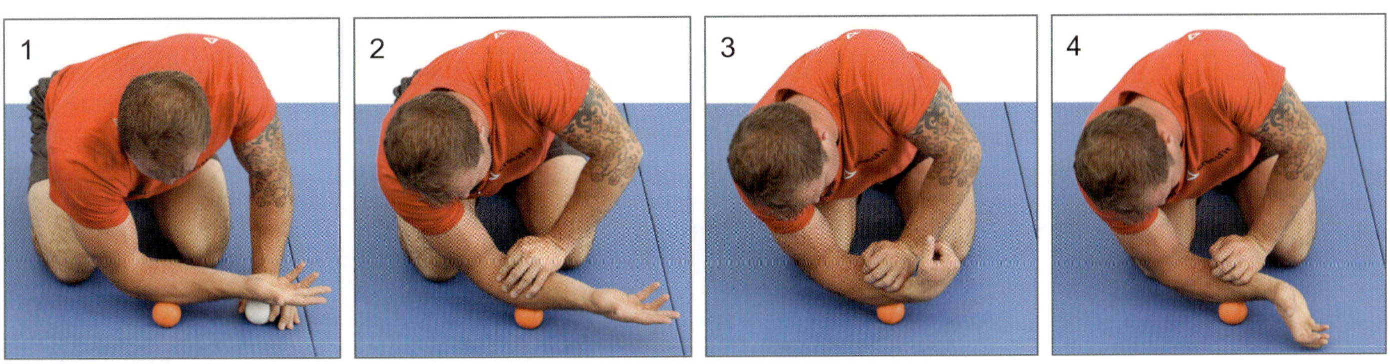

1. 손바닥이 천장을 향하도록 하고 라크로스 볼을 위에 전완을 놓는다. 가장 좋은 공의 위치는 뻣뻣한 지점이다.
2. 다른 라크로스 볼을 바닥의 라크로스 볼 바로 위에 올 수 있도록 놓고 반대편 손으로 잡아 전완에 압력을 가해서 타이트한 조직에 대해 위아래로 압력을 가한다.
3. 왼손으로 아래로 누르면서 오른손의 손목을 구부린다.
4. 회전, 굴곡, 신전, 그리고 모든 방향으로 손을 움직인다. 변화가 느껴졌다면 다른 타이트한 부위로 옮기도록 한다.

옵션 4: 슈퍼프렌드 전완 스매시Superfriend Forearm Smash

악력을 완전히 소모하는 워크아웃을 하고 나면, 전완을 스매시해야 한다는 생각을 가지고 있어야 한다. 악력에 관련한 워크아웃을 하고 난 뒤 동료에게 전완을 스매시 해달라고 부탁하라. 슈퍼프렌드 삼두근 스매시와 마찬가지로, 전완에 지나친 압력을 가해선 안 된다. 그러므로 가볍고 조심스럽게 접근하라.

1. 바닥에 배를 깔고 눕고 팔을 내회전시켜 손바닥이 천장을 향하도록 한다. 이 자세를 취하면 전완의 앞쪽 구획이 노출된다. 파트너 발의 아치(발 앞볼과 뒤꿈치 사이)를 이용하여 전완을 가로지르는 가벼운 압력을 적용시켜라. 파트너는 발뒤꿈치나 앞볼을 이용해서 더 날카로운 자극을 가하거나 압통점 문제를 해결할 수 있을 것이다.
2. 같은 방법으로 이번엔 전완의 뒤쪽 구획을 스매시한다. 이를 위해 팔을 돌려 손바닥이 매트를 향하도록 한다. 팔을 펴되, 손목과 팔꿈치를 보호하기 위해 밑에 AB 매트나 패드를 깔아라.

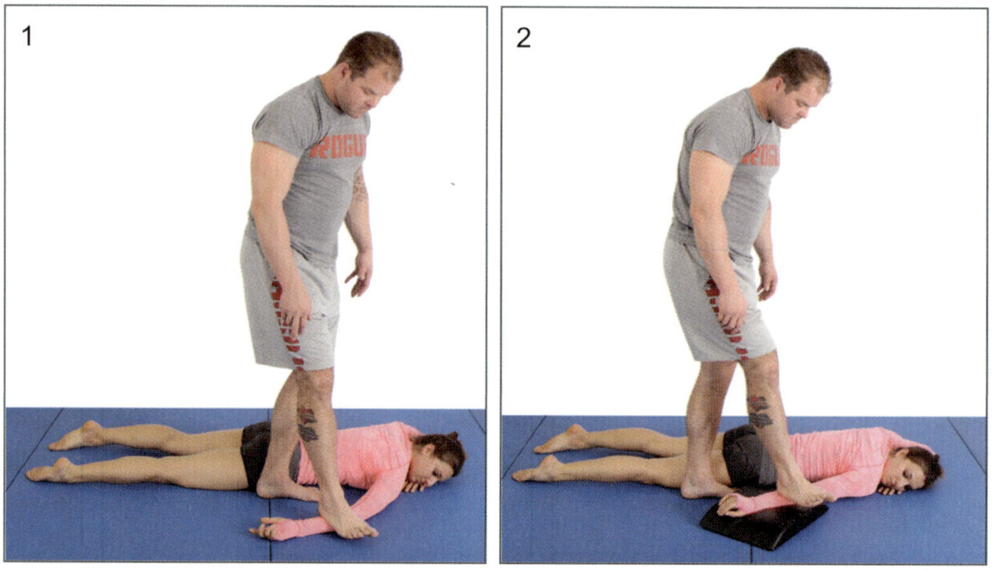

손목 택&스핀Wrist Tack and Spin

만약 수근관 증후군carpal tunnel syndrome 또는 손목과 엄지에 통증을 가지고 있다면 이 모빌리제이션이 효과를 발휘할 것이다. 스마트폰은(의자와 같이) 우리 몸에 손상을 불러일으킨다. 스마트폰을 사용할 때 손목 자세와 엄지손가락이 회전하여 뻐근해지는 것을 떠올려 보라. 스마트폰을 사용할 때 엄지손가락을 이용해 글을 스크롤하고 문자를 보내고, 무방비한 자세로 손목을 고정시켜놓고 있을 것이다. 반복적인 부하로 인한 부상을 초래하는 것 외에도, 오랜 시간 동안 스마트폰을 만지거나 키보드를 사용하는 것은 피부를 눌러, 그 아래의 조직과 뼈에 압박을 가한다. 이로 인해 움직임들이 제한되고 신경들을 누르는 것이다. 다음번에 엄지나 손목을 다친다면, 이 기술과 다음에 소개하는 기술들을 결합하여 사용하도록 하라.

1. 라크로스 볼이나 요가 튠업 볼을 손목의 모서리, 엄지의 기저부에 위치시켜라.
2. 압력을 적용하면서 공을 비틀어 늘어진 피부를 잡아라.
3. 플로스 효과를 위해 손목을 구부리고 펴라.
4. 다음 기법들을 이용해서 손목 바깥 부분을 공략하라. 핀, 스핀, 플로스. 손목의 양쪽과 엄지 기저부 전체를 다루도록 한다.

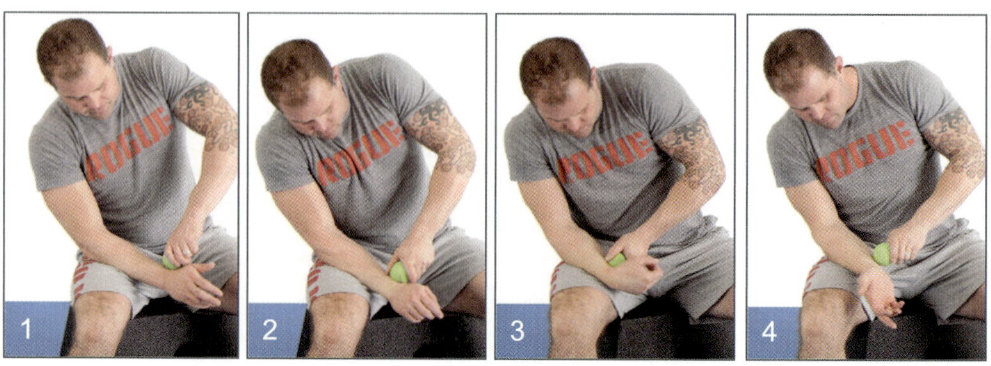

부두 밴드와 밴드를 이용한 손목 디스트랙션Banded Wrist Distraction with VooDoo Wrist Sequence

밴드를 이용한 손목 신연은 관절의 동적 움직임을 향상시키기 위해 동작 끝 범위 내외에서 움직인다는 점에서 발목 모빌리제이션과 유사하다. 이 모빌리제이션은 간단하면서도 손목 통증을 치료하는 데 매우 효과적이다. 프론트 랙 자세를 취하는 운동들을 하기 전 준비 과정으로도 요긴하게 쓰인다. 최상의 결과를 얻기 위해, 부두 플로스 밴드를 손목에 감고 일련의 과정을 진행하도록 하자.

이 모빌리제이션 기술은 위 아키타입들을 개선하는 데 도움을 줄 것이다.

프론트 랙 2 아키타입

개선사항:

관절 역학

손목 통증

방법:

밴드를 이용한 플로스

부두 플로스 밴드 압박

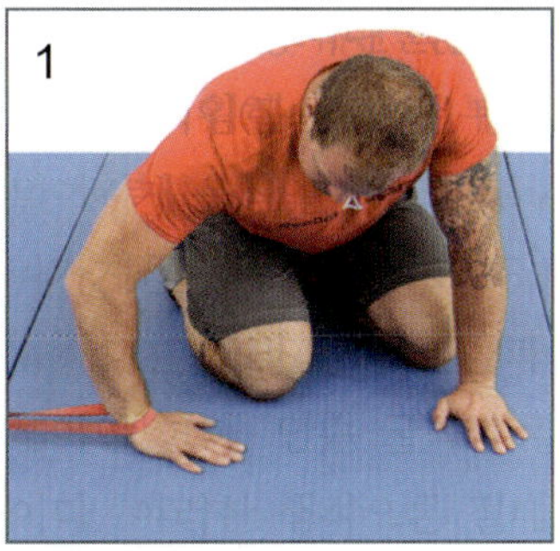

손목을 밴드에 건다.

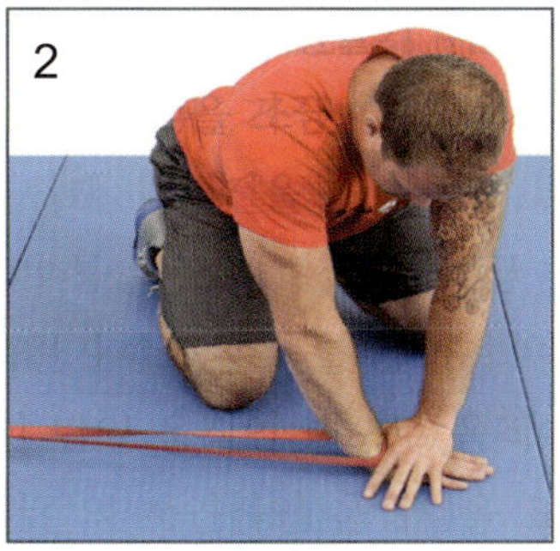

밴드에 텐션을 만들기 위해 손을 이동시킨다. 이로 발생한 신연 작용으로 손목은 제 위치로 들어가 것이다. 그러고 나서 오른손을 매트에 안정적으로 고정하기 위해 왼손을 올린다.

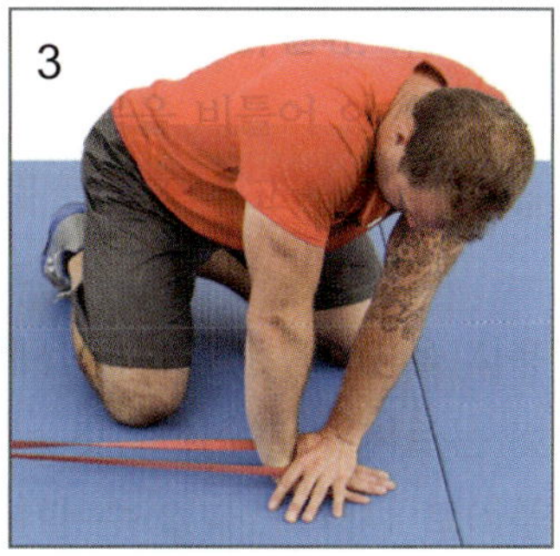

왼손으로 오른 손목을 막는다. 팔꿈치를 락 아웃 하고, 오른팔이 오른손 위에 올 수 있도록 완전히 편다. 그러고 나서 관절에서 변화가 일어날 때까지 움직임 끝 범위 내외에서 플로스를 한다.

부두 밴드를 이용한 손목 모빌리티의 대상 부위

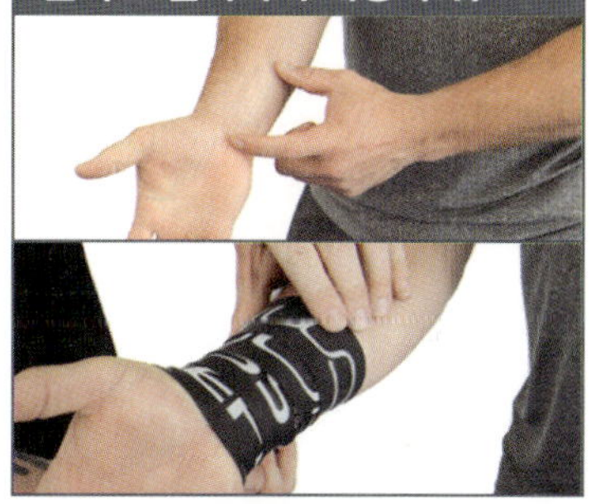

프리스타일 훈련

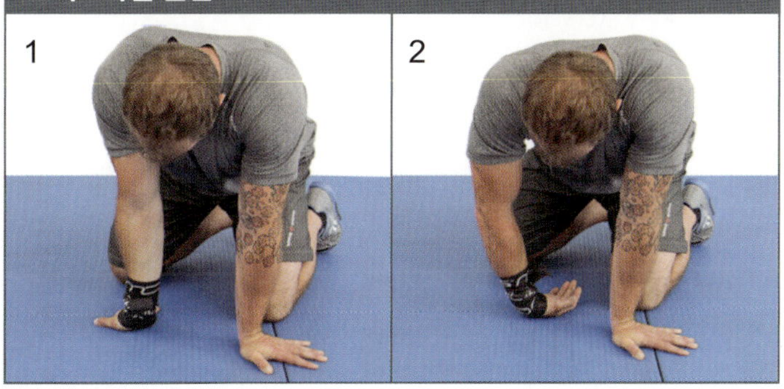

밴드로 손목을 감고 난뒤, 일반적인 손목 위치로 힘을 가해서 다양한 모빌리제이션을 만든다.

부두 밴드를 이용한 손목 디스트랙션

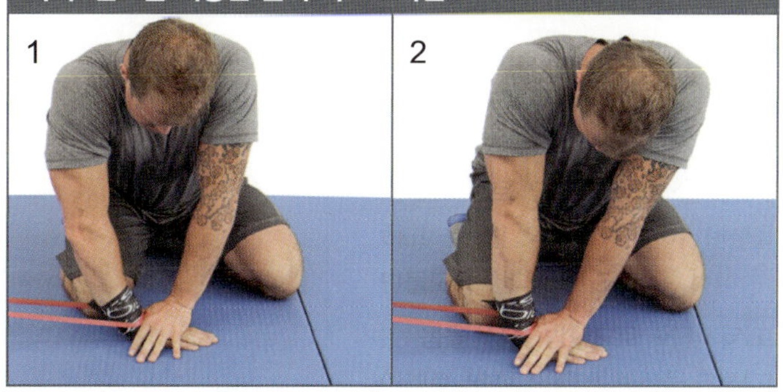

부두 플로스 밴드를 사용해서 신연 기법을 활용하는 것은 언제나 좋은 생각이다. 팔꿈치를 펴고, 손목을 막고, 팔꿈치를 락 아웃해서 팔이 아래에 놓인 손 위로 펴지도록 하여, 움직임 끝 범위 내외에서 플로스를 하도록 한다.

부두 밴드를 이용한 손목 컴플렉스

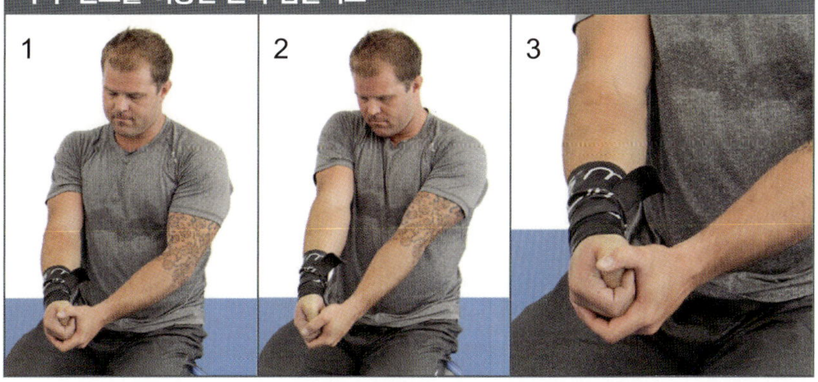

이 손목 모빌리제이션은 효과 면에선 최고의 성과를 보인다. 엄지와 손목에 뻣뻣함을 가진 키보드 워리어라면 가장 먼저 생각해야 하는 기법이다. 엄지를 말고 주먹을 쥐고, 손목을 바닥으로 구부리면서 팔꿈치를 락 아웃하라. 이를 통해 엄지와 손목 복합체 주위에 있는 조직 층들을 분리시켜, 이 부위의 체표면 활주를 회복시킬 것이다.

부위 6

체간(장요근, 허리, 복사근)

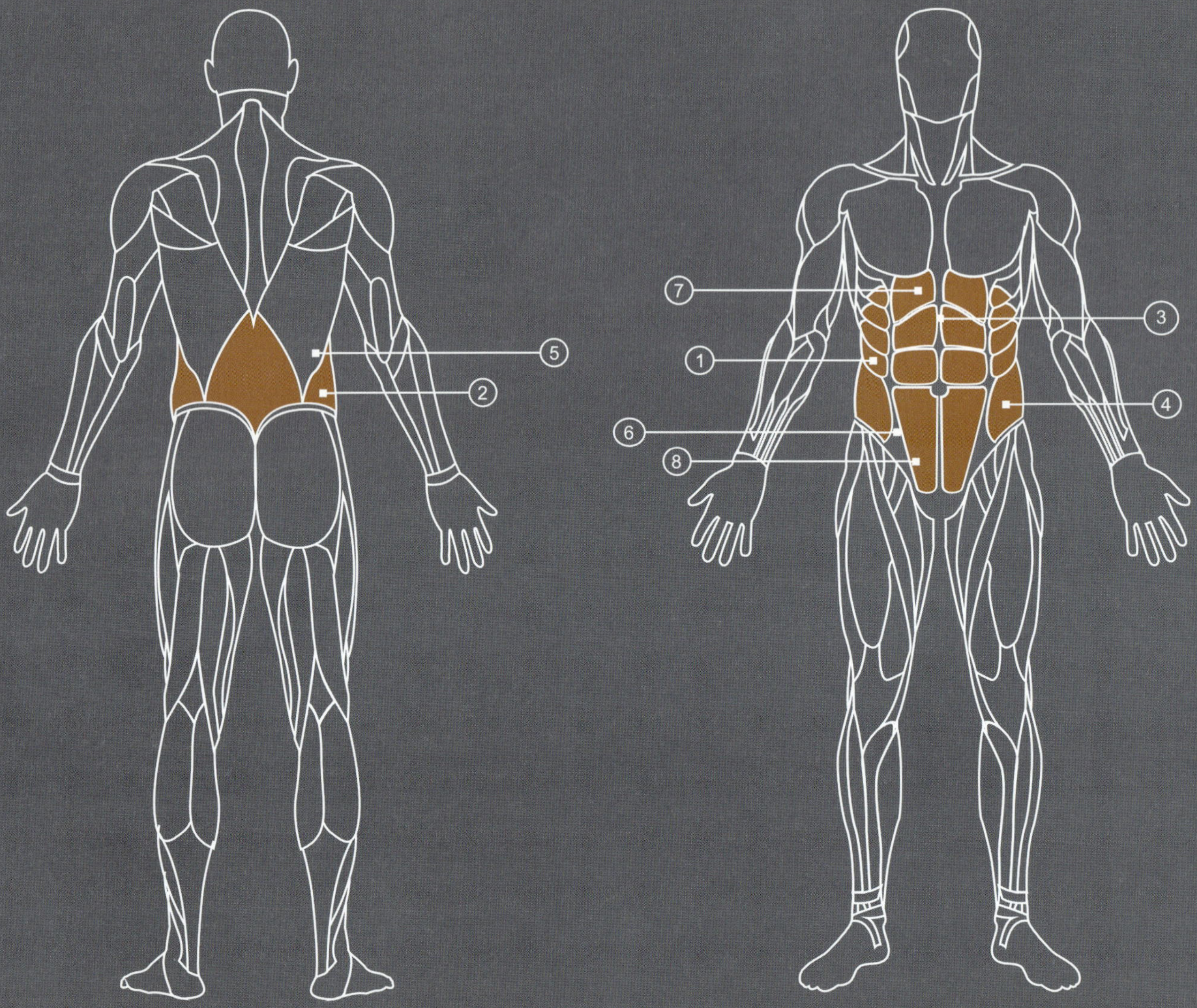

모빌리제이션 대상 부위

1

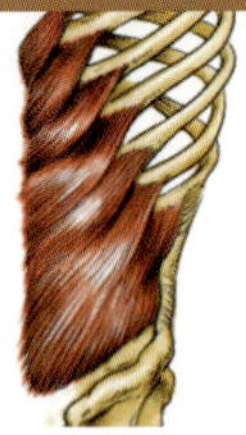

외복사근과 내복사근(External and Internal Abdominal Obliques)

2

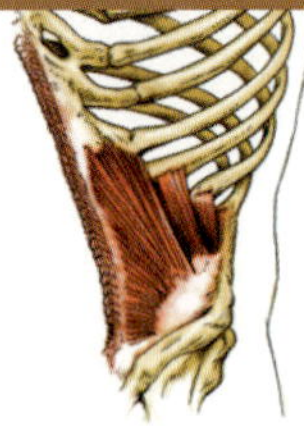

외복사근과 내복사근(External and Internal Abdominal Obliques

3

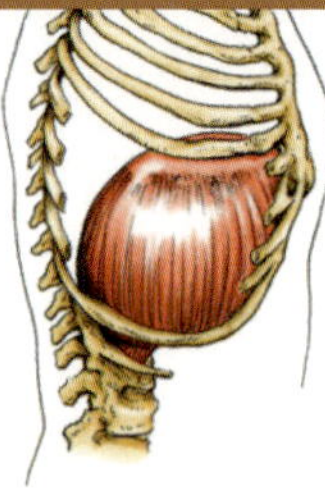

횡격막(Diaphragm, 측면)

4

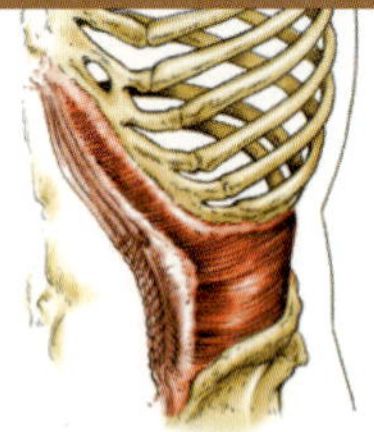

복횡근(Transverse Abdominis)

5

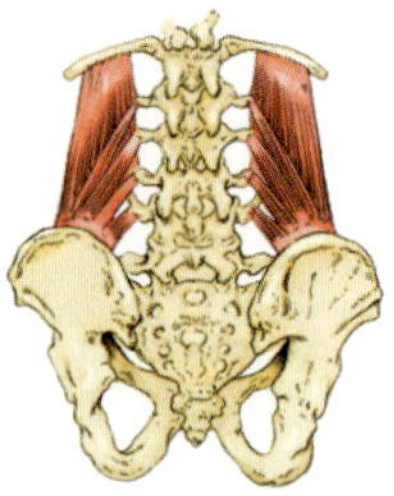

요방형근 (Quadratus Lumborum)

6

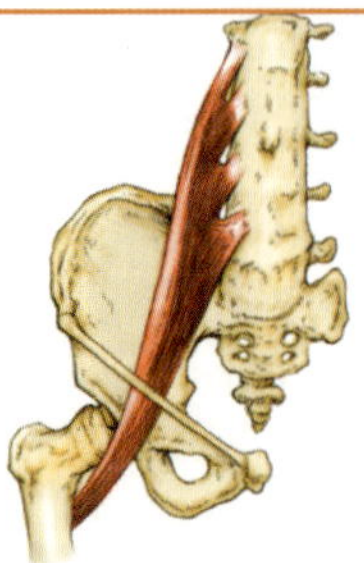

대요근(Psoas Major)

7

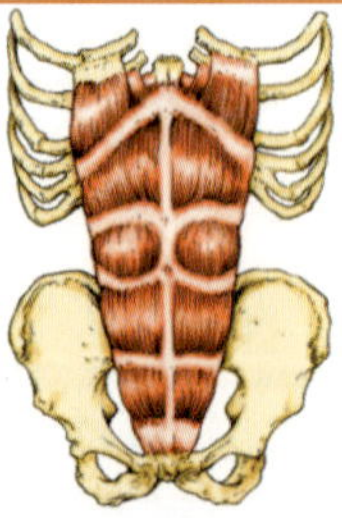

복직근(Rectus Abdominis)

8

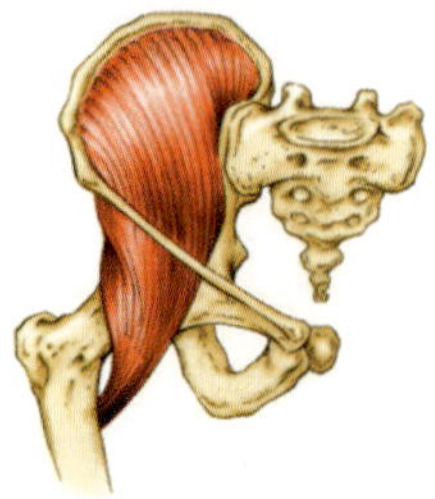

장골근(Iliacus)

허리 스매시Low Back Smash

허리 스매시: 옵션 1

만약 허리 통증을 가지고 있다면, 이 모빌리제이션을 가장 우선해야 할 것이다. 라크로스 볼을 허리와 엉덩이 위쪽 부위에 고정시켜, 허리 통증을 만들고 움직임과 자세적 역학을 제한하는 눌러 붙은 조직들을 효과적으로 떨어뜨린다.

이 모빌리제이션을 할 때, 발을 박스나 의자 위에 올려놓고 하면 더 좋은데, 여기에는 세 가지 이유가 있다. 첫째, 허리를 과신전시키지 않는 좋은 자세를 취할 수 있다. 두 번째, 공으로 더 많은 압력을 가할 수 있는데, 이는 조직에 효과적으로 변화를 주기 위해서 필수적이다. 그리고 세 번째, 체간과 허리의 근육들의 느슨한 부분들을 당기고 허리 연부조직의 느슨한 곳들을 당긴다. 이를 통해 척추를 중립 자세로 유지시키기 쉽게 한다.

스쿼트 2 아키타입 / 스쿼트 1 아키타입

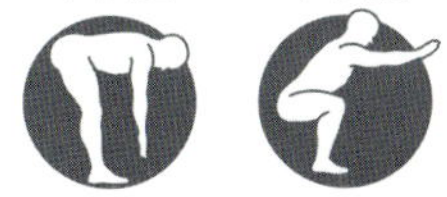

이 모빌리제이션 기술은 위 아키타입들을 개선하는 데 도움을 줄 것이다.

개선사항:

허리 통증과 뻣뻣함
허리 관절 역학
전신적 회전 움직임

방법:

압력파
수축과 이완

1

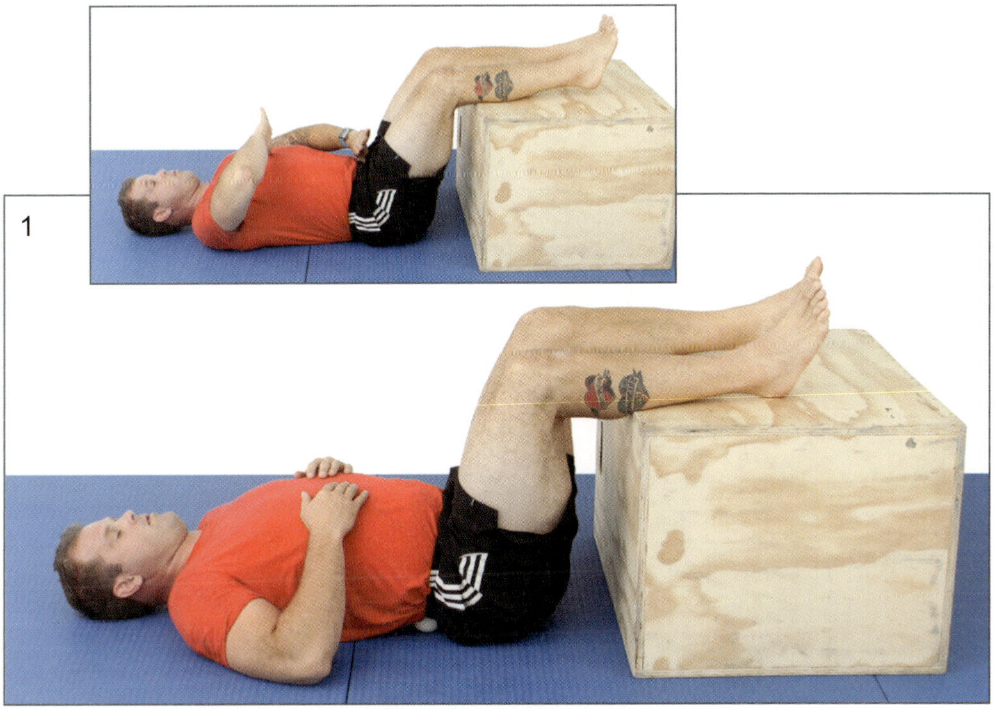

2

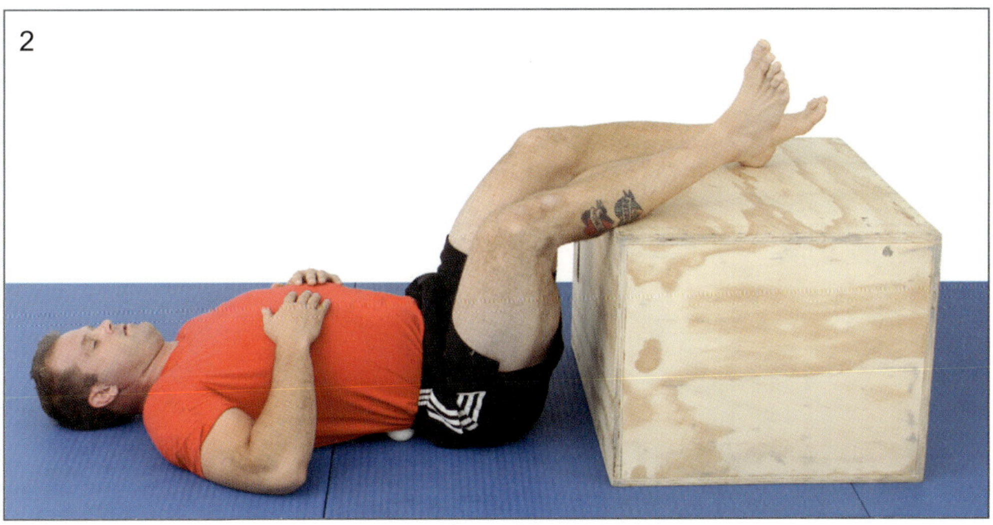

대상 부위

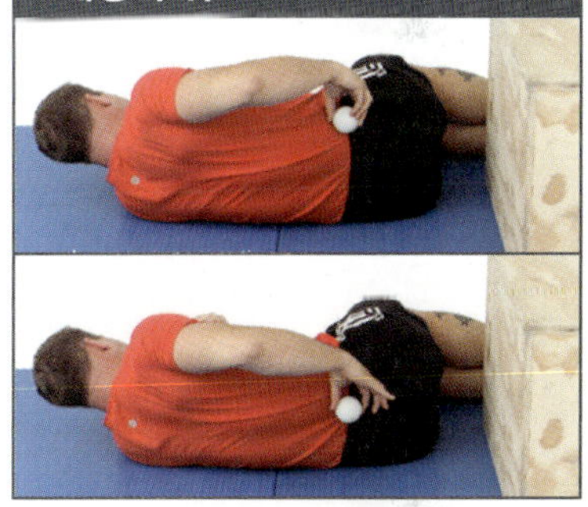

목표는 엉덩이 측면에서 척추 쪽으로 왔다 갔다 하는 것이다. 공이 장골능과 둔근 위쪽에서 움직이게 하라.

1. 라크로스 볼을 골반 바로 위쪽 허리 아래에 놓고 두 발은 박스위에 올린다. 정중선을 개입시켜 척추가 중립위를 이룰 수 있도록 한다. 만약 허리가 과신전되는 경우는 골반이 돌아가서인 경우가 흔한데, 이렇게 되면 오히려 허리 통증이 심해진다.
2. 골반을 천천히 왼쪽으로 움직인다. 근육의 결을 문지르고 압력파 기술을 적용하여 조직을 천천히 스매시하는 것이다.

허리가 아픈가? 골반 자세를 교정하라!

허리 통증은 일반적으로 잘못된 자세로 오랜 시간 앉아 있거나 보상된 자세로 움직이거나 물건을 들 때 나타난다. 기능부전 패턴이 몸에 배거나 잘못된 앉은 자세가 고정되면, 허리 통증이 진짜 문제로 대두된다. 이러한 문제들을 모빌리제이션 테크닉으로 치료할 수도 있지만, 기본적으로 잘못된 자세를 취하고 있다면, 문제는 다시 일어난다. 이 때문에 필자는 다음과 같이 말하는 것이다. "허리 통증의 첫 번째 예측인자는 예전 허리 통증 경력이다." 한번 효율적인 상태를 잃게 되면, 문제는 지속된다. 만약 자세를 고치지 않고 또 문제가 있는 부분을 손보지 않은 채 활동을 지속하면, 그 문제는 항상 존재할 것이다.

반면, 여태까지 허리가 아픈 적이 없었다면, 허리 통증에 대한 두 번째 예측인자는 허리를 빼서 골반이 비뚤어지게 돌아가 있는 것이다. 예를 들어 허리를 삔 상태로 스포츠나 다른 활동을 한다면, 당신의 한쪽 골반이 위치를 벗어나 있어 몸의 좌우 가동성이 다른 상태에서 움직이고 있는 것이다. 그러므로 만약 한쪽 햄스트링이 다른 쪽보다 타이트하다면 골반 한쪽을 아래로 잡아당길 것이며 만약 무거운 중량을 들려고 할 경우 이로 인해 고관절에 회전 전단력이 발생하고 골반은 좋지 못한 위치에 놓이게 되고 허리를 삐게 된다. 심지어 그렇게 무거운 물건을 들지 않았는데도 말이다. 때때로 복부를 조이지 않고 잘못된 방식으로 몸을 회전시키거나 움직여도 허리 염좌가 발생한다. 하지만 그 원인이 어떻든 간에, 간단한 테크닉으로 당신의 골반을 다시 제 위치로 세팅할 수 있다.

이 테크닉의 아이디어는 한쪽 무릎은 밀고 다른 쪽은 당겨서 역방향 회전rotationcounter and rotation을 활용하자는 것이다. 이 동작으로 햄스트링과 고관절 굴곡근들이 동시에 활성화되어 골반의 위치를 다시 정렬시키게 될 것이다. 일반적인 처방은 두 자세를 두 다리의 힘을 이용해서 5초간 버티고, 자세를 반대로 3~4차례 바꿔서 시행하는 것이다. 그러고 나서 마무리로 두 무릎 사이에 공을 끼여서 가능한 한 강하게 조인다. 마지막 동작은 치골 결합을 다시 세팅시키는데 도움이 된다.

요약하자면 당신은 스스로의 근육을 이용하여 골반을 정상적인 위치로 회복시킬 수 있다는 것이다. 때로는 골반 안에서 툭 하는 소리가 나거나 "컬커덕"하고 제자리로 들어가는 느낌이 들 수도 있다.

1. 오른쪽 무릎을 위로 올리고, 오른손은 그 힘을 막는다. 이 동작에선 오른쪽 고관절 굴곡근이 활성화된다. 동시에 왼쪽 무릎은 아래로 내리고 왼손은 그것을 저지한다. 여기선 왼쪽 햄스트링이 활성화된다.

2. 이 자세를 5초간 유지하고, 손을 바꿔서 같은 원리로 동작을 수행한다. 이 동작을 반복하되 좌우를 바꿀 때 5초간 휴식을 취한다.

3. 몇 차례 동작을 반복하고 난 뒤, 메디신 볼을 무릎 사이에 끼우고 5초간 강하게 조인다. 이 동작을 무언가 들어맞은 느낌이나 소리가 날 때까지 3~5세트 반복한다.

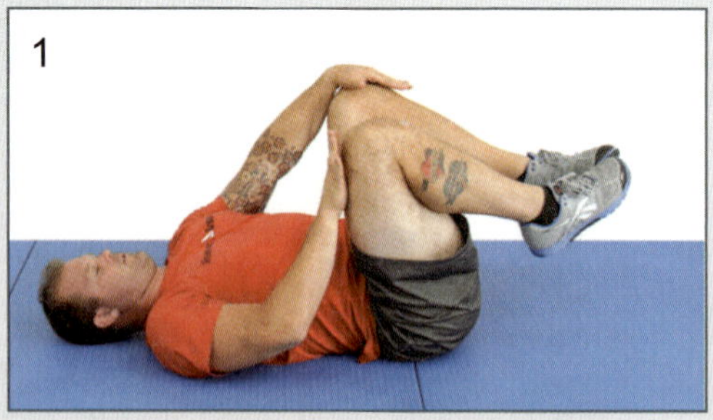
1

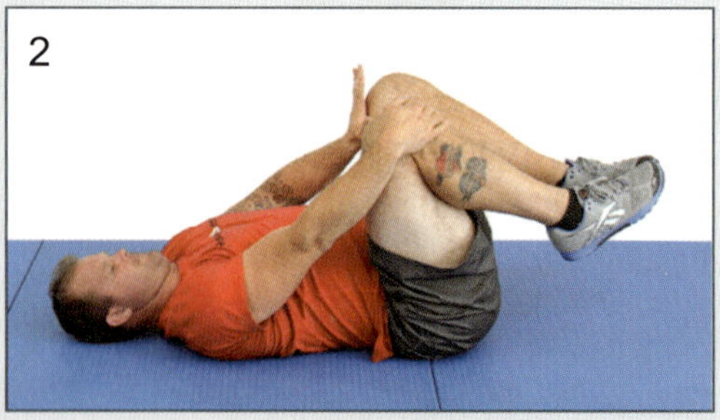
2

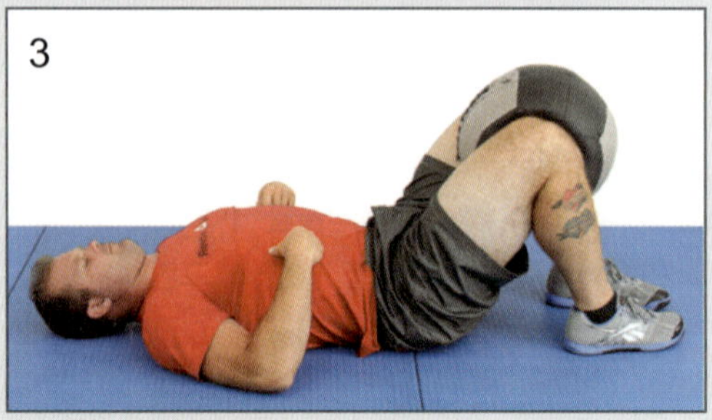
3

허리 스매시: 옵션 2

뻣뻣한 허리를 가지고 있다면, 요추의 가동범위를 상실했을 가능성이 크다. 이 때문에 허리 염좌에 매우 취약하게 된다. 이 간단한 모빌리제이션은 척추의 기본적인 움직임을 회복하고 허리의 뻣뻣함을 완화시켜줄 것이다. 이 기술은 옵션 1과 매우 유사하지만, 근육이 아니라 요추의 척추 분절을 목표로 한다는 것이 다르다. 옵션 1은 근육의 뻣뻣함을 다루지만, 이 기술은 관절 역학을 다룬다. 다만 라크로스 볼 하나를 이용하는 것과는 다르게, 공 두 개가 척추를 지지하기 때문에 과신전을 걱정할 필요가 없다. 그러나 그렇다고 해서 복부를 조이지 않아도 된다는 말은 아니다. 척추의 중립 위치를 유지하고 무릎을 좌우로 내릴 때 골반이 돌아가지 않게 하기 위해선 복부에 충분한 힘을 줘야 한다.

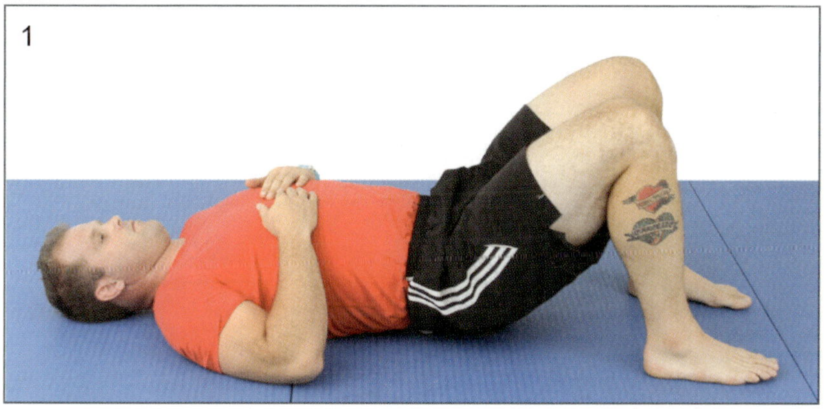

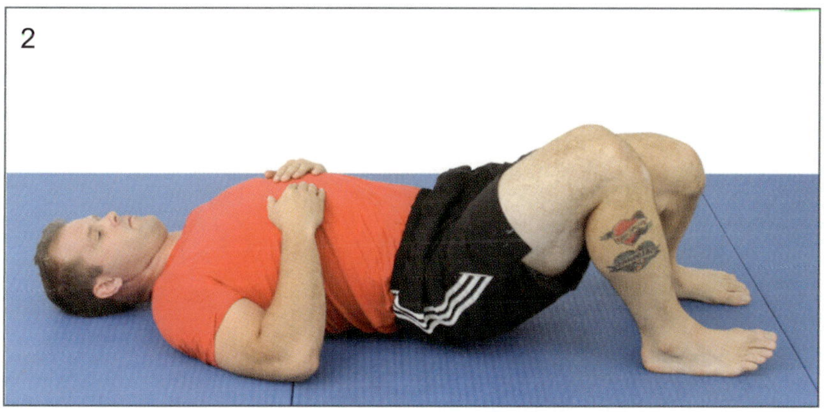

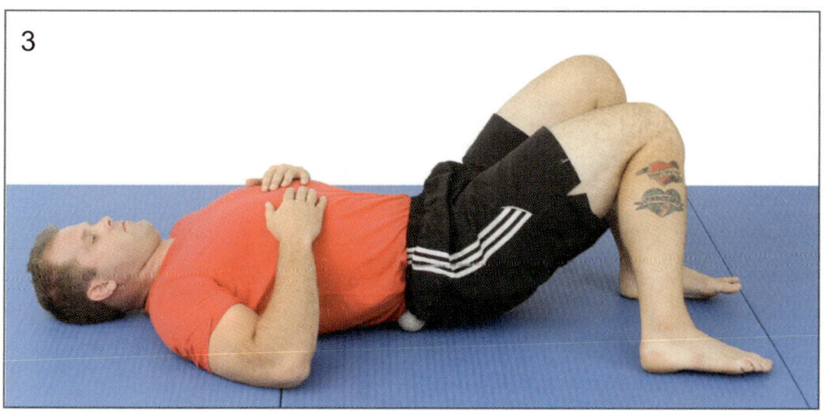

대상 부위

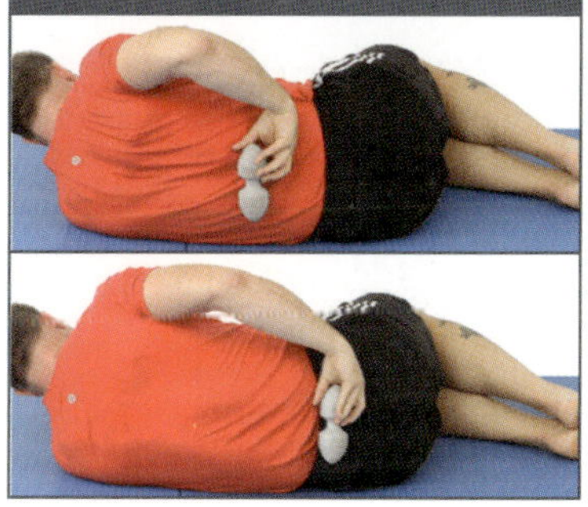

가장 이상적인 위치는 척추의 각 움직임 분절이다. 흉곽 기저부에서 골반까지 다루도록 하라.

1. 더블 라크로스 볼을 척추 움직임 분절 사이에 위치시킨다. 허리가 과신전되지 않게 하기 위해 복부를 조이고 엉덩이를 바닥에서부터 든다. 무릎을 바닥으로 내릴 때 척추를 길게 만든다고 생각하는 것이 도움이 될 것이다. 만약 더 많은 압력을 만들고 싶다면, 다리를 박스나 의자 위에 놓거나 혹은 허공에 들도록 한다.

2. 왼쪽 무릎을 오른편으로 내리고 엉덩이를 살짝 돌린다.

3. 움직임 분절을 고정시켜놓고 엉덩이를 회전시키고 오른쪽 무릎을 왼편으로 내린다. 지나치게 몸을 돌리거나 어깨가 바닥에서 떨어져서는 안 된다. 변화가 느껴질 때까지 좌우로 움직이고, 그 뒤 위 또는 아래 움직임 분절로 이동한다.

허리 스매시: 옵션 3

리틀 배틀스타는 허리 스매시 테크닉에서 활용할 수 있는 또 다른 훌륭한 도구이다. 이 도구를 사용하면 척추기립근, 요방형근, 복사근, 그리고 흉요부 근막 등을 포함하는 근육과 근막을 다룰 수 있으며, 요추의 움직임 분절들 또한 타게팅할 수 있기 때문이다. 그러나 흉곽 기저부에서 골반 위를 다루는 옵션 2와는 달리, 이번 옵션에선 장골능(엉덩이뼈) 바로 위에서만 머무를 것이다. 이 기술을 이보다 높은 위치에 적용시킨다면 허리 과신전의 위험을 피하기 힘들 것이며 당신도 알다시피 그렇게 하는 것은 이상적이지 못하다.

한 가지 더 추가로 말하자면, 리틀 배틀스타는 척추 각각의 분절을 다룰 수 있도록 디자인 되어 있지 않다는 점이다. 때문에 이 옵션의 대상 부위는 주로 요추와 천추의 연접부(가장 아래 요추 분절과 천추의 가장 높은 부분 사이의 디스크)이다. 이 움직임 분절은 여러 연결 구성요소들에 의해 지지되어지는데, 이러한 구성 요소들은 강하고 안정적인 기반을 척추에 제공한다. 간단히 말하자면, 척추의 기저부에 가까이 할수록 허리 과신전의 위험으로부터 멀어질 수 있다는 것이다. 사실상 요추천추 관절의 뻣뻣함은 허리 통증과 좌골신경통의 흔한 원인 요소이기 때문에 이 부위의 움직임을 만드는 것은 중요하다.

이전 테크닉들과 마찬가지로, 핵심은 어깨를 바닥에서 떨어뜨리지 않고 고관절과 두 다리를 좌우로 회전시키는 것이다.

대상 부위

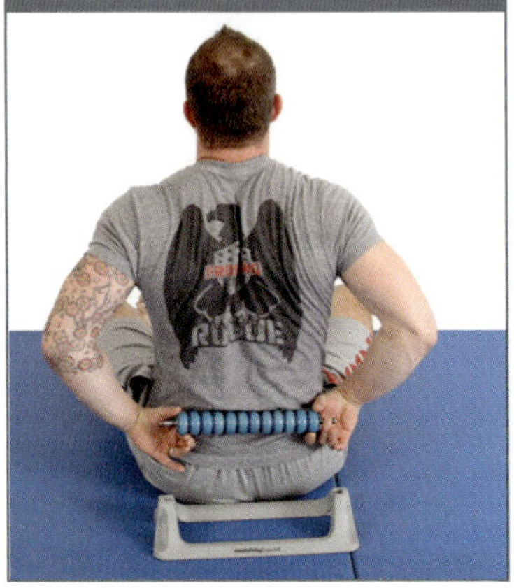

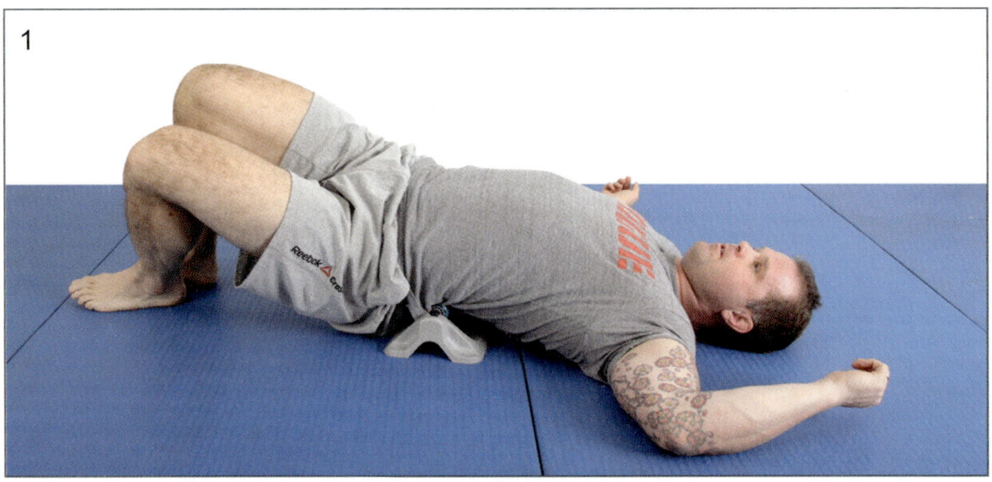

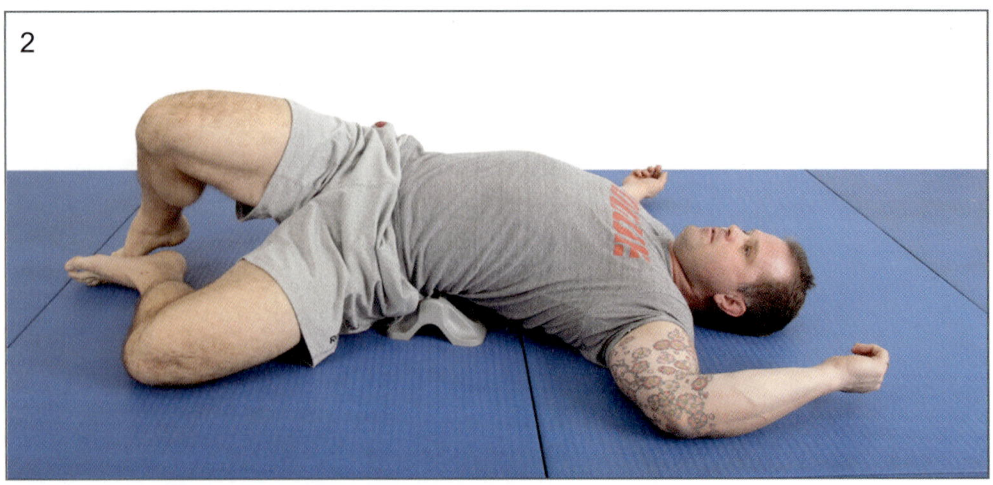

1. 리틀 배틀스타를 장골능(엉덩이뼈) 바로 위에 위치시킨다.
2. 양 어깨를 바닥에 고정시키고, 고관절과 다리를 몸 한쪽으로 내린다. 엉덩이를 좌우로 움직이면서, 엉덩이 위쪽과 허리 부위를 지나는 조직을 공략하도록 한다.

척추기립근 사이드 스매시Erector Side Smash

이 모빌리제이션은 허리 부위의 척추기립근을 목표로 한다. 척추기립근은 허리를 바르게 펴고 좌우 회전시키는 기능을 하는 근육이다. 이 근육은 앉거나, 서거나, 또는 허리를 구부리거나 과신전시킨 상태에서 물건을 들 때 다친다. 그 기전은 다음과 같다. 허리가 과신전 또는 굴곡 상태에 고정되면 일반적으로 복부는 그 기능이 꺼진다. 이 말은 복부가 몸통을 제대로 조이지 못한다는 뜻이다. 그리고 척추기립근, 요방형근, 그리고 장요근이 그 공백을 메우기 위해 무리를 하게 되는 것이다. 이것이 바로 허리를 다쳤을 때 고관절과 허리 복합체 주위의 근육들을 다뤄야 하는 이유인 것이다. 즉 이러한 근육들이 긴장 상태(다양한 방향으로 당기고 늘어나게 되는)에 놓이게 되면 일반적으로 허리 통증이 나타나게 만든다.

타이트하고 뭉친 척추기립근이 허리 통증만을 일으키는 것이 아니라 몸을 좌우로 회전시키는 능력 역시 망가뜨릴 수 있다는 것을 기억해야 한다. 골프, 테니스, 또는 다른 여러 스포츠를 할 때엔 많은 회전 동작이 요구되는데, 이 모빌리제이션은 이러한 경우에도 훌륭한 해결책이 된다.

아래 사진에서 볼 수 있듯, 이 모빌리제이션은 제미니, 더블 라크로스 볼, 또는 요가 튠 업 볼을 흉곽 기저부에서 요추 바로 옆에 위치시키고, 천천히 골반을 따라 좌우로 이동시키는 것이 주된 동작이다. 요방형근이나 또는 복사근 일부를 건드릴 수도 있을 것이지만, 주로 척추기립근을 가로질러 다루는 것이 중요하다. 또한 엉덩이를 회전시키되 이를 위해 다리를 좌우로 내릴 수도 있을 것이다. 이 모빌리제이션은 척추기립근의 체표면 활주 기능을 개선시킬 뿐만 아니라, 흉추의 일부 움직임도 만들어낸다.

스쿼트 2 아키타입 스쿼트 1 아키타입

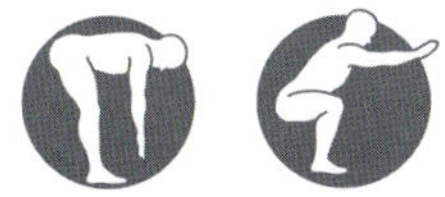

이 모빌리제이션 기술은 위 아키타입들을 개선하는 데 도움을 줄 것이다.

개선사항:

허리 통증과 뻣뻣함
허리 관절 역학
전신적 회전 움직임

방법:

압력파
수축과 이완

대상 부위

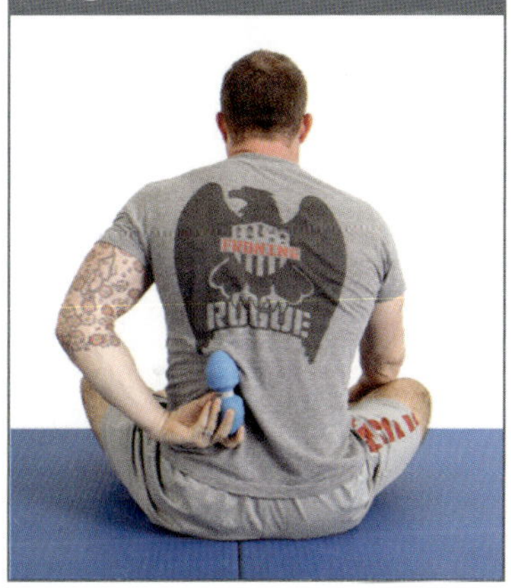

1

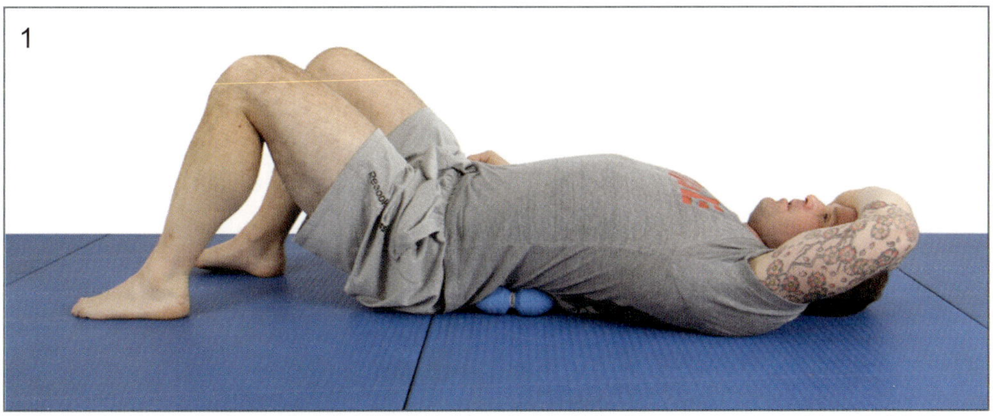

2

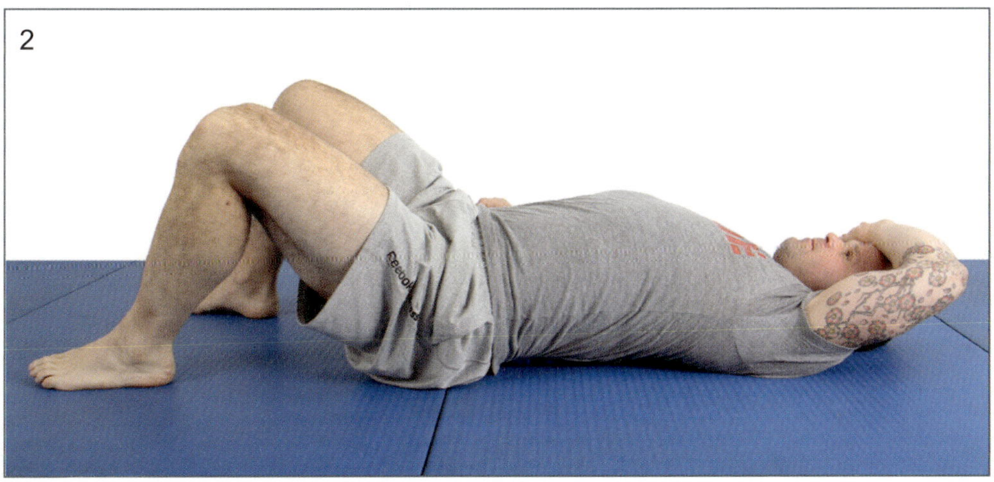

1. 제미니, 더블 라크로스 볼, 또는 요가 튠업 볼을 척추 바로 옆, 골반과 흉곽 사이에 놓는다.
2. 가능한 허리를 평평하게 하고, 엉덩이를 좌우로 미끄러지듯 움직여 척추기립근을 가로지르듯 문지른다. 회전 움직임을 강조하기 위해 고관절을 회전시키고, 다리를 측면으로 내리도록 한다.

스쿼트 2 아키타입

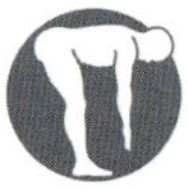

스쿼트 1 아키타입

이 모빌리제이션 기술은 위 아키타입들을 개선하는 데 도움을 줄 것이다.

개선사항:

허리 통증과 뻣뻣함
허리 관절 역학
전신적 회전 움직임

방법:

압력파
수축과 이완

대상 부위

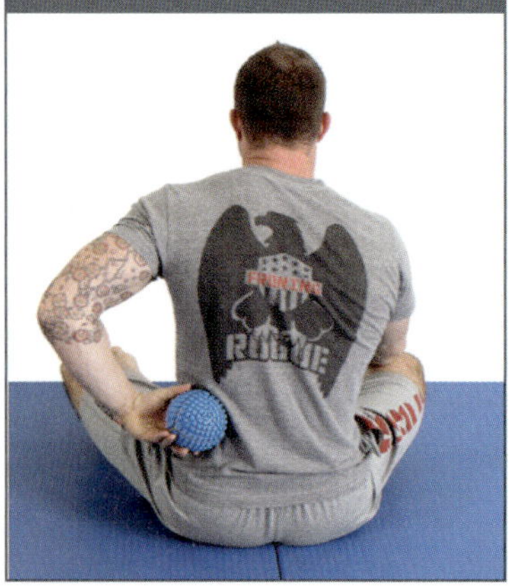

1. 공을 흉곽과 골반 사이, 허리 측면에 놓는다.
2. 이 자세에서 QL을 푸는 여러 가지 방법이 있다. 수축과 이완 기법을 사용할 수도 있고, 호흡을 이용해 숨을 공이 있는 쪽에 집중시켜 마시고 내쉬면서 이완할 수도 있다. 또한 QL 위에서 작은 움직임을 만들고 다리를 좌우로 내려 엉덩이를 회전시키는 압력파를 적용할 수도 있다. 주의: 엉덩이를 좌우로 움직이는 것은 회전 움직임을 강조하고 QL과 허리 부위의 움직임을 만들어내는 훌륭한 방법이다.

QL 사이드 스매시QL Side Smash

요방형근quadratus lumborum 또는 QL은 척추기립근과 마찬가지로, 오랜 시간 앉아 있거나 잘못된 척추 역학이 고정되면 발생하는 허리 통증의 원인 중 하나이다. 복부를 조여 척추의 중립 위치를 만들고 있지 않다면, 척추와 골반을 연결하는 요방형근, 장요근, 그리고 척추기립근이 그 공백을 메워야 한다. 달리 말하면, 자연스럽게 몸을 조이지 않는다면, 이러한 근육들이 몸을 바로 세우기 위해 추가적으로 힘들게 일해야 한다는 뜻이다. 그럼 어떤 일이 벌어질까? 이 근육들이 뻣뻣해지고 긴장상태에 빠지게 된다.

이 모빌리제이션의 목표는 슈퍼노바나 소프트볼과 같은 큰 공으로 요방형근(흉곽 아래에서 골반 위를 연결하는 근육)을 푸는 것이다. 만약 골반의 위치 문제 또는 허리 통증을 가지고 있거나, 오랜 시간 앉아 있어야 하거나, 또는 고중량을 들어야 하는 운동선수라면 이 모빌리제이션은 당신을 위한 것이다.

주의: 만약 팔꿈치로 누르는 듯한 날카로운 압력을 받기 원한다면, 라크로스 볼을 사용할 수도 있다. 그러나 엉덩이를 드는 것 만으로도 충분한 압력을 발생시킬 수 있다. 아니면 다음 세 가지 방법을 이용할 수도 있다.

1. 발을 박스 위나 또는 벽에 올린다.
2. 라크로스 볼을 요가 블록 위에 올리고, 그 위에서 허리를 신전시킨다.
3. 바닥이 아니라 벽에서 이 모빌리제이션을 시연한다.

1

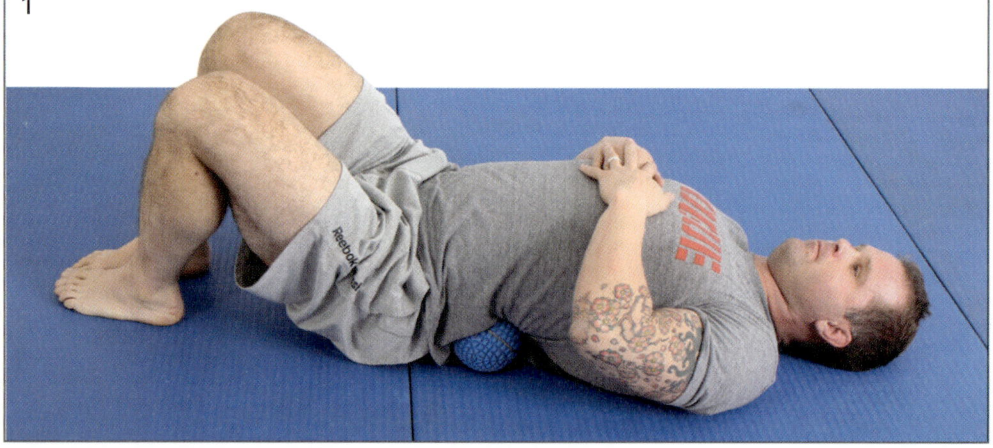

2

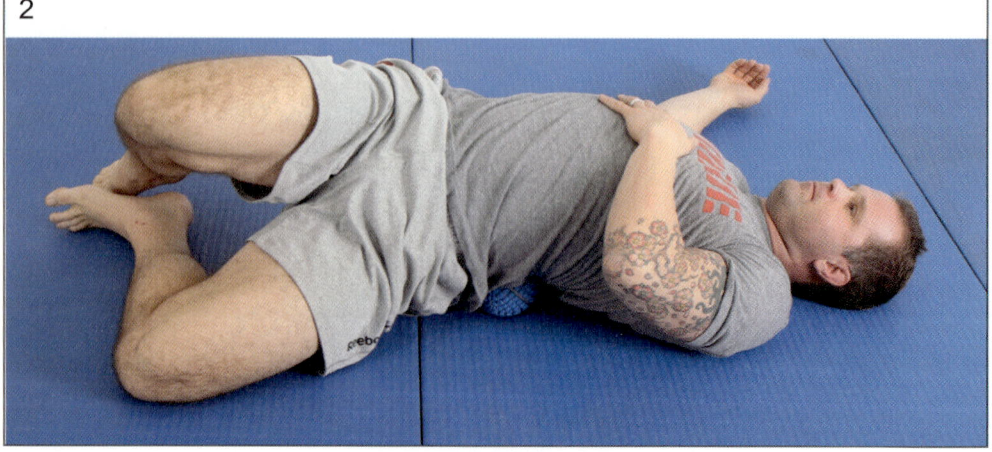

오블리크 사이드 스매시Oblique Side Smash

타이트한 허리를 가지고 주위를 걷는 다면, 허리 주변에 관련된 모든 조직들을 해결해야 할 것이다. 통증이 일어난 지점과 뻣뻣한 곳만 국소화하여 가동시키려 하는 것은 큰 실수 중 하나이다. 당신은 분명 가장 제한된다고 느껴지는 부분을 해결하려 하겠지만, 동시에 그 주변 조직들도 다뤄 제한된 부분의 공백을 메워야 한다. 이런 일련의 과정에 입각하여 허리의 구조물들(예를 들어 둔근 높은 부위와 대퇴근막 장근과 같은)과 연결된 복사근과 다른 신체 외측에 위치한 부위들을 다루는 두 가지 간단한 사이드 스매시 테크닉들을 소개하겠다. 대부분의 경우에, 이러한 조직들은 매우 제한되어 있고 스매시를 통해 풀어낼 필요가 있는 곳들이다. 최상의 기법은 롤러나 공을 흉곽과 골반 사이에 놓고 그 위에서 움직이는 압력파를 적용하는 것이다.

개선사항:

허리 통증
전신적 회전 움직임
측면 신전

방법:

압력파
수축과 이완

옵션 1: 오블리크 사이드 스매시(롤러를 사용)

비록 리틀 배틀스타가 가장 적합하긴 하지만, 폼롤러나 럼블 롤러(돌기들이 있는 폼롤러)로도 할 수 있다. 굴곡이나 뾰족한 것을 이용해 근육을 꿰뚫고 문제가 있는 곳을 파내도록 한다.

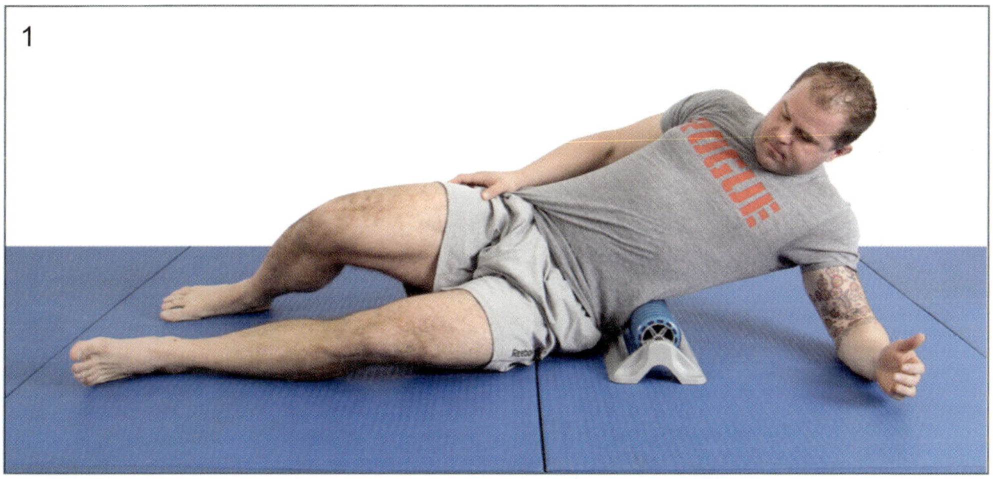

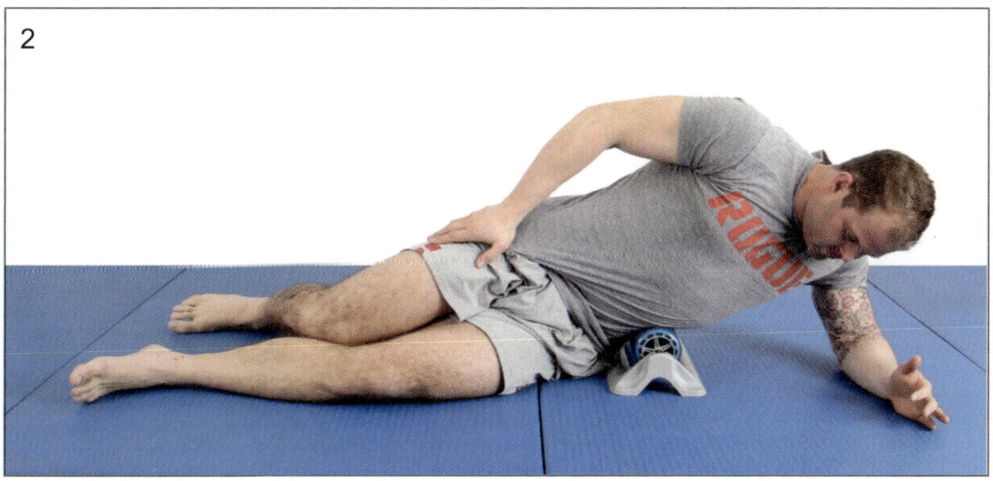

1. 롤러를 흉곽과 엉덩이뼈 사이에 위치시킨다.
2. 복부를 향해 몸을 돌리고 롤러 위로 몸통을 회전시킨다. 몸 측면을 시소처럼 왔다 갔다 하여 복사근, QL, 그리고 둔근의 높은 쪽을 스매시한다. 모빌리제이션의 강도를 높이려면 팔을 머리 위쪽으로 들어서 조직을 길게 늘이도록 한다.

옵션 2: 오블리크 사이드 스매시(공을 사용)

소프트볼, 알파 볼, 또는 슈퍼노바를 사용해서 복사근을 풀어낼 수 있다. 옵션 1과 마찬가지로, 홈이 파여 있거나 굴곡이 있는 도구를 사용하는 것이 이상적인 선택이다. 왜냐하면 이런 도구들은 피부를 잡아서 근막과 근육조직들의 층들을 분리시키기 때문이다.

이 모빌리제이션은 벽에서도 할 수 있다. 벽을 이용하면 충분한 압력을 발생시킬 순 없지만, 라크로스 볼과 같은 더 작은 도구를 사용하여 세밀한 자극을 만들어낼 수 있다.

이 기술을 사용할 때는 골반 뼈의 둘레를 따라 문지르도록 하라. 솔직히 말하자면, 엄청 아플 것이다. 그러나 허리 통증을 완화하고 회전과 측면 움직임을 놀라운 정도로 향상시켜줄 것이다. 믿지 못하겠다면 검사와 재검사를 위해 래터럴 힙, 사이드 오프너를 해보라. 아마 깜짝 놀라게 될 것이다.

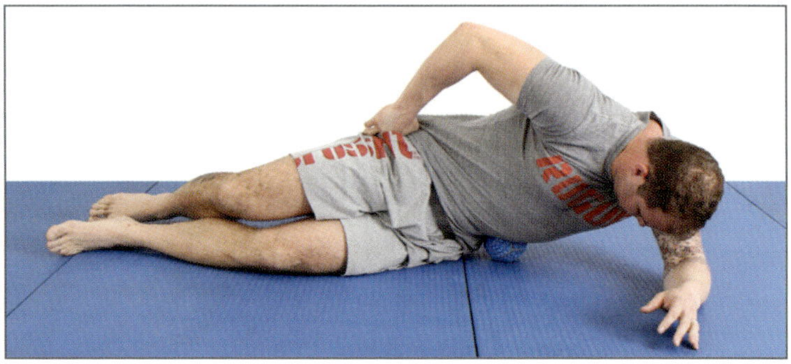

공을 흉곽과 엉덩이뼈 사이에 위치시킨다. 그러고 난 뒤 공 위에서 몸통을 비틀고, 다를 수 있는 한, 많은 체중을 공위에 싣도록 한다.

개선사항:
허리 통증과 뻣뻣함
전신적 회전 움직임
측면 신전

클래식 척추 트위스트Classic Spinal Twist

클래식 척추 트위스트는 허리 부위의 타이트한 모든 곳들을 잡아내는 전반적인 모빌리제이션이다. 이 모빌리제이션이 허리 통증과 요추의 문제에 있어 가장 먼저 해야 할 방법은 아니긴 하지만, 광범위하게 뻣뻣한 곳을 완화하는 쉬운 방법이다. 그리고 이 방법은 이전 모빌리제이션이 효과를 냈는지를 검사 또는 재검사하는 훌륭한 수단이기도 하다.

1. 등을 바닥에 대고 누워 두 발을 바닥에 평평하게 붙인다.
2. 왼쪽 어깨를 바닥에 붙인 채 두 무릎을 오른쪽으로 내린다.
3. 오른손으로 왼 무릎을 감싸고 매트로 당긴다. 왼팔을 똑바로 펴고, 머리는 왼편으로 돌린다.

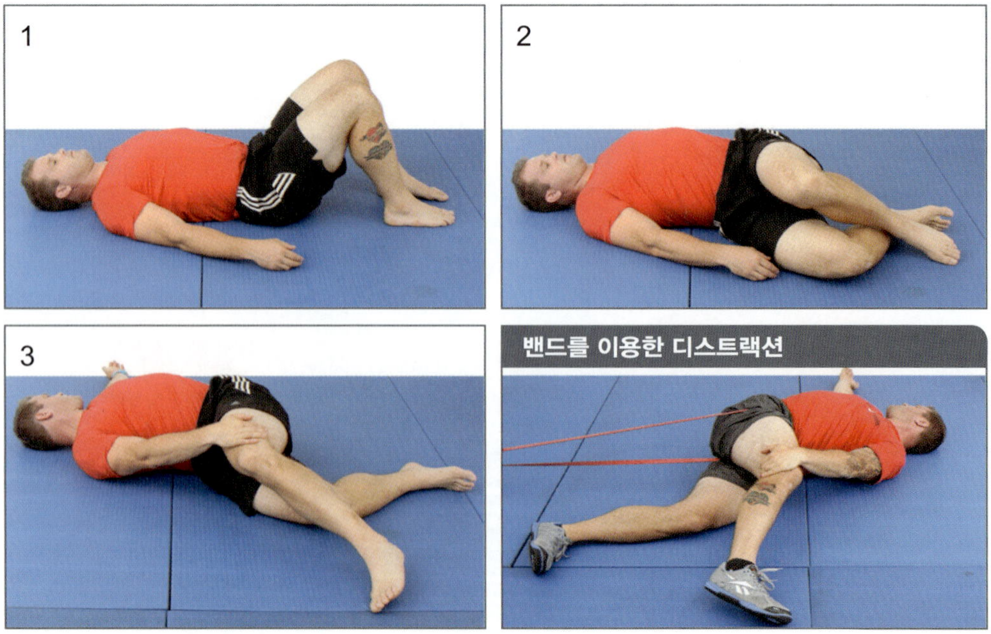

밴드를 이용한 신연 기법: 밴드를 고관절에 걸고 발쪽으로 당겨지게 한다. 밴드를 이용하면 100배는 더 효과적이다.

래터럴 힙 오프너 Lateral Hip Opener

허리 통증을 가진 선수들은 전면과 후면은 종종 다루지만, 측면에 대해선 간과하는 경향이 있다. 당신은 모든 각도에서부터 오는 문제들에 접근해야만 한다. 이 기본적인 사이드 밴드 움직임은 전반적인 뻣뻣함을 다뤄줄 것이다. 당신은 복사근, 늑골, 그리고 QL들이 고정되어 있고 정말 타이트한 상태에 있다는 것을 깨닫게 될 것이다. 이러한 부분들이 통증을 발생시키고 제한시키는 것이다. 이 간단한 모빌리제이션은 워크아웃 후나 TV를 시청하는 중에도 할 수 있다. 핵심은 엉덩이 양쪽을 바닥에 붙이고 몸통과 팔을 측면으로 움직일 때 같은 (수직)움직임 면에서 움직이는 것이다. 몸의 앞뒤에 유리판이 막고 있어 몸이 앞이나 뒤로 기울어질 수 없다고 상상하라. 다른 모든 래터럴 오프너들과 마찬가지로, 이 기법을 오블리크 사이드 스매시와 허리 스매시 모빌리제이션 효과를 검사와 재검사 하는 데 활용하라.

개선사항:
허리 통증과 뻣뻣함
전신적 회전 움직임
측면 신전

1
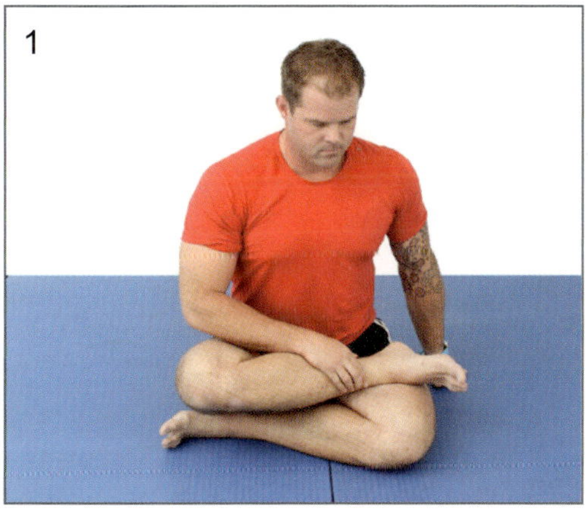

2
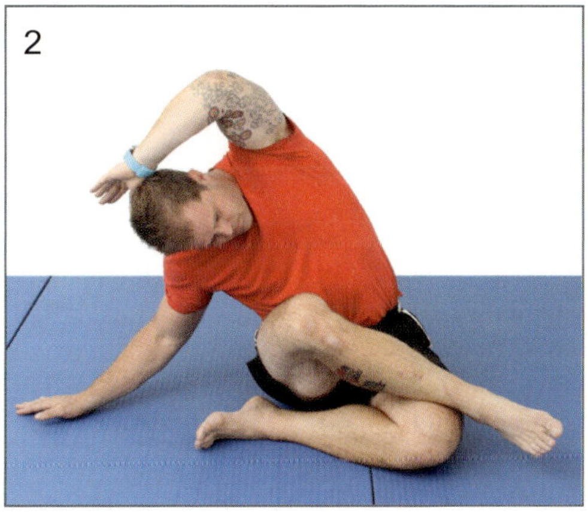

1. 양반다리를 하고 앉는다. 오른발을 왼쪽 무릎 위로 당긴다.
2. 오른쪽 다리를 외쪽 고관절 쪽으로 내려 고정시키고, 왼팔을 머리 뒤로 보내고 오른쪽으로 몸을 기울인다. 몸을 오른쪽 고관절 위로 기울일 때 몸통과 팔이 같은 (수직) 움직임 면에서 움직이도록 한다.

래터널 사이드 오프너 Lateral Side Opener

이 방법은 이전 테크닉의 변형 동작으로, 복사근, QL, 늑골, 그리고 고관절을 망라하는 몸의 외측 요소들을 가동시킨다. 이 모빌리제이션은 드럼통, 짐볼, 또는 플레이트를 쌓아 그 위에 메디신 볼을 놓고 할 수 있다. 래터널 힙 오프너와 마찬가지고, 측면으로 몸을 구부릴 때 몸을 비틀어서는 안 된다. 몸을 회전시키면 과신전이 일어나기 쉽다. 그건 절대 좋지 않다.

개선사항:
허리 통증과 뻣뻣함
전신적 회전 움직임
측면 신전

1
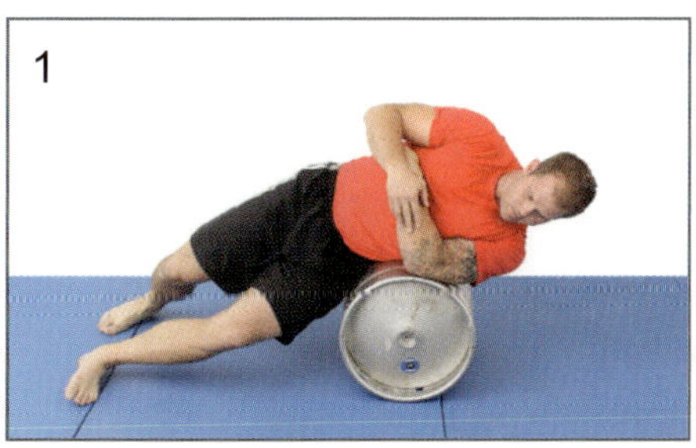

몸을 드럼 통 위에 올린다.

2
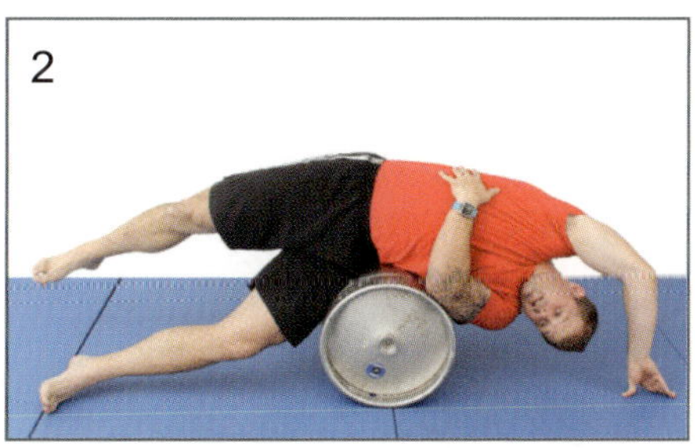

몸이 회전되지 않도록 복부를 조이고, 위쪽 팔을 머리 위로 들고 드럼통 위에서 측면으로 몸을 구부린다.

변형 동작
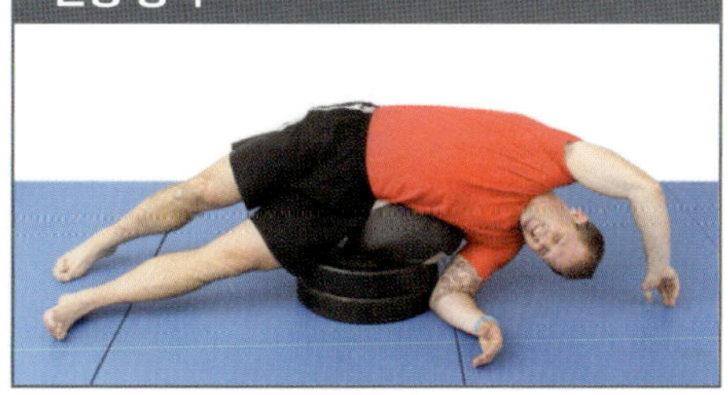

드럼통이나 짐볼이 없다면, 범퍼 플레이트 몇 장을 쌓고 그 위에 메디신 볼을 올려 이 모빌리제이션을 할 수도 있다.

런지 아키타입 스쿼트 1 아키타입 오버헤드 아키타입

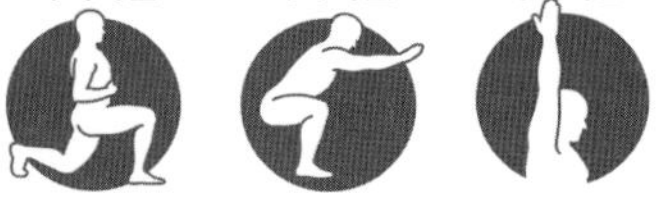

이 모빌리제이션 기술은 위 아키타입들을 개선하는 데 도움을 줄 것이다.

개선사항:

고관절과 허리 통증
복부 근육들의 체표면 활주
척추 역학
척추 안정성
척추와 고관절의 굴곡과 신전
회전성 능력

방법:

압력파 스매시(좌우)
수축과 이완
스매시&플로스

복부 스매시 모빌리제이션Targeted Gut Smashing Mobilizations (요근과 장골근Psoas and Iliacus)

체간은 체계적인 상태든 그렇지 못하든 간에 타이트해지는 방향으로 고되게 일하는 시스템을 갖추고 있다. 단순한 사실은, 우리 몸은 체간을 바로 하고 안정화시키는 데 많은 시간과 에너지를 소비하고 있다는 점이다. 이로 인해 복부의 여러 구조들, 특히 장요근이 유착되고 뻣뻣해진다. 만약 기능부전적인 자세로 다니거나 활동을 하게 되면, 이 장요근과 그 주위 근육들은 척추를 안정화시키기 위해 추가적으로 힘들게 일해야 한다.

요근은 횡격막과 요추에서 시작해 골반과 다리로 이어지는 큰 근육이다. 이 요근은 척추의 안정화, 고관절 굴곡, 그리고 회전 동작의 파워를 내는 데 있어 주요한 임무를 띤 근육이다. 그러므로 이 근육이 타이트하고 주변 구조물에 고정되면, 수많은 문제들(허리 통증과 부적절한 움직임 패턴 등)이 일어난다. 이것이 바로 당신이 오랜 시간 동안 앉은 자세를 취하는 것을 경계해야 하는 또 다른 이유이기도 하다. 고관절이 잠기고 당신의 주 엔진이 꺼지면, 요근이 척추를 안정화시키기 위해 정말 힘들게 일해야 한다.

당신의 팔을 90도 구부리고 누군가가 당신의 손을 당긴다고 상상해보라, 낮은 강도의 당김 작용이 이두근에 6시간 동안 적용된다고 생각해보라. 당신의 이두근은 어떻게 되겠는가? 이두근은 엄청나게 타이트해지고, 팔꿈치와 어깨에 극심한 통증을 유발시킬 것이다. 이것이 바로 당신이 오랜 시간 동안 앉은 자세를 취하고 있을 때 요근에서 발생하는 일이다. 요근이 자세를 바로 세우기 위해 지속적인 긴장상태에 놓여 있으면, 고관절과 허리가 아프게 되는 것이다. 이것이 바로 내가 사람들에게 척추를 중립 위치로 놓게 하는 허리 지지 방법들을 권하는 이유 중 하나이다. 중립 위치에서는 요근이 정상적인 허리 커브를 유지하기 위해 과도하게 일하지 않아도 된다.

항상 좋은 자세를 취하려고 하여 최적의 척추 역학을 만들려는 노력을 최우선시하라. 당신은 또한 이러한 구조들을 지지하는 큰 근육들에게 사랑을 베풀 수도 있을 것이다. 그렇게 하지 않는다면 결국 통증만이 남게 될 것이다. 다음에 나오는 일련의 과정에서 나는 요근의 유연성을 회복시키는 데 사용될 수 있는 몇 가지 옵션들을 알려줄 것이다. 이러한 급성, 특정 대상을 목표로 하는 접근법은 뻣뻣함의 가장 겉층을 완화하려는 목적을 가지고 있다는 사실을 주지하라. 요근에 가장 큰 충격을 주기 위해서는 복부 주위의 조직들을 공략할 뿐 아니라, 367페이지에서 소개하는 전반적인 복부 스매시 기법을 사용해야 한다.

옵션 1: 라크로스 볼 스매시&플로스 Lacrosse Ball Smash and Floss

비록 이 모빌리제이션이 요근을 스매시하는 가장 약한 방식이지만, 특히 당신이 전에 한 번도 요근을 스매시 해보지 않았다면, 출발점의 의미로선 나쁘지 않다. 이 옵션을 먼저 해보는 것이 더 힘든 모빌리제이션을 준비하거나 또는 이 근육의 가장 표면을 자극하는 데 도움이 될 것이다.

대상 부위

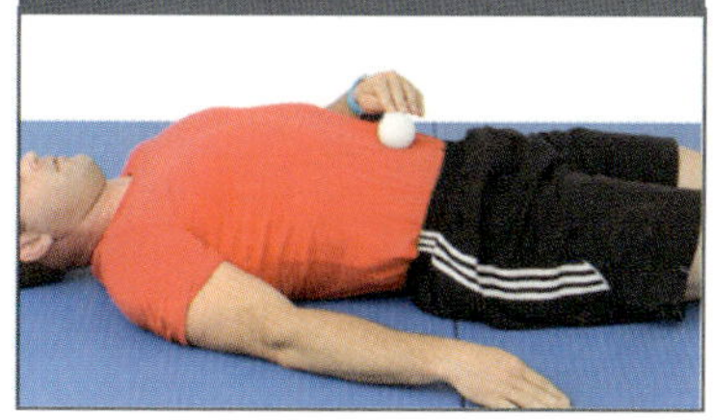

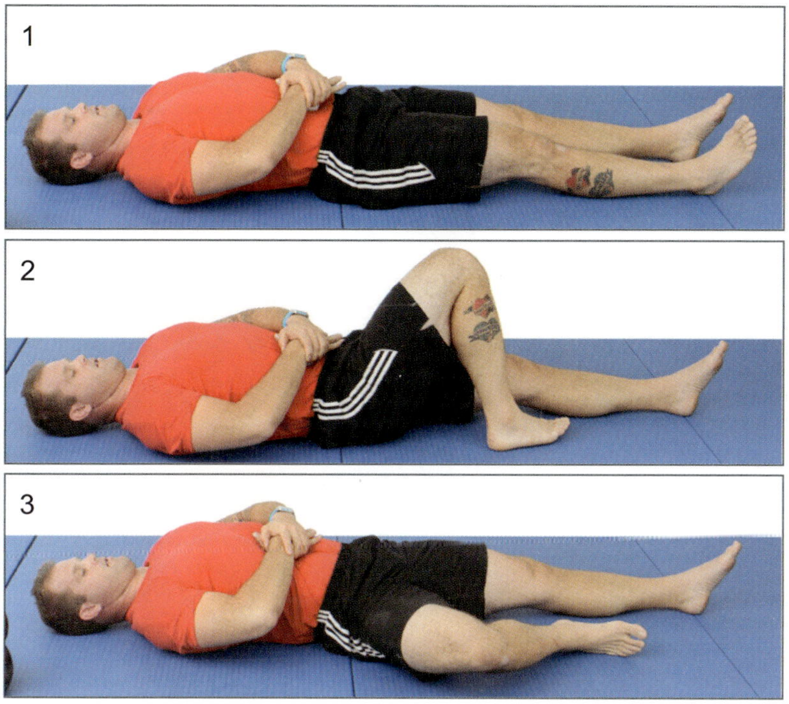

1. 라크로스 볼을 배꼽에서 몇 인치 정도 떨어진 곳에 놓고, 두 손을 사용해 복부의 외측 구조들로 눌러라.
2. 요근을 눌러 고정하고 무릎을 위로 당기고 공 아래, 배꼽 주변 조직들을 플로스하도록 한다.
3. 아래로 누르는 공의 압력은 유지하면서 오른쪽 무릎을 바깥으로 내린다. 여기서부터 무릎을 좌우로 움직이거나, 다리를 바로 펴거나, 또는 요근의 다른 지점으로 이동시킬 수 있다. 목표는 통증이 있는 곳, 고정된 조직을 찾고 플로스를 하는 것이다.

옵션 2: 요근과 장골근의 케틀벨+라크로스 볼 스매시 1

옵션 1과 같은 원리를 적용한다. 다만 여기서는 손 대신 라크로스 볼 위에 케틀벨을 올려 더 날카로운 압력을 가하도록 한다.

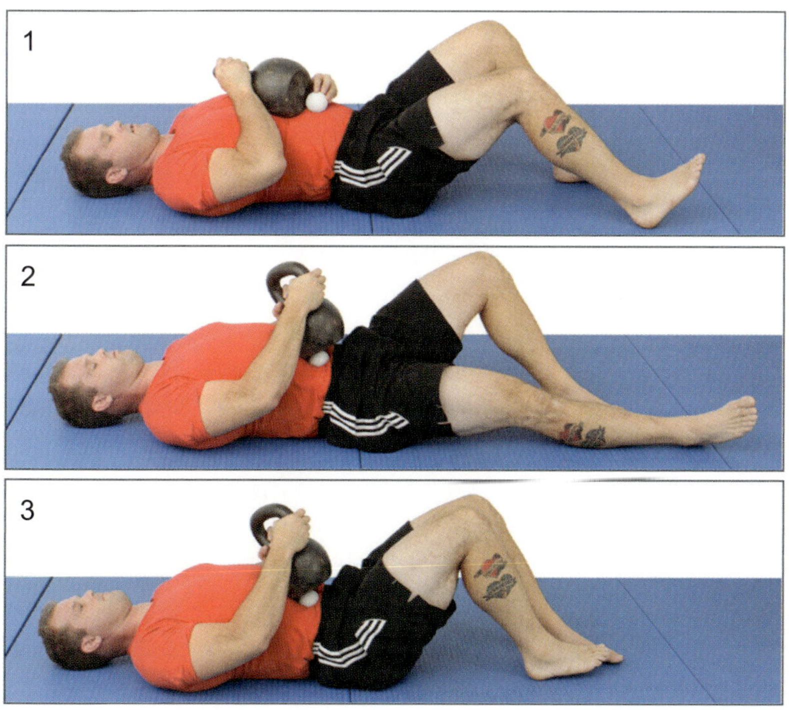

1. 라크로스 볼을 엉덩이뼈 바로 안쪽으로 놓는다.
2. 케틀벨을 그 위에 올려 압력을 높인다.
3. 케틀벨의 무게가 공을 골반의 더 깊은 곳으로 들어가게 하면서 다리를 펴고 발목은 당긴다. 이 동작을 통해 요근 주위의 뻑뻑하고 고정된 조직들을 플로스한다.

옵션 3: 요근과 장골근의 케틀벨+라크로스 볼 스매시 2

이 옵션은 다리를 박스위에 올림으로써 조금 다른 자극을 만들어줄 것이다. 요근과 장골근 의 긴장을 낮춰 골반 깊은 곳을 꿰뚫을 것이다. 다리를 굴곡 신전하여 몇몇 신경 조직(좌골 신경과 같은)으로 텐션을 만들어 요근 사이를 지나는 신경을 부드럽게 플로스하는 것을 목표로 한다.

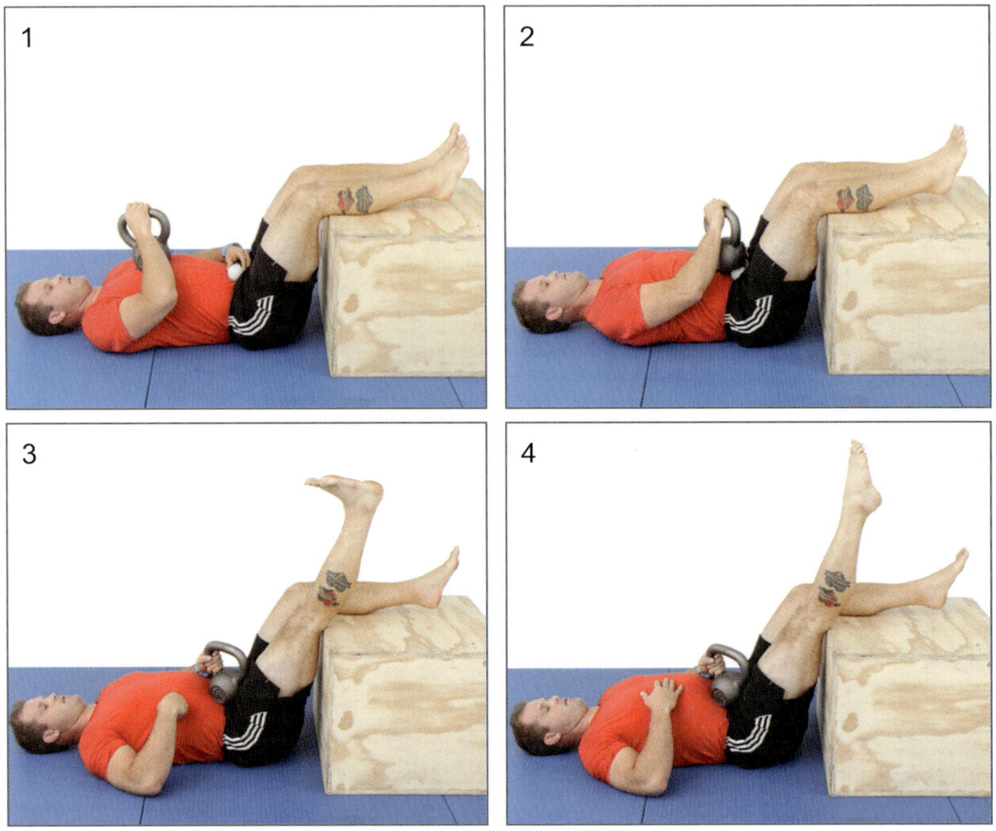

1. 라크로스 볼을 엉덩이 바로 안쪽에 놓는다.
2. 케틀벨 바닥이 공 위로 오도록 올려 압력을 높인다.
3. 케틀벨의 무게가 공을 골반 더 깊은 곳으로 들어가게 하면서 다리를 펴고 발목은 당긴다. 이 동작을 통해 요근 주위의 뻣뻣하고 고정된 조직들을 플로스한다.
4. 오른쪽 발목을 펴서 고정된 신경 조직들 주변을 계속하여 플로스한다.

옵션 4: 요근과 장골근의 케틀벨+라크로스 볼 스매시 3

이 변형 동작의 의도는 다리를 편 상태를 기본으로 하여, 요근과 장골근을 스트레칭 혹은 길게 늘인 상태를 만드는 것이다. 이 모빌리제이션의 효과를 높이기 위해 요근과 장골근의 긴장을 낮추기 위해 무릎을 가슴으로 가져온다. 옵션 3에서 언급한 것처럼, 이렇게 하면 공을 골반 깊숙한 부위로 가라앉힐 수 있을 것이다. 몇 차례 호흡을 한 뒤, 다리를 내려 신전 상태로 놓는다.

1. 요근과 장골근의 긴장을 줄이기 위해 다리를 들고 라크로스 볼을 엉덩이뼈 안쪽 골반 부위에 놓도록 한다. 그 뒤 공 위에 케틀벨을 올려 압력을 높이도록 한다.
2. 몇 차례 호흡을 하여 공이 복부 안으로 가라앉게 하고, 고관절을 신전하여 다리가 테이블 가장자리에 떠 있게 한다. 여기서부터 다리를 좌우로 흔들고, 무릎을 구부렸다 펴기도 하고, 수축과 이완 기법을 사용하고, 호흡을 공에 집중한다.

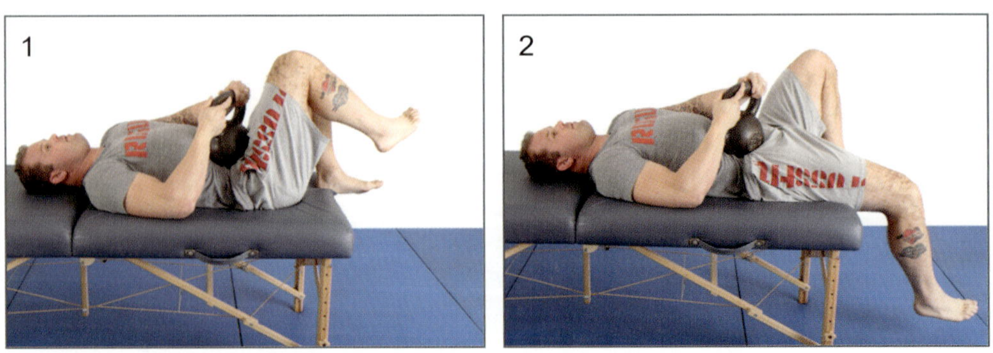

옵션 5: 요근과 장골근의 부보 바벨 스매시Bubo Barbell Psoas & Iliacus Smash

부보 바벨을 이용하는 것도 또 다른 훌륭한 옵션이다. 이 기법이 가장 돋보이는 모빌리제이션은 아니지만, 확실히 제 할 일은 하는 기법이다. 바벨을 비틀고 흔들어서 달라붙은 조직 층들을 떼어낼 수 있기 때문에 조절하기 좋은 도구이다.

1

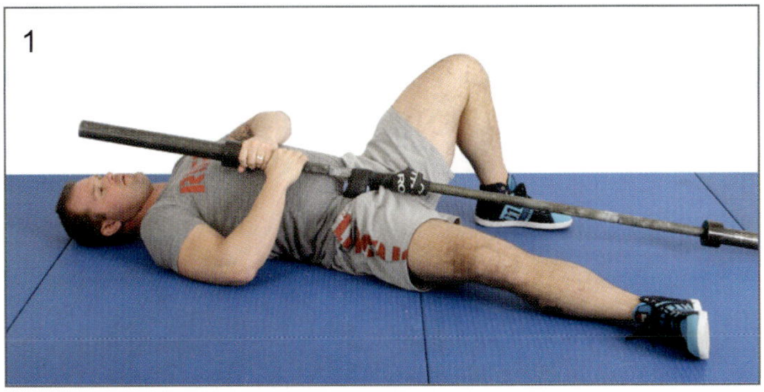

라크로스 볼을 바벨에 부착시키고, 엉덩이뼈 안쪽 골반 부위에 바벨을 끼워 넣는다.

2

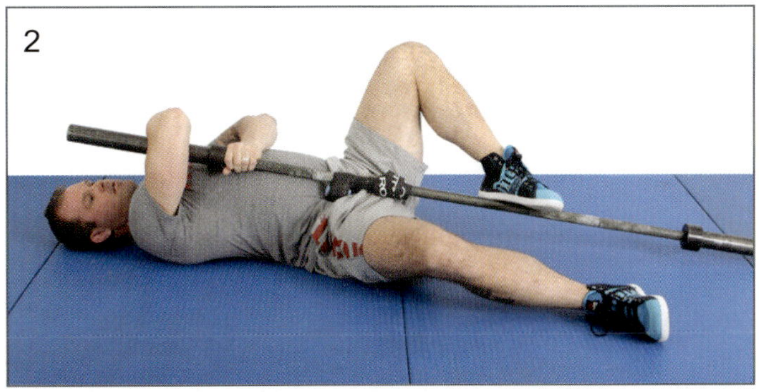

압력을 키우기 위해 바벨 위에 발을 올리고 두 손을 이용해 아래로 내린다. 압통점 주변으로 바벨을 비틀거나 위아래로 흔들 수도 있을 것이다.

옵션 6: 슈퍼노바(알파 볼) 스매시&플로스Supernova (Alpha Ball) Smash and Floss

큰 공을 이용하면 세밀하진 않지만, 요근과 복부 주변 조직들의 겉층을 깊게 꿰뚫을 수 있다. 다리를 움직여 스매시&플러시 접근을 사용할 수도 있고, 또는 몸을 좌우로 돌리고 복부 근육들의 바깥층과 안쪽 층을 탐색할 수도 있다. 기본적으로 토할 것 같은 느낌을 만드는 것이 효과를 발휘하고 있다는 증거가 된다.

대상 부위

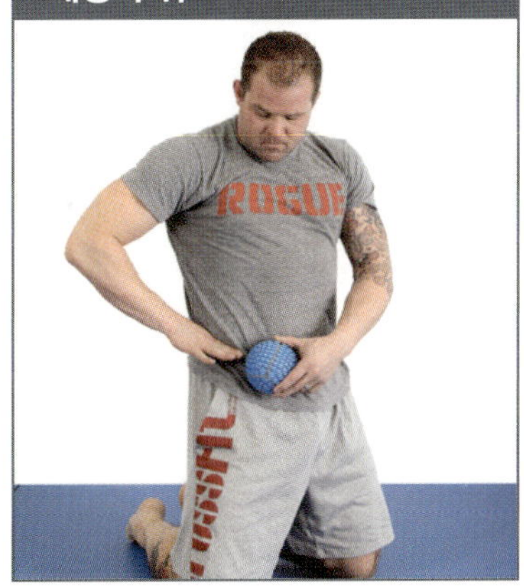

1

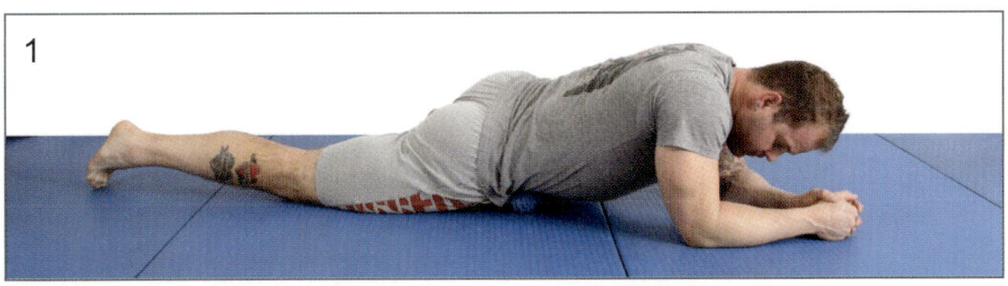

2

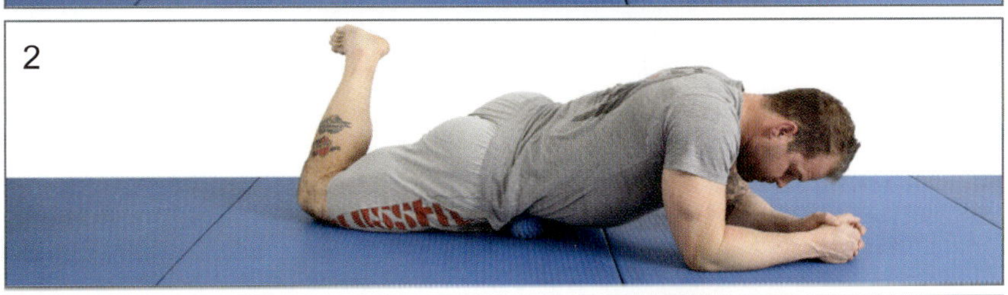

3

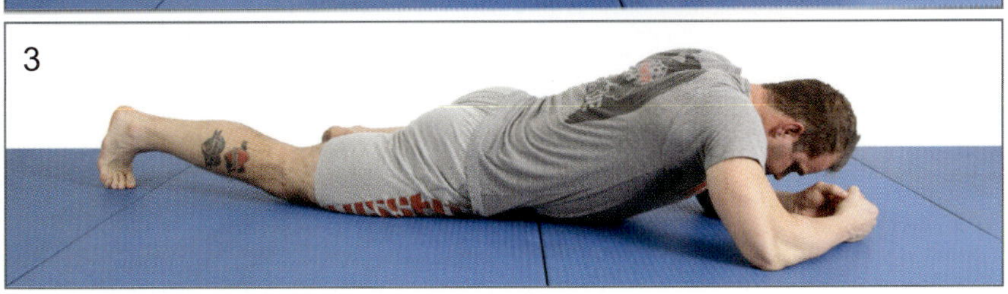

1. 배꼽과 엉덩이뼈 사이에 공을 놓고 엎드린다.
2. 뻣뻣한 지점을 찾은 뒤, 크게 숨을 마시고 몇 초간 멈춘다. 그 뒤 호흡을 내쉬고 이완하여 공을 받아들인다. 뒤꿈치를 엉덩이로 당겨 요근과 고정된 주변 조직을 플로스한다. 다리를 좌우로 움직일 수도 있을 것이다.
3. 복부에 압력을 가한 채로, 다리를 편 뒤 몸을 천천히 좌우로 움직여 조직을 가로질러 압력파 효과를 내도록 한다.

옵션 7: 장요근 케틀벨 핸들 스매시Kettlebell Handle Psoas Smash

이 모빌리제이션은 엉덩이뼈 안쪽에 위치해 접근하기 어려운 장골근을 목표로 한다. 장골근은 요근의 이웃인데 쉽게 간과하기 쉬운 근육이라고 생각하면 된다. 흔히 장요근이라고 부르는데 이는 장골근과 요근이 대퇴골 소전자(대퇴골의 상단, 내측 부위)에 공통된 부착점을 가지고 있기 때문이다. 장골근은 요근과 마찬가지로 앉아 있는 자세를 지속하거나 완전 가동범위(고관절 신전)가 상실되었을 때 단축되기 쉬운 경향이 있다. 요근과 장골근이 정상적인 길이에서 기능하지 않을 때, 이 근육들에서 압통점들이 생겨날 수 있고 문제가 아래로 확산될 수 있다. 예를 들어 장골근의 압통점들은 서혜부, 엉덩이, 다리, 그리고 허리에 연관통(저림, 따가움, 쑤심 등)을 일으킬 수 있다.

장골근은 골반 안쪽에 숨어 있기 때문에 이 근육을 스스로 푸는 것은 쉽지 않다. 장골근을 공략하기 위해선(그리고 서혜부, 서혜부가 문제라면), 창의력을 발휘하여 주변 도구들을 활용해야 할 것이다. 예를 들어 라크로스 볼(옵션 2, 3, 4를 보라)을 이용하거나, 또는 여기서 보여주듯이 케틀벨 손잡이를 사용할 수 있을 것이다.

주의: 이 모빌리제이션을 쓸 때는 매우 주의해야 한다. 무턱대고 케틀벨 위에 모든 체중을 실어서는 안 된다. 두 팔과 다리를 바닥에 지지하고 압력을 조절하라(양 팔다리 모두 바닥에 닿아 있어야 한다). 플로스를 신중하게 천천히 적용하고, 수축과 이완 기법과 함께 호흡을 사용한다. 복부 스매시를 처음 해본다면, 이전 옵션들을 사용하여 차근차근 이 기술을 적용하도록 한다.

준비

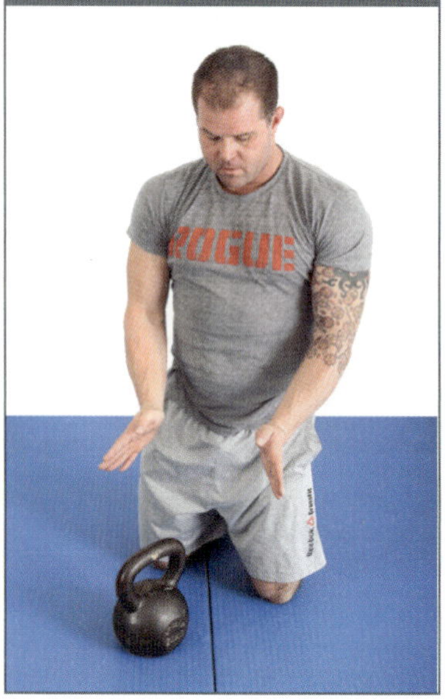

케틀벨의 핸들이 내 몸과 45도를 이루도록 한다. 만약 몸의 오른쪽을 공략하려 한다면, 핸들을 시계 방향으로 돌려라. 왼쪽을 공략하려 한다면 시계 반대 방향으로 돌린다.

1

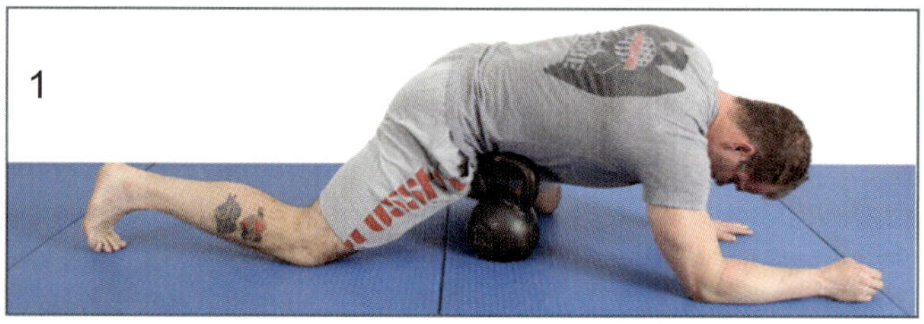

2

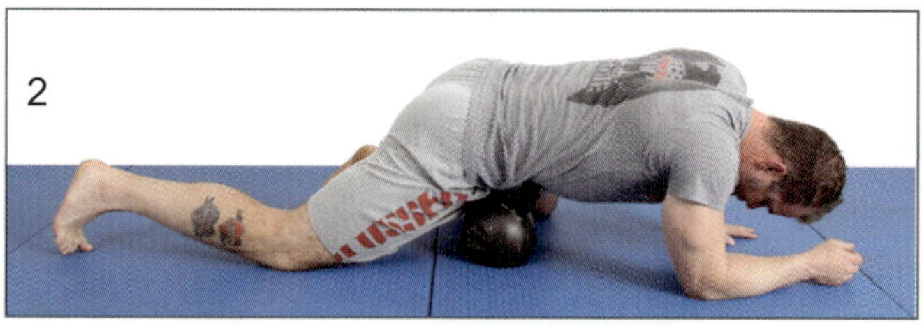

3

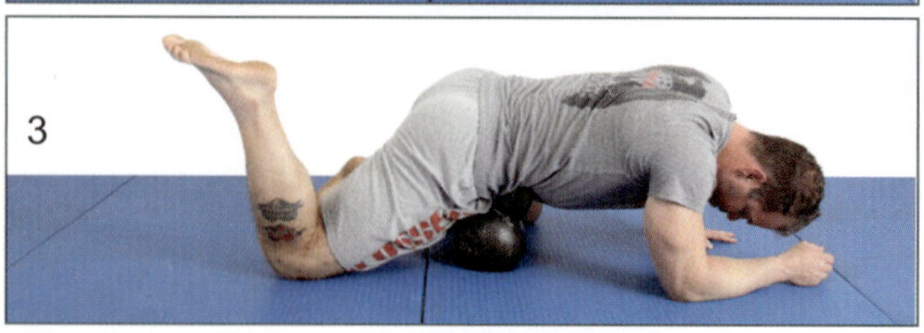

4

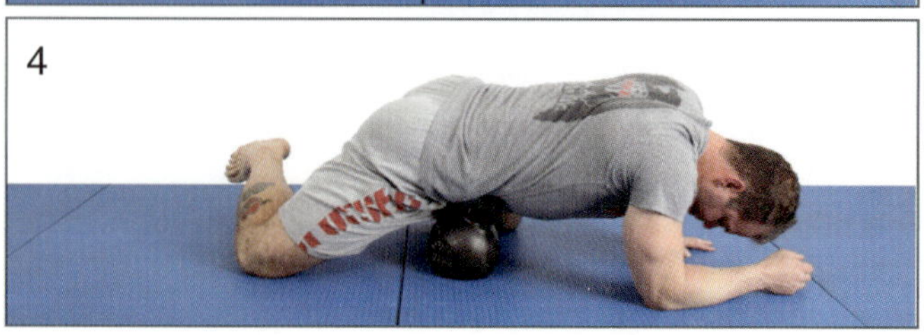

1. 케틀벨이 배꼽과 엉덩이뼈 사이에 오도록 하고 케틀벨 위로 눕는다.
2. 뻣뻣한 부위를 찾은 뒤, 호흡을 깊게 마시고 몇 초간 멈춘 다음, 숨을 내쉬면서 이완하여 케틀벨을 받아들인다.
3. 뒤꿈치를 엉덩이로 당겨 요근과 그 주변의 고정된 조직들을 플로스한다. 다리를 좌우로 움직일 수도 있다.
4. 체중으로 케틀벨을 계속 누르면서, 다리를 펴고 몸을 천천히 좌우로 움직여 압력파 효과가 조직을 가로지르도록 한다.

횡격막 복부 스매시Diaphragm Gut Smash

횡격막은 중요한 호흡 근육으로, 인체의 가장 가운데에 위치한 근육이다. 그러나 복부 스매시를 할 때 이 근육을 간과하기 쉽다. 횡격막 역시 다른 근육들과 마찬가지로 뻣뻣해질 수 있다. 특히 당신의 자세가 불량하다면 더욱 그러하다. 흉곽과 골반의 정렬이 좋지 못하면, 횡격막을 당겨 압통점을 만들고, 불균형을 유발하며, 체간 전체를 뻣뻣하게 한다. 횡격막이 뻣뻣하거나 약한 상태에서 호흡을 하기 위해 이 근육을 사용하면 어떤 일들이 벌어질까? 당신은 호흡을 효율적으로 하지 못하고 피로가 가속화될 것이다. 복강 내압(복부의 텐션)을 충분히 만들지 못해, 몸을 조이는 능력이 손상 될 것이다. 더욱이, 뻣뻣한 횡격막은 당신을 교감신경이 항진된 상태로 이끌게 된다. 챕터 6을 떠올린다면, 교감신경이 스트레스 기능을 활성화시킬 것이란 것을 알 것이다. 즉, 횡격막이 뻣뻣하고 제한된다면 당신을 투쟁, 혹은 도주 반응 상태fight-or-flight mode에 놓게 하여 이완이나 수면을 취하기 힘들게 만들 것이다.

이러한 문제를 해결하기 위해선 두 가지 측면의 접근이 필요하다. 첫째, 자세를 바로잡아야 한다. 챕터 1에서 논의한 바와 같이, 효율적인 호흡은 흉곽과 골반이 정렬을 이룬 상태에서 자연스럽게 이루어진다. 다르게 표현하자면, 척추 중립 자세에서 횡격막 호흡이 일어나는 경향이 있는 것이다. 이는 당신이 주요 호흡 근육이 횡격막을 이용해 호흡한다는 뜻이다.

척추 역학을 우선하는 것에 더해, 당신은 횡격막을 스매시하는 데 어느 정도 시간을 들여야 한다. 다음에 소개하는 두 가지 옵션 중 하나를 최소한 일주일에 한 차례, 잠자리에 들기 바로 전이나 긴장을 풀려고 할 때 하도록 한다. 이를 통해 당신의 부교감 신경 시스템이 켜지게 되어, 몸이 휴식을 취할 수 있는 인체 기능(교감신경의 기능과는 정확히 반대인)을 활성화시킬 것이다.

다음과 같이 생각해보라. 당신의 횡격막이 뻣뻣하다면 당신의 호흡이 손상받는다. 그리고 호흡이 손상되면 모든 것이 망가진다.

개선사항:
횡격막 호흡
척추 역학

방법:
스매시&플로스
압력파 스매시
수축과 이완
택&스핀

대상 부위

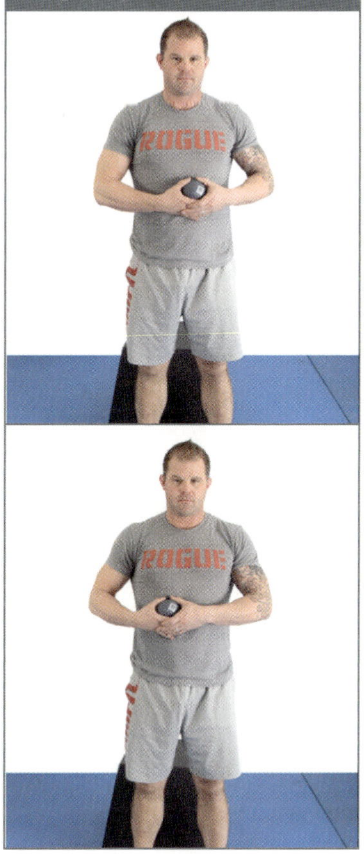

횡격막을 공략하기 위해 흉곽의 가장자리를 문지르되, 복강신경총(혹은 명치부위)를 피할 수 있도록 조심하라.

옵션 1: 높이를 이용한 횡격막 복부 스매시

박스나 테이블, 혹은 의자와 같이 높이가 있는 곳에서 횡격막을 스매시하는 것에는 두 가지 이유가 있다. 높이를 이용하면 바닥에서보다는 더 효과적으로 흉곽 가장자리를 다루고 호흡을 공으로 보낼 수 있다. 복강신경총(명치)을 피할 수 있도록 주의하라.

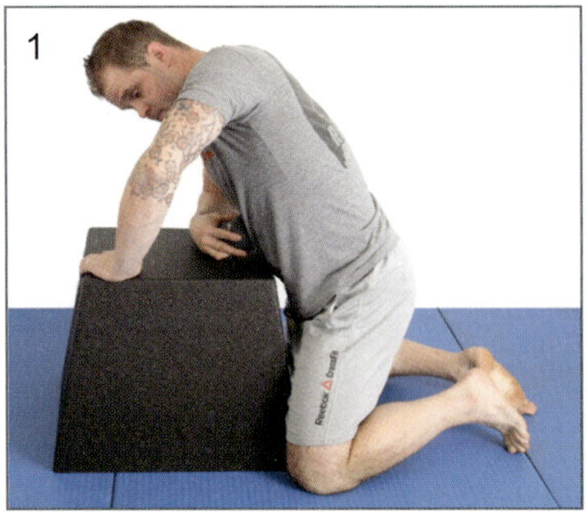

알파 볼, 슈퍼노바 또는 소프트볼을 흉곽 가장자리에 위치시키고 박스, 작업대, 혹은 의자 위로 몸을 기울여라.

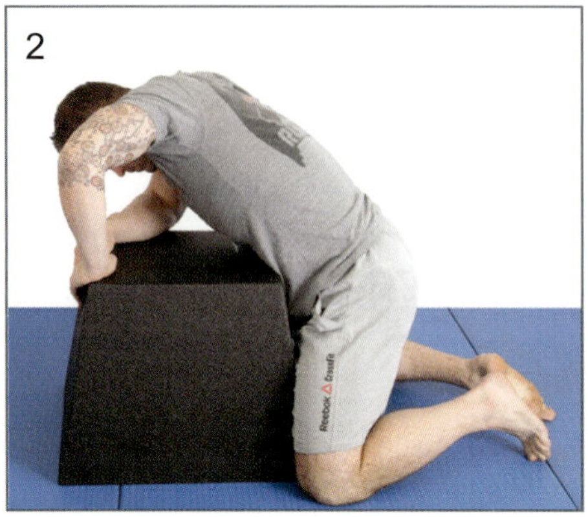

호흡과 체중을 이용해 공이 횡격막 깊숙이 들어갈 수 있도록 하라. 크게 숨을 들이마시고 호흡을 멈춰 몇 초간 복부를 수축하고 난 뒤, 숨을 내쉬며 이완시켜 몸이 공으로 가라앉게 만들어라.

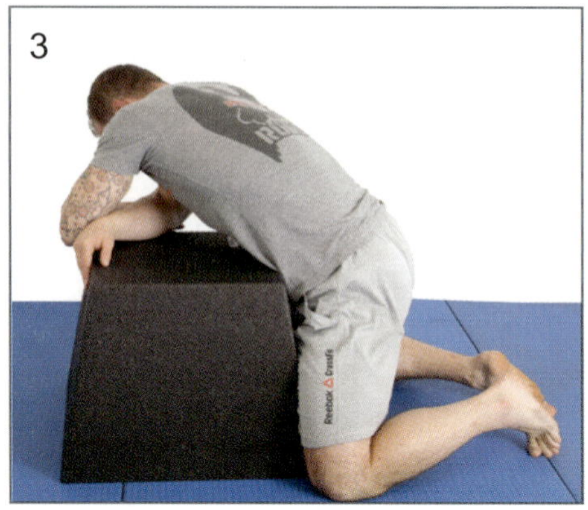

통증 없이 호흡을 할 수 있게 되면, 체중을 공 위에 실은 채 몸을 이리저리 움직인다. 느슨한 연부조직을 잡기 위해 공을 회전시킬 수도 있을 것이다. 옵션 2를 보라.

옵션 2: 바닥에서 횡격막 복부 스매시

바닥에서도 횡격막을 풀 수 있다. 높이를 이용한 것보다는 덜 효과적일 수도 있지만, 그래도 상당한 수준으로 효과를 발휘할 수 있다.

대상 부위

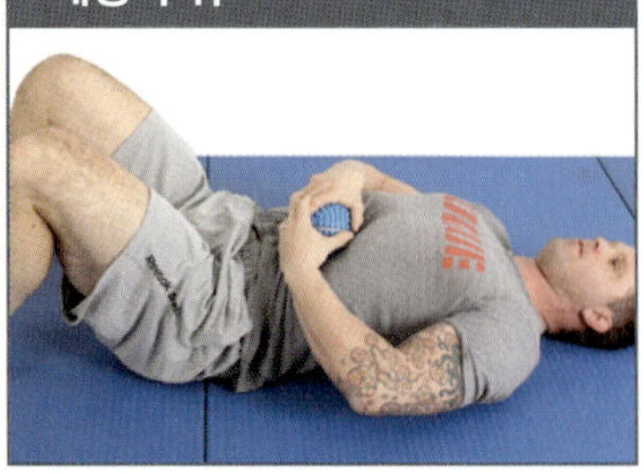

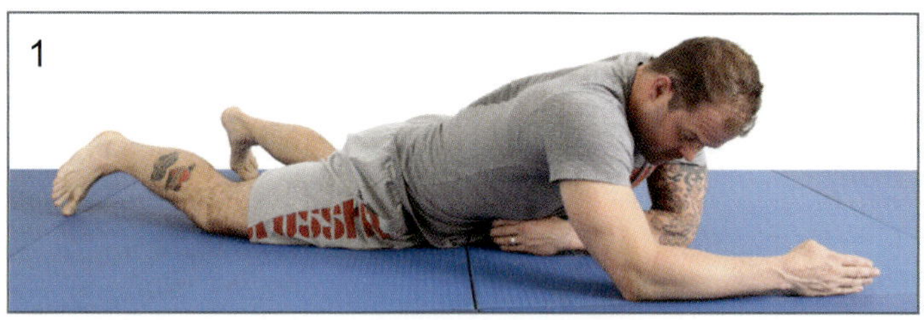

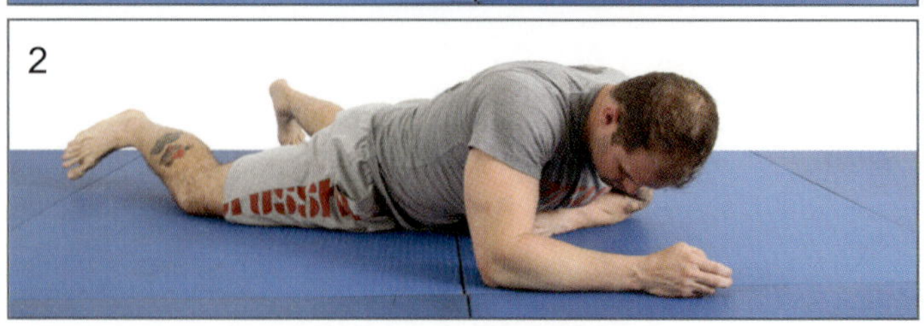

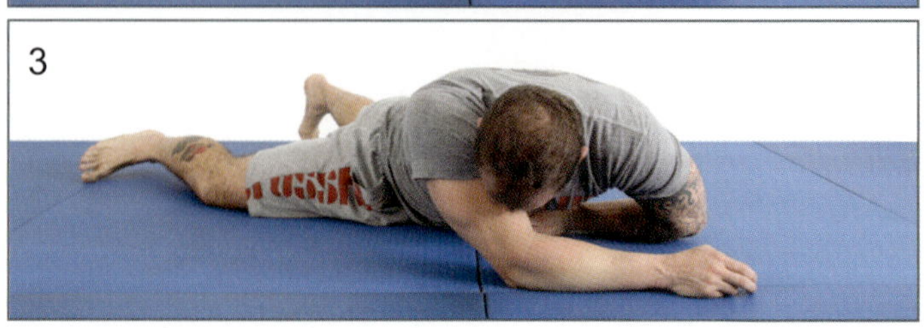

1. 흉곽 가장자리에 공을 위치시킨다.
2. 느슨한 조직을 잡기 위해 공을 회전시킨다. 여기서부터 수축과 이완 기법을 사용할 수 있고 호흡을 이용하여 더 많은 압력을 만들 수 있다.
3. 위에서 설명한 것처럼, 고정된 조직 주변으로 몸을 이리저리 움직이고 움직임을 만든다.

전반적 복부 스매시Global Gut Smash('The Jilly')

이름에서도 알 수 있듯이, 전반적 복부 스매시Global Gut Smash는 요근을 둘러싼 모든 복부 근육들을 건드린다. 라크로스 볼은 돌을 깨는 끌처럼 요근의 특정 부분을 건드리고, 전반적 복부 스매시는 큰 망치처럼 모든 복부 근육과 요근 주위의 조직들을 전반적으로 건드린다고 생각하라. 이러한 근육들은 잘 미끄러져야 하고 서로 간에 장벽 없이 움직일 수 있어야 한다. 만약 이러한 근육들이 고정되고 유착된다면, 전체 운동 역학 시스템이 손상될 것이다.

우리는 일상 삶에서 척추를 안정화, 굴곡, 그리고 회전하기 위해 이러한 근육들을 필요로 할 뿐만 아니라, 체간을 최대한 유지하는 법을 익히기 위해 스트렝스와 컨디셔닝에서 엄청난 노력을 기울인다. 그러나 우리는 이 부위를 '부드럽게 하는 작업'에 대해선 소홀하다. 당신이 완전히 기능적이면서도 유연한 엘리트 전사가 되기 위해선, 이러한 조직은 필레 미뇽(안심)처럼 부드러운 육질을 가져야지, 마르고 뻣뻣한 육포 조각처럼 되어선 안 된다.

이 모빌리제이션은 어떠한 종류의 복부 수술 기왕력이 있었다면 특히나 중요하다. 제왕절개 수술과 맹장 수술과 같은 수술들은 그 뒤에 엄청나게 많은 흉터 조직 층들을 남기는데, 이러한 것들은 잘 분리해내야 한다. 더욱이, 만약 당신이 허리 통증을 가지고 있거나 오랜 시간 동안 앉아 있어야 하는 사람이라면, 이 모빌리제이션은 필수적이며 모빌리티 목록의 중심이 되어야 한다.

전반적 복부 스매시를 수행하기 위해서는 어느 정도 유연한 큰 공을 사용해야 하는데, 이러한 공에는 아이들이 가지고 노는 고무공, 작은 짐볼, 또는 축구공들이 있다. 이보다 딱딱한 공들은 더 강력한 자극을 요하는 기술들에 넘겨줘라. 곧 알게 되겠지만, 이 모빌리제이션이 썩 유쾌한 느낌을 주진 않을 것이다. 아프고 토할 것 같다고 해서 피하지 마라. 만약 복부의 근육들이 본래 그래야 하듯 미끄러지게 되면, 복부에 약간의 통증 또는 내장기 징후, 쑤심, 당김, 또는 타는 듯한 느낌이 들게 될 것이다. 이는 정상적인 느낌이다. 그러나 만약 어떤 고정되고 유착된 덩어리들을 건드린다면, 매우 아프고 불편할 것이란 건 짐작하고 있어라. 변화 효과를 만들기 위해선 최소한 10분은 공을 들여야 한다. 마땅한 대가를 치러라.

주의: 어떠한 고중량 리프팅을 하기 전에 이 모빌리제이션을 먼저 하지 않도록 한다. 최대 중량 데드리프트를 하기 전에 당신의 척추 역학을 가지고 놀고 싶진 않을 것이다. 이 모빌리제이션을 먼저 한다고 해서 부상을 초래할 것이라고 생각하진 않지만(사실 이 모빌리제이션을 하고 난 뒤, 운동 수행력이 월등히 좋아진다는 것을 느끼게 될 것이다), 안전과 다음 워크아웃을 위한 안배를 위해 이렇게 하는 것이 나을 것이다.

이 모빌리제이션 기술은 위 아키타입들을 개선하는 데 도움을 줄 것이다.

개선사항:

고관절과 허리 통증
복부 근육의 체표면 활주
척추 역학
척추의 안정성
척추와 고관절의 굴곡과 신전 움직임
회전 능력

방법:

압력파 스매시
수축과 이완
스매시&플로스

필요한 도구

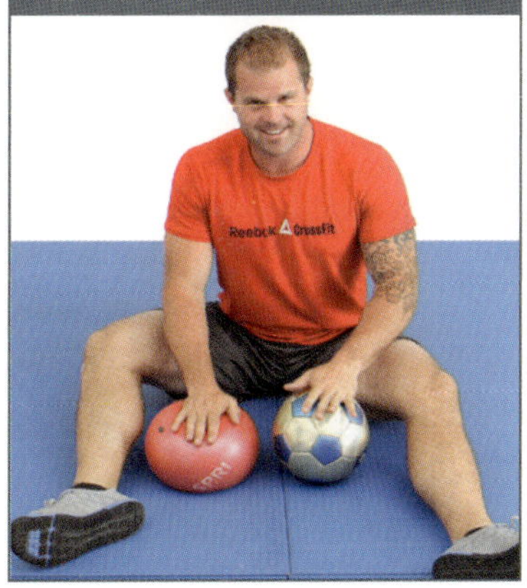

대상 부위

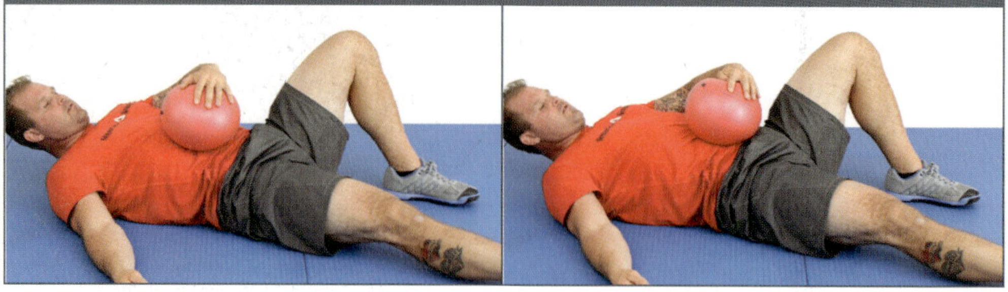

전반적 복부 스매시의 대상 부위는 아래로는 엉덩이뼈의 가장 높은 부위, 골반 주위에서부터 위로는 횡격막과 흉곽 부위이다. 기본적으로 당신의 복부 전체를 목표로 한다.

1

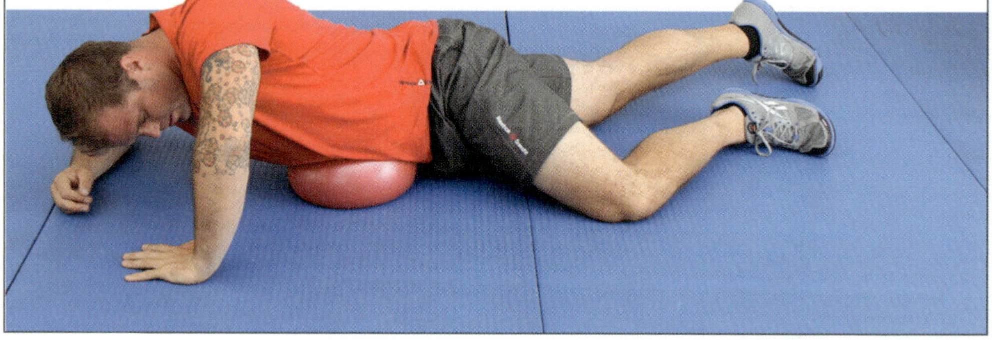

2

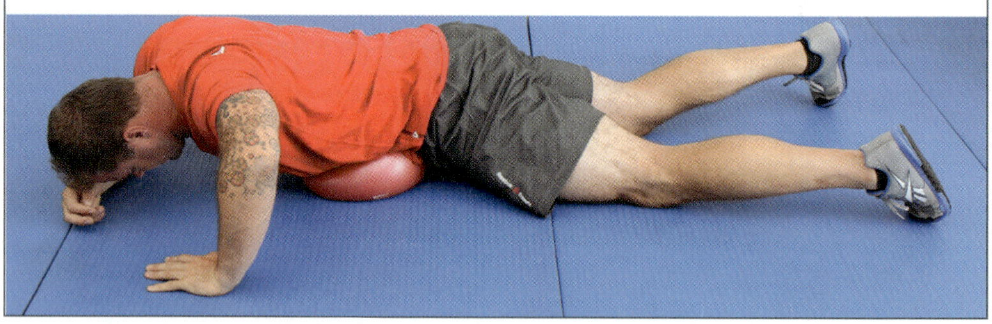

3

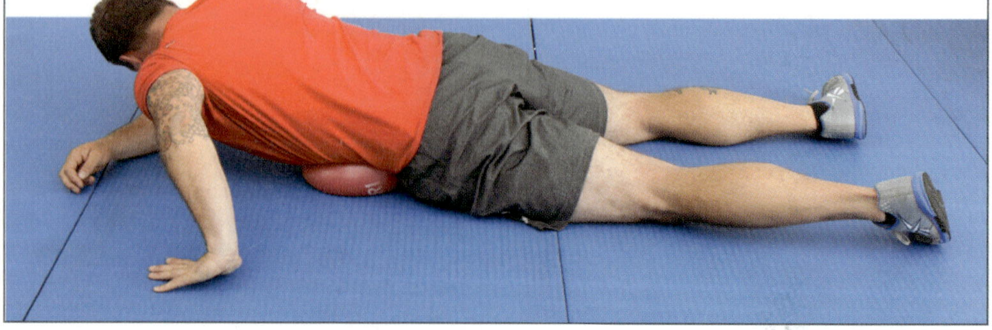

1. 공 위에 눕는다. 공은 엉덩이뼈와 흉곽 사이에 위치시킨다.

2. 최상의 결과를 위해, 체중 전체를 공으로 가라앉혀 조직의 가장 근본층을 꿰뚫을 수 있도록 한다. 이렇게 하기 위해서는 호흡을 크게 하고, 몇 초간 멈춘 뒤 숨을 내쉰다. 숨을 내뱉을 때 공 위로 몸을 이완시키고 마치 치즈가 녹듯 배속 깊이 공을 받아들인다.

3. 체중을 완전히 공 위로 실은 뒤, 천천히 압력파를 시연한다. 만약 타이트한 지점을 찾았다면, 숨을 멈추고 내쉬면서 더 깊이 내려가는 것으로 수축과 이완 기법을 사용하거나, 스매시&플로스 기법을 사용하도록 한다. 최소한 10분간(한쪽 당 5분) 이 모빌리제이션을 하도록 한다.

부위 7 둔근, 고관절낭

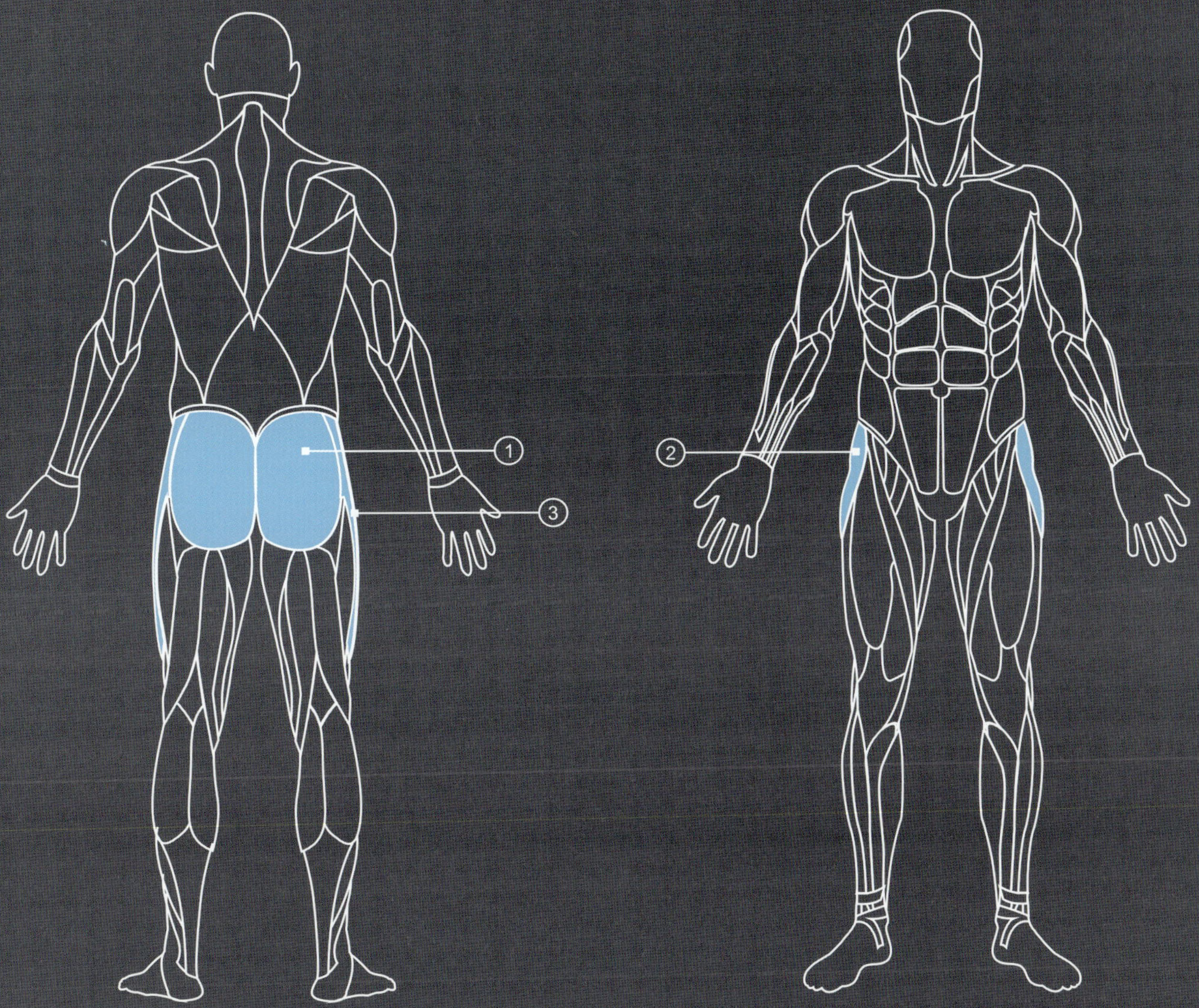

모빌리제이션 대상 부위

1

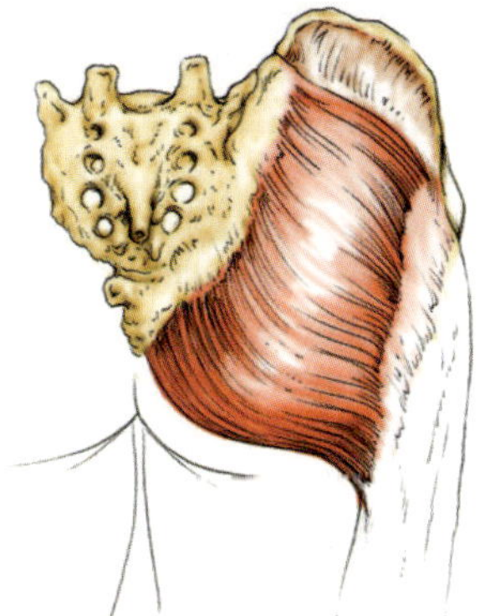

대둔근과 중둔근
(Gluteus Maximus and Medius)

2

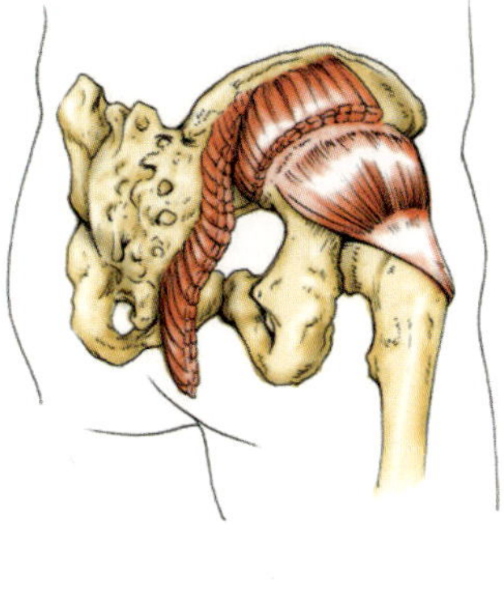

소둔근(Gluteus Minimus)
(대둔근과 중둔근을 제거한 모습)

3

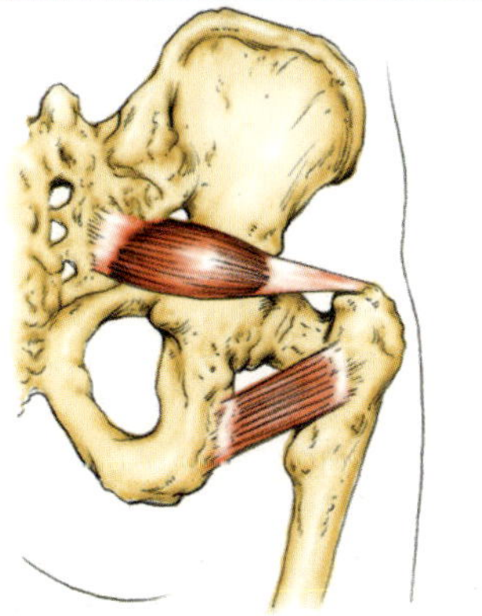

이상근과 대퇴방형근
(Piriformis and Quadratus Femoris)

스쿼트 1 아키타입 스쿼트 2 아키타입 런지 아키타입

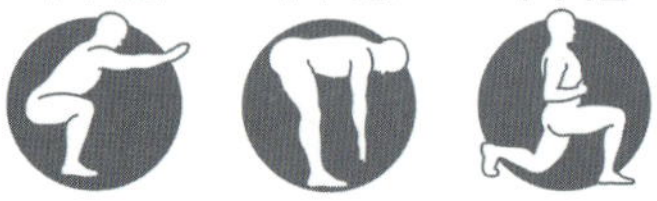

이 모빌리제이션 기술은 위 아키타입들을 개선하는 데 도움을 줄 것이다.

개선사항:

고관절과 허리 통증

방법:

압력파
스매시&플로스
수축과 이완

대상 부위

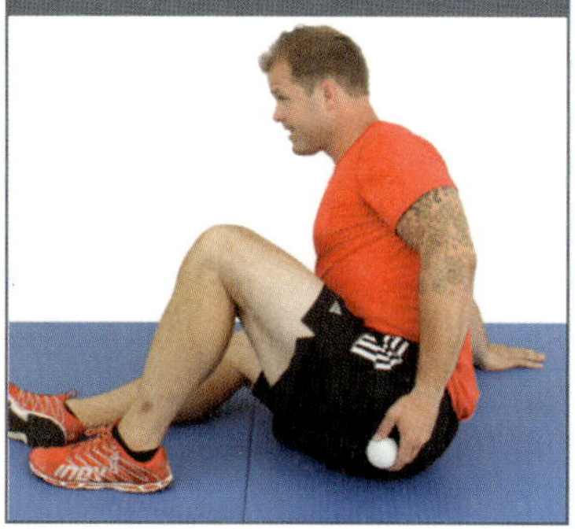

1. 라크로스 볼을 엉덩이 옆에 놓는다.
2. 공으로 그 위의 근육들을 눌러 고정하고, 다리를 외회전시키고 무릎을 매트 쪽으로 내려서 조직 주위를 움직이도록 한다.
3. 무릎을 몸 중심으로 당겨 고정된 조직을 계속 플로스한다.
4. 다리를 내외로 회전하면서 스매시&플로스를 하고, 둔근을 가로질러 이리저리 천천히 몸을 굴린다. 조직 결들에 팬케이크를 굽듯이 압력파 기법을 적용한다. 특정 통증 지점을 지날 때 문제가 있으면, 원인을 해결할 때까지 수축과 이완 기법을 적용한다.

둔근 스매시&플로스Glute Smash and Floss

비록 인체 상부 후면사슬의 뻣뻣함을 유발하는 습관에는 여러 가지가 있지만, 특히 엉망으로 망치는 건 두 가지가 있다. 앉는 자세와 팔자걸음. 앉는 자세는 엄청난 힘으로 조직층이 서로 달라붙게 하는데, 장거리 비행기를 타거나, 오랜 시간 운전을 하거나, 또는 하루 종일 책상 업무를 한다면, 서로 눌러붙은 엉덩이 내 조직들의 체표면 활주를 끊임없이 회복해야 할 것이다. 두 번째 문제인 팔자걸음 또는 선 자세는 앉은 자세와 병행되거나, 또는 그 단독적으로도 문제가 된다. 만약 발이 바깥으로 벌어진 채 다리가 완전히 외회전된 상태를 취하고 있다면, 당신의 상부 후면사슬은 영구히 짧아진 상태에 갇힌 것이다. 그 결과 고관절 외회전근은 그 기능을 상실하고, 많은 완전 가동범위들은 불안정해질 것이다.

엉덩이 조직층들을 분리해내고 싶은가? 그렇다면 라크로스 볼을 엉덩이 옆에 끼우고 엉망이 된 조직의 문제 분위들을 찾아내라. 그러고 나서 조직의 체표면 활주를 회복시키는 세 가지 테크닉을 사용하라. 압력파, 스매시&플로스, 수축과 이완. 특정 근육을 목표로 지나치게 복잡하게 이러한 모빌리제이션을 사용해야 한다는 생각은 버려라. 어떤 사람들은 이렇게 말한다. "중둔근 또는 짧은 고관절 회전근을 공략하세요." 수술을 하는 의사가 아니라면 조언은 쓸데없는 참견일 뿐이다. 중요한 것은 당신이 처리해야 할 일을 찾고 그 일에 어떤 양질의 작업을 하는 것이다. 타이트한 부위를 찾고 그 부위에 변화가 일어날 때까지 공을 들여라. 이는 기초적인 사항이다.

다른 큰 근육군에 대한 모빌리제이션들과 마찬가지로, 한 번에 전체 둔근을 커버할 필요는 없다. 엉덩이 한쪽당 5분으로 시간을 세팅하고 모빌리제이션을 하라. 변화된 몸 상태에 깜짝 놀라게 될 것이다. 검사와 재검사를 해보라. 이 검사는 하기도 쉽고 이해하기도 쉽다. 엉덩이 한쪽만 5분간 작업을 하고 난 뒤, 일어서고 엉덩이를 할 수 있는 한 강하게 조여라. 모빌리제이션을 가한 엉덩이가 하지 않은 엉덩이보다 훨씬 강한 힘으로 수축하는 것을 느낄 수 있을 것이다. 이게 어떤 것을 의미하는가? 당신은 조금 더 강해지고 더 파워풀해졌다는 것을 의미한다. 특별한 훈련 없이 슈퍼파워를 얻게 된 것이다.

1
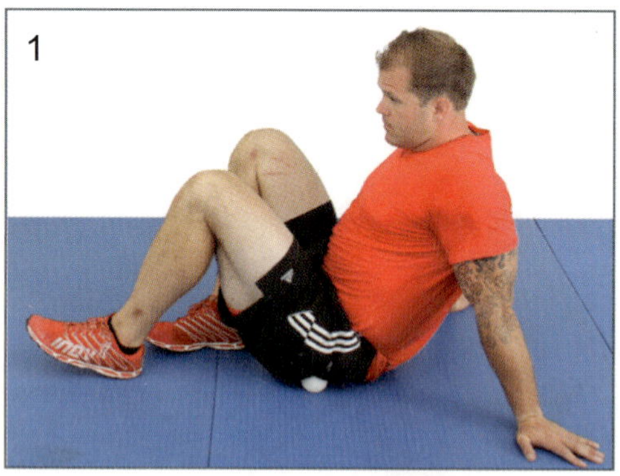

2
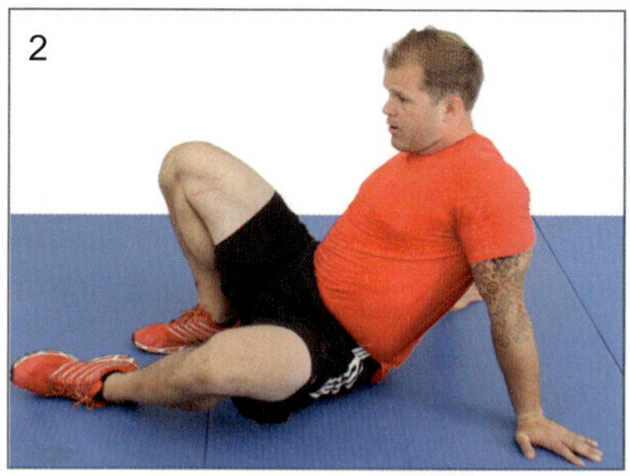

3
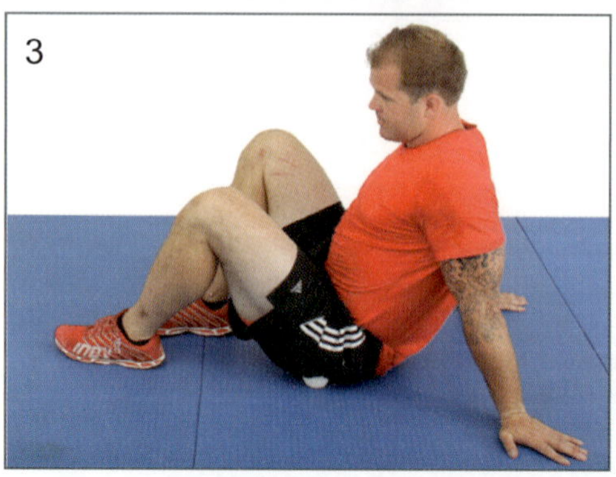

4
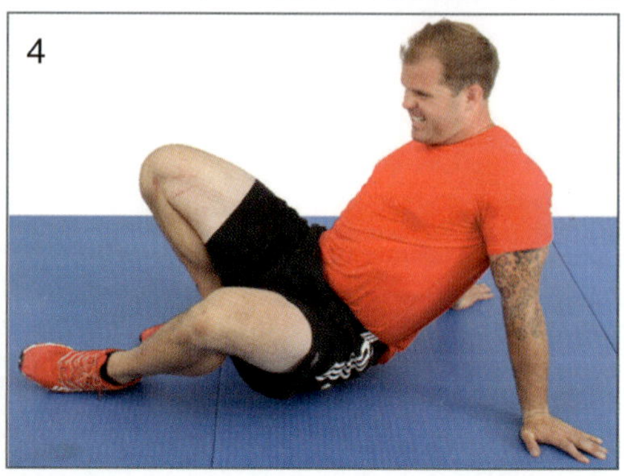

둔근 상부 스매시&플로스 High Glute Smash and Floss

둔근은 고관절과 몸통을 신전시키는 역할을 한다. 이러한 조직들이 타이트해지면 당신의 주 엔진이 힘을 생성하기가 힘들어진다. 다음과 같이 생각해보라. 고관절을 완전히 신전시킬 수 없다면, 상체를 바로 세울 수 있는 유일한 방법은 허리를 과신전하는 것이며, 체간과 허리의 근육들이 나쁜 자세를 안정화시키도록 힘써야 할 것이다. 이러면 어떤 일이 벌어질까? 당신은 힘을 생성하는 능력을 잃고, 결국 고관절과 허리에 통증이 일어나게 될 것이다. 단순히 둔근 상부와 엉덩이 부위의 근육들을 풀어내는 것으로, 수많은 자세적 역학 문제와 통증의 번짐을 해결할 수 있을 것이다. 대부분의 경우에, 10분 정도의 좋은 스매시 기술을 통해 중립적 자세를 되찾고, 효율적인 외회전 토크를 만들고, 당신의 주 엔지를 통해 힘을 생성해낼 수 있게 될 것이다. 이 뿐만 아니라, 조직을 회복시켜 허리 통증도 완화시키게 된다.

최상의 결과를 내기 위해, 두 발을 박스나 벤치 위에 올려라. 이렇게 하면 허리와 엉덩이의 장골능 아래의 둔근 상부를 공략할 수 있게 될 것이다. 발을 올리면 공으로 더 많은 압력을 실을 수 있게 되고 여기에 덧붙여 근육 결을 가로질러 이리저리 움직이는 것으로 해당 부위의 조직을 풀고 유연성을 회복할 수 있다.

주의: 이 모빌리제이션은 하나의 라크로스 볼로 하는 허리 스매시(349페이지)와 연결하여 사용할 수 있다.

스쿼트 2 아키타입 스쿼트 1 아키타입

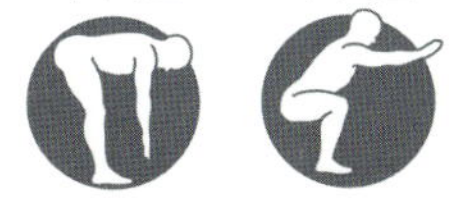

이 모빌리제이션 기술은 위 아키타입들을 개선하는 데 도움을 줄 것이다.

개선사항:

고관절과 허리 통증

방법:

압력파

스매시&플로스

대상 부위

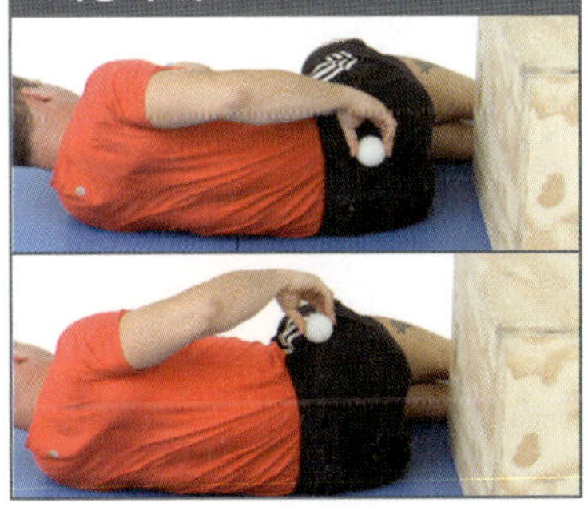

척추 각각의 움직임 분절을 공략하는 것이 이상적이다. 흉곽의 기저부에서부터 골반에 이르는 부위를 다룬다.

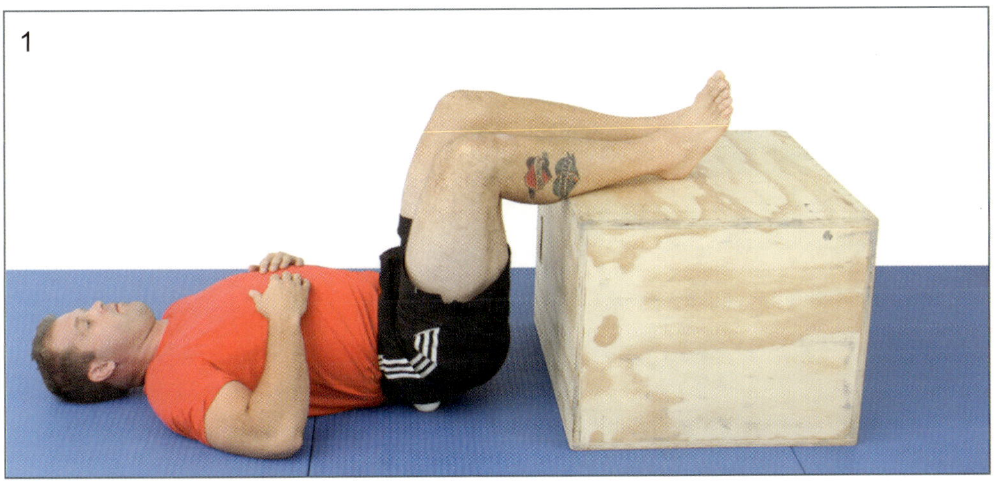

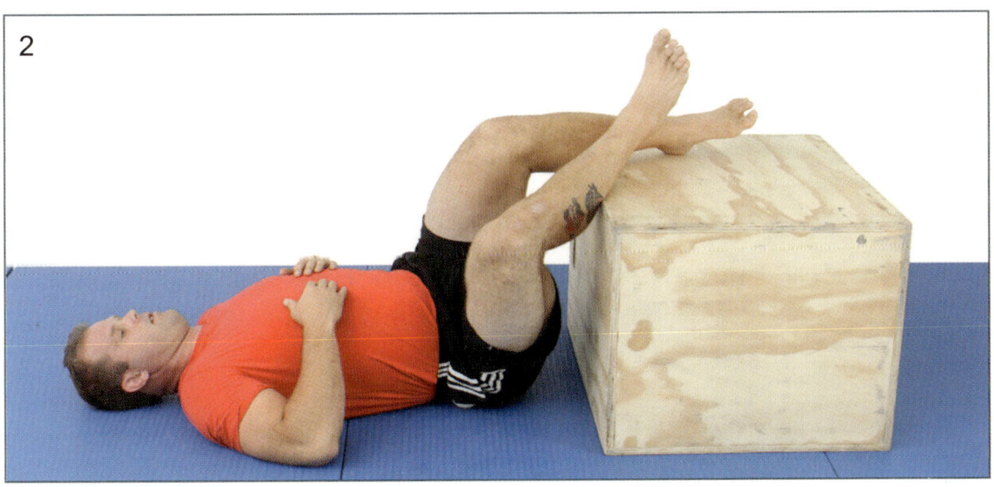

1. 라크로스 볼을 둔근 상부, 천골 외측에 위치시킨다. 압력을 높이고 과신전 자세를 막기 위해 두 발을 박스 위에 올린다.

2. 왼쪽 발뒤꿈치를 당겨 박스를 누르고 천천히 오른쪽으로 몸을 회전시키면서, 둔근 상부 부위 모든 조직들을 스매시한다. 목표는 조직의 결들을 가로질러 압력파 하는 것이다. 만약 정말 뻣뻣한 부위를 찾았다면, 무릎을 가슴으로 당기고 다리를 내외로 회전시켜 고정시킨 조직 주위로 플로스하라.

스쿼트 2 아키타입 / 스쿼트 1 아키타입 / 런지 아키타입

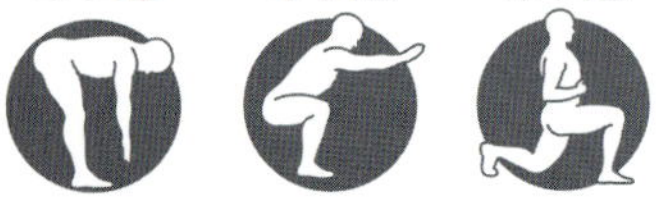

이 모빌리제이션 기술은 위 아키타입들을 개선하는 데 도움을 줄 것이다.

개선사항:

고관절과 허리 통증

방법:

압력파

수축과 이완

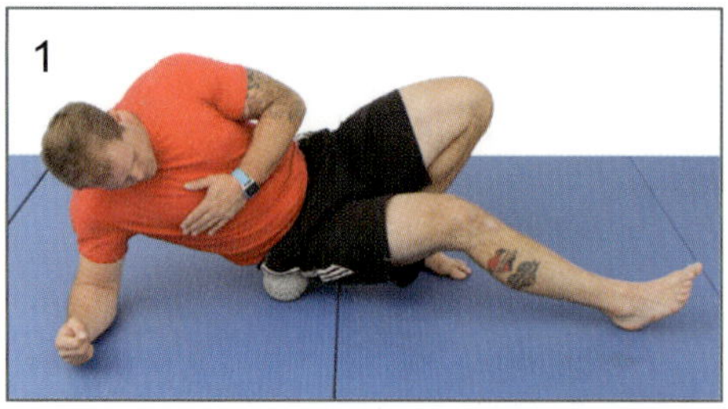

1

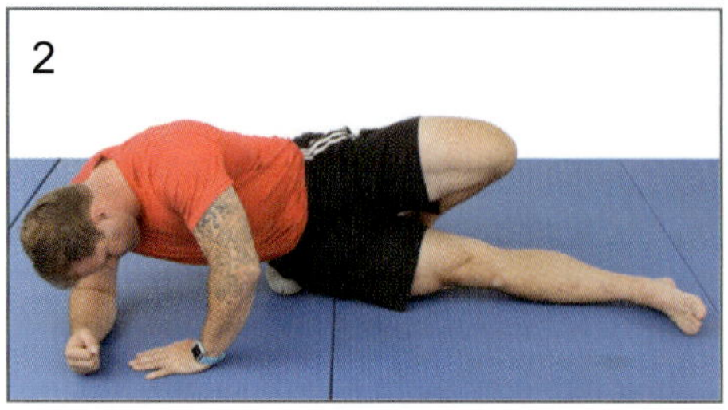

2

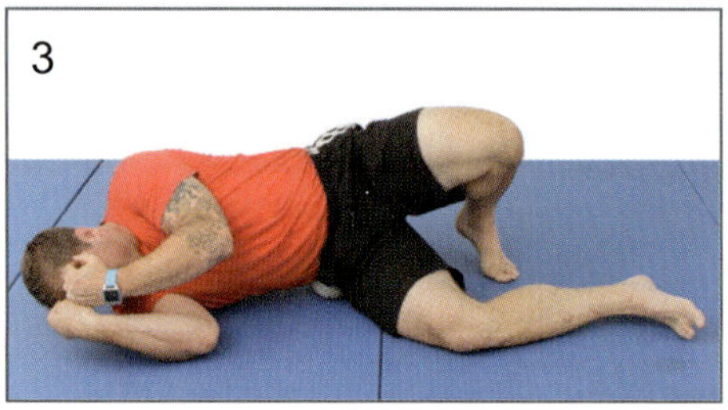

3

사이드 힙 스매시 Side Hip Smash

사이드 힙 스매시는 고관절 기능을 회복하고 당신의 주요 엔진(엉덩이)의 위아래 공백을 채워주는 손쉬운 방법이다. 당신은 이 모빌리제이션으로 두 부위를 다루게 될 것이다. 사진에서처럼 엉덩이뼈의 꼭대기 부위인 둔근 상부의 후면부와 여기서 조금 떨어진 고관절 앞쪽 근처 근육 뭉치인 고관절 굴곡근이 바로 그 두 곳이다. 둔근 후면에서부터 고관절 전면에 분포한 이 근육들은 만성적으로 뻣뻣하고 쉽게 단축되는 곳이다. 솔직히 말하자면, 라크로스 볼이나 소프트볼로 이 뻣뻣한 조직들을 스매시하는 것은 정말 끔찍이도 고통스럽다. 만약 주위에 사람들이 많다면 고통스러워하는 얼굴을 가려야만 할 것이다.

1. 라크로스 볼이나 소프트볼을 엉덩이뼈 바로 아래, 둔근 상부의 바깥에 위치시킨다.
2. 복부 쪽으로 몸을 돌리고, 가능한 많은 체중을 실을 수 있도록 근 섬유를 가로지르게 스매시한다.
3. 계속해서 몸을 측면으로 돌린다. 당신의 프라이버시를 위해 두 팔을 이용해 통증으로 찡그린 얼굴을 가려라. 그 누구도 보고 싶어하지 않을 것이다.

스쿼트 2 아키타입 / 스쿼트 1 아키타입 / 런지 아키타입

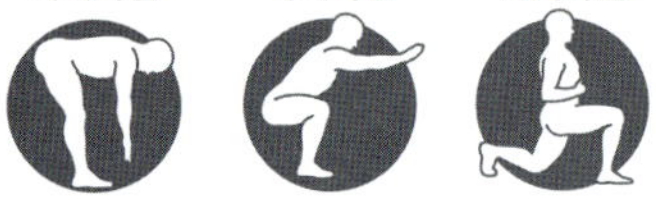

이 모빌리제이션 기술은 위 아키타입들을 개선하는 데 도움을 줄 것이다.

방법:

수축과 이완

밴드를 이용한 플로스

외회전을 동반한 다리 굴곡 Single-Leg Flexion with External Rotation

외회전을 동반한 다리 굴곡: 옵션 1

이 모빌리제이션은 당신이 변화를 바라는 움직임들에 완벽히 맞는 기술이다. 다음 페이지에 나오는 사진들을 보면, 스쿼트 움직임에 맞게 한 번에 한 다리씩 가동시키고 있는 것을 알게 될 것이다. 이보다 복잡하게 생각할 필요는 없다. 한 번에 한 다리씩 굴곡시켜보고 스쿼트 바닥 자세에서 가동시키려고 노력한다면, 간단히 이루어지고 이해하기도 쉬울 것이다. 이 모빌리티에 따르는 목적과 의도는 다음과 같다. 만약 당신이 이 모빌리티를 하면 스쿼트가 향상될 것이다.

최상의 결과를 얻을 수 있는 방법은 다음과 같다. 먼저, 타이트한 곳을 찾는 것으로 모빌리제이션에 필요한 동작을 취해본 뒤 그다음 그 부위의 안팎으로 왔다 갔다 해본다. 아무 생각 없이 그저 다리를 들고, 무릎을 떨어뜨리고, 축 처져 있지 마라. 첫 번째 자세에서 타이트함이 느껴진다면, 엉덩이를 들어 작은 원을 그리면서 고관절낭의 타이트한 지점들을 찾도록 한다. 어느 정도 변화가 일어났다고 생각이 들면, 앞으로 내민 다리로부터 멀어지게 몸을 돌리거나 무릎을 바깥으로 벌린 채 배꼽을 무릎 쪽으로 돌려라. 고관절을 뒤로 보내고 앞에 놓인 다리를 신전할 수도 있을 것이다. 이를 통해 앞쪽 다리의 햄스트링을 다룰 수 있고 고관절의 다른 부분들을 건드릴 수 있을 것이다. 고관절에 각기 다른 자세를 취함으로써 조직의 다양한 부분들을 모두 다루고 그 뒤에 움직임 끝 범위를 넘나들면서 '클립을 끊어 낸' 수 있는 것이다.

두 번째 핵심은 타이트한 부분들을 찾아 적절한 스쿼트 메커니즘을 고려하는 것이다. 예를 들어 이 모빌리제이션을 할 때 저지르는 가장 흔한 실수는 무릎을 바깥으로 벌릴 때, 발바닥이 바닥에서 떨어지는 것이다. 이렇게 하는 것이 타이트할 지도 모르는 고관절의 요소들을 다루는 훌륭한 방법(이 방법은 나중에 다루겠다)이긴 하지만 이 모빌리제이션의 의도에는 맞지 않다. 그 이유가 무엇이냐고? 발이 바닥에서 떨어지는 순간, 발목의 토크가 새어나가기 시작하고 적절한 스쿼트 메커니즘에서는 나오지 않는 다른 범위로 발목 움직임이 일어나기 때문이다. 발을 바닥에 붙여놓는 것은 체중이 실린 스쿼트 상황에서의 바닥에 붙은 발의 상태, 발목의 움직임을 재현하는 것이다. 무릎의 움직임 궤도가 발이 향한 방향을 따르는 것과 허리가 어느 지점에서 말리는지 등과 같은 것들도 이와 같은 원리를 적용해야 한다. 만약 어떤 동작이 역학적으로 말이 안 된다면, 그 동작을 해서는 안 된다.

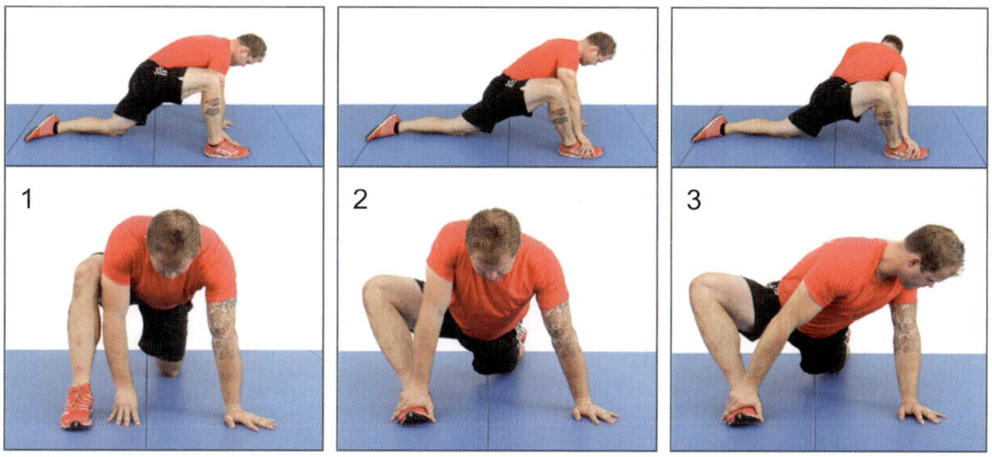

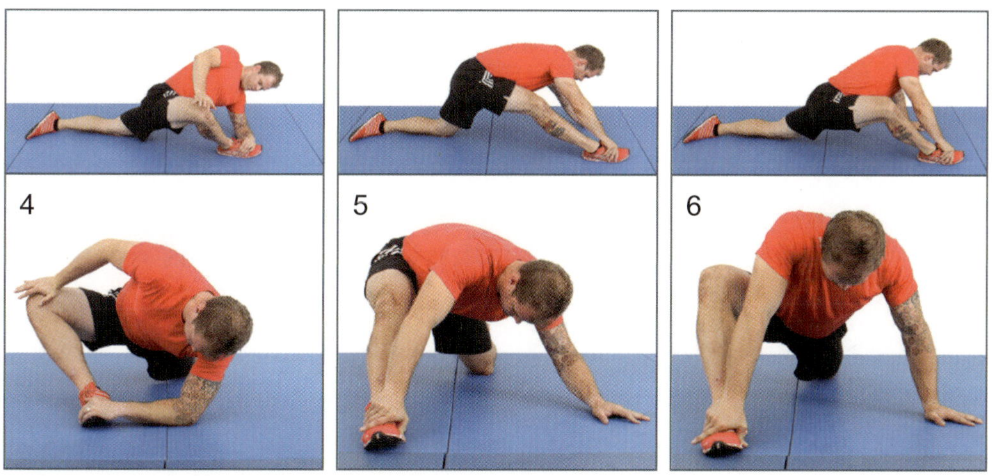

1. 먼저 무릎과 손을 바닥에 대고 엎드린 자세에서 시작하여, 오른쪽 발을 오른쪽 손 바로 옆에 둔다. 이 때 오른쪽 정강이는 바닥과 수직이 되도록 한다.

2. 오른손을 오른발 위에 올려, 오른발을 바닥에 고정시킨다. 왼쪽 다리를 뒤로 보내고 무릎을 바닥에 놓는다. 이때 능동적으로 왼쪽 고관절을 바닥으로 누르고 허리가 평평해지게 한다. 이 자세에서부터 체중을 엉덩이로 실어 움직임 끝 범위 내외에서 이리저리 움직임을 만든다.

3. 상체를 앞에 놓인 다리로부터 멀어지게 회전시키면서 타이트한 부분을 찾는다.

4. 무릎이 밖으로 나간 자세를 크게 하기 위해 왼쪽 팔꿈치를 매트 위로 내리고, 왼손으로 오른발을 감싸 바닥에 고정시킨다. 몸을 앞으로 내민 다리쪽으로 돌리고, 오른손으로 무릎을 밖으로 밀어낸다.

5. 엉덩이를 뒤로 보낸다. 이 동작으로 고관절 뒤쪽과 앞 다리의 햄스트링을 건드리게 될 것이다.

6. 새로 취한 자세에 부하를 실으면서, 앞으로 미끄러져 새로운 뻣뻣한 지점을 찾도록 한다.

밴드를 이용한 디스트랙션

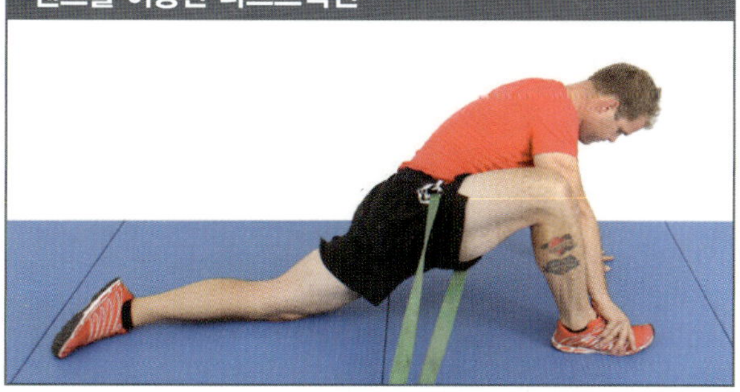

밴드를 이용한 디스트랙션: 비록 이 모빌리제이션이 신연 기법 없이도 급진적으로 변화를 이끌어내지만, 가능하다면 밴드를 이용하는 것이 언제나 더 나은 결과를 가져다준다. 신연 작용은 이 모빌리제이션의 효과를 4~5배는 높여줄 것이다. 여기서 신연 작용의 방향은 두 가지로 할 수 있다. 외측으로 신연하여 고관절을 관절낭의 측면으로 당기거나 또는 뒤쪽으로 신연하여, 고관절을 소켓 뒤쪽으로 당기는 것이다. 사실 특별한 정답이 있는 것은 아니다. 신연하는 곳의 방향을 바꿔 스트레칭 효과를 배가하고 충돌징후를 없애는 것이 관건일 뿐이다.

외회전을 동반한 다리 굴곡: 옵션 2

외회전을 동반한 한 다리 굴곡은 일석이조의 효과를 지닌 모빌리제이션이다. 즉 앞에 위치한 다리는 굴곡, 외회전시키고, 뒤쪽 다리는 신전시킨다. 많은 선수들, 특히 거대한 중장비같은 파워리프터들의 경우, 이 모빌리제이션을 바닥에서 할 때 뒤쪽 다리를 신전시키기 힘들어 하는데, 이 때문에 앞쪽 다리에서 깊은 굴곡 움직임을 만들어내지 못하는 경우가 있다. 이러한 상황이라면 앞쪽 다리를 박스에 올려놓으면 더 나은 결과를 얻어낼 수 있다.

발의 위치를 높이는 것을 제외하곤, 다른 모든 것들은 옵션 1과 동일하다. 앞쪽 발의 무릎이 발 방향과 같게 하고 박스에서 발이 떨어지지 않게 하여 스쿼트에서 나오는 동작을 재현하고, 고관절을 다양한 방향으로 움직여 뻣뻣한 지점을 찾아라, 그리고 타이트한 부분의 안팎으로 클립 테크닉을 적용하도록 한다.

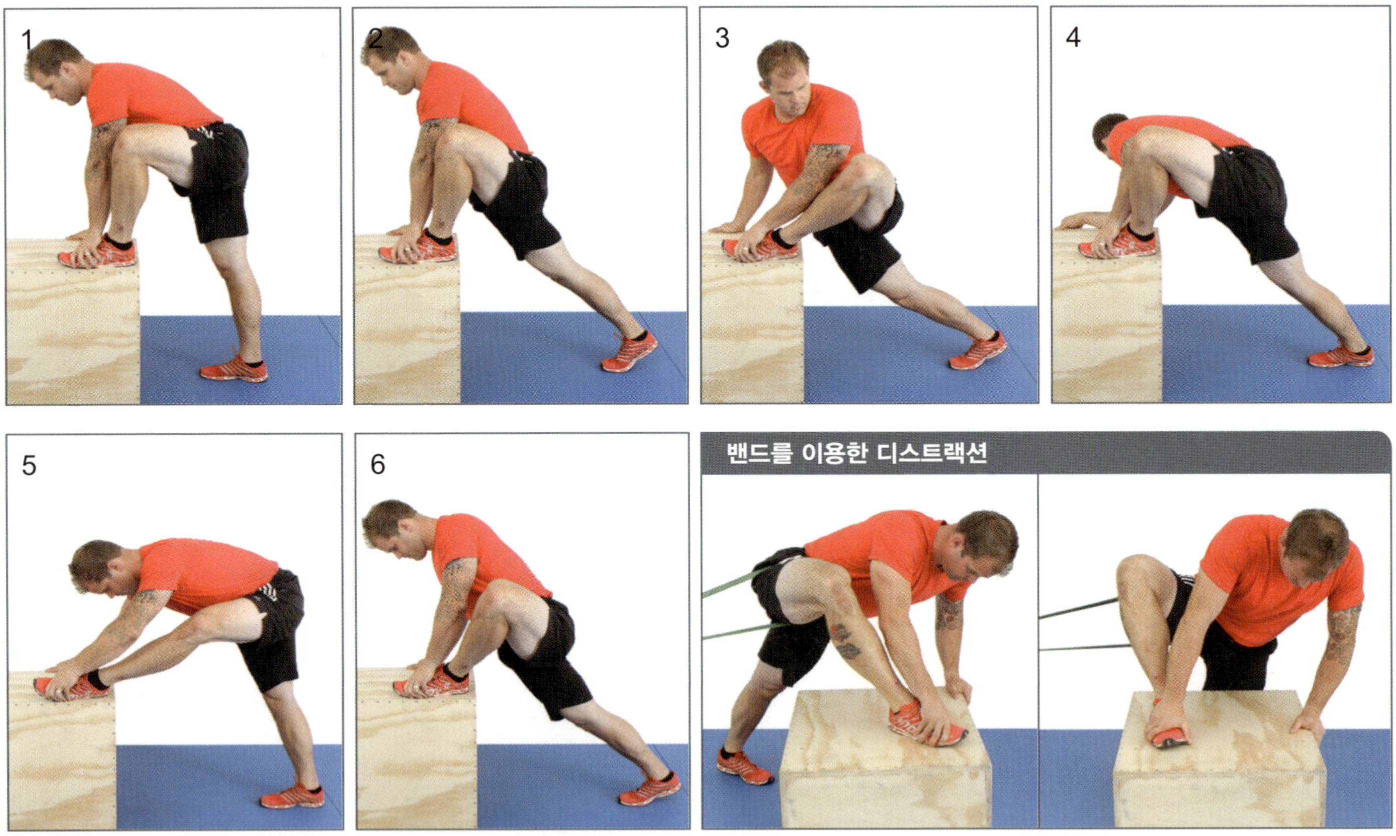

1. 왼발을 박스 위에 올리고 왼손으로 박스에 고정시킨다. 올바른 스쿼트 스탠스에서 모빌리제이션을 하기 위해 정강이는 바닥과 수직으로 발을 정면을 향하게 한다.

2. 왼발을 바닥에 고정시켜놓고, 오른발을 뒤로 보내고 왼쪽 무릎을 바깥으로 내린다.

3. 위에 올린 무릎 쪽으로 몸을 돌린다. 이 동작으로 왼쪽 다리의 무릎이 벌어지는 정도가 증가하고 오른쪽 고관절과 다리에 대해 고관절이 열린 자세를 취하게 된다.

4. 고관절 굴곡을 크게 하기 위해 오른쪽으로 몸을 돌리고 가슴을 박스 쪽으로 내린다.

5. 엉덩이를 뒤로 보내 뻣뻣한 곳들을 계속 찾도록 한다. 이 동작으로 고관절의 뒤쪽과 햄스트링을 건드릴 수 있을 것이다.

6. 새로운 자세에서 고관절에 부하를 실고, 몸을 앞으로 보내고 새로운 뻣뻣한 지점을 찾도록 한다.

밴드를 이용한 디스트랙션: 밴드를 가지고 있다면, 사용하라! 신연 기법을 적용하면 이 모빌리제이션의 효과는 극적으로 늘어나게 될 것이다. 옵션 1과 마찬가지로, 고관절을 외측이나 관절낭 뒤쪽으로 신연시킬 수 있을 것이다.

굴곡을 동반한 고관절 외회전Hip External Rotation with Flexion

굴곡을 동반한 고관절 외회전: 옵션 1

먼저 소개한 모빌리제이션의 경우, 굴곡 움직임을 먼저 강조하고 그 뒤에 텐션을 높이기 위해 외회전 동작을 더하였다. 이번에 소개할 모빌리제이션에서는 반대로 해볼 것이다. 아래 사진들을 보면 외회전 움직임을 먼저 강조하고 그 뒤 굴곡 자세에 부하를 싣는 것을 볼 수 있을 것이다. 보다시피 이 모빌리제이션은 요가의 비둘기 자세pigeon pose와 유사하긴 하지만, 핵심은 다르다. 굴곡된 자세에서 완전히 몸을 낮춰 몸을 앞으로 말지 않을 것이다. 고관절이 굴곡되고, 어깨가 앞으로 말린 자세는 척추 역학적으로 잘못됐을 뿐만 아니라, 이 자세에서는 몸의 뻣뻣한 부분을 찾아낼 수 있는 창의적인 지렛대를 활용할 수 없다. 한손을 무릎에 올리고 반대쪽 손으로 발이 움직이는 것을 막음으로써, 허리를 평평하게 하면서 부하를 앞으로 실을 수 있고 좌우로 움직여 타이트한 지점들을 찾아낼 수 있는 것이다.

주의사항은 다음과 같다. 만약 앞쪽 다리를 몸과 수직으로 만들 수 없거나, 또는 이 자세에서 무릎에 통증이 느껴진다면, 즉시 동작을 멈추고 다른 대체 동작들 중 하나를 선택해서 수행하도록 하라.

스쿼트 2 아키타입 스쿼트 1 아키타입

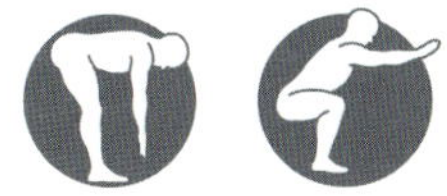

이 모빌리제이션 기술은 위 아키타입들을 개선하는 데 도움을 줄 것이다.

방법:

수축과 이완

밴드를 이용한 플로스

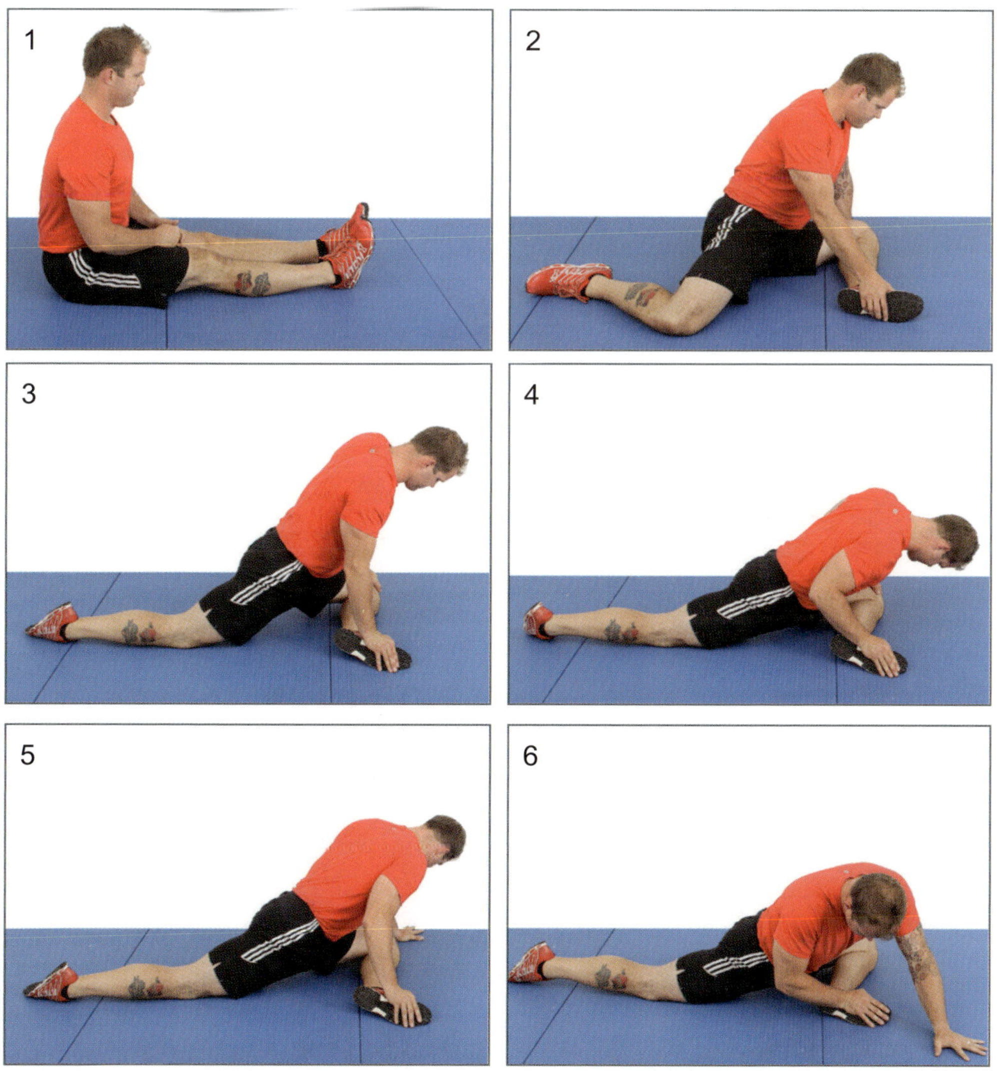

1. 양 다리를 앞으로 바르게 펴고 허리를 바로 세워 앉는다.
2. 왼편으로 몸을 기울이고 균형을 잡기 위해 왼손으로 지지한다. 오른쪽 다리를 뒤로 보내고 왼쪽 아래 다리를 몸과 수직이 되도록 위치시킨다. 그리고 오른손으로 왼발을 고정시키도록 한다.
3. 왼손을 왼쪽 무릎 위에 놓고 오른쪽 다리를 뒤로 보낸다. 그리고 두 팔을 펴 락 아웃하고 어깨를 뒤로 보낸 자세를 유지하도록 한다.
4. 허리를 평평하게 유지하면서 가슴을 바닥으로 내린다.
5. 오른손으로 왼발을 막으면서(발이 몸 아래로 미끄러지는 것과 스트레칭의 텐션이 사라지는 것을 막는다) 또다른 제한점들을 건드리기 위해 왼쪽으로 몸을 돌린다.
6. 몸을 오른쪽으로 돌리고 배꼽이 왼발 위로 올 수 있게 한다.

굴곡을 동반한 고관절 외회전: 옵션 2

이 모빌리제이션은 옵션 1을 했을 때, 무릎 외측에서 통증이 나타나는 사람들에게 내가 가장 먼저 추천하는 모빌리제이션이다. 무릎을 바닥에 붙이기 힘든 유연성을 가진 사람들이라면, 다리를 굴곡시키는 부하를 실을 때 무릎 관절 외측이 당겨지게 될 것이다. 발바닥을 바닥에 붙이고 그 뒤에 무릎을 옆으로 내리면 무릎 통증을 일으키는 많은 문제들을 해결해줄 것이다. 이뿐만 아니라 이 자세는 뒤쪽 다리의 신전으로 인해 발생하는 제한도 많지 않기에 자세를 만들기도 매우 쉽다.

주의: 만약 무릎과 발목의 통증이 계속된다면 무리해서 동작을 진행하지 않도록 하라. 무릎이나 발목 관절에 스트레스를 주지 않고 접근할 수 있는 다른 모빌리제이션도 있다. 옵션 3, 4, 그리고 5를 고려해보도록 하라.

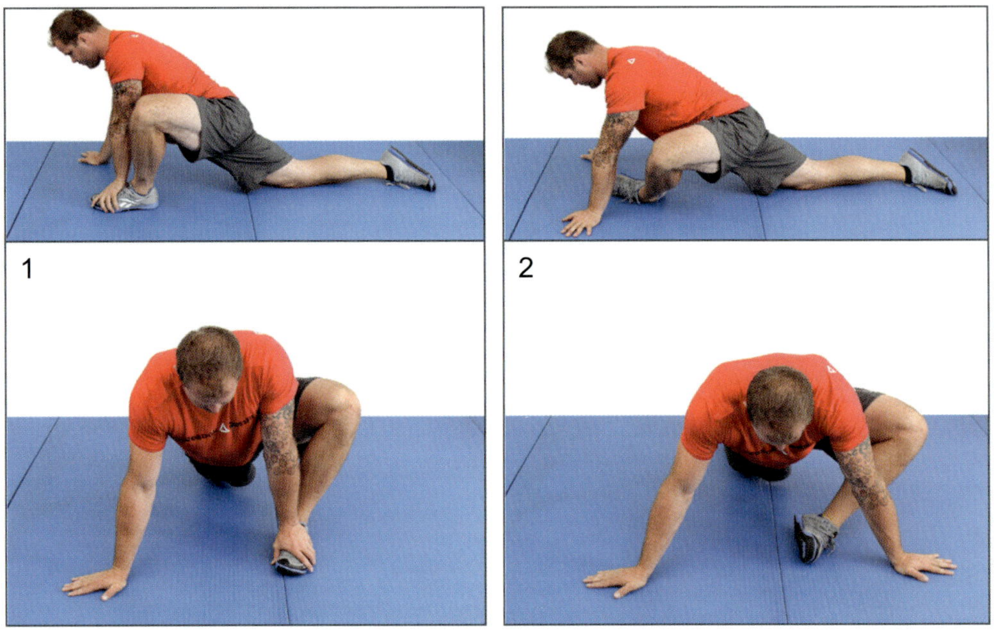

1 2

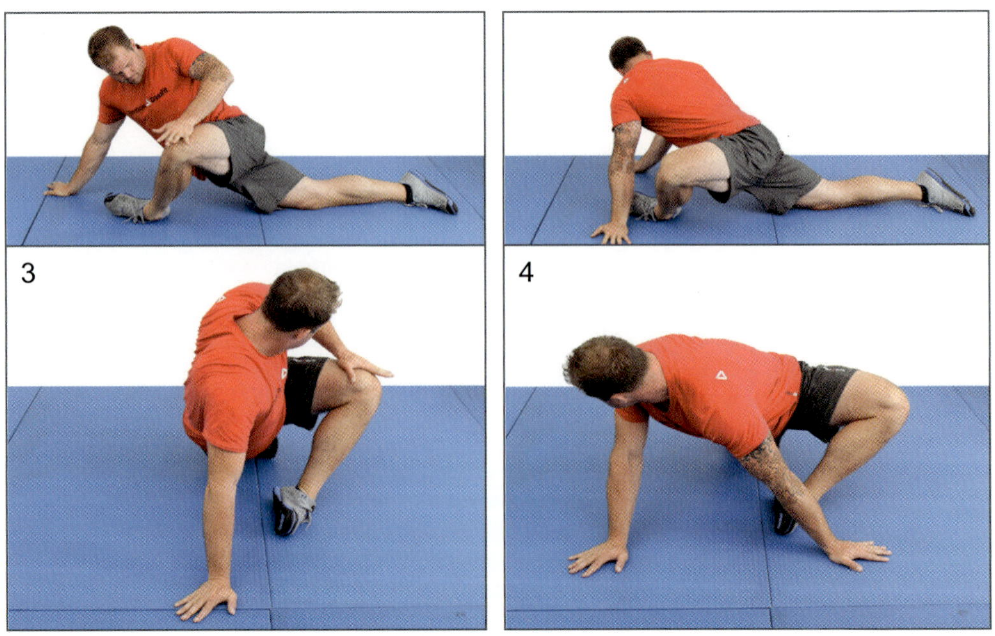

3 4

1. 한 다리 굴곡 모빌리제이션(372 페이지)과 같은 자세를 취한다. 왼발을 바닥에 고정시키고(정강이를 바닥과 수직으로 그리고 발을 앞을 향하도록 한다) 오른쪽 다리를 뒤로 보낸다.

2. 균형을 잡기 위해 왼손을 매트에 지지하고 왼쪽 발날을 축으로 삼아 왼쪽 무릎을 옆으로 내린다.

3. 외회전 움직임을 강조하기 위해, 왼쪽으로 몸을 돌리고 왼손을 이용해 무릎을 멀리 밀어낸다.

4. 오른쪽으로 몸을 돌려 뻣뻣한 지점들을 계속 탐색한다.

굴곡을 동반한 고관절 외회전: 옵션 3

이 방법은 무릎 바깥쪽에서 통증을 느끼거나 바닥에서 올바른 자세를 취하기 어려운 경우 할 수 있는 또 다른 옵션이다. 심지어 가동범위가 제한되어 있지 않더라도, 다리를 높은 곳에 올리는 것은 훌륭한 선택이다. 이 동작이 비록 이전 동작들과 비슷한 형태를 띠고 있다 할지라도 조금 다른 자극을 제공한다. 앞쪽 다리를 높인 상태에서, 조금 더 고관절 회전을 할 수 있고 조금 더 강한 굴곡 부하를 실을 수 있다.

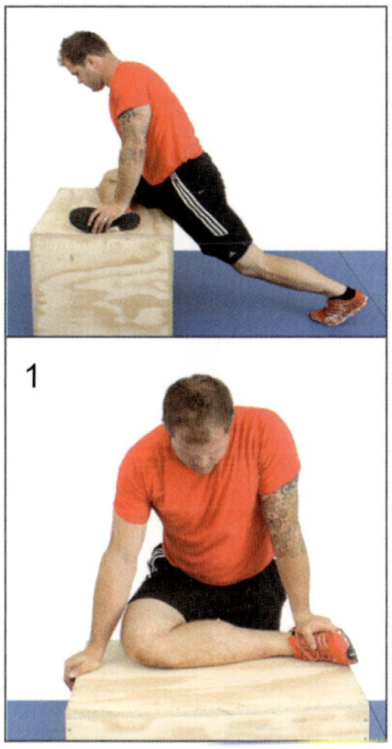
1

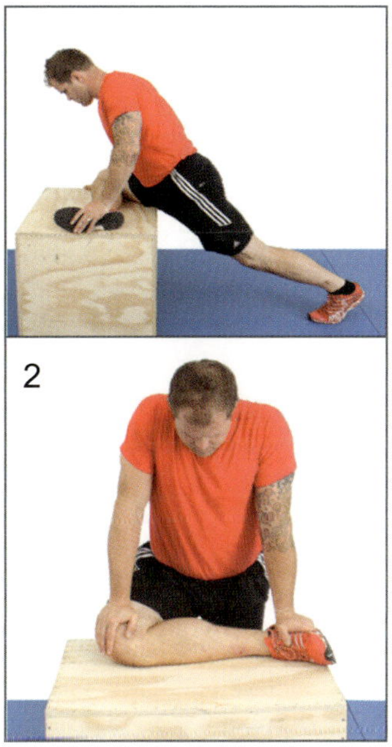
2

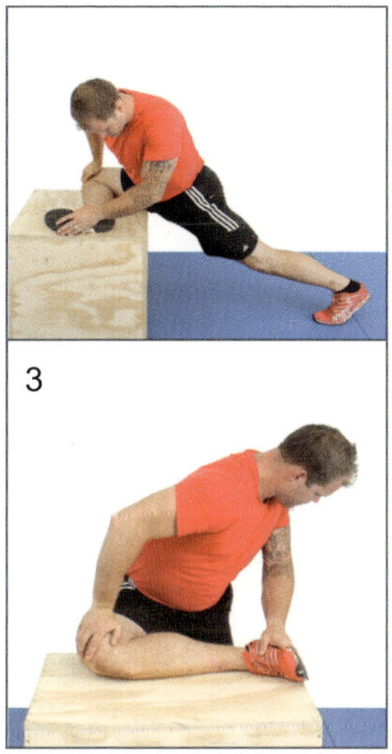
3

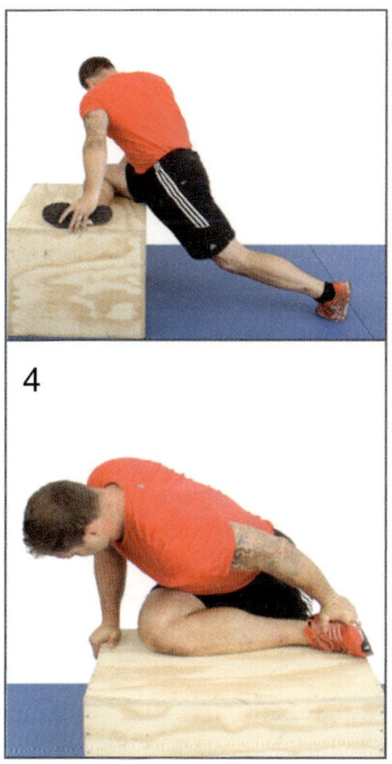
4

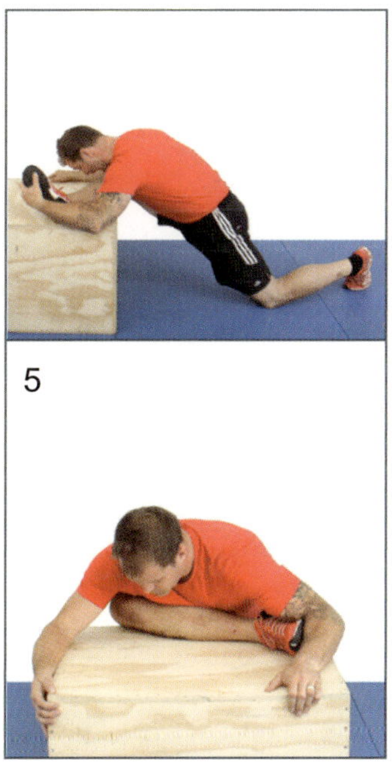
5

1. 오른발을 박스 왼편에 놓고 왼쪽 다리를 뒤로 보낸다. 그리고 오른쪽 무릎을 옆으로 내려 오른쪽 아래 다리가 박스 위에 놓이게 한다. 아래 다리가 몸과 수직을 이루도록 하고, 왼손을 오른발 위에 올려 그 위치에 고정시킨다.
2. 오른손을 오른쪽 무릎 위에 올린다. 스트레칭 효과를 높이기 위해 양 어깨를 같은 높이로 만들고 앞으로 몸을 굽힌다. 여기서부터 움직임 끝 범위 내외에서 움직이고 몸을 앞으로 접고 다시 몸을 밀어 일으키면서 종이 클립 테크닉을 사용한다.
3. 왼쪽으로 몸을 돌리고 배꼽이 발 위에 올 수 있도록 한다.
4. 왼발을 계속 고정시킨 채 몸을 오른쪽으로 돌리고, 가슴이 오른쪽 무릎 위에 올 수 있도록 한다.
5. 고관절의 깊은 부분을 건드리고 햄스트링 상부를 잡아내기 위해 왼쪽 무릎을 매트로 내리고 몸을 앞으로 접는다. 이 자세는 매우 유연한 사람들만이 할 수 있을 것이다.

굴곡을 동반한 고관절 외회전: 옵션 4

많은 선수들이 너무나도 뻣뻣해서 무릎 관절에 무리가 가지 않고는 이전의 자세들 중 어떠한 것도 취하지 못한다. 만약 당신도 이러한 부류에 속한다면, 대퇴사두근과 고관절을 부드럽게 만들어야 할 것이다. 그리고 발을 박스에서 빼내어 무릎 관절을 보호해야 할 필요가 있다. 이러한 방법들을 통해 관절에 실리는 회전 토크들을 어느 정도 제거하여 통증 없이 임무를 수행할 수 있을 것이다.

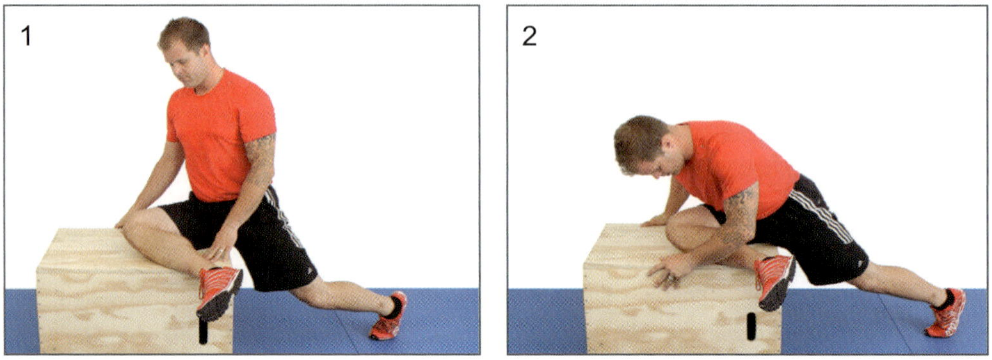

1. 무릎의 부하를 줄이기 위해, 박스에 반쯤 걸터앉고 오른쪽 발을 박스 모서리 밖으로 빼낸다.
2. 고관절에서부터 몸을 앞으로 접고 가슴을 오른쪽 무릎으로 내려, 오른쪽 고관절 후면에서 스트레칭이 일어나도록 한다.

굴곡을 동반한 고관절 외회전: 옵션 5

이 모빌리제이션은 이 시리즈의 마지막 옵션이다. 무릎을 가슴으로 당기고 몸을 앞으로 기울여 굴곡 부하를 더한다. 이 방법은 무릎 관절에 부담을 주지 않고 고관절에 외회전 움직임을 만든다.

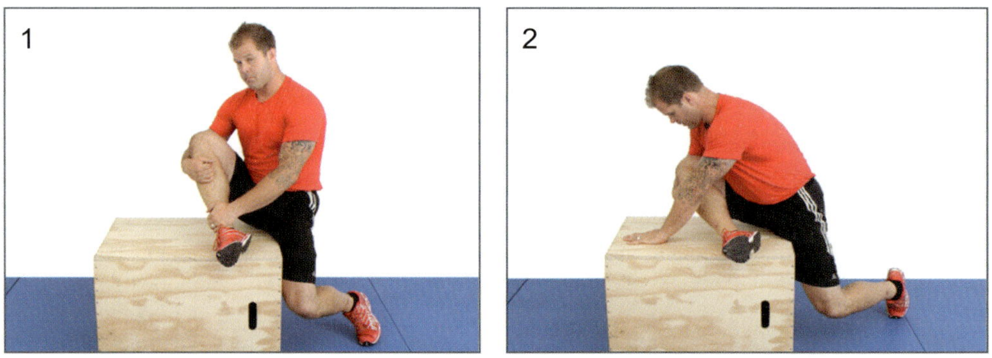

1. 무릎 관절을 보호하기 위해 팔로 무릎 바깥을 감싼다.
2. 무릎을 가슴으로 당겨 안으면서, 올린 다리 쪽으로 몸을 돌리고 가슴을 박스 쪽으로 내린다.

외회전을 동반한 올림픽 월 스쿼트 Olympic Wall Squat with External Rotation

이 방법은 오래됐지만 효과가 좋은 모빌리제이션으로 굴곡과 외회전 움직임을 만든다. 고관절에 외측으로 신연 기법을 적용하거나 무릎 주변으로 밴드를 감는 것도 고관절낭에 큰 효과를 더할 것이다. 이 방법은 다른 올림픽 월 스쿼트 변형 동작들에도 공통된 사항이다.

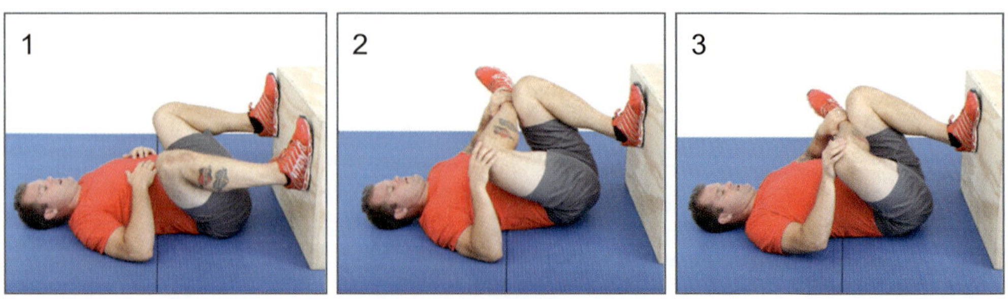

1. 엉덩이가 박스에 최대한 가깝게 올 수 있도록 자세를 취한다. 어깨 바깥 정도의 너비로 스탠스를 취하고, 정강이는 박스와 수직, 그리고 발이 정면을 향하도록 한다.
2. 오른쪽 다리를 왼쪽 무릎 위로 올린다.
3. 스트레칭의 강도를 높이기 위해 왼손으로 오른발 안쪽을 아래 방향과 고관절 안쪽으로 당긴다. 오른손으로 오른쪽 무릎을 누른다.

생활속의 고관절 모빌리제이션Executive Hip Mobilization

이 책을 의자에 앉아서 보고 있는가? 만약 그렇다면 다음과 같은 태도를 취해야 한다.

1. 스스로를 부끄러워해라.
2. 최소한 나쁜 상황을 개선시킬 수 있는 조치를 취하라. 예를 들어 엉덩이나 햄스트링 아래에 공을 하나 끼워두거나 외회전 움직임을 만들어라.

유연성을 중시하는 전사들은 좌식 생활이 퍼포먼스에 끼치는 해로운 영향을 이해하고 이를 피하기 위해 모든 수단을 강구한다. 그러나 때로는 어쩔 수 없는 상황에 놓이기도 한다. 책상 업무에 틀어박히거나 비행기의 창가 자리에 갇힌 경우, 당신의 모빌리티가 서서히 죽어가는 것을 되돌리고 고관절의 기능을 살리기 위해 다음 스트레칭을 따라하라.

분명, 고관절의 가동성을 만드는 데 의자에 앉아서 스트레칭하는 것보다 훨씬 더 뛰어난 방법들은 많이 존재한다! 그러나 아무것도 안하는 것보단 뭐라도 하는 것이 낫기에, 의자에 갇힌 상황에선 이러한 자세들과 수축과 이완 기법을 사용하는 것이 확실히 유용할 것이다.

스쿼트 1
아키타입

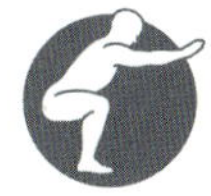

이 모빌리제이션 기술은 위 아키타입들을 개선하는 데 도움을 줄 것이다.

방법:

수축과 이완

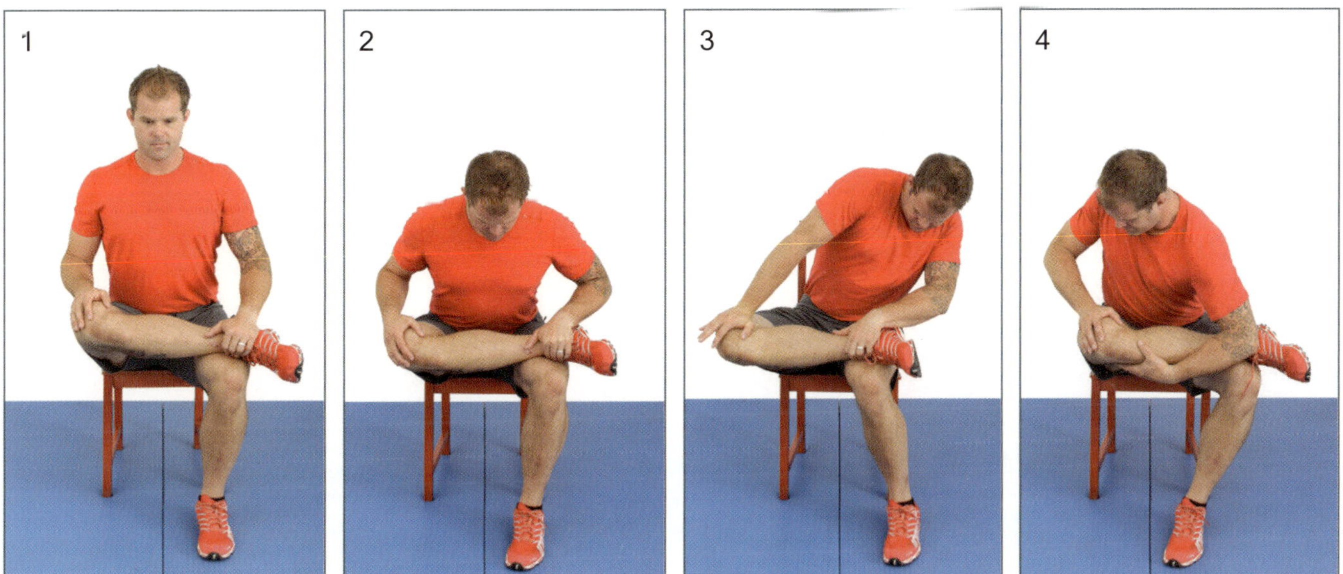

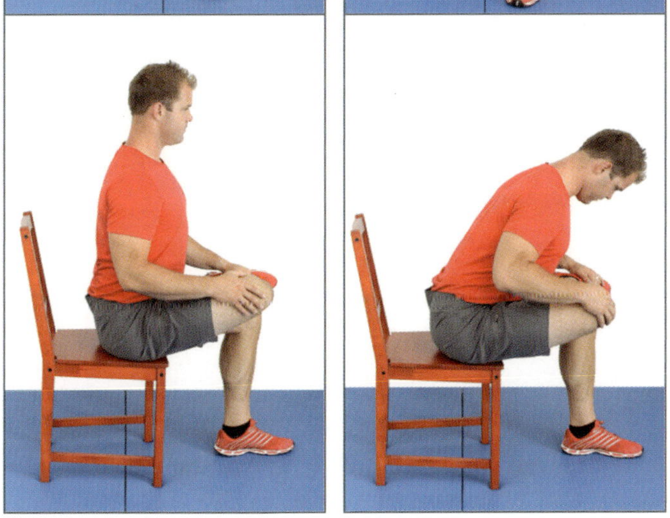

1. 중립적 앉은 자세를 취하고, 오른쪽 발을 왼쪽 무릎 위에 올린다.
2. 오른쪽 다리를 외회전시켜놓고, 허리를 평평하게 한 채 고관절에서 몸을 앞으로 접어 굴곡 부하 적용한다.
3. 왼손으로 오른발을 집은 채 몸을 왼쪽 허벅지 쪽으로 옮기고, 오른쪽 무릎을 바닥으로 누르고 팔을 락 아웃한다. 이 동작으로 복부측면과 허리 조직을 스트레칭에 동원시킬 수 있다.
4. 무릎을 바닥으로 계속 누르고 있으면서 허리를 평평하게 유지한다. 몸을 오른쪽 손으로 돌리고 가슴을 오른쪽 무릎으로 내리면서, 고관절의 다른 문제점들을 찾는다.

생활 속에서 취할 수 있는 고관절 문제를 해결하는 또 다른 방법Executive Hip Workaround

만약 필수적인 가동범위를 상실하고 있을 경우, 발을 무릎 위로 올리고 몸을 앞으로 숙이는 것으로도 무릎 측면에 통증을 발생시킬 수 있다. 만약 이런 상황이 벌어진다면, 팔로 무릎을 감싸 가슴쪽으로 안는다. 이 동작으로 관절의 부하를 줄이고 몸을 좌우로 움직일 수 있게 하며 통증 없이 부하를 적용할 수 있다.

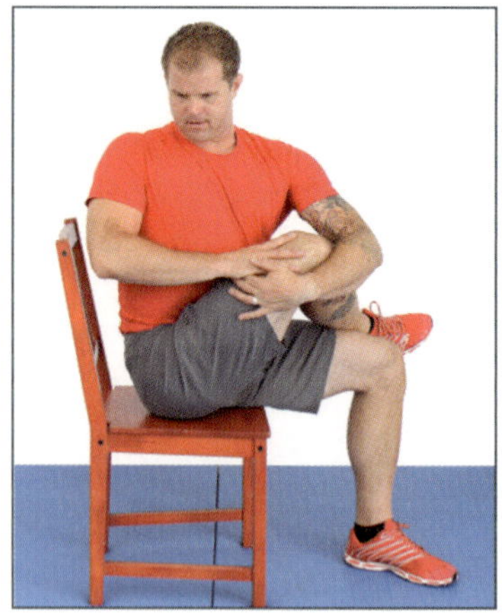

개선사항:

고관절과 무릎 통증

무릎과 고관절의 관절염, 염증 상태

고관절 충돌징후

부드러운 고관절 디스트랙션Gentle Hip Distraction

관절염에 걸린 사람들을 치료할 때나 고관절이나 무릎에 문제가 생긴 선수들과 작업을 할 때, 나는 일반적으로 밴드를 이용한 간단한 관절 신연 모빌리제이션으로 시작한다. 이러한 사람들은 뼈와 뼈의 접촉(대퇴골이 고관절을 압박하는 것과 같은)과 통증과 불편함을 야기하는 조직의 염증 상태를 가지고 있다. 발목에 밴드를 감고 효과적인 방법으로 텐션을 가하면, 고관절의 충돌 상태를 벗어나게 하고 관절들 사이에 여유를 준다. 운이 좋다면, 이러한 방법으로 통증을 완화하고 고관절을 정상적이고 이상적인 위치로 되돌릴 수도 있을 것이다.

1

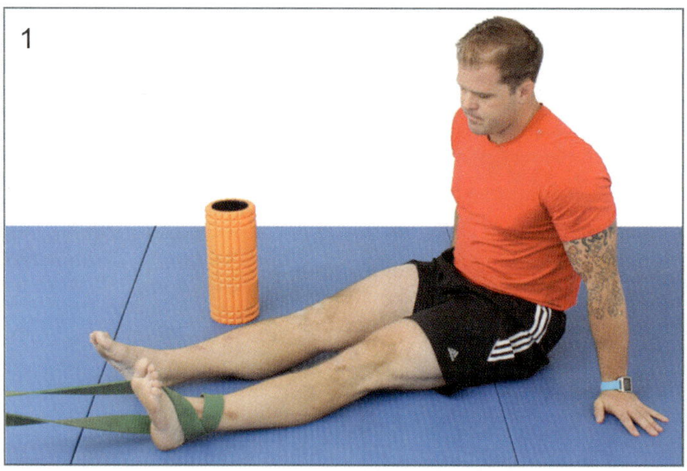

2

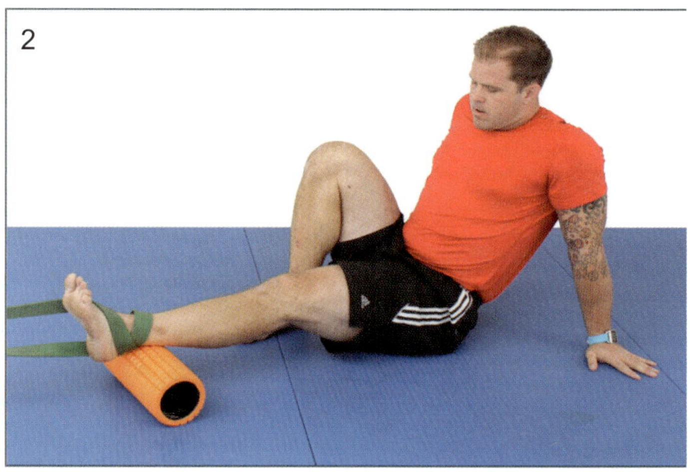

3

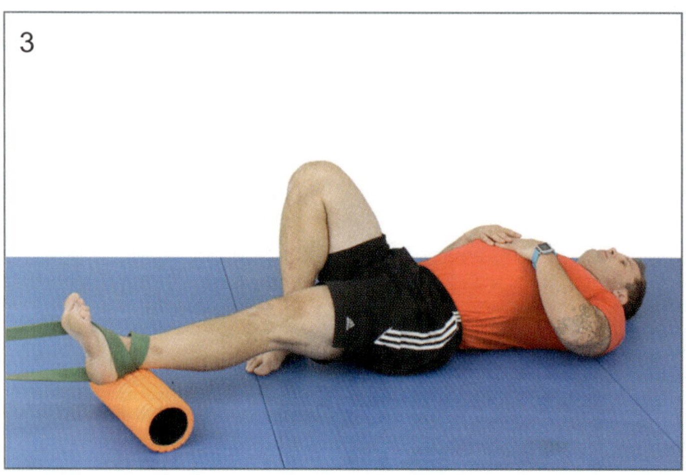

1. 발목 위쪽에 밴드를 걸고, 발꿈치 기저부 주위로 밴드를 감는다.
2. 밴드가 당겨지게 하고 난 뒤 폼롤러로 발을 받치도록 한다. 이렇게 하면 고관절은 중립자세를 유지하게 될 것이며 발목으로 신연하는 힘을 최대화하게 될 것이다.
3. 골반 중립 자세를 취하고 허리 과신전 상태를 막기 위해, 밴드를 감지 않은 다리를 몸으로 바짝 당기고, 발바닥을 매트에 붙인 뒤 뒤로 눕는다. 다리를 이완시키고 밴드가 다리를 당겨 관절들 사이의 압력을 감소시켜, 무릎과 고관절에 여유를 준다.

고관절낭 모빌리제이션Hip Capsule Mobilization

단순히 근육만이 타이트해지는 것이 아니란 점을 기억하라. 관절낭 시스템은 조직 제한 요소의 큰 축을 차지한다. 다음은 그 예시이다. 당신이 스쿼트를 할 때, 움직임에 제한이 있고 고관절 전면에서 충돌징후가 있다고 가정해보자. 이러한 상태를 필자는 '굴곡 제한 벽'이라고 부르는데, 대퇴골이 골반의 앞쪽으로 충돌하는 상태이다. 움직임 끝 범위로 도달하기 위해선, 발을 바깥으로 돌리거나 과신전을 하는 보상작용을 만들어야 할 것이다.

이런 일이 발생했을 때, 당신이 가장 먼저 취해야 할 조치 중 하나는 모빌리제이션을 이용하여 고관절을 관절 소켓 뒤쪽으로 재위치시키는 것이다. 무릎이 고관절 바로 아래에 위치하도록 정렬하고 체중이 대퇴골 위에 실리게 함으로써, 대퇴골두를 관절낭 뒤쪽으로 밀어넣을 수 있고 정상적인 고관절 기능을 회복시키게 될 것이다. 이는 물리치료사의 도움 없이도 고관절의 역학적 효율을 높이는 간단하고 빠른 방법이다.

여기서의 목표는 최소한 2~3분(혹은 가능하다면 이보다 더 길게도), 이상적으론 밴드를 이용해 고관절을 좋은 위치로 신연시키는 것이다. 결과를 평가하기 위해, 스쿼트나 선 자세에서 무릎을 가슴으로 들어보아 검사와 재검사를 한다. 아마도 간단히 고관절을 관절 소켓 뒤로 재위치시키는 것만으로도 고관절 굴곡이 극적으로 향상되는 것을 경험하게 될 것이다.

주의: 우리는 도니 톰슨Donny Thompson이 스쿼트 세계 기록을 갱신할 때의 테크닉을 떠올리게 될 텐데, 왜냐하면 그는 단순히 고관절낭을 모빌리제이션하여 더 나은 관절 위치를 만들고 세계 기록을 깨부쉈기 때문이다. 그는 3차례의 시도에서 실패했었다. 그러나 4번째 시도를 하기 전 단지 모빌리제이션을 하고 난 뒤, 세계기록을 갱신해버린 것이다. 놀랍지 아니한가?

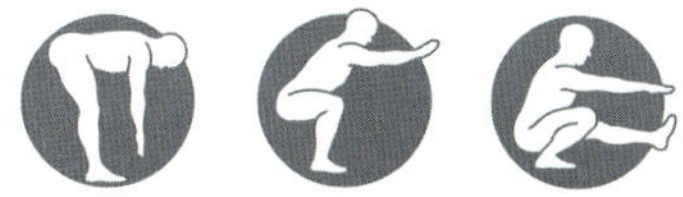

이 모빌리제이션 기술은 위 아키타입들을 개선하는 데 도움을 줄 것이다.

방법:

수축과 이완

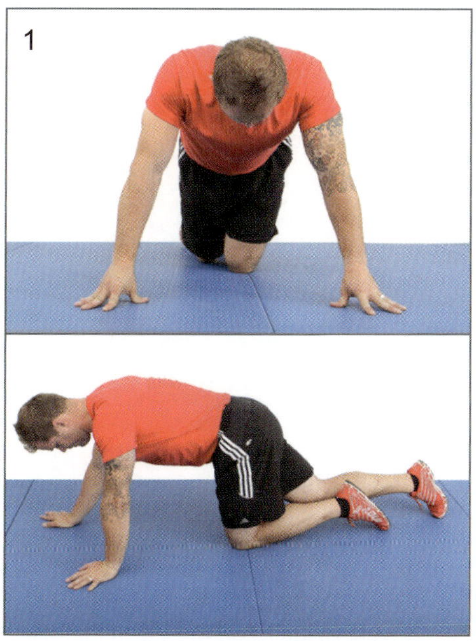

바닥에 무릎을 꿇고 대부분의 체중을 왼쪽 무릎으로 옮긴다. 무릎이 고관절 바로 아래 위치할 수 있도록 자세를 정렬한다.

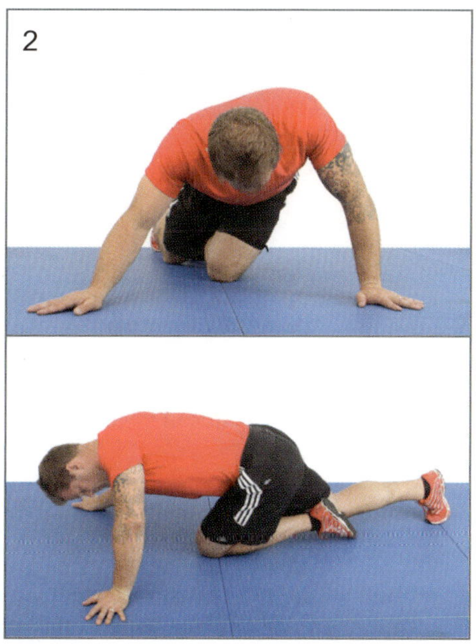

고관절을 왼편으로 내리되, 체중은 계속 왼쪽 무릎에 싣고 있는다. 대퇴골두가 엉덩이 바깥으로 튀어나온다는 상상을 하라.

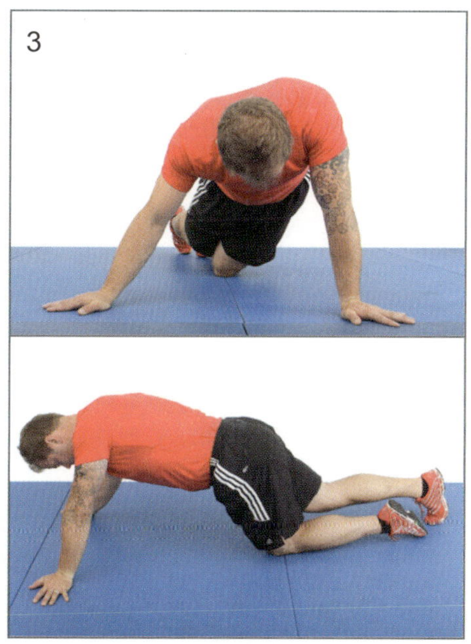

여전히 체중을 왼쪽 무릎에 실어놓고 고관절을 왼편으로 밀어낸다. 앞으로 기어가고 고관절낭 앞쪽 조직을 풀어낸다.

고관절낭 외회전Hip Capsule External Rotation

1

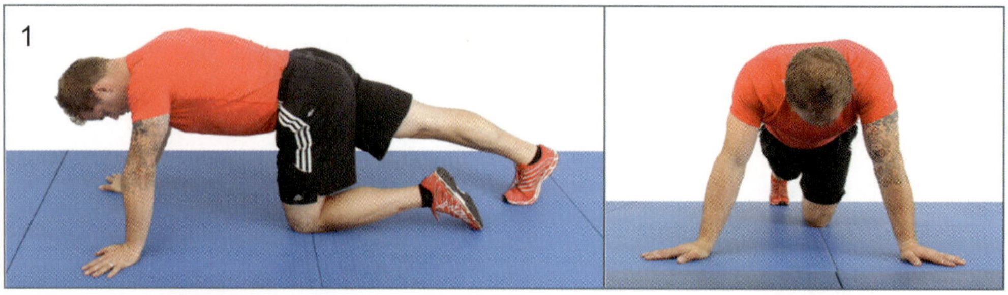

체중을 왼쪽 무릎에 싣는다. 대퇴골은 바닥과 수직을 유지하도록 한다.

2

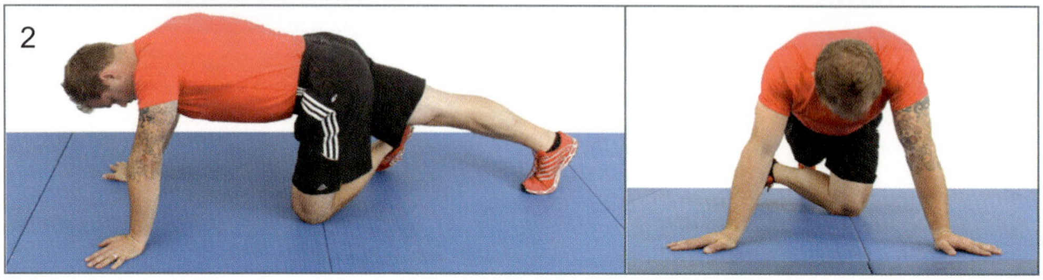

대퇴골두를 관절 소켓 뒤쪽으로 재위치시키면서 왼쪽 다리를 몸 앞으로 돌린다.

3

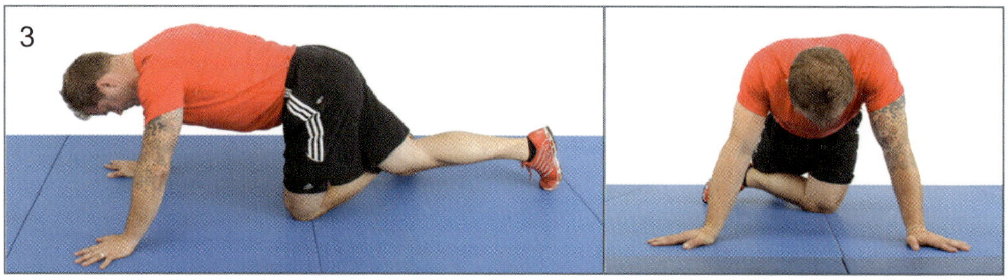

오른쪽 무릎으로 왼쪽 다리를 고정한다.

4

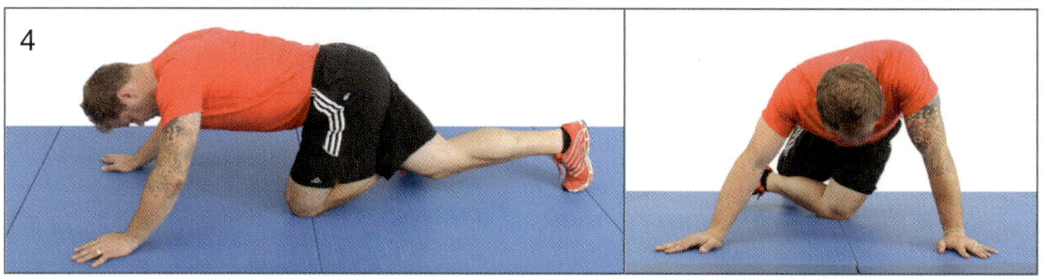

체중 대부분을 왼쪽 무릎에 실은 상태로 왼쪽 고관절을 바닥으로 내린다. 여기서도 마찬가지로 대퇴골두를 엉덩이 바깥으로 밀어낸다는 생각을 해야 한다.

5

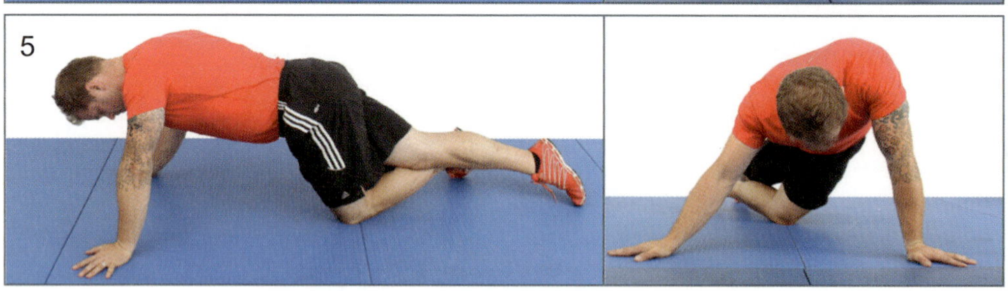

이전 자세에서 잠시 시간을 보낸 뒤, 앞으로 기어가 관절낭 앞쪽 조직들을 잡아낸다.

밴드를 이용한 디스트랙션: 많은 사람들이 이 모빌리제이션을 할 때 고관절 앞쪽이 충돌하는 느낌을 받을 것이다. 이는 대퇴골두가 관절 소켓 앞쪽 가장자리에 위치되어, 대퇴골과 관골구(고관절이 들어가 있는 곳) 사이에 어떤 조직들이 끼인 것이다. 만약 이러한 일이 벌어질 때, 밴드를 사용하지 않는 것은 시간 낭비이다. 관절낭에 어떠한 효과를 발휘하려면, 엉덩이에 잡히는 주름 주변으로 밴드를 감고 외측과 뒤쪽으로 신연해야 한다. 이렇게 하면 관절낭 앞에 있을 수 있는 어떠한 충돌증상도 해결할 것이며, 고관절이 관절 소켓 뒤쪽으로 들어갈 수 있게 만들어줄 것이다.

밴드를 이용한 디스트랙션

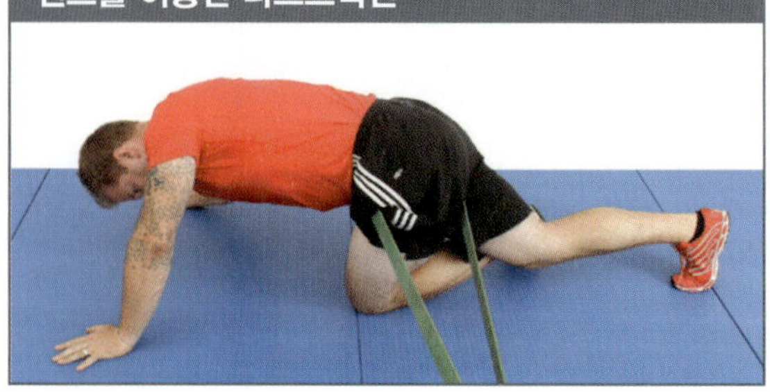

고관절낭 내회전Hip Capsule Internal Rotation

내회전 능력은 다리가 뒤로 갈 때 안정성을 만들기 위해 필수적이다. 내회전 움직임은 스쿼트 바닥 자세의 무릎이 바깥으로 나간 상태와 같이 다리가 굴곡 상태일 때 토크를 발생시키는 역할도 한다. 내회전 움직임을 관절낭의 여유 공간이라 생각하라. 만약 내회전 가동범위가 상실되면 스쿼트와 같은 다리 굴곡 상태에서 다리를 외회전시킬 수 없을 것이고, 또 달리기를 하거나 스플릿저크를 할 때처럼 다리를 뒤로 신전시킬 때, 내회전시킬 수 없게 될 것이다. 그리고 근본적으로, 역학적으로 안정적인 자세들이나 당신의 주 엔진으로 파워를 생성할 수 없게 된다.

이 모빌리제이션은 내회전 능력을 회복하는 효과적인 방법이다. 고관절낭 모빌리제이션과 완전히 같은 셋업을 취하지만, 다리를 몸 앞으로 외회전시키는 대신, 다리를 몸 바깥으로 보내고 발을 케틀벨과 같은 중량에 걸도록 한다.

주의: 고관절 내회전을 평가하기 위해, 다리가 90도가 될 수 있도록 바닥에 눕거나 의자에 앉고, 그다음 오른쪽 사진에서처럼 다리가 몸으로부터 멀어지도록 회전한다. 만약 발을 몸 바깥으로 보낼 수 없다면 내회전 움직임이 상실되었을 가능성이 있다.

스쿼트 2 아키타입 | 스쿼트 1 아키타입 | 런지 아키타입

이 모빌리제이션 기술은 위 아키타입들을 개선하는 데 도움을 줄 것이다.

방법:

수축과 이완

내회전 테스트 1

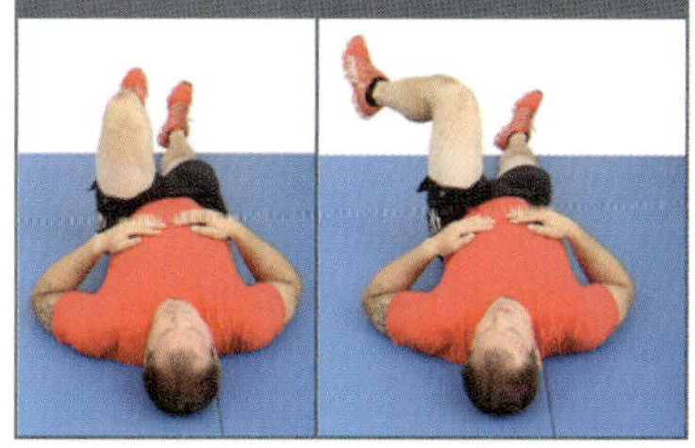

내회전 테스트 2

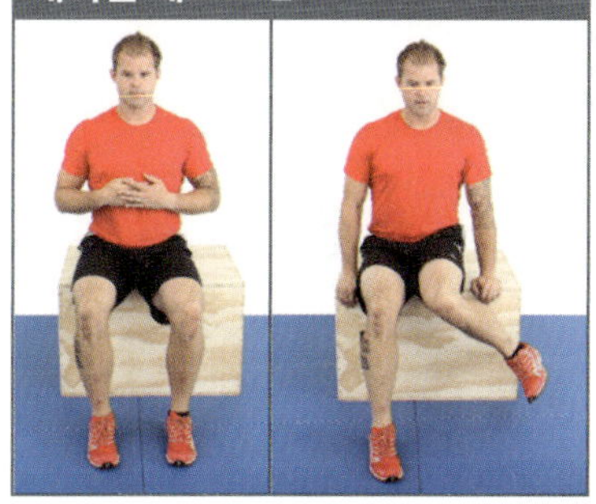

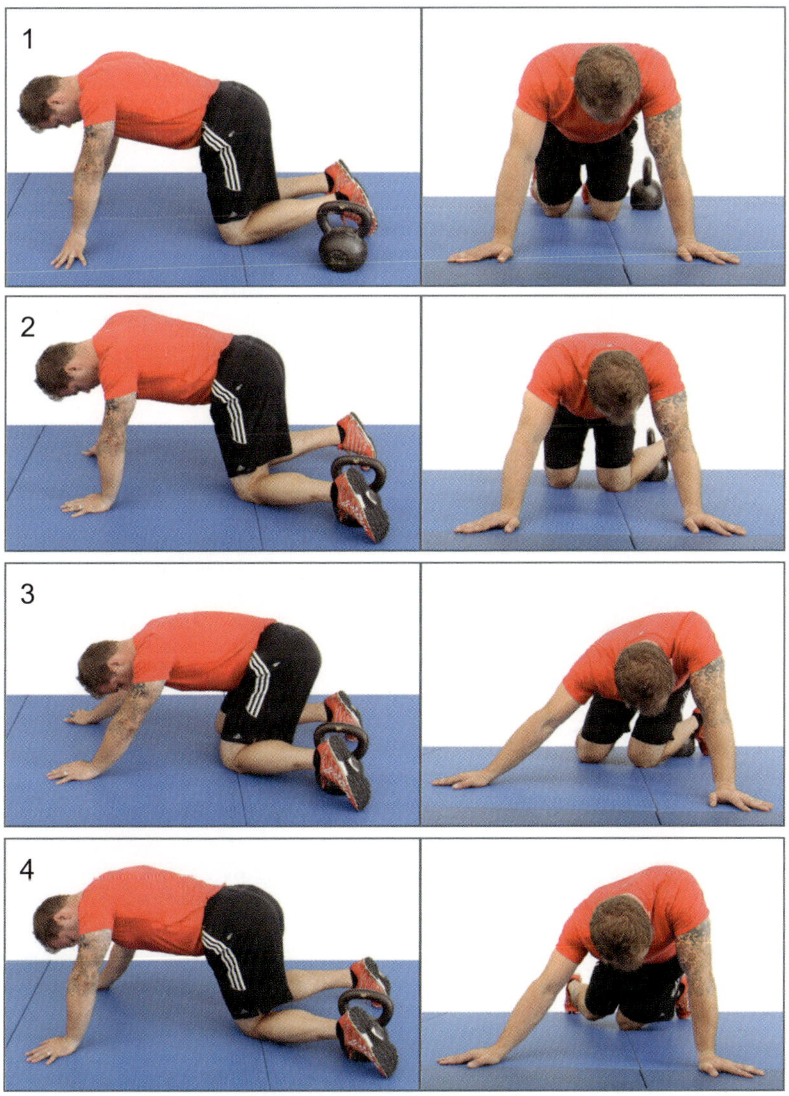

1. 바닥에 무릎을 꿇고 체중을 왼쪽 무릎으로 옮긴다. 이때 무릎이 고관절 바로 아래에 정렬하고 있는지 확인하라. 케틀벨은 왼발 바로 옆에 두도록 한다.
2. 왼발을 케틀벨 옆에 건다. 체중의 대부분은 왼쪽 무릎 위에 실은 상태를 유지한다.
3. 엉덩이를 뒤쪽과 몸 왼편으로 보낸다.
4. 왼쪽 무릎 위에 체중 대부분을 실어놓은 상태에서 왼쪽 고관절을 바닥으로 내리고, 앞으로 기어가 관절낭 전면을 공략한다. 해당 관절에 밴드를 이용해 신연 기법을 사용할 수 있다면 더욱더 좋은 효과를 발휘할 것이다!

개선사항:
고관절 통증과 충돌징후

디스트랙션을 동반한 내회전 Cueing Internal Rotation with Distraction

만약 대퇴골두가 관절낭에서 빽빽한 상태로 박혀 있다면 고관절낭 내회전 모빌리제이션으로 고관절의 회전 가동범위를 회복하거나 향상시키는 데 어려움이 있을 것이다. 어떤 사람들에게는 고관절 주위로 밴드를 감고 외측과 후방으로 신연시키는 것으로도 대퇴골구와 관절 소켓 사이에 숨 쉴 공간을 만들기 충분치 않을 수 있다. 이러한 사람들은 여전히 고관절 앞쪽에서 급작스럽게 조이는 느낌이 들고 이 때문에 고관절낭 모빌리제이션이 제대로 수행되지 않는다. 만약 이러한 일이 벌어진다면 관절들을 당겨 관절낭 내부에 공간을 만들어줘야 한다.

아래 그림을 보면 발목으로부터 신연 기법을 적용하고 배쪽으로 구른 뒤, 발을 능동적으로 내회전시키고 있는 것을 볼 수 있을 것이다. 이는 팔을 머리 위로 신연시키고 난 뒤 능동적으로 외회전하는 기법과 같은 개념이다. 그러나 이 모빌리제이션의 경우엔, 다리를 신전하고 내회전하는 능력 향상에 힘써, 다리가 몸 뒤로 갔을 때 고관절에 안정적인 자세를 만든다.

1. 발목 위에 밴드를 걸고 발꿈치 기저부를 감는다. 그러고 나서 배가 바닥을 향하도록 몸을 굴린다. 이 동작은 다리를 신전 위치로 놓을 것이다.
2. 다리를 이완시킨 상태에서 내회전시키도록 한다.

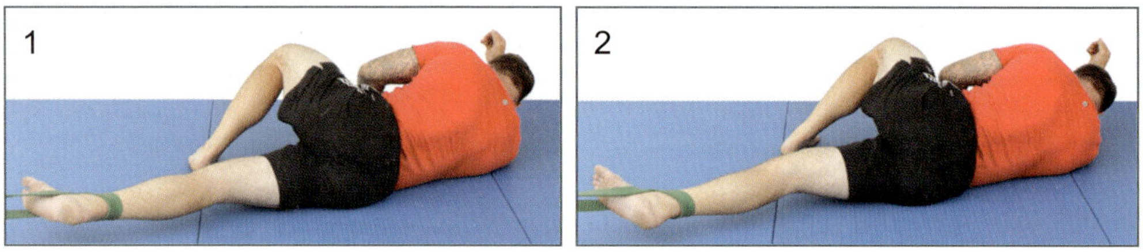

런지
아키타입

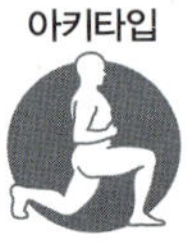

이 모빌리제이션 기술은 위 아키타입들을 개선하는 데 도움을 줄 것이다.

방법:
수축과 이완

내회전을 동반한 올림픽 월 스쿼트 Olympic Wall Squat with Internal Rotation

이것은 고관절 내회전을 향상시키는 또 다른 모빌리제이션이다. 등을 바닥에 댄 경우, 내회전했을 때 고관절을 소켓 뒤쪽으로 보내기 어렵기 때문에, 이 모빌리제이션은 이전에 소개한 테크닉들에 비해선 효과가 조금 떨어진다. 그러나 충분히 효과적이며 다른 올림픽 월 스쿼트 변형 동작들과 함께 사용할 수 있는 모빌리제이션이다.

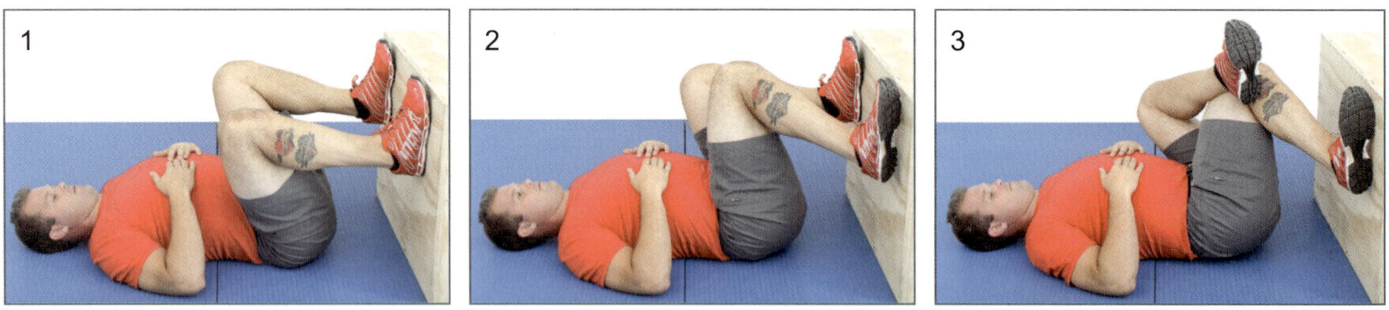

1. 엉덩이가 박스에 최대한 가깝게 올 수 있도록 자세를 취한다. 어깨 바깥 정도의 너비로 스탠스를 취하고 정강이는 박스와 수직, 그리고 발을 정면을 향하도록 한다.

2. 오른쪽 무릎을 몸 왼편으로 내려 오른쪽 다리를 내회전시킨다.

3. 왼발을 오른쪽 무릎 위에 올려 내회전 움직임을 강화한다.

밴드를 이용한 디스트랙션: 이 모빌리제이션의 효과를 향상시키기 위해 밴드를 감아 외측으로 당기고, 밴드 하나를 두 무릎 주위에 감아 각각의 고관절의 소켓 뒤쪽으로 대퇴골두를 보낸다.

밴드를 이용한 디스트랙션

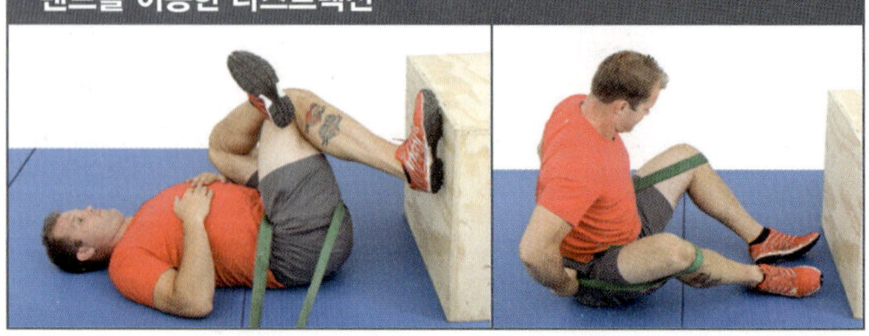

전반적인 내회전 만들기Global Internal Rotation

방법:
수축과 이완

비록 이 테크닉이 고관절낭 모빌리제이션이나 올림픽 월 스쿼트 변형 동작들과 같은 효과를 낼 수는 없지만, TV를 보거나 휴식을 취하고 있을 때 하기 편한 동작들이다. 이 동작을 할 때 고관절에 대해 외측으로의 신연 기법을 사용하면 더 이상적인 결과를 낼 것이다.

1
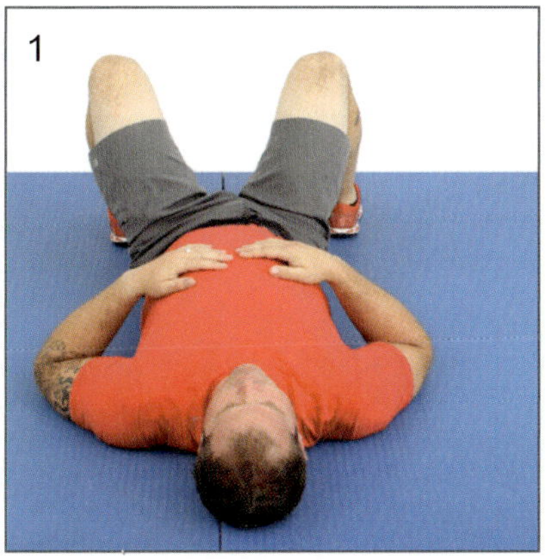
바닥에 등을 대고 누워 양 무릎을 세운다.

2
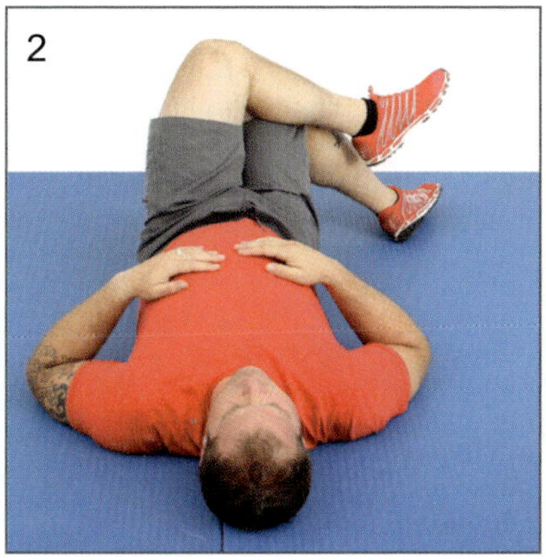
오른쪽 다리를 내회전시키고, 왼쪽 다리를 오른쪽 무릎 위에 올려 매트에 고정시킨다.

3
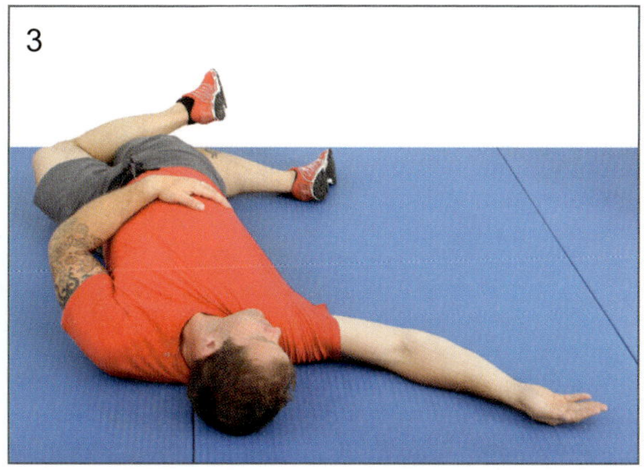
오른쪽 무릎을 바닥으로 내릴 때, 오른쪽 팔을 바깥으로 뻗는다. 이렇게 하면 반대되는 방향으로 회전의 균형을 잡고 허리 근육들을 잡아준다. 이 동작을 할 때 허리가 과신전되는 보상작용이 일어나기 쉬운데, 엉덩이를 바닥에 붙여놓아 이를 방지할 수 있을 것이다.

생활 속의 고관절 내회전 모빌리제이션Internal Rotation Workaround

생활 속의 고관절 모빌리제이션과 마찬가지로, 내회전 모빌리제이션이 고관절 모빌리제이션의 첫 번째 선택지는 아니다. 체간 근육이 긴장된 상태에서, 고관절을 좋은 자세로 만들기는 힘들며, 나쁜 자세로 보상되기 쉽다. 그러나 만약 의자에 갇히고 상당한 기간 그 상태에 머물러 있어야 한다면, 내회전 움직임을 만들어낼 시도를 해야 할 것이다.

1
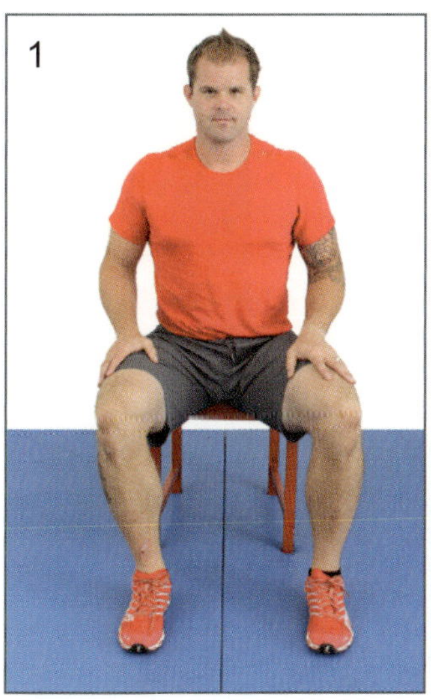
2
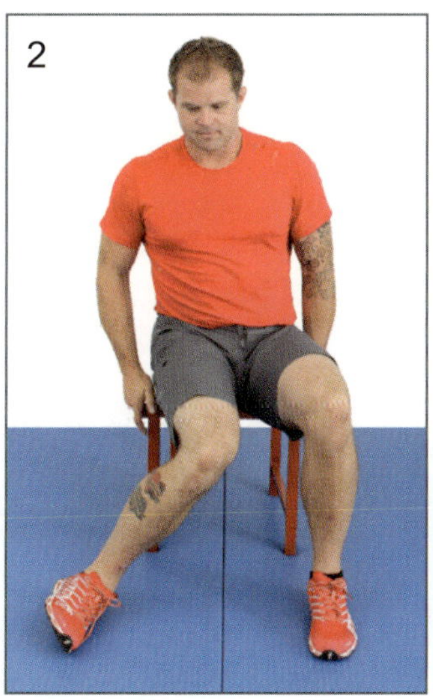
3
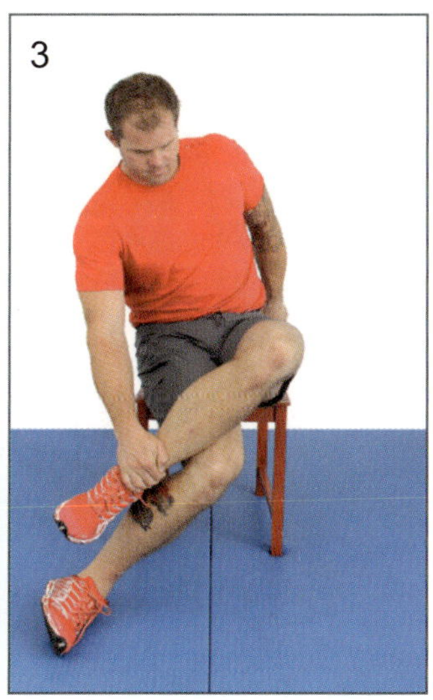

1. 척추 중립자세로 바로 앉는다.
2. 오른쪽 발을 바닥에 붙여놓고, 오른쪽 무릎을 몸 안쪽으로 내려 내회전을 만든다.
3. 왼쪽 다리를 오른쪽 무릎 위로 올려 교차시키고, 그 위치에서 왼쪽 다리 안쪽을 오른손으로 잡는다. 그러고 난 뒤 왼쪽 다리를 이용해 교차시킨 오른쪽 다리를 당긴다. 고관절 상부 일부와 허리 근육을 스트레칭하기 위해 상체를 오른쪽으로 기울인다.

부위 8 고관절 굴곡근, 대퇴사두근

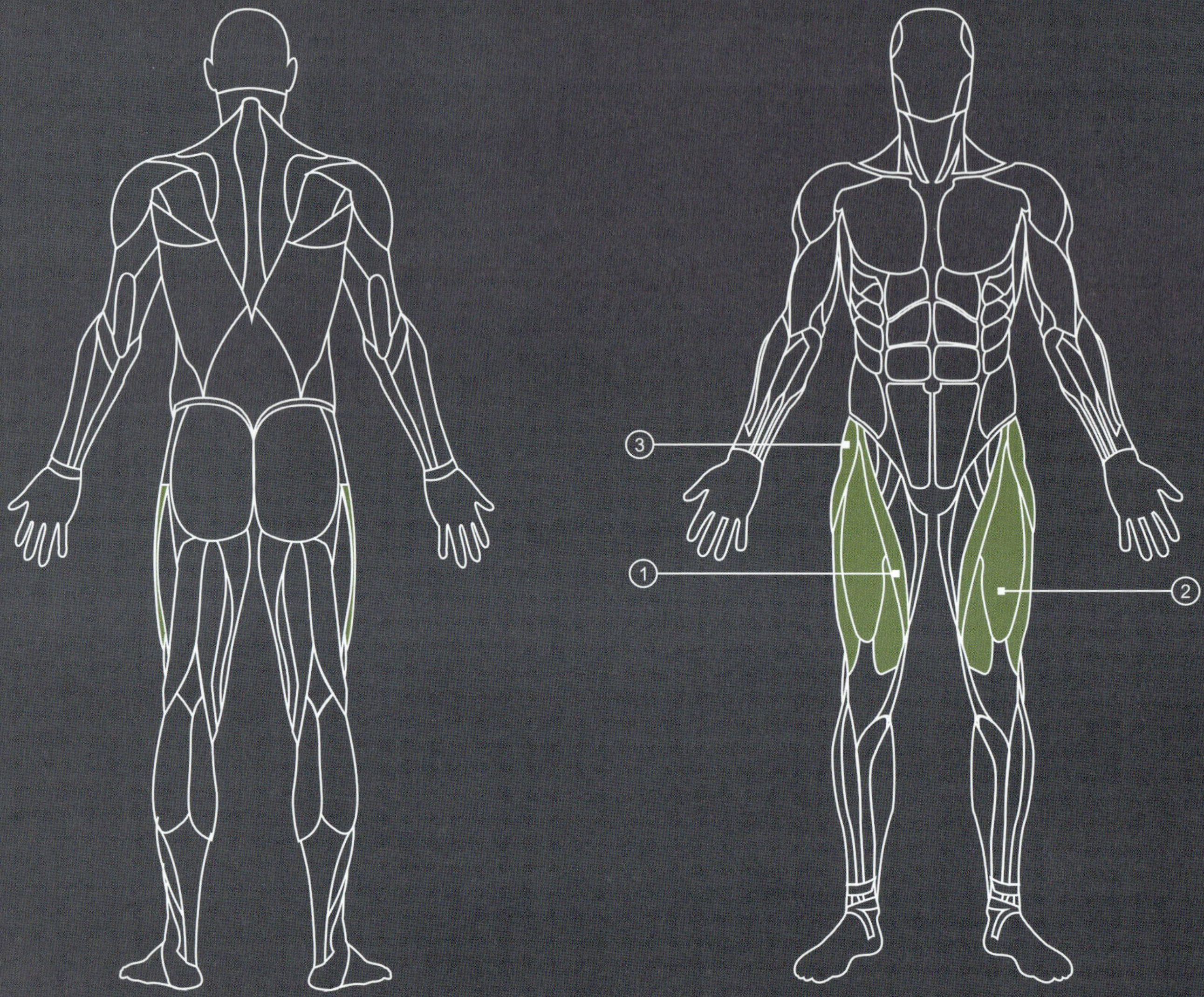

모빌리제이션 대상 부위

1

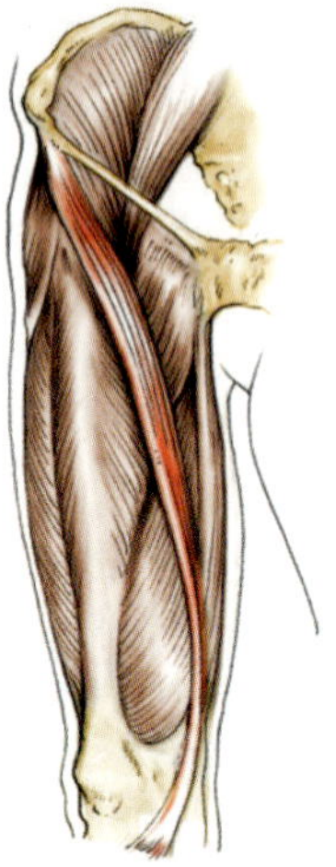

봉공근(Sartorius)

2

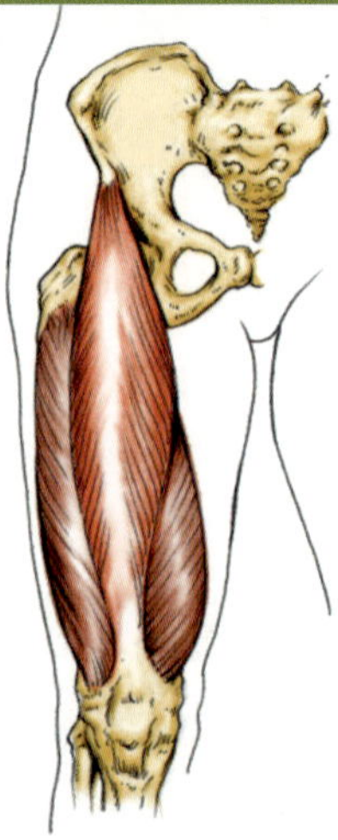

대퇴직근(Rectus Femoris)

3

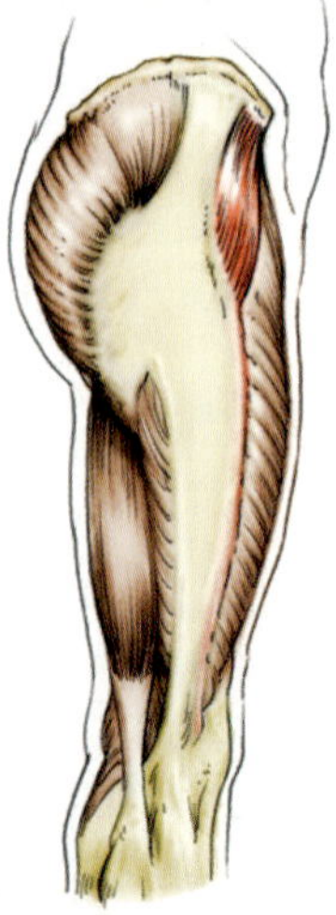

대퇴근막 장근(Tensor Fascia Latae)

대퇴부 스매시 모빌리제이션Quad Smash Mobilizations

런지 아키타입 / 피스톨 아키타입 / 스쿼트 1 아키타입

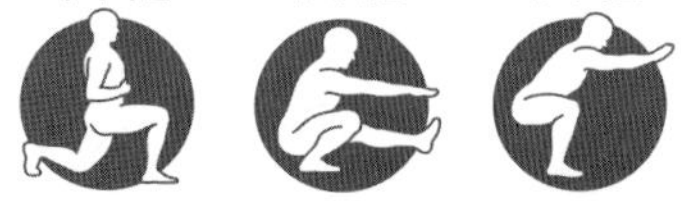

이 모빌리제이션 기술은 위 아키타입들을 개선하는 데 도움을 줄 것이다.

개선사항:

무릎, 고관절, 그리고 허리 통증

방법:

압력파(좌우)
스매시&플로스
수축과 이완

이 모빌리제이션은 필자가 가장 좋아하는 것 중 하나이다. 왜냐하면 다양한 범위로 응용할 수 있고 모든 사람들에게 적용되기 때문이다. 이 모빌리제이션은 크로스피터, 엘리트 수준의 올림픽 역도 선수, 군인, 경찰, 소방대원, 그리고 하루 종일 책상에 앉아 있는 워커 홀릭에 이르기까지 대퇴사두근, 햄스트링, 그리고 둔근과 같은 큰 근육에 발생하는 광범위한 뻣뻣함을 가진 사람들이라면 모두에게 필요한 기술이다. 이러한 근육들은 끊임없이 텐션과 엄청나게 큰 부하를 받는다. 그리고 앉는 자세로 인해 짧아지기까지 한다. 그럼에도 불구하고 많은 사람들이 이 뻣뻣해진 조직을 회복시키려는 노력을 기울이고 있지 않은 실정이다. 다음에 소개하는 일련의 과정을 통해, 나는 대퇴부를 스매시하는 강력한 방법과 이렇게 열심히 일하는 큰 근육 뭉치들을 회복하는 방법을 보일 것이다. 그러나 여기로 빠져들기 전에 몇 가지 중요한 규칙들에 대해서 다시 상기해보도록 하자.

규칙 #1: 근육의 결에 대해 다루도록 한다. 광범위하게 스매시하려고 할 때마다 천천히, 양질로, 앞뒤로 하는 것에 집중해야 한다. 흉추 스매시를 할 때 어떠한 의도도 없이 그저 근육 길이를 따라 위아래로 문지르는 것은 시간 낭비일 뿐이다. 혹은 1970년대 스타일의 정적인 스트레칭과 동작을 할 수도 있겠지만, 이렇게 하는 것 역시 어떠한 변화를 만들어낼 순 없을 것이다. 의미 있는 변화를 만들어내기 위해선, 조직을 가로질러 큰 압력을 발생시켜야 하는데, 다음 세 가지 모빌리제이션 기법을 적용하도록 하라. 입력파, 스매시&플로스, 그리고 수축과 이완.

규칙 #2: 변화가 일어날 때까지 해당 조직을 다뤄라. 핵심은 한 부위가 정상화(즉 통증이 사라져야)되고 나서야 그 위, 아래로 옮겨가는 것이다. 내가 선수들에게 물리치료를 할 때, 10분은 공을 들이고 나서야 다른 다리를 손본다. 요점은 이러한 조직들을 다룰 때는 최소한 20분(한 다리당 10분)은 필요하다는 것이다. 만약 한 다리 전체를 치료하는 데 10분 이상이 소요된다면, 해결되지 못했던 부분을 기억하고 다른 다리를 치료하고 난 뒤, 다시 돌아와 작업을 진행하라.

규칙 #3: 변화를 이끌어낼 수 있는 모빌리티 도구를 사용하라. 조직의 깊은 층을 꿰뚫기 위해서는 크고 많은 양의 압력이 필요하다. 만약 이전에 대퇴부를 스매시해본 경험이 없다면, 폼롤러로 시작하는 것이 좋을 것이다. 그러나 만약 당신이 괴물 같은 선수라면, 폼롤러로는 필요한 자극을 만들어내지 못할 것이다. 당신이 이러한 부류의 사람이라면 배틀스타, 큰 파이프, 또는 바벨 아니면 슈퍼프렌드와 같은 종류의 도움을 받아야 할 것이다.

주의사항: 대퇴부를 스매시하는 것은 엄청나게 아플 것이다. 많은 사람들이 통곡의 계곡에서 허우적거린다. 당신의 체중(또는 친구의 체중)을 완전히 감당하기에는 상당한 시간이 필요할 것이다. 그러니 처음부터 각오를 단단히하고 임하길 바란다.

옵션 1: 롤러 대퇴부 스매시Roller Quad Smash

롤러를 이용한 대퇴부 스매시는 아마도 대퇴부를 푸는 가장 쉽고도 일반적인 옵션일 것이다. 앞에서 언급한 바와 같이 폼롤러, PVC 파이프, 빅 배틀스타, 리틀 배틀스타를 이용할 수 있다. 빅 배틀스타는 넓은 부위를 적용할 수 있고 조금 덜 자극적인 반면, 리틀 배틀스타는 더 강력하고 날카로운 자극을 만든다. 나는 일반적으로, 광범위한 스매시 효과를 위해선 빅 배틀스타를 이용하고 특정 근육 뭉침knot과 압통점을 목표로 한다면 리틀 배틀스타를 사용하길 권한다.

대상 부위

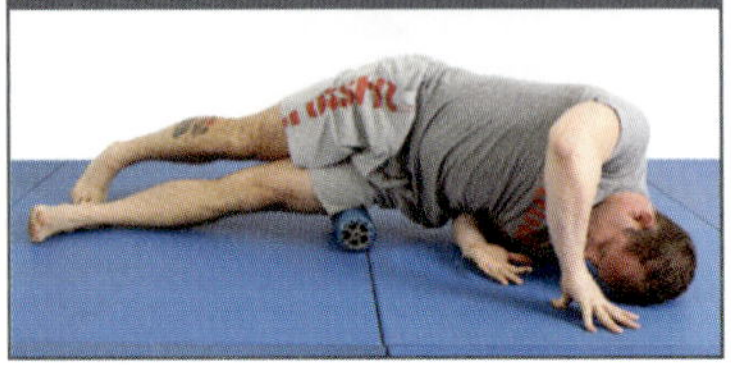

만약 배틀스타를 사용한다면 받침대를 빼고 바닥에서 롤러만 가지고도 할 수 있다. 롤러를 바닥에 두면 몸을 통제하기 더 쉬워진다. 압력을 조절하기 쉬워지게 되면 모빌리제이션의 자극을 줄일 수 있다. 이 방법은 선호도에 따라 선택하도록 한다. 두 가지 방법을 사용해보고 더 효과적으로 느껴지는 방법을 사용하라.

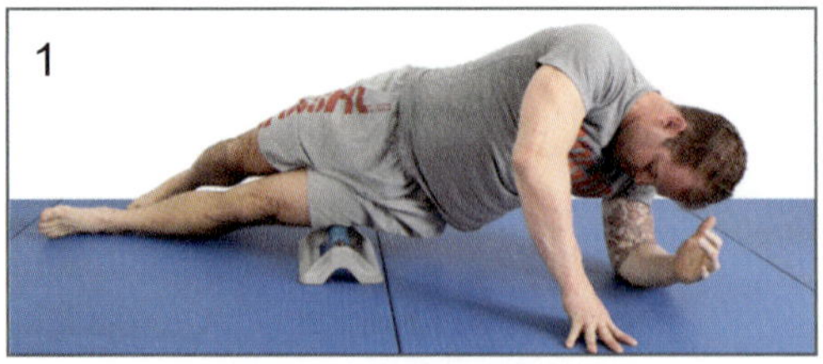

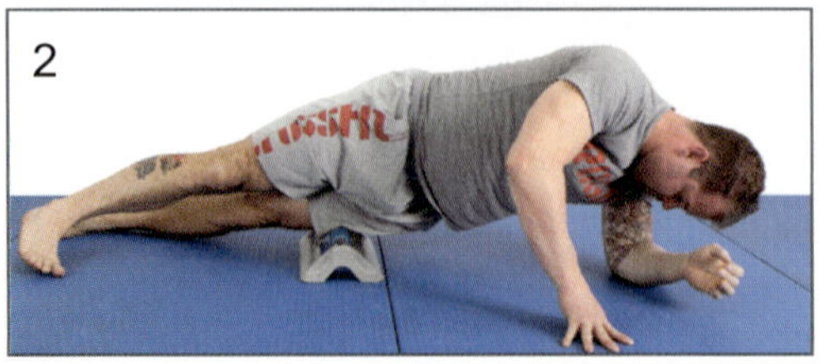

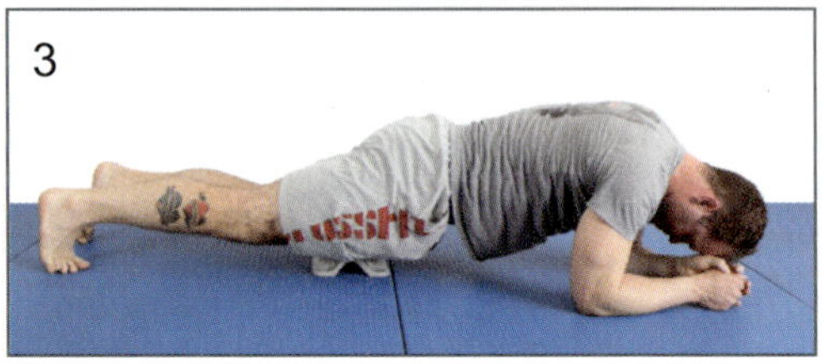

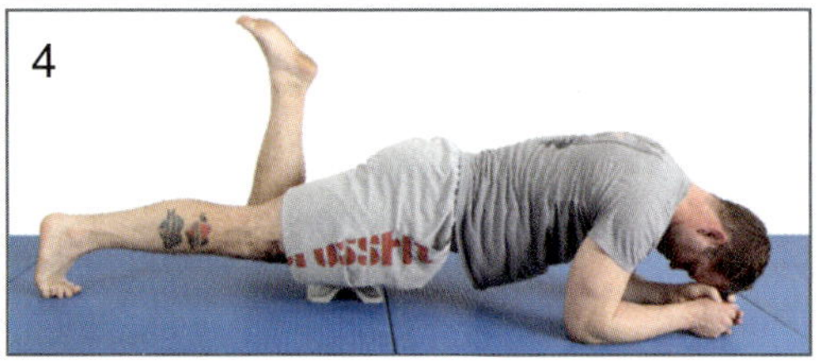

1. 폼롤러 위로 옆으로 누워 롤러가 왼쪽 다리 바로 아래에 올 수 있게 위치시킨다. 체중이 다리 위로 실릴 수 있게 유지하면서, 두 팔로 상체를 지지하면서 오른발을 바닥에 고정시킨다.
2. 체중이 왼쪽 다리 위에 분포되게 하면서, 배가 바닥을 향하도록 천천히 몸을 돌려 압력이 조직을 가로지르게 압력파 기법을 사용한다.
3. 바닥을 보도록 몸을 돌리면서 오른발이 왼발 옆으로 오게 한다. 여기서부터 수축과 이완을 하고 타이트한 지점에서 이리저리 문지르도록 한다.
4. 발뒤꿈치를 엉덩이 쪽으로 당겨 고정하되 눌린 조직 주변을 플로스한다. 타이트한 부분을 누르고 통증이 사라질 때까지 스매시&플로스 기법 그리고 수축과 이완 기법을 사용하라. 해당 부분이 괜찮아지면 근육의 다른 부분들을 위해 대퇴부의 위아래로 진행한다.

옵션 2: 바벨 대퇴부 스매시Barbell Quad Smash

바벨, 반죽 밀대, 또는 X-wing 핸들을 장착한 리틀 배틀스타를 사용하는 것은 대퇴부의 깊은 부분의 뻣뻣함을 건드리는 효과적인 방법이 된다. 말했다시피 효과적인 변화를 만들기 위해선 크고 상당한 양의 힘이 필요하다. 바벨을 사용하면 쉽게 목적을 이룰 수 있다. 그러나 이 방법을 사용하여 근육섬유 결을 가로질러 적용하기엔 어려운 점이 있다. 아래 놓인 조직의 체표면 활주를 회복하기 위해서는 매우 천천히 한 번에 한 지점씩 공략해나가야 한다. 어떤 변화가 일어나거나 변화 만들기를 멈추려 하기 전까지는 뻣뻣한 근육 덩어리들 위에 왔다 갔다 하면서 압력파 기술을 적용해야 한다고 생각하라. 스매시 효과를 완전히 내거나 다른 지점들을 건드리기 위해 다리를 좌우로 돌릴 수도 있을 것이다.

주의: 이 모빌리제이션은 특히 고관절에 가까운 대퇴부 상부의 뻣뻣함에 효과적이다.

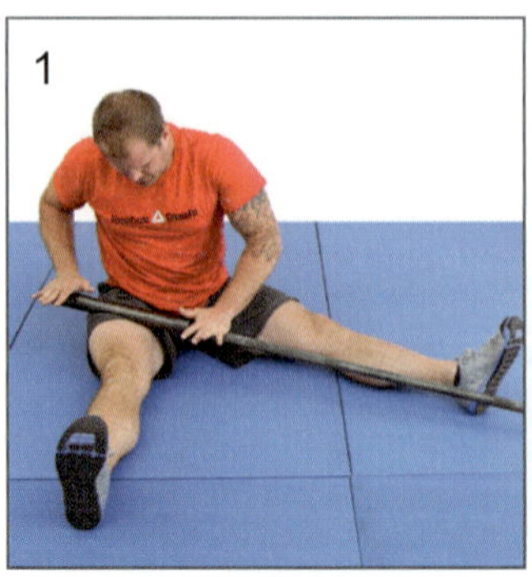

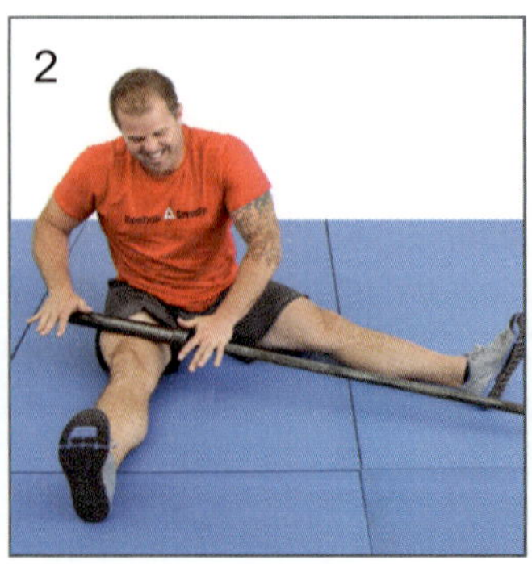

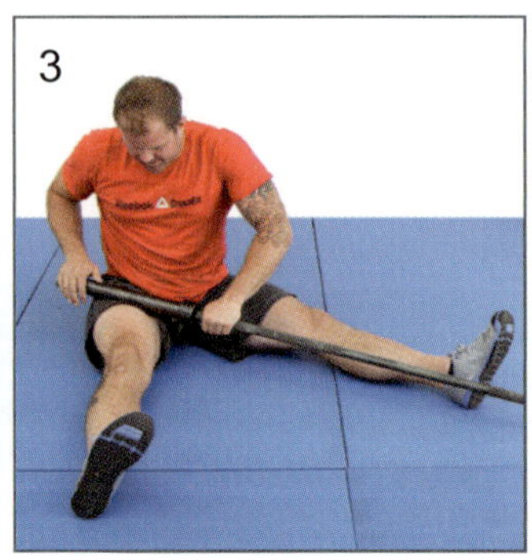

1. 바벨의 슬리브를 대퇴부 위쪽에 놓는다. 압력을 만들기 위해 허리를 펴고 몸을 앞으로 기울이고 바벨을 허벅지를 향해 민다.
2. 근육 길이를 따라 천천히 바벨을 굴린다. 아래 방향으로의 압력을 가능한 크게 유지하도록 한다. 작은 단위에 집중하고 가능한 천천히 진행한다. 목표는 조직에 큰 압력파를 가하는 것이다. 만약 정말 뻣뻣한 부위를 만났다면, 다리를 좌우로 돌리고 수축과 이완 기법을 활용하도록 한다.
3. 바벨을 허벅지 위쪽으로 다시 당기고, 다리를 내회전시킨다. 그리고 새로운 라인을 공략할 준비를 하라. 최상의 결과를 위해, 다리를 따라 발쪽으로 굴릴 때 압력을 만들도록 한다.

옵션 3: 슈퍼프렌드 대퇴부 스매시Superfriend Quad Smash

이 기법은 대퇴부에 있는 광범위한 뻣뻣함에 효과를 발휘하는 가장 효과적인 방법이다. 바벨, 배틀스타, 또는 PVC 파이프를 사용하는 것도 좋은 생각이긴 하지만, 다른 사람이 해주는 것이 이 고통스러운 자극을 동일한 강도로 적용하는 방법일 것이다.

이 모빌리제이션을 하기 위해선, 파트너가 발 안쪽 아치로 당신의 대퇴부를 누르고 아래로 누르는 압력이 근육을 가로지르도록 앞뒤로 문지르게 한다. 만약 당신이 파트너 역할이라면, 발뒤꿈치나 발 앞볼을 이용해 라크로스 볼 같은 찌르는 듯한 압력은 피하도록 한다. 발 아래 있는 조직의 체표면 활주를 회복하기 위해 근육을 가로지르는 전단력을 가하고 스매시 자극을 좀더 견디게 하는 것이 목표이다.

모빌리제이션을 받는 쪽이라면 허리가 과신전되지 않도록 버텨라. 엉덩이를 드는 것은 통증을 사라지게 하는 데 아무런 도움이 되지 않는다. 또한 그만하라고 항복 의사를 표명하지도 마라. 지금 그래플링 경기를 하는 것이 아니다. 그러나 자신의 상태를 파트너에게 표현해서 강도를 조금 낮추고 통증이 지나치지 않게 하도록 하라. 마지막으로, 가능한 다리의 힘을 풀고 압력을 받아들여라. 사진과 같이 다리를 좌우로 돌려 파트너가 대퇴부를 가로지르게 압력을 적용할 수 있게 하라.

주의: 이 모빌리제이션은 선수들을 그룹으로 나눠 수행하기 좋은 방법이다. 사실, 중국 역도 팀은 그룹을 나눠 훈련 전후로 스매시를 한다고 한다.

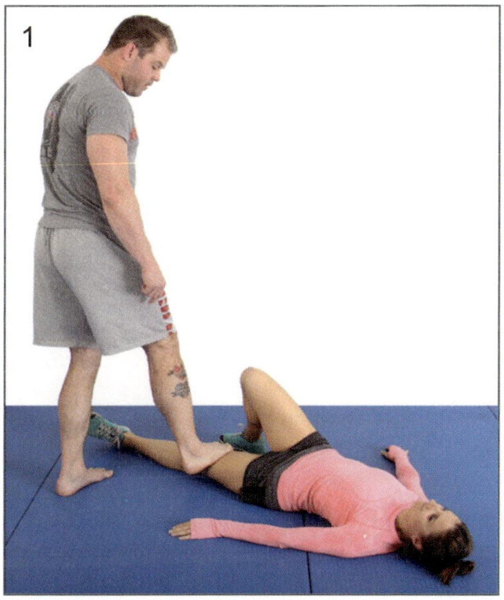

1 시술자는 발의 아치를 피시술자의 대퇴부 위에 올린다. 피시술자는 반대쪽 무릎을 세운다. 이렇게 하면 등을 바르게 펼 수 있게 되고 시술자가 스매시를 할 때, 허리의 과신전을 줄여줄 수 있다.

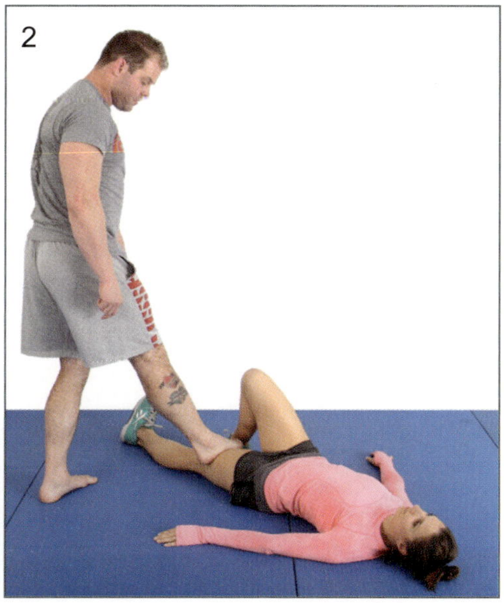

2 시술자는 체중을 앞으로 보내 피시술자의 대퇴부를 가로지르는 힘을 만든다. 피시술자의 다리가 돌아가는 것을 보라. 다리에 힘을 빼고 압력을 받아들이기 때문에 다리가 돌아가는 것이다

스쿼트 1 아키타입 피스톨 아키타입

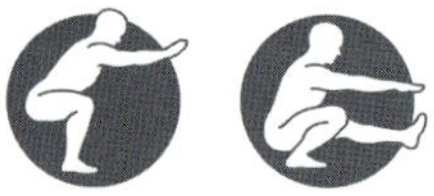

이 모빌리제이션 기술은 위 아키타입들을 개선하는 데 도움을 줄 것이다.

개선사항:

무릎 통증
무릎 기능

방법:

스매시&플로스
압력파
수축과 이완

슬개골 상부의 스매시&플로스Suprapatellar Smash and Floss

만약 정강이를 지면과 수직으로 만들지 않고 많은 점프를 하거나 스쿼트를 할 때 무릎이 안으로 모인다면, 무릎 통증을 느끼게 될 뿐 아니라 급격한 속도로 무릎 관절에 손상이 발생하게 될 것이다. 무릎이 이 지경이 될 때까지 기다리지 마라. 슬개골 관련 부위에 작업을 하여 무릎 위치를 바로 하고 통증을 줄이도록 한다.

이 문제를 해결하기 위해서는 라크로스 볼을 슬개골 바로 위suprapatellar pouch(슬개골상 주머니)에 놓고, 변화가 일어날 때까지 압박하고 스매시&플로스 기법을 적용한다. 슬개골 바로 윗부분을 열어냄으로써, 효과적으로 통증을 완화시킬 뿐만 아니라 무릎을 깊게 구부렸을 때 일어날 수 있는 수많은 무릎 기능 부전을 해결할 수 있을 것이다.

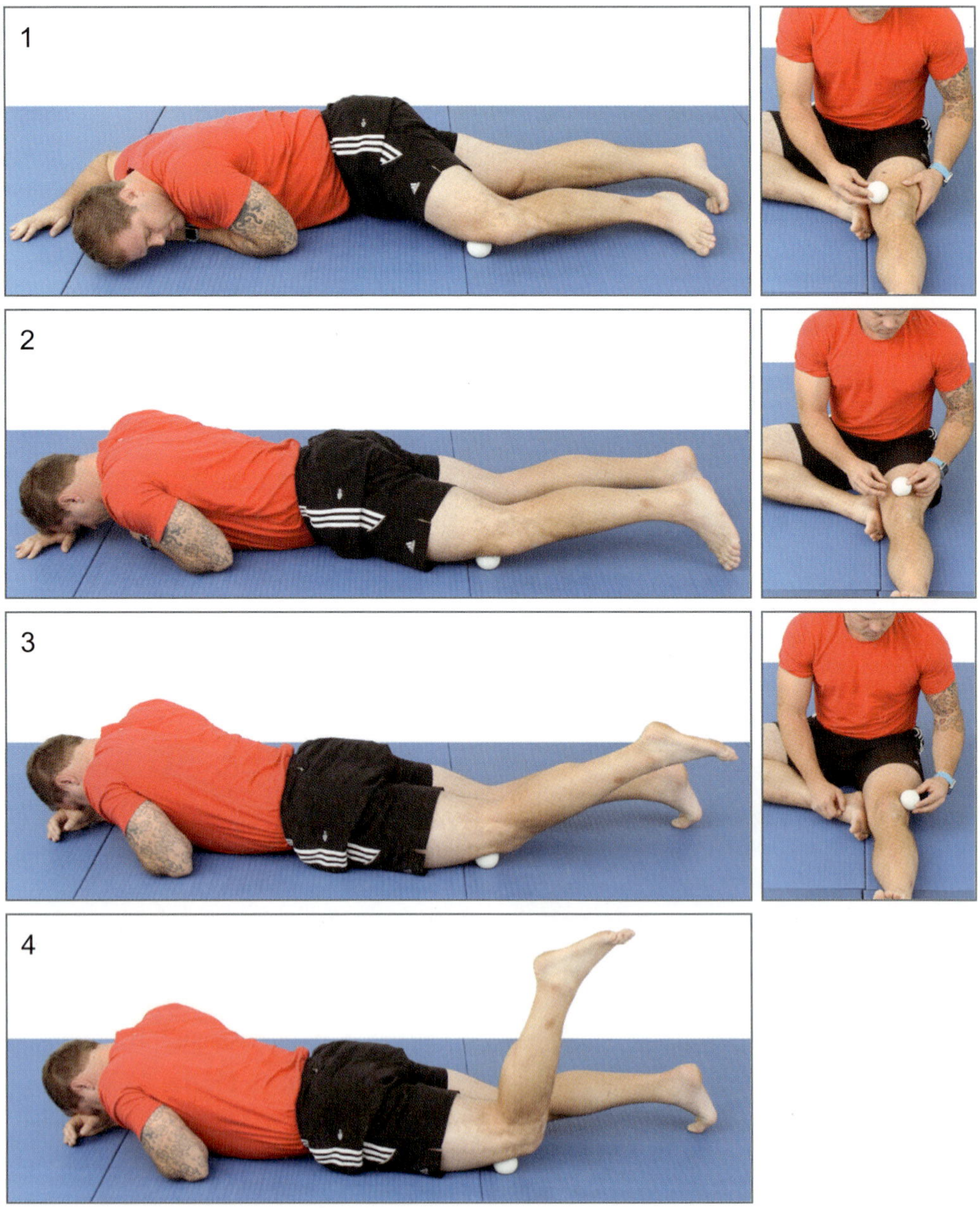

1. 라크로스 볼을 다리 안쪽 슬개골 바로 위에 위치시킨다.
2. 무릎을 내회전시켜 슬개골상 주머니를 가로지르는 압력파를 만든다.
3. 계속하여 무릎의 외측 부분까지 슬개골상 주머니와 대퇴부를 교차하여 스매시한다.
4. 만약 문제 지점을 찾게 되면, 발뒤꿈치를 엉덩이로 당겨 뻣뻣한 조직 주변을 플로스한다.

무릎에 부두 밴드 감기Knee VooDoo

슬개골은 늘어나지 않는다. 무릎 관절을 구성하는 인대와 건들의 길이는 고정되어 있다. 무릎 역학의 향상과 굴곡 범위를 깊게 하는 것은 슬개골상 주머니를 열어 공간을 만들어 주는 것이다. 이곳에서 대퇴근들이 부착하고 큰 건초들이 무릎 안으로 들어간다. 이 부위가 눌러붙고 뻣뻣해지면 무릎 구조물을 당겨 통증을 유발하고 잘못된 역학을 형성한다.

비록 슬개골 상부에 스매시&플로스를 적용했을지라도, 아주 작은 지점에서 제한되고 대상 부위 전체를 공략하지 못할 수도 있다. 이 때문에 무릎 위아래의 뻣뻣함을 다룰 때 부두 플로스 밴드를 가장 처음 사용하는 것이다. 이 기법은 큰 건초tendon sheath들을 풀어주고 짧은 시간 안에 전체 부위를 해결해준다.

스쿼트 1 아키타입　　피스톨 아키타입

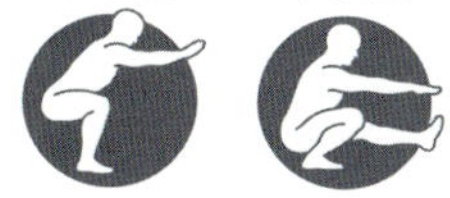

이 모빌리제이션 기술은 위 아키타입들을 개선하는 데 도움을 줄 것이다.

개선사항:

무릎 통증과 부종
무릎 염좌

방법:

부두 플로스 밴드 압박

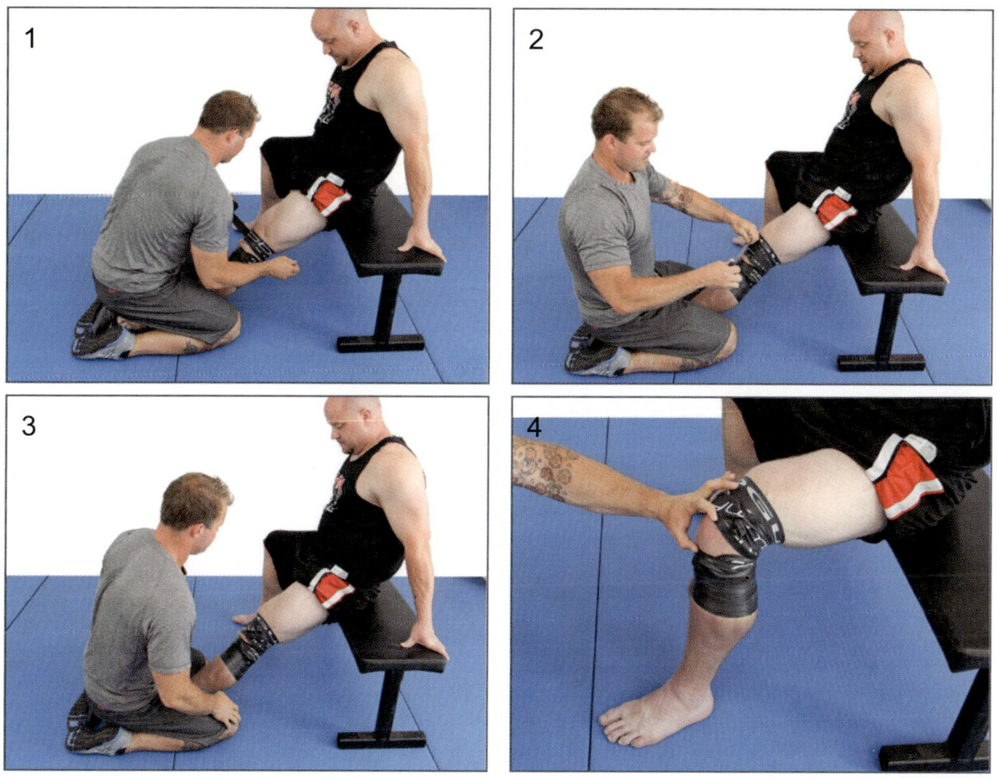

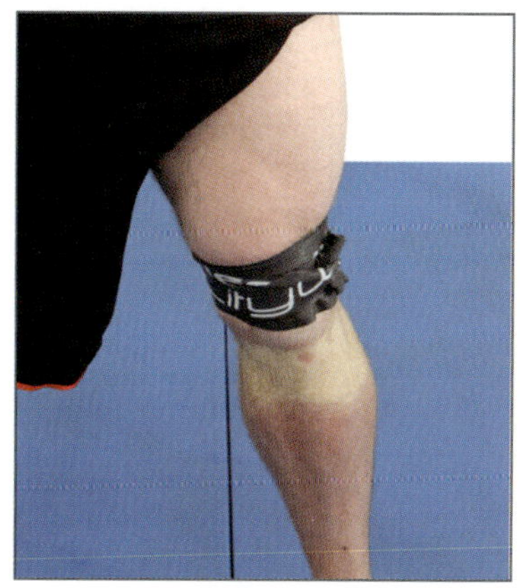

두 개의 부두 플로스 밴드로 각각 무릎 위와 아래를 감는다. 하나의 밴드로 무릎 전체를 감을 수도 있다. 밴드를 감는 법을 알고 싶다면 151 페이지를 보라.

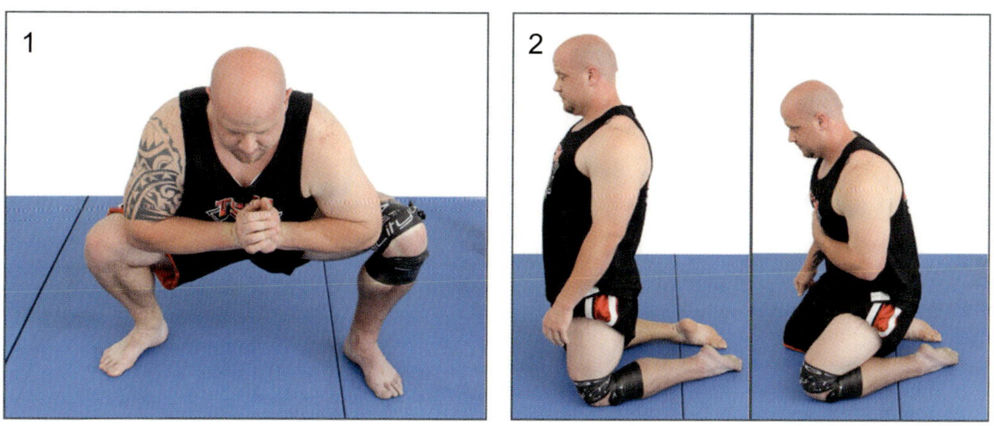

1. 무릎을 감은 채로 스쿼트를 하고 무릎을 바깥으로 보내 뻣뻣한 곳에 플로스를 한다. 몇 차례 스쿼트를 하고, 바닥 자세에 머물러 무릎이 굴곡 끝 범위에 갈 수 있도록 한다.
2. 바닥에 무릎을 꿇고 엉덩이가 발뒤꿈치에 닿도록 앉아 무릎을 굴곡시킨다.

밴드를 이용한 고관절 익스텐션Banded Hip Extension

런지
아키타입

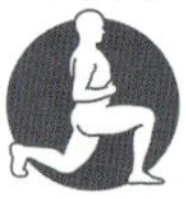

이 모빌리제이션 기술은 위 아키타입들을 개선하는 데 도움을 줄 것이다.

개선사항:

고관절과 허리통증

방법:

수축과 이완

잘못된 자세

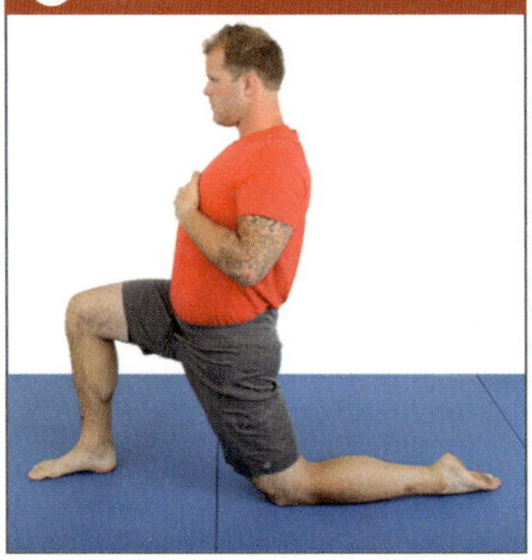

바닥에 무릎을 꿇는 자세로 고관절 앞쪽을 여는 것은 새로운 생각은 아니다. 사람들은 수천년 동안 이 동작을 해왔다. 그러나 여기엔 한 가지 문제가 있다. 기존의 널링 힙 오프너(잘못된 자세 사진을 보라)는 움직임을 제한하는 가장 큰 요소인 관절낭을 다루지 않았다. 그렇다면 해결책은 무엇인가? 간단하다. 다리에 밴드를 걸고, 밴드를 엉덩이에 잡히는 주름에서 당겨 앞쪽으로 신연하는 힘을 만드는 것이다. 큰 신장력으로 대퇴골을 고관절 소켓 앞쪽으로 당겨, 관절 위치를 바로잡으면, 관절낭 앞쪽(y자 인대, 즉 장골대퇴인대)을 풀어주고 관절의 앞쪽 구조물에 위치한 모든 근육들이 잘 움직일 수 있게 한다.

고관절 앞쪽을 신전 상태로 만드는 데에는 3가지 방법이 있다. 밴드를 이용한 고관절 신전, 밴드를 이용한 고관절 신전 런지, 그리고 악명 높은 소파 스트레칭. 먼저 가장 기본적인 밴드를 이용한 고관절 신전부터 시작해보자. 이 모빌리제이션을 하기 위해 밴드에 텐션을 만들고 등을 평평하게 만든 채, 몸을 천천히 앞으로 움직인다. 많은 선수들이 고관절을 열 때, 잘못하여 허리에 아치를 만들거나 과신전을 한다. 이러한 실수를 피하기 위해 몸을 바로 세우고 엉덩이에 힘을 주면서 체중은 바닥에 박힌 무릎 위에 실도록 한다.

주의: 고관절 전면 상부의 뻣뻣함을 잡기 위해, 왼손을 머리 너머로 올리고(왼쪽 무릎을 꿇었을 경우), 몸을 뒤로 기울인다. 그러고 난 뒤 원래 자세로 돌아온다. 핵심은 움직임 끝 범위 내외에서 앞뒤로 움직이는 것이다. 고전적인 고관절 신전 동작과 마찬가지로, 요추를 지지하기 위해서 엉덩이를 조여야 한다. 이 동작은 이 모빌리제이션에 추가할 수 있는 또 다른 옵션이다. 고관절 전면 상부를 열어주는 훌륭한 방법이다.

1

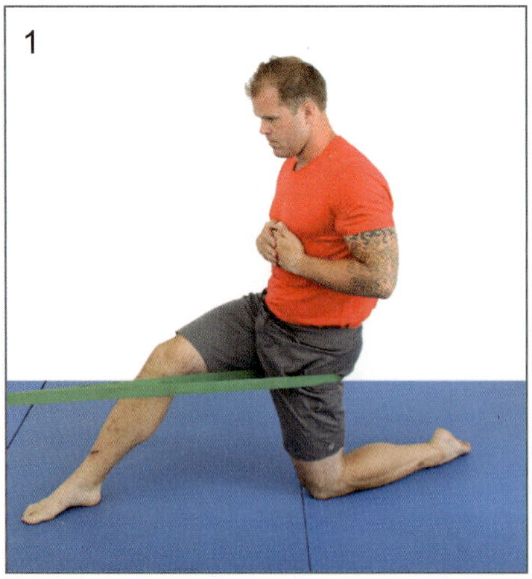

왼쪽 다리에 밴드를 걸고 밴드에 텐션을 만들기 위해 한 발 뒤로 물러난다. 왼발은 내회전시켜놓는다. 허리의 과신전 자세를 피하기 위해 왼쪽 엉덩이를 조이고 복부를 타이트하게 조인다.

2

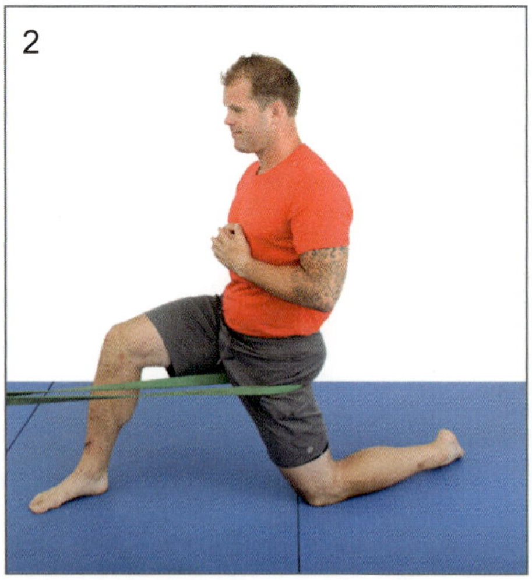

밴드가 대퇴골을 소켓 앞으로 신연시키게 하면서, 천천히 체중을 앞쪽으로 옮겨 무릎 꿇은 다리 위에 오게 한다. 사진에서 골반만 앞으로 밀어내는 것이 아니라 전신을 움직이고 있는 모습을 보라.

3

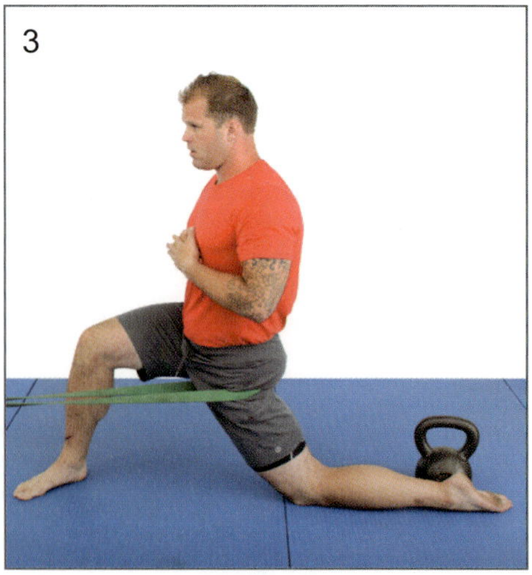

최상의 결과를 위해 뒤쪽 다리가 내회전 상태에 고정될 수 있게 케틀벨로 막는다. 이 자세에선 뒤쪽 다리는 내회전 상태가 되어야 안정성이 생긴다.

밴드를 이용한 고관절 익스텐션 런지Banded Hip Extension Lunge

이 모빌리제이션은 근육의 뻣뻣함을 다루는 방법이며 고정되어 눌러붙은 조직들의 정상 가동범위를 회복시킨다. 웜업 동작이 아니다. 그러나 몇몇 모빌리제이션 중에는 훈련이나 경기 전에 사용하기 적절한 것들이 있다. 밴드를 이용한 신전 런지가 바로 그러한 예 중 하나이다. 아래의 사진에서 볼 수 있듯, 이 동작의 셋업은 스플릿-저크와 매우 닮아 있다. 올림픽 리프팅이나 고관절을 완전 신전 상태로 만들어야 하는 다른 동작들에 완벽히 부합하는 움직임이라 할 수 있다.

런지
아키타입

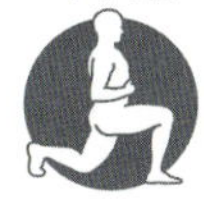

이 모빌리제이션 기술은 위 아키타입들을 개선하는 데 도움을 줄 것이다.

개선사항:

고관절과 허리통증

방법:

수축과 이완

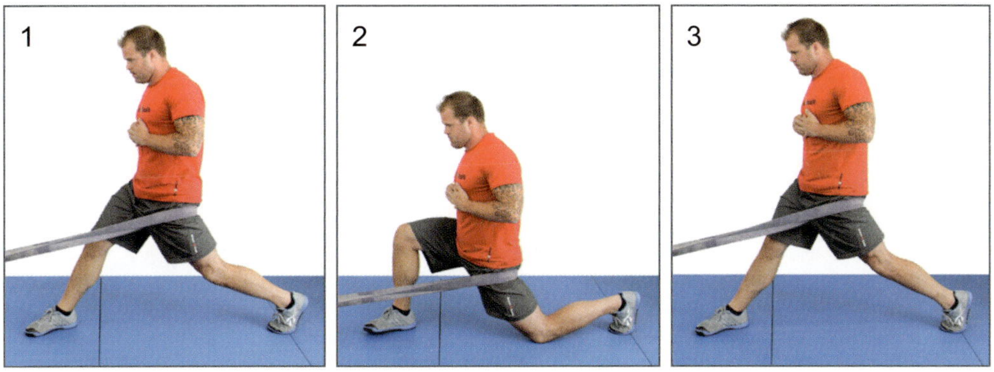

1. 밴드를 왼쪽 다리에 걸고 엉덩이에 잡히는 주름에서 당긴다. 밴드가 왼쪽 고관절을 앞쪽으로 신연시키게 하기 위해 한 발 뒤로 물러난다. 허리 과신전을 피하고 허리를 보호하기 위해 왼쪽 엉덩이에 힘을 주고 복부를 조인다.

2. 왼쪽 엉덩이를 조이고 배를 타이트하게 한 채로 왼쪽 무릎을 바닥에 꿇는다. 이때 오른쪽 정강이는 지면과 수직이 되어야 하고 몸을 바로 세워야 한다.

3. 앞쪽 다리로 바닥을 밀면서 두 다리를 동시에 신전시키고 일어선다.

소파 스트레칭Couch Stretch

이 모빌리제이션은 내가 힙 오프너 중 가장 좋아하는 동작 중 하나이며, 아마도 움직임과 가동성 테크닉 중 가장 유명한 기술일 것이다. 소파 스트레칭은 선수들과는 애증의 관계에 있는 동작이라 할 수 있는데, 너무나 효과적이면서도 동시에 엄청나게 고통스럽기 때문이다. 이 모빌리제이션은 TV 앞의 소파에서 하길 권유한다. 왜냐하면

1. 다리를 완전히 굴곡하고 고관절을 열어내기 쉽기 때문이며,
2. TV를 보느라 통증을 잊고 정신을 유지할 수 있게 하기 때문이다.

스쿼트 1 아키타입 / 피스톨 아키타입 / 런지 아키타입

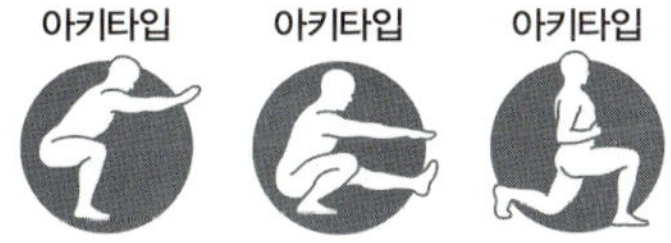

이 모빌리제이션 기술은 위 아키타입들을 개선하는 데 도움을 줄 것이다.

개선사항:

고관절과 허리통증

방법:

수축과 이완

비록 소파 스트레칭이 움직임과 가동성을 만드는 체계에서도 독특한 동작이긴 하지만 우리에게 친숙한 동작이다. 사람들은 이 모빌리제이션의 변형 동작을 오랜 시간 해왔다. 당신은 초등학교 때 해봤던 서서 하는 대퇴부 스트레칭(그림 1)과 바닥에 무릎을 꿇고 한쪽 발을 잡아 엉덩이로 당겨 하는 요가 수업에서 하는 자세(그림 2)를 잘 알고 있을 것이다. 하지만 이러한 동작들의 문제는 안정적인 자세를 유지하기 힘들다는 점 외에도, 완전한 가동범위를 만들지 못한다는 데 있다. 효과적인 변화를 이루기 위해서는 좋은 자세에서 가동성을 만들어야 하고, 무릎 굴곡과 고관절 신전의 끝 범위에 도달할 수 있어야 한다. 소파 스트레칭은 이 문제를 해결할 수 있다.

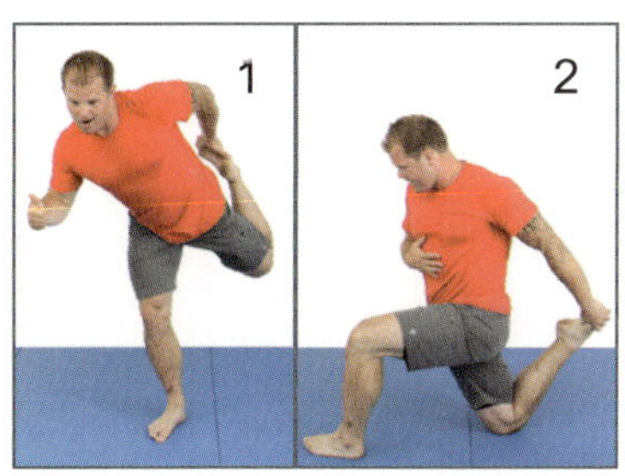

공항에 갇히게 되었든, 집에서 영화를 보든, 책상 앞에서 업무를 보든, 아니면 운동 준비를 하든 간에, 소파 스트레칭은 고관절과 대퇴부 앞쪽의 가동범위를 재설정하고 근육의 뻣뻣함을 줄여주는데 높은 효과를 보이는 방법이다.

주의: 아래 사진에서 보이는 자세는 생리학적으로 나올 수 있는 기본적인 가동범위이다. 즉 모든 사람들은 통증이나 제한 없이 이와 같은 자세를 취할 수 있어야 한다. 그러나 많은 사람들이 이 자세를 취할 수 없는 경우가 있는데, 이때 이 동작은 선수들과 코치 같은 사람들을 위한 간단한 검사적 의미를 지니게 된다. 만약 이 동작의 셋업 자세로 다리를 위치시키지 못하거나, 등을 벽쪽으로 가져가지 못한다면, 뭔가 심각한 문제가 있다는 것을 의미한다. 즉, 당신의 대퇴부와 고관절 앞쪽이 끔찍하게 타이트한 상태이다.

소파 스트레칭

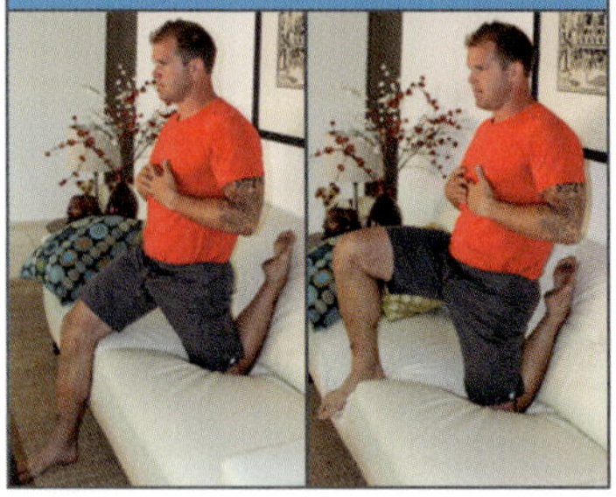

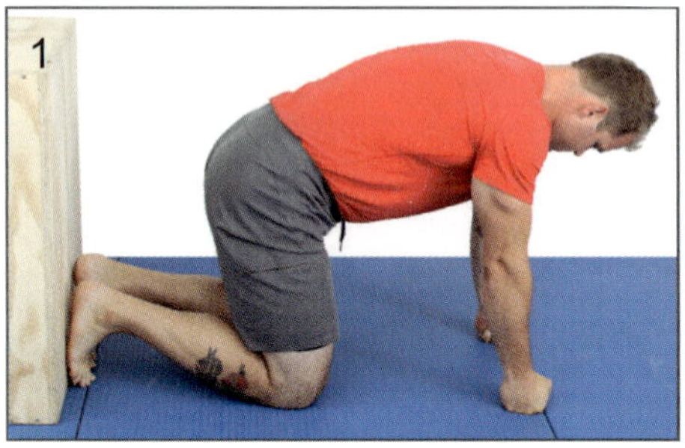

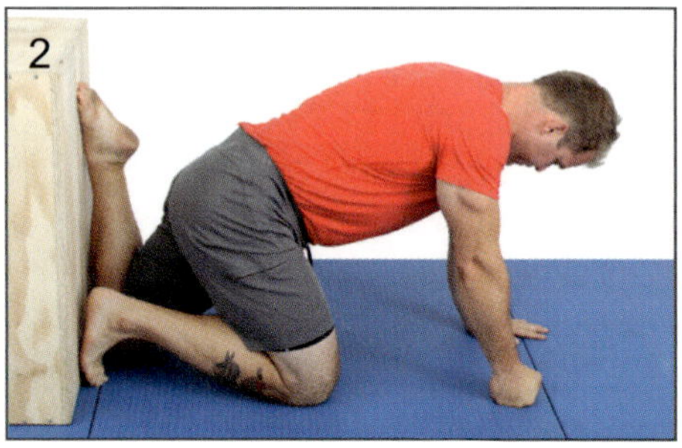

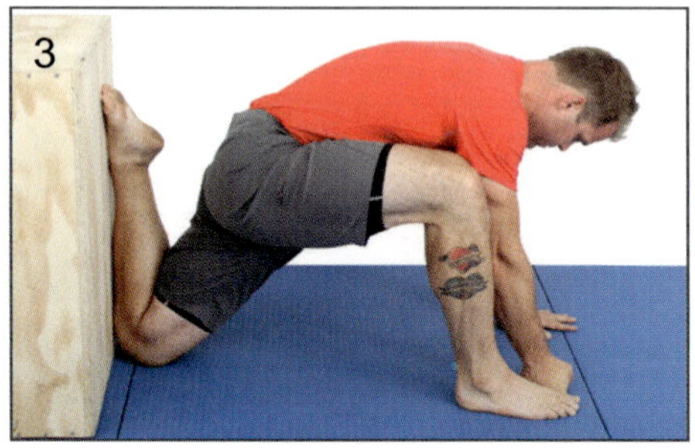

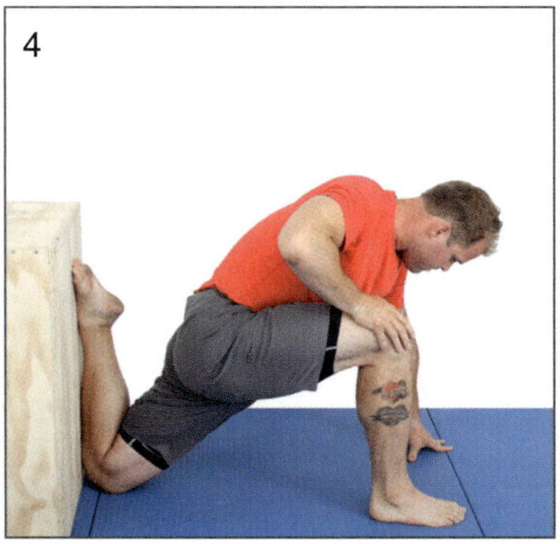

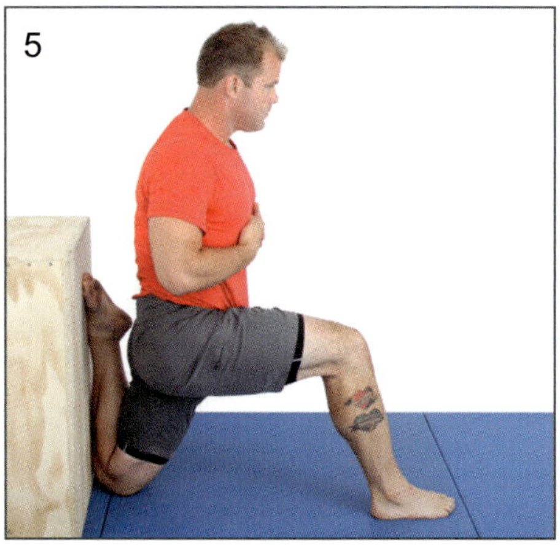

1. 두 무릎과 손을 바닥에 대고 엎드리고, 발바닥이 박스에 붙을 수 있게 뒤로 움직인다.

2. 왼쪽 다리를 뒤로 보내 무릎이 박스와 바닥의 구석에 위치하고 왼쪽 정강이와 발등이 박스에 붙도록 한다.

3. 허리를 안정화시키기 위해 왼쪽 엉덩이를 조이고, 오른쪽 다리를 세운다. 이때 정강이는 지면과 수직을 이루도록 한다. 주의: 몸이 너무 뻣뻣하여 오른쪽 다리를 세울 수 없다면, 몸 앞에 작은 박스를 두고 이를 이용해 안정성을 확보하도록 한다.

4. 왼쪽 엉덩이에 계속 힘을 주면서 고관절을 바닥으로 밀어낸다. 고관절을 열기 위해 아래 다리가 완전 굴곡 상태(발꿈치가 엉덩이에 닿게)가 되고, 움직임 끝 범위까지 느슨한 조직(대퇴부와 고관절 앞쪽 구조들)을 당기도록 한다. 동작을 취하기 매우 어렵고 아플 것이다. 뜨겁고, 신경이 타들어갈 듯한 통증이 느껴지지 않을 때까지 기다려라.

5. 1~2분간 앞의 자세를 취하고 난 뒤 몸을 바로 세워라. 몸을 바로 세우기 힘들 경우 몸 앞에 의자, 박스 또는 벤치를 두고 이를 이용하라.

⊖ 잘못된 자세

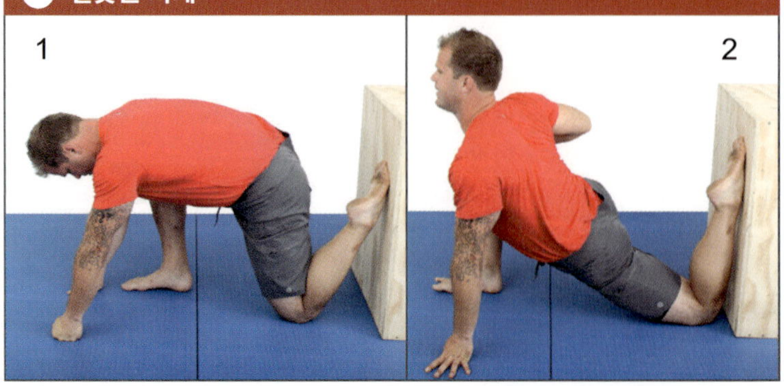

사람들이 소파 스트레칭을 할 때 겪는 가장 큰 문제는 몸이 너무 뻣뻣하여 올바른 자세를 취하지 못한다는 것이다. 흔히 하는 실수는 무릎을 박스 가장자리에 가져가지 못하거나(그림 1), 가동성 제한을 피하기 위해 허리를 과신전(그림 2)하는 것이다. 만약 이러한 실수들을 한다면, 다른 박스를 이용해 자세를 바로 잡도록 하라. 최상의 결과를 얻기 위해서는 무릎을 완전 굴곡상태로 만들어 대퇴부를 늘이고 고관절 전면을 열어라. 그리고 엉덩이에 힘을 주는 것을 잊지 말도록 하라.

슈퍼 소파 스트레칭Super Couch

슈퍼 소파 스트레칭는 소파 스트레칭의 심화 버전이다. 밴드를 이용해 관절을 앞쪽으로 신연시키는 것으로 이 모빌리제이션의 강도와 효과를 10배는 증가시킬 수 있다. 모빌리제이션을 할 때 뭔가 더 힘든 기분이 든다면 아마도 더 잘하고 있다는 뜻일 것이다. 아찔한 고통의 증가에도 불구하고, 밴드는 당신의 관절낭을 열고 대퇴부 전면 구조들을 풀어낼 것이다. 정말 놀라운 결과를 가져다줄 것이다.

경고: 만약 대퇴부와 고관절의 완전 가동범위를 가지고 있지 않다면, 소파 스트레칭에 머물러야 할 것이다. 왜냐하면 밴드를 추가하는 것은 당신의 대퇴부와 고관절에 핵폭탄을 떨어뜨리는 것과 마찬가지이기 때문이다. 이 기법은 파워리프터인 로라 펠프스 스웨트Laura Phelps Sweatt(세계 챔피언, 세계기록 보유자, 우리 시대의 가장 위대한 선수들 중 하나인)가 좋아하는 모빌리제이션이기 때문에 우리는 이 기법을 로라 펠프스라고 부른다.

주의: 고관절에 밴드를 두르고 나서 다리를 벽에 붙이는 자세를 취하기란 정말 어렵다. 10,000달러짜리 모빌리티 기구나 기둥 옆에 충분히 큰 박스를 놓지 않는다면, 밴드를 당겨주는 친구의 도움을 받아야만 이 방법을 쓸 수 있을 것이다. 하지만 이런 방법은 간편하지 못하다. 루프Roop 코치의 방식을 따라해보자.

San Francisco CrossFit의 루프 쇼타Roop Sihota 코치는 이 문제를 알아차리고 해결책을 제시했다. 먼저 다리에 밴드를 감고, 발을 엉덩이에 고정시킨 후 자세를 취한다. 이렇게 하면 어디서든지 슈퍼 소파 스트레칭을 할 수 있을 것이다. 당신에게 필요한 것은 밴드와 밴드를 고정할 기둥뿐이다.

1
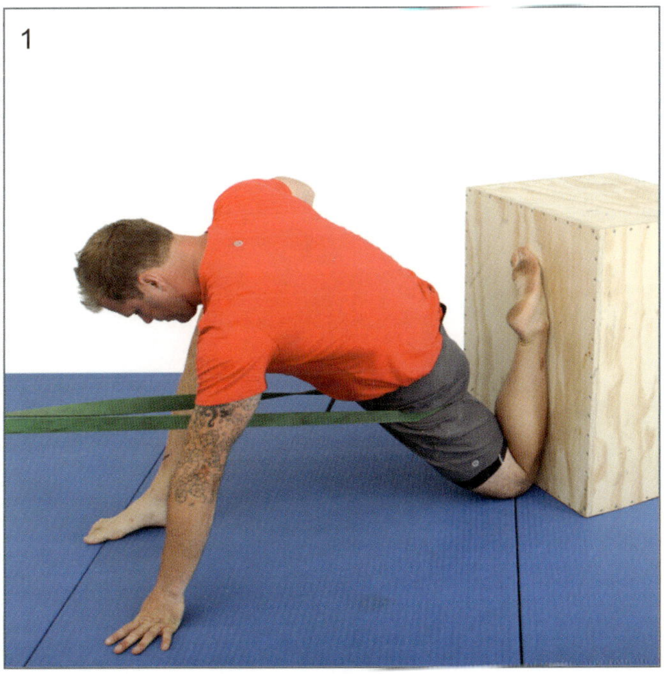

왼쪽 다리에 밴드를 감고 뒤로 밀어내서 신연시킨다. 밴드가 당신을 앞으로 넘어뜨리지 않게 하기 위해 오른쪽 다리를 세워서 바닥에 고정하고 난 뒤 왼쪽 무릎을 박스와 바닥의 코너에 놓는다. 왼쪽 정강이와 발등을 박스에 붙이고, 왼쪽 엉덩이에 힘을 주고 왼쪽 고관절을 바닥 방향으로 밀어낸다.

2
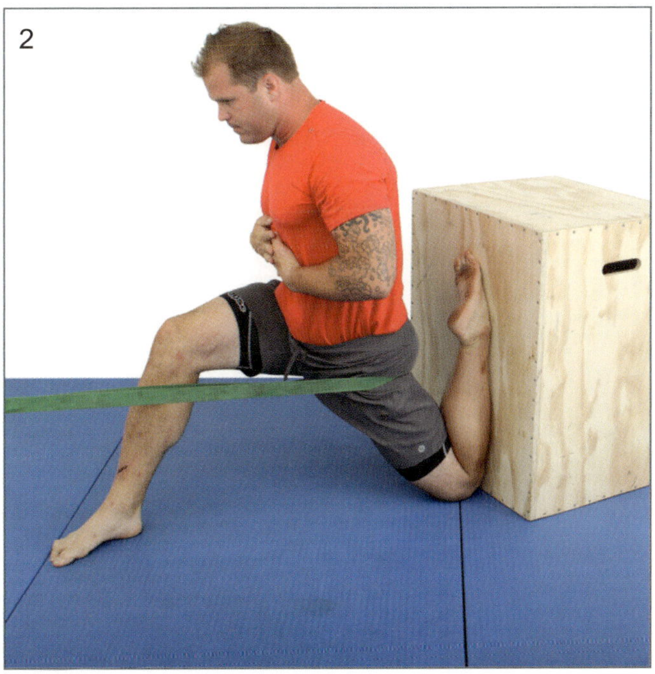

엉덩이에 힘을 주면서 체간을 조인다. 조심히 몸을 들어 바로 세운다.

다리를 뒤로 보낸 고관절 익스텐션하기 Trailing Leg Hip Extension

런지
아키타입

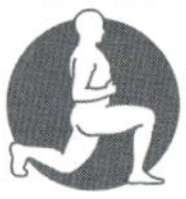

이 모빌리제이션 기술은 위 아키타입들을 개선하는 데 도움을 줄 것이다.

비록 밴드를 이용한 고관절 모빌리제이션과 소파 스트레칭 시리즈가 고관절 전면을 풀어내는 가장 효과적인 방법들이긴 하지만, 순수한 고관절 신전 움직임을 다루고 있진 않다. 즉 뒤쪽 다리를 구부린 상태로 가동시키기만 한다면, 완전 신전 범위로 고관절을 열어낼 수 없다는 말이다. 다리를 뒤로 보내 고관절 신전시키기는 다리의 굴곡 움직임 없이 고관절의 순수한 신전 움직임을 만들어내는 단순한 방법이다. 이 기법은 밴드로만 효과를 낼 수 있는 모빌리제이션 중 하나이다.

주의: 이 모빌리제이션은 밴드를 이용한 고관절 신전과 함께 할 수 있다. 예를 들어 먼저 밴드를 이용한 고관절 신전 모빌리제이션을 하고 몇 분 후에, 뒤쪽 다리를 멀리 보내어 밴드를 감은 다리를 완전히 신전시켜 열어라.

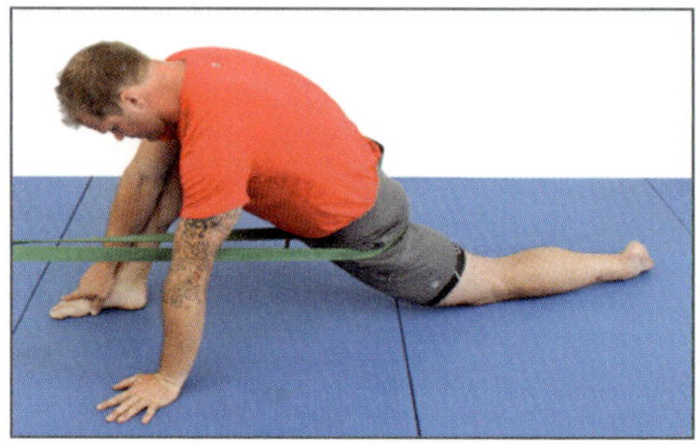

왼쪽 다리, 엉덩이에 접히는 주름 부분에 밴드를 걸고 왼쪽 다리를 뒤로 보낸다. 스트레칭을 시작할 때 왼쪽 엉덩이에 힘을 주고 왼쪽 고관절을 바닥으로 밀어낸다. 여기서부터 고관절을 옆으로 내리거나 좌우 가동범위에서 탐색을 하면서 뻣뻣한 부위를 찾을 수 있을 것이다. 오른쪽 고관절에 더 깊은 굴곡 움직임을 만들기 위해 오른쪽 다리를 바깥과 앞쪽으로 보내고(마치 다리를 앞뒤로 찢듯이) 왼쪽 고관절을 바닥으로 낮춘다.

방법:
수축과 이완

내회전을 동반한 다리를 뒤로 보낸 고관절 익스텐션

이번 옵션에서는 앞쪽 다리를 박스 위에 올리고 내회전 동작을 추가하도록 한다. 앞쪽 발은 박스 위에 올리고 뒤쪽 발은 앞볼을 세우고 무릎을 몸 안쪽으로 돌린다. 이 내회전 움직임은 고관절의 안정적인 자세를 만들기 위해서일 뿐만 아니라 스플릿저크, 격투기 자세, 그리고 스프린트와 같은 선수자세와 움직임들을 만드는 데에도 도움을 준다.

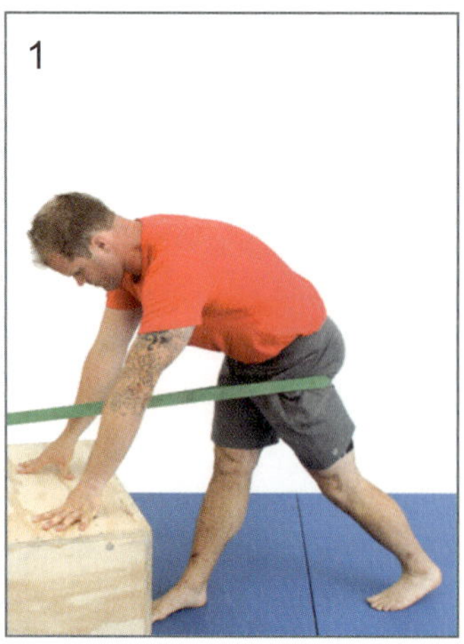
1

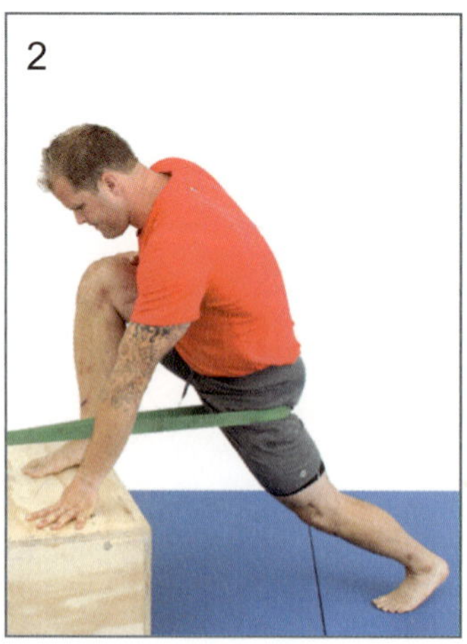
2

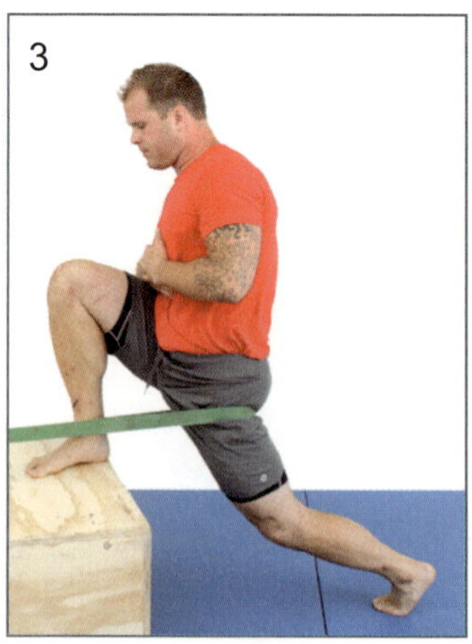
3

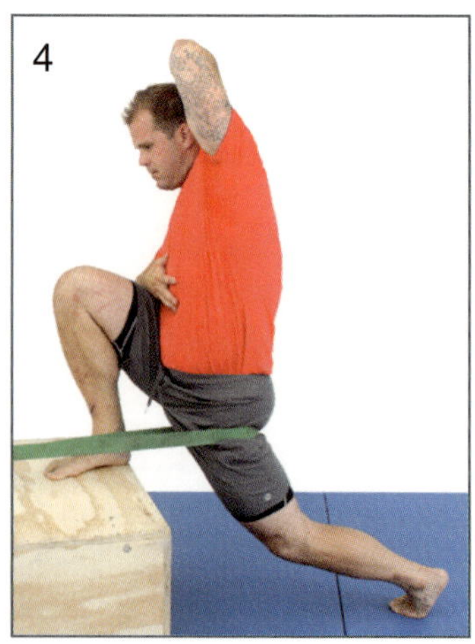
4

1. 왼쪽 다리, 엉덩이 주름에 밴드를 걸고 한 발 뒤로 물러난다. 허리를 보호하기 위해 왼쪽 엉덩이에 힘을 준다. 친구 한 명이 박스 앞에 서서 밴드를 잡고 텐션을 만들어주는 것이 이상적이다.
2. 엉덩이에 계속 힘을 주면서, 균형을 잡기 위해 왼손으로 박스를 짚는다. 박스 위에 오른발을 올리고 왼쪽 고관절을 앞으로 밀어낸다.
3. 몸을 들어 바로 세우고, 왼쪽 발뒤꿈치를 들고 무릎을 안쪽으로 돌려 뒤쪽 다리에 내회전을 만든다.
4. 요근을 자극하고 고관절 신전을 크게 하기 위해, 왼팔을 머리 너머로 올린다.

리버스 발레리나 Reverse Ballerina

리버스 발레리나는 고관절 위아래에 숨겨진 뻣뻣함을 풀어내는 간편한 방법이다. 아래 사진을 보면 알 수 있듯, 이 테크닉은 발차기 움직임과 같은 모습을 많이 공유하고 있어서, 다리를 휘두르는 동작과 관련된 스포츠(댄스, 무술, 그리고 체조)를 하는 사람들에게 훌륭한 모빌리제이션이 된다.

게다가 리버스 발레리나는 내전근들(대퇴부 안쪽에 위치한 근육들)을 다룬다. 내전근들이 뻣뻣해지면 스쿼트 바닥 자세에서 골반을 좋지 못한 위치(175페이지의 버트 윙크를 참고하라)로 당기고 무릎을 바깥으로 벌리는 움직임을 제한한다. 다리를 박스 위에 올려놓고 몸 바깥쪽으로 벌어지게 하고, 몸을 다리로부터 멀어지게 회전시킨다. 이 동작은 다리의 신전과 내회전이 일어나는 동시에, 외전 움직임을 추가하므로 또 다른 차원에서 끝내주는 모빌리제이션이라 할 수 있다.

스쿼트 1 아키타입

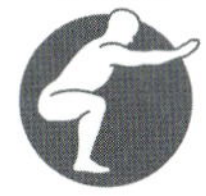

런지 아키타입

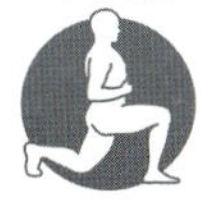

이 모빌리제이션 기술은 위 아키타입들을 개선하는 데 도움을 줄 것이다.

방법:

수축과 이완

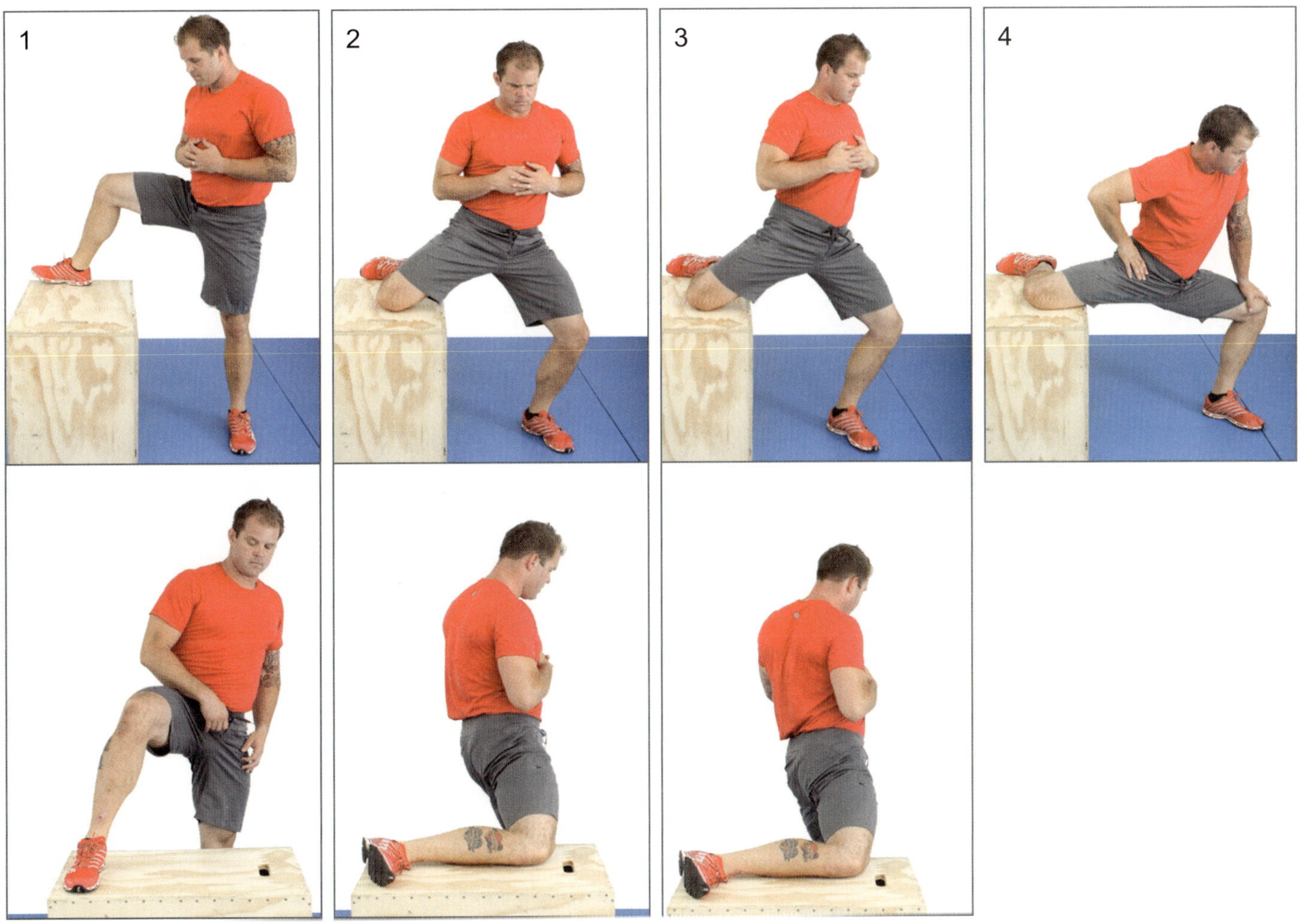

1. 오른쪽 발을 박스 먼쪽 모서리에 올려라.
2. 오른발을 그 위치에 놓고 오른쪽 무릎과 발목을 박스로 내리고 몸은 오른 다리에 멀어지게 돌려라.
3. 무릎을 박스로 내리면서 몸의 회전은 계속한다. 이 동작을 통해 고관절 앞쪽 부분들을 잡아낼 뿐만 아니라 다리 안쪽에 위치한 근육들 역시 건드릴 수 있을 것이다.
4. 오른쪽 다리로부터 멀어지게 몸을 회전시키면서 몸을 낮추어 숨겨진 뻣뻣함들을 찾을 수 있을 것이다. 또한 팔을 머리 위로 올리고, 회전시켜 찾기 힘든 문제 지점들을 찾을 수 있다.

밴드를 이용한 허들 동작Banded Hurdler

스쿼트 1 아키타입 런지 아키타입

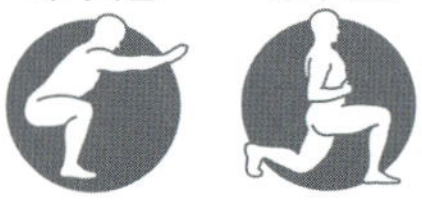

이 모빌리제이션 기술은 위 아키타입들을 개선하는 데 도움을 줄 것이다.

방법:

수축과 이완

밴드를 이용한 허들 동작은 스포츠 팀과 체육 교사들이 수년간 해오던 고전적인 대퇴부, 고관절, 그리고 햄스트링 스트레칭의 스핀오프 격인 동작이다. 일반적으로 이 동작은('허들 선수 스트레칭' 이라고 불렸는데, 그 모습이 허들을 넘는 선수의 동작과 닮았기 때문이다) 대퇴부과 햄스트링을 스트레칭하기 위해 주로 사용되었다. 즉 뒤쪽 다리의 대퇴사두근과 고관절 전면을 위해 몸을 뒤로 기울이고, 앞에 위치한 다리의 햄스트링을 위해 몸을 앞으로 숙인다. 그러나 이런 방식으론 그 어떤 쪽도 제대로 하기 힘들다. 한쪽 다리는 뒤로, 다른 다리는 앞으로 뻗는 것은 대퇴부, 고관절, 그리고 햄스트링을 가동시키기엔 이상적이지 못한 자세이다. 그러나 밴드를 고관절에 연결하고 앞으로 신연시키면(다리를 앞쪽으로 당기는) 대퇴골을 관절낭 앞쪽으로 가동시키고, 효과적이지 못했던 고전적 스트레칭을 매우 효과적인 관절낭 모빌리제이션으로 탈바꿈시킬 수 있을 것이다!

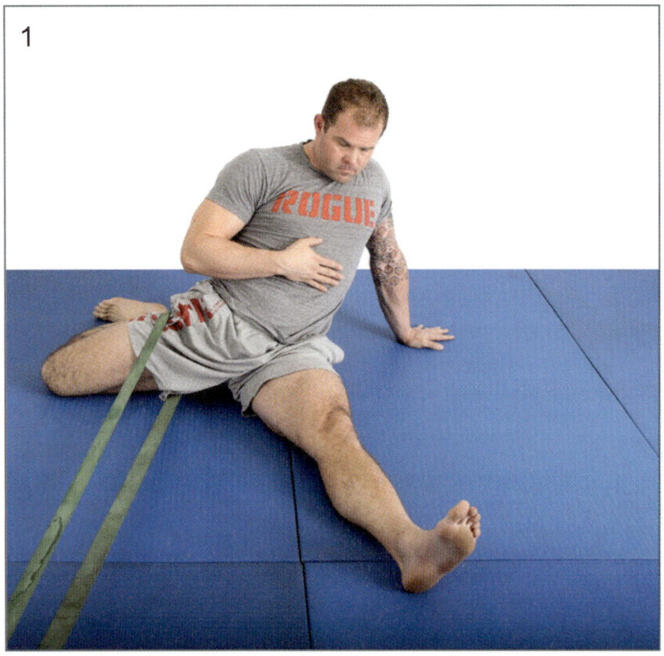

1

밴드를 엉덩이 주름에 둘러 걸고, 밴드를 이용한 고관절 신전처럼 셋업을 한다. 앞쪽 다리를 펴서 허들 자세를 취하고(뒤쪽 다리는 신전 상태를 유지한다) 엉덩이를 매트로 내린다.

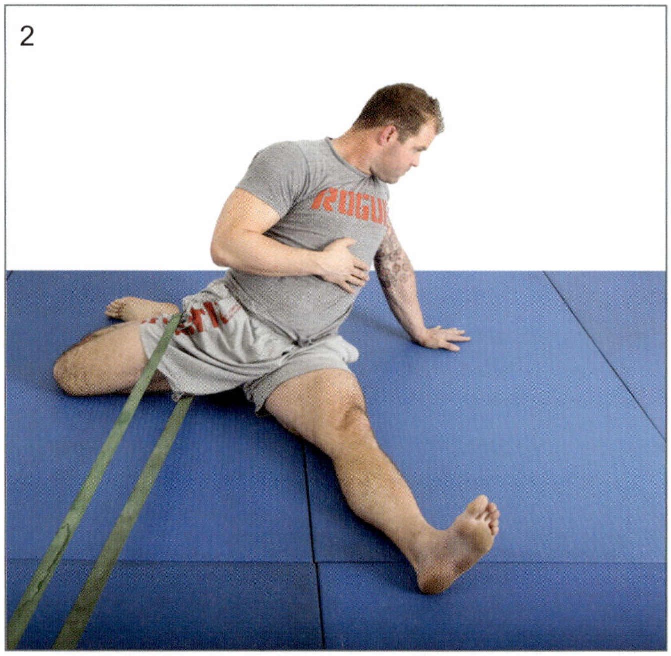

2

상체를 다리로부터 멀어지게 회전시키고 고관절을 가동시킨다. 이전 테크닉들과 마찬가지로, 핵심은 밴드를 감은 다리의 엉덩이를 조이고 과신전이 일어나지 않도록 복부에 타이트하게 힘을 주도록 한다.

부위 9 내전근

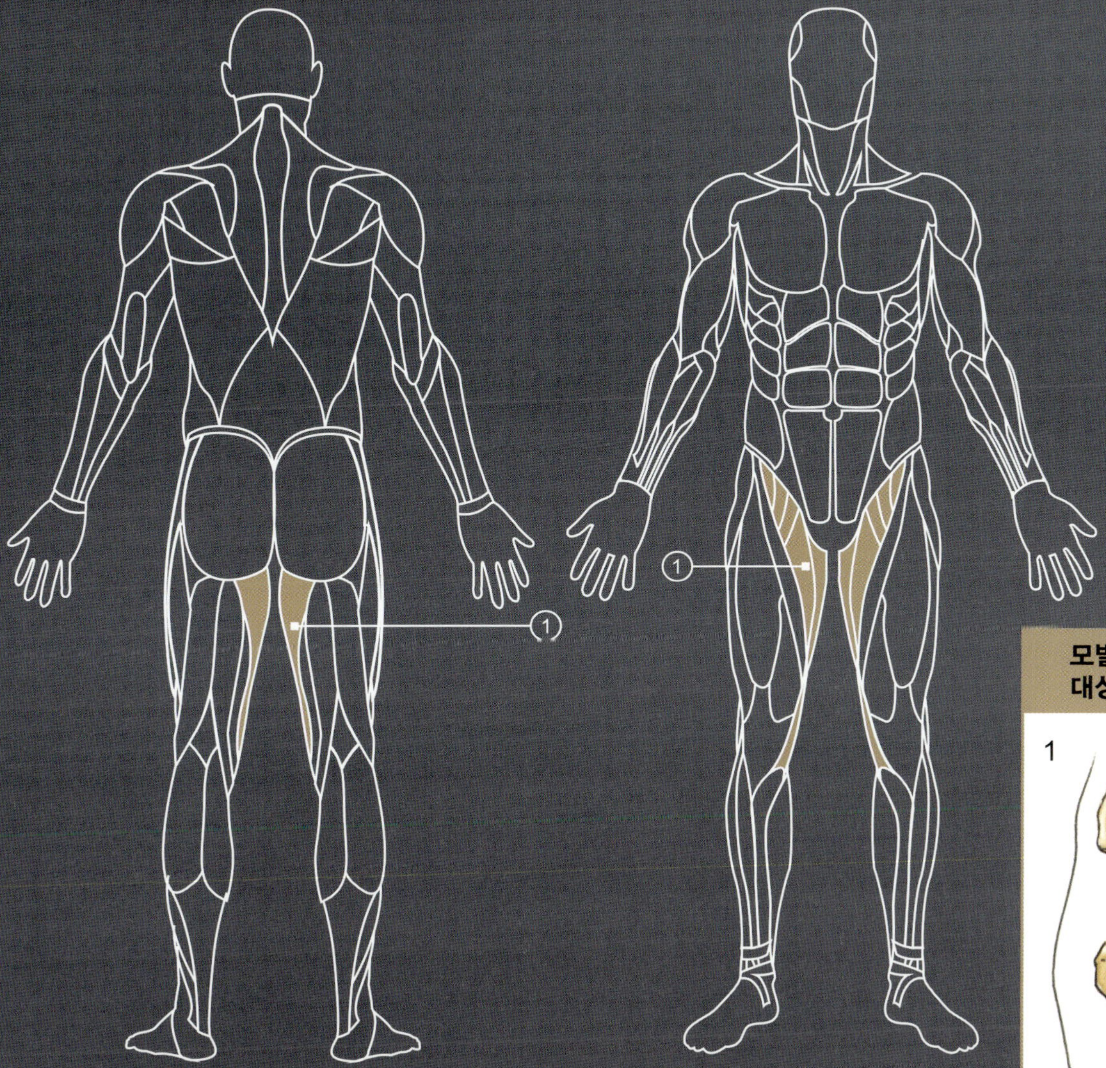

모빌리제이션 대상 부위

1

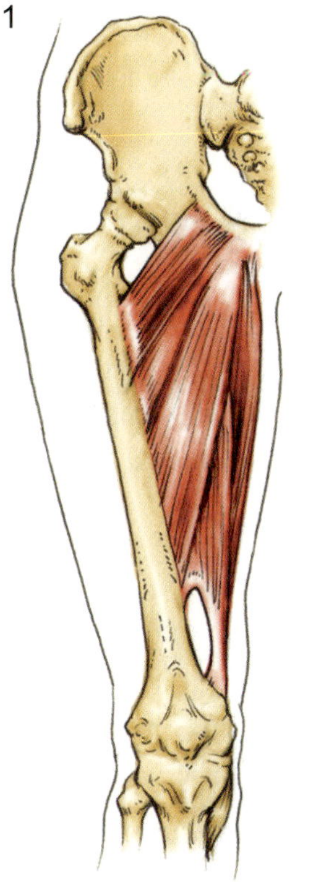

내전근(Adductors, 근육군)

스쿼트 1
아키타입

이 모빌리제이션 기술은 위 아키타입들을 개선하는 데 도움을 줄 것이다.

개선사항:

고관절과 허리통증

방법:

압력파
수축과 이완
스매시&플로스

내전근 스매시Adductor Smash

당신의 대퇴부 안쪽에 자리 잡은 큰 살덩어리인 내전근들은 그 역할에 비해 저평가되어 있다. 이 근육들은 다리의 기능에서 굉장히 중요한 임무를 맡고 있음에도 불구하고, 대퇴사두근과 햄스트링에 가려져 그 역할이 저평가되어 있다. 사실, 내전근들은 스쿼트에서 일어날 때 허리를 안정화시키고 무릎을 뒤로 당기는 기능을 한다. 또한 발차기나 스핀 동작과 같이 한 발로 서 있는 상황에서 몸의 다리의 외회전을 잡아주고 측면의 안정성을 만든다.

이전에도 말했듯이 몸을 전체적인 관점에서 바라보아야 하고 가동성 문제는 모든 각도에서 해결해야 한다. 다음부터는 스쿼트를 할 때 무릎을 바깥으로 보내는 데 어려움이 있다면 가장 흔히 생각하는 대퇴사두근과 햄스트링을 곧장 생각지 말고, 내전근이 자세를 제한하는 요소인지도 살펴보도록 하자.

옵션 1: 내전근 롤러 스매시Adductor Roller Smash

롤러는 내전근 스매시할 때 가장 흔하게 사용되는 도구이다. 스매시를 하는 방법은 동일하다. 압력파 기법을 사용해서 근육 조직의 결을 푼다. 만약 압통점을 찾게 되면, 수축과 이완 기법, 그리고 플로스를 활용한다. 폼롤러는 최소한의 자극을 제공하여 결과적으로 효과가 제한적이므로 파이프, 배틀스타, 또는 다른 단단하고 둥근 물건들(와인병이나 금속 재질의 물병 등)을 이용할 수도 있다.

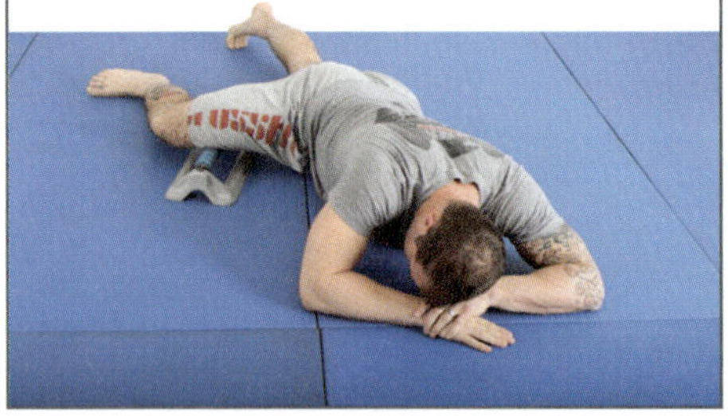

1

엎드려서 허벅지 안쪽에 롤러를 놓는다.

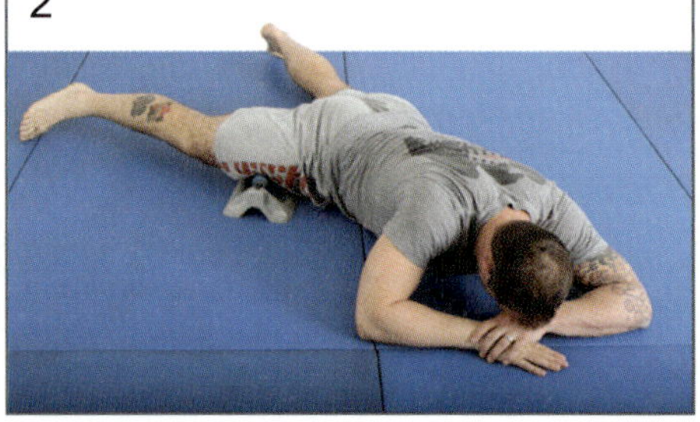

2

다리에 힘을 빼고 고관절을 바닥으로 눌러 롤러 쪽으로 압력을 가한다. 다리를 바로 펴고 그 뒤 무릎을 매트 쪽으로 돌려 근섬유를 가로지르게 하는 외측 전단력을 만들도록 한다.

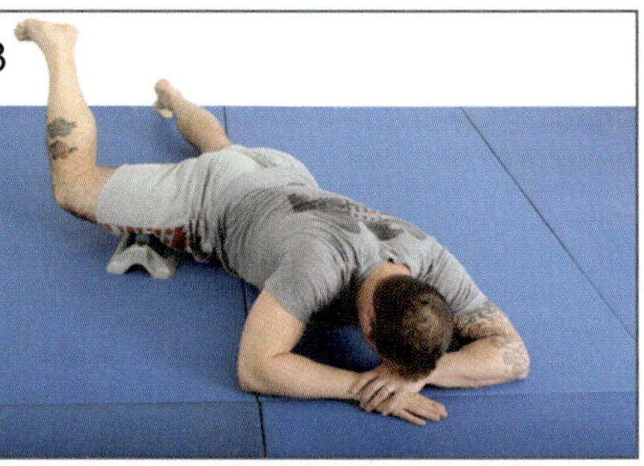

3

타이트한 지점을 찾았다면, 그곳에서 멈추고 다리에 가능한 많은 압력을 적용하고 난 뒤 발뒤꿈치를 엉덩이 쪽으로 당겨 눌러붙은 조직 주변을 플로스한다. 조직을 풀기 위해 해당 부위에서 다리를 모든 방향으로 움직이도록 한다.

옵션 2: 내전근 바벨 스매시 Adductor Barbell Smash

대퇴근 스매시와 마찬가지로 여러 가지 다른 방법들을 내전근에도 사용할 수 있다. 대퇴부 안쪽을 롤러나 바벨을 사용하거나 슈퍼프렌드가 밟아주는 방법도 있다. 각각의 방법은 구분되는 특징들이 있다. 예를 들어 롤러는 굳은 조직 주변을 자유롭게 스매시하고 플로스할 수 있다. 바벨은 압력파와 수축과 이완 기법으로 뭉친 근육들을 분리해서 다룰 수 있다. 그리고 슈퍼프렌드 방식은 스스로 하는 방법보다 더 넓은 부위를 풀어낼 수 있다.

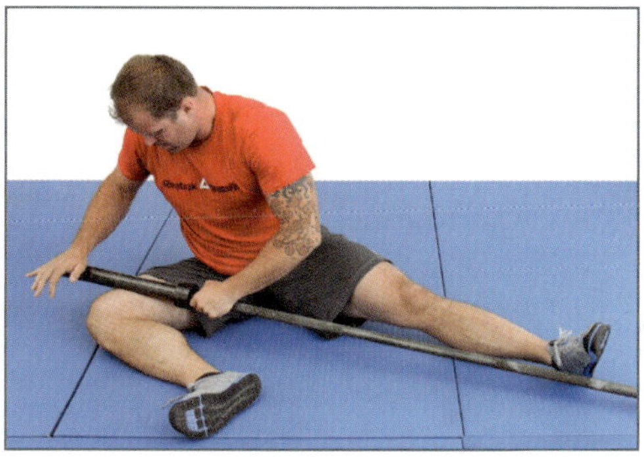

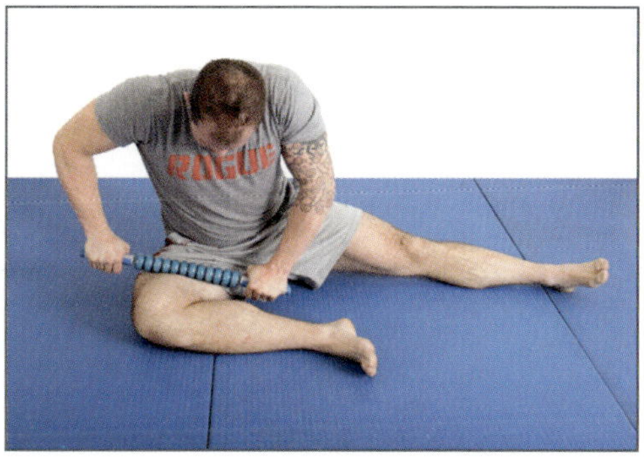

바벨의 슬리브나 리틀 배틀스타를 내전근 위에 올리도록 하라. 압력을 만들어내기 위해 허리를 펴고 몸을 앞으로 기울이고 바벨을 허벅지로 누르도록 한다. 근육의 길이를 따라 천천히 바벨을 누르며 돌리고, 가능한 만큼의 힘으로 내려 누르고 있도록 한다. 작은 덩어리들에 집중하고 가능한 천천히 한다. 목표는 전체 조직에 압력파를 샅샅이 가하는 것이다. 정말 뻑뻑한 조직을 찾으면, 다리를 좌우로 돌리고 수축과 이완 기법을 사용할 수도 있을 것이다. 만약 리틀 배틀스타를 사용한다면 근육을 가로지르게 시소처럼 앞뒤로 움직이게 할 수도 있을 것이다.

옵션 3: 슈퍼프렌드 내전근 스매시 Superfriend Adductor Smash

이전 테크닉들과 마찬가지로 슈퍼프렌드 스매시 역시 훌륭한 옵션이라 할 수 있는데, 이 테크닉의 경우엔 스스로는 가할 수 없는 큰 압력으로 눌러붙은 조직들을 분리해낼 수 있기 때문이다.

이 모빌리제이션은 2가지 방법으로 할 수 있다. 바닥에 등을 대고 한쪽 다리를 구부리거나(사진 1), 또는 옆으로 눕고 한쪽 다리를 다른 쪽 다리 너머로 보낸 자세(사진 2)를 취하는 것이다. 앞의 자세는 파트너가 발의 아치를 이용해 근육을 전체적으로 푸는 데 사용되는 반면, 뒤의 자세는 발뒤꿈치를 이용해 압통점을 해결하는 데 사용된다.

1

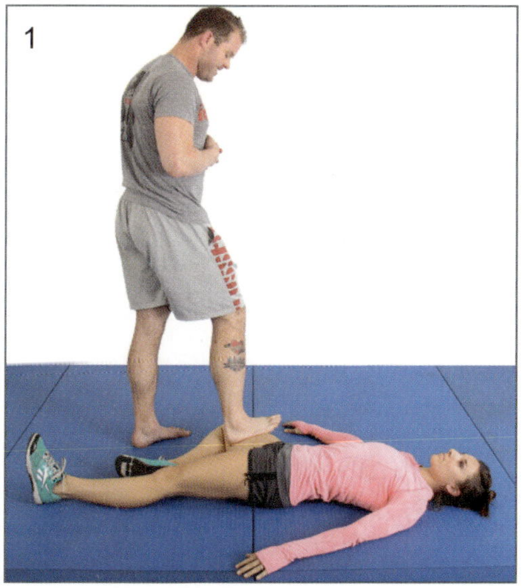

2

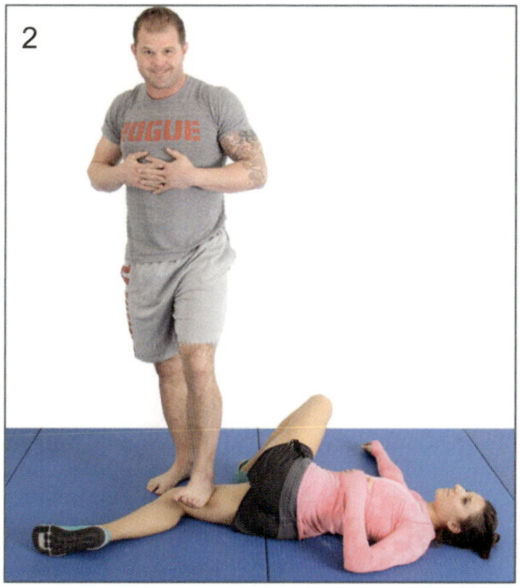

바닥에 등을 대고 눕고 뒤꿈치를 햄스트링 쪽으로 당긴다.(사진 1) 또는 엉덩이를 돌려 옆으로 몸을 굴리고 한쪽 다리를 구부린 다리 너머로 보낸다. 이렇게 하면 내전근을 노출시킬 수 있을 뿐만 아니라, 햄스트링과 서혜부 역시 드러낼 수 있다.(사진 2) 파트너는 바닥쪽으로 밟아 마치 내전근과 햄스트링을 다리에서 분리시키듯 압력파를 적용하도록 한다. 만약 근육이 뭉쳐진 부위를 찾게 되면, 수축과 이완 기법을 사용하도록 한다. 파트너는 또한 발을 좌우로 돌려 문지르는 듯한 자극을 줄 수도 있을 것이다.

밴드를 이용한 슈퍼 프로그Banded Super Frog

스쿼트 1
아키타입

이 모빌리제이션 기술은 위 아키타입들을 개선하는 데 도움을 줄 것이다.

방법:

수축과 이완

밴드를 이용한 슈퍼 프로그는 움직임과 가동성에 있어 가장 효과적이며 따라서 가장 고통스러운 내측 사슬(다리과 고관절 내측) 모빌리제이션이다. 아주 오랜 기간 동안 나는 내전근 스매시, 슈퍼 프로그, 그리고 몇 가지 다른 모빌리제이션들을 가지고만 고관절 상부, 내전근, 안쪽 햄스트링, 그리고 서혜부 부위를 다뤄왔다. 이러한 테크닉들도 좋은 결과를 보였지만, 나는 고관절을 좋은 자세로 만들어 관절낭을 손볼 수 있는 단일한 방안을 찾으려고 노력해왔다.

이제 밴드를 이용한 슈퍼 프로그에 입문해보자. 밴드를 풀업 바에 연결하고 다리에 걸고 서혜부로 위치시켜라. 그러고 나서 범퍼 플레이트, 바벨 또는 다른 중량 도구를 밴드를 건 다리 위에 올려라. 이렇게 하면 지금까지 그 존재조차도 알지 못했던 고관절의 깊은 지점을 건드리고 햄스트링 상부를 잡아낼 수 있게 될 것이다. 다른 훌륭한 모빌리제이션들과 마찬가지로 이 기법 역시 매우 불편한 느낌을 줄 것이다. 그러나 입에 쓴 약이 몸에 좋은 것이다. 그렇지 않은가? 사실, 이 모빌리제이션 한 가지로 다양한 시스템을 다룰 수 있다. 그리고 고관절을 좋은 자세로 유지하고 허리를 과신전 상태(엉덩이를 높이 들고 허리를 과신전하는 자세)로부터 보호하기 위해선 엉덩이를 완전히 조이고 있어야 한다.

여기에다 슈퍼프렌드 기법을 더해 한 차원 높은 강도를 만들어낼 수도 있다. 그러나 이 방법을 사용하는 것은 워크아웃이 끝나고 난 뒤나, 웜업을 훌륭하게 마친 뒤여야만 한다. 왜냐하면 이 방법이 심각한 변화를 가져올 수 있을 것이다. 상당 수준의 근력이 필요한 활동이나 고중량 리프팅을 하기 전에 당신의 골반 자세에 너무 많은 변화를 일으켜서는 안 된다는 점을 명심하라.

이 모빌리제이션은 슈퍼 스모 그로인Super Sumo Groin이라고도 불릴 수 있는데, 큰 덩치를 가진 강한 파워리프터들 다수가 서혜부와 골반 부위가 뻣뻣하고 단축되어 있어 골반을 좋은 위치에 놓으면서 락 아웃하기 힘들어하기 때문이다.

1. 오른다리에 얇은 밴드를 걸고 서혜부까지 당긴다. 이렇게 하면 고관절이 관절 소켓에서 제자리에 위치하게 하고, 관절낭의 타이트한 부분을 건드릴 수 있다.
2. 45파운드짜리 범퍼 플레이트를 구부린 다리 위에 올려 바닥에 고정시킨다.
3. 고관절과 허리에 올바른 자세를 만들기 위해 오른쪽 엉덩이를 조이고 뒤로 누운 뒤 왼발을 오른발 바로 옆에 둔다.
4. 손으로 당신의 찡그린 얼굴을 가리고, 왼쪽 무릎을 바닥으로 내려 텐션을 더한다. 오른쪽 무릎을 위로 밀어 수축과 이완 기법을 사용하고 왼쪽 무릎을 내려 텐션을 조절하도록 한다.

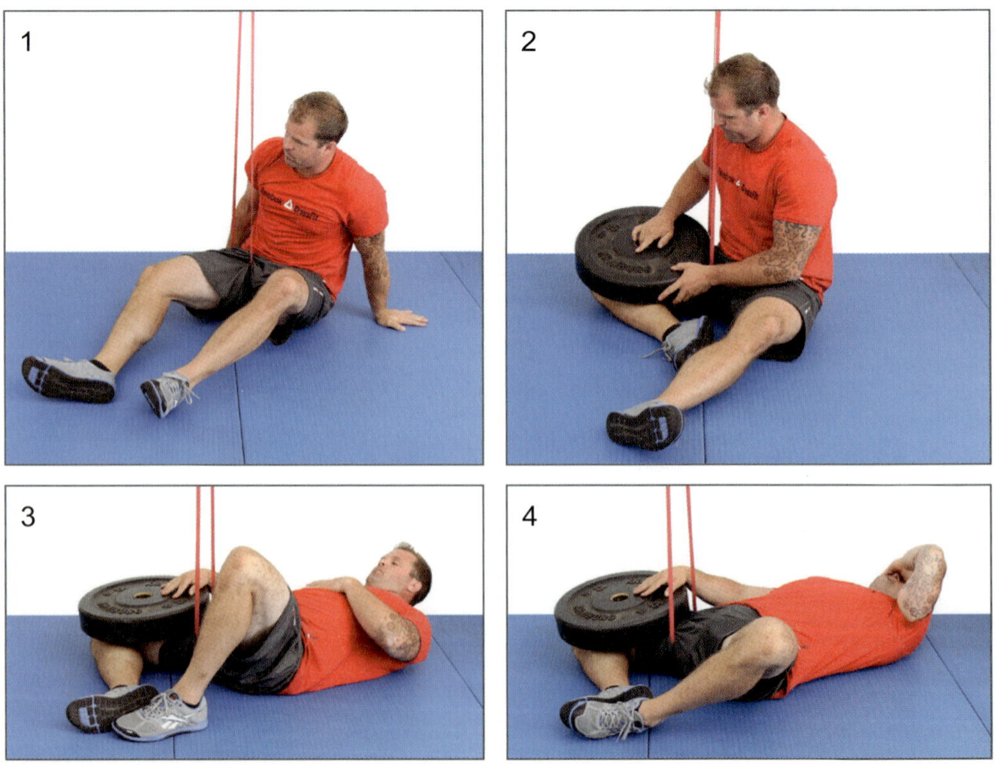

슈퍼 프로그Super Frog

만약 밴드를 연결할 풀업 바가 없더라도, 슈퍼 프로그를 할 방법은 있다. 그러나 완전히 같은 효과를 낼 수는 없을 것이란 점은 알아둬라. 밴드는 제한되어 있는 다른 시스템(고관절낭)을 건드리게 해준다. 하지만 아무 것도 안 하는 것보다는 뭐라도 하는 것이 더 낫다.

자세를 개선하고자 할 때 체계적인 접근법을 취해야만 한다는 사실을 기억하라. 운동제어 문제, 조직의 체표면 활주, 근육의 움직임, 관절낭 등과 같은 여러 퍼즐 조각들을 빠뜨린다면 움직임 또는 조직의 기능을 회복하는 데 있어 제한적인 결과만을 얻을 뿐이다. 그러므로 밴드를 활용할 수 있는 환경이라면 꼭 활용하도록 하라.

스쿼트 1
아키타입

이 모빌리제이션 기술은 위 아키타입들을 개선하는 데 도움을 줄 것이다.

방법:

수축과 이완

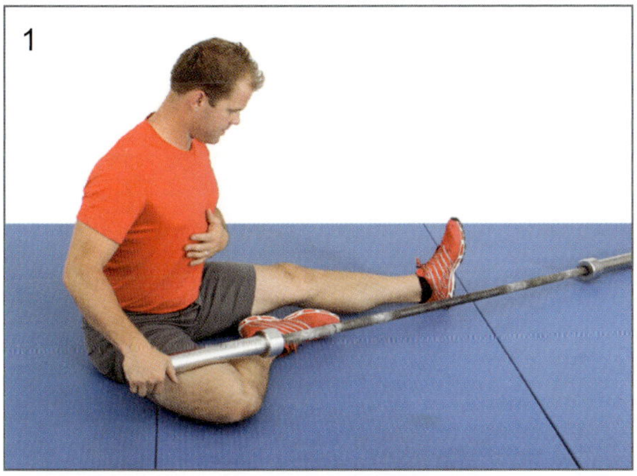

몸을 바로 세우고, 바벨 슬리브를 오른쪽 허벅지 위에 올리고 무릎을 고정한다.

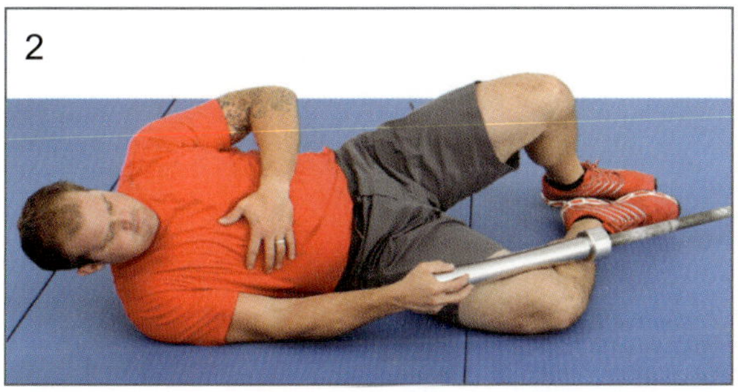

고관절과 허리를 안정화시키기 위해 오른쪽 엉덩이를 조이고, 오른편으로 누우면서 왼발은 오른발 바로 옆에 둔다.

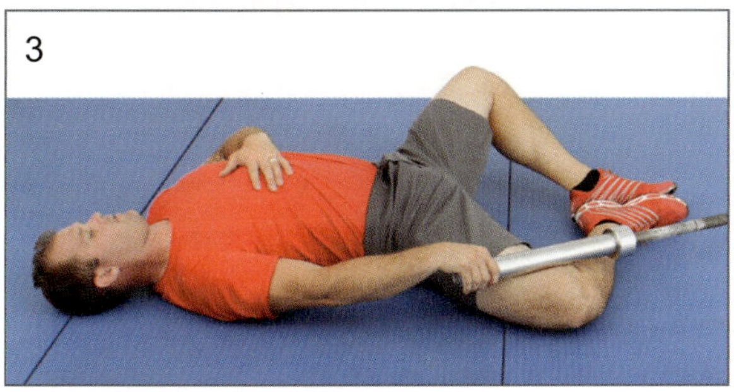

바벨이 오른다리 위에 계속 위치할 수 있도록 오른손으로 잡고, 왼쪽 무릎을 바닥으로 내려 골반과 정중선(서혜부)에 스트레칭이 더 크게 일어날 수 있게 한다.

강도를 높이려 한다면 바벨 대신 무거운 플레이트를 사용할 수도 있을 것이다.

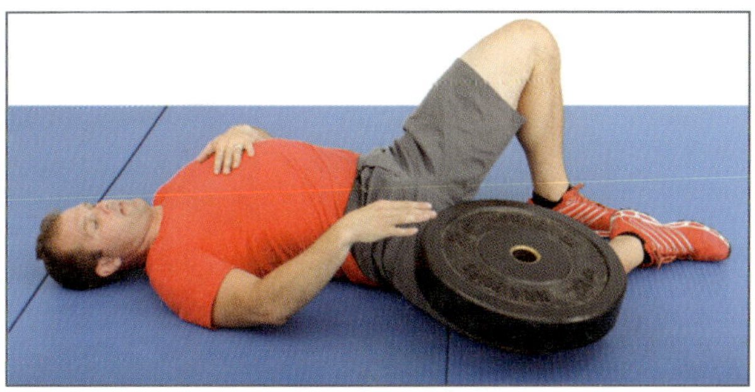

올림픽 월 스쿼트Olympic Wall Squat

스쿼트 1
아키타입

이 모빌리제이션 기술은 위 아키타입들을 개선하는 데 도움을 줄 것이다.

방법:

수축과 이완

나는 이 모빌리제이션을 올림픽 월 스쿼트라 부르는데, 그 이유는 이 자세를 해보면, 완벽하고 깊은 자세를 취하며, 가장 똑바로 몸이 세워진 스쿼트를 볼 수 있기 때문이다. 옆으로 세운 왼쪽 사진을 확인해보라.

이 모빌리제이션을 하기 위해 스쿼트 자세로 보폭을 취하고, 엉덩이가 가능한 벽에 가깝게 위치하도록 자세를 취한다. 바닥이 몸을 지지해주고 다리에 부하가 실리지 않기에, 올바른 역학을 방해하는 진정한 방해 요소를 찾을 수 있게 될 것이다. 대부분의 사람들은 내전근이 매우 타이트하여 스쿼트 바닥 자세에서 무릎을 벌리지 못하는 양상을 보인다. 당신의 발이 무릎을 바깥으로 벌리려고 돌아가려는 시도를 함을 느끼게 될 것이다.

비록 이 모빌리제이션은 신연 작용을 추가하지 않아도 할 수 있지만, 밴드를 허리에 두르고 양 무릎에 걸면 대퇴골을 소켓의 뒤쪽에 넣게 하여, 고관절낭의 일부를 건드릴 수 있을 것이다. 또한 이 압박력은 고관절 앞쪽의 충돌징후를 해결하는데 도움을 준다.

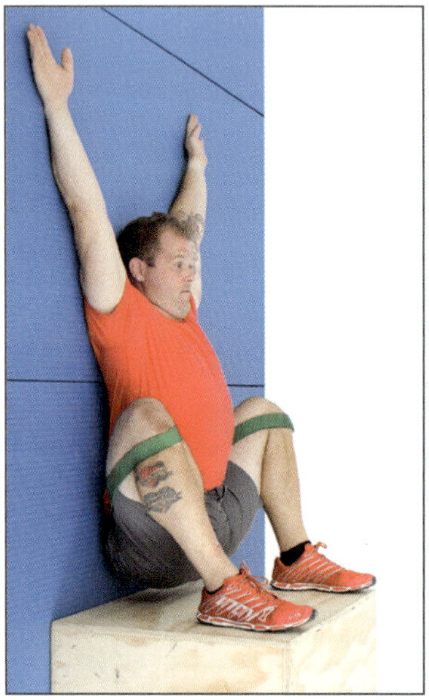

1
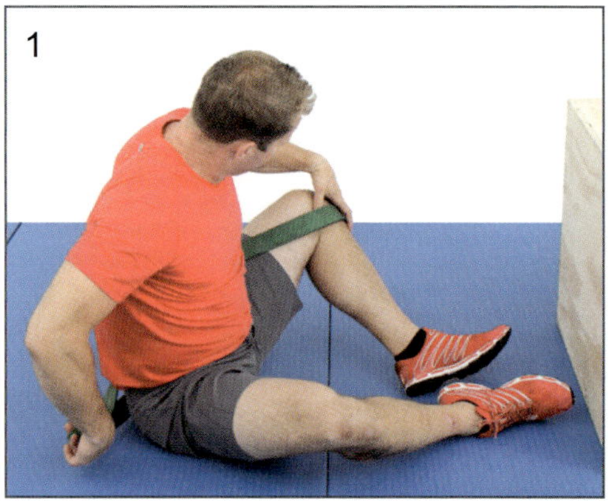

2
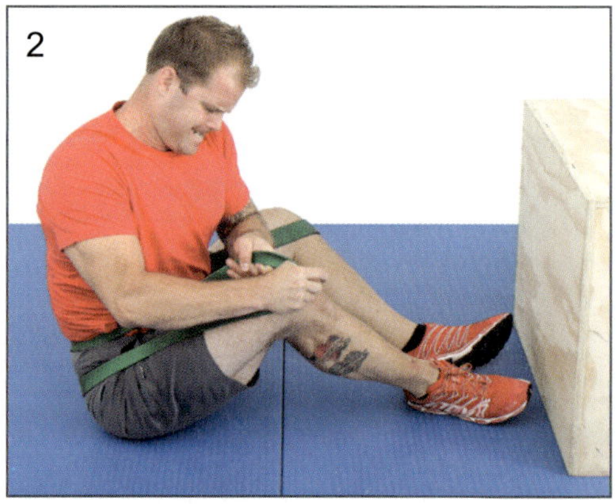

3
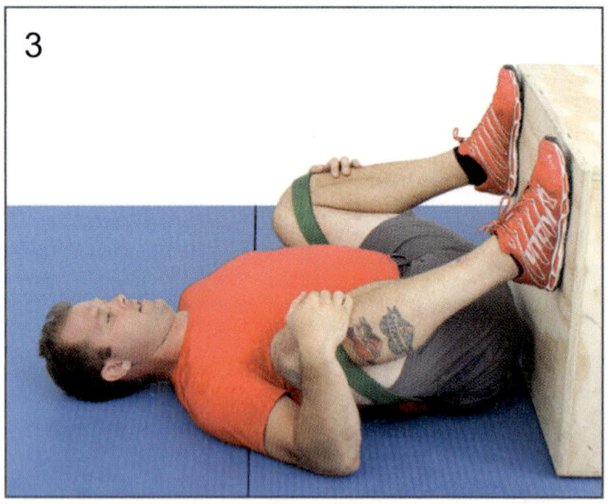

4
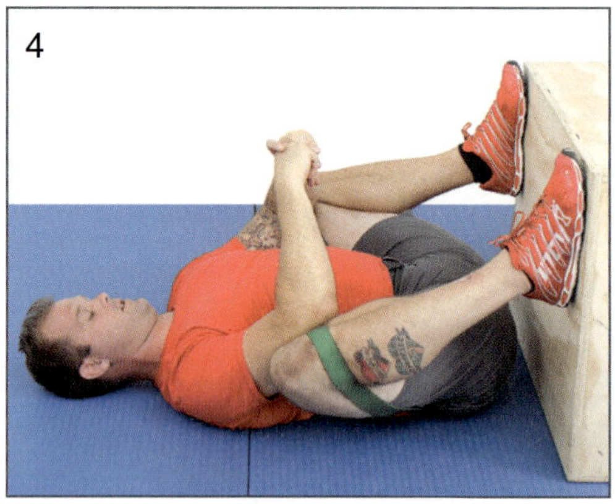

5
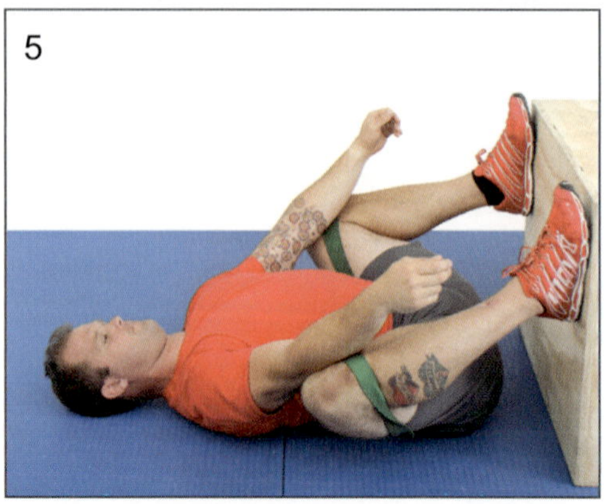

1. 허리에 밴드를 두르고(오른손으로 고정하고) 왼쪽 무릎에 건다.
2. 밴드를 오른쪽 무릎에 건다.
3. 엉덩이가 가능한 박스에 가깝게 오도록 자세를 잡는다. 이때 마치 스쿼트 스탠스를 취하는 것처럼 발은 정면을 향하도록 한다. 여기서부터 무릎을 당겨 고관절 굴곡 움직임을 증가시킨다.
4. 내전근을 건드리고 무릎이 벌어진 자세를 취하기 위해 팔꿈치로 무릎 안쪽을 누른다.
5. 혹은 팔을 이용하여 무릎을 벌릴 수도 있을 것이다.

부위 10 햄스트링

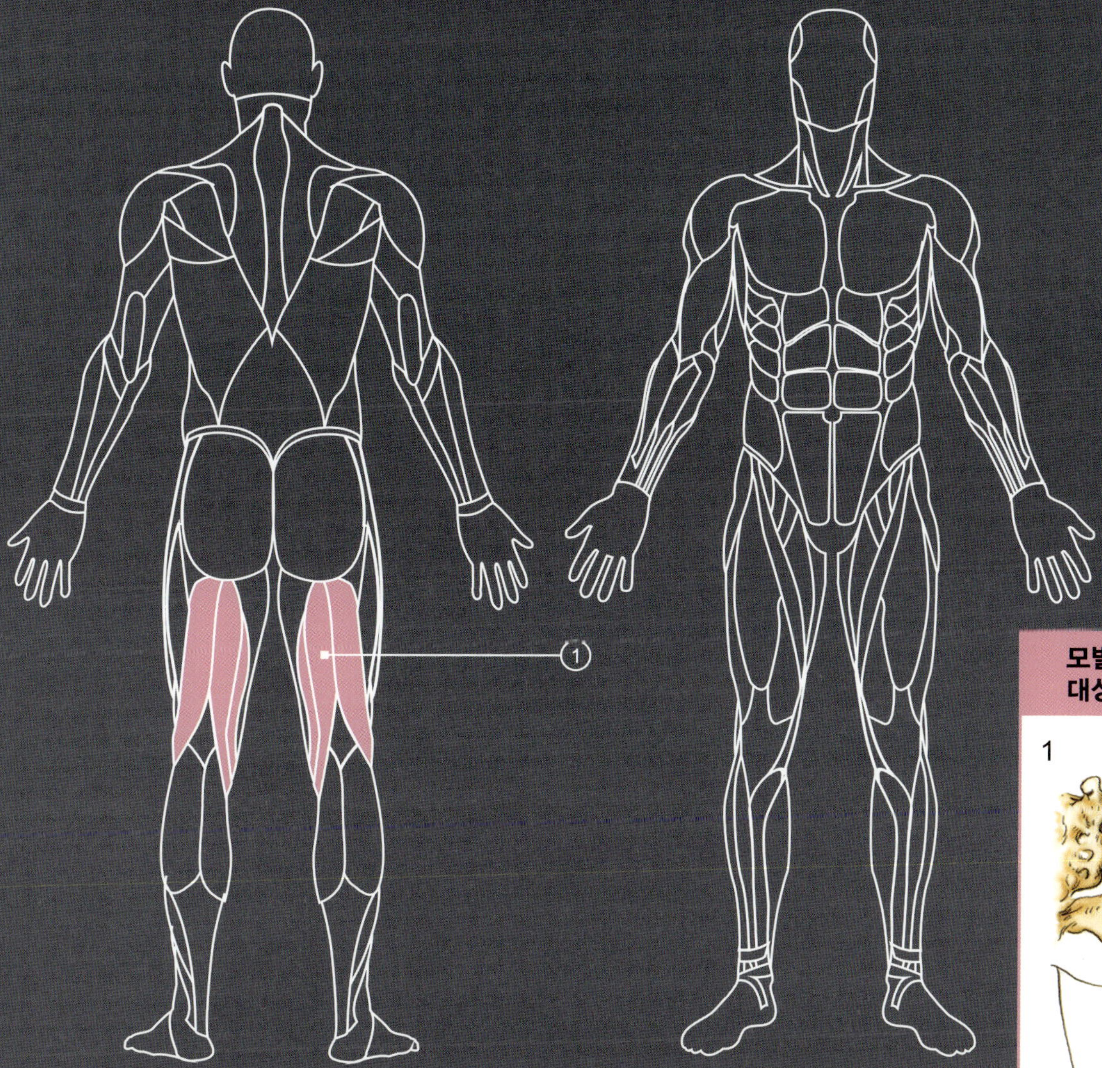

모빌리제이션 대상 부위

1

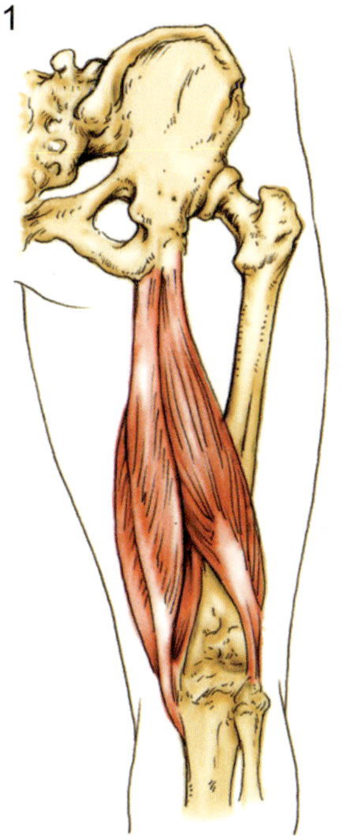

햄스트링(Hamstring)
(대퇴 이두근,
반막양근과 반건양근)

스쿼트 2 아키타입 스쿼트 1 아키타입

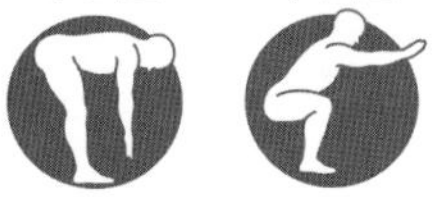

이 모빌리제이션 기술은 위 아키타입들을 개선하는 데 도움을 줄 것이다.

개선사항:

고관절, 허리, 그리고 무릎 통증

방법:

스매시&플로스
수축과 이완
압력파

후면사슬 스매시&플로스Posterior Chain Smash and Floss

많은 사람들이 후면사슬을 훈련하는 것을 마치 자신의 임무처럼 여기고 있다. 우리는 여기서 둔근과 햄스트링에 대해서 이야기하고 있기에 이 말이 무슨 의미인지 알 것이다. 문제는 이런 사람들은 후면사슬을 강하게 하는 데에만 집중하고 그 뒤엔 하루 종일 앉아 있거나 또는 이 조직들의 체표면 활주를 회복하는 것에는 큰 신경을 안 쓰는 데 있다.

햄스트링은 세 개의 큰 근육(반막양근, 반건양근, 그리고 대퇴이두근)으로 이루어져 있으며 모두 다른 부분에서 기시하여 다리에서 다른 면으로 휘감고 내려온다. 햄스트링의 기능을 최적화하기 위해선, 이 모든 조직들에서 완전 가동범위가 나와야 한다. 즉, 이 근육들이 일을 하고 난 뒤마다, 그리고 특히 오랜 기간 앉아 있던 뒤에는 햄스트링의 구성원 모두를 스매시해줘야 한다는 말이다. 앞으로 알게 되겠지만, 이 부위를 위한 테크닉 대부분은 몇 가지 이유에서 높이가 있는 곳에서 시행되어야 한다.

첫째로, 높이가 있는 곳(박스, 벤치, 스툴, 작업대, 테이블, 또는 의자)에서 모빌리제이션을 하게 되면 체중을 온전히 다리에 실을 수 있게 된다. 이러한 뻣뻣한 후면사슬 조직들에 상당량의 압력을 가할 수 있는 것이다. 만약 바닥에서 이 기술들을 사용하면, 변화를 만들기 위해 필요한 충분한 양의 체중을 실을 수 없을 것이다.

지렛대적 이점과 체중을 실을 수 있다는 점 외에도, 박스나 벤치를 사용하면 움직임을 더 할 수 있어 바닥에선 접근할 수 없었던 부위를 다룰 수 있게 된다. 예를 들어 만약 박스 위에서 가동성을 만드는 작업을 하면, 무릎을 구부리고 펴서 플로스 효과를 사용하고 몸을 움직여 햄스트링에 숨겨진 지점들을 건드릴 수 있을 것이다.

마지막으로, 높이가 있는 곳에서 작업하는 것이 훨씬 더 안전하다. 바닥에서 할 경우 유일한 옵션은 다리를 몸 앞으로 바로 펴는 것뿐이다. 다리를 신전시켜 락 아웃 자세를 취하면, 햄스트링에 묻혀 있는 좌골 신경을 늘이게 된다. 이 자세에서 햄스트링을 스매시하게 되면 저림과 따끔따끔한 신경통을 만들 수 있다. 이러한 이유에서 벤치나 박스에서 무릎을 구부리고 모빌리제이션을 해야 하는 것이다. 무릎을 구부리면 좌골신경과 그 주위 조직에 여유 공간을 만들 수 있다.

만약 업무 중 휴식 시간이나 공항에 머물러야 하거나, 또는 운동 후 마무리 운동을 할 때, 딱딱한 곳(의자나 박스)을 찾아 몇몇 모빌리제이션을 하도록 하라.

옵션 1: 햄스트링 볼 스매시Hamstring Ball Smash

햄스트링을 스매시하기 가장 훌륭한 도구는 작은 공(라크로스 볼과 같은) 하나와 큰 공(소프트볼이나 슈퍼노바) 하나이다. 공을 이용한 대부분의 스매시 테크닉들과 마찬가지로, 문제 지점들을 찾게 되면, 그 부분에 머물러 왔다 갔다 하도록 한다. 이 방법은 빠르고도 쉬우며, 시간을 보내기에도 좋다. 작은 공은 특정 압통점을 다루기 좋으며, 큰 공은 근육들의 접점들에 전단력을 가하고 눌러붙은 결합 조직들의 체표면 활주를 회복시키기에 알맞다.

옵션 1a: 햄스트링 볼 스매시

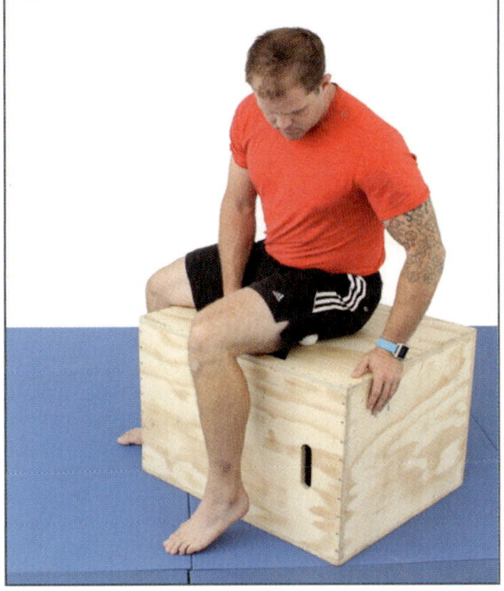

1

라크로스 볼을 햄스트링 아래에 놓고 다룰 수 있는 가능한 많은 체중을 그 위에 싣도록 한다.

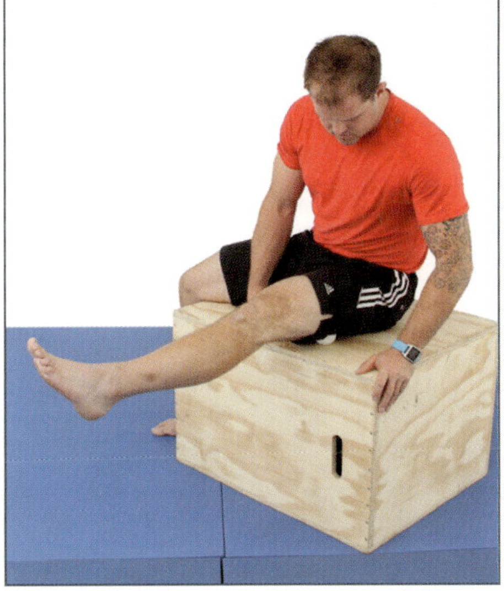

2

타이트한 지점을 찾고 난 뒤, 다리를 편다. 다리를 폈다 구부렸다를 하고 좌우로 움직이도록 한다.

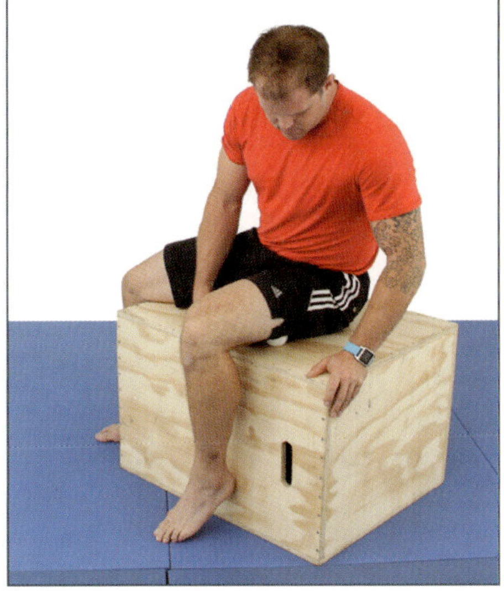

3

공 위에서 체중을 이동시키면서 근육 길이를 따라 압력파 기법을 적용할 수 있으며, 공을 문질러 뭉친 조직을 풀어낼 수도 있을 것이다.

옵션 1b: 햄스트링 볼 스매시

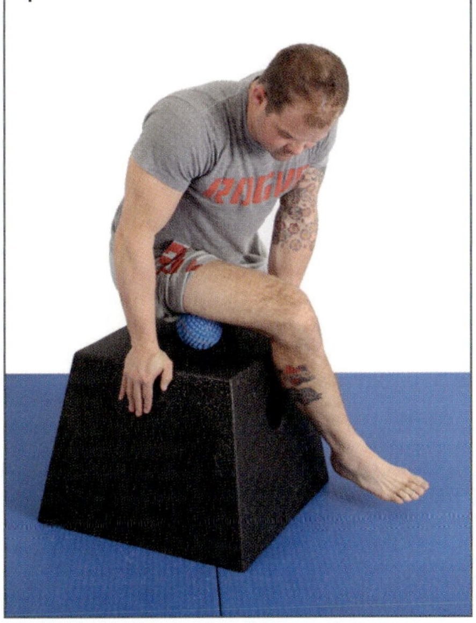

1

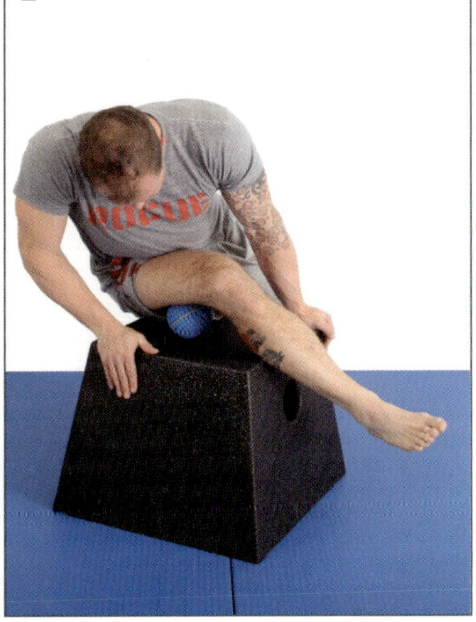

2

1. 소프트볼이나 슈퍼 노바를 햄스트링 아래에 놓는다. 만약 박스나 스툴 위에서 작업을 한다면, 목표를 장경인대(iliotibial, 대퇴부 외측을 따라 내려가는 두꺼운 근막띠)로 설정해야 할 것이다.
2. 가동시키고 있는 다리 위로 몸을 돌려 가능한 많은 체중을 공 위로 싣는다. 여기서부터, 다리를 펴고 구부리거나, 공 위로 햄스트링을 이리저리 돌려 풀어준다. 장경인대에서부터 내전근에 이르는 근섬유를 가로지르도록 큰 압력파를 적용한다. 만약 박스나 스툴을 사용한다면, 공 위로 가능한 많은 체중을 올리고 있는 동안 다리를 돌려 원을 그리도록 한다.

옵션 2: 죽음의 정글짐Monkey Bar of Death

어렸을 때 정글짐 꼭대기에 올라앉아 바를 다리 사이에 걸고 앞뒤로 회전하고 놀았던 기억이 있는가? 장담하건데 지금 그렇게 해본다면, 너무나도 아파서 빠져나오려고 발버둥 치거나, 더 심각하겐 까무라쳐 떨어져 내릴 수도 있을 것이다. 만약 당신이 대다수의 선수들과 비슷한 몸 상태를 가졌다면, 햄스트링의 뻣뻣함의 대부분은 고관절에 있는 기시부에 존재할 것이다. 이 부분은 접근하기 어렵기도 하거니와 가동시키기에 너무나도 통증이 심한 곳이기도 하다. 자, 이곳을 마주하도록 하자. 누구도 이 민감하고 사적인 부분을 건드리려 하지 않을 것이며 당신 스스로 하지 않으면 효과를 보기도 힘든 부위이다.

다만, 이 부위를 모빌리제이션 하기 위해 정글짐에 오를 필요는 없다. 그 대신, 바벨을 허벅지 중간 정도 위치로 랙에 세팅하도록 하자. 이 정도가 강한 자극을 제공하며 효과적으로 조직을 풀어내고 햄스트링 기시부에 큰 압력을 가할 수 있는 높이이다. 앞뒤로 그리고 근육 조직의 결에 대해 좌우로 움직여 풀어내도록 하자.

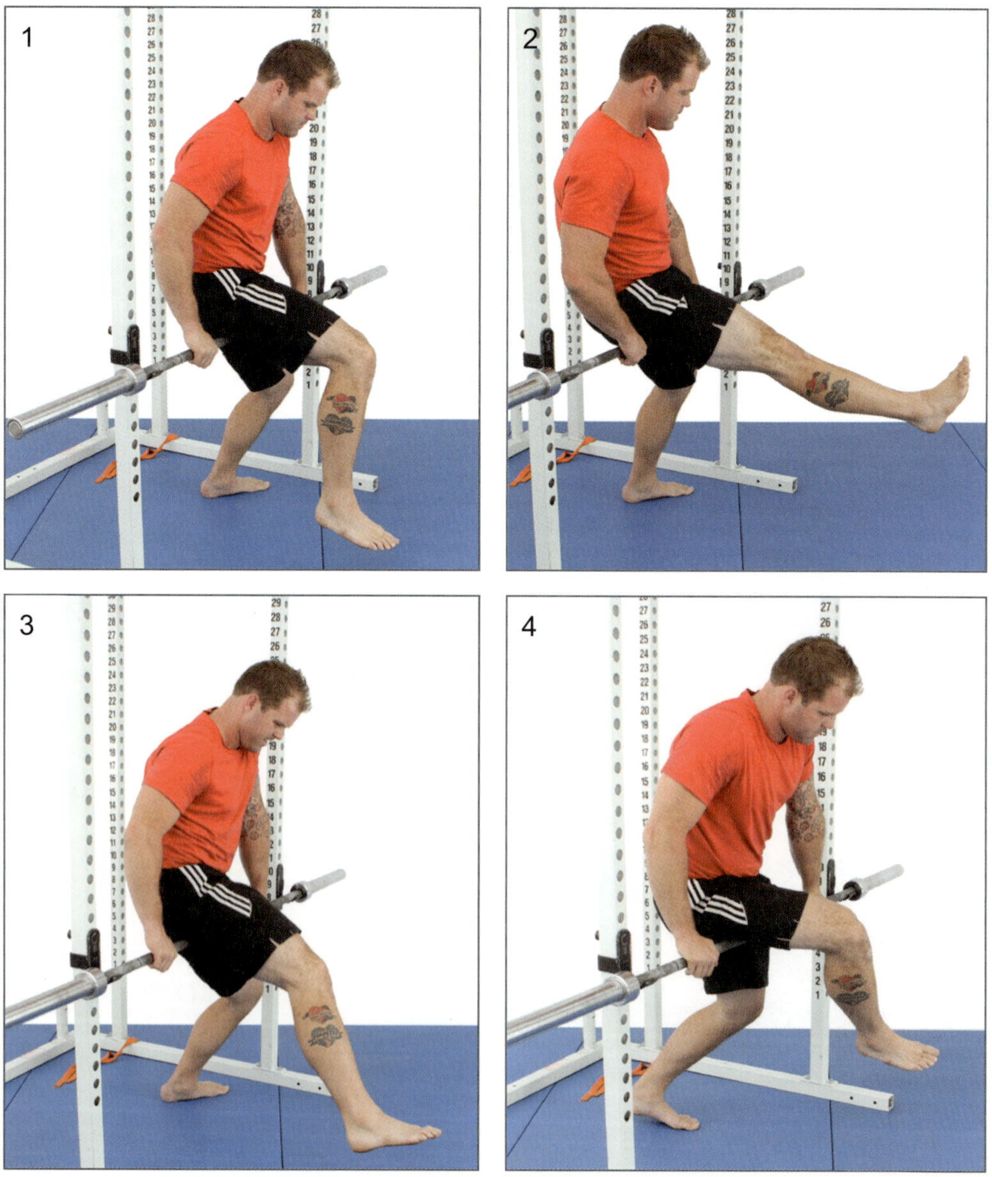

1. 바벨을 허벅지 중간 정도 높이로 세팅한다. 한쪽 다리를 바벨 너머로 보내고 바벨이 고관절의 상부, 햄스트링의 기시부에 올 수 있게 한다.
2. 문제가 있는 부위를 찾으면(그리 오래 걸리지 않을 것이다.) 다리를 펴도록 한다.
3. 다리를 구부리면서 체중을 좌우로 움직여, 근육 섬유의 방향을 가로지르도록 회전한다.
4. 다리를 좌우로 회전하고 또 손을 사용해 바벨을 굴려 좌골과 근육의 기시부를 자극한다.

옵션 3: 리틀 배틀스타 스매시Little Battlestar Smash

이 모빌리제이션은 죽음의 정글짐의 변형 동작이다. 만약 리틀 배틀스타를 가지고 있다면, 박스, 벤치, 또는 의자 위에 올려놓고 사용하는 것이 햄스트링을 푸는 훌륭한 방법일 것이다. 배틀스타의 홈들은 조직을 더욱 효과적으로 '분리해' 주며, 박스 위에서 사용하는 것이 바벨을 사용했을 때는 할 수 없었던 움직임과 통제력을 가져다줄 것이다.

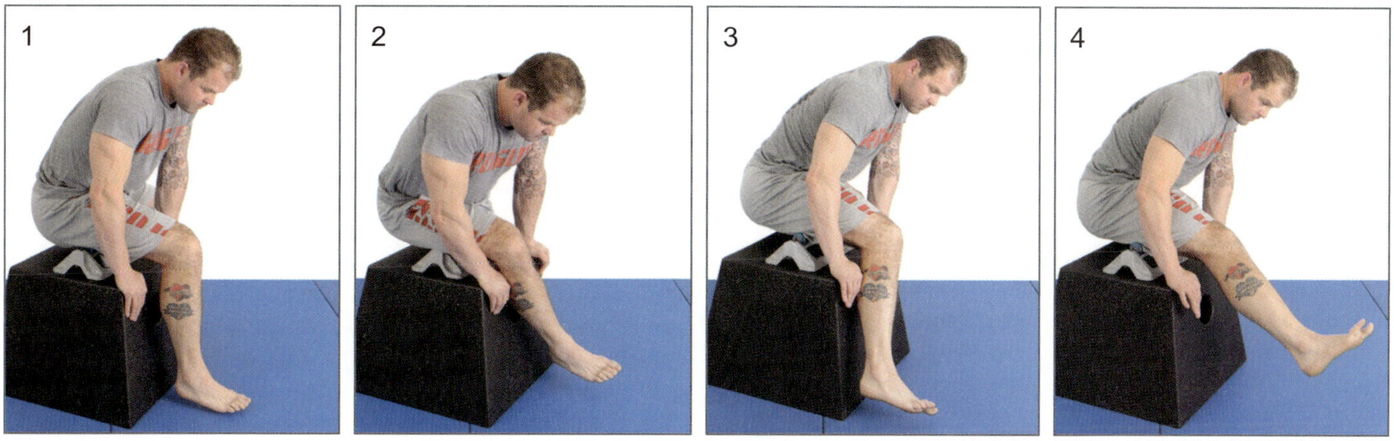

리틀 배틀스타를 햄스트링 아래에 놓고 그 위에 앉는다. 여기서부터, 몸을 앞뒤로 움직이고 다리를 좌우로 흔들면서 해당 부위를 풀도록 한다. 예를 들어 만약 체중을 몸 오른편으로 옮기면, 다리는 몸 왼편으로 흔드는 식으로 동작하도록 하자. 타이트한 지점을 찾으면, 수축과 이완기법을 사용하고 다리를 바로 펴서 플로스 기법을 활용할 수 있도록 한다.

옵션 4: 슈퍼프렌드 햄스트링 스매시Superfriend Hamstring Smash

이 모빌리제이션은 힘든 워크아웃(풋볼 연습이나 크로스 핏 클래스) 후에 사람들이 그룹을 나눠 할 수 있는 기술이다. 내전근과 대퇴근을 할 때와 마찬가지로, 발의 아치를 이용해 근육 길이를 따라 천천히 압력파 기법을 적용하도록 하라. 이 모빌리제이션의 장점은 고통으로 찡그린 얼굴을 팔 안으로 숨길 수 있다는 것이다.

주의: 슈퍼프렌드를 할 때, 파트너의 좌우 어느 쪽에 서도 된다. 아래 사진에서처럼 스매시할 다리에서 떨어진 쪽에서 서는 것은, 내측 햄스트링과 내전근을 건드리기에 적합한 반면, 가까운 쪽에 서는 것은 바깥쪽 햄스트링과 대퇴근을 스매시하기 적합하다.

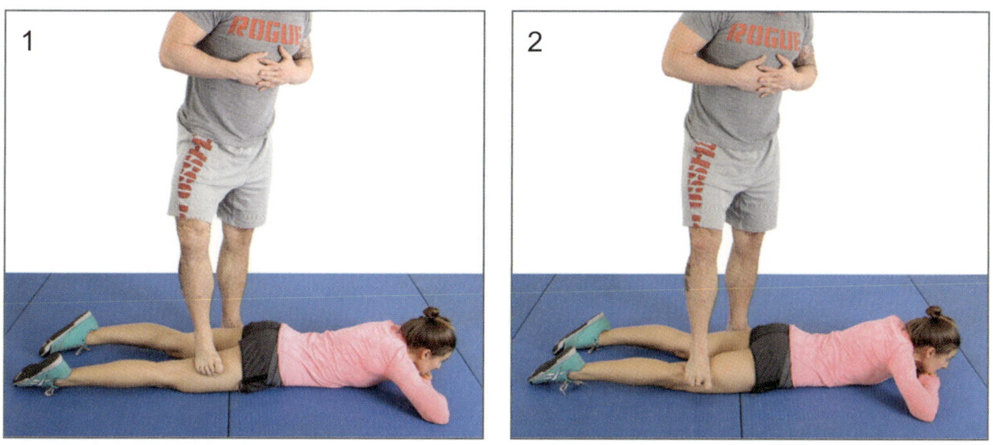

발바닥의 아치를 파트너의 햄스트링 위에 올린다. 그리고 나서 체중을 앞으로 옮기고 근섬유 길이를 가로지르게 누르면서, 천천히 그리고 꾸준하게 압력파를 만든다. 이러한 방식으로 변화가 느껴질 때까지, 혹은 멈춰달라고 할 때까지 근육 전체에 걸쳐 시소처럼 발을 왔다갔다하도록 한다.

스쿼트 2 아키타입 스쿼트 1 아키타입

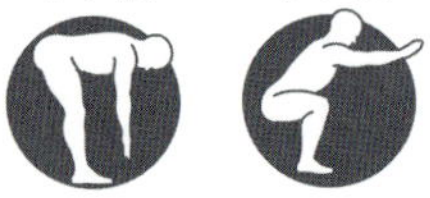

이 모빌리제이션 기술은 위 아키타입들을 개선하는 데 도움을 줄 것이다.

개선사항:

서혜부와 햄스트링 주변의 반흔 조직 손상(scar tissue damage)
고관절과 허리 통증

방법:

부두 플로스 밴드 압박

서혜부와 햄스트링에 부두 밴드 감기VooDoo Groin and Hamstring Wrap

부두 플로스 밴드를 이용하면 몇 가지 뚜렷한 이점이 있다. 변화를 만들고자 하는 자세를 가동시킬 수 있으며, 여러 시스템들(관절 역학, 조직의 체표면 활주, 그리고 근육의 운동역학)을 동시에 다룰 수 있다. 그리고 공략하기 매우 힘든 곳에 있는 조직들을 잡아낼 수 있다. 예를 들어 라크로스 볼이나 롤러로는 햄스트링 상부(기시부위)와 내전근에 충분한 압력을 가하거나 서혜부와 고관절 굴곡근에 접근하기 쉽지 않다.

사람들은 앉는 자세를 취할 때, 오랜 시간 동안 후면사슬 상부가 눌리게 되며 이로 인해 햄스트링 상부, 둔근, 그리고 서혜부는 얽히고 설킨, 눌러붙은 조직 덩어리가 된다. 그리고 이러한 근육들이 붙는 주변 조직들이 타이트해지면 부상이 따르게 된다. 서혜부와 햄스트링의 염좌는 통증과 움직임 제약을 회복하는 데 긴 시간이 걸린다. 이러한 부상은 힘 생산 능력에 영향을 미치고 움직임 손상과 조직 변화를 야기한다. 문제를 심각하게 만드는 것은 다음번 부상을 발생시킬 수 있는 이러한 반흔 조직들에 접근하여 이를 뜯어내는 것이 쉽지 않다는 사실이다. 부두 플로스 밴드를 이용한 모빌리제이션은 이러한 상황에서 빛을 발한다. 즉, 이 기법을 사용하면 접근하기 어려운 부위 주변으로 구심성 압박을 가할 수 있다. 이와 더불어 완전 가동범위로 움직임을 더하면, 반흔 조직 덩어리들(움직임을 제한하고 변형시키는)을 풀어낼 뿐만 아니라 눌러붙은 조직들의 체표면 활주를 회복할 수 있다.

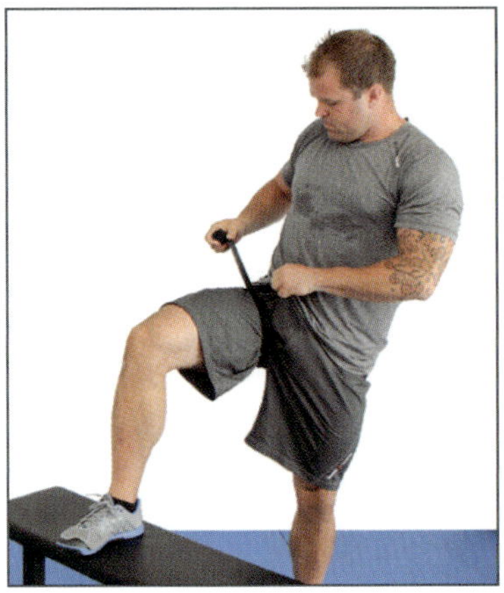

역동적인 다리 스윙은 햄스트링 상부와 서혜부의 체표면 활주를 안전하게 회복시키는 훌륭한 방법이다. 무릎을 편 상태를 유지하고 발의 위치를 중립으로 두면서 마치 축구공을 차듯 다리를 앞뒤로 흔들도록 한다.

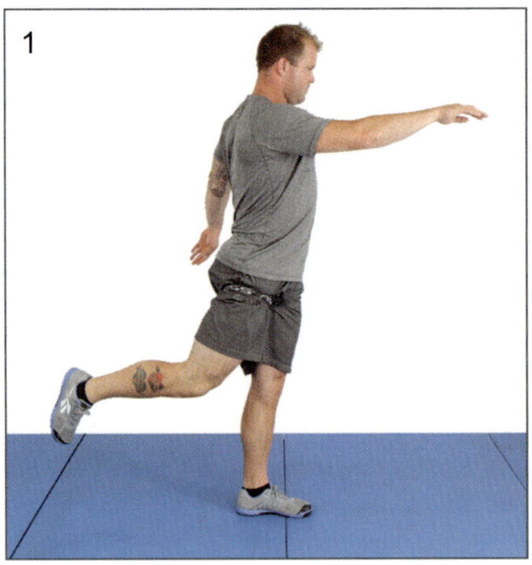

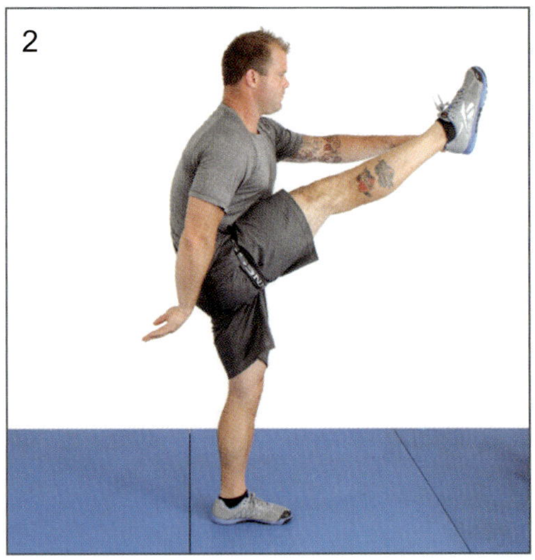

스쿼트 2 아키타입 스쿼트 1 아키타입

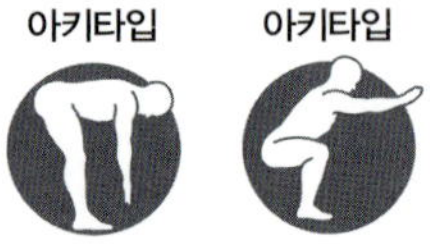

이 모빌리제이션 기술은 위 아키타입들을 개선하는 데 도움을 줄 것이다.

개선사항:

고관절, 허리, 그리고 무릎 통증

방법:

밴드를 이용한 플로스

후면사슬 플로스Posterior Chain Floss

만약 완전히 자란 성인이라면, 햄스트링이 마법처럼 새로이 성장하진 않을 것이다. 이 근육의 길이를 늘이기 위해선, 본래 가진 이상적인 범위로 단축되고 타이트한 조직들을 회복시켜야 할 것이다. 말하고자 하는 것은 우리 허리와 다리 뒤쪽으로 내려가는 이러한 강철 케이블들은 스트레칭만으로는 정상적인 길이로 회복되기 힘들다는 것이다. 변화된 상태를 유지하기 위해선, 체계적인 접근이 필요하다. 강력한 스매시으로 비기능적 상태의 체표면 활주를 해결하고 여기에 움직임 끝 범위로 움직임을 만들어줘야 한다.

움직임&모빌리티 시스템의 핵심적인 개념 중 하나는 조직을 이상적인 상태로 모빌리제이션하고 난 뒤, 이를 사용하여 그 근육이 정상적인 범위로 가동하도로 적절한 자극을 주는 것이다. 솔직히 말하자면 햄스트링의 길이를 회복하는 최선의 방법은 기능적인 상태로 세팅을 하고 난 뒤 이 근육을 사용하는 것이다. 일련의 후면사슬 플로스 모빌리제이션은 햄스트링이 실제로 사용되는 상황과 유사한 모습(데드리프트나 바닥에서 물건을 집는 동작)의 체중 부하 운동의 완벽한 예라 할 수 있다. 이 모빌리제이션에는 몇 가지 옵션이 있다. 손을 바닥이나 박스 위에 올려 지지하고 무릎을 구부렸다 폈다 하면서 플로스하거나(옵션 1과 2) 고관절을 앞으로 접는 것이다.(옵션 3) 이 중 한 가지 옵션만을 선택해서 하든, 아니면 섞어서 복합적으로 수행하든, 후면사슬 플로스는 햄스트링과 고관절의 정상 가동범위를 회복시켜주는 훌륭한 프리-게임, 프리-워크아웃 모빌리제이션이다.

후면사슬 플로스: 옵션 1

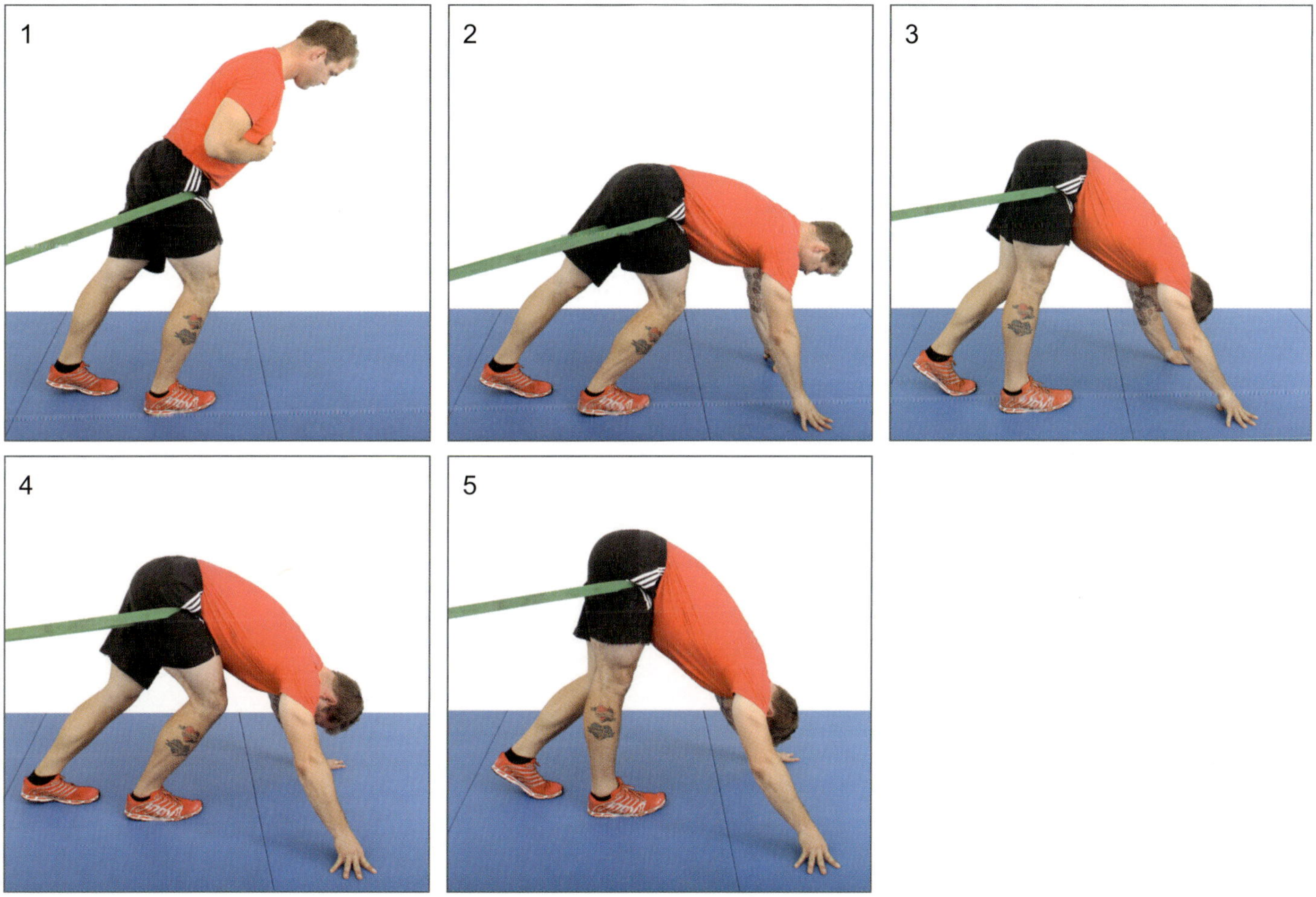

1. 밴드를 고관절에 두르고 앞으로 나아가 텐션을 만들도록 한다. 밴드를 감은 다리를 감지 않은 다리보다 살짝 앞으로 위치시키는 것이 도움이 될 것이다.

2. 고관절에서 몸을 앞으로 접는다. 이때 배는 단단히 조이고 허리는 편다. 그리고 두 손을 바닥에 고정시킨다. 만약 허리를 구부리지 않고는 바닥에 손이 닿지 않는다면, 박스나 벤치를 앞에 두고 그 위에 올리도록 하라.

3. 밴드를 감은 다리를 펴고 엉덩이를 뒤로 밀어라.

4. 허리는 가능한 바르게 펴도록 한다. 밴드를 감은 쪽 다리를 구부린다.

5. 밴드를 감은 다리의 뒤꿈치에 체중을 실은 채, 무릎을 구부리고 펴면서 플로스를 계속 하도록 한다. 무릎을 20~50회 구부리는 것을 목표로 한다. 고관절 상부(둔근 부위)를 공략하기 위해, 다리를 락 아웃하고 상체가 다리에 가까워지게 할 때, 고관절을 살짝 회전시킬 수도 있을 것이다.

후면사슬 플로스: 옵션 2

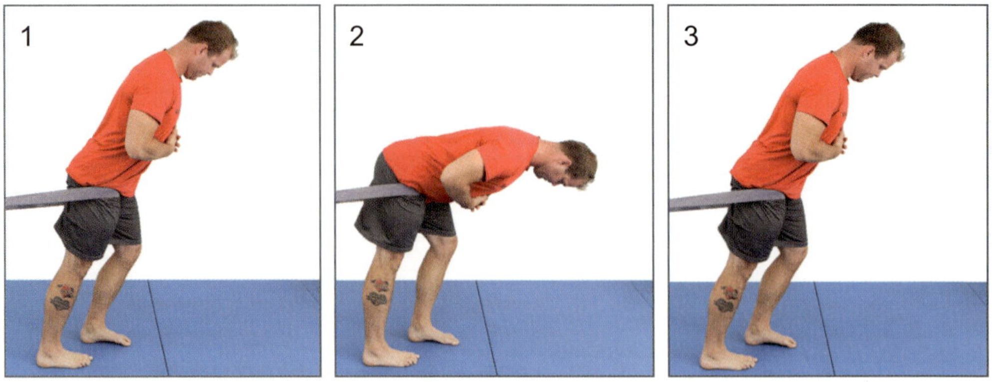

1. 밴드를 고관절에 걸고 밴드에 텐션을 만들기 위해 앞으로 걷는다.
2. 복부를 타이트하게 유지하고, 허리를 바르게 펴고, 가동범위 끝에 이를 때까지 고관절에서 몸을 접는다.
3. 몸을 뒤로 당겨 바로 세운다. 여기서부터, 고관절 굴곡의 끝 범위 내외에서 굴곡과 신전을 계속해서 플로스한다. 척추를 단단히 하고, 무릎은 락 아웃을 하며, 체중이 뒤꿈치 위에 위치하도록 한다.

후면사슬 플로스: 옵션 3

진정한 변화를 만들기 위해선, 햄스트링을 다양한 각도에서 건드려야 한다는 점을 기억하라. 이 말은 타이트한 이 근육의 닿기 힘든 지점들에 접근하기 위해선 자세를 변화시켜야 한다는 뜻이다. 밴드를 감은 다리를 박스 위로 올려 굴곡 자세(스쿼트하는 것을 생각해보라)를 만들면, 접근하기 힘든 고관절 상부와 햄스트링을 건드릴 수 있을 것이다.

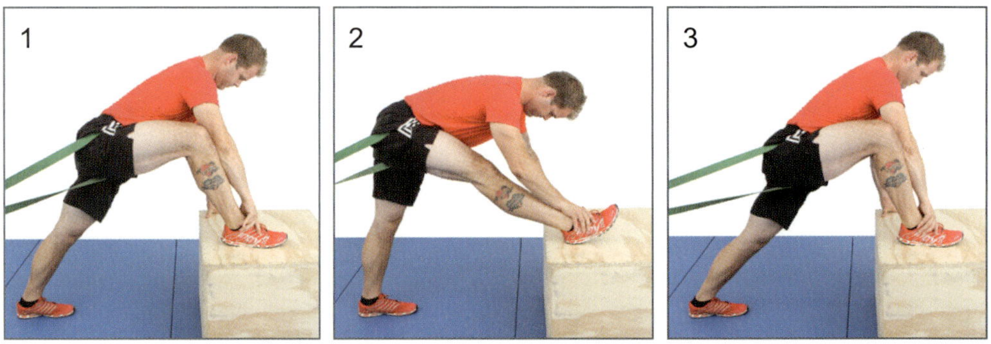

1. 밴드를 고관절에 감고 박스 위에 올린다. 이 자세에서 기분 좋은 스트레칭 느낌이 들 것이며, 자유롭게 타이트한 지점들을 찾도록 하라.
2. 다리를 바로 펴고 고관절을 뒤로 보낸다. 고관절 상부를 제대로 잡아내기 위해선, 움직임 끝 범위까지는 발바닥을 박스에 붙이고 있다가, 무릎이 락 아웃 되는 지점에서 발 앞쪽을 들도록 한다.
3. 무릎을 천천히 구부리고 체중을 앞으로 옮긴다. 여기서부터 무릎을 구부렸다 폈다 하면서 플로스를 계속할 수 있을 것이다.

스쿼트 2 아키타입　스쿼트 1 아키타입

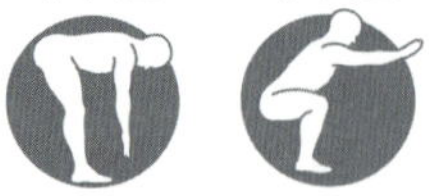

이 모빌리제이션 기술은 위 아키타입들을 개선하는 데 도움을 줄 것이다.

개선사항:

고관절, 허리, 그리고 무릎 통증

방법:

밴드를 이용한 플로스

밴드를 이용한 후면사슬 클래식 모빌리티 Banded Classic Posterior Chain Mob

당신도 알다시피, 필자는 실제 생활과 스포츠 활동을 반영하는 자세에서 가동성을 만들어야 한다는 관점을 열렬히 신봉하는 사람이다. 예를 들어 햄스트링을 모빌리제이션하는 경우 서서 하는 것을 좋아하는데, 왜냐하면 서서 할 경우 데드리프트와 같이 평소에 하는 트레이닝 움직임을 반영하는 체중 부하 요소가 재현되기 때문이다. 더 중요한 점은 이렇게 하는 것이 더 나은 효과를 나타내기도 한다는 것이다. 그러나 그렇다고 해서 이 방법을 누워서 할 수 없다는 것은 아니다. 고전적인 방식의 접근법도 가치가 있는데, 특히 주짓수나 MMA 선수들 같이 누운 자세에서 후면사슬을 사용하는 경우가 그렇다.

고전적인 후면사슬 모빌리제이션의 장점은 척추에 어떠한 부하도 가해지지 않기 때문에, 허리를 좋은 자세로 만들기 위해 신경쓸 요소가 적다는 것이다. 핵심은 이 스트레칭의 접근방식이 데드리프트 할 때의 세팅과 유사하다는 것이다. 고관절을 굴곡 자세로 취하고 무릎을 펴서 텐션을 만든다. 말했다시피, 이렇게 하면 대부분의 사람들이 타이트한 고관절과 햄스트링 상부 지점들을 공략할 수 있을 것이다. 만약 무릎을 먼저 펴고 그 뒤에 고관절을 접어 다리 전체로 텐션을 만들려고 한다면, 그 효과가 좀 떨어질 것이다.

이 모빌리제이션의 다른 핵심적인 측면은 후방으로 신연하는 힘을 더한다는 점이다. 이전 테크닉들과 마찬가지로, 신연 작용은 고관절 전면의 충돌 징후를 해결하고 햄스트링 상부 근육을 푸는 데 도움을 줄 것이다. 당신은 이 기술을 두 가지 방법으로 수행할 수 있을 것이다. 첫 번째 방법은 밴드를 기둥에 연결하고 하는 것으로, 밴드에 많은 텐션을 발생시켜, 강력한 신연 작용을 일으킬 수 있다. 이 방법을 사용할 때 발생하는 문제는 밴드를 걸 수 있는 기둥이 항상 주위에 있진 않을 수도 있다는 점이다.

두 번째 옵션은 이 문제를 해결해준다. 먼저 한쪽 발에 밴드를 여러 번 감고, 그 끝을 다른쪽 고관절에 건다. 그러고 나서(아래 사진과 같이) 밴드를 감은 발을 이용하여 후방으로 신연하는 힘을 가하도록 한다. 이렇게 하면 좋은 자세에서 고관절을 가동시킬 수 있을 뿐만 아니라, 밴드를 감은 발로 텐션을 조절할 수도 있다. 게다가 이 테크닉을 거실에서도 편하게 할 수 있다.

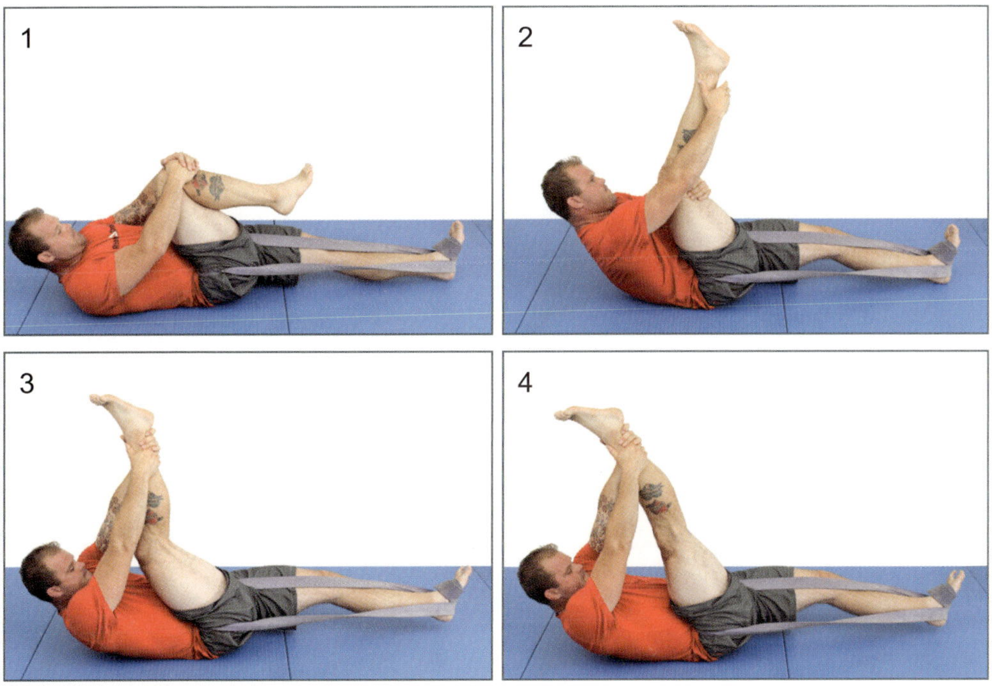

1. 왼쪽 발 중간에 밴드를 감고(얇은 밴드라면 몇 차례 감아야 할 수도 있을 것이다.), 오른쪽 고관절에 밴드를 건다, 그러고 나서 무릎을 가슴 쪽으로 당긴다. 왼쪽 다리는 바르게 편 상태를 유지하도록 하라. 후방으로 신연하는 힘은 대퇴골을 관절낭 바닥으로 당겨 고관절 전면에서 일어나는 충돌징후를 해결할 것이다. 또한 햄스트링 상부 근육을 풀어준다.
2. 고관절이 굴곡되고 부하가 실린 상태에서 왼손으로 오른쪽 무릎 뒤를 잡고, 싯업을 한다. 그러고 나서 오른손으로 오른쪽 발목 뒤쪽을 잡도록 한다.
3. 두 손으로 발목 뒤쪽을 잡는다.
4. 무릎을 펴서 텐션을 만들도록 하라. 여기서부터 다리를 구부렸다 폈다 하면서 플로스를 계속할 수 있고, 팔에 저항하여 수축과 이완 기법을 사용할 수 있으며, 다리를 몸 좌우로 움직여 타이트한 지점들을 찾을 수 있을 것이다.

만약 햄스트링의 가동범위가 나오지 않아 발을 잡을 수 없다면, 발에 밴드를 감아 잡는 것도 대안이 될 수 있다. 억지로 발을 잡으려고 이상한 자세를 취하지 말라. 그런 자세를 취하는 것은 내가 여러분에게 알려주고자 하는 모든 사항에 위배되는 행동이다. 만약 운동 후 땀이 나거나, 악력이 떨어져 발목을 잡을 수 없을 경우에도 밴드를 이용하도록 하라.

이 방법의 핵심은 발 중간에 밴드를 걸어 발이 중립 자세를 지키게 하는 것이다. 많은 사람들이 발가락에 밴드를 걸거나 발목이 발등 굽힘된 자세로 만들기 때문에 무릎 뒤쪽에 지나치게 큰 스트레칭을 일으킨다.

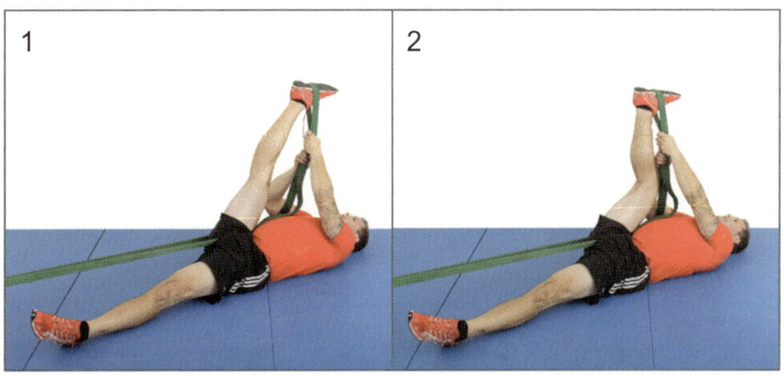

부위 11 무릎

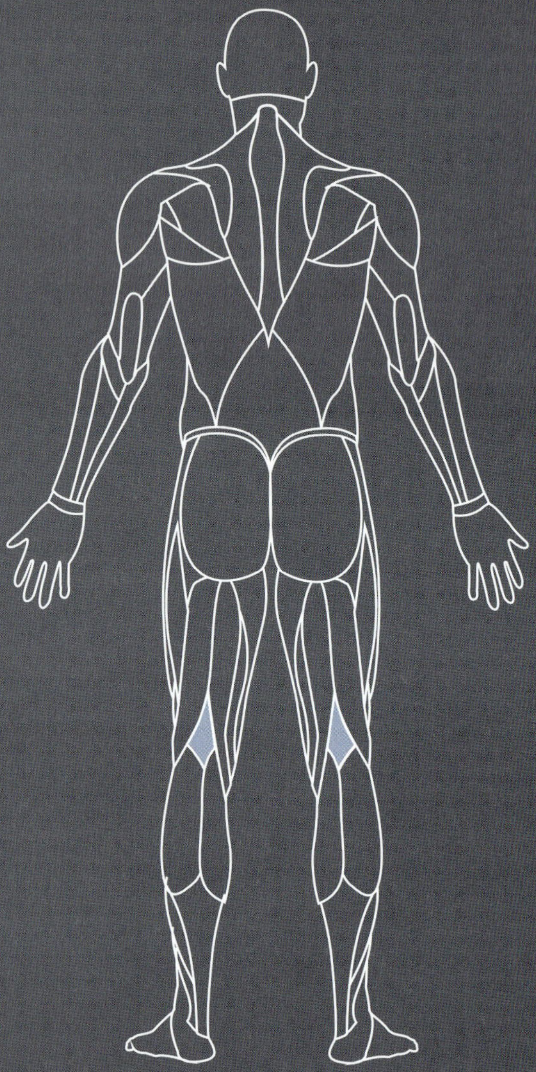

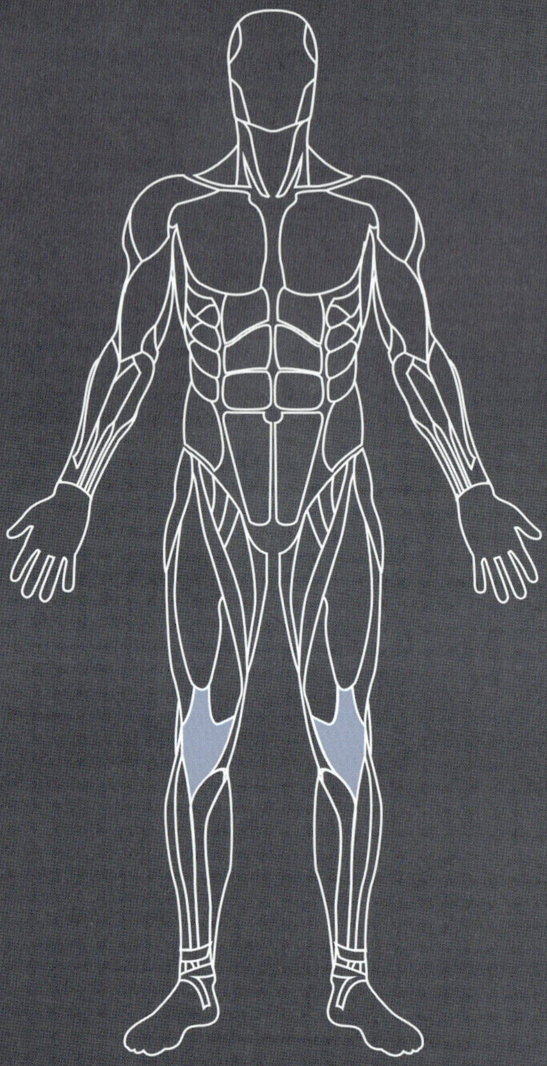

모빌리제이션 대상 부위
무릎과 주변 근육

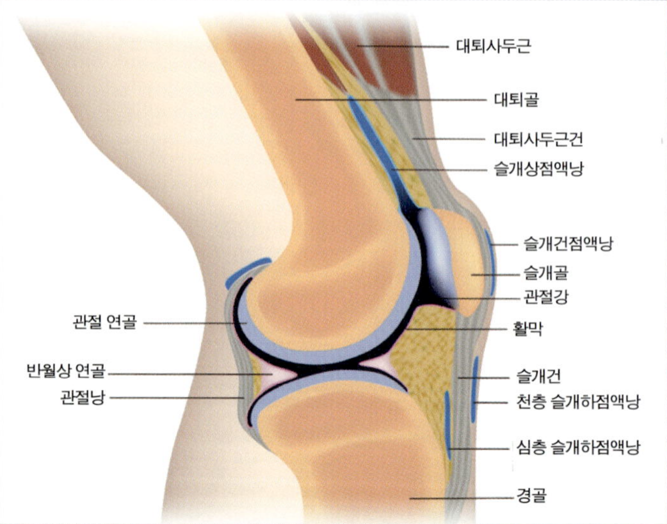

무릎 터미널 익스텐션Terminal Knee Extension

개선사항:
무릎 신전 움직임
무릎 통증

방법:
부두 플로스 밴드 압박

선수들의 무릎 통증을 평가할 때, 내가 가장 먼저 확인하는 것 중 하나는 바로 무릎 신전 움직임의 마지막 범위(TKETerminal Knee Extension)이다. 즉 이 선수들의 무릎에서 완전한 가동범위가 나오는지 아닌지를 본다.

이를 테스트하기 위한 간편한 방법은 두 다리를 앞으로 편 상태로 앉고 대퇴근에 힘을 줘 한쪽 무릎을 신전시키는 것이다. 만약 무릎이 완전한 가동범위로 신전된다면, 무릎에서 약간의 과신전이 나오고 발뒤꿈치는 바닥에서 살짝 떨어지게 될 것이다. 만약 무릎이 약간이라도 구부러지거나 무릎 관절을 락 아웃 할 수 없다면, 이는 무릎 신전 움직임의 마지막 범위가 나오지 않는 다는 의미이다.

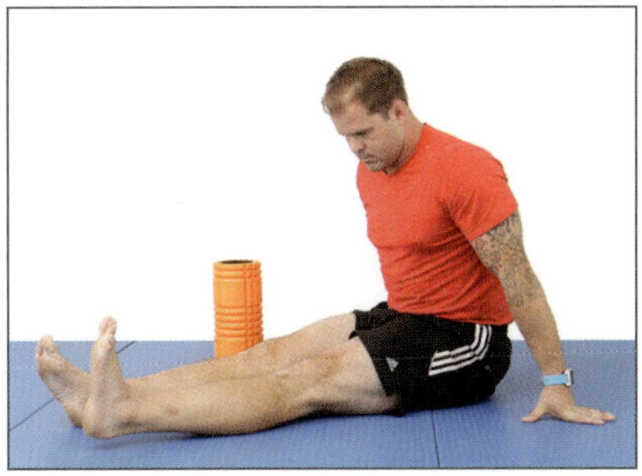

무릎이 구부러지거나 굴곡된 상태에 있다면, 서 있는 동안 지속적인 텐션에 놓여 있는 것이다. 이는 마치 팔꿈치가 구부러져 있는 상태에선 핸드스탠드를 취할 수 없는 것과 마찬가지인 원리이다. 이런 상황에서 하루에 10,000보를 걷거나 고중량을 다루는 움직임을 하는 것은 무릎 통증을 일으키고 그 기능을 손상시키는 명백한 원인이라 할 수 있다. 게다가, 사전에 부하가 걸려 있는 상태와 역학적으로 손상된 자세에서 모든 움직임을 시작하게 되는 것이다.

스쿼트를 시작할 때 무릎이 앞으로 밀려나간다고 생각해보자. 일단 이렇게 움직이기 시작하면 이때 발생하는 부하를 덜어내기가 쉽지 않다. 이 상황에선 고관절과 햄스트링에 얼마나 많은 텐션이 걸리는지는 중요하지 않다. 즉 이미 무릎에 완전히 부하가 걸린 상태가 되어버리는 것이다. 이러한 점이 바로 스쿼트를 할 때 무릎이 앞으로 나가거나, 벤치프레스, 딥스, 또는 푸쉬업을 할 때 팔꿈치를 바깥으로 벌리는 것이 왜 잘못된 역학 자세인지를 설명한다. 이 부가적인 관절들(무릎과 팔꿈치)은 부하를 다루기 위한 의도로 설계된 것이 아니다. 부하를 다루는 주 엔진은 고관절과 어깨의 역할이다. 고관절을 경첩처럼 접을 때마다 고관절과 햄스트링으로 부하를 다루지 않고, 무릎과 대퇴근에 지속적으로 부하를 싣게 되면 엄청난 양의 스트레스가 무릎과 대퇴근, 대퇴근 인대, 슬개골 인대 등등에 가해지게 된다.

관절의 정상적인 가동범위를 회복하기 위해선, 관절면들이 떨어지도록 당겨 무릎을 좋은 위치로 재정렬시켜야 한다. 어떤 선수가 무릎 신전 움직임을 잃었다면, 일반적으로 무릎이 잠기지 못하거나 무릎 구조물 내에 어떤 비틀림이 생긴 것 때문이다. 단순하게 설명하자면, 무릎이 무너지지 않도록 무릎 안에서 어떤 꼬임이 생기고, 이 때문에 종종 무릎에 문제가 생기는 것이다. 이는 마치 문의 경첩 중 하나가 비틀려 문이 빽빽하게 열리고 완전히 열리지 않는 것과 같다.

무릎 관절을 재정렬하기 위해 가장 먼저 해야 하는 것은 관절 안에 공간을 만드는 것으로, 발목에 신연 작용을 적용시켜 이룰 수 있다. 그 다음으로 정강이를 잡고 경골(아래 다리 뼈)을 내회전시킨다. 이렇게 하면 무릎을 이상적인 위치로 재정렬시킬 수 있을 것이다. 신전 가동범위를 회복시키기 위해, 무릎을 아래로 누르고 대퇴근에 힘을 주도록 한다.

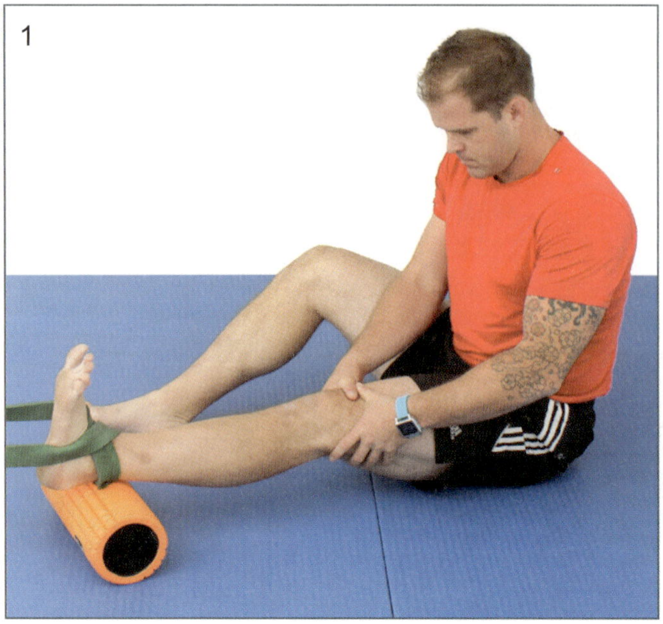

1. 발목 위쪽에 밴드를 걸고 뒤꿈치 기저부를 감는다. 그러고 나서 밴드에 텐션을 만들고 발 아래에 폼롤러를 받치도록 한다.

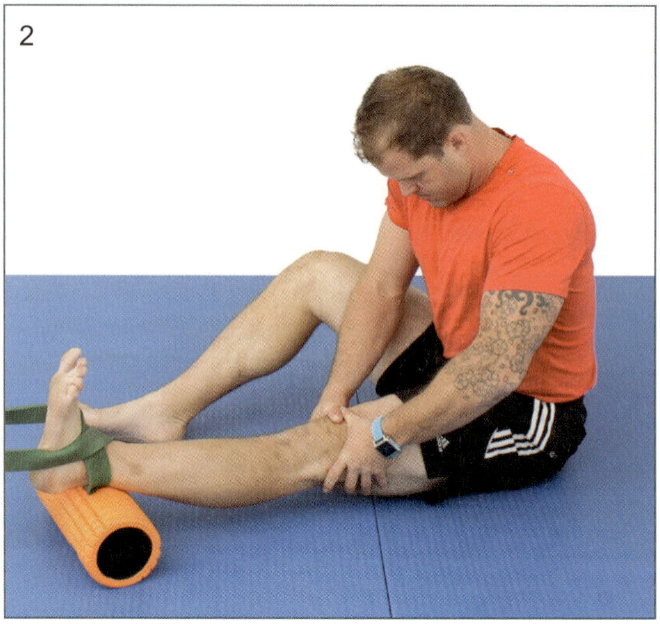

2. 무릎 위를 잡고 아래로 누른다. 무릎을 반으로 부러뜨리려 하지 말고 완전 신전 범위로 만들 수 있을 만큼을 힘을 가하고 그 위치를 몇 초간 유지하도록 한다. 만약 무릎이 완전히 펴지지 않는다면, 정강이를 잡고 경골을 내회전시키고 난 뒤 같은 방법으로 아래로 누른다. 관절이 정상적인 기능을 회복하거나 긍정적인 변화가 일어날 때까지 이 과정을 반복한다.

부두 플로스 밴드 감기VooDoo Variation

만약 가능하다면 부두 플로스 밴드를 무릎 전체(무릎에서 몇 인치 위와 아래)에 감고 이 모빌리제이션을 실행해보자. 관절을 올바른 위치에 재정렬시켜줄 뿐만 아니라, 밴드의 압박력이 관절 공간을 만들어줄 것이다. 이를 통해 무릎을 누르고 돌릴 때 새로운 가동범위에 들어갈 수 있도록 무릎 구조물들에 숨 쉴 공간을 좀더 확보할 수 있게 될 것이다. 이 압박 기술과 신연 작용은 함께하면 할수록 언제나 훌륭한 결과를 만들어준다.

정강이를 잡고 경골을 안쪽으로 돌린다. 그러고 난 뒤, 아래로 눌러 무릎이 완전히 신전할 수 있도록 한다. 파트너가 도와주는 것도 이상적이다.

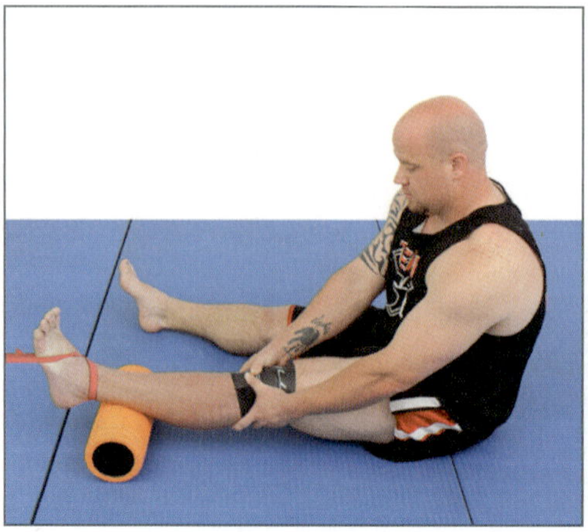

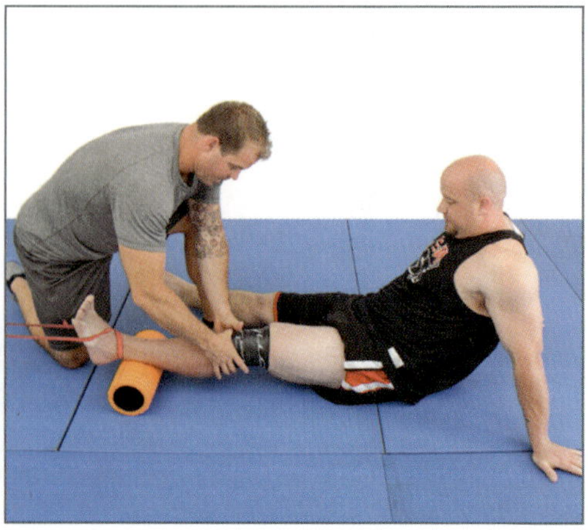

갭&스매시 모빌리제이션Gap and Smash Mobilizations

만약 무릎에 통증을 가지고 있다면 다음과 같이 생각하라. "무릎 관절 주변 조직들을 풀어줘야겠군." 그리고 실행하라.

갭&스매시는 햄스트링과 종아리 근육들이 교차하는 곳인 무릎 뒤쪽을 해결하는 가장 빠른 방법이다. 한 가지 모빌리제이션으로 무릎 위아래를 공략할 수 있는 일석이조의 방법이라 할 수 있다.

이 테크닉은 타이트한 종아리를 푸는 데에도 훌륭한 효과를 보인다. 많은 사람들이 종아리 문제를 해결하기 위해, 발목에서 접근하는 데 많은 시간을 소비한다. 그들은 종아리가 두 관절, 즉 발목과 무릎을 지나고 있다는 점을 잊고 있다. 비복근 상부를 풀어줌으로써, 이 타이트한 조직을 효과적으로 풀 수 있을 뿐만 아니라 무릎과 발목에 여유를 만들어낼 수 있다.

이를 위해선 공 하나를 무릎 사이(몸 중심 쪽, 또는 중심에서 멀어지는 쪽)에 끼워 강한 압박력을 만들도록 하라. 여기서부터 두 가지 전략을 사용할 수 있다. 두 손으로 정강이를 당긴 상태에서 발을 여러 방향으로 움직여 플로스를 하는 것과, 발을 바닥에 붙이고 엉덩이를 다리쪽으로 밀어내는 것이다. 핵심은 비복근의 두 개의 부착지인 몸에 가까운 근위부와 몸에서 먼 원부위 모두를 차례로 스매시하는 것이다.

피스톨
아키타입

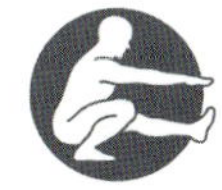

이 모빌리제이션 기술은 위 아키타입들을 개선하는 데 도움을 줄 것이다.

개선사항:

무릎 통증

무릎 굴곡과 신전

방법:

스매시&플로스

수축과 이완

옵션 1: 라크로스 볼 갭&스매시(몸 안쪽)

싱글 라크로스 볼로 하는 이 옵션은 특정 압통점들을 잡아낼 수 있고 무릎을 굴곡시킨 상태에서 완전히 압박할 수 있기 때문에, 다른 모든 싱글 라크로스 볼 모빌리제이션들과 마찬가지로, 훌륭한 기술이라고 할 수 있다.

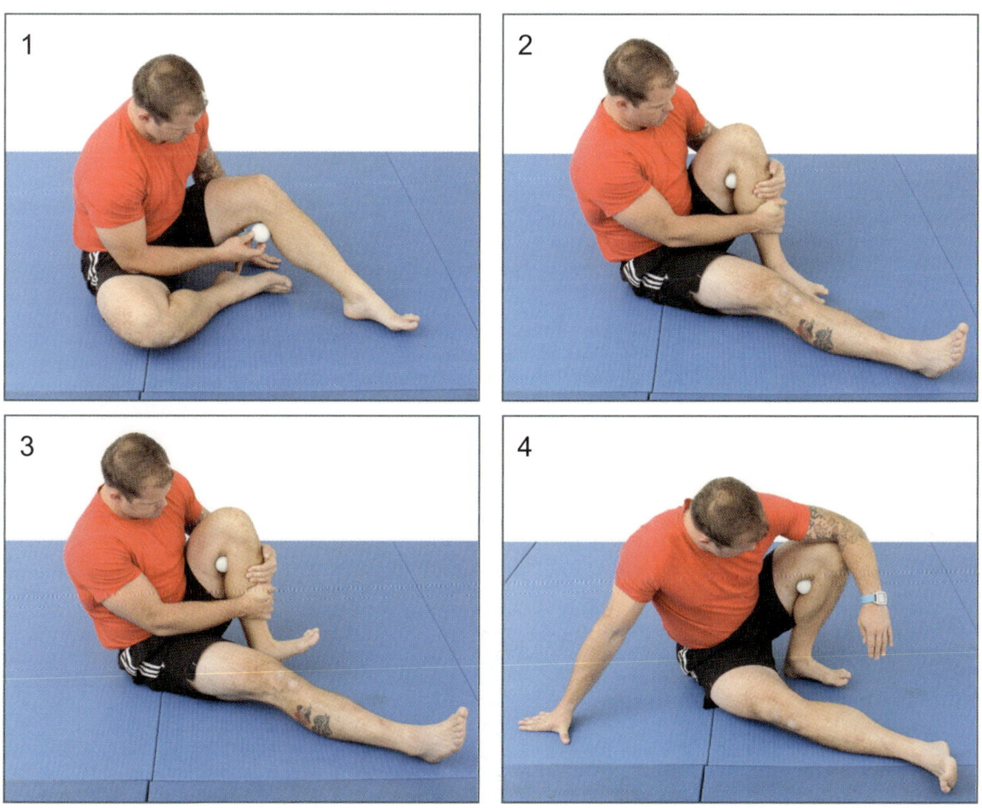

1. 라크로스 볼을 무릎 뒤 다리 안쪽에 위치시킨다.
2. 뒤꿈치를 엉덩이 쪽으로 당기고 두 손으로 정강이를 단단히 당긴다. 이로 인해 발생한 강한 압박력이 햄스트링 하부와 종아리 상부를 누르게 될 것이다.
3. 두 손으로 정강이를 당기면서, 발을 여러 방향으로 돌린다.
4. 압력을 높이기 위해 발을 바닥에 붙이고 엉덩이를 뒤꿈치 쪽으로 움직인다.

옵션 2: 라크로스 볼 갭&스매시(몸 바깥 쪽)

1. 라크로스 볼을 무릎 뒤 다리 바깥쪽에 위치시킨다.
2. 뒤꿈치를 엉덩이 쪽으로 당기고 두 손으로 정강이를 감싸쥐고, 몸쪽으로 당겨 무릎 뒤에서 공을 앞뒤로 샌드위치처럼 누른다.
3. 정강이를 당겨 큰 압박력을 만들고, 발을 모든 방향으로 움직인다. 햄스트링 하부와 종아리 상부 조직들을 고정시켜 무릎을 교차하는 굳은 조직들의 유연성 회복에 도움이 될 것이다.
4. 압력을 높이기 위해 발을 바닥에 붙이고 엉덩이를 뒤꿈치 쪽으로 움직인다.

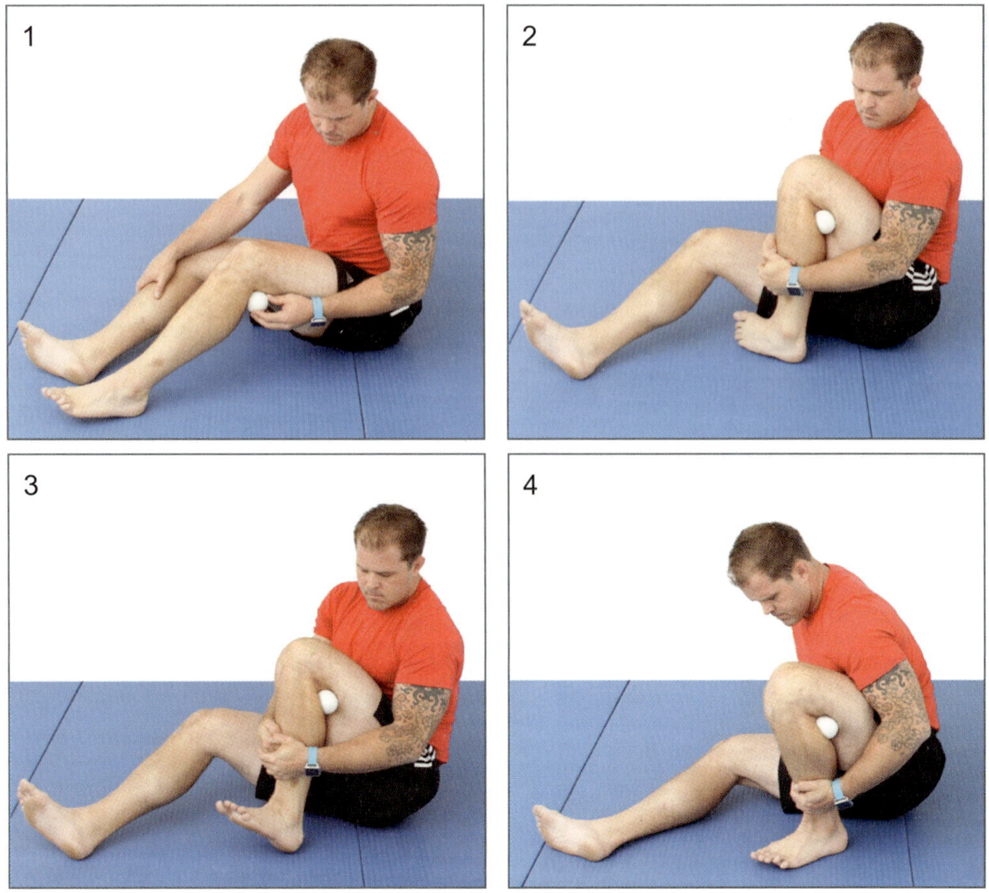

옵션 3: 제미니 또는 더블 라크로스 볼 갭&스매시

만약 제미니 또는 더블 라크로스 볼을 가지고 있다면, 종아리와 햄스트링의 안팎 부분들을 동시에 건드릴 수 있을 것이다. 그리고 관절 내 공간을 만들어낼 수도 있다. 옵션 1, 2와 같은 세밀함은 떨어지긴 하지만 이 옵션만의 특징이 있다.

이 모빌리제이션을 하는 법은 간단하다. 제미니나 더블 라크로스 볼을 무릎 뒤에 위치시키고, 무릎을 접어 압박력을 만들고, 발을 움직이도록 한다.

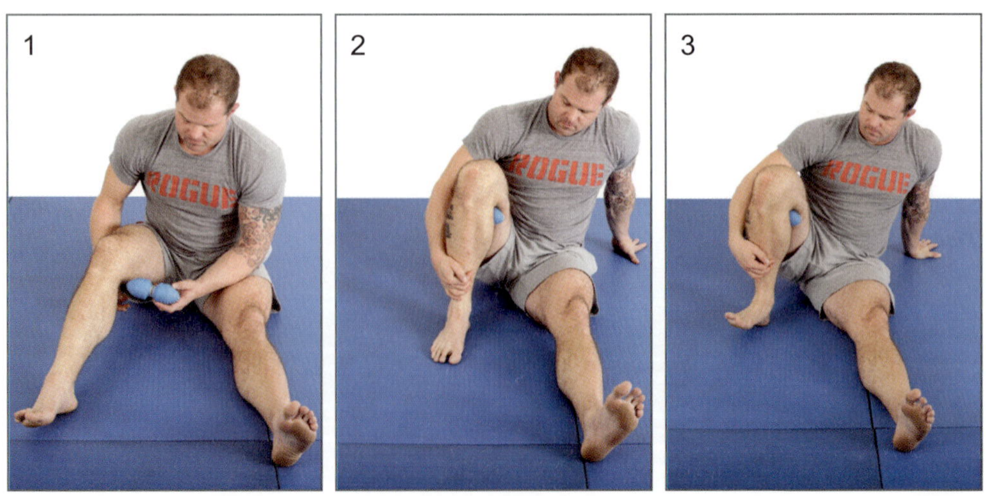

옵션 4: 스핀&스매시Spin and Smash

더블 라크로스 볼이나 제미니를 가지고도 싱글 라크로스 볼로 했던 종아리와 햄스트링 안쪽과 바깥쪽을 모빌리제이션을 적용할 수 있다. 이 도구들의 절반은 모빌리제이션에, 나머지 반은 손잡이로 이용하는 것이다. 이렇게 함으로써 몇 가지 옵션이 생긴다. 하나는 앞뒤로 돌려 비틀어 조직을 푸는 것이고, 다른 하나는 돌려서 고정하여 느슨한 연부조직과 피부를 잡고 그 뒤 수축과 이완, 또는 플로스를 하여 깊은 근육층을 꿰뚫는 효과를 만들어내는 것이다. 무릎에 연결된 후면사슬 근육들에 있는 압통점들을 완화하고 조직의 체표면 활주를 회복하는 또 다른 창의적인 방법이다.

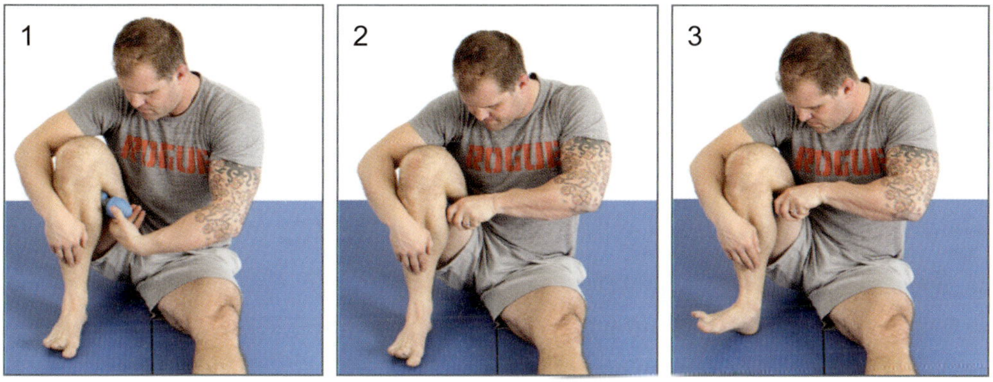

1. 제미니나 더블 라크로스 볼을 무릎 안, 또는 바깥 무릎 주름 뒤에 놓고, 무릎을 접어 압박한다.
2. 느슨한 연부조직과 피부를 고정시키기 위해 도구를 돌린다. 표층의 피부와 근육 조직의 체표면 활주를 회복시키기 위해 도구를 앞뒤로 돌릴 수도 있다.
3. 도구로 느슨한 조직들을 고정시킨 뒤, 수축과 이완 기법을 사용하거나 발을 여러 방향으로 돌려 플로스를 할 수도 있다.

옵션 5: 무릎 스택&스매시Knee Stack and Smash

솔직히, 가동성을 만드는 과정은 썩 유쾌하지는 않다. 그렇기 때문에 언제든 한 가지 모빌리제이션으로 두 군데 또는 그 이상의 부위들을 건드릴 수 있고 고통을 견뎌야 할 시간을 줄일 수도 있다면 최선의 선택일 것이다. 전완 스택&스매시와 마찬가지로, 이 기술은 한 기술로 여러 부위를 가동시키는 훌륭한 방법이다. 슈퍼노바나 소프트볼과 같은 큰 공을 다리 사이에 끼우고 제미니나 더블 라크로스 볼을 바닥에 있는 다리 아래에 위치시키면, 두 다리의 안쪽과 바닥쪽 다리의 바깥쪽을 풀 수 있다. 비록 세 부위를 목표로 하고 있지만 이 옵션이 특히 효과를 발휘하는 부분은 바닥쪽의 무릎 바깥이다. 다리 사이에 공을 위치시킨 상태에서, 위쪽 다리의 균형을 잡으려 하는 노력으로 압력을 더하게 된다. 다리를 구부리고 펴는 동작으로 플로스를 함으로써, 이 기술은 무릎 측면을 스매시하는 최고의 방법이라 할 수 있다.

대상 부위

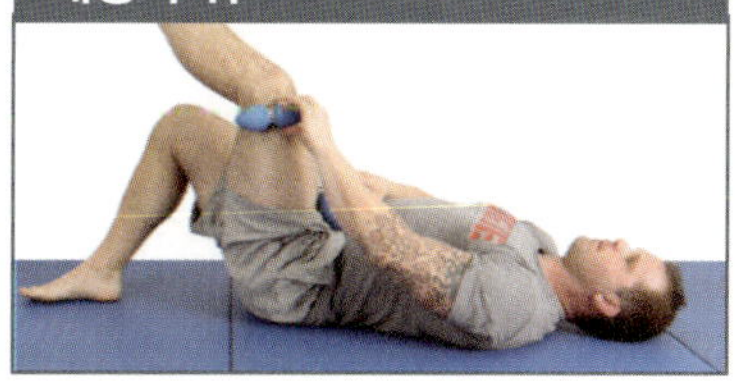

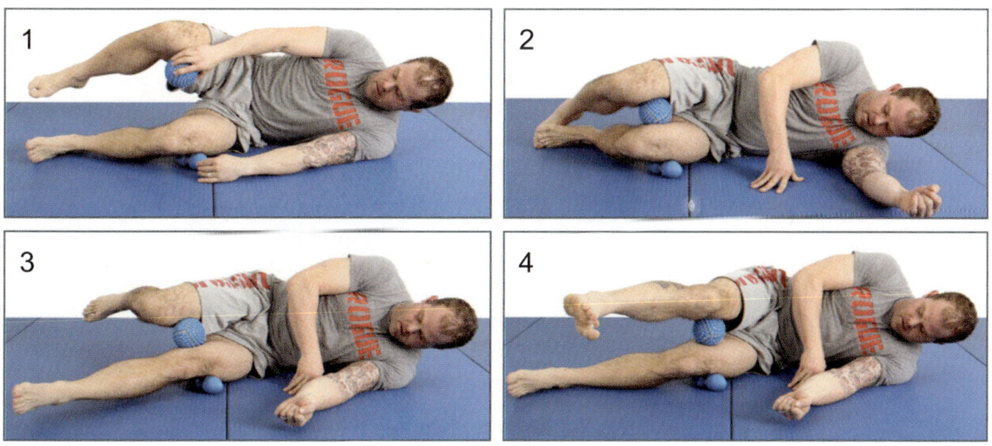

옆으로 누워 제미니나 더블 라크로스 볼을 바닥쪽 무릎 아래에 놓는다. 이때 도구는 무릎 바로 위에 위치시킨다. 그러고 나서 큰 공을 다리 사이, 무릎 위쪽에 위치시킨다. 공들의 위치를 유지하면서 무릎을 서로 가까이 모으고 동시에 아래 위치한 다리는 펴고 위에 위치한 다리는 구부린다. 변화가 생길 때까지 이처럼 가위처럼 교차하여 다리들을 구부리고 편다. 이 기술에서도 수축과 이완 기법을 사용할 수 있다.

플렉션 갭핑Flexion Gapping

개선사항:
무릎 굴곡과 신전
무릎 통증

선수들과 작업을 할 때, 나는 그들에게 문제 부위 안과 주변 일들에 대해 생각하라고 조언한다. 굳이 해부학적 배경지식까진 알 필요가 없다. 예를 들어 당신이 무릎 문제들을 가지고 있다면, 무릎 주변 구조들 중 하나가 타이트하거나 또는 제대로 작동하지 않고 있다는 것을 추측할 수 있을 것이다. 무릎 관절염이나 정말 뻣뻣한 무릎 관절을 가지고 있는 사람들의 무릎 안에는 관절 기능을 방해하는 먼지들이 쌓이고 있는 것이다. 플렉션 갭핑은 이러한 먼지들을 불어서 털어버리고 무릎 관절의 기능을 정상화시키는 간단한 방법이다.

무릎 굴곡 문제가 있는지 확인할 수 있는 간단한 방법은 무릎을 꿇고 엉덩이가 발 위에 오도록 앉는 것이다. 어떠한 통증이나 제한 없이 종아리와 햄스트링이 붙을 수 있어야 한다. 만약 그렇게 하지 못한다면, 문제는 대퇴근의 뻣뻣함, 발목 가동범위 부족, 또는 무릎 관절낭의 제한 때문일 것이다. 이 테크닉은 무릎 관절낭에 문제가 있을 때 취할 수 있는 간편한 방법이다. 만약 무릎 관절낭이 제한되어 있으면, 고관절과 무릎에서 완전한 가동범위를 만들어내기 힘들 것이다. 왜냐하면, 대퇴골이 경골에서 회전할 무릎 앞 공간을 충분히 확보하기 어렵기 때문이다. 밴드를 이용한 신연 기법과 마찬가지로, 이 기술은 부가적인 수동적 움직임과 무릎의 관절 정상 가동범위를 회복시켜주는 간단한 방법이다.

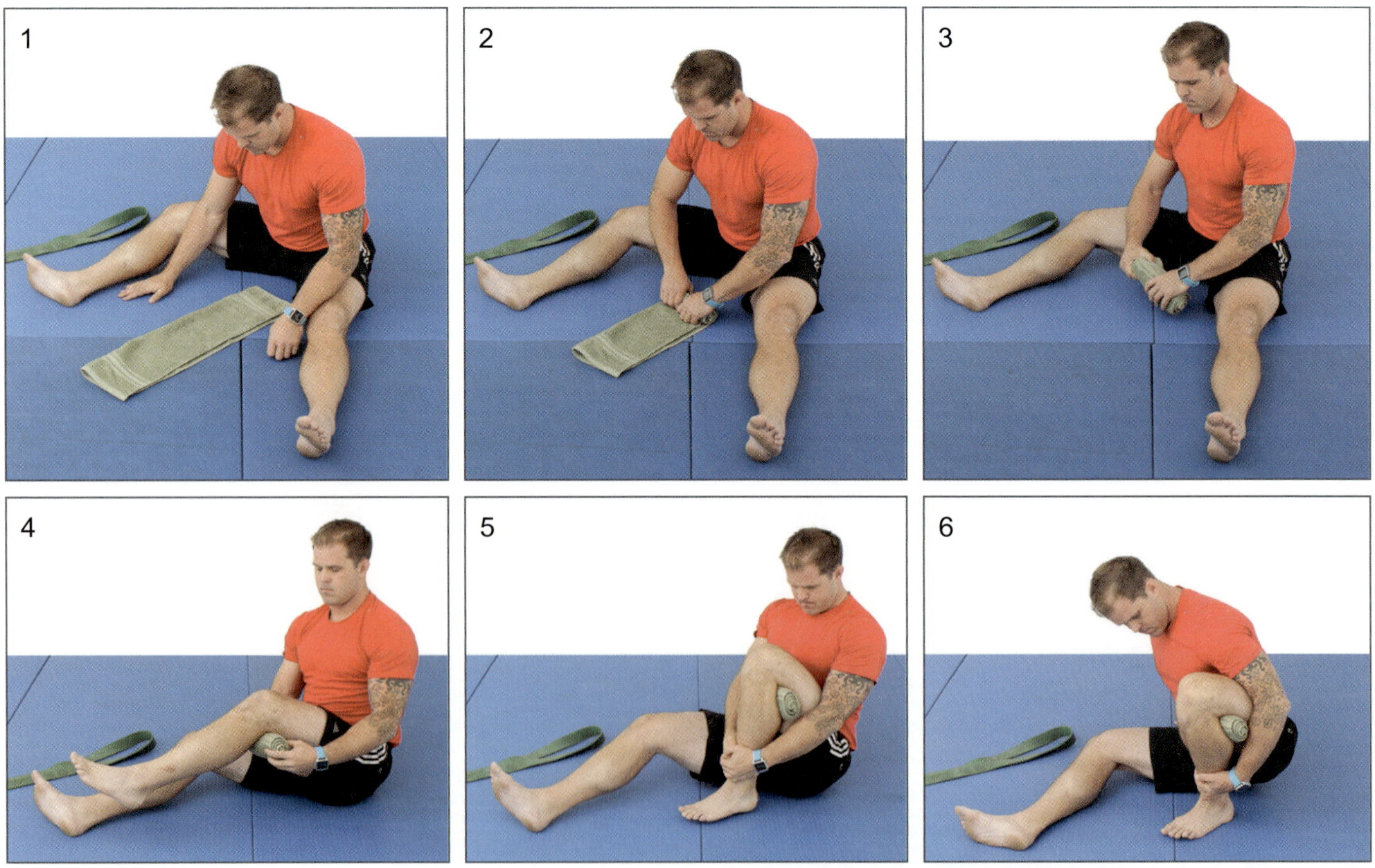

작은 수건을 말아 무릎 뒤에 위치시킨다. 정강이를 잡아 뒤꿈치가 엉덩이로 올 수 있게 당긴다. 그러고 난 뒤, 엉덩이를 발쪽으로 밀어 가능한 많은 압력이 발생할 수 있도록 한다. 압박력을 발생시키는 동안 발은 정면을 향하고 있게 유지하도록 하라.

부위 12 정강이

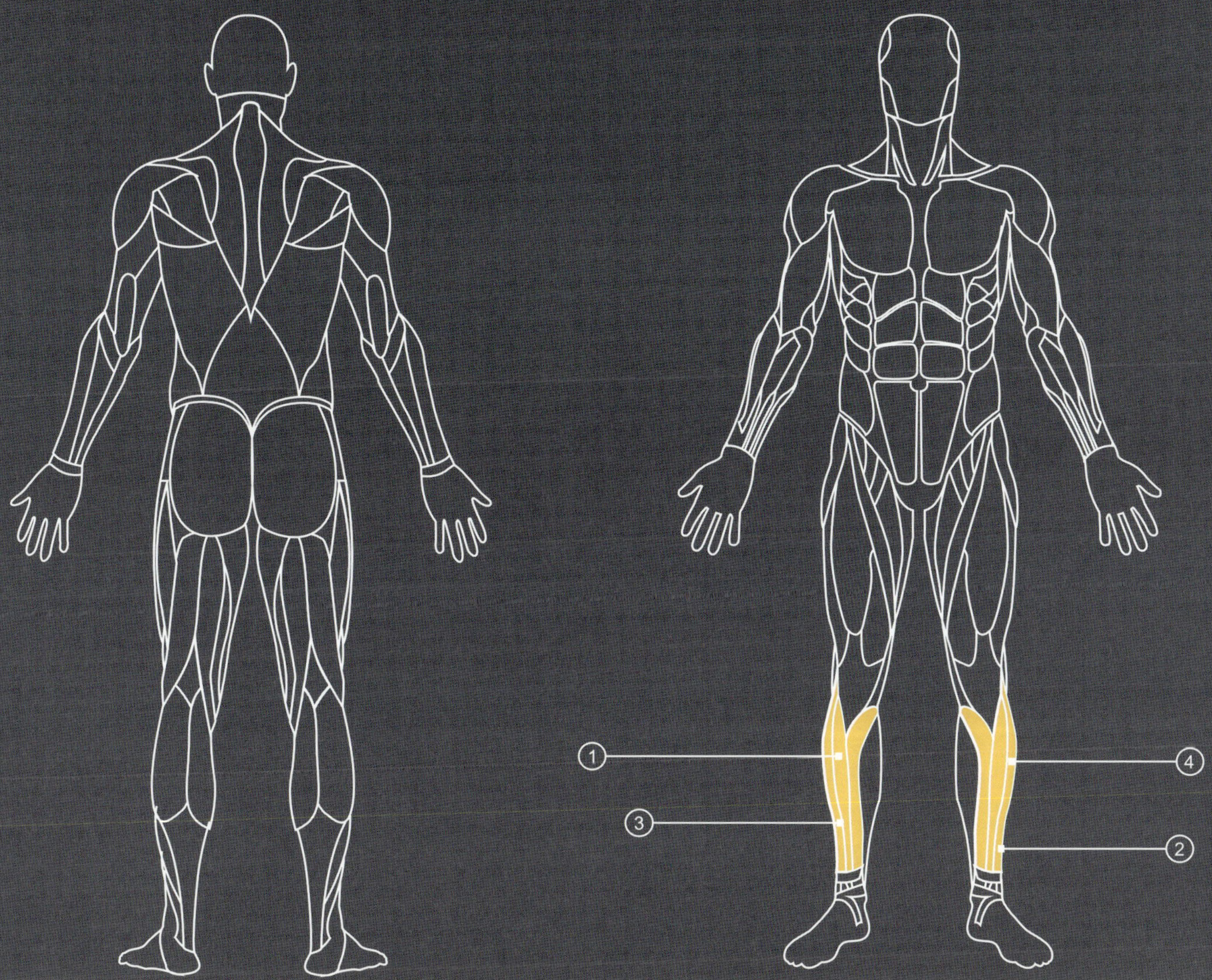

모빌리제이션 대상 부위

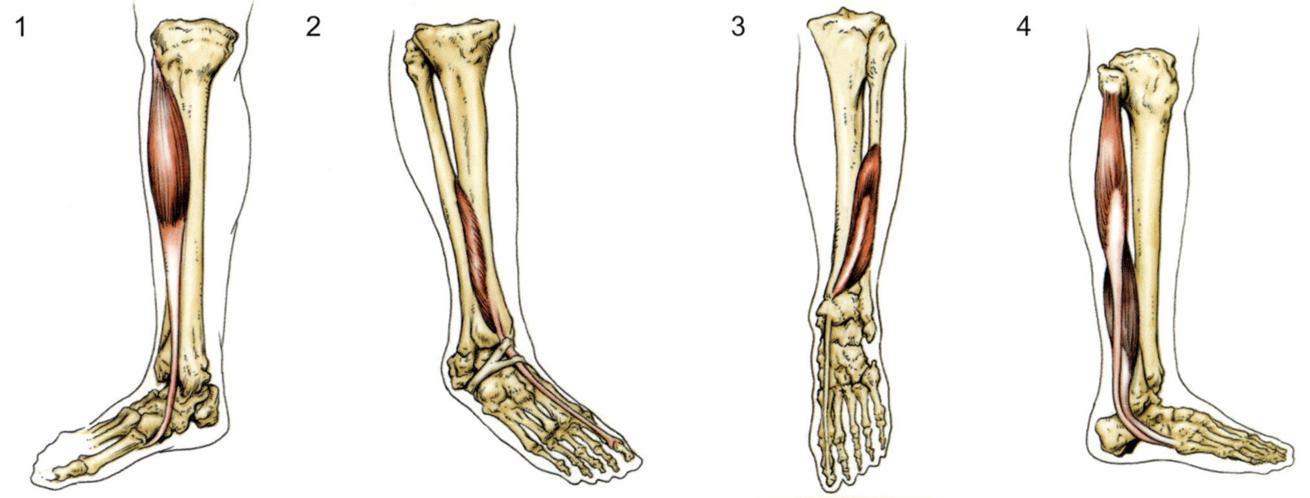

전경골근(Tibialis Anterior)

장무지신근
(Extensor Hallucis Longus)

장무지굴근
(Flexor Hallucis Longus)

장비골근(Peroneus Longus)

내측 정강이 스매시&플로스 모빌리제이션Medial Shin Smash and Floss Mobilizations

피스톨 아키타입

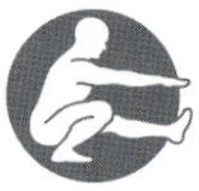

스쿼트 1 아키타입

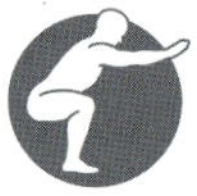

이 모빌리제이션 기술은 위 아키타입들을 개선하는 데 도움을 줄 것이다.

개선사항:

발목 기능(안정적인 발 아치 만들기)
무릎, 발목, 그리고 발 통증

방법:

압력파
수축과 이완
스매시&플로스
택&스핀

대상 부위

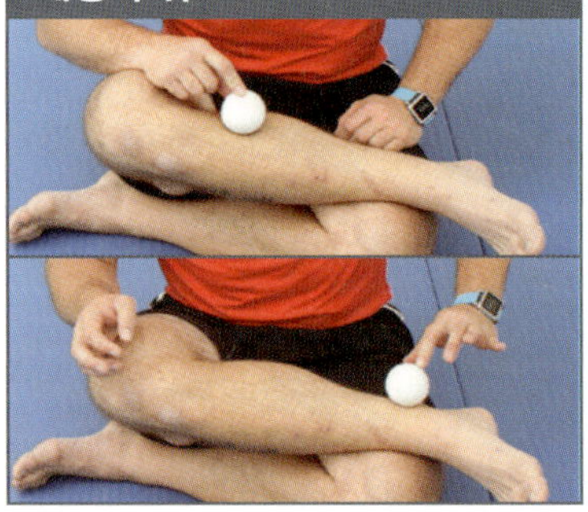

목표 부위는 정강이 안쪽, 무릎 기저부에서 발목뼈 위까지다.

자주 달리거나 하루 종일 서 있어야 하는 사람이라면, 다리 하부의 조직들이 굉장히 타이트해 있을 가능성이 높기 때문에 특별한 사랑의 손길이 필요할 것이다. 무릎에서 발목까지, 정강이 안쪽을 따라 위치한 근육들(특히 가자미근, 후경골근, 그리고 비복근)은 발의 아치를 지지하는 임무를 맡고 있다. 서 있거나, 걷거나, 또는 달리는 그 어떤 때라도 이러한 조직들의 역할이 필요하다. 종아리 근육이 타이트해지고 그 기능을 제대로 하지 못하게 되면, 발이 벌어지는 자세open-foot position로 변하게 되고, 이로 인해 발목이 무너지고 스트레스가 위쪽 조직들에 전해지게 된다.

바른 자세를 회복하고 이러한 조직들을 정상화하려면, 무릎 기저부에서 발목뼈에 이르기까지 정강이 뼈 안쪽의 조직들을 공으로 풀어야 한다. 큰 압력으로 모든 기법들을 적용하도록 한다. 압력파, 수축과 이완, 스매시, 그리고 발을 다양한 각도로 움직여 플로스를 한다. 모빌리제이션을 하는 부위에는 통증이 심한 곳과 그렇지 않은 곳이 있을 것이다. 통증이 심하지 않은 곳은 건너뛰고 정강이 뒤에 숨겨진 통증이 심한 부분들에 집중하도록 하라.

이 모빌리제이션은 족저근막염과 후경골근 건염을 가지고 있을 때 가장 먼저 고려해야 하는 테크닉이다. 이러한 증상을 가지고 있는 경우(특히 맨발 훈련을 할 때) 발에 적절한 아치를 만들지 못하고 달리기를 하기 힘들어진다.

옵션 1: 라크로스 볼 정강이 스매시Lacrosse Ball Shin Smash

이 모빌리제이션을 적용할 때 사용 가능한 몇 가지 접근법들이 있다. 필자는 바닥에서 양반다리를 하고 앉아 하는 방식을 선호하는데 움직임 제한 없이 플로스를 할 수 있고(즉 발을 여러 방향으로 움직일 수 있다), 공을 이용해 정강이에 압력을 가할 때 유리하기 때문이다. 그러나 모든 사람들이 이와 같은 자세를 쉽게 취할 수 있는 것은 아니다. 만약 신체 구조적으로 이러한 자세를 취할 수 없다면 다리를 옆으로 뻗고 바닥에 앉거나(옵션 2), 의자나 박스에 앉아 한쪽 무릎 위에 다리를 올린 자세(옵션 3)를 취하거나, 다리를 벤치나 작업대처럼 높이가 있는 곳에 올려놓고 이 모빌리제이션을 할 수도 있을 것이다.

1

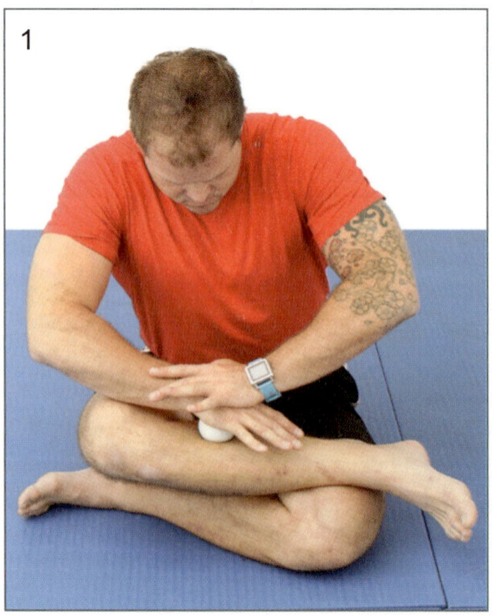

2

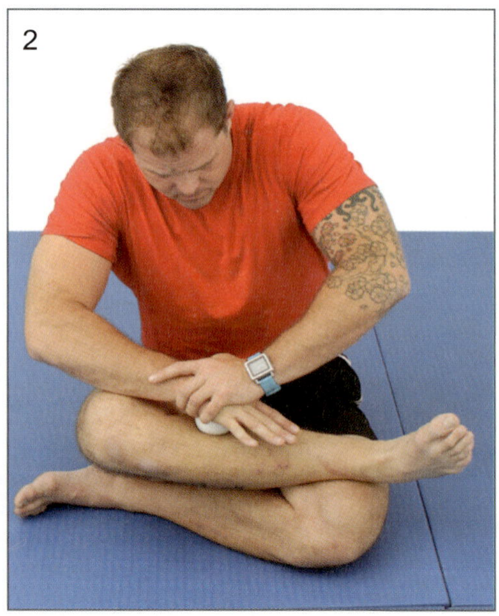

1. 라크로스 볼을 정강이 안쪽에 고정시키고 두 손을 이용해 아래로 누른다.
2. 공을 아래로 계속 누르면서 돌려 느슨한 피부와 연부조직을 고정시킨다. 그리고 발을 모든 방향으로 움직인다. 압력파나 수축과 이완 기법을 적용할 수 도 있을 것이다.

옵션 2: 제미니 정강이 스매시&스핀 Gemini Shin Smash and Spin

제미니(또는 둥근 모서리를 가진 다른 도구들)의 끝을 이용해서 정강이 안쪽 선을 스매시할 수 있다. 이 방법은 옵션 1과 비슷하지만, 이 기술은 양반다리를 하기 힘들어 하는 경우에도 적용할 수 있고, 스매시&스핀 기법을 사용하기에도 용이하다는 차이가 있다.

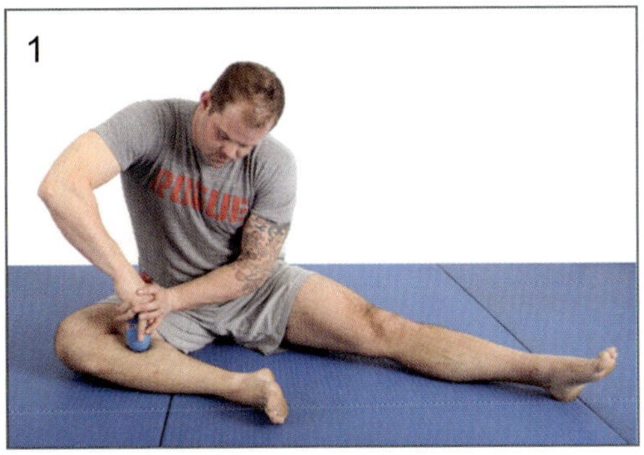

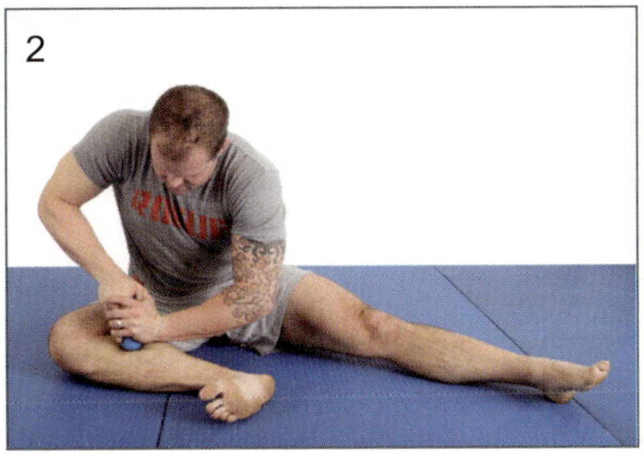

1. 최선의 결과를 내기 위해, 제미니 끝을 정강이 쪽으로 누른다.
2. 제미니를 아래로 누르는 힘을 계속 가하면서, 회전시켜 느슨한 연부 조직과 피부를 잡는다. 그러고 난 뒤 발을 여러 방향으로 움직여 플로스를 하고 수축과 이완 기법을 사용하여 더 깊은 조직을 건드리도록 한다.

옵션 3: 생활 속에서 적용 가능한 정강이 스매시&플로스 Executive Medial Shin Smash and Floss

이 기술은 책상에 갇혀 있는 사람들을 다리를 풀어주기 안성맞춤인 모빌리제이션이다. 의자에 갇혀 있더라도 자세를 개선하고 뻣뻣한 조직들을 풀어줄 수 있다면 정말 큰 도움이 될 것이다.

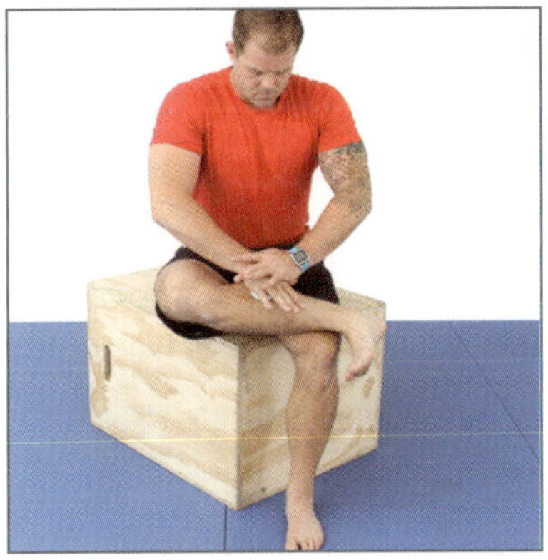

한쪽 다리를 반대쪽 무릎 위에 올리고, 라크로스 볼을 정강이뼈와 종아리 사이에 박아넣고 두 손을 이용해 아래로 누른다. 여기서부터 수축과 이완 기법, 발을 여러 방향을 움직여 플로스를 사용할 수 있고, 또는 압력파와 택&스핀 기법을 사용할 수도 있을 것이다.

옵션 4: 정강이 스택&스매시 Shin Stack and Smash

이 옵션은 필요한 자세를 쉽게 취할 수 있고, 다리의 양 측면을 동시에 다룰 수 있는 매력적인 기술이다. 대부분의 사람들이 그러하겠지만, 만약 종아리가 뻣뻣해지기 쉬운 경향이 있거나 발 또는 발목에 통증을 가지고 있다면, 이 기술을 사용하도록 하라.

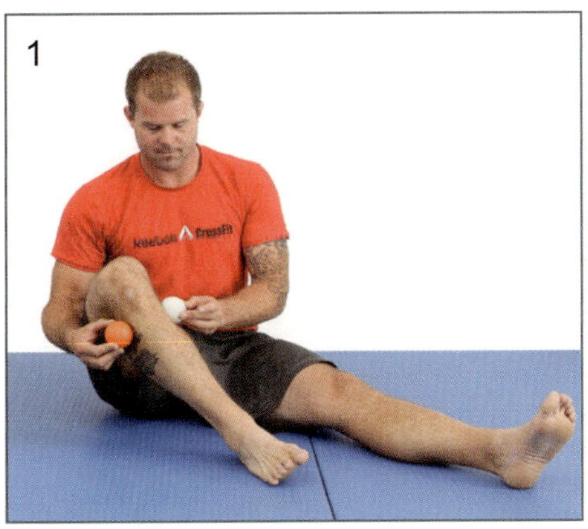

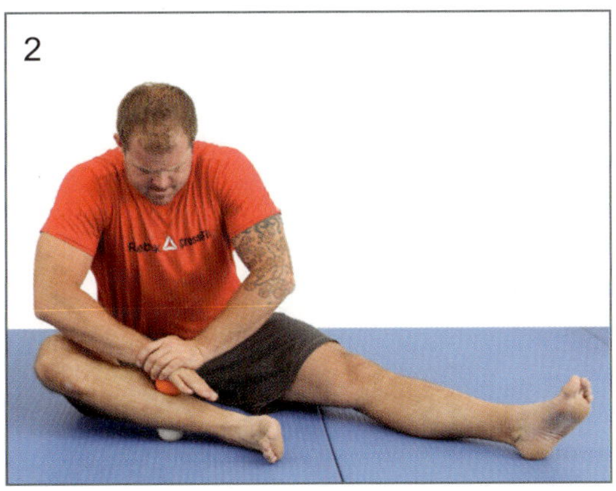

1. 라크로스 볼을 다리 양쪽에 위치시킨다.
2. 타이트한 부분을 찾고, 아래쪽 공 바로 위에 위쪽 공이 위치할 수 있도록 한다. 그리고 두 손을 이용해 아래로 눌러라.

옵션 5: 슈퍼프렌드 정강이 내측 스매시

슈퍼프렌드 기법을 이용한 내전근 스매시와 같은 자세를 취하는 모빌리제이션으로, 연장선상에 있는 기술이라 생각하라. 만약 옆으로 누운 자세를 취한다면, 이 기법으로 다리 안쪽 전체를 다룰 수 있다. 내전근 스매시와 마찬가지로, 파트너는 발 바깥날과 뒤꿈치를 이용한다. 필요한 결과를 얻기 위해 굳이 많은 압력이 요구되지 않으므로, 신중하고 가볍게 접근하도록 한다. 깜짝 놀라 도망치고 싶을 정도의 자극은 너무 지나친 것이므로 자제하도록 하라.

모빌리제이션을 할 다리 쪽을 아래로 하고 다리 안쪽이 천장 쪽으로 드러나게 옆으로 눕는다. 파트너는 발뒤꿈치와 바깥날을 이용해서 압력이 정강이 안쪽을 가로지를 수 있도록 가볍고, 천천히, 그리고 꾸준히 힘을 가한다. 눌러붙은 조직들을 '떨어뜨리기 위해' 마치 담뱃불을 끈다는 생각으로 발을 비비도록 하라. 압력파 기법을 적용할 수도 있다. 만약 압통점을 찾았다고 생각되면 수축과 이완 기법을 사용하도록 하라.

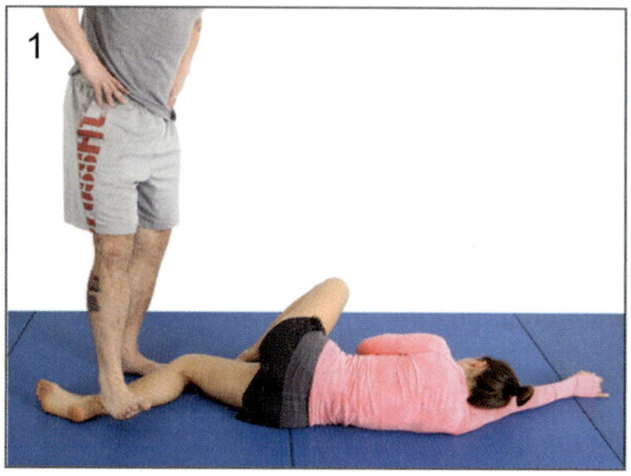

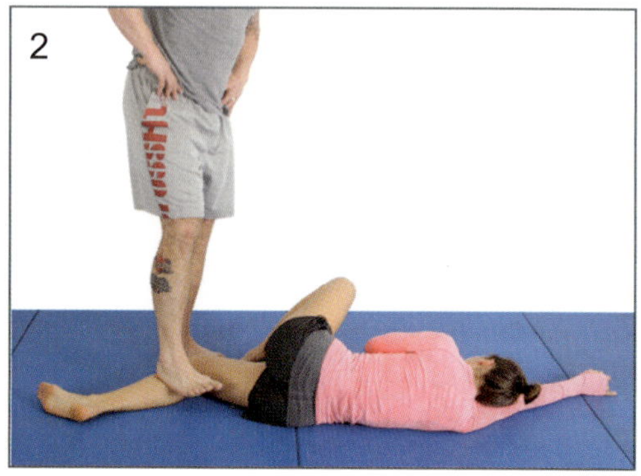

개선사항:
발의 중립 자세(정면을 향하게)
전면부 통증(정강이 통증: shin splint)
무릎과 발목 통증

방법:
스매시&플로스
압력파
수축과 이완

외측부, 전면부 정강이 모빌리제이션 Lateral and Anterior Compartment Shin Mobilization

만약 발에 문제가 일어나거나, 통증이 있다면, 정강이와 종아리를 점검해봐야 할 것이다. 발을 통제하는 모든 조직들은 아래 다리 안에 들어 있다. 종아리와 정강이는 발에 연결된 줄을 조정하는 인형술사이다.

문제는 대부분의 사람들이 아래 다리 뒤쪽의 근육들에만 정신이 팔려 있고, 정강이 앞에 있는 근육들에 대해선 간과하고 있다는 점이다. 그러나 만약 자주 달리거나, 걷거나, 그리고 서 있는 사람(특히 발이 바깥으로 향한 상태에서 서 있거나, 힐 스트라이크heel strike가 일어난다면)이라면 아래 다리 바깥에 붙어 있는 비골근들이 지속적인 긴장 상태에 놓여 있고 극도로 타이트해질 것이다. 정강이 통증은 바로 이러한 이유로 발생한다.

필자는 정강이 통증이 있는 선수들을 치료할 때, 다음과 같은 질문을 한다. "이 부분에 어떤 조치를 취하나요?" 그들은 보통 잠시 생각을 해보다 이렇게 답한다. "아무것도 하지 않습니다." 뭔가 이상하지 않은가. 이 부분의 조직들은 뻣뻣하고 뼈를 당기고 있다는 숨겨진 이유를 제외하더라도, 선수들이 통증이 있는 일어난 해당 부분에 아무 조치를 취하고 있지 않다는 것이 말이다. 물론, 통증이 있는 부위의 위아래를 살피는 것이 좋은 관점이긴 하지만, 이러한 조직들의 기능을 정상화하기 위해선, 문제가 있는 바로 그 부위에 접근해 뻣뻣한 조직을 해결해야 한다.

정강이의 전면부가 타이트해지면, 여기에 있는 근육들은 제대로 수축하지 못하고, 발목의 발등 굽힘 움직임이 제한된다. 이뿐만 아니라 발바닥 굽힘 능력도 떨어뜨린다. 이러한 이유에서, 검사와 재검은 발목을 발등과 발바닥 쪽으로 굴곡시키는 것으로 한다. 만약 정강이 부위의 근육들이 효과적으로 일을 하고 그 체표면 활주가 제대로 작동하면 불편감이 덜하면서 발등 및 발바닥 굽힘이 더 잘 일어날 것이다.

대상 부위

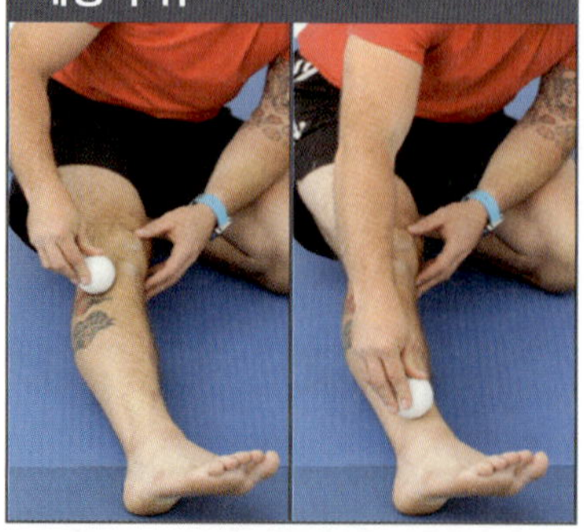

목표는 무릎에서 발목에 이르는 정강이의 앞면과 옆면인 전면부와 외측구획(비골근 부위)이다.

만약 무릎 또는 발목에 통증이 있어 발을 바른 자세로 만들기 힘들거나, 정강이 앞쪽이 아프다면(즉 정강이 통증shin splint이 있다는 말이다) 이 모빌리제이션을 최우선으로 생각해야 할 것이다. 이러한 조직들은 다양한 방법으로 공략할 수 있다. 반죽 밀대나 스틱 마사지 기구를 사용하거나 또는 체중을 이용하는 라크로스 볼이나 롤러를 사용할 수도 있을 것이다. 효과를 발휘할 수만 있다면 어떤 도구를 사용하든 상관없다.

1

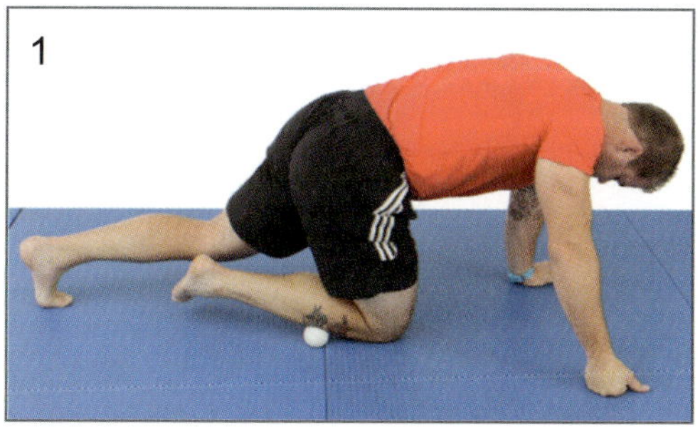

2

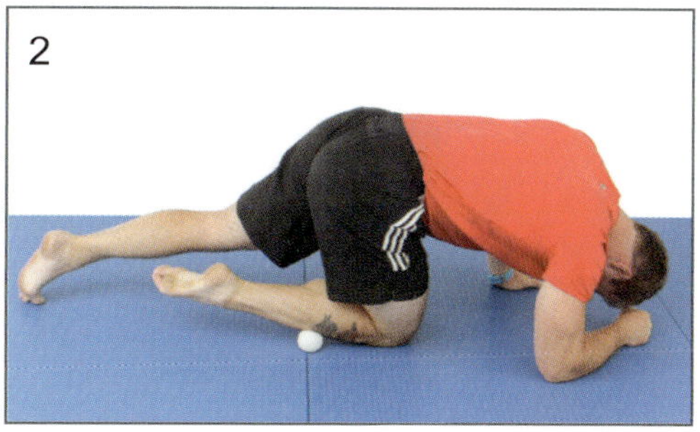

1. 바닥에 무릎을 꿇고 라크로스 볼을 정강이 바깥에 위치시킨다. 압력을 증가시키기 위해, 엉덩이를 뒤로 보내 앉거나 공 위의 체중의 중심을 옮길 수도 있을 것이다.
2. 조직을 가로질러 압력이 가해지도록 다리의 안쪽과 바깥쪽으로 압력파를 적용한다. 만약 통증 부위를 지나가기 힘들다면, 해당 부위에 멈춰 발을 움직이도록 한다. 더 깊은 곳에 위치한 타이트한 조직을 꿰뚫기 위해 수축과 이완 기법을 사용할 수도 있다.

롤러를 사용하는 버전

롤러, 이상적으론 리틀 배틀스타를 이용할 수도 있을 것이다. 근육의 길이를 따라 위아래로 움직여 타이트한 부위를 찾아라. 문제가 있는 부위를 찾으면, 좌우로 움직여 힘이 조직을 가로지를 수 있게 하고 동시에 발을 다양한 방향으로 움직이도록 한다.

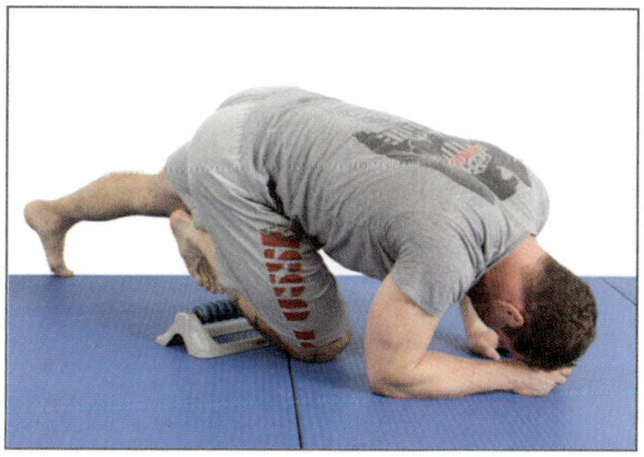

무릎 꿇고 발바닥 굽히기Double-Leg Plantarflexion

개선사항:
전면부 통증(정강이 통증: shin splint)

이 모빌리제이션은 아무런 도구 없이도 정강이 앞쪽 구역을 풀어주는 방법이다. 이 기술은 전면부의 조직들을 움직임 끝 범위로 놓는다는 점에서 앞에서 소개한 기술들과는 차이가 있다. 아래 사진처럼 두 다리를 동시에 할 수도 있지만, 한 번에 한 다리씩 접근할 수도 있다.

1

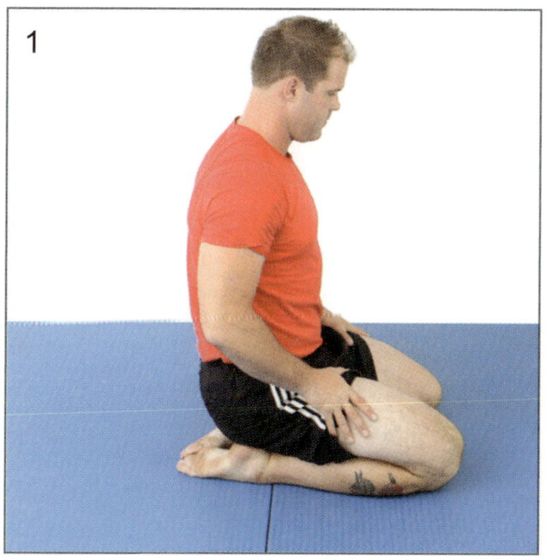

2

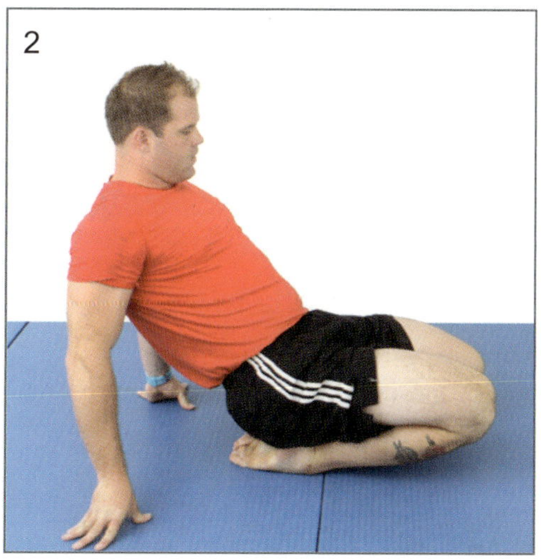

1. 무릎을 꿇고 엉덩이가 발 위로 오도록 앉는다. 이때 두 엄지발가락은 서로 붙인다. 주의: 만약 한 다리만 따로 하고 싶다면, 다른 쪽 발의 무릎을 세운다. 예를 들어 오른쪽 정강이를 풀려고 한다면, 왼쪽 다리는 세우고 오른손으로 몸 중심을 잡는다.
2. 허리를 바르게 펴고 무릎은 정면을 향하게 놓는다. 몸을 뒤로 기울여, 두 무릎이 바닥에서 떨어지게 한다.

부위 13 종아리

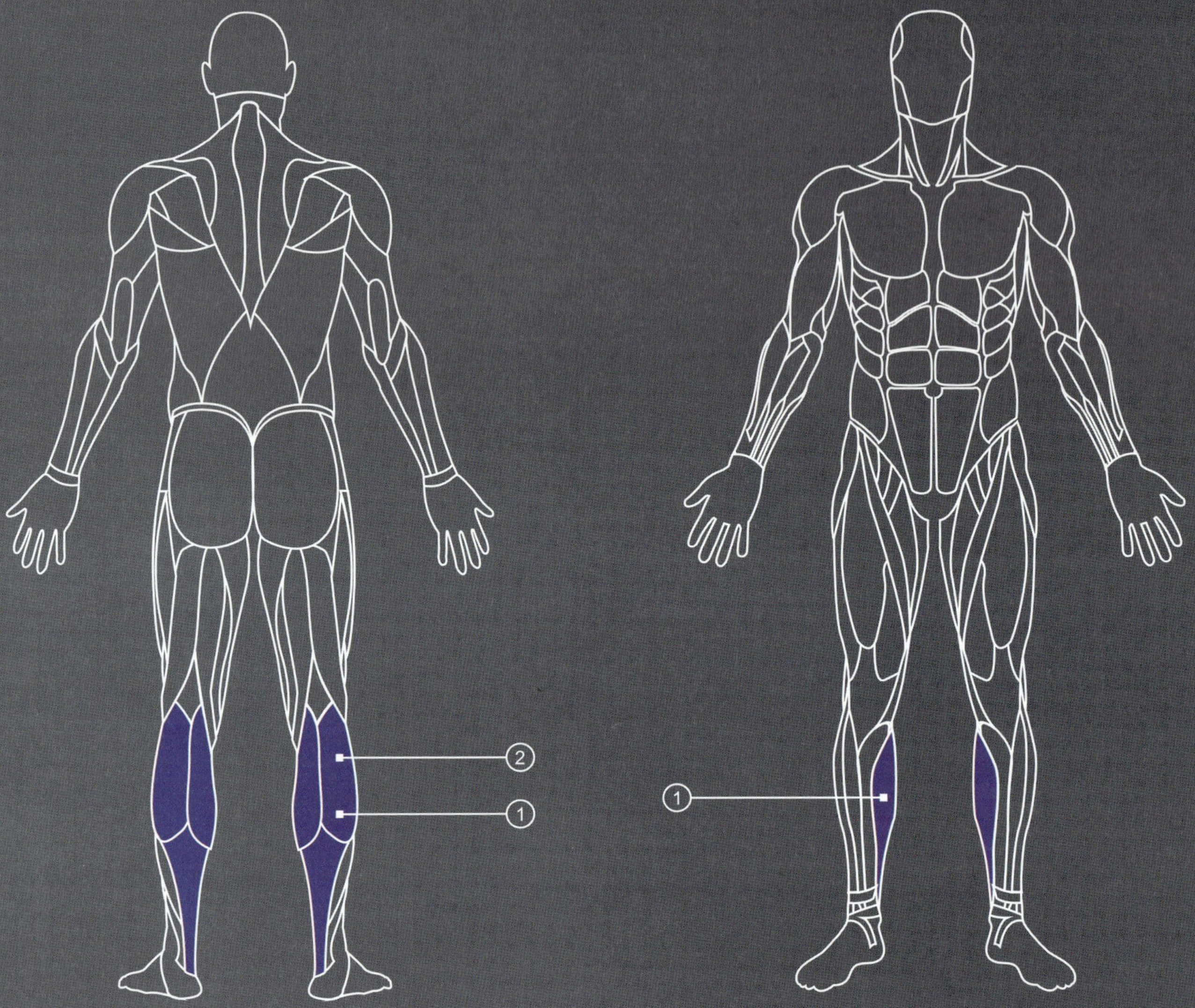

모빌리제이션 대상 부위

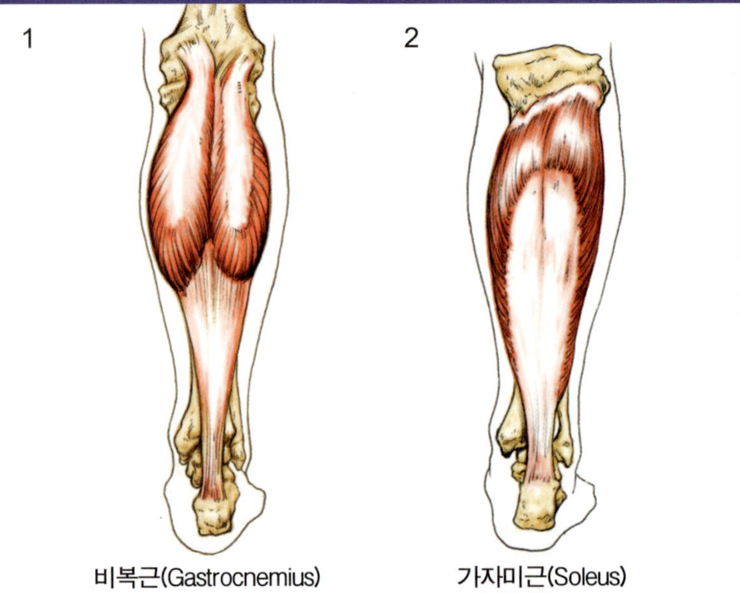

종아리 스매시 모빌리제이션Calf Smash Mobilizations

스쿼트 1 아키타입 피스톨 아키타입

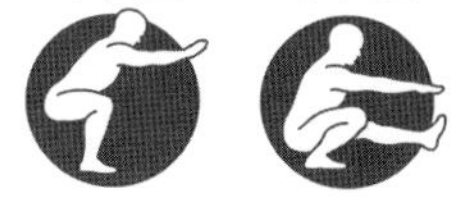

이 모빌리제이션 기술은 위 아키타입들을 개선하는 데 도움을 줄 것이다.

개선사항:

무릎과 발목 통증

방법:

압력파

수축과 이완

스매시&플로스

종아리 근육은 매우 중요한 임무를 가진 근육이다. 활동적인 사람의 경우 하루 10,000걸음 정도를 걷는다. 즉 한 종아리당 하루 5,000번의 체중 부하가 실리고, 일주일이면 35,000번의 체중 부하가 실린다. 이는 심지어 계단을 오르내리기, 달리기, 또는 스포츠 활동을 하는 경우는 가정하지 않은 수치이다. 만약 발이 바깥으로 돌아가 있거나 잘못된 신발 착용으로 발의 자세가 손상되는 등, 발의 자세가 잘못된 상태로 걷는다면, 종아리는 서서히 타이트해져 결국 돌이킬 수 없을 정도가 될 것이다. 사람들의 종아리가 만성적으로 뻣뻣한 상태이고 아킬레스건이 강철 케이블처럼 유연성이 떨어지는 것도 놀랄 만한 일이 아니다.

발목의 가동범위가 손실된다면, 발이 벌어진 자세open-foot position를 피할 수 없으며, 무릎이 돌아가 있고 발목이 무너진 상태로 서거나, 걷거나, 달리고 움직일 수밖에 없다. 이는 손목의 신전 움직임이 상실되어 손이 바깥으로 돌아가고 어깨가 다치게 되는 것과 같은 양상이다. 발목의 발등 굽힘 작용이 상실되면, 이를 보상하기 위해 발이 바깥으로 돌아가게 되고 문제를 심각하게 만들 것이다. 결국 골극bone spur, 아킬레스건염, 아킬레스건 파열, 등등의 발목 문제들을 초래한다. 하지만 발목의 완전 가동범위를 만들 수 있고 좋은 자세에 대해 이해할 수 있다면 이러한 문제들을 피할 수 있을 것이다. 완전 가동범위와 유연성이 발목에 있어 필수적인 요소이나. 비록 주된 문제들은 일반적으로 아킬레스건에서 발생하지만, 그 타이트함은 위쪽으로 전달된다. 종아리를 구성하는 강력한 아래다리 근육인 비복근은 발목을 조절하는 역할을 한다. 만약 이 조직이 뻣뻣해지면, 일반적으로 발목과 무릎 통증이 동반된다.

수많은 근육들이 발의 움직임을 조절하며, 이 모든 근육들이 매우 좁은 공간을 지난다는 것을 기억하라. 이러한 이유 때문에 무릎 통증을 다루거나 발목 가동범위를 향상하려 할 때, 몇 가지 스매시 테크닉들을 우선적으로 실시해야 한다. 어떤 목적 없이 그저 폼롤러로 문지르기만 해선 안 된다. 이러한 스매시 테크닉들을 활용하라.

끔찍하게 고통스러움에서부터 좀 불편한 정도에 이르는 여러 테크닉들을 경험하게 될 것이다. 조직의 뻣뻣한 정도와 통증을 견딜 수 있는 수준에 따라, 종아리 롤러 스매시와 같은 가장 기본적인 테크닉에서 점차 강도를 높여나가야만 할 수도 있을 것이다. 꼭 명심해야 할 사항은, 고통스러운 모빌리제이션일수록, 당신이 경험하고 느끼고 확인할 수 있는 변화는 클 것이라는 점이다.

옵션 1: 종아리 롤러 스매시Calf Smash Mobilizations

이 모빌리제이션은 가장 기초적인 종아리 스매시 기술이다. 이 기술은 종아리를 풀 때 굉장히 고통스러워하는 사람들에게 일반적으로 적용된다. 타이트한 종아리는 매우 민감하여, 이 조직을 풀 때 기절하거나 구토할 수도 있다. 이 모빌리제이션은 한 단계 더 공격적인 테크닉에 들어가기 전 웜업 과정으로 할 수 있는 입문 수준으로 적합한 기술이다. 만족할 만한 변화를 가져오기 위해선 크고 격렬한 압력이 필요한데, 폼롤러로는 그 정도의 압력을 만들기 어렵다는 점을 기억하라.

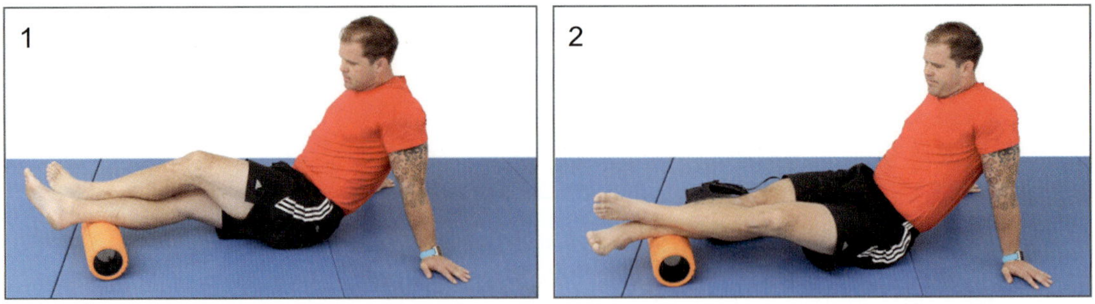

종아리와 아킬레스건을 롤러나 파이프 위에 올리고, 압력을 더하기 위해 반대쪽 다리를 정강이 위로 올린다. 그러고 난 뒤 다리를 좌우로 움직인다. 수축과 이완 기법을 사용할 수도 있으며 발목을 발등, 발바닥 굽힘할 수도 있다.

옵션 2: 슈퍼프렌드 롤러 종아리 스매시 Superfriend Roller Calf Smash

이 옵션은 2가지 이점을 가지고 있다. 종아리에 강한 압력을 가할 수 있고, 스스로 할 때보다 더 높은 압박력을 견디게 될 것이다. 즉 스스로 할 때는 남이 가하는 것만큼의 압력을 적용할 수 없다. 대퇴사두, 슈퍼프렌드 스매시와 마찬가지로, 파트너와 대화를 하면서 안전하게 수행하도록 하라.

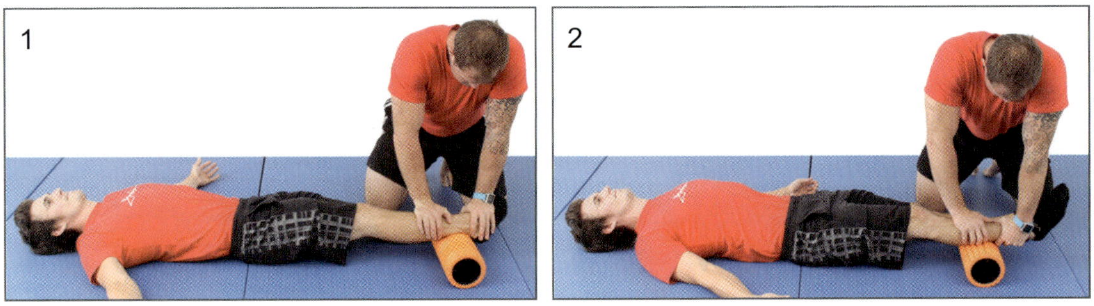

파트너는 피시술자의 정강이와 발목을 잡고, 아래로 누른다. 그러고 난뒤 다리를 롤러 위에서 앞뒤로 돌린다.

옵션 3: 바벨 종아리 스매시 Barbell Calf Smash

이 옵션은 타이트한 아킬레스건을 다루기 위해 더욱 날카로운 압력이 필요할 때 사용된다. 이 기술을 사용하면 뒤꿈치와 발목 기저에 있는 조직들의 체표면 활주를 회복시킬 수 있다. 바벨 대신 리틀 배틀스타를 활용하여도 된다.

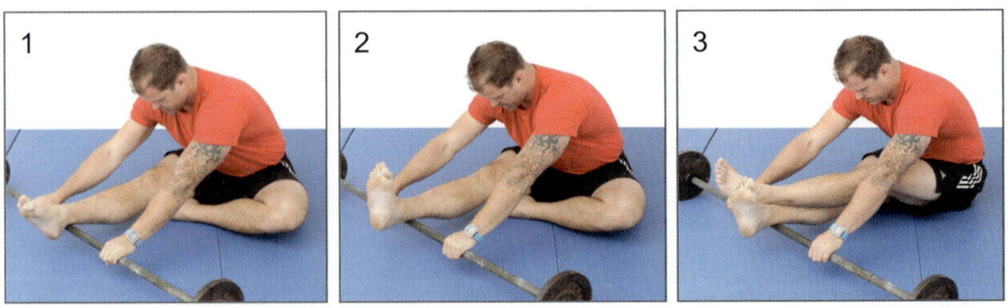

바벨 위에 아킬레스건을 올리고, 발을 좌우로 회전하고, 발바닥, 발등 굽힘시키거나 바벨을 종아리 쪽으로 비틀어 올려 압력파 효과를 만든다. 반대 편 다리를 발 위에 올리고 몸을 앞으로 기울여 압박력을 높이도록 한다.

리틀 배틀스타를 이용한 변형 동작

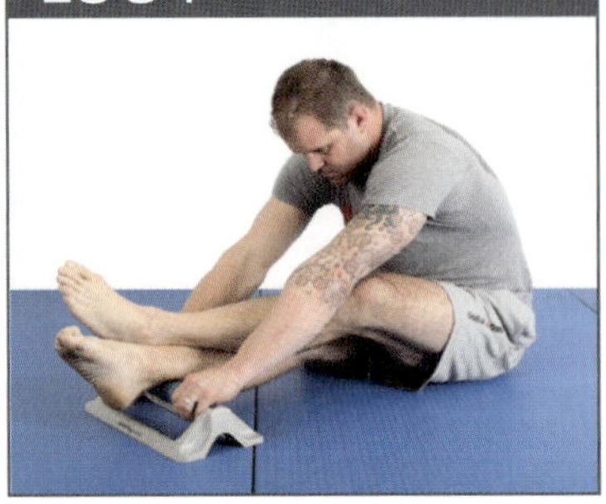

옵션 4: 본 쏘우 종아리 스매시Bone Saw Calf Smash

이 옵션은 내가 가장 좋아하는 종아리 스매시 모빌리제이션이며, 종아리와 아킬레스건이 뻣뻣해지거나 발목(또는 무릎) 관련한 문제들이 발생할 때 가장 먼저 하는 모빌리제이션이다. 하지만 무척이나 고통스러운 테크닉이다.

발등 높은 폼롤러나 베개 위에 올리고 반대쪽 정강이를 종아리 위에 위치시켜, 종아리 뒤쪽에 큰 압력을 가한다. 반대쪽 정강이뼈로 종아리의 타이트한 부위를 톱질하듯, 혹은 마치 바이올린 현을 켜듯 이쪽저쪽으로 움직인다. 롤러를 사용하면 발의 위치를 높일 수 있기에 이상적인 세팅을 갖출 수 있을 것이다. 이렇게 하면 톱을 써는 다리를 가동시킬 수 있을 뿐만 아니라, 썰리고 있는 쪽 발을 여러 방향으로 움직여 '플로스' 할 수 있을 것이다. 수축과 이완 기법 역시 활용할 수 있다.

체중을 이용하여 압력을 조절할 수도 있는데, 뒤로 앉으려 하면 압박이 증가하는 반면, 체중을 앞으로 이동시키면 압력이 줄어들 것이다.

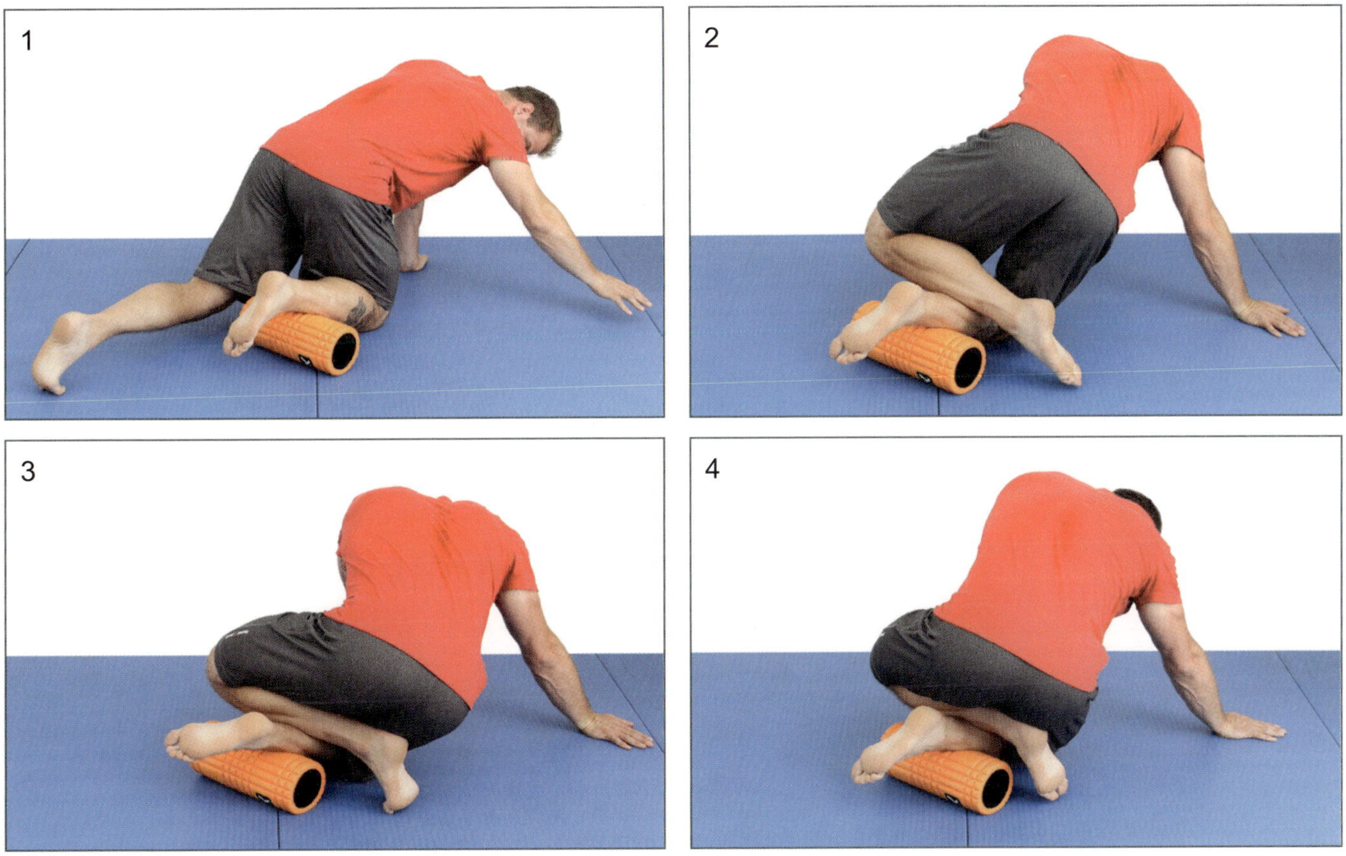

1. 무릎 꿇고 발등을 롤러나 큰 베개 위에 올리고, 발은 중립 자세로 놓는다.
2. 상체의 무게를 지지하기 위해 두 팔을 사용하고, 반대쪽 다리를 틀어 성상이의 타이트한 조직을 가로지를 수 있게 놓는다.
3. 압박력을 높이기 위해, 뒤로 앉고 체중을 위에 놓인 다리 위로 싣는다. 주의: 체중을 앞뒤로 움직여 압박량을 조절할 수 있다. 뒤쪽으로 앉을수록 더 강렬한 압력이 생길 것이다.
4. 체중을 다리 위에 실으면서 정강이가 종아리 뒤를 가로지르게 이리저리 움직인다. 타이트한 지점에 머물면서 수축과 이완, 그리고 스매시&플로스 테크닉을 활용할 수도 있다.

옵션 5: 슈퍼프렌드 종아리 스매시Superfriend Calf Smash

종아리 슈퍼프렌드 스매시는 아킬레스건과 종아리의 유연성을 회복하는 또 다른 쉬운 접근법이다. 다른 슈퍼프렌드 스매시들과 마찬가지로, 발바닥의 아치를 이용해 근섬유를 가로지르는 힘을 적용하도록 한다. 피시술자의 발목을 보호하기 위해, AB 매트나 베개를 정강이 아래에 깔도록 한다.

베개를 피시술자의 발목 아래에 깔도록 한다. 파트너는 발바닥의 아치를 이용하여 피시술자의 아킬레스건과 종아리 조직의 섬유 방향을 가로지르는 힘을 천천히, 그리고 꾸준히 가하도록 한다.

1
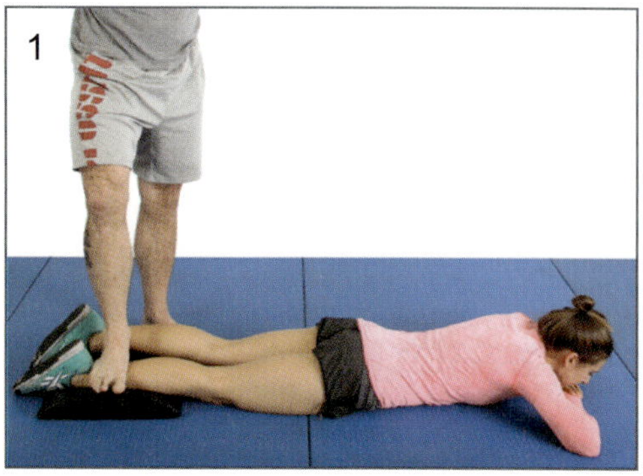

2
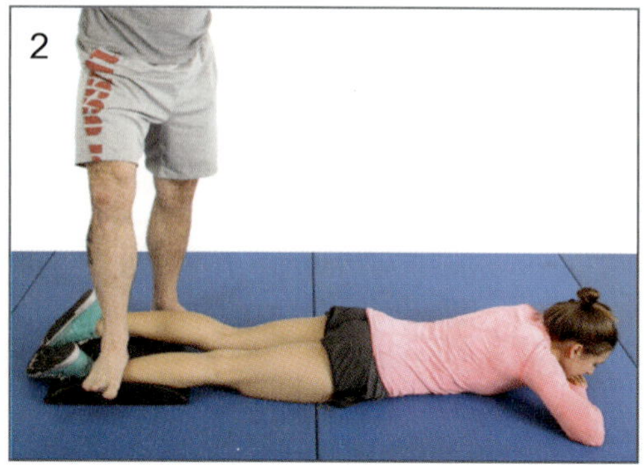

부두 종아리 모빌리제이션VooDoo Calf Mobilization

스쿼트 1 아키타입 / 피스톨 아키타입

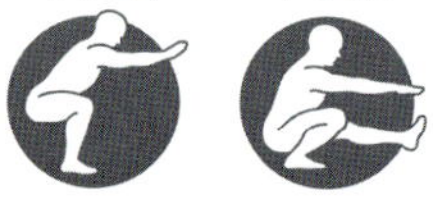

이 모빌리제이션 기술은 위 아키타입들을 개선하는 데 도움을 줄 것이다.

개선사항:

무릎과 발목 통증

종아리 뻣뻣함(압통점 해결)

방법:

부두 플로스 밴드 압박

식인종들에겐 종아리 부위가 가장 먹기 싫어하는 부위일 것이다. 종아리 부위는 너무 두껍고 섬유조직이 많아 질기기 때문에 부드럽게 만들어 먹으려면 8시간 이상은 삶아야 할 것이다. 앞에서 말했다시피, 종아리는 막대한 양의 체중 부하 순환을 겪는 부위이다. 걷기, 스포츠 활동, 리프팅, 굽이 높은 하이힐 신기, 달리기 등등. 그리고 대부분의 사람들이 이처럼 종아리에 축적되는 뻣뻣함을 푸는 데 별다른 노력을 기울이고 있지 않는다는 것은 말할 필요도 없다.

즉 당신의 종아리를 구성하는 조직의 체표면 활주는 제한되어 있다. 이를 치료하지 않고 방치해둔다면, 뻣뻣함은 근육 내 유착으로 이어지고 조직들이 얽히고 꼬여 덩어리들을 형성하게 될 것이다. 이러한 것들은 운동 역학을 손상시키고 부상 위험을 높일 것이다.

1
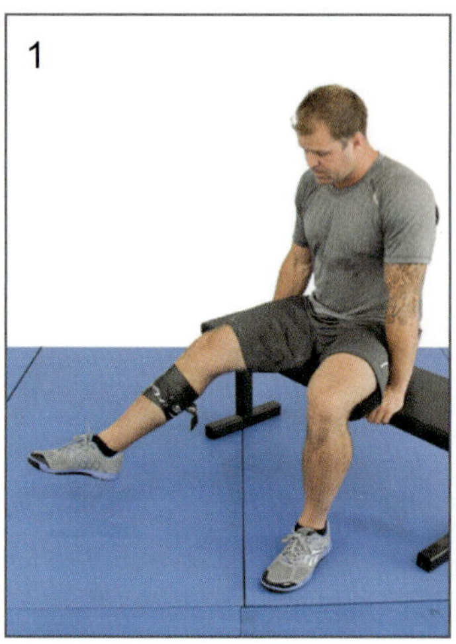

2
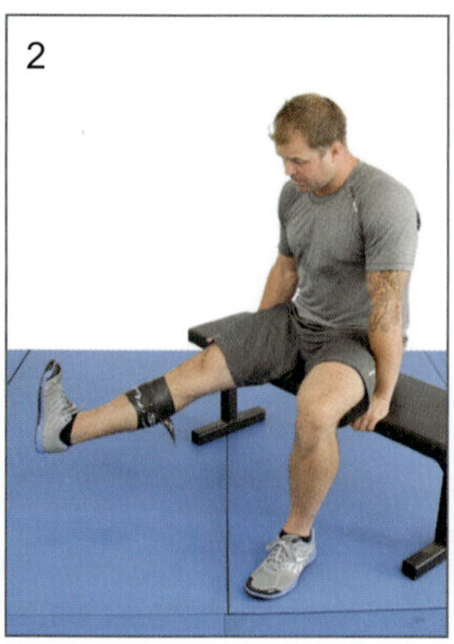

3
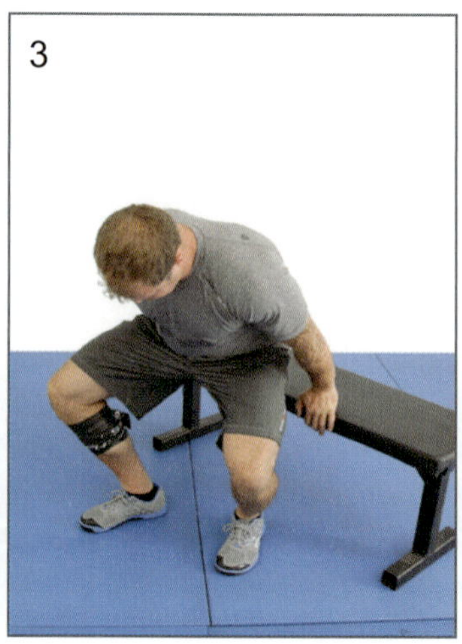

4
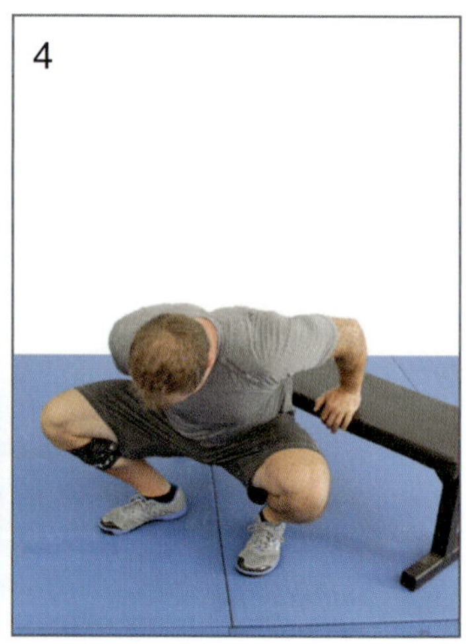

변화를 만들고자 하는 부분에 밴드를 감고, 만들 수 있는 최대한의 가동범위를 동원하여 발을 발목을 발등, 발바닥 굽힘하도록 한다.

클래식 종아리 모빌리제이션Classic Calf Mobilization

종아리가 타이트해지면, 사람들이 일반적으로 가장 처음 시도하는 것은 뒤꿈치는 바닥에 붙이고 발 앞쪽을 벽이나 받침대 위에 올려놓는 동작이다. 이 고전적인 종아리 스트레칭은 어디에서나 어느 때든, 그리고 신발 외엔 아무런 장비 없이도 할 수 있는 접근법이다. 신발은 당신의 발을 지지하고 발의 앞쪽 볼이 미끄러지지 않게 해준다. 그러나 이 스트레칭에는 눈에 띄는 문제들이 몇 가지 있다.

첫째, 종아리의 조직들은 그저 정적인 동작만으로는 변화시키기 어렵다는 것이다. 이 근육들은 너무너무 강하며 엄청난 부하를 장시간 견뎌낼 수 있는 조직들이다. 정적인 동작으로 이 근육들을 스트레칭하는 것은 강철 케이블을 널어놓고 늘어나길 바라는 것과 마찬가지다.

둘째, 이런 방법은 체계적인 접근법이 아니다. 즉 근육의 길이 변화만을 다루고 발목의 관절낭이나 조직의 체표면 활주를 다루진 않는다. 생리학적 범위들을 만들고 나서야 변화를 위한 충분한 압력을 만들 수 있다고 바라야 한다. 이러한 이유들 때문에, 이전에 소개한 모빌리제이션들을 먼저 수행하는 것이 중요하며, 가능하면 발목에 밴드를 감아 관절낭도 다루도록 하자.

반면 이 모빌리제이션은 아킬레스건과 종아리에 완전 가동범위를 만들고 이전 테크닉들을 보충하거나 반대 움직임을 만들어내는 점에서 훌륭한 기술이라 할 수 있다. 무릎을 구부리고 가자미근 복합체에 부하를 가해 뒤꿈치 기저부에 위치한 조직들에 집중할 수도 있을 것이다. 타이트한 지점들을 찾을 때 적절한 발의 위치와 발 아치를 유지하도록 하라.

스쿼트 1 아키타입 / 피스톨 아키타입

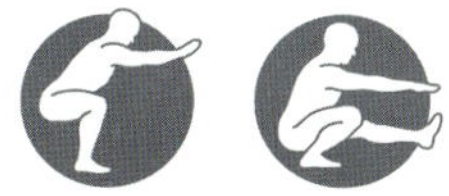

이 모빌리제이션 기술은 위 아키타입들을 개선하는 데 도움을 줄 것이다.

개선사항:

무릎과 발목 통증

방법:

수축과 이완

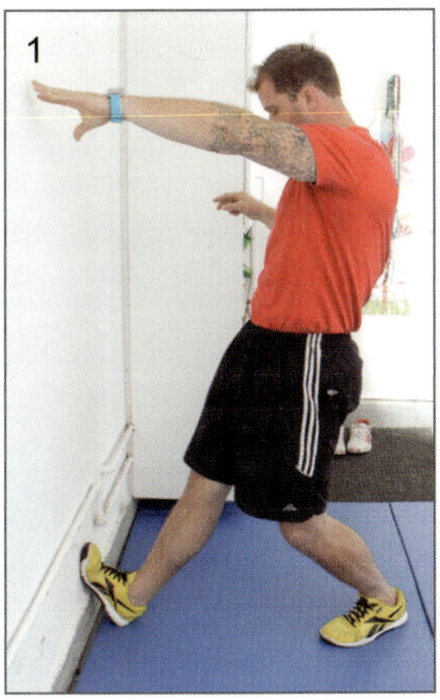

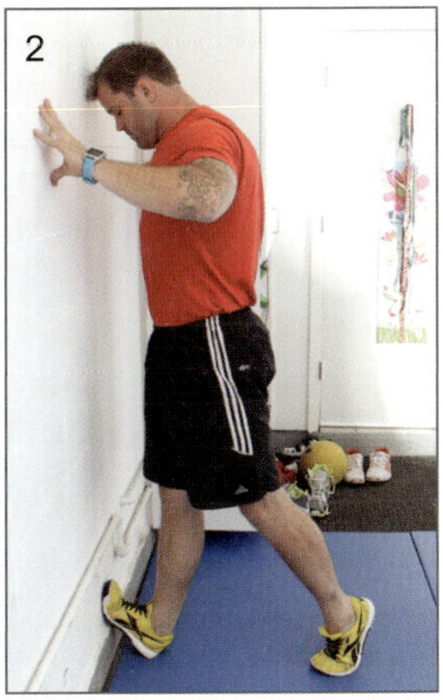

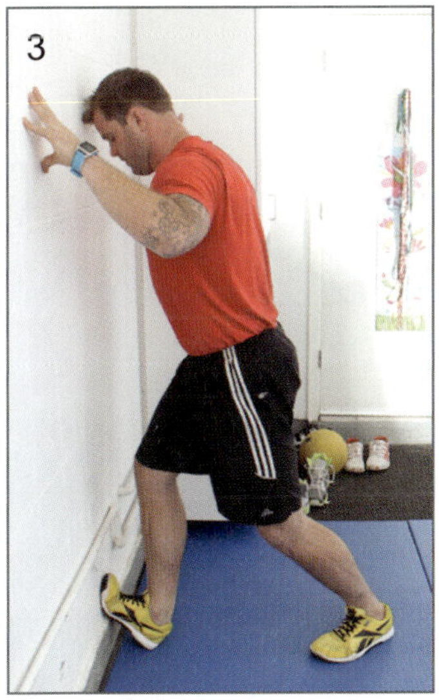

밴드를 이용한 디스트랙션

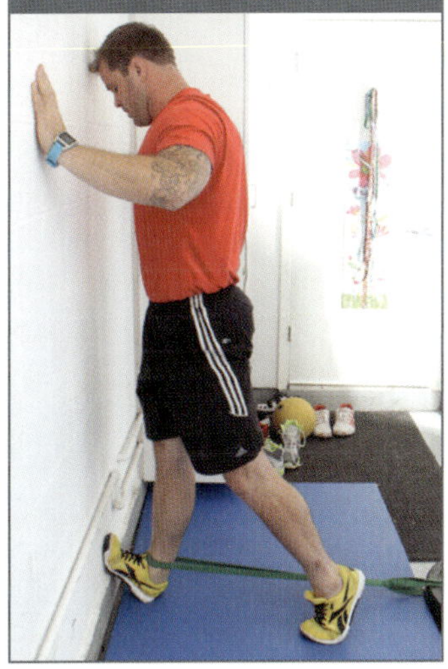

1. 벽에서 몇 걸음 떨어진 곳에 서서, 쿼터, 또는 하프 스쿼트 높이로 몸을 낮추고 발볼을 벽에 가능한 높은 위치에 갖다 댄다. 이때 뒤꿈치는 바닥에 붙이고 빌은 중립 자세로 놓고 둔근은 조인다. 혹은 발을 벽에 높게 갖다 댄 뒤, 뒤꿈치가 바닥에 닿을 때까지 아래로 미끄러지듯 내릴 수도 있을 것이다. 발의 위치를 설정하고 나면 무릎을 편다.

2. 발 위치를 유지하면서 꼿꼿이 서서 몸을 벽쪽으로 밀어라. 다리는 바로 편 상태로, 아킬레스건과 종아리(비복근) 모두가 스트레칭이 되도록 한다. 고관절을 벽쪽으로 움직일 때 둔근에 힘을 주고 복부를 타이트하게 조이도록 한다.

3. 뻣뻣한 다른 부위들을 찾기 위해 다리를 구부려 몸을 낮추고 무릎을 내외로 회전시키도록 한다.

밴드를 이용한 디스트랙션: 자세를 셋업하기 조금 까다롭긴 하지만, 밴드를 이용하여 뒤쪽으로 신연하게 되면 이 모빌리제이션의 효과를 두 배로 증가시킬 수 있다. 관절낭을 공략하기 위해 밴드 신연 기법을 사용할 수만 있다면, 괜찮은 스트레칭이 훌륭한 스트레칭으로 변모하게 될 것이다.

밴드를 이용한 아킬레스건 전면부 모빌리제이션

Banded Heel Cord: Anterior Bias

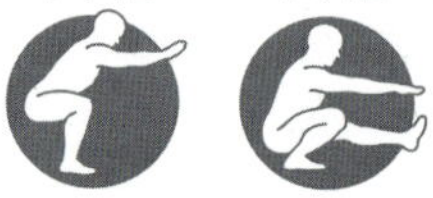

이 모빌리제이션 기술은 위 아키타입들을 개선하는 데 도움을 줄 것이다.

개선사항:

발목 통증
발목 충돌징후

방법:

밴드를 이용한 플로스

많은 사람들이 고전적인 종아리 스트레칭을 할 때나 발끝을 무릎 쪽으로 당길 때, 발목 앞에서 충돌징후가 일어난다고 말한다. 이러한 상태는 고관절 전방 충돌징후와 유사한 경우이다. 대퇴골이 고관절 소켓 앞쪽에 위치할 때(너무 많이 앉아 있음으로 인해 발생하는), 스쿼트와 같이 깊은 고관절 굴곡 움직임이 일어나는 동안 대퇴골은 비골구에 부딪히게 된다. 발목에서도 이와 비슷한 상황이 일어나는데, 발목의 경우 관절낭의 앞쪽에 위치하여, 관절 소켓 앞쪽에서 찝히는 유사한 증상이 생기는 것이다. 밴드를 이용한 고관절 신연 기법과 마찬가지로, 이 기술 역시 충돌징후를 해결하고 관절의 정상적인 기능과 가동범위를 회복시켜 준다.

최선의 결과를 만들기 위해, 후방으로 당기는 힘은 다룰 수 있는 범위 내에서 가능한 크게 적용하며, 무릎은 앞과 바깥으로(발바닥 전체는 바닥에 붙여놓는다) 밀고 변화가 느껴질 때까지 움직임 끝 범위 내외에서 이리저리 움직이도록 한다.

1. 밴드를 발목 앞에 두르고 밴드에는 가능한 많은 텐션이 걸리게 한다. 발바닥 전체는 바닥에 밀착시키고 발은 정면을 향하도록 한다. 발목을 적절한 자세로 안정화시키기 위해선 약간 외회전하는 힘이 나오도록 해야 할 것이다.
2. 무릎을 앞으로 보낸다. 긍정적인 변화가 느껴질 때까지 움직임 끝 범위 안팎에서 이리저리 움직이도록 한다.
3. 발등 굽힘 가동 시 끝 범위를 더 만들기 위해 발볼 아래에 범퍼 플레이트를 놓을 수도 있다.

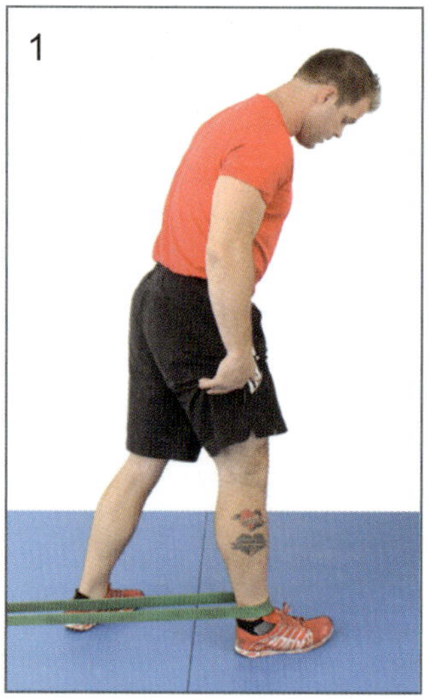

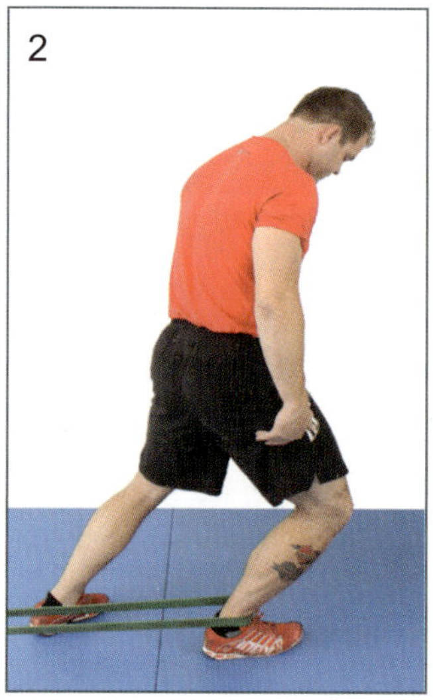

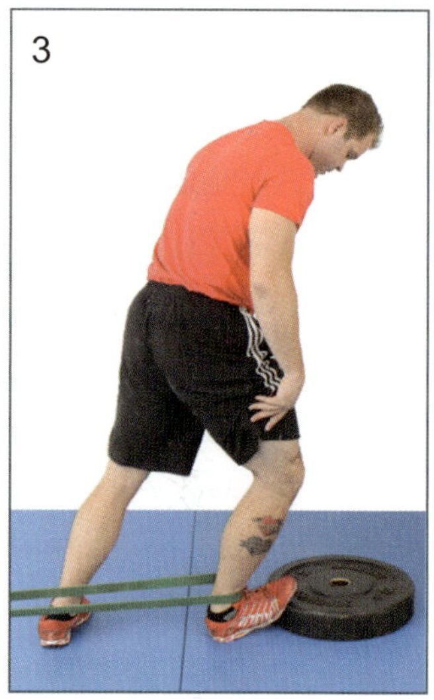

밴드를 이용한 아킬레스건 후면부 모빌리제이션

Banded Heel Cord: Posterior Bias

개선사항:

아킬레스건 주위 체표면 활주
아킬레스건 통증

방법:

밴드를 이용한 플로스

아킬레스건 후면부는 발뒤꿈치 기저부의 타이트한 조직들을 잡아내고 해당 부위의 체표면 활주를 회복시킨다. 만약 이러한 부위들이 타이트하면, 피부는 말 그대로 그 아래에 있는 건과 유착하여 가동범위를 제한하고 다른 문제들의 원인이 된다. 이 간단한 기술은 눌러붙은 조직들을 떼어내는 합리적인 방법이며 발목의 정상 가동범위를 회복시켜줄 것이다.

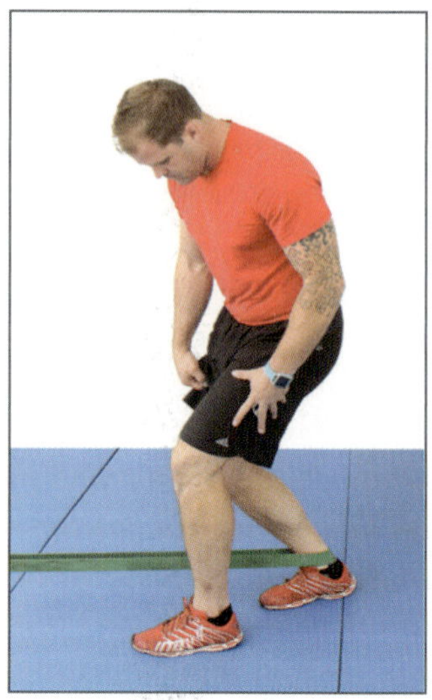

뒤꿈치에 밴드를 걸고 밴드에 가능한 많은 텐션을 만든다. 발바닥 전체를 바닥에 밀착시키고 무릎을 몸 앞과 바깥 방향으로 밀고, 움직임 끝 범위 안팎으로 움직인다. 발목이 안쪽으로 무너지는 것을 막기 위해 살짝 외회전시키는 힘을 가하도록 한다.

부위 14 발목, 발, 발가락

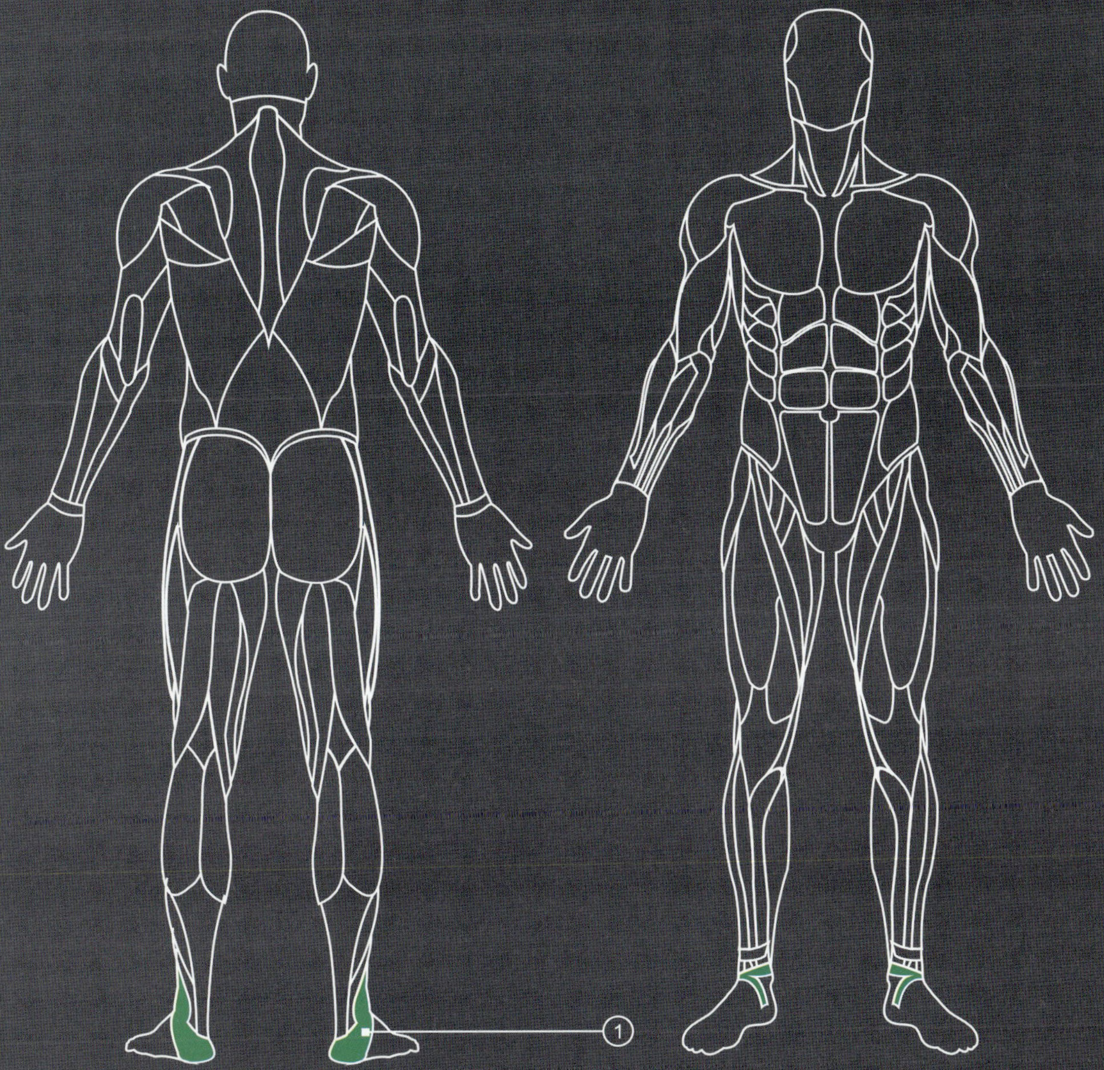

모빌리제이션 대상 부위

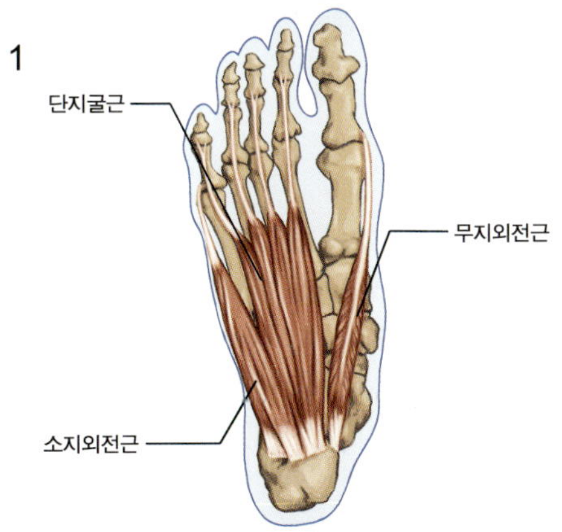

발바닥 면

스쿼트 1 아키타입 피스톨 아키타입

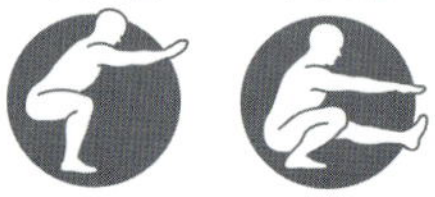

이 모빌리제이션 기술은 위 아키타입들을 개선하는 데 도움을 줄 것이다.

개선사항:

발목 주변 체표면 활주
아킬레스건과 발목 통증

공 문지르기Ball Whack

이 모빌리제이션은 발목의 가동범위를 상실한 사람이 찾아 왔을 때 가장 먼저 사용하는 테크닉 중 하나이다. 이 기술은 비용이 저렴하고, 쉬우며, 빠르고, 좋은 결과를 낸다. 이 모빌리제이션의 가장 좋은 점은 피부가 어느 뼈 위를 지나는지에 대한 깊은 해부학적 지식이 필요없다는 것이다. 무릎을 구부려보라. 피부가 장경인대IT band를 부드럽게 지나가는가? 팔꿈치를 구부려보라. 피부가 제한 없이 팔꿈치 위를 지나가는가? 발목을 구부려보라. 발의 피부가 발목의 뼈들과 건들 위를 지나가는가? 만약 그렇지 못하다면, 이러한 것들이 문제점이며 고정된 피부들의 체표면 활주를 회복해야 한다는 것을 즉각적으로 깨닫게 될 것이다.

공 문지르기 기술로 발의 뼈들과 건들 위 피부들의 체표면 활주를 회복하기 위해서는 발목뼈 안팎과 아킬레스건 주위에 공을 고정시키고 단단히 문질러라. 금방 그 피부들이 늘어나고, 밑의 조직들과 분리될 것이다.

물론, 스스로도 이 모빌리제이션을 할 수 있겠지만, 충분한 힘을 적용하기 힘들 수도 있다. 그렇기 때문에, 슈퍼프렌드의 도움을 받는 것을 추천한다.

주의: 인체 구조물, 특히 팔꿈치나 무릎의 장경인대 위로 펼쳐진 피부 어느 곳에든 이 테크닉을 적용할 수 있을 것이다.

발목 안쪽

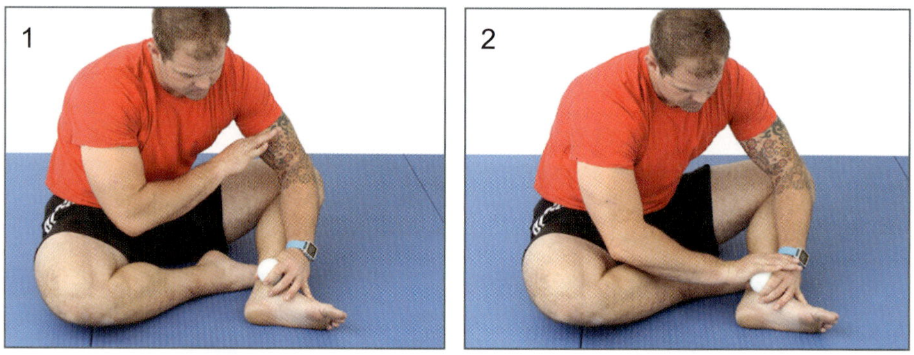

아킬레스건

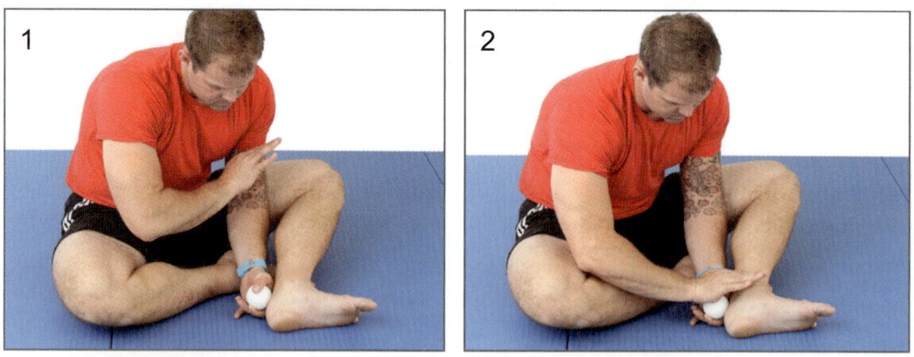

발목 바깥쪽

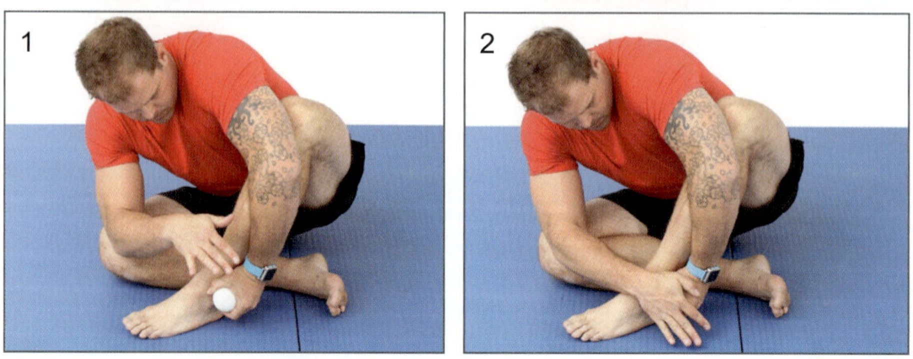

눌러붙은 조직 위(발목뼈, 아킬레스건, 그리고 그 주변 부위)에 공을 고정시키고 공을 강하게 때린다. 또는 공을 누른 상태에서 빠르게 밀어낼 수도 있다. 고정된 방향으로만 적용하지 않도록 하라. 체표면 활주를 회복하기 위해선, 모든 방향에서 공을 때리고 눌러야 한다. 피부가 해당 구조물 표면에서 부드럽게 움직일 수 있을 때까지 계속한다. 그렇게 될 때까지 그리 많이 걸리진 않을 것이다.

외측 복사뼈/뒤꿈치 스매시 모빌리제이션Lateral Malleolus/Heel Smash Mobilizations

발등 굽힘의 완전 가동범위가 나오기 위해선 외측 복사뼈(발목 바깥에 튀어나온 뼈, 비골의 끝단)가 뒤쪽으로 미끄러져야 한다. 만약 오래된 발목 부상 때문에 이러한 움직임이 고정되거나 뻑뻑하다면, 발목 가동범위가 제한될 것이다. 완전한 발목 역학을 회복하기 위해서 이 관절이 자유롭게 움직여야 한다.

건강한 발목은 외번(뒤꿈치가 몸 바깥 방향으로 기우는 동작)과 내번(뒤꿈치가 몸 안쪽 방향으로 기우는 동작), 또는 회전을 잘 수행할 수 있어야 한다. 가동범위가 제한되면, 발목을 안정적인 위치로 놓는 능력에 근본적인 영향을 미치게 된다. 사실, 관절들의 부가적인 움직임들은 회복시키기 조금 까다롭긴 하지만, 모든 방법을 동원해서라도 이러한 움직임들을 만들어야 한다.

운동제어 문제가 아닌 역학 구조적 제한의 문제라고 생각된다면, 항상 다음 두 가지 간단한 규칙을 따라야한다. 있어야 할 위치에 있지 않다면 제자리에 넣어라. 그리고 무언가 움직이지 않고 있다면 움직여라. 이 발목 모빌리제이션은 이러한 생각의 선상에 있다.

주의: 이 모빌리터 기법은 라크로스 볼로 하지마라(라크로스 볼은 유연하지 않다). 요가 튠업 볼이나 발목뼈에서 완충작용을 할 수 있는 테니스 공이나 라켓 볼로 수행하라.

스쿼트 1 아키타입 피스톨 아키타입

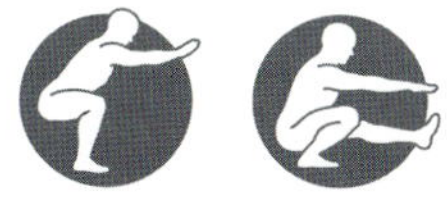

이 모빌리제이션 기술은 위 아키타입들을 개선하는 데 도움을 줄 것이다.

개선사항:

발목 기능(안정적인 아치 만들기)

발목 통증

방법:

스매시&플로스

대상 부위

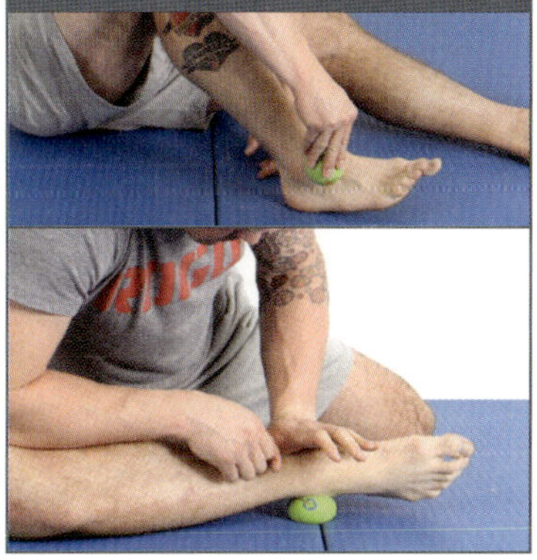

공을 발목 옆면에 튀어나온 복사뼈(발목뼈) 앞에 위치시킨다.

옵션 1: 싱글 볼Single Ball

이 싱글 볼 옵션은 복사뼈(발목뼈)에 움직임을 만들어내는 데 탁월한 방법이다. 이 모빌리제이션은 필자의 물리치료실에서 사용하는 수기 치료 테크닉과 유사한 기술로, 당신은 이것을 스스로 할 수 있는 것이다. TV 앞에서 시간을 보내거나 발목이 제한된 것 같은 느낌이 드는 때라면 언제든 활용하도록 하라.

1

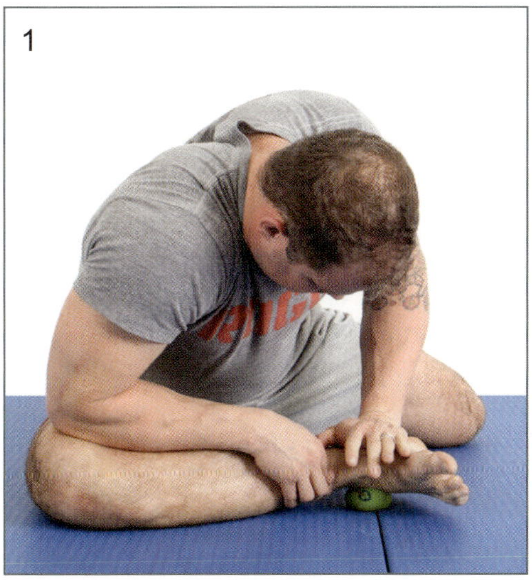

2

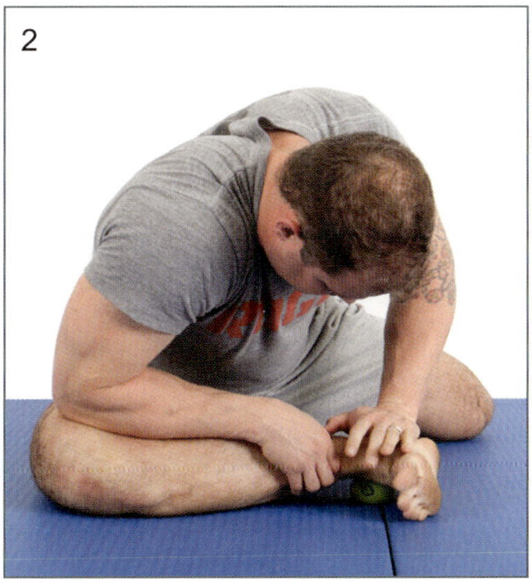

1. 공을 대상 부위에 위치시키고, 발목의 뼈를 뒤로 밀어야 한다. 손과 체중을 이용해 다리를 아래 방향으로 누른다. 공이 발목뼈를 막고 있는 상태에서 발목뼈를 공 위로 누른다. 이 과정(아래로 압력을 가하고 발목뼈를 공 위로 누른다)을 관절에서 변화가 보일 때까지 반복한다.
2. 발목을 구부렸다 폈다 하면서 플로스한다.

옵션 2: 더블 볼Double Ball

공 두 개(요가 튠업 볼을 주머니에 넣은 것, 또는 테니스 공이나 라켓 볼을 테이프로 연결한 것)를 이용하는 것도 훌륭한 옵션이 된다. 발목뼈 앞뒤를 지지하는 것이 발목 관절에서 위, 아래 움직임을 나오기 더 쉽게 할 것이다.

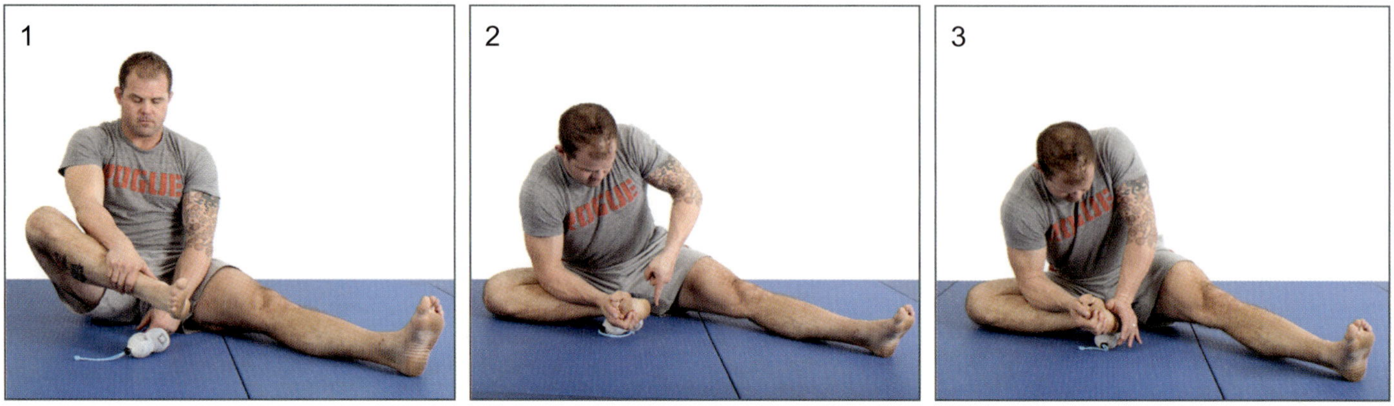

공들이 발목뼈의 앞뒤를 지지할 수 있게 놓는다. 공 하나는 발목뼈 앞쪽, 나머지는 발목뼈의 뒤쪽, 뒤꿈치에 오게 한다. 그리고 한 손으로 발 앞쪽을 위로 잡아당기면서 동시에 다른 손으로는 뒤꿈치를 아래로 누른다. 발목 관절에서 가능한 많은 움직임이 나올 수 있게 하라.

스쿼트 1 아키타입 피스톨 아키타입

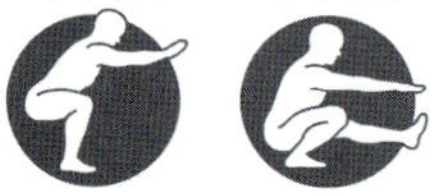

이 모빌리제이션 기술은 위 아키타입들을 개선하는 데 도움을 줄 것이다.

개선사항:

발목 기능(안정적인 아치 만들기)
발목 통증

방법:

스매시&플로스

내측 뒤꿈치 뼈 스매시Medial Heel Bone Smash

이 모빌리제이션은 평발이거나 발을 지면에 돌려 박아넣을 때 아치가 잘 생성되지 않는 사람들에게 좋은 기술이다.

바닥에 발을 돌려박아 넣으라는 말은 발목과 그 위쪽 관절들에 안정성을 만들기 위해 사용하는 팁이다. 여기서 명확히 해야 하는 것은 발을 바깥으로 돌리는 것이 아니라, 힘의 방향을 바깥으로 적용하는 것이라는 점이다. 힘의 근원은 고관절 외회전이다.

필자가 선수들의 발 위치를 평가할 때, 스쿼트 도중 발 중간에 있는 아치를 찾는데, 이는 발목의 안정성이 어떤지를 알 수 있는 요소이다. 만약 어떤 선수가 안정적인 아치를 발에 만들지 못한다면, 그의 발 내측을 따라 붙어 있는 피부, 근막, 근육, 그리고 건들이 눌러붙은 것이다. 예를 들어 굴근지지대(발목 구조들을 하나로 감싸 묶고 있는 띠)가 타이트해지고 짧아지면, 발을 바닥으로 회전시켜 박아넣어 아치를 만들기가 불가능하진 않겠지만 매우 힘들 것이다.

만약 발목이 무너진다면 무릎, 고관절, 몸통, 그리고 어깨가 안정적인 자세를 잡기 더욱 힘들어질 것이다. 즉, 당신의 몸을 지지하고 있는 기반이 손상되면, 그 위에 있는 모든 것들 역시 무너질 것이다. 아킬레스건이 파열되거나 발목 부상이 일어날 때까지 기다리지 말라. 케틀벨이나 공을 가지고 뒤꿈치 안쪽을 스매시하라. 또는 더 나은 결과를 위해서 슈퍼프렌드를 이용하라. 그리고 발을 바닥으로 박아넣는 동작으로 검사와 재검을 하라.

옵션 1: 케틀벨 스매시

케틀벨은 발뒤꿈치 안쪽을 스매시하기 가장 좋은 도구이다. 핸들을 이용해 케틀벨 바닥을 회전시킬 수 있어, 스매시와 스핀 효과를 낼 수 있다. 아래 사진들에서 볼 수 있듯, 조직들을 눌러 고정시키고, 케틀벨을 돌려 느슨한 피부들을 잡고, 그 뒤 발을 모든 방향으로 움직이도록 한다. '모든 방향'이란 내 · 외회전만이 아니라 내번, 외번까지도 만들라는 의미이다.

대상 부위

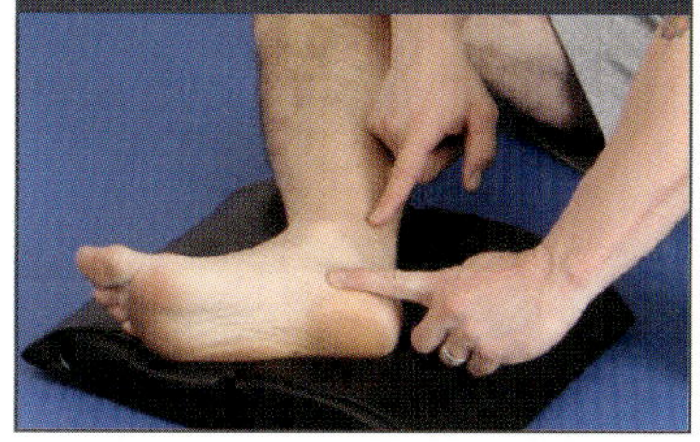

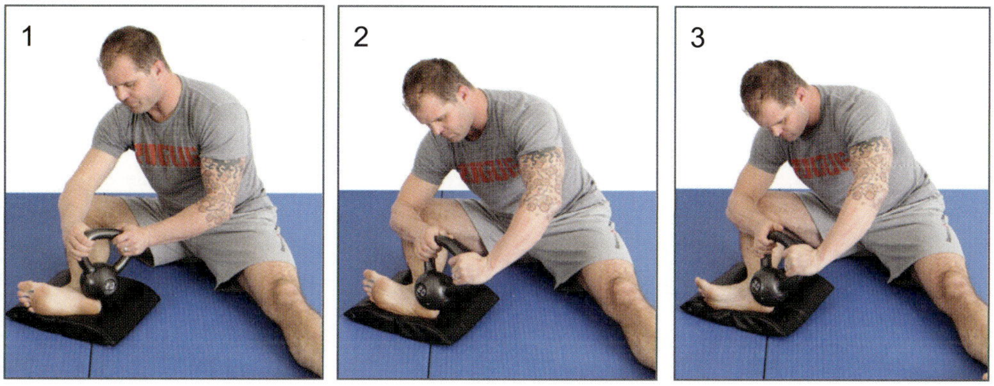

발목뼈를 보호하기 위해 AB 매트나 베개를 발 아래 깔도록 하라. 케틀벨 바닥을 뒤꿈치 위에 올려놓거나 발목뼈 아래에 놓고 케틀벨을 돌려라. 체표면 활주 회복을 위해 이리저리 회전시키거나, 반만 돌려 느슨한 피부를 잡아 고정하고 모든 방향으로 발을 움직여 플로스한다.

공을 이용한 버전

라크로스 볼이나 요가 튠업 볼, 또는 슈퍼노바와 같은 공을 사용할 수도 있다. 접근법은 완전히 동일하다. 압력을 가해 조직을 고정하고 공을 발쪽으로 돌리고 난 뒤, 모든 방향으로 발을 움직인다.

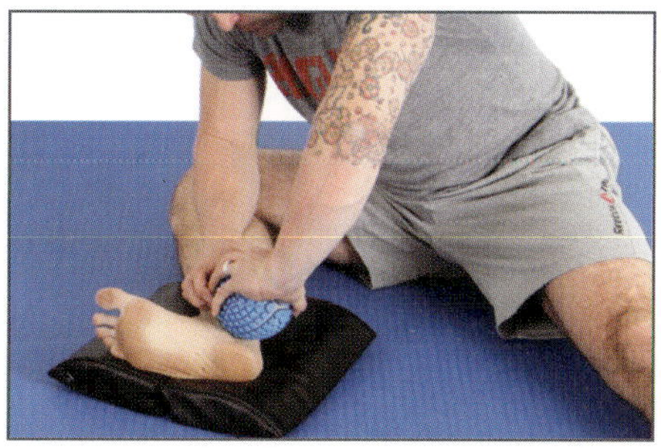

옵션 2: 슈퍼프렌드 발 스매시Superfriend Foot Smash

슈퍼프렌드 발 스매시는 뒤꿈치의 움직임을 만들고 발목 안쪽 체표면 활주를 회복하는 최고의 방법이다. 오해하지 마라. 확실히 케틀벨이나 공을 이용하여서도 효과를 낼 수 있겠지만, 슈퍼프렌드보다 뛰어나진 않다. 사진을 보면 발 안쪽을 이용하고 있는 것을 볼 수 있을 것이다. 이 동작은 여러 조직들(피부, 근육, 근막, 등)을 잡아낼 수 있을 뿐만 아니라, 혼자서 모빌리제이션을 할 때는 만들어내기 힘든 종골(뒤꿈치 뼈)에 움직임을 만들 수 있다.

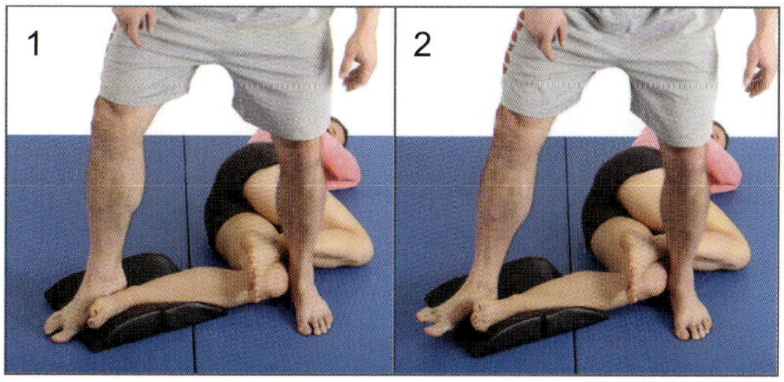

파트너의 발을 AB 매트 위에 놓고 발목 안쪽이 천장을 향하게 한다. 당신의 뒤꿈치 안쪽부터 발등 사이 부분이 파트너의 뒤꿈치 안쪽에서 발등 사이에 오도록 한다. 그러고 나서 파트너의 뒤꿈치를 그의 발에서 떼어내려는 듯 발로 눌러 문지른다. 이 동작을 뒤꿈치와 발목에서 움직임이 일어날 때까지 반복한다. 발을 아래로 누르면서 마치 담뱃불을 비벼 끄듯 파트너 발목 안쪽에서 이리저리 움직일 수도 있다.

피스톨
아키타입

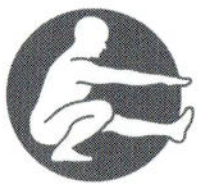

이 모빌리제이션 기술은 위 아키타입들을 개선하는 데 도움을 줄 것이다.

개선사항:

발목과 발 통증
부종
발목 주변의 체표면 활주 장애

방법:

부두 플로스 밴드 압박

발목에 부두 밴드 감기Ankle VooDoo

부두 밴드를 이용하는 것은 아킬레스건, 발목, 그리고 발 앞쪽의 체표면 활주를 회복시키는 가장 효과적인 방법들 중 하나이다. 이전에도 언급하였듯이, 몇 가지 다양한 각도들에서 이 모빌리제이션을 접근할 수 있을 것이다. 만약 발목을 삐서 부었다면, 50% 정도의 장력으로 발가락 근처에서 시작하여 발 전체를 감싸 감도록 한다. 만약 체표면 활주의 비기능적 상태를 회복하고 발목의 가동범위를 개선시키려 한다면, 발 전체를 감을 필요는 없다. 대신, 제한된 부위, 대부분의 경우 발목과 아킬레스건 주변인 부분에만 집중하면 된다. 이때 핵심은 밴드의 장력은 75% 정도로 적용하고 발이 완전 가동범위로 움직이게 해야 한다는 것이다. 종아리 스트레칭 테크닉에서 사용했던 것과 같이 범퍼 플레이트를 발 앞쪽에 놓거나, 단순히 스쿼트 자세로 앉아 있을 수도 있다.

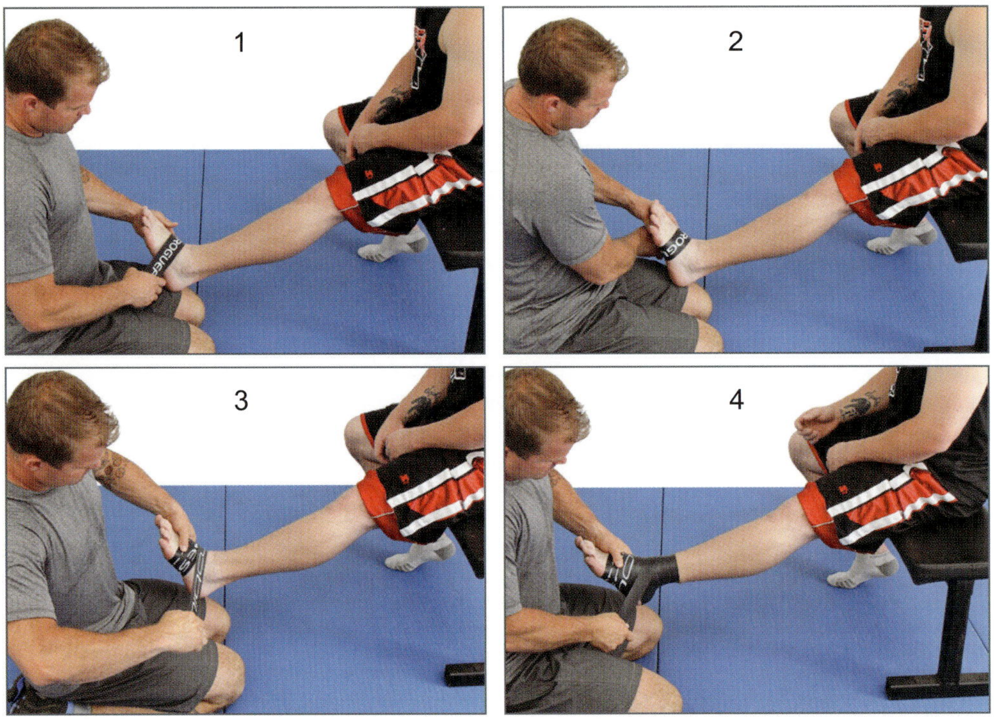

염증 상태를 줄이든, 체표면 활주를 회복시키려 하든, 발 앞쪽에서 시작해서 다리 쪽으로 감아올려라. 1/2인치(또는 밴드의 너비의 절반) 정도는 겹쳐지게끔 감고 발에서 제한이 나타나는 부분은 완전히 덮어야 한다.

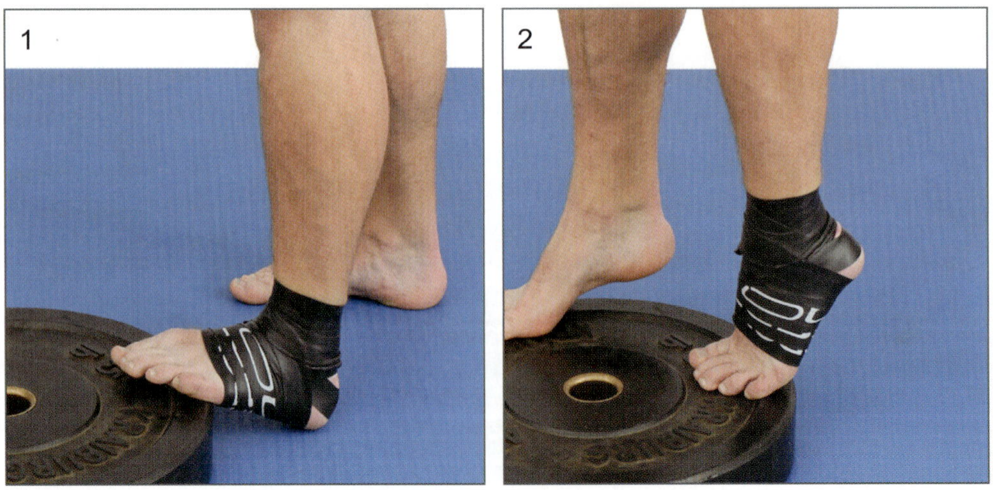

발목의 가동범위는 가능한 최대한으로 나오게 해야 한다. 앞서 소개한 종아리 관련 모빌리제이션들(아킬레스건 밴드 감기가 가장 훌륭한 옵션이다)이나, 범퍼 플레이트 등을 이용해 높이를 높여 활용할 수도 있다. 이보다 더 좋은 방법은 변화를 만들고자 하는 움직임들을 수행하는 것이다(달리기, 스쿼트 등).

발바닥 스매시Plantar Surface Smash

흔히 일어나는 끔찍한 족부 질환인 족저근막염에 탁월한 모빌리제이션이다. 비록 발바닥 면에 문제를 유발하는 다른 기전들(후경골근, 신경종말 포착 등)이 존재하지만, 족저근막염은 모든 종류의 발바닥 통증에 사용되는 포괄적인 용어이다. 맨발 훈련이나 포즈주법 운련Pose-centric running practices에 치중한 선수들과 발이 바깥으로 돌아간 상태로 움직이거나 발목이 무너진 채 오랜 시간 서 있는 사람들이 족저근막 문제에 취약하다.

족저근막은 발볼에서 뒤꿈치에 이르는, 발바닥을 따라 붙어있는 넓고 큰 결합조직이다. 족저근막에 문제를 가지고 있는 사람들은 염증이나 뻣뻣함이 이곳에 발생하여 엄청난 통증과 불편감을 호소한다.

족저근막의 통증을 완화하고 유연성을 회복하는 최선의 방법 중 하나는 발바닥으로 라크로스 볼을 굴리는 것이다. 압력파를 족저근막 전체에 걸쳐 천천히 적용하라. 혹은 발을 좌우로 움직여 발의 근육들을 튕겨낼 수도 있을 것이다. 만약 통증이 심한 지점을 찾게 되면 그 부분에서 머무르고, 수축과 이완, 압력파를 적용한다. 이 테크닉은 작업 중 의자에 앉아서도 할 수 있고, 서 있을 때도 사용할 수 있을 것이다. 한편, 문제를 해결하려고 너무 심한 통증이 일어날 때까지 버티지 마라. 발의 위치를 고치고, 피부와 족저근막 사이가 부드럽게 미끄러지게끔 하고 발바닥이 유연해지게 하라.

런지
아키타입

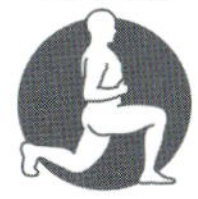

이 모빌리제이션 기술은 위 아키타입들을 개선하는 데 도움을 줄 것이다.

개선사항:

발 통증(족저근막염)

방법:

압력파

수축과 이완

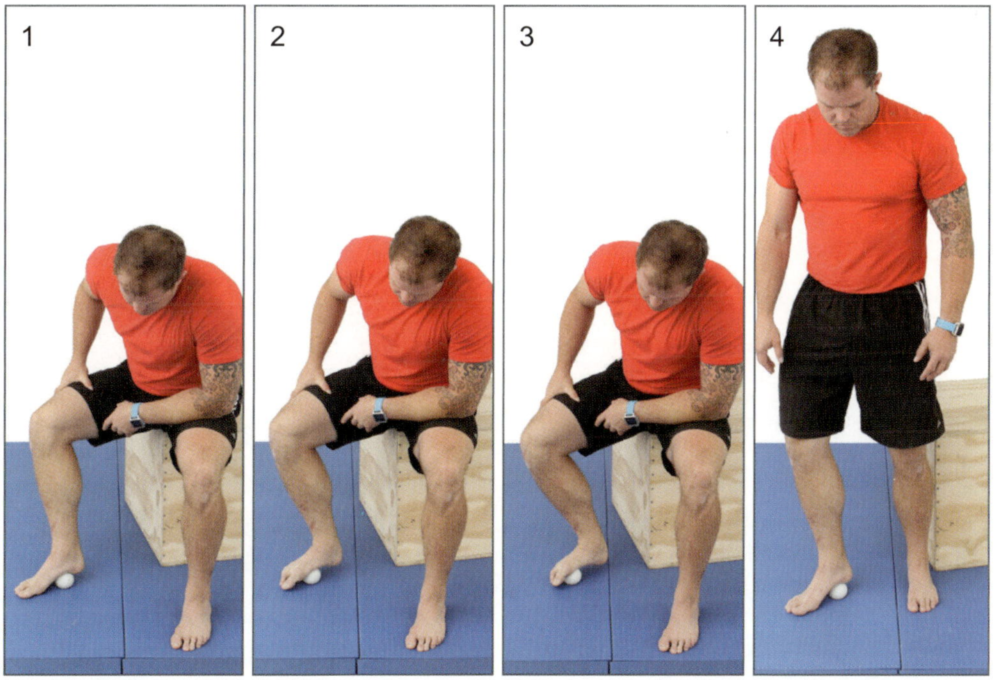

라크로스 볼을 밟고 서서 공이 발바닥 어디든 오게 한다. 그리고 다룰 수 있을 정도의 범위 내에서 가능한 많은 압력이 일어나게 한다. 뻣뻣한 부위에서 수축과 이완 기법을 적용하고 조직의 위아래나 좌우로 압력파를 적용할 수도 있을 것이다. 핵심은 시간을 들여 모빌리제이션을 적용하는 질을 우선시해야 한다는 것이다. 이 테크닉을 할 때 범할 수 있는 가장 큰 실수 중 하나는 별 생각 없이 공을 굴리는 것이다. 충분히 시간을 들여 족저근막 전체에 걸쳐 조직의 결을 가로지르는 듯한 힘을 가해야 한다. 공 위에 더 많은 체중을 올리고 압력을 높이기 위해 선 자세에서 이 모빌리제이션을 하도록 하자.

대상 부위

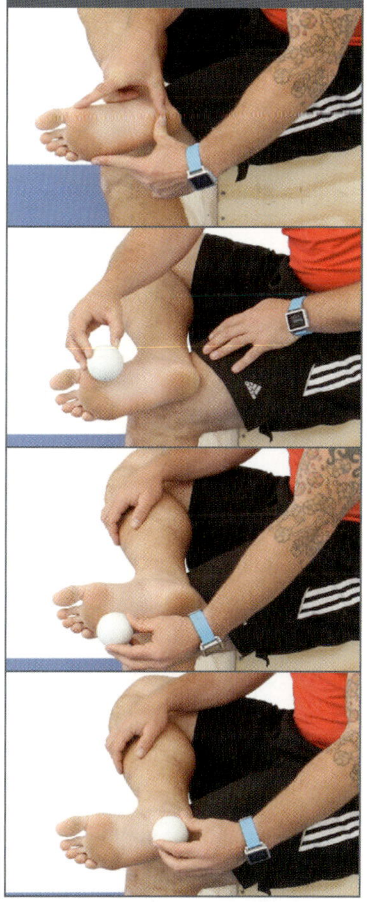

발볼에서 뒤꿈치에 이르는 발바닥의 전체를 목표로 한다.

발바닥 스매시 변형법Plantar Surface Smash Variation

또 다른 훌륭한 테크닉은 발을 공이나 롤러(리틀 배틀스타가 좋을 것이다) 쪽으로 비트는 것이다. 발바닥에 있는 조직을 가로지르는 방향으로 힘을 발생시켜 이 부위에 있는 체표면 활주를 회복에 탁월한 효과를 보일 것이다.

발을 롤러나 요가 튠업 볼과 같은 부드러운 공 위에 올리고, 마치 발 아치로 담뱃불을 끄듯 이리저리 문지른다. 목표는 압력을 가하면서 발을 좌로 돌리는 것이다. 그리고 발가락들을 롤러나 공 위로 구부려 눌러 붙은 조직들을 '떨어뜨리고' 발가락과 발 앞쪽 부위의 유연성을 회복시킬 수도 있다.

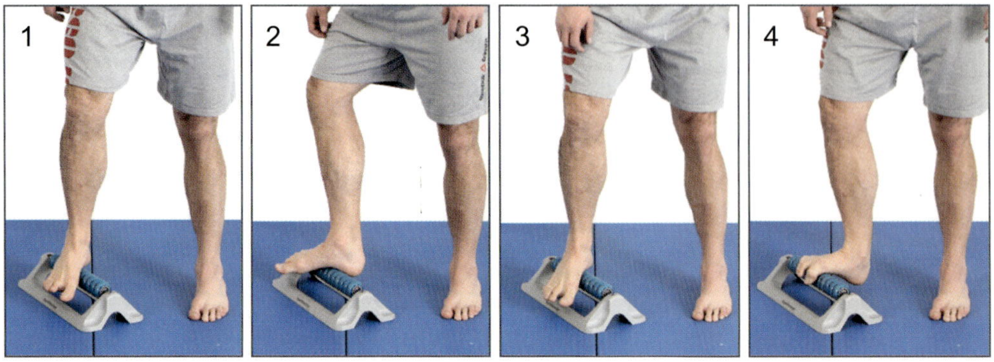

개선사항:
발 통증(족저근막염)

발 앞부분 모빌리제이션Forefoot Mobilization

발바닥 스매시와 연계하여 사용할 수 있는 또 다른 효과적인 모빌리제이션이다.

발 가운데에는 발 아치를 만드는 큰 관절이 있다. 중간에 위치한 이 관절의 상태가 좋지 못하고 뻣뻣해지면 외회전하는 능력과 좋은 아치를 만드는 능력에 제한이 생긴다. 이러한 경우가 스쿼트를 할 때 사람들의 발이 위로 불쑥 들리는 이유 중 하나이다. 즉 발의 중간 관절에서 회전 능력을 상실하여, 발을 바닥으로 회전시켜 박아넣어서 외회전 움직임을 만들려고 할 때, 발 전체가 바깥으로 구르게 된다.

발가락 기저부 주위인 발 앞쪽 부분을 잡을 때, 발뒤꿈치와 살짝 독립적으로 회전되어야 한다. 다음과 같이 생각해보자. 당신의 손은 매우 유연하지 않은가? 자, 만약 당신의 손바닥이 매우 뻣뻣하다면, 물건을 잡거나 쥐기 위해 손모양을 만들기 어려울 것이다. 당신이 여기서 해야 하는 것은 발이 조금 더 모양을 잘 잡을 수 있어 좋은 아치를 형성하게끔 하는 것이다.

1. 라크로스 볼이 발 앞쪽 내측에 오도록 밟는다. 발 바깥날이 바닥에 붙도록 한다. 발 앞부분이 공에 의해 막히게 하면서 발을 아래로 누른다. 관절의 움직임을 제한하면서 전단력이 가해지도록 한다.
2. 아래로 누르면서 전단력이 발 내측을 가로지르게 한다. 발이 마치 공 위로 무너지듯이 움직이도록 한다.

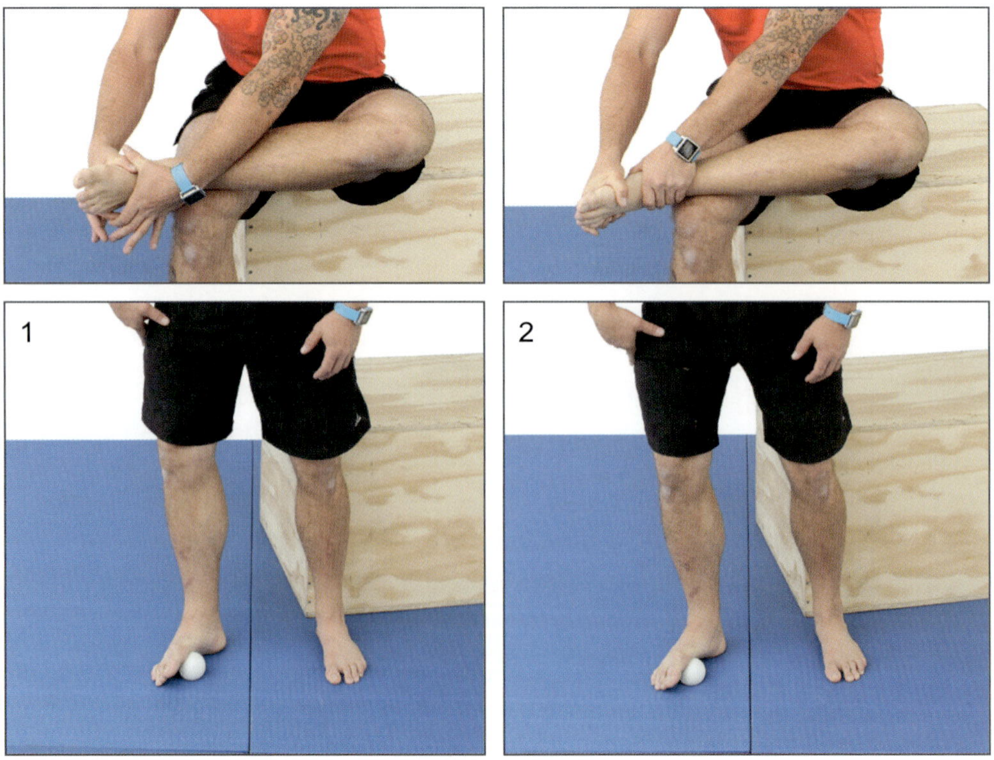

발 앞부분 롤러로 문지르기Roller Forefoot Strumming

좀더 자극이 집중된 스매시인, 발 앞쪽 모빌리제이션과 달리, 롤러를 이용해 발 앞쪽 문지르기는 전체 아치를 잡는 기술이다. 간단히 해서, 발의 전체 구조층들을 모두 건드리는 전반적인 스매시 테크닉이다. 최상의 결과를 위해선, 마치 발로 롤러 모서리를 벗겨낸다는 느낌으로 발로 천천히 롤러를 문지르도록 한다.

개선사항:

발목과 발의 기능(안정적인 아치 형성)
발 통증(족저근막염)

1. 발 안쪽으로 롤러의 모서리를 덮어 발 앞쪽 내측선을 타깃팅한다.
2. 천천히 그리고 꾸준히 아래로 누른다. 발로 롤러 모서리를 벗겨낸다고 생각하라.

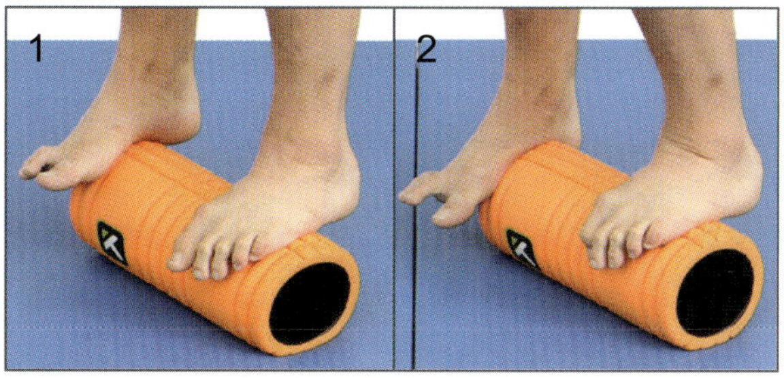

발가락에 생기를 불어넣는 모빌리제이션Toe Re-animator Mobilizations

런지
아키타입

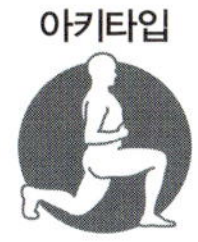

이 모빌리제이션 기술은 위 아키타입들을 개선하는 데 도움을 줄 것이다.

개선사항:

고유수용감각
발과 발가락 통증
잔디 발가락(Turf toe)
건막류(Bunions)
발 아치 상실
발 가동성

이 모빌리제이션은 발에서 자주 간과되는 부위에 관한 것이다. 발가락은 보행 중의 균형을 돕지만 과사용과 형태 변형이 잘 일어나는 부위이다. 구두, 부츠, 또는 하이힐을 생각해보라. 이 신발들은 중국의 전통적인 전족처럼 발가락들을 조이고 고통에 떨게 할 것이다. 하지만 이미 발가락 상태가 완전 망가지지만 않았다면, 조금의 노력으로 원래 모습을 되찾고 손상을 최소화할 수 있을 것이다.

뻣뻣한 발(발가락을 포함한)은 고유수용감각을 손상시켜 운동 수행능력을 떨어뜨리고 삶의 질에 좋지 않은 영향을 끼칠 수 있다. 예를 들어 만약 건막류나 잔디 발가락(제1중족지관절염좌)을 가지고 있다면 편히 서거나 걷지 못할 것이다. 희소식은 상대적으로 짧은 시간 안에 당신의 발을 복구할 수 있다는 것이다. 만약 주상골이 무너져 있지 않거나, 발에서 구조적인 변형이 일어난 상태가 아니라면, 1년 안에 강한 아치를 재형성하고 발의 유연성을 회복시킬 수 있을 것이다. 그러나 이를 위해서 인내와 노력이 필요하다.

먼저, 가능한 맨발로 다니도록 한다. 타이트하고 빡빡한 신발들과 플립-플랍(그렇다. 플립-플랍은 발가락과 발의 기능을 망가뜨린다.)들은 모두 버리고 발가락에 충분히 숨쉴 공간을 주는 베어풋 슈즈로 바꿔 신도록 하라. 또한 이번 섹션에서 소개하는 테크닉들 중 한 가지 이상을 매일(최소한 일주일에 한 번) 발과 발가락에 적용해야 할 수도 있다. 다른 발에 관련한 모빌리제이션들과 마찬가지로, 지금 소개하는 테크닉들을 TV 시청과 같은 여가시간에 할 수 있다. 이 모빌리제이션들은 하기 쉽고 특별한 도구가 필요치 않기에 하지 않을 변명의 여지가 없을 것이다.

잔디 발가락, 건막류, 또는 발 아치 상실로 고통받는다면 또는 단순히 발이 뻣뻣하고 불편하다면, 이 모빌리제이션을 자주하도록 하라. 모든 옵션들을 일련의 과정으로 엮어 한 번에 수행하도록 하라.

옵션 1: 손가락 깍지끼기Finger Splice

이 모빌리제이션은 스트레칭 치료를 연구하는 키트 라플린Kit Laughlin의 물리치료에 기반한 창의적인 생각에서 나온 기술이다. 만약 발에 구조적 결함(물갈퀴 발가락과 같은)이 없다면, 통증이나 불편감 없이 손과 발을 서로 깍지 낄 수 있을 것이다. 만약 통증이 발생한다면, 당신의 근막이 꽉 잠겨 있고 발가락들이 약해져 있다는 신호이다. 손가락과 발가락을 서로 깍지 끼우고 양 방향으로 발을 비틀어라. 이 방법은 고유수용감각을 재형성하고 발등과 바닥의 근막을 크게 스트레칭할 수 있는 좋은 방법이다.

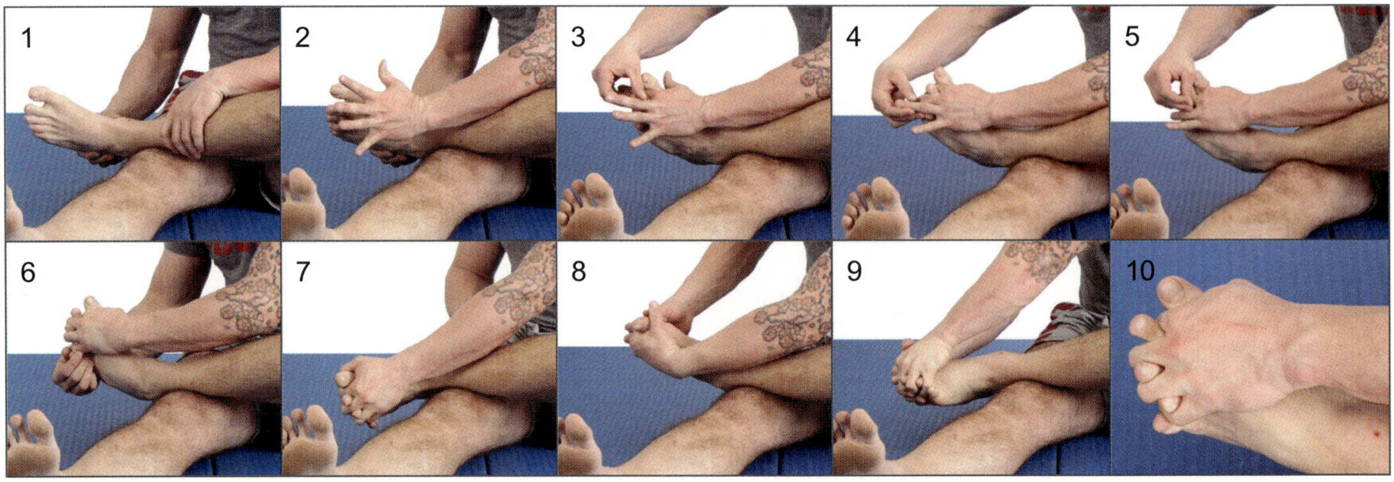

검지손가락을 엄지발가락과 두 번째 발가락 사이에 끼워놓고, 세 번째 손가락을 두 번째 발가락과 세 번째 발가락 사이, 네 번째 손가락을 세 번째 발가락과 네 번째 발가락 사이에, 새끼손가락을 네 번째 발가락과 다섯 번째 발가락 사이에 넣어 깍지를 낀다. 사진과 같이 왼손이 왼발의 발등을 덮도록 올려 깍지를 끼거나, 오른손으로 왼발의 발바닥 쪽에서 깍지를 낄 수도 있다. 손가락과 발가락을 서로 깍지 끼우고, 발의 중간 관절을 앞뒤로 여러 차례 비튼다. 반대 손으로 비트는 동작을 보조하는 것을 보라. 손으로 비트는 동작에 저항하여 발에 힘을 주고, 힘을 빼면서 좀더 가동시킬 수도 있을 것이다.

옵션 2: 발가락 벌리고 당기기Spread and Pull

손가락 깍지끼기의 확장 동작으로, 발가락들을 여러 방향으로 당겨 벌릴 수도 있다. 예를 들어 각각의 발가락을 외측이나 바깥으로만 당기지 말고 위아래, 그리고 좌우로 벌려라. 이 방법은 발가락 사이 근막을 가동시키는 좋은 방법일 뿐만 아니라, 발에 있는 고유수용감각(움직임과 인체의 위치에 대한 정보를 제공하는 감각 수용기)을 깨우는 기술이기도 하다.

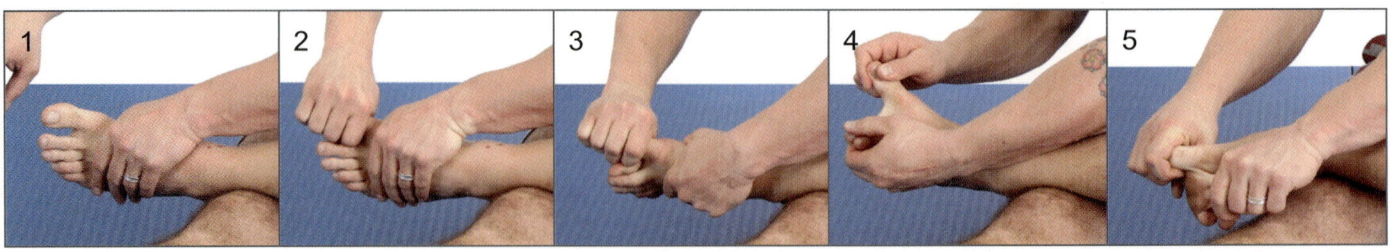

왼발에 모빌리제이션을 적용하려 한다면, 왼손으로 앞쪽 발등을 잡고, 오른손으로 엄지발가락을 꼭 붙잡는다. 그러고 난 뒤 다른 발가락들의 반대쪽으로 부드럽게 당긴다. 수건을 짜듯, 천천히 그리고 부드럽게 양손을 반대 방향으로 비튼다. 같은 과정을 오른발에도 반복한다. 차이점은 쥐는 손을 바꾼다는 것뿐이다. 어느 정도 엄지발가락과 발의 중간 관절을 풀고 난 뒤, 각각의 발가락을 서로 반대 방향으로 벌린다. 서로 방향을 바꿔, 발가락들을 위아래, 좌우로 서로 벌린다. 모든 발가락들에 적용하기 위해 엄지와 둘째 발가락, 둘째와 셋째 발가락 등의 순으로 모빌리제이션 한다.

옵션 3: 발가락 발등 방향 굽힘 Toe Dorsiflexion

4장의 내용을 떠 올릴 수 있다면, 발가락은 90도 발등 굽힘할 수 있다는 것을 알 수 있을 것이다. 114페이지를 참고하라. 런지 타입의 움직임에 관련한 발 움직임을 가동시키는 간단한 방법이다.

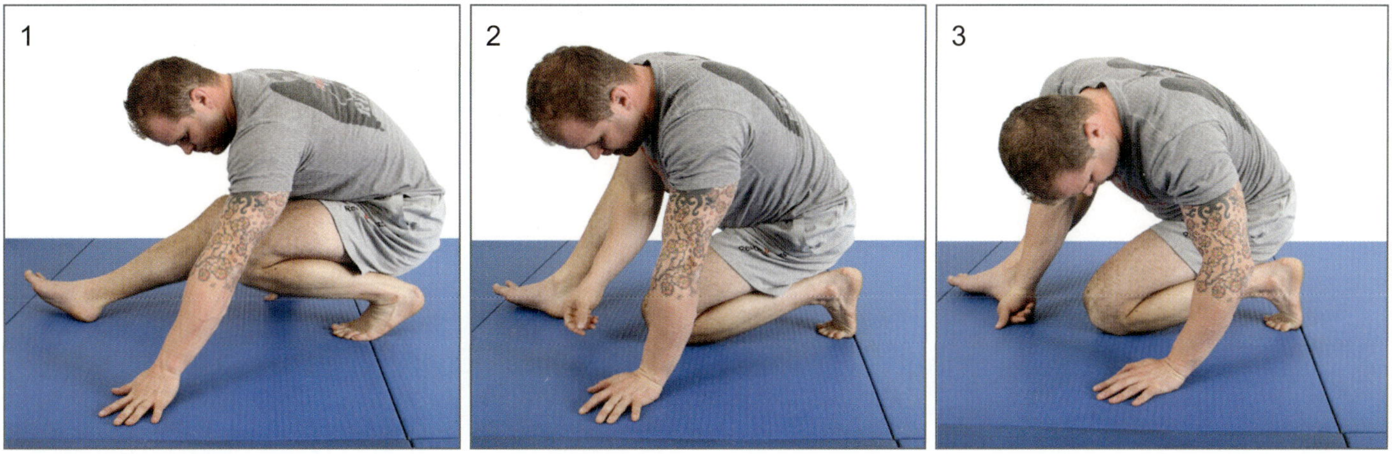

피스톨 자세와 유사한 자세를 취하고 몸을 지탱하는 발볼에 체중을 싣는다. 발볼을 바닥에 붙인 채로, 한쪽 무릎을 바닥으로 내린다. 목표는 발가락에 90도 발등 굽힘이 일어나게 하는 것이다. 핵심은 발이 정면 또는 중립 자세를 유지하게 하고 체중이 발의 중심에 분배되게 하는 것이다. 다양한 가동범위를 만들기 위해 발가락 바깥으로 몸을 움직이되, 발목의 위치를 바르게 유지하여 발 아치 전체에 큰 스트레칭이 일어나게 해야 한다.

옵션 4: 발가락 발바닥 방향 굽힘 Toe Plantarflexion

발가락 발등 굽힘 동작을 만든 뒤, 발등에서 그 반대 움직임을 만들어야 할 것이다. 정강이의 전방 구획을 목표로 하는 모빌리제이션에서 유사한 동작을 본 적이 있을 것이다. (424페이지) 이 동작이 발과 발가락의 등쪽 부위를 가동시키는 자세를 취하므로 여기서도 그 자세를 응용할 것이다.

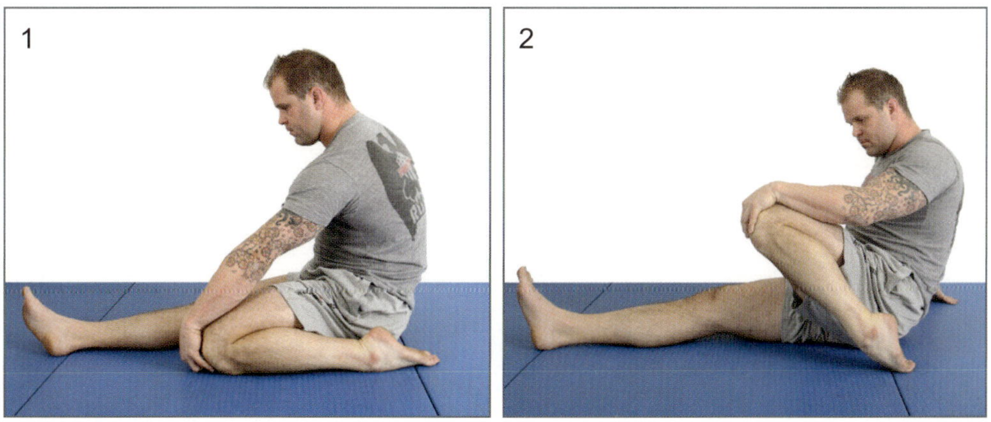

한쪽 다리는 몸 앞쪽으로 뻗고 다른 쪽 다리는 몸 뒤로 접는다. 그리고 몸을 뒤로 기울이고 뒤로 접은 다리를 바닥에서 떨어뜨린다. 왼쪽 손을 이용해 왼쪽 무릎을 드는 동작을 보라. 핵심은 무릎을 충분히 들어 발가락의 발등 쪽을 충분히 가동시키는 것이다. 발목의 발바닥 굽힘 끝 범위를 만든 상태에서, 다리를 옆으로 기울이고, 발이 몸에서 멀어지게 회전시키거나, 몸 안쪽으로 회전시킨다.

제 4 부

모빌리티 처방

번역: 팀마루

이번 섹션은 두 가지 방법으로 활용될 수 있다. 1, 2, 3부를 이미 읽었고 특별히 고치고 싶은 문제가 있다면, 다음 페이지에 그에 해당되는 처방이 있다. 예를 들어 1부의 신체 아키타입 퀵 테스트(102~117페이지 참고)에서 연습이 필요한 아키타입을 찾았다면, 이를 개선하기 위해 일반적인 신체 아키타입 모빌리티 처방을 활용할 수 있다. 2부에 소개한 동작 중 하나에서 결점을 발견했다면, 문제해결을 위해 적절한 신체 아키타입 모빌리티 처방을 활용해서 해당 결점을 고칠 수 있다.

이 책에서 제일 먼저 제4부를 보고 있다면, 여러 가지 시작 방법이 있다. 예를 들어 특정 통증을 치료하고 싶다면, 469~471페이지에 설명되어 있는 통증 기반 처방을 활용할 수 있다. 만일 책 전체를 다 읽지 않고 모빌리티 훈련을 시작하고 싶다면, 472~473페이지에 소개된 14일 전신 모빌리티 훈련을 사용해서 자신의 몸에 맞는 모빌리티 프로그램을 만들 수 있고, 474~475페이지에 소개된 14일 샘플 프로그램을 따라할 수도 있다.

다음 페이지에서는 어떻게 제4부가 구성되어 있는지 더욱더 자세하게 설명할 것이다. 하지만 그 전에, 한 가지 짚고 넘어갈 것이 있다. 샘플 처방은 말 그대로 샘플이다. 이 책의 목표는 독자들을 이 책에 설명된 지식과 스킬로 무장시켜 자신에게 맞는 일일 모빌리티 처방을 스스로 내릴 수 있도록 만드는 것이다. 그리고 이 책을 처음부터 끝까지 공부한다면 이를 위해 필요한 지식과 기술들을 익힐 수 있다. 사람들의 움직임은 저마다 다르고, 저마다의 고유한 제한점을 가지고 있음을 명심하자. 자신의 몸에서 최고의 운동 능력을 이끌어내고 싶다면, 자신의 목표와 제한 유형에 맞춰서 모빌리티 훈련을 설정해야 한다.

일반적인 신체 아키타입 모빌리티 처방

4장에서 언급했다시피, 고관절과 어깨관절의 기능적인 자세는 일곱 가지 신체 아키타입으로 분류할 수 있다. 몸이 움직이기 위해 설계된 방식대로 움직이고 싶다면, 각각의 아키타입에서 완전한 가동범위를 가지고 있어야만 한다. 102~117페이지에는 이들 자세 중에서 어떠한 자세를 특별히 취할 수 없는지 확인할 수 있는 퀵 테스트가 있다. 만약 테스트 결과가 전반적으로 형편없거나 아니면 단순히 특정 자세를 개선하고 싶은 거라면, 일반적인 신체 아키타입 모빌리티 처방법부터 시작하는 것을 추천한다. 이 처방법에는 3부에서 언급된 몇 가지의 모빌리티 테크닉이 포함되어 있으며, 신체 전반의 모빌리티를 향상시켜줄 것이다.

이어지는 처방들을 통해 체육관에서 하는 운동뿐만 아니라 해당 아키타입이 포함된 일상 활동을 할 때에도 안전하고 효율적으로 활동을 수행할 수 있게 될 것이다. 예를 들어서 일반적인 스쿼트 아키타입 모빌리티 처방은 효율적으로 스쿼트할 수 있게 해줄 뿐만 아니라 바닥에서 일어서고 앉을 때에도 도움이 된다.

신체 아키타입 문제해결을 위한 모빌리티 처방

일반적인 신체 아키타입 모빌리티 처방은 자세의 모든 면을 향상시키는 기적을 보여주지만, 일부 특정한 제한점이 남을 수도 있다. 2부에서는 각 동작과 관련된 일반적인 자세 오류의 원인을 설명했고, 그러한 잘못된 자세 대부분이 몸의 특정 아키타입의 제한 때문에 일어난다. 예를 들어서, 팔을 오버헤드로 올릴 수는 있지만, 팔꿈치를 완전히 펴지 못하는 사람이 있다고 생각해보자. 일반적인 오버헤드 아키타입 모빌리티 처방이 그 제한을 치료할 수 있지만, 문제 부위를 집중 공략하는 것이 더 효과적일 수도 있다. 각각의 일반적인 신체 아키타입 모빌리티 처방 후에는, 가장 일반적인 제한을 해결할 모빌리티 문제해결 처방 몇 가지가 제공된다. 특정 아키타입을 쉽게 수행할 수 있지만, 계속 한 부위가 문제를 일으키거나 통증이 느껴지는 사람에게는 이 문제해결 모빌리티 처방이 해결책이 될 수 있다.

통증을 기반으로 한 처방

'일반적인 신체 아키타입 모빌리티 운동 처방'을 따르고, '신체 아키타입 문제해결을 위한 처방'으로 취약한 부분을 다루는 것은 스스로를 생각한대로 움직일 수 있도록 도와줄 뿐 아니라 시간이 지남에 따라 통증과 부상을 점점 줄여줄 것이다. 그러나 현대를 살면서 항상 바른 자세로 움직이는 것은 거의 불가능에 가깝다. 서 있을 때는 바른 자세로 움직였다고 해도 책상 앞에 오랜 시간 앉아 있으면 많은 문제가 발생한다. 이번 섹션에서는 가벼운 삐끗함과 관절 통증, 그리고 긴장성 두통, 요통, 수근관증후군처럼 통증이 느껴지는 증상 등을 해결할 수 있는 일반적인 모빌리티 처방을 소개할 것이다. 모든 모빌리티 훈련과 함께 해당 처방들이 동작을 익히는 데 도움을 주지만, 특정한 하나의 아키타입이나 해당 아키타입과 관련된 특정한 문제에 도움을 주기 위해 분류한 것은 아니다. 이 처방들은 단순히 특정 통증과 관련된 문제를 해결하기 위해 분류한 것이다.

14일 전신 모빌리티 총점검

모빌리티 프로그램을 만들 때, 모두에게 딱 맞는 처방은 없다. 모든 사람은 모빌리티 제한이나 형편없는 동작역학, 또 통증의 원인이 되는 각자 나름의 문제를 갖고 있다. 우리 몸은 시스템들로 이루어진 시스템이다. 경직된 대퇴사두가 스쿼트를 수행할 때 무릎이 바깥으로 향하지 못하게 방해하지만 뻣뻣하게 고정된 아킬레스건, 뻣뻣한 햄스트링, 지나치게 뻣뻣한 내전근이 그 원인일 수도 있다(몇 가지 가능성들을 말하자면). 모든 신체부위가 정상적으로 기능하도록 유지하려면, 모든 아키타입과 신체 부위를 2주 정도의 코스로 순환해서 살펴보아야 한다. 이것을 돕기 위한 일반 가이드로써 '14일 전신 모빌리티 총점검 가이드'를 포함시켰다(472~473페이지 참고). 이 템플릿을 사용해서 균형잡히고, 전신을 아우르는 모빌리티 프로그램을 설계할 수 있다. 따라할 만한 모빌리티 프로그램을 시작하거나 만들고 싶은 사람을 위해, 474~475페이지에 샘플 프로그램을 수록했다.

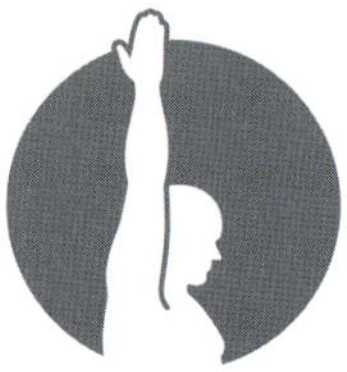

관련된 동작

오버헤드 스쿼트(194쪽)
스트릭트 프레스(222쪽)
핸드스탠드 푸시업(228쪽)
풀업(231쪽)
케틀벨 스윙(아메리칸 스윙)(242쪽)
버피(261쪽)
터키시 겟업(264쪽)
클린(266쪽)
스내치(280쪽)

일상의 사례

머리 위로 물건 들어올리기
높은 선반에 있는 물건 잡기
바에 매달리기

일반적인 오버헤드 아키타입 모빌리티 처방

오버헤드 아키타입은 어깨관절의 굴곡과 외회전, 팔꿈치관절의 신전, 그리고 머리 위로 들어올린 팔을 안정시키기 위한 모든 자세와 동작을 포함한다. 이번 섹션에서는 오버헤드 아키타입을 개선할 모빌리티 훈련 몇 가지를 알려줄 것이다. 다음 내용을 따라 해보자.

1. 다음 페이지의 테크닉 리스트에 나오는 모빌리티 훈련 3~4개를 선택해서 자신만의 모빌리티 연속동작을 만든다. 최고의 효과를 보려면 한쪽당 최소 2분씩, 총 10~15분 동안 모빌리티 동작을 취한다.
2. 모빌리티 연속동작을 수행하기 전에 자세를 점검한다. 모빌리티 연속동작 후, 다시 자세를 점검해 변화가 있는지 확인한다. 이 재검 모델은 해당 처방이 얼마나 성공적인지, 또 가장 효과적인 모빌리티 훈련은 무엇이었는지 알려준다.

바른 자세

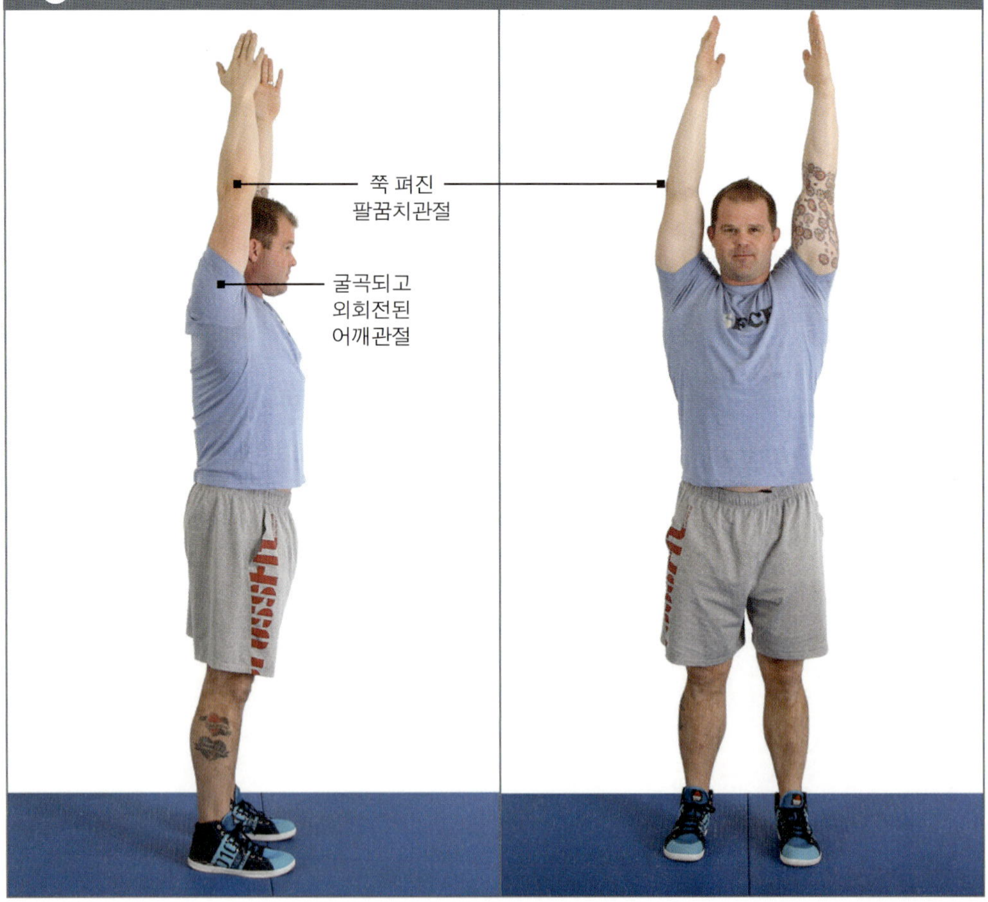

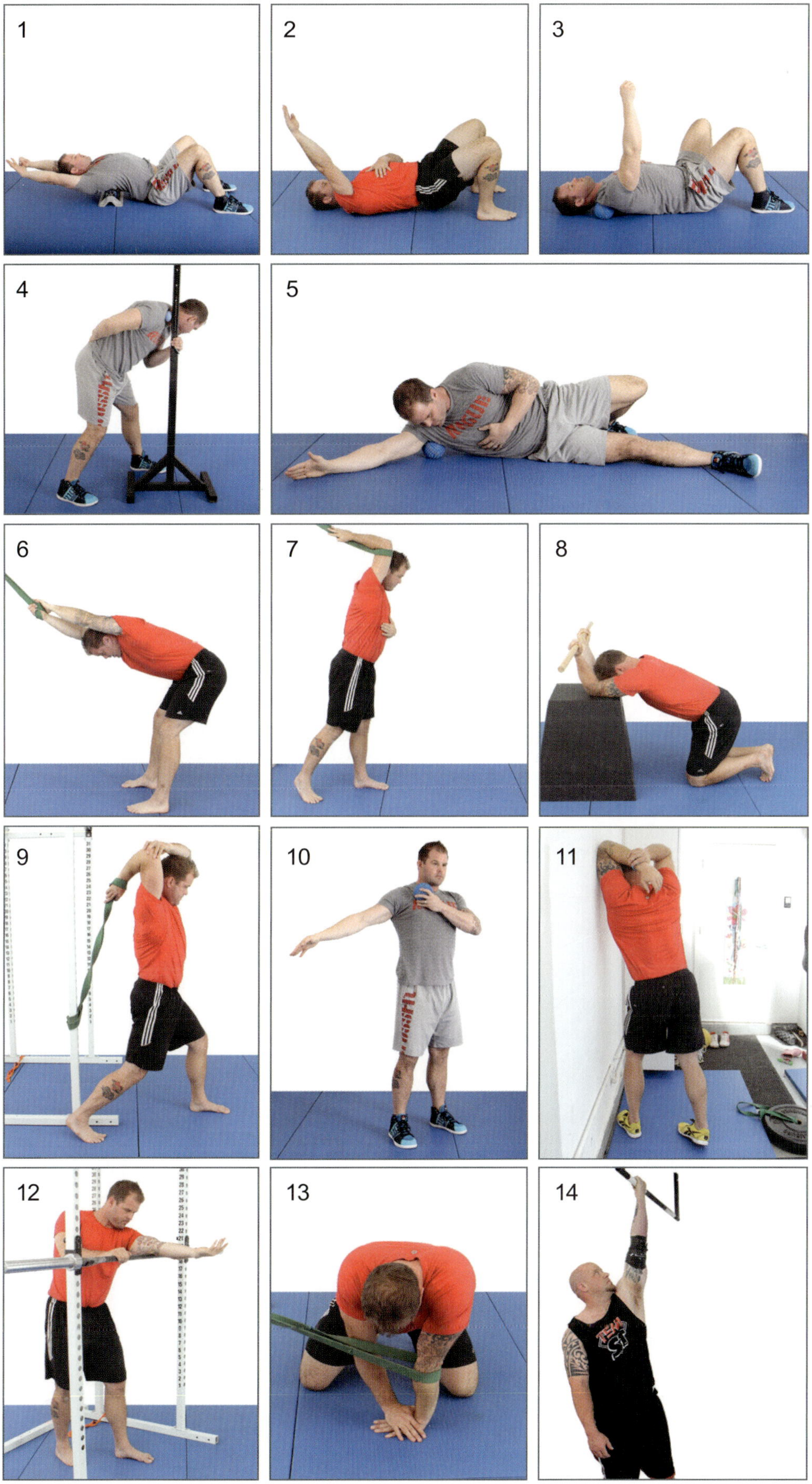

모빌리티 훈련 리스트

1. 흉추 오버헤드 익스텐션 스매시 모빌리제이션(T-Spine Overhead Extension Smash Mobilizations, 299쪽)
2. 늑골 오버헤드 모빌리제이션 Overhead Rib Mobilization, 302쪽)
3. 승모근 문지르기(Trap Scrub, 306쪽)
4. 첫 번째 늑골 모빌리제이션(First Rib Mobilizations, 307쪽)
5. 오버헤드 티슈 스매시 모빌리제이션(Overhead Tissue Smash Mobilizations, 315쪽)
6. 밴드를 이용한 오버헤드 디스트랙션(Banded Overhead Distraction, 319쪽)
7. 어깨 외회전을 동반한 오버헤드 디스트랙션(Overhead Distraction with External Rotation Bias, 320쪽)
8. 양측성 어깨 굴곡 모빌리제이션 Bilateral Shoulder Flexion, 321쪽)
9. 슈퍼 프론트 랙(Super Front Rack, 22쪽)
10. 전면 구획 모빌리제이션(Anterior Compartment Mobilizations, 325쪽)
11. 삼두근과 광배근의 클래식 스트레칭(Classic Triceps and Lat Stretch, 323쪽)
12. 삼두근 익스텐션 스매시(Triceps Extension Smash, 338쪽)
13. 팔꿈치 밴드를 이용한 익스텐션(Banded Elbow Extension, 343쪽)
14. 팔꿈치 부두 밴드 감기(Elbow VooDoo, 341쪽)

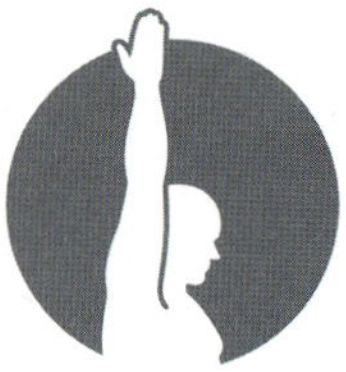

오버헤드 아키타입 문제해결을 위한 모빌리티 처방

사람들은 오버헤드 아키타입과 관련해서 주로 어깨관절의 굴곡, 어깨관절의 외회전, 팔꿈치관절의 신전이라는 세 가지 제한점들과 맞닥뜨린다. 2부에서 오버헤드 아키타입 아이콘이 태그된 잘못된 자세는 이 세 가지 제한 중 하나가 원인이다. 아래에 이 문제점들을 해결할 수 있는 두 개의 샘플 처방을 설명하겠다.

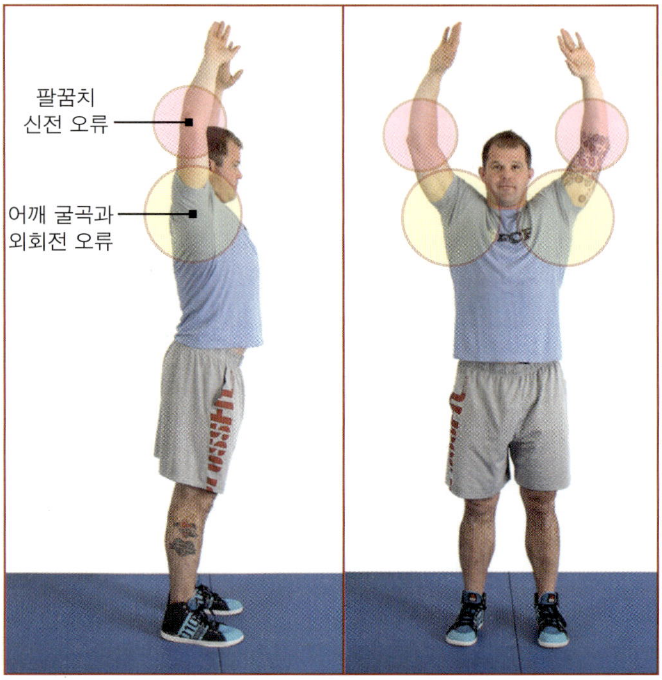

어깨관절 굴곡과 외회전 처방

팔을 머리 위로 들어올렸을 때, 어깨관절이 앞으로 말리거나 팔꿈치가 바깥쪽으로 벌어질 경우에는 어깨관절 굴곡 시의 가동범위를 잃은 것이다. 팔을 머리 위로 들어올릴 수는 있으나 팔을 앞으로 돌려 겨드랑이가 보이는 안정적인 자세를 만들 수 없다면 어깨관절의 외회전에 제한이 있는 것이다. 아래에 소개된 모빌리티 처방은 위의 두 가지 문제에 모두 도움이 되기 때문에 필자는 두 가지를 함께 다루도록 하겠다. 둘 중에 어느 것이 더 낫다고 할 수 없다. 몇몇 사람에게는 특정 모빌리티 처방이 더 효과적인 경우가 있어서 두 가지 처방 중에 하나를 선택할 수 있도록 소개했다.

처방 A	시간
T-Spine Overhead Extension Smash: Option 1(299페이지)	2분
Overhead Tissue Smash Mobilizations (315페이지, 한 가지 옵션 선택)	한쪽당 2분
Banded Overhead Distraction(319페이지)	한쪽당 2분
	총 10분

처방 B	시간
Overhead Rib Mobilization(303페이지)	한쪽당 2분
First Rib Mobilizations(307페이지, 한 가지 옵션 선택)	한쪽당 2분
Overhead Distraction with External Rotation Bias(320페이지)	한쪽당 2분
	총 12분

팔꿈치관절 신전 처방

팔꿈치를 머리 위로 들어올렸는데 락 아웃할 수 없거나 팔꿈치가 바깥쪽을 향해 벌어진다면 팔꿈치관절의 신전상의 가동범위를 잃어버린 것이다. 아래의 모빌리티 처방이 이 문제를 다루는데 도움을 줄 것이다.

처방 A	시간
Triceps Extension Smash(338페이지)	한쪽당 2분
Banded Elbow Extension(343페이지)	한쪽당 2분
	총 8분

처방 B	시간
Elbow VooDoo(341페이지) (148페이지 부두 플로스 밴드를 이용한 압박 참고)	한쪽당 1~2분씩 압박, 각 팔당 2회에서 3회 정도 반복
	총 4~12분

일반적인 프레스 아키타입 모빌리티 처방

프레스 아키타입은 어깨관절 신전과 팔꿈치관절 굴곡의 표현이다. 프레스 아키타입은 푸시업, 딥, 벤치프레스의 바닥 자세와 유사하다. 이번 섹션에서는 프레스 아키타입 개선을 도울 몇몇 모빌리티 동작을 소개할 것이다.

1. 다음 페이지의 모빌리티 테크닉 리스트에서 모빌리티 훈련 3~4개 정도를 선택해 자신만의 모빌리티 연속과정을 만든다. 최상의 결과를 위해 각각의 모빌리티 훈련을 한쪽당 최소 2분씩, 총 10~15분 동안 한다.
2. 모빌리티 연속과정을 시작하기 전에 자세를 점검한다. 모빌리티 연속과정을 끝낸 후, 자세를 점검해 변화가 있는지 확인한다. 이 재검 모델은 해당 처방이 얼마나 성공적인지, 또 가장 효과적인 모빌리티 훈련은 무엇이었는지 알려준다.

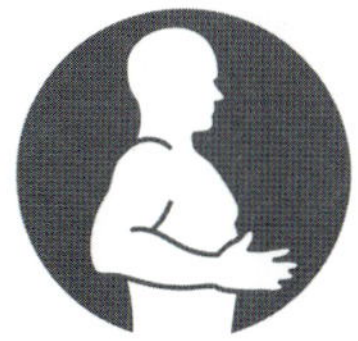

관련된 동작

푸시업(206페이지)
벤치프레스(211페이지)
딥(218페이지)
버피(261페이지)

일상의 사례

바닥에 엎드린 상태에서 일어나기
뭔가를 밀어내기
팔을 굽혀 옆구리에 물건을 끼고 운반하기

올바른 자세

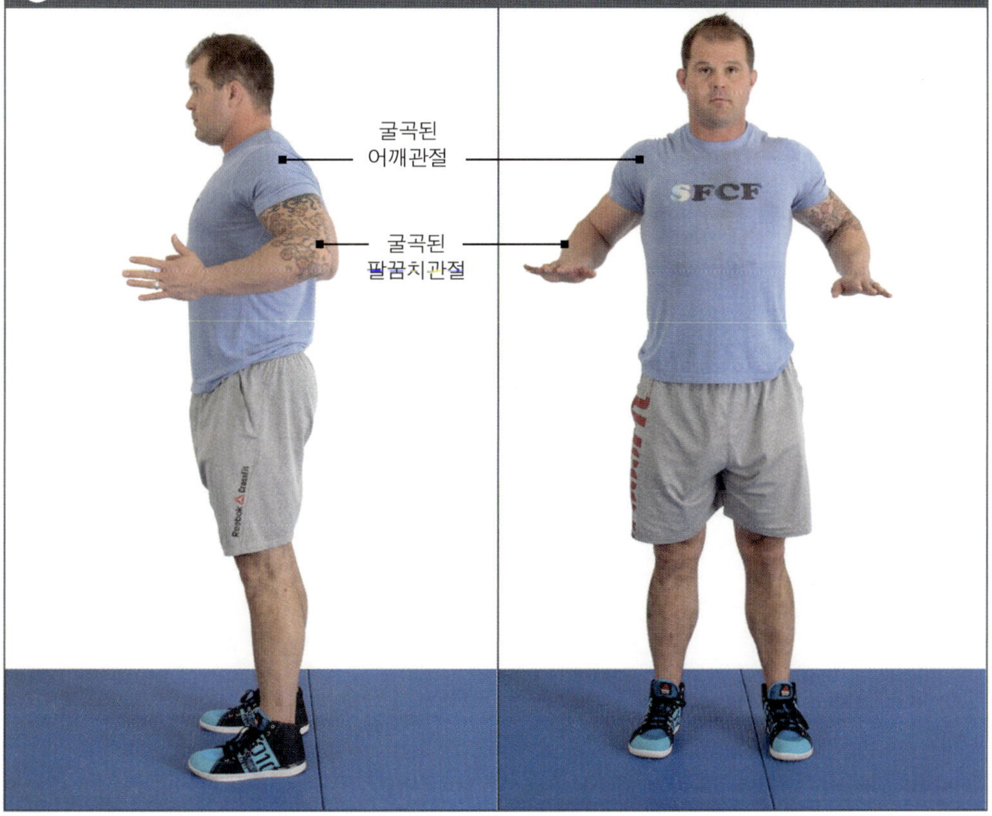

모빌리티 훈련 리스트

1. 흉추 롤러 스매시 모빌리제이션(T-Spine Roller Smash Mobilizations, 295페이지)
2. 어깨관절낭 모빌리제이션(Shoulder Capsule Mobilization, 312페이지)
3. 승모근 문지르기(Trap Scrub, 306페이지)
4. 어깨 회전근 스매시&플로스(Shoulder Rotator Smash and Floss, 314페이지)
5. 전거근 스매시(Serratus Smash, 318페이지)
6. 전면 구획 모빌리제이션(Anterior Compartment Mobilizations, 325페이지)
7. 전완 스매시 모빌리제이션(Forearm Smash Mobilizations, 346페이지)
8. 바벨을 이용해 어깨 전단력 가하기(Barbell Shoulder Shear, 329페이지)
9. 익스텐션 불리(Bully Extension Bias, 334페이지)
10. 싱크 모빌리제이션(Sink Mobilization, 335페이지)
11. 밴드를 이용한 래터럴 오프너(Banded Lateral Opener, 336페이지)
12. 밴드를 이용한 팔꿈치 디스트랙션(Banded Elbow Distraction, 345페이지)

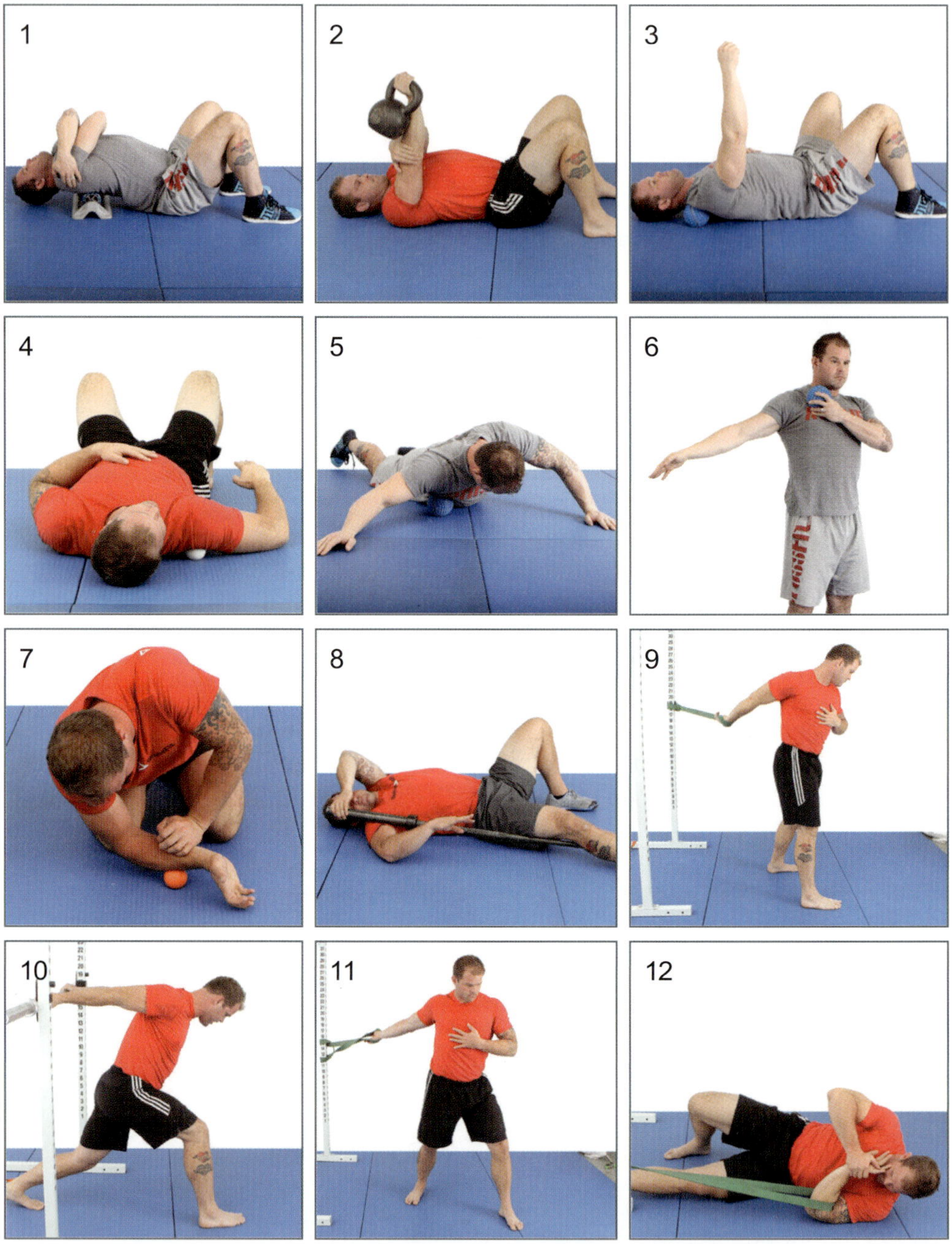

프레스 아키타입 문제해결을 위한 모빌리티 처방

어깨관절의 신전 가동범위 상실은 사람들이 프레스 아키타입에서 가장 자주 마주치는 제한점이다. 2부에 소개된 잘못된 동작 중 프레스 아키타입 아이콘이 태그된 동작은 이 제한점이 원인일 가능성이 높다.

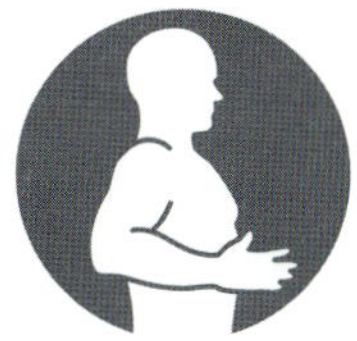

어깨관절 신전 처방

프레스 아키타입을 취할 때 어깨가 앞으로 말리거나 팔꿈치가 바깥쪽으로 벌어진다면, 어깨관절의 신전 가동범위를 잃은 것이다. 아래 모빌리티 처방이 이 문제를 다루는 데 도움을 줄 것이다. 둘 중 어떤 처방이 더 낫다고 할 수는 없다. 몇몇 사람에게는 특정 모빌리티 처방이 더 효과적인 경우가 있어서 두 가지 처방 중에 하나를 선택할 수 있도록 두 가지 처방을 모두 소개했다.

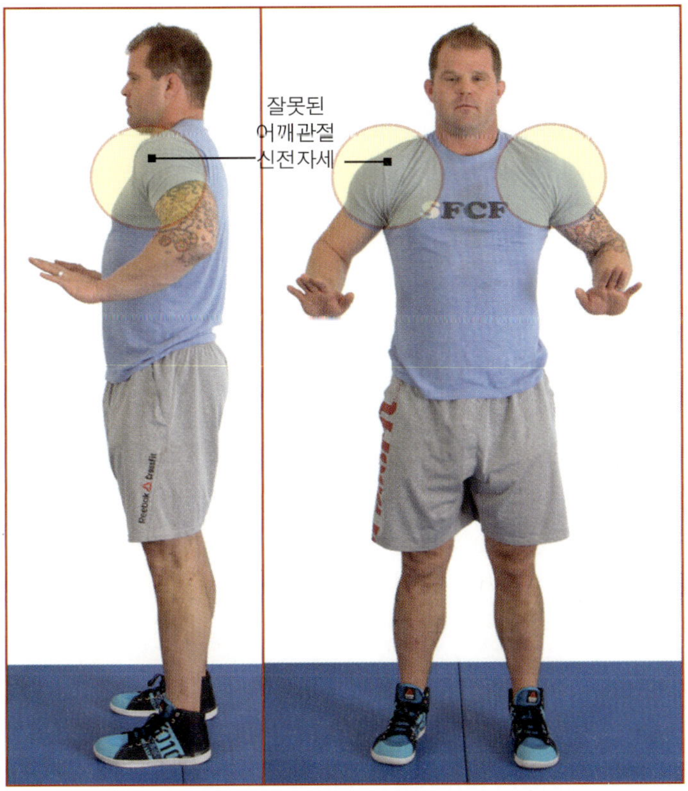

처방 A	시간
Shoulder Capsule Mobilization(312페이지)	한쪽당 2분
T-Spine Roller Smash Mobilizations(295페이지, 한 가지 옵션 선택)	2분
Barbell Shoulder Shear(329페이지)	한쪽당 2분
Bully Extension Bias(334페이지)	한쪽당 2분
	총 10분

처방 B	시간
Anterior Compartment Mobilizations (325페이지, 한 가지 옵션 선택)	한쪽당 2분
Serratus Smash(318페이지)	한쪽당 2분
Sink Mobilization(335페이지)	2분
Banded Lateral Opener(336페이지)	한쪽당 2분
	총 14분

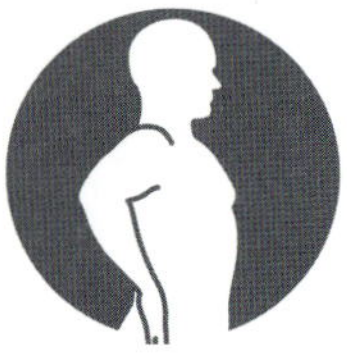

관련된 동작

데드리프트(198페이지)
딥(218페이지)
클린(266페이지)
스내치(280페이지)

일상의 사례

팔을 몸 양 측면에 늘어뜨린 채 서 있기
손을 호주머니에 넣고 서 있기
팔을 쭉 편 채 물건을 옆에 끼고 나르기

일반적인 행 아키타입 모빌리티 처방

행 아키타입은 팔을 내려서 몸의 양 측면에 두었을 때의 모든 자세와 동작을 포함한다. 여기에는 팔을 양옆에 늘어뜨린 채 취하는 어깨의 휴식자세를 포함한다. 가령 데드리프트, 클린, 스내치처럼 끌어올리는 동작의 준비 자세나, 던지는 동작에서의 대부분의 마무리 자세(투구)도 포함된다. 이번 섹션에서는 행 아키타입 개선을 돕는 몇 가지 모빌리티 동작을 설명할 것이다.

1. 다음 페이지에 소개된 모빌리티 테크닉 리스트에서 모빌리티 훈련 3~4개를 골라 자신만의 모빌리티 연속과정을 만든다. 최상의 결과를 위해 각각의 모빌리티 훈련을 한쪽당 최소 2분씩, 총 10~15분 동안 한다.
2. 모빌리티 연속과정을 시작하기 전에 자세를 점검한다. 모빌리티 연속과정을 끝낸 후, 자세를 점검해 변화가 있는지 확인한다. 이 재검 모델은 해당 처방이 얼마나 성공적인지, 또 가장 효과적인 모빌리티 훈련은 무엇이었는지 알려준다.

올바른 자세

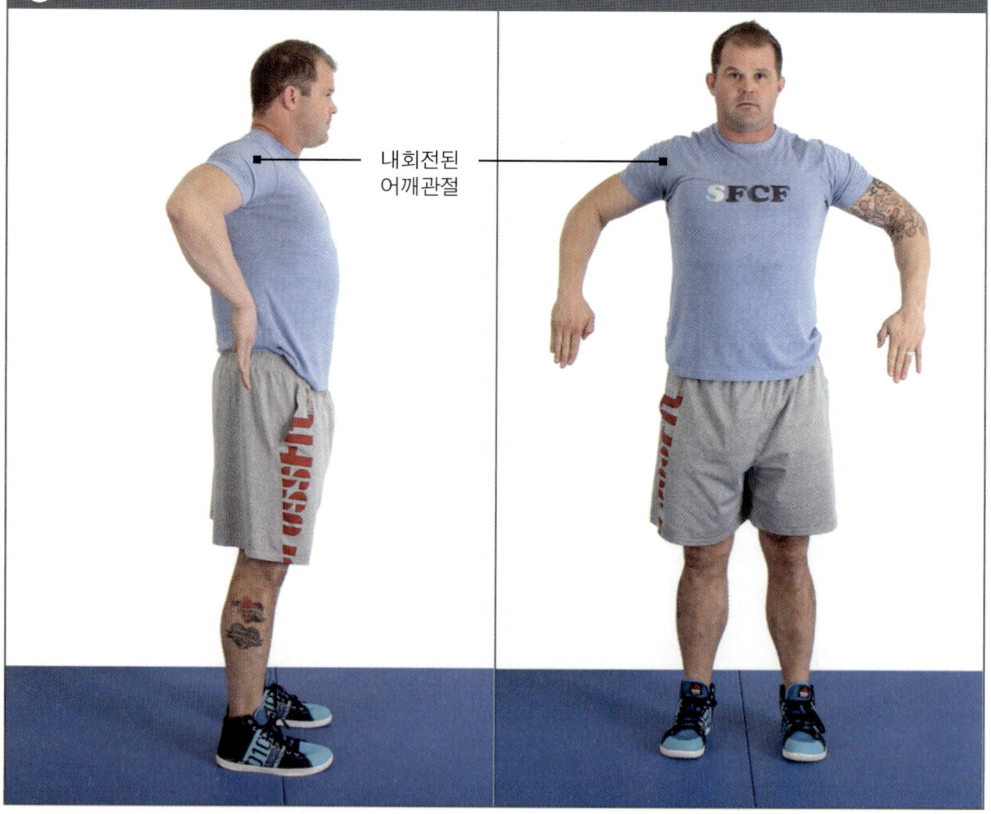

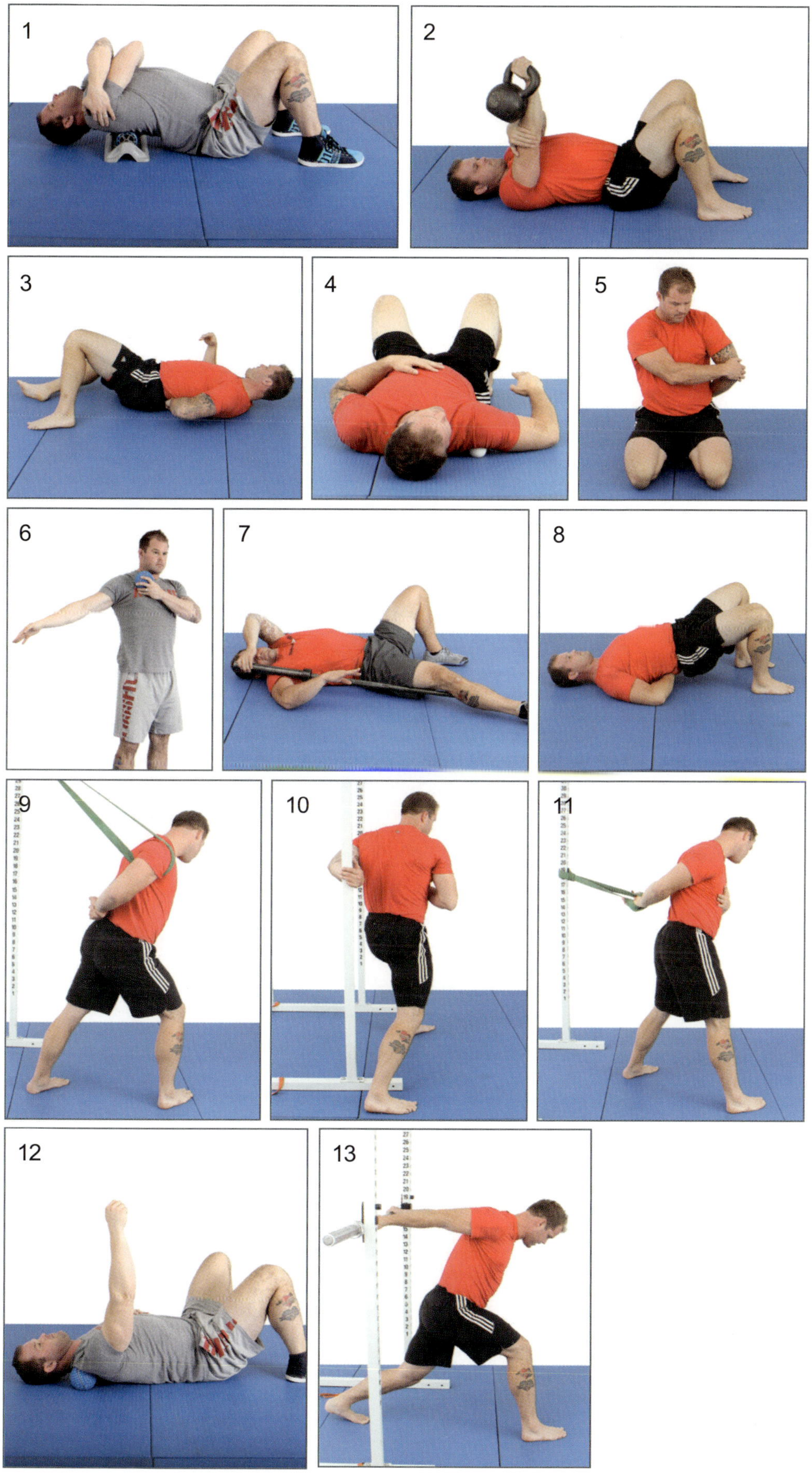

모빌리티 훈련 리스트

1. 흉추 롤러 스매시 모빌리제이션(T-Spine Roller Smash Mobilizations, 295페이지)
2. 어깨관절낭 모빌리제이션(Shoulder Capsule Mobilization, 312페이지)
3. 늑골 하부 스매시(Lower Rib Smash): 내회전 동작 동반(Internal Rotation) (305페이지)
4. 어깨 회전근 스매시&플로스(Shoulder Rotator Smash and Floss, 314페이지)
5. 리버스 슬리퍼 스트레칭(Reverse Sleeper Stretch, 323페이지)
6. 전면 구획 모빌리제이션(Anterior Compartment Mobilizations, 325페이지)
7. 바벨을 이용해 어깨 전단력 가하기(Barbell Shoulder Shear, 329페이지)
8. 양 어깨 내회전 모빌리제이션(Bilateral Internal Rotation Mobilization, 331페이지)
9. 밴드를 이용한 불리(Banded Bully, 332페이지)
10. 트리플 불리(Triple Bully, 333페이지)
11. 익스텐션 불리(Bully Extension Bia, 334페이지)
12. 승모근 문지르기(Trap Scrub, 306페이지)
13. 싱크 모빌리제이션(Sink Mobilization, 335페이지)

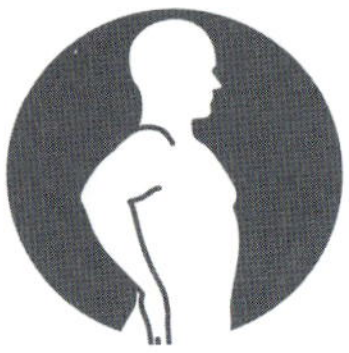

행 아키타입 문제해결을 위한 모빌리티 처방

어깨관절의 내회전 가동범위 상실은 사람들이 행 아키타입에서 자주 마주치는 제한이다. 2부에서 행 아키타입 아이콘이 태그된 모든 잘못된 동작은 내회전 가동범위 상실 때문일 가능성이 높다.

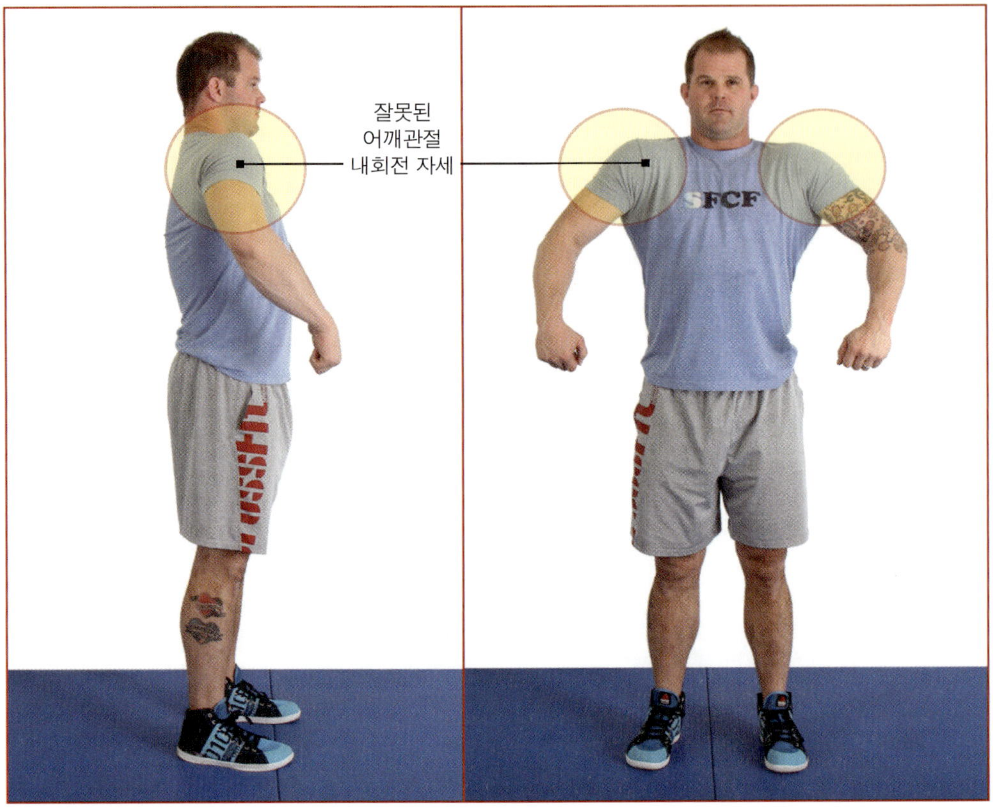

어깨관절 내회전 처방

행 아키타입을 취할 때 어깨관절이 앞쪽으로 말리거나 팔꿈치가 바깥쪽으로 벌어진다면, 어깨 내회전 가동범위를 잃어버린 것이다. 아래 모빌리티 처방이 이 문제를 다루는 데 도움을 줄 것이다. 둘 중 어떤 처방이 더 낫다고 할 수는 없다. 몇몇 사람에게는 특정 모빌리티 처방이 더 효과적인 경우가 있어서 두 가지 처방 중에 하나를 선택할 수 있도록 두 처방을 모두 소개했다.

처방 A	시간
T-Spine Roller Smash Mobilizations (295페이지, 옵션 모두 수행)	4분
Shoulder Rotator Smash and Floss(314페이지)	각각 2분
Bilateral Internal Rotation Mobilization (331페이지)	각각 2분
	총 12분

처방 B	시간
Anterior Compartment Mobilizations (325페이지, 한 가지 옵션 선택)	각각 2분
Barbell Shoulder Shear(329페이지)	각각 2분
Triple Bully(333페이지)	각각 2분
	총 12분

일반적인 프론트 랙 아키타입 모빌리티 처방

프론트 랙 아키타입에는 두 가지 자세가 있다. 팔이 앞으로 곧게 뻗어 있는 자세(프론트 랙 1)와 팔꿈치가 구부러진 자세(프론트 랙 2)가 있다. 프론트 랙 1은 곧게 앞으로 뻗은 팔로 밀거나 당기는 동작을 할 때 어깨관절을 안정적인 자세로 만든다. 프론트 랙 2는 어깨로 짐을 들 때, 물건을 가슴높이로 들 때, 전화를 하고 있을 때 어깨관절을 안정적인 자세를 만든다. 이 아키타입은 또한 체육관에서 하는 동작과도 많은 연관이 있다. 푸시업과 벤치프레스의 준비 자세는 프론트 랙 1으로 시작하게 된다. 프론트 랙 2는 프론트 스쿼트와 오버헤드 프레스의 시작 자세이며, 풀업과 클린의 마무리 자세이다. 팔꿈치는 어깨와는 독립적으로 움직인다는 것을 명심하자. 그래서 푸시업의 시작 자세처럼 팔을 앞으로 쭉 뻗었을 때, 안정적인 프론트 랙 어깨 자세와 같은 자세를 취한다. 이번 섹션에서는 프론트 랙 아키타입을 개선할 몇 가지 모빌리티 훈련을 설명할 것이다.

1. 다음 페이지에 소개된 모빌리티 테크닉 리스트에서 모빌리티 훈련 3~4개를 골라 자신만의 모빌리티 연속과정을 만든다. 최상의 결과를 위해 각각의 모빌리티 훈련을 한쪽당 최소 2분씩, 총 10~15분 동안 한다.
2. 모빌리티 연속과정을 시작하기 전에 자세를 점검한다. 모빌리티 연속과정을 끝낸 후, 자세를 점검해 변화가 있는지 확인한다. 이 재검 모델은 해당 처방이 얼마나 성공적인지, 또 가장 효과적인 모빌리티 훈련은 무엇이었는지 알려준다.

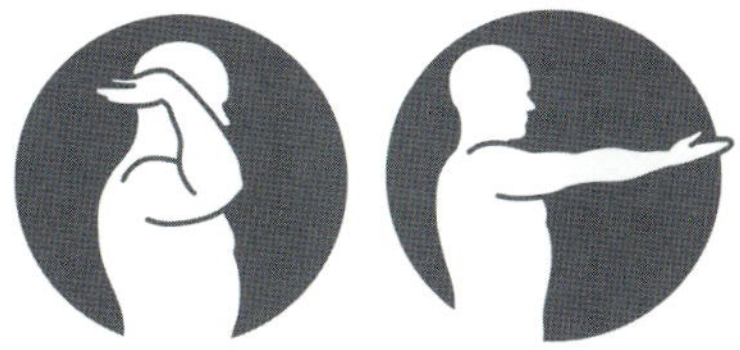

관련된 동작

프론트 스쿼트(189페이지)
스트릭트 프레스(222페이지)
풀업(231페이지)
푸시 프레스(238페이지)
터키시 겟업(264페이지)
클린(266페이지)

일상의 사례

앞으로 팔을 쭉 편 채 밀거나 당기기
가슴 높이로 혹은
어깨로 물건을 지거나 나르기
전화하기

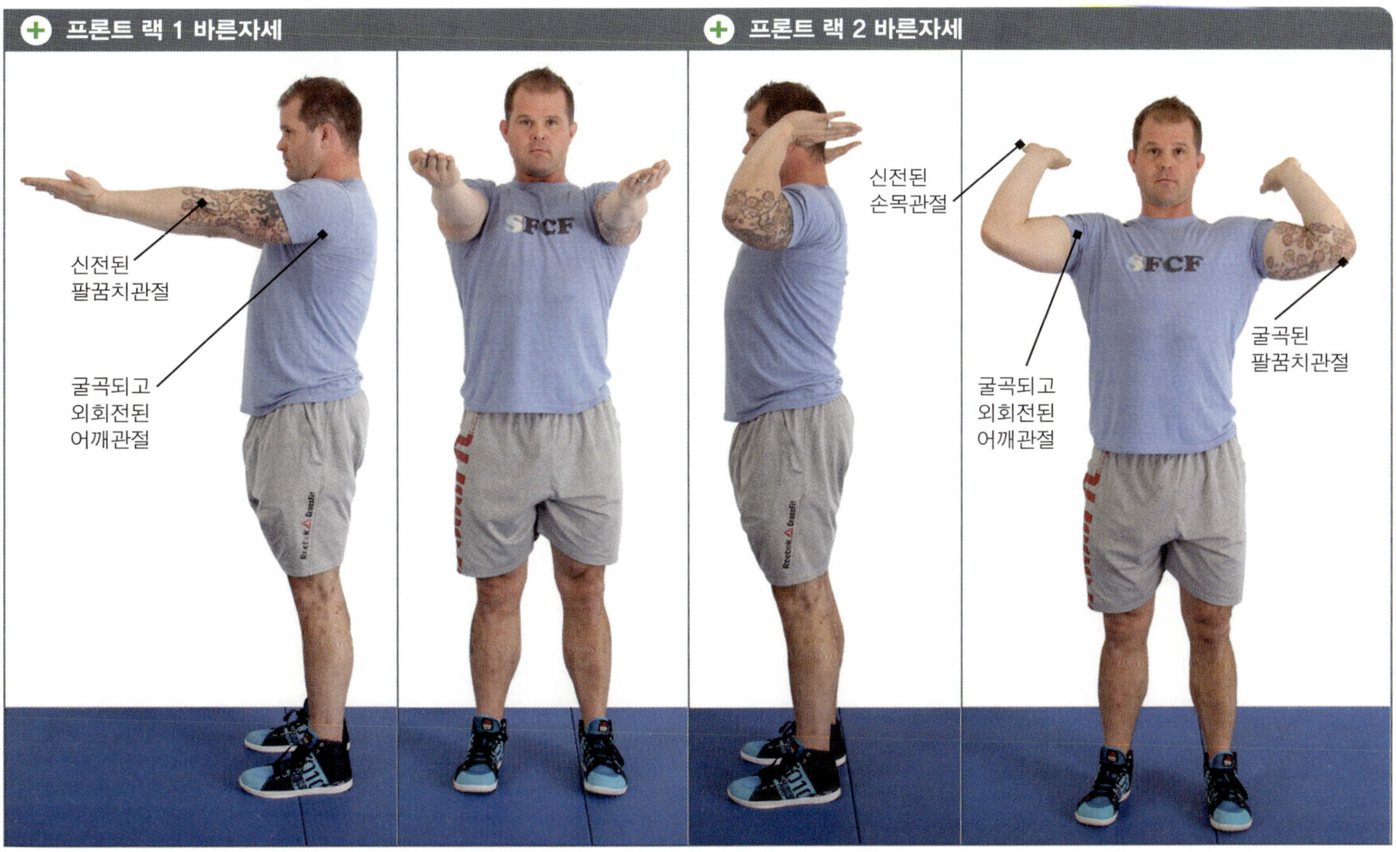

모빌리티 테크닉 리스트

1. 흉추 롤러 스매시 모빌리제이션(T-Spine Roller Smash Mobilizations, 295쪽)
2. 어깨관절낭 모빌리제이션(Shoulder Capsule Mobilization, 312쪽)
3. 어깨 회전근 스매시&플로스(Shoulder Rotator Smash and Floss, 314쪽)
4. 바벨 부보 겨드랑이 스매시(Barbell Bubo Armpit Smash, 317쪽)
5. 어깨 외회전을 동반한 오버헤드 디스트랙션(Overhead Distraction with External Rotation Bias, 320쪽)
6. 슈퍼 프론트 랙(Super Front Rack, 322쪽)
7. 삼두근과 광배근의 클래식 스트레칭(Classic Triceps and Lat Stretch, 323쪽)
8. 밴드를 이용한 래터럴 오프너(Banded Lateral Opener, 336쪽)
9. 전면 구획 모빌리제이션(Anterior Compartment Mobilizations, 325쪽)
10. 삼두근 익스텐션 스매시(Triceps Extension Smash, 338쪽)
11. 밴드를 이용한 팔꿈치 익스텐션(Banded Elbow Extension, 343쪽)
12. 밴드를 이용한 팔꿈치 디스트랙션(Banded Elbow Distraction, 345쪽)
13. 전완 스매시 모빌리제이션(Forearm Smash Mobilizations, 346쪽)
14. 손목 택&스핀(Wrist Tack and Spin, 348쪽)
15. 부두 밴드와 밴드를 이용한 손목 디스트랙션(Banded Wrist Distraction with VooDoo Wrist Sequence, 349쪽)

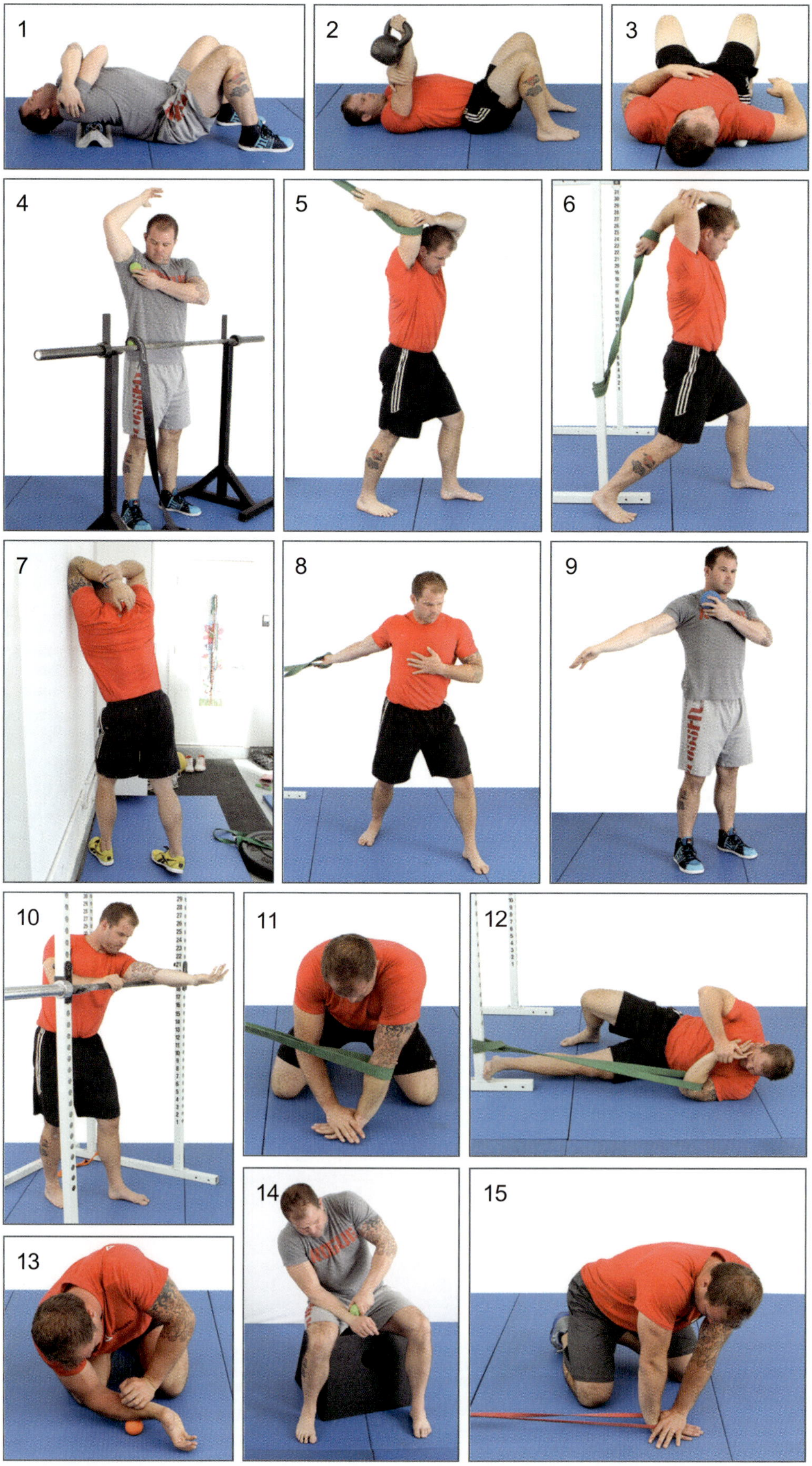

프론트 랙 아키타입 문제해결을 위한 모빌리티 처방

사람들은 프론트 랙 아키타입에서 네 가지 모빌리티 제한점들과 맞닥뜨린다. 어깨관절 외회전, 팔꿈치관절 굴곡, 팔꿈치관절 신전, 손목관절 신전이 그것이다. 2부에 프론트 랙 아키타입 아이콘이 태그된 잘못된 자세들은 위 네 가지 제한 중에 하나가 원인일 가능성이 높다. 아래에서 필자는 이들 제한점들을 분석하고 각각의 제한에 대한 견본 처방을 제공할 것이다.

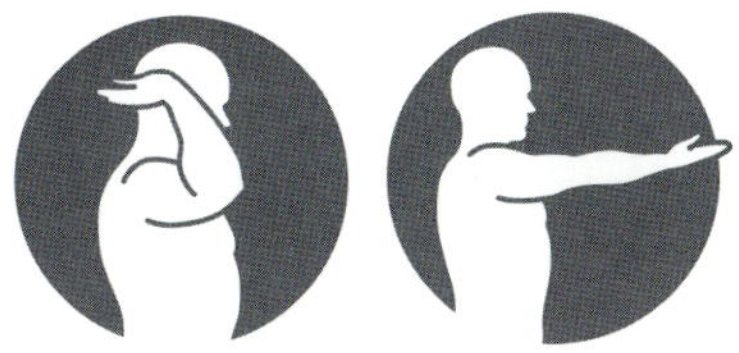

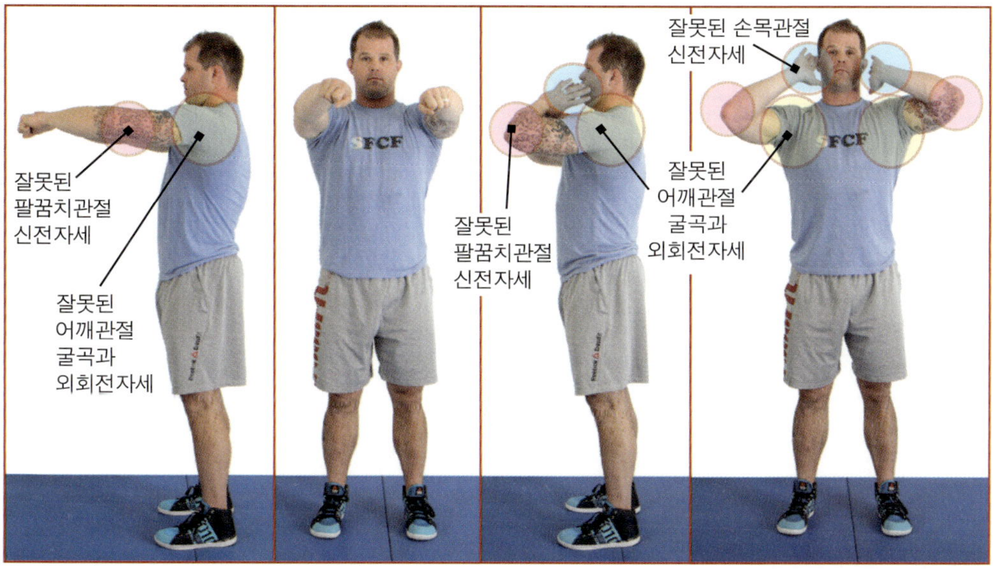

■ 팔꿈치관절 굴곡과 신전 처방

프론트 랙 자세를 취했을 때 팔꿈치가 바깥으로 벌어지거나, 통증이 느껴진다면 아마 팔꿈치관절의 신전이나 굴곡상의 가동범위를 잃어버렸을 가능성이 높다. 팔꿈치관절의 굴곡 가동범위를 잃었다면 처방 A를 수행하자. 팔꿈치관절의 신전 가동범위를 잃었다면 처방 B를 수행하자.

■ 어깨관절 외회전 처방

프론트 랙 자세를 취했을 때 어깨가 앞으로 말리거나, 팔꿈치가 바깥으로 벌어진다면, 어깨관절 외회전 가동범위를 잃었을 가능성이 매우 높다. 아래의 모빌리티 처방이 이러한 문제들을 해결할 수 있다. 둘 중 어떤 처방이 더 낫다고 할 수는 없다. 몇몇 사람에게는 특정 모빌리티 처방이 더 효과적인 경우가 있어서 두 가지 처방 중에 하나를 선택할 수 있도록 두 가지 처방을 모두 소개했다.

처방 A	시간
T-Spine Roller Smash Mobilizations (295페이지, 모든 옵션 수행)	4분
Overhead Distraction with External Rotation Bias(320페이지)	각각 2분
Super Front Rack(322페이지)	각각 2분
	총 12분

처방 B	시간
Shoulder Capsule Mobilization(312페이지)	각각 2분
Anterior Compartment Mobilizations (325페이지, 한 가지 옵션 선택)	각각 2분
Banded Lateral Opener(336페이지)	각각 2분
	총 12분

처방 A : 팔꿈치관절 굴곡	시간
Triceps Extension Smash (338페이지, 한 가지 옵션 선택)	한 팔당 각각 2분
Banded Elbow Distraction(345페이지)	한 팔당 각각 2분
	총 8분

처방 B : 팔꿈치관절 신전	시간
Banded Elbow Extension(343페이지)	한 팔당 각각 2분
Elbow VooDoo(341페이지) (148페이지 부두 플로싱과 래핑 테크닉 참조)	한 팔당 각각 1~2분씩 2~3 세트
	총 8~15분

■ 손목관절 신전 처방

프론트 랙 자세를 취했을 때 손목이 안으로 무너진다면, 손목관절의 신전상의 가동범위를 잃었을 가능성이 크다. 아래 처방이 이러한 문제를 해결해 줄 것이다.

처방	시간
Wrist Tack and Spin(348페이지)	각각 2분
Banded Wrist Distraction with VooDoo Wrist Sequence(349페이지)	각 손목당 1~2분
	총 6~8분

일반적인 스쿼트 아키타입 모빌리티 처방

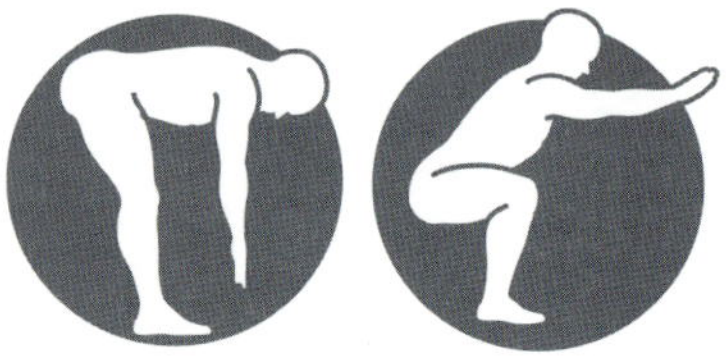

관련된 동작

에어 스쿼트(164페이지)
박스 스쿼트(178페이지)
백 스쿼트(180페이지)
프론트 스쿼트(189페이지)
오버헤드 스쿼트(194페이지)
데드리프트(198페이지)
월볼(236페이지)
점프&착지(240페이지)
케틀벨 스윙(242페이지)
스내치 밸런스(256페이지)
버피(261페이지)
클린(266페이지)
스내치(280페이지)

일상의 사례

의자에서 앉거나 일어서기
바닥에서 앉거나 일어서기
몸을 앞으로 숙이기

스쿼트 아키타입은 인간에게 가장 필수적이고 기본적인 형태이다. 체육관과 일상에서 하는 대부분의 동작에는 스쿼트 동작의 변형이 포함되어 있다. 내로 스탠스를 취했든, 와이드 스탠스를 취했든 발의 위치는 중요하지 않다. 또 상체가 약간 앞으로 굽거나 꼿꼿이 서 있는 것도 중요하지 않다. 고관절의 기능과 자세는 비교적 비슷하다. 이 아키타입은 고관절의 굴곡과 외회전을 포함한다.

체육관에서 동작을 취할 때, 스쿼트 아키타입은 데드리프트나 스쿼트(백 스쿼트, 프론트 스쿼트 등)의 일부이며 역도 동작의 준비 자세이기도 하다. 스쿼트 아키타입에는 두 가지 기초적인 테스트가 있다. 엉덩이가 무릎 아래로 내려가는 스쿼트(스쿼트 1)와 데드리프트(스쿼트 2)가 그것이다. 이 두 가지 테스트의 차이는 몸통의 방향과 무릎이 굽혀진 정도에 있다. 이 구별이 중요한데 두 동작이 형태는 비슷하지만, 각각 다른 부분의 가동범위를 테스트하기 때문이다. 데드리프트는 다리를 곧게 뻗은 상태에서의 후면사슬 동작, 특히 고관절과 햄스트링의 가동범위를 테스트하지만 스쿼트는 고관절의 외회전과 고관절, 무릎관절, 발목관절의 굴곡 범위를 테스트한다.

이번 섹션에서는 스쿼트 아키타입을 개선할 몇 가지 모빌리티 훈련을 설명할 것이다.

1. 다음 페이지에 소개된 모빌리티 테크닉 리스트에서 모빌리티 훈련 3~4개를 골라 자신만의 모빌리티 연속과정을 만든다. 최상의 결과를 위해 각각의 모빌리티 훈련을 한쪽당 최소 2분씩, 총 10~15분 동안 한다.
2. 모빌리티 연속과정을 시작하기 전에 자세를 점검한다. 모빌리티 연속과정을 끝낸 후, 자세를 점검해 변화가 있는지 확인한다. 이 재검 모델은 해당 처방이 얼마나 성공적인지, 또 가장 효과적인 모빌리티 훈련은 무엇이었는지 알려준다.

올바른 자세(스쿼트 1)

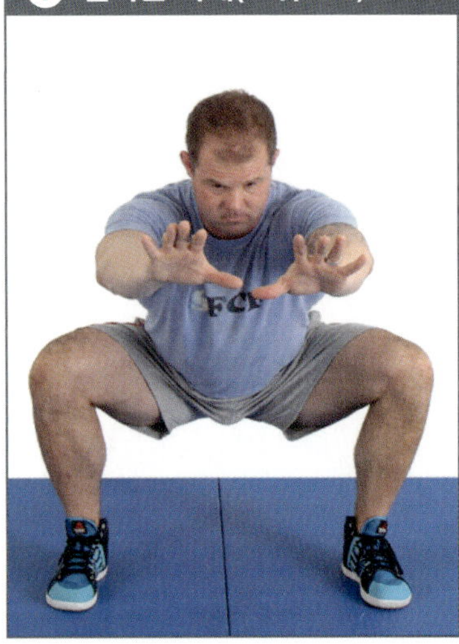

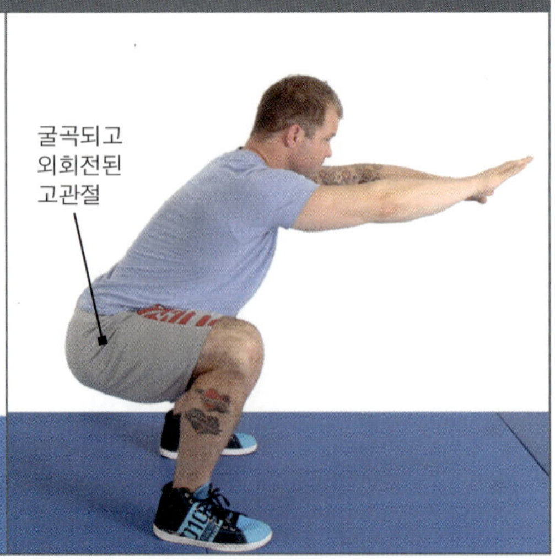

올바른 자세(스쿼트 2)

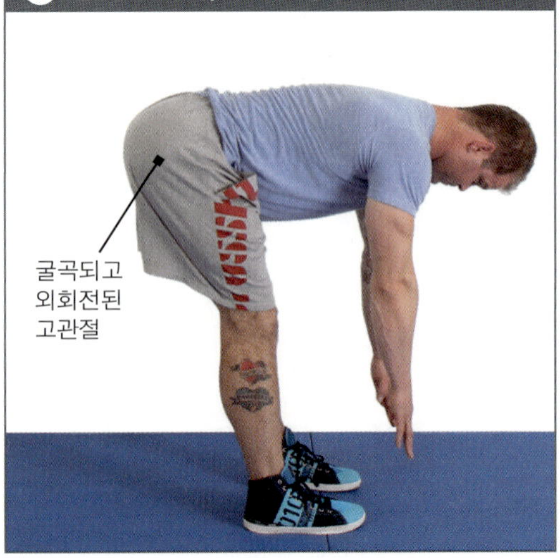

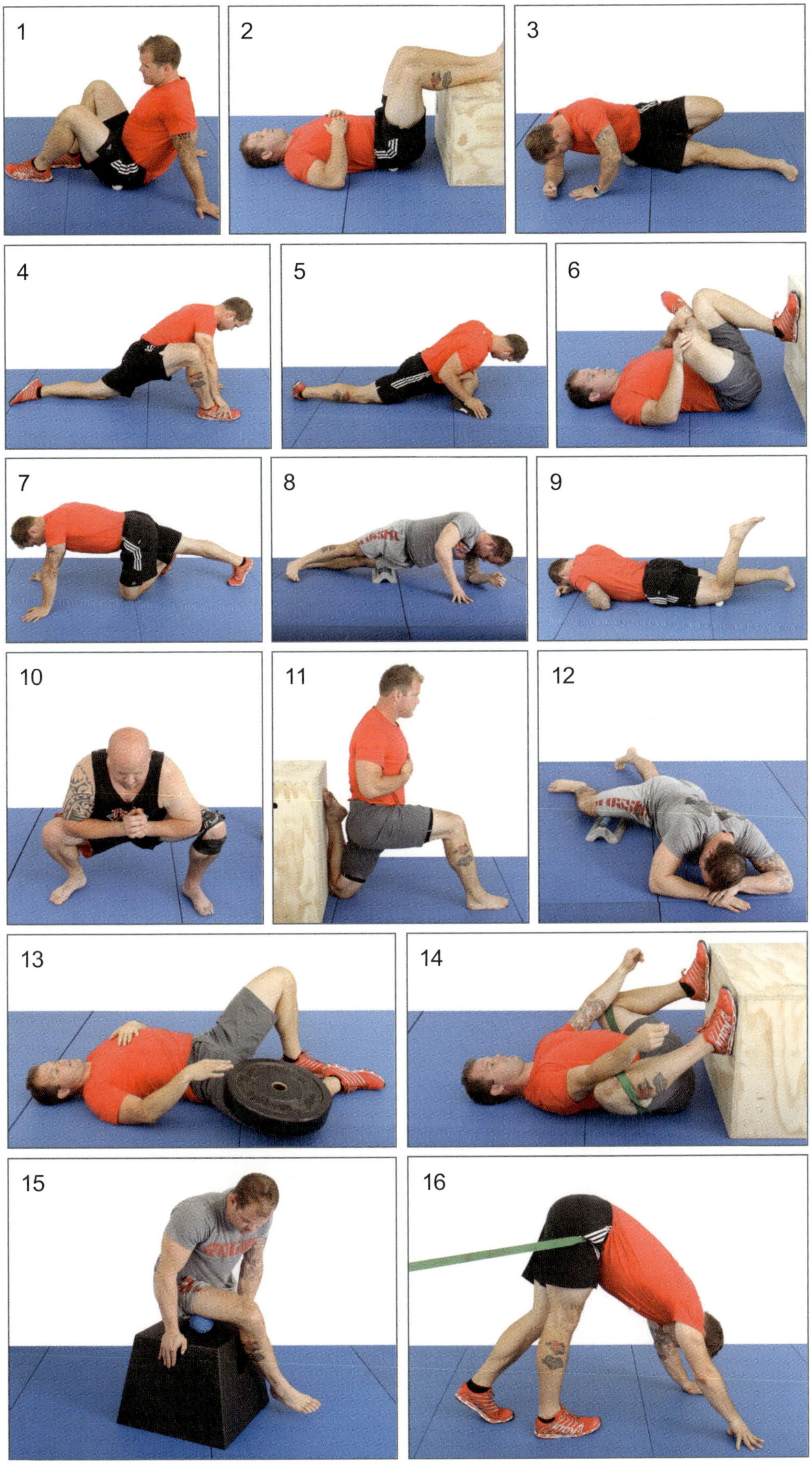

모빌리티 테크닉 리스트

1. 둔근 스매시&플로스(Glute Smash and Floss, 370페이지)
2. 둔근 상부 스매시&플로스(High Glute Smash and Floss, 371페이지)
3. 사이드 힙 스매시(Side Hip Smash, 372페이지)
4. 외회전을 동반한 다리 굴곡(Single-Leg Flexion with External Rotation, 372페이지)
5. 굴곡을 동반한 고관절 외회전(Hip External Rotation with Flexion, 375페이지)
6. 외회전을 동반한 올림픽 월 스쿼트(Olympic Wall Squat with External Rotation, 378페이지)
7. 고관절낭 모빌리제이션(Hip Capsule Mobilization, 381페이지)
8. 대퇴부 스매시 모빌리제이션(Quad Smash Mobilizations, 387페이지)
9. 슬개골 상부의 스매시&플로스(Suprapatellar Smash and Floss, 390페이지)
10. 무릎에 부두 밴드 감기(Knee VooDoo, 391페이지)
11. 소파 스트레칭(Couch Stretch, 393페이지)
12. 내전근 스매시(Adductor Smash, 400페이지)
13. 슈퍼 프로그(Super Frog, 403페이지)
14. 올림픽 월 스쿼트(Olympic Wall Squat, 404페이지)
15. 후면사슬 스매시&플로스(Posterior Chain Smash and Floss, 406페이지)
16. 후면사슬 플로스(Posterior Chain Floss, 410페이지)

스쿼트 1(스쿼트 자세) 아키타입 문제해결을 위한 모빌리티 처방

사람들은 스쿼트 1 자세에서 기본적인 두 가지 제한점과 맞닥뜨린다. 고관절 굴곡과 고관절 외회전이다. 2부에 스쿼트 1 아키타입 아이콘이 태그된 잘못된 자세들은 위 두 가지 제한 중에 하나가 원인일 가능성이 높다.

발목관절의 배굴 가동범위가 최대 깊이로 앉는 스쿼트(엉덩이가 무릎보다 내려가는 스쿼트) 수행 능력에 아주 중요한 역할을 한다. 만약 발목에 제한요소가 있다면, 462페이지의 일반 피스톨 아키타입 처방을 참고하자.

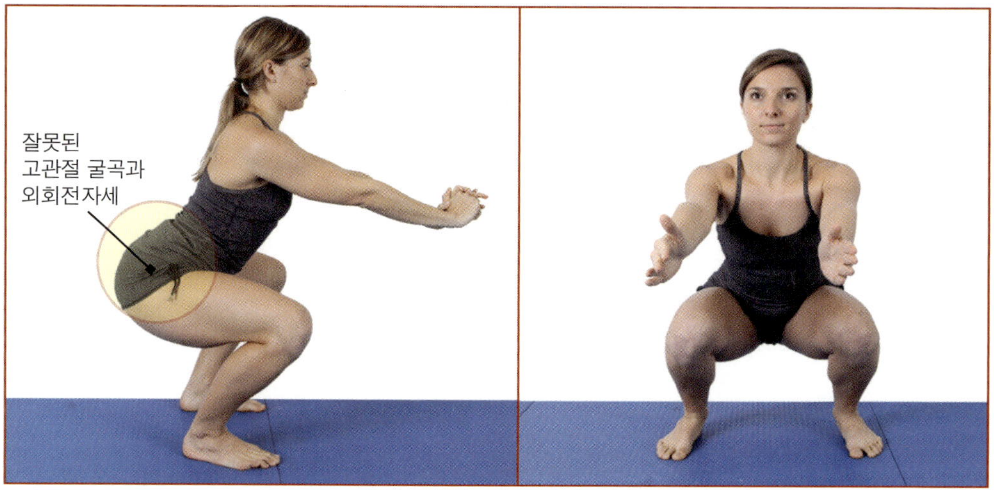

고관절 굴곡과 외회전 처방

골반을 앞이나 뒤로 기울어지지 않도록 하는 데에 문제가 있거나(175페이지 '버트 윙크' 참고) 바닥 자세로 내려가거나 올라갈 때 무릎이 발목보다 안쪽으로 들어온다면, 고관절 굴곡과 외회전 가동범위를 잃었을 가능성이 높다. 아래의 모빌리티 처방이 이러한 문제를 해결해줄 것이다. 둘 중 어떤 처방이 더 낫다고 할 수는 없다. 몇몇 사람에게는 특정 모빌리티 처방이 더 효과적인 경우가 있어서 두 가지 처방 중에 하나를 선택할 수 있도록 두 개의 처방을 모두 소개했다.

처방 A	시간
Glute Smash and Floss(370페이지)	각각 2분
Quad Smash Mobilizations (387페이지, 한 가지 옵션 선택)	각각 2분
Single-Leg Flexion with External Rotation(372페이지, 한 가지 옵션 선택)	각각 2분
	총 12분

처방 B	시간
Adductor Smash(400페이지, 한 가지 옵션 선택)	각각 2분
Suprapatellar Smash and Floss(390페이지)	각각 2분
Olympic Wall Squat(404페이지)	각각 2분
	총 12분

스쿼트 2(데드리프트/풀링 포지션) 아키타입 문제해결을 위한 모빌리티 처방

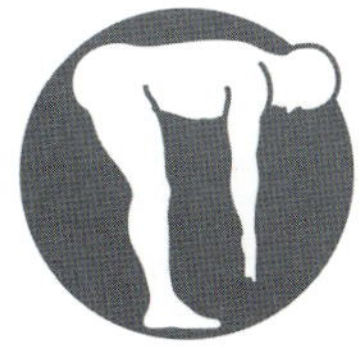

사람들이 데드리프트와 풀 자세에서 주로 맞닥뜨리는 제한점은 햄스트링 가동범위의 제한이다. 2부에서 스쿼트 2 아키타입 아이콘이 태그된 잘못된 자세들은 이 제한이 원인이다.

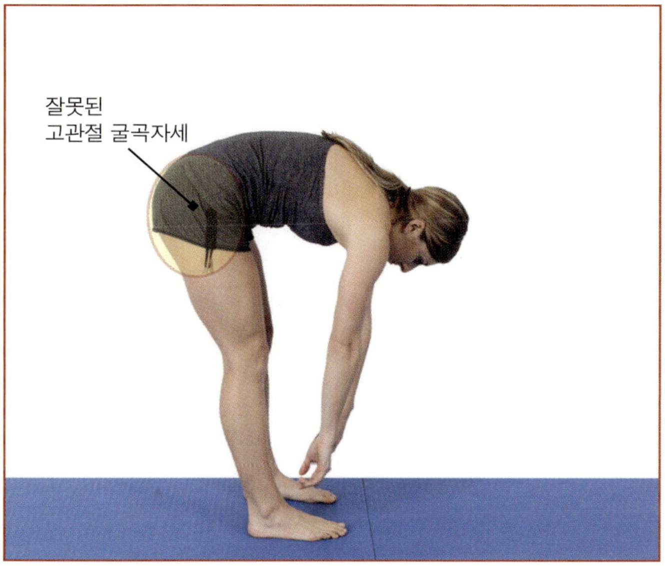

고관절 굴곡 처방: 햄스트링 제한

척추가 중립인 상태에서 몸을 구부려 바벨이나 바닥을 터치하는 것이 안 된다면, 후면사슬근육, 특히 햄스트링이 제한요인이다. 아래의 모빌리티 처방은 이러한 문제를 해결해 줄 것이다.

처방 A	시간
High Glute Smash and Floss(371페이지)	각각 2분
Posterior Chain Smash and Floss (406페이지, 한 가지 옵션 선택)	각각 2분
Posterior Chain Floss (410페이지, 한 가지 옵션 선택)	각각 2분
	총 12분

일반적인 피스톨 아키타입 모빌리티 처방

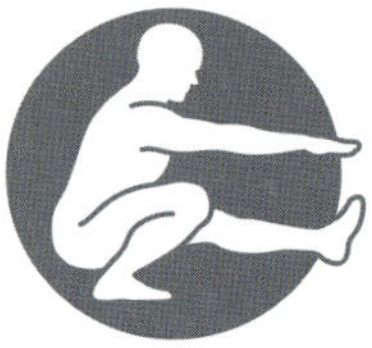

관련된 동작

터키시 겟업(264페이지)

일상의 사례

앉은 자세에서 바닥에서 일어나기
딥 스쿼트로 앉기(예를 들어 정원 가꾸기)
바닥에서 움직이기
높은 단으로 걸어 올라가기
높은 단에서 내려오기

피스톨(싱글 레그 스쿼트)은 온전히 기능적인 인간이 되기 위해 필요한 발목관절 모빌리티를 포함하고 있다. 피스톨을 하려면 고관절 굴곡과 발목의 배굴 시에 완전한 가동범위를 보유하고 있어야 한다. 그래서, 피스톨을 할 수 있다면, 최대 배굴과 최대 고관절 굴곡 가동범위를 가졌을 가능성이 높다.

달리 말하면, 피스톨은 딥 스쿼트의 완전한 표현형이다. 예를 들어 다리를 벌려서 스쿼트를 할 때, 고관절이나 발목관절은 최대로 구부려지지 않는다. 반면에, 피스톨 아키타입은 주요 가동부와 관련 관절(무릎과 발목) 주변의 완전 가동범위를 드러내 보여준다.

바닥으로 내려갈 때마다, 가령 앉은 자세에서 일어나거나 정원을 가꾸거나 브레이크 댄스를 할 때 피스톨 아키타입과 유사한 변형된 동작을 드러내게 된다. 이번 섹션에서는 피스톨 아키타입을 개선할 몇 가지 모빌리티 훈련을 설명할 것이다.

1. 다음 페이지에 소개된 모빌리티 테크닉 리스트에서 모빌리티 훈련 3~4개를 골라 자신만의 모빌리티 연속과정을 만든다. 최상의 결과를 위해 각각의 모빌리티 훈련을 한쪽당 최소 2분씩, 총 10~15분 동안 한다.
2. 모빌리티 연속과정을 시작하기 전에 자세를 점검한다. 모빌리티 연속과정을 끝낸 후, 자세를 점검해 변화가 있는지 확인한다. 이 재검 모델은 해당 처방이 얼마나 성공적인지, 또 가장 효과적인 모빌리티 훈련은 무엇이었는지 알려준다.

올바른 자세

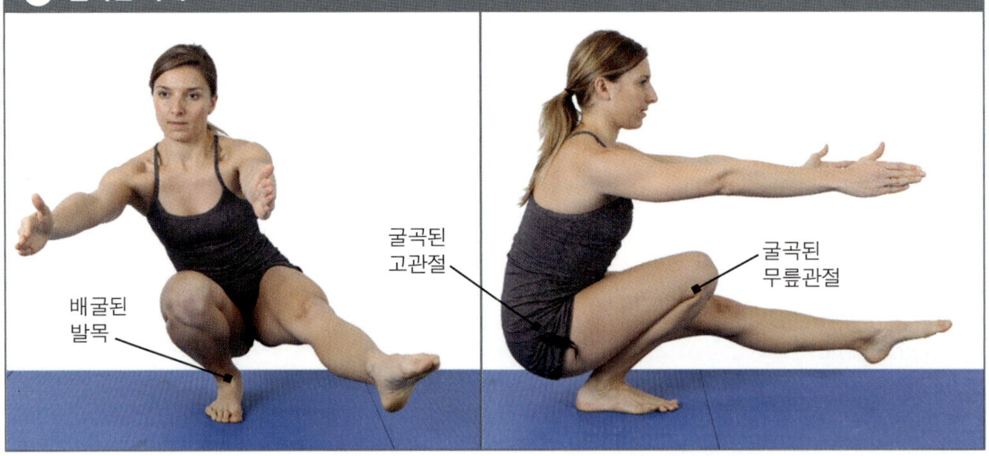

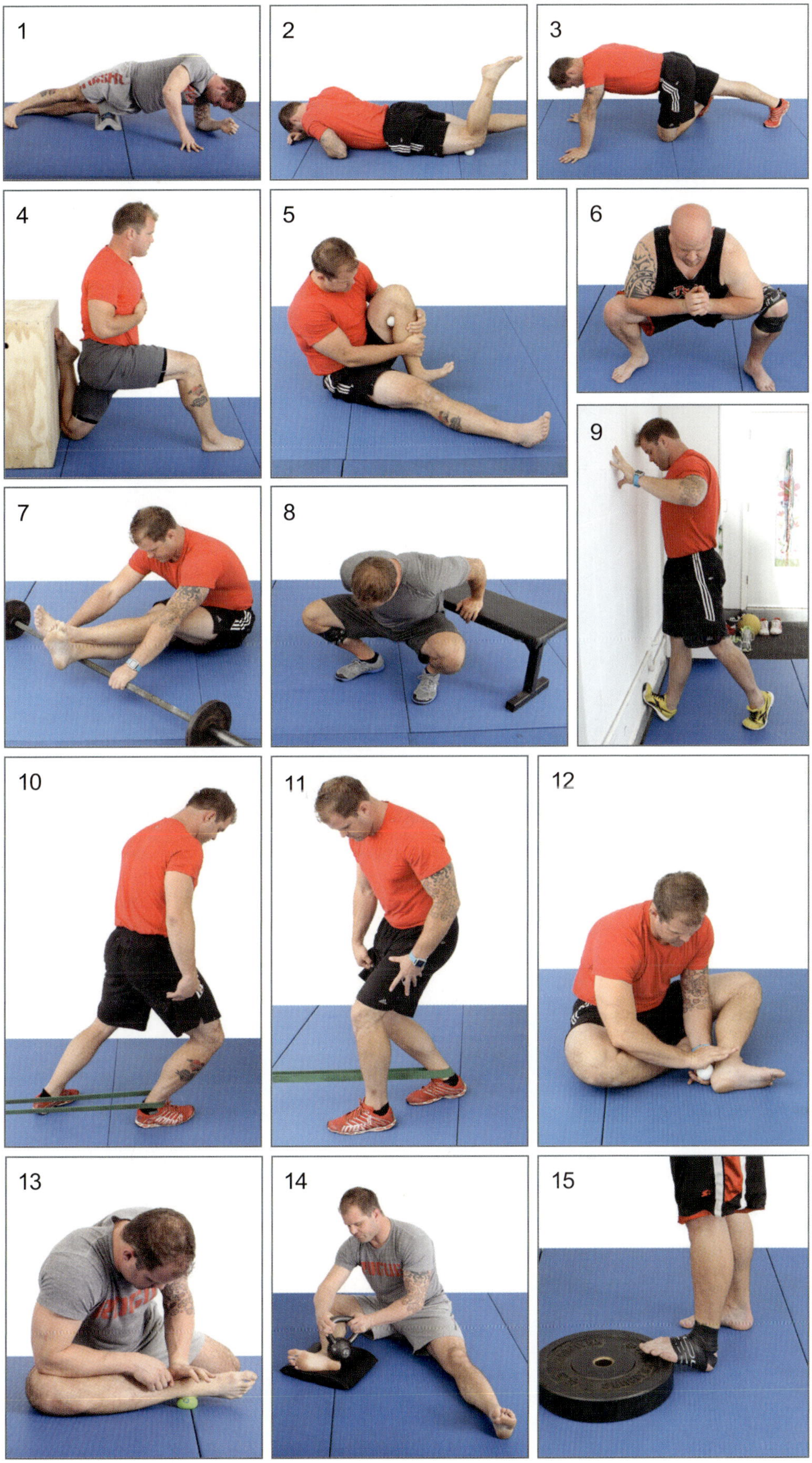

모빌리티 테크닉 리스트

1. 대퇴부 스매시 모빌리제이션(Quad Smash Mobilizations, 387페이지)
2. 슬개골 상부의 스매시&플로스(Suprapatellar Smash and Floss, 390페이지)
3. 고관절낭 모빌리제이션(Hip Capsule Mobilization, 381페이지)
4. 소파 스트레칭(Couch Stretch, 393페이지)
5. 갭&스매시 모빌리제이션(Gap and Smash Mobilizations, 417페이지)
6. 무릎에 부두 밴드 감기(Knee VooDoo, 391페이지)
7. 종아리 스매시 모빌리제이션(Calf Smash Mobilizations, 427페이지)
8. 부두 종아리 모빌리제이션(VooDoo Calf Mobilization, 430페이지)
9. 클래식 종아리 모빌리제이션(Classic Calf Mobilization, 431페이지)
10. 밴드를 이용한 아킬레스건 전면부 모빌리제이션(Banded Heel Cord: Anterior Bias, 432페이지)
11. 밴드를 이용한 아킬레스건 후면부 모빌리제이션(Banded Heel Cord: Posterior Bias, 432페이지)
12. 공 문지르기(Ball Whack, 434페이지)
13. 외측 복사뼈/뒤꿈치 스매시 모빌리제이션(Lateral Malleolus/Heel Smash Mobilizations, 435페이지)
14. 내측 뒤꿈치 뼈 스매시(Medial Heel Bone Smash, 436페이지)
15. 발목에 부두 밴드 감기(Ankle VooDoo, 438페이지)

피스톨 아키타입 문제해결을 위한 모빌리티 처방

사람들은 피스톨 아키타입에서 주로 세 가지 제한에 맞닥뜨린다. 고관절 굴곡, 무릎관절 굴곡, 발목관절의 배굴 제한이 그것이다. 2부에 피스톨 아키타입 아이콘이 태그된 잘못된 자세들은 이 세 가지 제한이 원인일 가능성이 높다. 아래에는 이 제한들을 분석하고 각각의 제한에 대한 처방의 견본들을 소개했다.

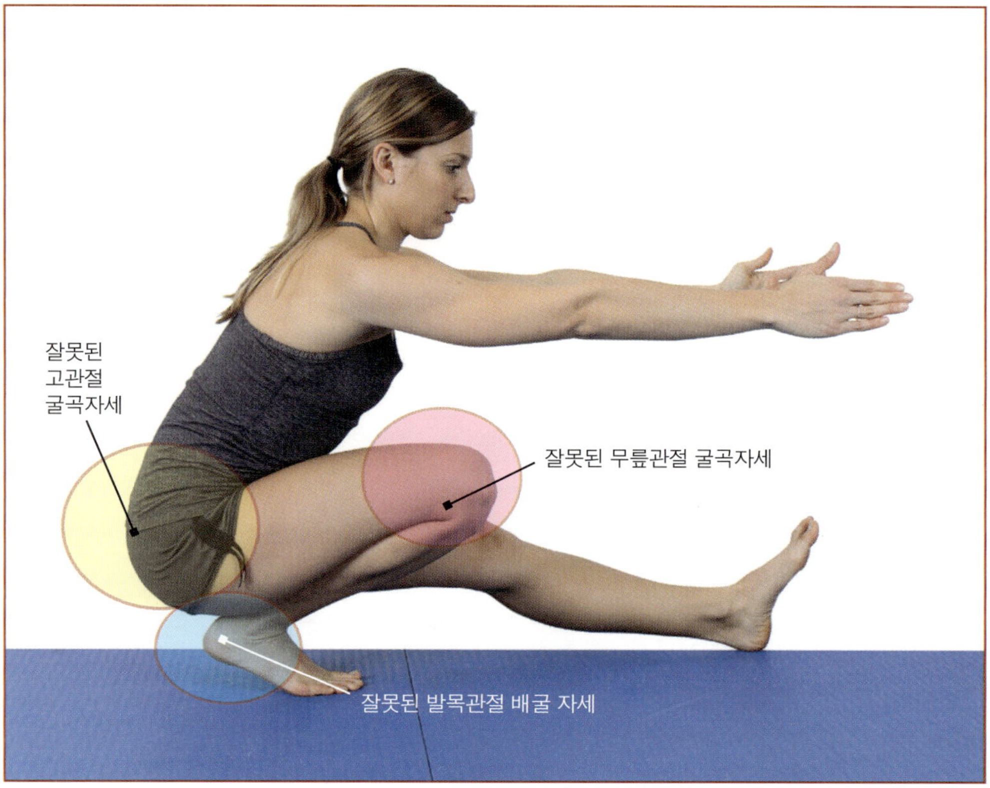

■ 무릎관절 굴곡 처방

무릎관절이 최대한 굽혀진 자세가 되도록 압박하는 것이 불편하거나 피스톨 자세에서 무릎 통증이 느껴진다면, 무릎관절 굴곡상의 중요한 가동범위를 잃은 것이다. 아래의 모빌리티 처방이 이러한 문제를 해결해줄 것이다.

처방	시간
Suprapatellar Smash and Floss(340페이지)	각각 2분
Gap and Smash Mobilizations (417페이지, 한 가지 옵션 선택)	각각 2분
Lateral and Anterior Compartment Shin Mobilization(424페이지, 한 가지 옵션 선택)	각각 2분
	총 12분

고관절 굴곡 처방

오랜 시간 동안 앉아 있는 자세는 고관절을 짧아진 상태로 고정시킨다. 근육과 조직이 이 상태에 적응되면, 고관절의 굴곡과 신전 가동범위에 제한을 일으키는 깁스 같은 역할을 하게 된다. 고관절의 굴곡과 신전상의 가동범위를 잃었다면, 피스톨 자세를 취하기 위해 앉을 때 과신전되기 쉬워진다. 또한 고관절 충돌 증상(이는 대퇴골과 고관절의 소켓이 충돌하는 것이다)을 겪기 쉽다. 아래의 모빌리티 처방이 이 문제를 해결해줄 것이다.

처방	시간
Hip Capsule Mobilization(381페이지)	각각 2분
Single-Leg Flexion with External Rotation(372페이지, 한 가지 옵션 선택)	각각 2분
Couch Stretch(393페이지)	각각 2분
	총 12분

발목관절의 배굴 처방

피스톨 아키타입을 취할 때 몸이 뒤로 쏠려 엉덩방아를 찧거나, 발뒤꿈치를 지면에 닿게 하는 것이 불편하다면, 제한된 발목관절이 그 원인일 수 있다. 아래의 모빌리티 처방이 발목관절의 배굴 가동범위를 개선시킬 것이다. 둘 중 어떤 처방이 더 낫다고 할 수는 없다. 몇몇 사람에게는 특정 모빌리티 처방이 더 효과적인 경우가 있어서 두 가지 처방 중에 하나를 선택할 수 있도록 두 처방을 모두 소개했다.

처방 A	시간
Calf Smash Mobilizations (427페이지, 한 가지 옵션 선택)	각각 2분
Banded Heel Cord: Anterior Bias (432페이지)	각각 2분
Classic Calf Mobilization(431페이지)	각각 2분
	총 12분

처방 B	시간
Ball Whack(434페이지)	각각 2분
Lateral Malleolus/Heel Smash Mobilizations(435페이지)	각각 2분
Medial Heel Bone Smash(436페이지)	각각 2분
	총 12분

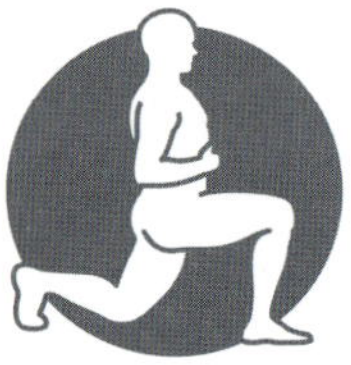

관련된 동작

터키시 겟업(264페이지)
스플릿 저크(276페이지)

일상의 사례

걷거나 뛰기
계단 오르기
바닥에서 일어나기

일반적인 런지 아키타입 모빌리티 처방

런지 아키타입은 고관절의 신전과 내회전을 포함한다. 다리 하나가 몸 뒤로 갈 때마다, 가령 달리기, 던지기, 격투기 등을 할 때 런지 아키타입와 유사한 변형 동작을 보이게 된다. 스플릿 저크와 런지는 이 형태의 가장 적절한 예이다. 이번 섹션에서는 런지 아키타입을 향상시킬 수 있는 몇 가지 모빌리티 동작을 설명할 것이다.

1. 다음 페이지에 소개된 모빌리티 테크닉 리스트에서 모빌리티 훈련 3~4개를 골라 자신만의 모빌리티 연속과정을 만든다. 최상의 결과를 위해 각각의 모빌리티 훈련을 한쪽당 최소 2분씩, 총 10~15분 동안 한다.
2. 모빌리티 연속과정을 시작하기 전에 자세를 점검한다. 모빌리티 연속과정을 끝낸 후, 자세를 점검해 변화가 있는지 확인한다. 이 재검 모델은 해당 처방이 얼마나 성공적인지, 또 가장 효과적인 모빌리티 훈련은 무엇이었는지 알려준다.

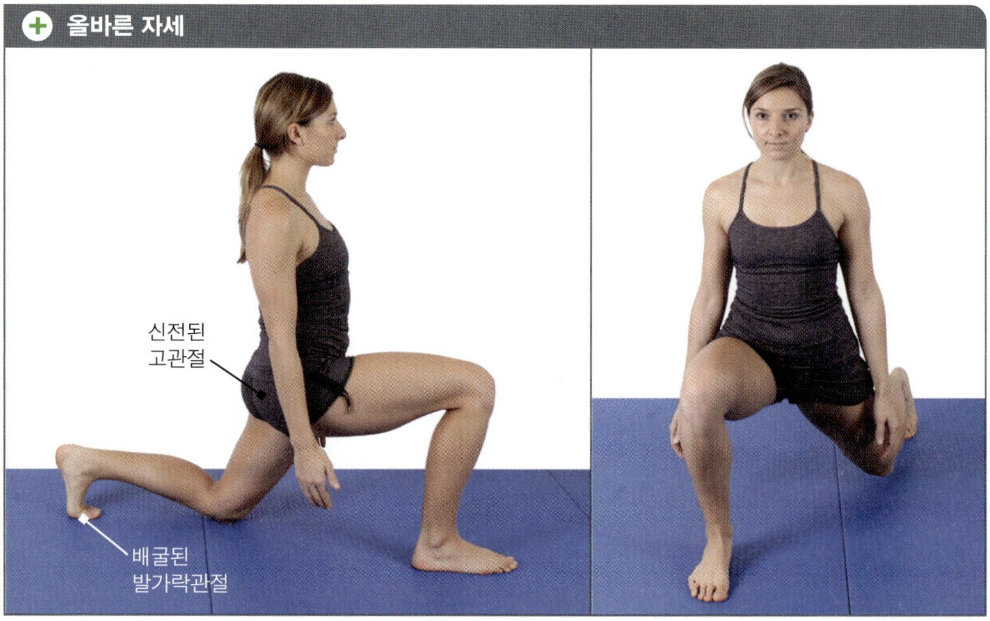

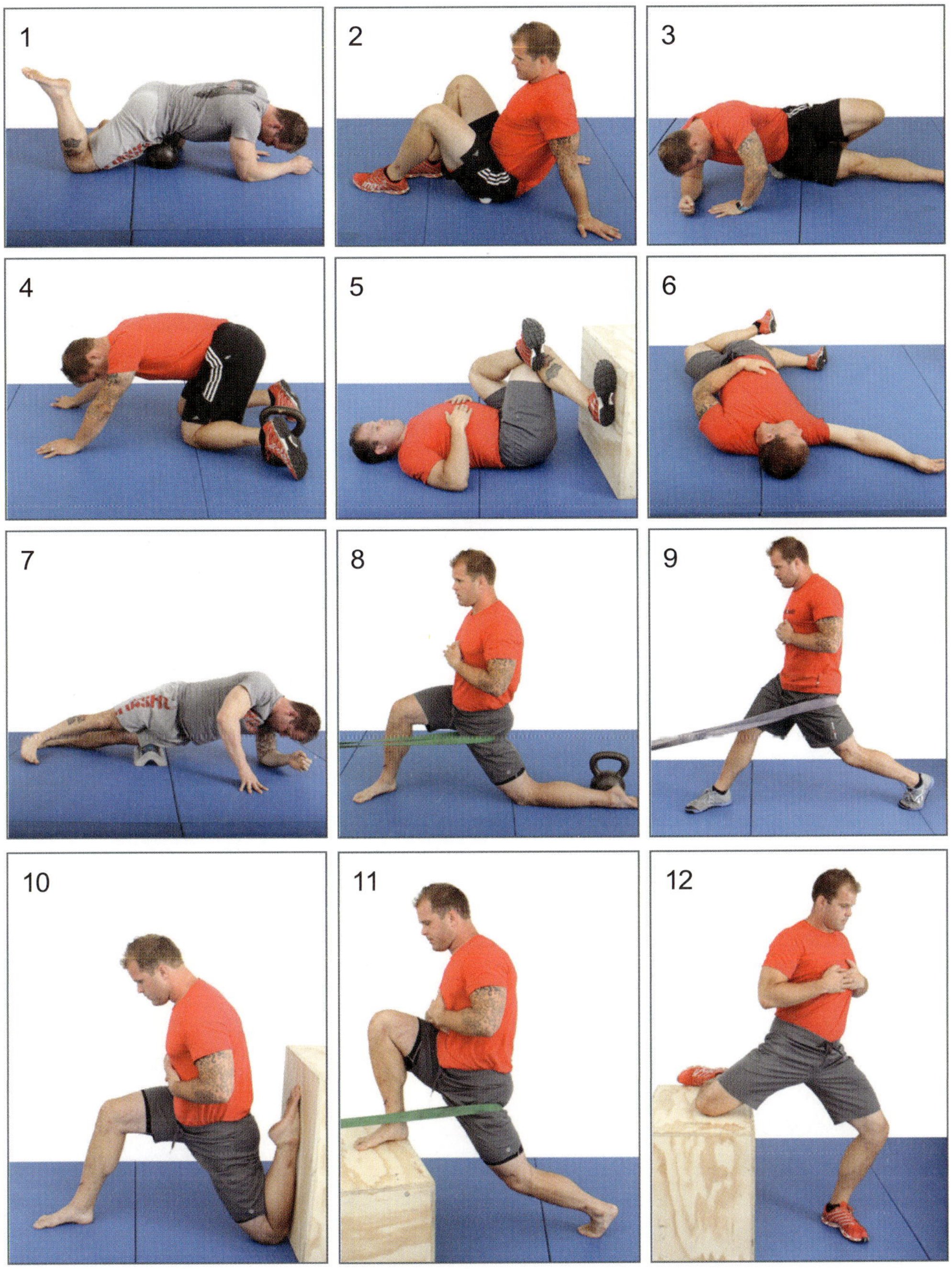

모빌리티 테크닉 리스트

1. 복부 스매시 모빌리제이션(Targeted Gut Smashing Mobilizations, 360페이지)
2. 둔근 스매시&플로스(Glute Smash and Floss, 370페이지)
3. 사이드 힙 스매시(Side Hip Smash, 372페이지)
4. 고관절낭 내회전(Hip Capsule Internal Rotation, 383페이지)
5. 내회전을 동반한 올림픽 월 스쿼트(Olympic Wall Squat with Internal Rotation, 384페이지)
6. 전반적인 내회전 만들기(Global Internal Rotation, 385페이지)
7. 대퇴부 스매시 모빌리제이션(Quad Smash Mobilizations, 387페이지)
8. 밴드를 이용한 고관절 익스텐션(Banded Hip Extension, 392페이지)
9. 밴드를 이용한 고관절 익스텐션 런지(Banded Hip Extension Lunge, 393페이지)
10. 소파 스트레칭(Couch Stretch, 393페이지)
11. 다리를 뒤로 보낸 고관절 익스텐션 하기(Trailing Leg Hip Extension, 396페이지)
12. 리버스 발레리나(Reverse Ballerina, 397페이지)
13. 발바닥 스매시(Plantar Surface Smash, 439페이지)
14. 발 앞부분 모빌리제이션(Forefoot Mobilization, 440페이지)
15. 발가락에 생기를 불어넣는 모빌리제이션(Toe Re-animator Mobilizations, 441페이지)
16. 외회전을 동반한 다리 굴곡(Single-Leg Flexion with External Rotation, 372페이지)

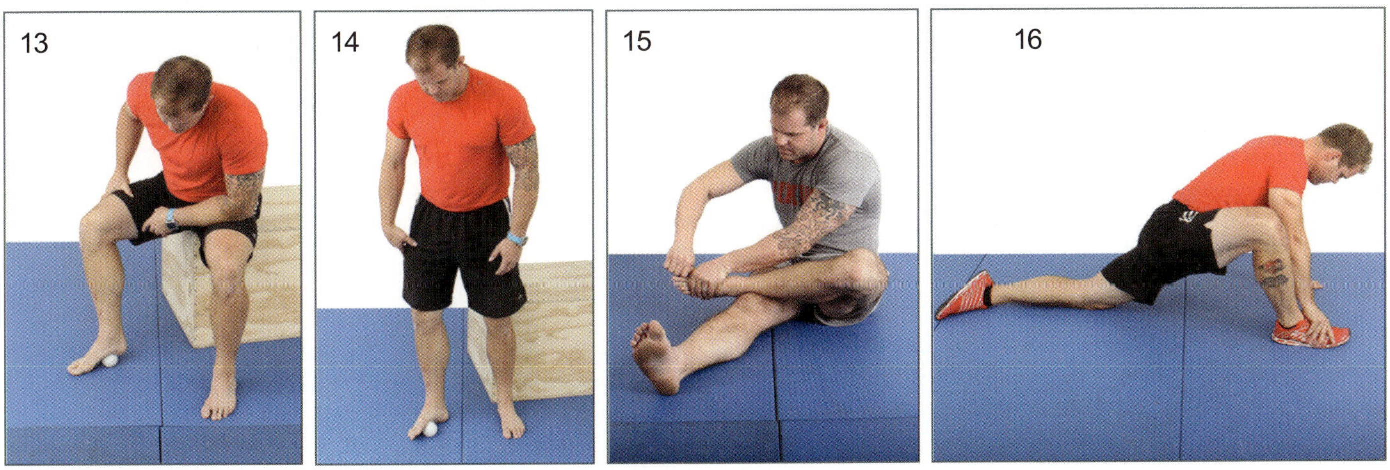

런지 아키타입 문제해결을 위한 모빌리티 처방

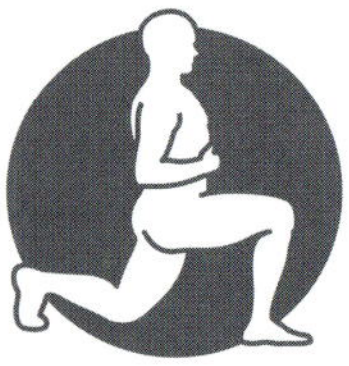

사람들은 런지 아키타입에서 주로 두 가지 제한에 맞닥뜨린다. 고관절 신전과 발가락관절의 배굴이 그것이다. 2부에서 런지 아키타입 아이콘이 태그된 잘못된 자세들은 이 두 가지 제한이 원인일 가능성이 높다. 아래에는 이 제한들을 분석하고 각각의 제한에 대한 처방의 견본들을 소개했다.

■ 잘못된 발가락 자세 처방

만약 발 볼을 바닥과 맞닿게 하는 것이 불가능하거나 런지 자세에서 발가락 통증이 느껴진다면, 경직된 발가락이 원인일 것이다. 아래의 모빌리티 처방이 이 문제를 해결해줄 것이다.

처방	시간
Plantar Surface Smash(439페이지)	각각 2분
Toe Re-animator Mobilizations (441페이지, 모든 옵션 수행)	각각 2~4분
	총 8~12분

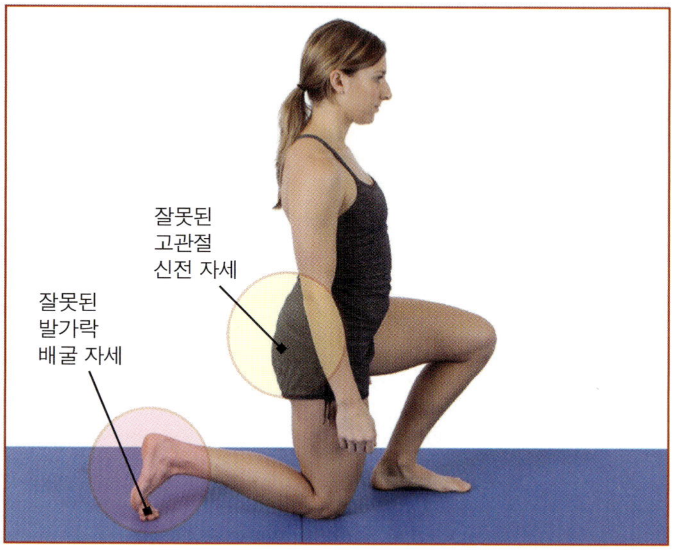

■ 고관절 신전과 내회전 처방

다리를 몸 뒤로 움직였을 때, 무릎을 엉덩이 뒤에 두는 것이 어렵거나 발이 외회전(바깥으로 벌어지는 것)한다면 고관절의 신전과 내회전상의 가동범위를 잃었을 가능성이 높다. 아래의 모빌리티 처방이 이 문제를 해결해줄 것이다.

처방 A	시간
Quad Smash Mobilizations (387페이지, 한 가지 옵션 선택)	각각 2분
Trailing Leg Hip Extension (396페이지, 한 가지 옵션 선택)	각각 2분
Couch Stretch(393페이지)	각각 2분
	총 12분

처방 B	시간
Side Hip Smash(372페이지)	각각 2분
Hip Capsule Internal Rotation(383페이지)	각각 2분
Olympic Wall Squat with Internal Rotation(384페이지)	각각 2분
	총 12분

관절과 신체부위별 처방(통증 관련 처방)

혹시 어딘가 살짝 삐끗했거나 관절에 통증이 있거나 혹은 통증과 관련된 증상, 예를 들어 긴장성 두통, 요통, 혹은 이상근 증후군을 가지고 있는가? 여기 그것을 해결하고 치료할 수 있는 처방 샘플이 있다. '신체 아키타입 문제해결을 위한 모빌리티 처방 과정'과 마찬가지로 이 처방들은 단지 프로그램의 예시에 불과하다. 지금부터 제시되는 것에 집착하지 말자. 이제 우리는 증상들을 스스로 다룰 수 있는 지식과 능력을 가지고 있다. 통증의 원인이 되는 자세를 수정하고, 문제가 있는 부위의 위쪽과 아래쪽 부위들을 모두 다뤄야 한다.

두통/목의 통증 /악관절기능장애 증후군

처방	시간
Jaw Mob (290페이지)	각각 1~2분
Head Mob (290페이지)	각각 1~2분
Anterior Neck Mob (291페이지)	2분
Posterior Neck Mob (292페이지)	2분
	8~12분

목 후면부 통증/긴장성 두통, 운동 유발성 두통

처방	시간
T-Spine Ball Smash Mobilizations (297페이지/한 가지 옵션 선택)	2~4분
Basic First Rib Smash and Floss (308페이지)	각각 2분
Posterior Neck Mob (292페이지)	2분
	8~10분

어깨 후면부 통증

처방 A	시간
T-Spine Ball Smash Mobilizations (297페이지/한 가지 옵션 선택)	2~4분
Basic First Rib Smash and Floss (308페이지)	각각 2분
Posterior Neck Mob (292페이지)	2분
	8~10분

처방 B	시간
T-Spine Ball Smash Mobilizations (297페이지/한 가지 옵션 선택)	2분
Shoulder Capsule Mobilization (312페이지)	각각 2분
Overhead Rib Mobilization (303페이지)	각각 2분
	10분

어깨 전면부 통증

처방	시간
Anterior Compartment Mobilizations (325페이지/한 가지 옵션 선택)	각각 2분
Barbell Shoulder Shear (329페이지)	각각 2분
Bilateral Internal Rotation Mobilization (331페이지)	2분
	10분

팔꿈치 통증(테니스 엘보)

처방 A	시간
Elbow VooDoo (341페이지) (VooDoo Flossing wrapping technique은 148페이지 참고)	1~2분간 압박/ 각각 2~3회 수행
	4~12분

처방 B	시간
Triceps Extension Smash (338페이지)	한쪽 팔당 2분
Forearm Smash Mobilizations (346페이지/ 한 가지 옵션 선택)	한쪽 팔당 2분
Banded Elbow Distraction (345페이지)	한쪽 팔당 2분
	12분

손목 통증(수근관 증후군)

처방 A	시간
Banded Wrist Distraction (349페이지) (VooDoo Flossing wrapping technique은 148페이지 참고)	1~2분간 압박/ 한 손목당 2~3회 수행
	12분

처방 B	시간
Forearm Smash Mobilizations (346페이지/한 가지 옵션 선택)	한쪽 팔당 2분
Wrist Tack and Spin (348페이지)	한쪽 손목당 2분
Banded Wrist Distraction (349페이지)	한쪽 손목당 2분
	12분

윗등의 통증(승모근의 삐끗함)

처방	시간
T-Spine Ball Smash Mobilizations (297페이지/한 가지 옵션 선택)	2~4분
Overhead Rib Mobilization (303페이지)	한쪽 팔당 2분
Trap Scrub (306페이지)	한쪽 팔당 2분
	10~12분

요통

처방 A(삐끗한 요추)	시간
Pelvic Reset (352페이지)	1~2분
Global Gut Smash (367페이지)	4분
QL Side Smash (356페이지)	각각 2분
Quad Smash (387페이지, 대퇴직근과 위쪽 다리 전면부에 집중)	각각 2~4분
	13~15분

처방 B	시간
Targeted Gut Smashing Mobilizations (360페이지/한 가지 옵션 선택 가능&장골근에 집중)	각각 2분
Adductor Smash (400페이지/한 가지 옵션 선택)	각각 2분
Couch Stretch (393페이지)	각각 2분
	12분

처방 C	시간
Low Back Smash: Option 1 (351페이지)	각각 2분
High Glute Smash and Floss (371페이지)	각각 2분
Oblique Side Smash (357페이지/한 가지 옵션 선택)	각각 2분
	12분

처방 D	시간
Erector Side Smash (355페이지)	각각 2분
Posterior Chain Smash and Floss (406페이지/한 가지 옵션 선택)	한 발당 2분
Posterior Chain Floss (410페이지)	각각 2분
	12분

천장관절 통증

처방	시간
Glute Smash and Floss (370페이지)	각각 2분
Targeted Gut Smashing Mobilizations (360페이지/한 가지 옵션 선택)	각각 2분
Hip Capsule Mobilization (381페이지)	각각 2분
	12분

횡격막 기능장애(호흡 과정)

처방	시간
T-Spine Ball Smash Extension (297페이지)	4분
Diaphragm Gut Smash (365페이지)	4분
	8분

고관절 후면 통증(이상근 증후군/좌골신경통)

처방 A	시간
Glute Smash and Floss (370페이지)	각각 2분
High Glute Smash and Floss (371페이지)	각각 2분
Adductor Smash (400페이지)	각각 2분
	12분

처방 B	시간
VooDoo Groin and Hamstring Wrap (410페이지) (VooDoo Flossing wrapping technique은 148페이지 참고)	1~2분간 압박/문제 부위에 2~3회 수행
	4~12분

고관절 전면 통증

처방	시간
Side Hip Smash (372페이지)	각각 2분
Targeted Gut Smashing Mobilizations (360페이지/한 가지 옵션 선택)	각각 2분
Banded Hip Extension (392페이지)	각각 2분
	12분

고관절 충돌징후

처방	시간
Gentle Hip Distraction (380페이지)	각각 2분
Cueing Internal Rotation with Distraction (384페이지)	각각 2분
Hip Capsule Mobilization (381페이지)	각각 2분
	12분

무릎 통증

처방 A(삐끗한 무릎)	시간
Terminal Knee Extension: VooDoo Variation (416페이지) (VooDoo Flossing wrapping technique은 148페이지 참고)	1~2분간 압박/한쪽 무릎당 2~3회 수행
Gap and Smash Mobilizations (417페이지/한 가지 옵션 선택)	한쪽 무릎당 2분
	12분

처방 B	시간
Suprapatellar Smash and Floss (390페이지)	한쪽 무릎당 2분
Calf Smash Mobilizations (427페이지/한 가지 옵션 선택)	한쪽 무릎당 2분
Classic Calf Mobilization (431페이지)	한쪽 다리당 2분
	12분

처방 C	시간
Posterior Chain Smash and Floss (406페이지/한 가지 옵션 선택)	한쪽 다리당 2분
Knee Stack and Smash (419페이지)	한쪽 무릎당 2분
Medial Shin Smash and Floss Mobiliza-tions (422페이지/한 가지 옵션 선택)	한쪽 무릎당 2분
	12분

처방 D	시간
Quad Smash Mobilizations (387페이지/한 가지 옵션 선택)	한쪽 다리당 2분
Lateral and Anterior Compartment Shin Mobilization (424페이지)	한쪽 정강이당 2분
Knee VooDoo (391페이지) (VooDoo Flossing application은 148페이지 참고)	1~2분간 압박/문제 부위에 2~3회 수행
	12~15분

정강이 부목

처방 B	시간
Medial Shin Smash and Floss Mobilizations (422페이지/한 가지 옵션 선택)	한쪽 다리당 2분
Lateral and Anterior Compartment Shin Mobilization (424페이지)	한쪽 다리당 2분
Double-Leg Plantarflexion (425페이지)	2분
	10분

발목 통증(아킬레스건 통증)

처방 A	시간
Calf Smash Mobilizations (427페이지/한 가지 옵션 선택)	한쪽 종아리당 2분
Banded Heel Cord: Anterior Bias (432페이지)	한쪽 무릎당 2분
Banded Heel Cord: Posterior Bias (432페이지)	한쪽 무릎당 2분
	12분

처방 B	시간
Ball Whack (434페이지/모든 옵션 수행)	한쪽 종아리당 2분
Lateral Malleolus/Heel Smash Mobilizations (435페이지)	한쪽 발목당 2분
Medial Heel Bone Smash (436페이지)	한쪽 발목당 2분
	12분

처방 C	시간
Ankle VooDoo (438페이지) (VooDoo Flossing wrapping technique은 148페이지 참고)	1~2분간 압박/한 발목당 2~3회 수행
	4~12분

발 통증(족저근막염)

처방	시간
Plantar Surface Smash (439페이지)	한쪽 발당 2분
Forefoot Mobilization (440페이지)	한쪽 발당 2분
Toe Re-animator Mobilizations: Option 3: Toe Dorsiflexion (443페이지)	한쪽 발당 2분
	12분

제1 중족지절관절염좌Turf Toe/엄지건막류Bunion sequence

처방	시간
Toe Re-animator Mobilizations (441페이지/모든 옵션 수행)	
	5~10분

14일 전신 모빌리티 총 점검

모빌리티 향상의 문제에 있어서 우리는 헤어라인 아래에 있는 모든 신체 부위의 유지 관리에 대해서는 스스로 책임을 져야 한다. 가동범위의 제한을 해결하기 위해서 매일 최소한 10~15분씩 투자하는 것을 목표로 삼아야 한다. 2주 간의 모빌리티 훈련 코스 동안 최소 한 번씩은 몸의 각 부분을 점검해야 하고, 최소한 두 번씩은 전신의 아키타입을 반복해서 살펴야 한다.

대부분의 사람들은 신체의 한 부분만 모빌리티를 향상시키려 하거나 즐겨 하는 모빌리티 훈련 몇 가지만 한다. 이런 실수를 저지르면 안 된다. 몸 전체 부위와 전체 아키타입을 다루기 어렵다면 다음의 템플릿을 일반적인 지침으로 삼으면 된다. 템플릿을 전신 모빌리티 프로그램을 구성하기 위한 청사진으로 생각하자.

이제 어떻게 해야 하는지 설명할 것이다. 우선 개개인의 약점을 개선하거나 해결하는 모빌리티 훈련을 선택한다. 어쩌면 온종일 운전을 하고 나서 허리가 아픈 적이 있다거나 스쿼트를 위해서 여분의 시간을 쓰고 싶을 수도 있다. 핵심은 하루에 적어도 한 번은 통증과 관련된 문제가 있거나 추가적인 훈련이 필요한 자세에 대한 모빌리티 훈련에 힘써야 한다는 것이다. 그 다음 단계는 일반적인 아키타입 목록에서 모빌리티 테크닉 한 가지, 신체 부위와 관련된 목록에서 모빌리티 테크닉 한 가지를 선택하는 것이다. 예를

1주차

	월요일	화요일	수요일
MOB 1(개인별로 선택)	3부(284~443페이지)에서 그날의 문제점, 개인의 약점, 고치고 싶은 자세를 집중적으로 다루는 모빌리티 테크닉 한 가지를 선택한다.	3부(284~443페이지)에서 그날의 문제점, 개인의 약점, 고치고 싶은 자세를 집중적으로 다루는 모빌리티 테크닉 한 가지를 선택한다.	3부(284~443페이지)에서 그날의 문제점, 개인의 약점, 고치고 싶은 자세를 집중적으로 다루는 모빌리티 테크닉 한 가지를 선택한다.
MOB 2(아키타입)	**오버헤드 아키타입** 오버헤드 아키타입 리스트(447페이지)나 3부의 오버헤드 아키타입 아이콘이 표시된 동작에서 모빌리티 테크닉 한 가지를 선택한다.	**스쿼트 아키타입** 스쿼트 아키타입 리스트(459페이지)나 3부의 스쿼트 아키타입 아이콘이 표시된 동작에서 모빌리티 테크닉 한 가지를 선택한다.	**행 아키타입** 행 아키타입 리스트(453페이지)나 3부의 행 아키타입 아이콘이 표시된 동작에서 모빌리티 테크닉을 한 가지를 선택한다.
MOB 3(신체 부위)	**부위 1: 턱, 머리, 목** 부위 1(289~293페이지)에서 모빌리티 테크닉 한 가지를 선택한다.	**부위 13: 종아리** 부위 13(426~432페이지)에서 모빌리티 테크닉 한 가지를 선택한다.	**부위 2: 위쪽 등** 부위 2(294~310페이지)에서 모빌리티 테크닉을 한 가지를 선택한다.

2주차

	월요일	화요일	수요일
MOB 1(개인별로 선택)	3부(284~443페이지)에서 그날의 문제점, 개인의 약점, 고치고 싶은 자세를 집중적으로 다루는 모빌리티 테크닉 한 가지를 선택한다.	3부(284~443페이지)에서 그날의 문제점, 개인의 약점, 고치고 싶은 자세를 집중적으로 다루는 모빌리티 테크닉 한 가지를 선택한다.	3부(284~443페이지)에서 그날의 문제점, 개인의 약점, 고치고 싶은 자세를 집중적으로 다루는 모빌리티 테크닉 한 가지를 선택한다.
MOB 2(아키타입)	**오버헤드 아키타입** 오버헤드 아키타입 리스트(447페이지)나 3부의 오버헤드 아키타입 아이콘이 표시된 동작에서 모빌리티 테크닉 한 가지를 선택한다.	**스쿼트 아키타입** 스쿼트 아키타입 리스트(459페이지)나 3부에서 스쿼트 아키타입 아이콘이 표시된 모빌리티 테크닉 한 가지를 선택한다.	**행 아키타입** 행 아키타입 리스트(453페이지)나 3부의 행 아키타입 아이콘이 표시된 동작에서 모빌리티 테크닉 한 가지를 선택한다.
MOB 3(신체 부위)	**부위 5: 팔** 부위5(337~349페이지)에서 모빌리티 테크닉 한 가지를 선택한다.	**부위 9: 내전근** 부위 9(399~404페이지)에서 모빌리티 테크닉 한 가지를 선택한다.	**부위 10: 햄스트링** 부위 10(405~413페이지)에서 모빌리티 테크닉 한 가지를 선택한다.

들어 월요일에는 그날의 문제에 대해 집중하는 모빌리티 테크닉을 선택하고, 오버헤드 아키타입 목록에서 하나(447쪽 참조), 그리고 신체부위에 따른 목록에서 하나를 선택하여 실시한다(289~293쪽 참조).

자신만의 프로그램을 조합하면서 신체 부위와 아키타입을 자유롭게 배열해보자. 예시로 보여진 모빌리티 처방처럼 이 템플릿은 고정된 것이 아니다.

마지막으로 꼭 기억해야 할 것은 하루 중에 모빌리티 훈련을 수행하는 시간을 만들어 넣어야 한다는 것이다. 하루 종일 어딘가에 묶여 있다면 모빌리티 훈련 세션을 잘게 쪼개서 하루의 스케줄에 넣도록 하자. 예를 들자면 훈련 후의 쿨다운 때나 TV를 시청할 때 집어넣을 수도 있다. 핵심은 체계적으로 접근하는 것이다. 잠깐 다시 요약하자면 관절역학 기반의 모빌리티 향상 기법은 훈련 전에 시행하는 것이 좋고 근육역학 기반의 모빌리티 향상 기법은 훈련 후에 하는 것이 좋다. 체표면 활주 기반의 모빌리티 향상 기법은 훈련 후와 잠들기 전에 수행하는 것이 좋다. 따라서 월요일에 '오버헤드 늑골 모빌리제이션'을 수행하고 훈련 후에 선택한 모빌리티 기법을 수행한 다음 '뒷목 모빌리제이션'을 침대 위에서 하루의 긴장을 풀면서 수행할 수 있는 것이다. 요약하자면 모빌리티 훈련 세션을 어떻게 잘게 쪼개든 아무런 문제가 되지 않는다는 것이다. 매일매일의 유지보수를 오래 지속하면 지속할수록 장시간 동안의 변화를 체험할 수 있을 것이다.

목요일	금요일	토요일	일요일
3부(284~443페이지)에서 그날의 문제점, 개인의 약점, 고치고 싶은 자세를 집중적으로 다루는 모빌리티 테크닉 한 가지를 선택한다.	3부(284~443페이지)에서 그날의 문제점, 개인의 약점, 고치고 싶은 자세를 집중적으로 다루는 모빌리티 테크닉 한 가지를 선택한다.	3부(284~443페이지)에서 그날의 문제점, 개인의 약점, 고치고 싶은 자세를 집중적으로 다루는 모빌리티 테크닉 한 가지를 선택한다.	3부(284~443페이지)에서 그날의 문제점, 개인의 약점, 고치고 싶은 자세를 집중적으로 다루는 모빌리티 테크닉 한 가지를 선택한다.
프론트 랙 아키타입 프론트 랙 아키타입 리스트(456페이지)나 3부의 서 프론트 랙 아키타입 아이콘이 표시된 동작에서 모빌리티 테크닉 한 가지를 선택한다.	**피스톨 아키타입** 피스톨 아키타입 리스트(463페이지)나 3부의 피스톨 아키타입 아이콘이 표시된 동작에서 모빌리티 테크닉을 한 가지를 선택한다.	**런지 아키타입** 런지 아키타입 리스트(467페이지)나 3부의 런지 아키타입 아이콘이 표시된 동작에서 모빌리티 테크닉 한 가지를 선택한다.	**프레스 아키타입** 프레스 아키타입 리스트(450페이지)나 3부의 프레스 아키타입 아이콘이 표시된 동작에서 모빌리티 테크닉을 한 가지를 선택한다.
부위 6: 몸통 부위 6(350~368페이지)에서 모빌리티 테크닉 한 가지를 선택한다.	**부위 12: 정강이** 부위 12(421~425페이지에서 모빌리티 테크닉 한 가지를 선택한다.	**부위 14: 발목, 발, 발가락** 부위 14(433~443페이지)에서 모빌리티 테크닉 한 가지를 선택한다.	**부위 3: 어깨관절 후면부, 광배근, 거근** 부위 3(311~323페이지)에서 모빌리티 테크닉 한 가지를 선택한다.

목요일	금요일	토요일	일요일
3부(284~443페이지)에서 그날의 문제점, 개인의 약점, 고치고 싶은 자세를 집중적으로 다루는 모빌리티 테크닉 한 가지를 선택한다.	3부(284~443페이지)에서 그날의 문제점, 개인의 약점, 고치고 싶은 자세를 집중적으로 다루는 모빌리티 테크닉 한 가지를 선택한다.	3부(284~443페이지)에서 그날의 문제점, 개인의 약점, 고치고 싶은 자세를 집중적으로 다루는 모빌리티 테크닉 한 가지를 선택한다.	3부(284~443페이지)에서 그날의 문제점, 개인의 약점, 고치고 싶은 자세를 집중적으로 다루는 모빌리티 테크닉 한 가지를 선택한다.
프론트 랙 아키타입 프론트 랙 아키타입 리스트(456페이지)나 3부의 서 프론트 랙 아키타입 아이콘이 표시된 동작에서 모빌리티 테크닉 한 가지를 선택한다.	**피스톨 아키타입** 피스톨 아키타입 리스트(463페이지)나 3부의 피스톨 아키타입 아이콘이 표시된 동작에서 모빌리티 테크닉을 한 가지를 선택한다.	**런지 아키타입** 런지 아키타입 리스트(467페이지)나 3부의 런지 아키타입 아이콘이 표시된 동작에서 모빌리티 테크닉 한 가지를 선택한다.	**프레스 아키타입** 프레스 아키타입 리스트(450페이지)나 3부의 프레스 아키타입 아이콘이 표시된 동작에서 모빌리티 테크닉을 한 가지를 선택한다.
부위 11: 무릎 부위 11(414~420페이지)에서 모빌리티 테크닉 한 가지를 선택한다.	**부위 7: 둔근, 고관절낭** 부위 7(369~385페이지)에서 모빌리티 테크닉 한 가지를 선택한다.	**부위 8: 엉덩이 굴곡근, 대퇴사두근** 부위 8(386~398페이지)에서 모빌리티 테크닉 한 가지를 선택한다.	**부위 4: 어깨관절 전면부와 가슴** 부위 4(324~336페이지)에서 모빌리티 테크닉 한 가지를 선택한다.

14일 전신 점검 프로그램(초보자)

1주차

	월요일	화요일	수요일
MOB 1(개인별로 선택)	개인적인 약점을 다루는 모빌리티 테크닉 한 가지를 선택한다.	개인적인 약점을 다루는 모빌리티 테크닉 한 가지를 선택한다.	개인적인 약점을 다루는 모빌리티 테크닉 한 가지를 선택한다.
MOB 2(아키타입)	**오버헤드 아키타입** T-Spine Overhead Extension Smash Mobilizations: Option 1(299페이지) – 2분	**스쿼트 아키타입** Single-Leg Flexion with External Rotation: Option 2(374페이지) – 한쪽 다리당 2분.	**행 아키타입** Reverse Sleeper Stretch(323페이지) – 각 팔에 2분
MOB 3(신체 부위)	**부위 1: 턱, 머리, 목** Posterior Neck Mob(292페이지) – 2분	**부위 13: 종아리** Calf Smash Mobilizations: Option 1(427페이지) – 한쪽 종아리당 2분	**부위 2: 위쪽 등** T-Spine Roller Smash Mobilization: Option 1(295페이지) – 2분

2주차

	월요일	화요일	수요일
MOB 1(개인별로 선택)	개인적인 약점을 다루는 모빌리티 테크닉 한 가지를 선택한다.	개인적인 약점을 다루는 모빌리티 테크닉 한 가지를 선택한다.	개인적인 약점을 다루는 모빌리티 테크닉 한 가지를 선택한다.
MOB 2(아키타입)	**오버헤드 아키타입** Overhead Tissue Smash Mobilizations: Option 2(316페이지) – 각각 2분	**스쿼트 아키타입** Posterior Chain Floss(410페이지) – 한쪽 다리당 2분	**행 아키타입** Bilateral Internal Rotation Mobilization(331페이지) – 각각 2분
MOB 3(신체 부위)	**부위 5: 팔** Triceps Extension Smash(338페이지) – 한쪽 팔당 2분	**부위 9: 내전근** Olympic Wall Squat(404페이지) – 2분	**부위 10: 햄스트링** Posterior Chain Smash and Floss: Option 1(406페이지) – 한쪽 다리당 2분

14일 전신 점검 프로그램(중급자)

1주차

	월요일	화요일	수요일
MOB 1(개인별로 선택)	개인적인 약점을 다루는 모빌리티 테크닉 한 가지를 선택한다.	개인적인 약점을 다루는 모빌리티 테크닉 한 가지를 선택한다.	개인적인 약점을 다루는 모빌리티 테크닉 한 가지를 선택한다.
MOB 2(아키타입)	**오버헤드 아키타입** Overhead Rib Mobilization(303페이지) – 한쪽 팔당 2분	**스쿼트 아키타입** Single-Leg Flexion with External Rotation: Option 1(372페이지) – 한쪽 다리당 2분	**행 아키타입** Barbell Shoulder Shear(329페이지) – 한쪽 어깨당 2분
MOB 3(신체 부위)	**부위 1: 턱, 머리, 목** Posterior Neck Mob(292페이지) – 2분	**부위 13: 종아리** Calf Smash Mobilizations: Option 4(429페이지) – 한쪽 종아리당 2분	**부위 2: 위쪽 등** T-Spine Ball Smash Mobiliza-tions: Option 1(297페이지) – 2분

2주차

	월요일	화요일	수요일
MOB 1(개인별로 선택)	개인적인 약점을 다루는 모빌리티 테크닉 한 가지를 선택한다.	개인적인 약점을 다루는 모빌리티 테크닉 한 가지를 선택한다.	개인적인 약점을 다루는 모빌리티 테크닉 한 가지를 선택한다.
MOB 2(아키타입)	**오버헤드 아키타입** T-Spine Overhead Extension Smash Mobilizations: Option 2(300페이지) – 2분	**스쿼트 아키타입** Hip External Rotation with Flexion: Option 1(375페이지) – 한쪽 다리당 2분	**행 아키타입** Shoulder Rotator Smash and Floss(314페이지) – 한쪽 어깨당 2분
MOB 3(신체 부위)	**부위 5: 팔** Triceps Extension Smash(338페이지) – 한쪽 팔당 2분	**부위 9: 내전근** Adductor Smash: Option 1(400페이지) – 한쪽 다리당 2분	**부위 10: 햄스트링** Posterior Chain Smash and Floss: Option 2(408페이지) – 한쪽 다리당 2분

목요일	금요일	토요일	일요일
개인적인 약점을 다루는 모빌리티 테크닉 한 가지를 선택한다.	개인적인 약점을 다루는 모빌리티 테크닉 한 가지를 선택한다.	개인적인 약점을 다루는 모빌리티 테크닉 한 가지를 선택한다.	개인적인 약점을 다루는 모빌리티 테크닉 한 가지를 선택한다.
프론트 랙 아키타입 Classic Triceps and Lat Stretch(323페이지) – 한쪽 팔당 2분	**피스톨 아키타입** Banded Heel Cord: Anterior Bias(432페이지) – 한쪽 발목당 2분	**런지 아키타입** Banded Hip Extension(392페이지) – 각각 2분	**프레스 아키타입** Sink Mobilization(335페이지) – 2분
부위 6: 몸통 Global Gut Smash(367페이지) – 5분	**부위 12: 정강이** Double-Leg Plantarflexion(425페이지) – 한쪽 다리당 2분	**부위 14: 발목, 발, 발가락** Plantar Surface Smash(439페이지) – 한쪽 발당 2분	**부위 3: 어깨 후면부, 광배근, 거근** Shoulder Rotator Smash and Floss(314페이지) – 한쪽 어깨당 2분

목요일	금요일	토요일	일요일
개인적인 약점을 다루는 모빌리티 테크닉 한 가지를 선택한다.	개인적인 약점을 다루는 모빌리티 테크닉 한 가지를 선택한다.	개인적인 약점을 다루는 모빌리티 테크닉 한 가지를 선택한다.	개인적인 약점을 다루는 모빌리티 테크닉 한 가지를 선택한다.
프론트 랙 아키타입 Banded Lateral Opener(336페이지) – 한쪽 팔당 2분	**피스톨 아키타입** Classic Calf Mobilization(431페이지) – 한쪽 다리당 2분	**런지 아키타입** Olympic Wall Squat with Internal Rotation(384페이지) – 각각 2분	**프레스 아키타입** Banded Bully(332페이지) – 각각 2분
부위 11: 무릎 Flexion Gapping(420페이지) – 각각 2분	**부위 7: 둔근, 고관절낭** Glute Smash and Floss(370페이지) – 각각 2분	**부위 8: 엉덩이 굴곡근, 대퇴사두근** Couch Stretch(393페이지) – 각각 2분	**부위 4: 어깨관절 전면부와 가슴** Anterior Compartment Mobilizations: Option 2(327페이지) – 각각 2분

목요일	금요일	토요일	일요일
개인적인 약점을 다루는 모빌리티 테크닉 한 가지를 선택한다.	개인적인 약점을 다루는 모빌리티 테크닉 한 가지를 선택한다.	개인적인 약점을 다루는 모빌리티 테크닉 한 가지를 선택한다.	개인적인 약점을 다루는 모빌리티 테크닉 한 가지를 선택한다.
프론트 랙 아키타입 Super Front Rack(322페이지) – 한쪽 팔당 2분	**피스톨 아키타입** Medial Heel Bone Smash(436페이지) – 한쪽 발목당 2분	**런지 아키타입** Trailing Leg Hip Extension(396페이지) – 각각 2분	**프레스 아키타입** Serratus Smash(318페이지) – 각각 2분
부위 6: 몸통 Targeted Gut Smash: Option 7(364페이지) – 각각 2분	**부위 12: 정강이** Lateral and Anterior Compart-ment Shin Mobilization(424페이지) – 한쪽 다리당 2분	**부위 14: 발목, 발, 발가락** Plantar Surface Smash(439페이지) – 한쪽 발당 2분	**부위 3: 어깨 후면부, 광배근, 거근** Shoulder Capsule Mobilization(312페이지) – 한쪽 어깨당 2분

목요일	금요일	토요일	일요일
개인적인 약점을 다루는 모빌리티 테크닉 한 가지를 선택한다.	개인적인 약점을 다루는 모빌리티 테크닉 한 가지를 선택한다.	개인적인 약점을 다루는 모빌리티 테크닉 한 가지를 선택한다.	개인적인 약점을 다루는 모빌리티 테크닉 한 가지를 선택한다.
프론트 랙 아키타입 Overhead Distraction with External Rotation Bias(320페이지) – 한쪽 팔당 2분	**피스톨 아키타입** Ankle VooDoo(438페이지) – 한쪽 발목당 1~2분	**런지 아키타입** Hip Capsule Internal Rotation(383페이지) – 각각 2분	**프레스 아키타입** Triple Bully(332페이지) – 각각 2분
부위 11: 무릎 Gap and Smash Mobilizations: Options 1 and 2(417~418페이지) – 각각 2분	**부위 7: 둔근, 고관절낭** Side Hip Smash(372페이지) – 각각 2분	**부위 8: 엉덩이 굴곡근, 대퇴사두근** Super Couch(395페이지) – 각각 2분	**부위 4: 어깨관절 전면부와 가슴** Anterior Compartment Mobilizations: Option 2(327페이지) – 각각 2분

저자에 관하여

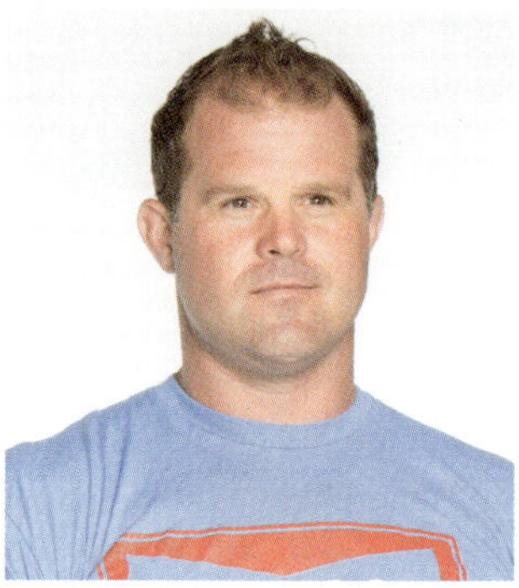

켈리 스타렛Kelly Starrett

코치, 물리치료사이자 《뉴욕 타임즈》 베스트셀러 『Ready to run』의 저자인 켈리 스타렛 박사는 움직임, 역학, 운동 잠재력 발휘와 관련된 퍼포먼스에 대해 코치, 선수, 일반인 들이 연구하고 실습하는 방법에 혁명을 일으켰다. 그와 그의 아내 줄리엣 스타렛Juliet Starrett은 San Francisco CrossFit과 전 세계 수백만 선수, 코치 들과 함께 움직임, 역학과 혁신적인 모빌리티 테크닉을 공유하는 MobilityWOD.com의 공동 설립자다. 켈리는 폭발적인 인기를 끌고 있는 Movement & Mobility Course를 가르치면서 세계를 돌아다니고 있으며, 군 특수부대 및 각종 군 부서와 NFL, NBA, NHL, MLB 선수들, 국내외의 상위권 수준의 스트렝스와 파워를 보유한 선수들과 함께 일하고 있다. 올림픽 팀과 대학교에서도 자문을 하고 있으며, 전국 스트렝스&컨디셔닝 학회 및 의학 학회에서 특별 연사를 맡기도 했다. 켈리는 모든 인류가 움직이는 방법과 스스로에 대한 기본적인 유지관리를 수행하는 방법을 알아야 한다고 주장한다. 그는 뛰어난 재능과 아름다움을 겸비한 아내 그리고 두 딸 조지아Georgia, 카롤라인Caroline과 함께 캘리포니아 북부에 살고 있다. 그의 중대한 삶의 목표는 가족과 함께 해변에서 많은 시간을 보내는 것이다.

글렌 코르도자Glen cordoza

《뉴욕 타임즈》와 《월 스트리트 저널》의 베스트셀러 작가이자 전직 프로 종합 격투가 겸 무에타이 선수이다. 그는 MMA, 브라질리언 주짓수, 무에타이와 피트니스를 주제로 가장 많은 책을 출판한 사람 중의 한 명이다.

역자에 관하여

팀마루

각 분야의 전문가들이 운동이라는 교집합을 통해 모여서 번역, 특수집단 강의, 운동정보 제공 등의 활동으로 사람들의 삶에 긍정적인 변화를 주는 역할을 하고 있다.
『비커밍 어 서플 레오파드』를 시작으로 더 다양한 운동서적의 번역을 계획 중이며, 사람들이 최적의 건강상태를 이룰 수 있도록 계속해서 양질의 콘텐츠를 만들어 알리는 데 노력할 것이다.

팀마루 번역자 오윤환, 김소희, 김석환, 남소영, 노주영, 데이빗 프리드먼,
양한주, 유성욱, 이고은, 정리나, 조성은, 차유진

홈페이지 www.rcfmaru.com
페이스북 http://facebook.com/reebokcrossfitmaru
네이버카페 http://cafe.naver.com/reebokcrossfitmaru

차민기

상지대학교 한의학과
광동한방병원 인턴수련의
Strong First Body weight Instructor
Strong First Girya Instructor 2
Ground Force Method Instructor 1
NASM-CES/PES
FMSc
SFMA Level 2

비커밍 어 **서플 레오파드**
Becoming a Supple leopard

2015년 12월 30일 초판 1쇄 발행

지은이 | 켈리 스타렛, 글렌 코르도자
옮긴이 | 팀마루, 차민기
펴낸이 | 권오현
펴낸곳 | 대성의학사
주소 | 서울특별시 중구 을지로 126-1 (을지로3가, 3층)
전화 | 02) 2279-3444
팩스 | 02) 2285-0108
출판등록 | 2009년 06월 22일(제301-2013-095호)
홈페이지 | www.medibook.co.kr

값 70,000원
ISBN 978-89-97436-39-2(13690)